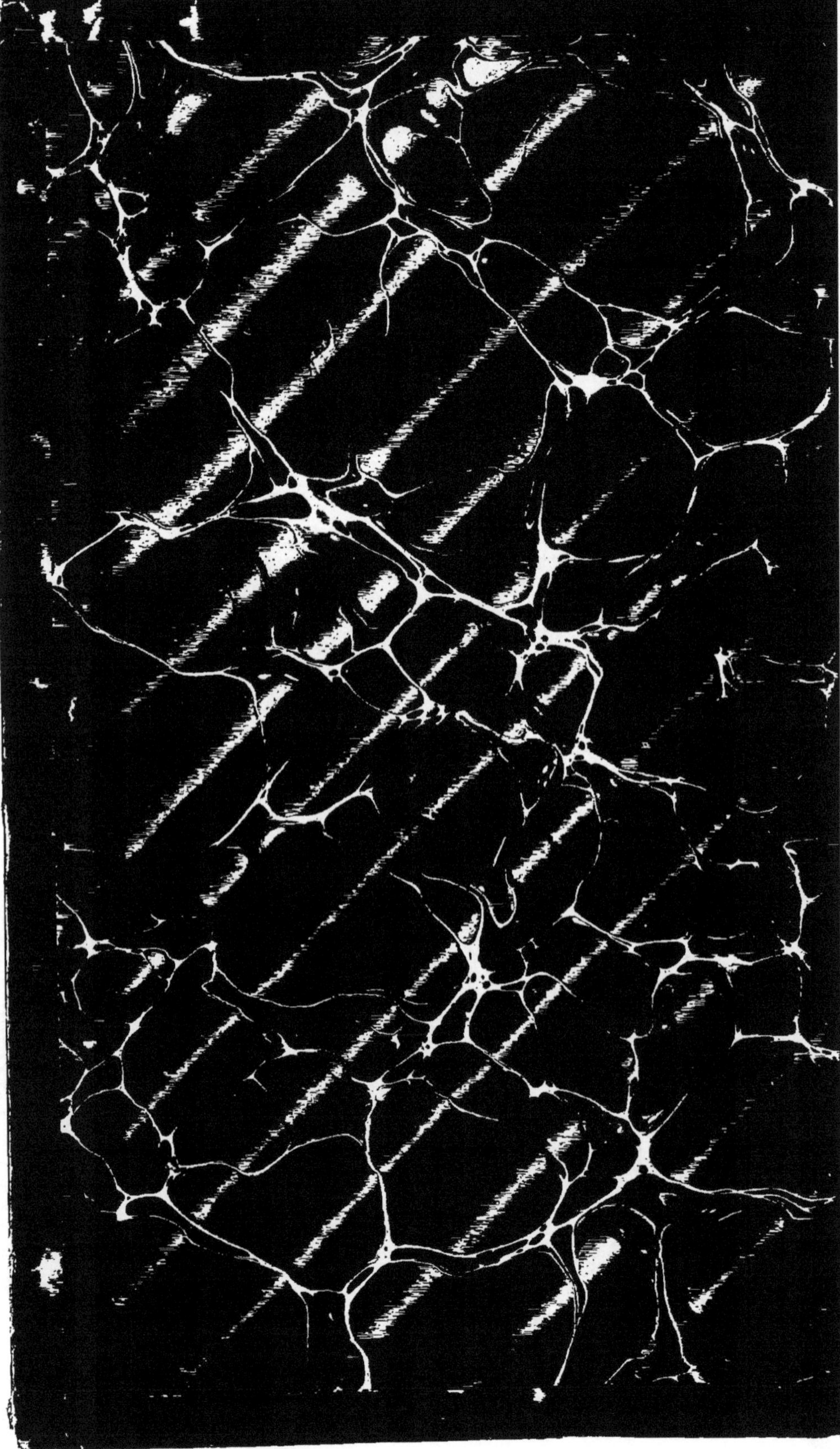

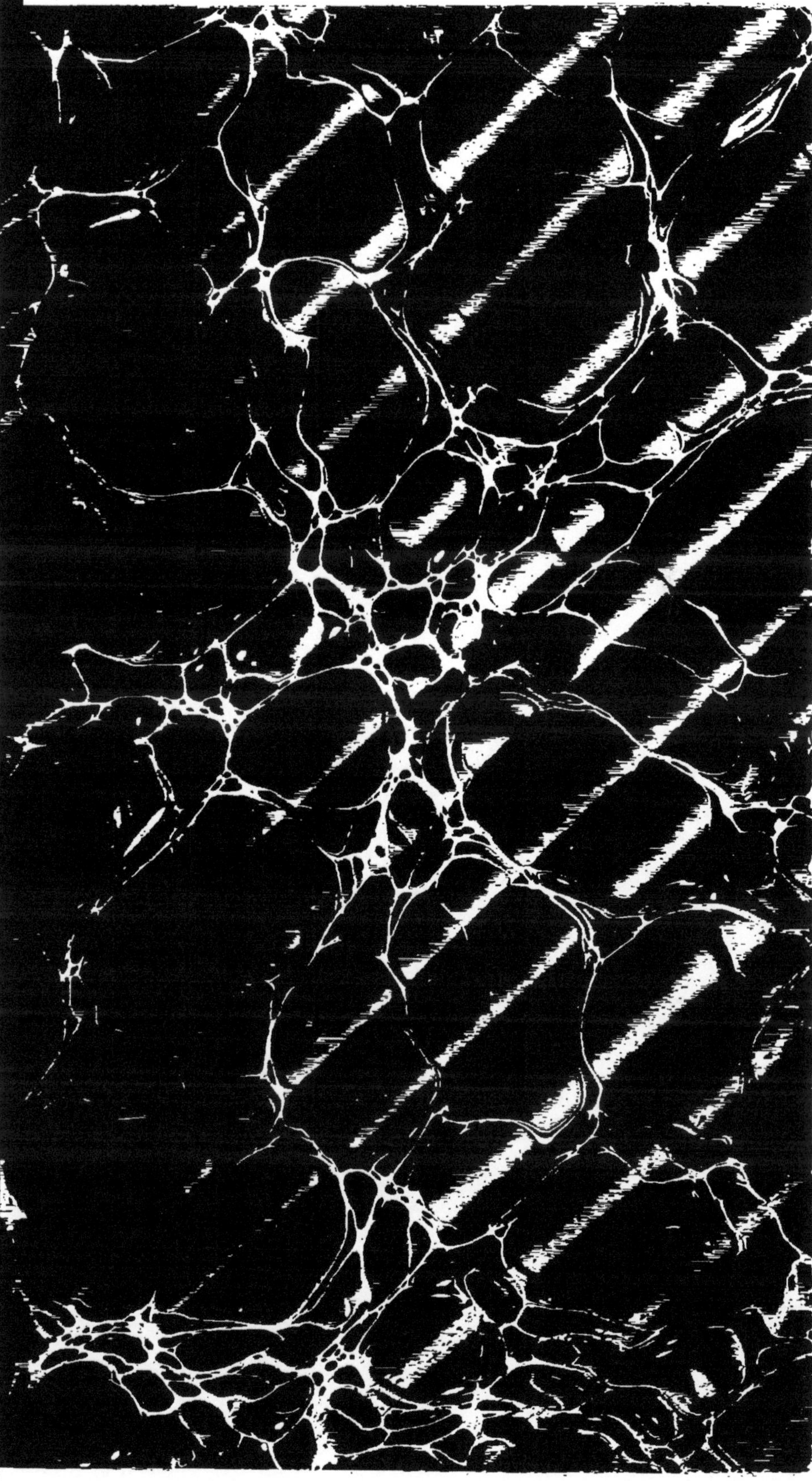

# ÉLÉMENTS

# DE PHYSIOLOGIE.

---

TOME SECOND.

---

**BECQUEREL** et **RODIER**. Traité de chimie pathologique appliquée à la médecine pratique et contenant l'étude et la composition à l'état sain et à l'état malade de tous les liquides du corps humain, tels que le *sang*, les *urines*, la *lymphe*, le *chyle*, la *salive*, la *bile*, le *suc pancréatique*, le *sperme*, le *lait*, les *larmes*, le *mucus*, les *crachats*, les *vomissements*, les sécrétions des membranes muqueuses de l'estomac et des intestins, la *sueur*, le *pus*, le *tubercule*, le *cancer*, etc. 1854, 1 vol. in-8. 7 fr.

**BOSSU**. Nouveau Compendium médical, contenant la *pathologie générale*, un Dictionnaire de *pathologie interne*, avec l'indication des formules les plus usitées dans le traitement des maladies, un *Mémento thérapeutique*, avec la définition de toutes les préparations pharmaceutiques. 1855, 2e édit., 1 vol. gr. in-18. 7 fr.

**BOUCHARDAT**. Manuel de matière médicale, de thérapeutique et de pharmacie. 3e édit., augmentée, 1856, 2 vol. gr. in-18. 12 fr.

**DESCHAMPS** (d'Avallon). Manuel de pharmacie et art de formuler, contenant : 1° les principes élémentaires de pharmacie ; 2° des tables synoptiques : *a*. des substances médicamenteuses tirées des trois règnes avec leurs doses et leurs modes d'administration ; *b*, des eaux minérales employées en médecine ; *c*, des substances incompatibles; 3° les indications pratiques nécessaires pour composer de bonnes formules, suivi d'un *Formulaire de toutes les préparations iodées* publiées jusqu'à ce jour. 1856, 1 vol. gr. in-18, avec 18 figures. 6 fr.

**DESMARRES**. Traité théorique et pratique des maladies des yeux. 1854-56. 2e édit., 3 vol. in-8, avec figures. 20 fr.

**DUPUYTREN**. Leçons orales de clinique chirurgicale, faites à l'Hôtel-Dieu de Paris, recueillies et publiées par MM. Brierre de Boismont et Marx. 2e édit., 1839, 6 vol. in-8. 14 fr.

**FERMOND**. Monographie des sangsues médicinales, contenant la description, l'éducation, la conservation, la reproduction, les maladies, l'emploi, le dégorgement et le commerce de ces annélides, suivie de l'hygiène des marais à sangsues. 1854, 1 vol. in-8. avec 36 fig. 6 fr.

**GINTRAC**. Cours théorique et pratique de pathologie interne et de thérapie médicale. 1853, 3 vol. in-8. 21 fr.

**HOUEL**. Manuel d'anatomie pathologique, générale et appliquée, contenant le catalogue et la description des pièces déposées au Musée Dupuytren. 1856, 1 vol. gr. in-18. 6 fr.

**JACQUEMIER**. Manuel des accouchements et des maladies des femmes grosses et accouchées, contenant les soins à donner aux nouveau-nés. 1846. 2 vol. gr. in-18 de 1520 pages, avec 63 figures. 9 fr.

**TARDIEU**. Manuel de pathologie et de clinique médicales. 2e édit., 1856, 1 vol. gr. in-18. 6 fr.

---

Paris. — Imprimerie de L. Martinet, rue Mignon, 2.

# ÉLÉMENTS

# DE PHYSIOLOGIE

## DE L'HOMME

## ET DES PRINCIPAUX VERTÉBRÉS,

RÉPONDANT A TOUTES LES QUESTIONS PHYSIOLOGIQUES
DU PROGRAMME
DES EXAMENS DE FIN D'ANNÉE,

PAR

**M. le docteur B. BÉRAUD,**

Prosecteur de l'amphithéâtre d'anatomie des hôpitaux de Paris,
ancien aide d'anatomie de la Faculté de médecine,
ancien interne des hôpitaux,
lauréat de l'Institut, des hôpitaux de Paris et de l'Académie de médecine
de Belgique, membre de la Société de biologie,
de la Société Anatomique, etc.



REVUS

**Par M. Ch. ROBIN,**

Agrégé à la Faculté de médecine de Paris.

---

**2e édition entierement refondue.**

---

TOME SECOND.

PARIS,

GERMER BAILLIÈRE, LIBRAIRE-ÉDITEUR,

17, RUE DE L'ÉCOLE-DE-MÉDECINE.

1857

# ÉLÉMENTS

# DE PHYSIOLOGIE

## DE L'HOMME

### ET DES PRINCIPAUX VERTÉBRÉS.

---

# CINQUIÈME PARTIE.

## PHYSIOLOGIE DES APPAREILS OU ÉTUDE DES FONCTIONS.

---

*Définition.* — On donne le nom de *fonction* au mode d'activité propre à chaque appareil.

Une fonction est caractérisée par une série d'actes exécutés par un appareil et concourant à un résultat unique (Ch. Robin).

Chaque appareil n'exécute qu'une seule fonction : l'intestin ne fait que digérer ; l'appareil respiratoire ne remplit pas d'autre fonction que celle de la respiration. On dit souvent, mais à tort, des fonctions, qu'elles atteignent tel ou tel but ; la fonction est personnifiée et on la fait agir : on prend alors, en un mot, le terme *fonction* dans le sens d'un être actif, ce qui est en donner une idée très fausse. Une fonction est le *résultat* de la manifestation des diverses propriétés des éléments anatomiques, des humeurs et des tissus disposés en organes. Ces organes eux-mêmes sont reliés et coordonnés, à l'aide des nerfs le plus souvent, en appareils dont l'action met en évidence plus particulièrement telle ou telle de ces propriétés élémentaires, suivant qu'il s'agit de tel ou tel appareil ; ce qui en même temps satisfait aux exigences impérieuses d'activité des éléments qui jouissent de ces propriétés ; aussi le classement des fonctions, actes très complexes, se rattache d'une manière très naturelle à celui des propriétés organiques élémentaires ou vitales (voyez t. I, p. 13 et 19), qui est très simple, celles-ci étant peu nombreuses.

*Classification des fonctions.* — En nous guidant sur les tableaux d'anatomie de M. Ch. Robin, nous diviserons les fonctions en deux grandes classes : 1° *fonctions de la vie végétative*; 2° *fonctions de la vie animale.*

A. La première classe embrasse toutes les fonctions qui concourent aux actions moléculaires des éléments anatomiques, à leur composition et décomposition, actions moléculaires que l'on rencontre à la fois dans les végétaux et dans les animaux.

Cette classe se divise naturellement en deux ordres de fonctions : 1° celles qui ont pour résultat la conservation de l'individu ou les *fonctions de nutrition*; 2° celles qui ont pour résultat la conservation de l'espèce, ou les *fonctions de reproduction.*

*a.* — Dans les fonctions de nutrition, qui se rattachent particulièrement aux propriétés élémentaires ou vitales de *nutrition, absorption* et *sécrétion* (voyez t. I, p. 63, 74 et 99), qui par suite ont pour résultat la conservation de l'individu, nous admettrons les divisions suivantes en rapport avec l'exposition des appareils donnée par M. Ch. Robin.

1° *Digestion.* — Cette fonction consiste dans l'introduction, la liquéfaction et l'absorption des aliments avec déjection au dehors des résidus de ces mêmes aliments. Elle a pour résultat essentiel la préparation et la pénétration par absorption des principes solides et liquides liquéfiant les principes nécessaires à l'acte élémentaire d'assimilation ou combinaison nutritive.

2° *Urination.*—Cette fonction rejette les principes devenus impropres à la nutrition en vertu de la propriété physique d'*exosmose* des éléments anatomiques, et satisfait (pour les principes solides et les liquides dissolvant les premiers), à l'acte chimique de *décomposition nutritive* ou *désassimilation*, comme la digestion satisfait à l'acte chimique de *composition nutritive* ou *assimilation.*

C'est à M. Ch. Robin qu'il faut rapporter l'idée neuve de mettre l'urination au nombre des fonctions. En voici les raisons. Les organes urinaires, dit-il (1), constituent un *appareil* aussi net et aussi distinct que l'*appareil respiratoire* qu'il faut placer sur le même rang, sur le même aussi que celui de la digestion et de la circulation. Par conséquent, il faut reconnaître qu'il existe une fonction correspondante : la *fonction urinaire* ou *urination*, dont l'histoire ne doit plus être confondue avec celle des sécrétions.

(1) *Tableaux d'anatomie*, p. 9.

Nul appareil n'a autant de glandes que l'appareil digestif, tant annexées au dehors que dans son épaisseur, et pourtant personne ne songerait à rattacher sa fonction aux sécrétions. Il en résulte que c'est une fonction de plus à joindre à celles dont on traite habituellement.

3° Puis vient la *respiration*, qui absorbe et rejette à la fois les gaz, en raison des propriétés physiques d'endosmose et d'exosmose des membranes, et satisfait simultanément aux deux actes chimiques de composition assimilatrice et de décomposition des principes immédiats gazeux.

4° Enfin, la *circulation*, qui a pour résultat la distribution des matériaux à toutes les parties, en vertu de propriétés purement *mécaniques* des liquides.

*b*. — La seconde division des fonctions végétatives comprend celles qui se rattachent particulièrement à la propriété élémentaire ou vitale de naissance ou reproduction (voyez t. I, p. 29); car dans l'économie tout phénomène complexe a pour condition d'existence un acte plus simple d'ordre organique, sans parler des conditions d'existence d'ordre chimique et physique. Ce groupe, qui est celui des *fonctions de reproduction*, se subdivise ainsi qu'il suit :

1° La *fonction spermatique*, qui est remplie par l'*appareil sexuel mâle*. Elle a pour résultat la production d'un liquide dans lequel naissent les *ovules mâles* donnant naissance par segmentation et métamorphose aux *spermatozoïdes* ou *éléments anatomiques fécondateurs*, liquide qui a reçu le nom de *sperme*.

2° La *fonction ovarique*, qui est exécutée par l'*appareil sexuel femelle*. Elle a pour résultat la production d'un corps particulier, l'*ovule femelle*, dans lequel peut se développer un embryon, lorsqu'il se trouve placé dans certaines conditions déterminées après le contact et la pénétration du sperme.

B. Les fonctions exclusivement propres aux animaux ou fonctions animales se divisent en *fonctions de la vie de relation* et *fonctions de la vie spéculative*.

*a*. — Parmi elles, il en est dont l'accomplissement a pour résultat d'établir une relation réciproque entre le milieu ambiant et l'animal, ce sont les fonctions de relation.

I. Les unes établissent cette relation du dehors au dedans. Elles n'ont plus, comme les *fonctions de nutrition*, pour condition d'existence les seules propriétés de nutrition, de développement et de naissance, ainsi que les propriétés physiques et chimiques des éléments anatomiques de nos tissus. Toutes reposent essentiellement sur la propriété de *sensibilité*, laquelle n'existe jamais sans les précédentes (voyez t. I, p. 41 et 138). Ce sont :

Les *fonctions remplies par les organes des sens*, dites souvent *fonctions de sensations*, au nombre de cinq chez les mammifères et les oiseaux. Elles nous font connaître les objets extérieurs qui nous entourent et certains phénomènes développés dans les organes d'une manière spontanée. Elles établissent donc une relation entre le dehors et nous, entre le cerveau et ce qui est extérieur à lui.

II. Les autres fonctions animales établissent une relation consécutive à l'un des modes de la précédente, du *dedans* au *dehors* de l'animal à l'égard des objets qui l'entourent : toutes ont pour condition d'existence la propriété de *transmissibilité motrice* et celle de *contractilité* (voyez t. I, p. 40, 41 et 162). Ce sont les fonctions de relation par locomotion et expression, savoir :

1° La *fonction de locomotion*, en vertu de laquelle certains animaux peuvent déplacer leur corps en totalité, comme dans la marche, ou en partie, comme en mouvant un membre sur le tronc immobile.

2° La *phonation* ou *fonction d'expression vocale*, qui donne aux individus la faculté de faire connaître leurs pensées ou les sentiments qui les animent.

*b.* — Les autres fonctions de la vie animale sont celles qu'on appelle aussi *fonctions affectives et intellectuelles*, *de la vie de sentiment et de spéculation*. Leur accomplissement a pour résultat l'établissement de relations entre les fonctions de la vie végétative (par l'intermédiaire du grand sympathique) et toutes celles de la vie animale d'une part ; leur accomplissement établit, d'autre part, une relation entre les fonctions des sensations et celles de la phonation et de locomotion auxquelles l'encéphale sert d'intermédiaire à l'aide des nerfs sensitifs et des nerfs moteurs, de la sensibilité et de la motricité (voyez t. I, p. 162). Il n'y a là en quelque sorte qu'une fonction. Cette fonction joue, avec les actions secondaires de transmissibilité de la sensibilité et du mouvement, par rapport aux autres fonctions de la vie animale, et, secondairement, de la vie végétative, le rôle d'*intermédiaire*, mais rôle fondamental et indispensable, comme la circulation par rapport aux autres appareils de la vie végétative d'abord, et, secondairement, de la vie animale. Il n'y a, dans un cas comme dans l'autre, qu'un seul appareil, avec des subdivisions secondaires, appareil constitué par des organes divers (ayant des usages évidents), mais dont quelquefois la délimitation est arbitraire, comme toutes les fois qu'il y a continuité entre les éléments anatomiques qui les composent.

TABLEAU SYNOPTIQUE DES FONCTIONS.

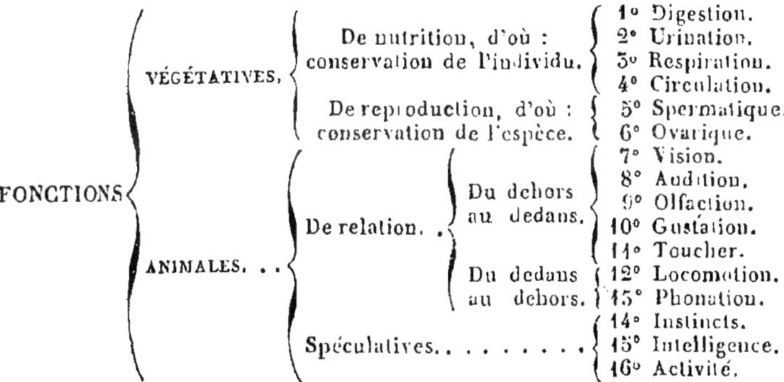

| | | | | |
|---|---|---|---|---|
| FONCTIONS | VÉGÉTATIVES. | De nutrition, d'où : conservation de l'individu. | | 1° Digestion. |
| | | | | 2° Urination. |
| | | | | 3° Respiration. |
| | | | | 4° Circulation. |
| | | De reproduction, d'où : conservation de l'espèce. | | 5° Spermatique. |
| | | | | 6° Ovarique. |
| | ANIMALES. . . | De relation. . | Du dehors au dedans. | 7° Vision. |
| | | | | 8° Audition. |
| | | | | 9° Olfaction. |
| | | | | 10° Gustation. |
| | | | | 11° Toucher. |
| | | | Du dedans au dehors. | 12° Locomotion. |
| | | | | 13° Phonation. |
| | | Spéculatives. . . . . . . . | | 14° Instincts. |
| | | | | 15° Intelligence. |
| | | | | 16° Activité. |

On peut voir, d'après ce tableau, que nous ne comptons pas au nombre des fonctions, les propriétés de *nutrition*, de *sécrétion* et d'*absorption*. Dans ses *Tableaux d'anatomie*, M. Ch. Robin en donne les motifs suivants :

La *nutrition*, dit ce savant physiologiste, est une propriété de tous les éléments, et par suite de tous les tissus, sur laquelle reposent toutes les autres propriétés, *propriétés sans lesquelles les corps vivants n'existeraient pas.*

La *sécrétion* est une propriété de tissu qui appartient à la plupart d'entre eux, et spécialement aux parenchymes. Elle varie dans chacun d'eux, selon sa texture et les éléments qui la constituent ; mais les organes qui sécrètent des liquides spéciaux ne sont pas en relation les uns avec les autres, de manière à former par eux tous un seul appareil spécial, ayant pour résultat de son activité l'accomplissement d'une fonction ; ils sont seulement annexés à tous les autres appareils ; ils concourent à les former tous, et leur fournissent chacun quelque principe spécial. Les tissus non parenchymateux ni glandulaires qui sécrètent sont les tissus séreux et muqueux, lors même qu'ils sont dépourvus de glandes ; par exemple la muqueuse de la vessie, qui n'a pas de glandes, sécrète pourtant du mucus. Il en est de même de la muqueuse pulmonaire profonde.

L'*absorption* n'est également qu'une propriété de tissu qui varie dans chacun d'eux, comme la *sécrétion*, suivant sa texture, et surtout suivant la quantité de vaisseaux qui emportent les principes absorbés au fur et à mesure de leur pénétration.

Elle repose sur le fait physique élémentaire d'*endosmose*, comme la sécrétion sur celui d'*exosmose* ; modifiés l'un et l'autre par le double fait chimique continu de combinaison et de décombinaison qui caractérise la nutrition, propriété vitale ou élémentaire fondamentale. Il en est à plus forte raison de même de l'*exhalation*, mot qui ne s'applique qu'au simple fait physique d'évaporation à la surface des tissus de substances volatiles. Ne serait-ce pas oublier les notions scientifiques les plus élémentaires qui établissent la relation de cause à effet, de condition d'action à l'acte lui-même, que d'admettre encore l'existence de *fonctions sans appareils?* Qui ou quoi donc les exécute? *Fonction* vient de *fungi*, s'acquitter de. Or, qui est-ce qui s'acquitte de ces fonctions-là? où est l'ensemble d'organes reliés entre eux de manière à former un tout dont l'action a un résultat unique? Est-ce que tous les tissus sans exception ne jouissent pas des propriétés énoncées tout à l'heure? Comment ne pas reconnaître que si tous les éléments et les tissus ne jouissaient de la propriété d'*endosmose*, d'où *absorption*, de celle d'*exosmose*, d'où *sécrétion*, ne se combinaient et ne se décombinaient incessamment avec ce qui entre et ce qui sort, d'où *nutrition*; comment ne pas reconnaître, dis-je, qu'ils n'existeraient pas? Ce n'est pas là une fonction qu'ils soient chargés d'accomplir, puisque ce sont précisément ces faits qui caractérisent leur existence; c'est là ce qui les fait dire vivants, et sans cela même, ils ne pourraient s'acquitter de rien, rien exécuter, ni respirer, ni sentir, ni se contracter, etc. Les fonctions réelles, au contraire, sont un résultat général de la mise en action, par les éléments qui en jouissent, de ces propriétés irréductibles, de nature intime inabordable. Chacun de ces éléments se manifeste au dehors par l'accomplissement d'un de ces actes primordiaux et se rattache spécialement à l'un d'eux (Ch. Robin).

Cette partie de notre ouvrage est celle qui compose à elle seule les traités de physiologie, en y joignant la nutrition, l'absorption et la sécrétion. Ce n'est pourtant qu'une des six branches de la physiologie (voyez t. I, p. 2). Cela seul suffirait pour prouver que si nous avions adopté les divisions de la physiologie les plus généralement adoptées, nous aurions commis une grossière erreur par le simple plaisir de sacrifier à la routine. Ce qui a toujours été adopté est loin d'être par cela seul nécessairement bon. Tant s'en faut. Les divisions acceptées par les classiques sont, au fond, celles de Galien, complétées et un peu arrangées par Boerhaave et par Haller principalement. Or, elles datent d'une époque où ni l'anatomie générale, ni la physiologie générale n'existaient; elles sont ce qu'elles pouvaient être alors; et si leurs promoteurs avaient pu mieux faire en ce temps-là ils n'eussent certainement pas hésité à le faire, quelque travail qu'il leur en eût coûté de ne plus pouvoir se contenter de copier leurs prédécesseurs. Mais de nos jours continuer à donner, par exemple, le nom de *fonction* à tous les actes de l'organisme, tels que la propriété de nutrition, etc., puis d'autre part omettre la *fonction urinaire* ou la confondre avec la sécrétion, ce serait donner gratuitement en spectacle son ignorance de l'état actuel de la science, en ce qui concerne l'anatomie et la physiologie générales et descriptives. Qu'est-ce, en effet, que donner le même nom aux phénomènes les plus différents comme une *fonction* et une *propriété élémentaire de la matière organisée?* Qu'est-ce donc que placer sur le même plan et étudier sans relation de cause à effet ce qui est condition d'existence d'une part de tel phénomène et celui-ci même d'autre part? Qu'est-ce enfin que de donner comme du domaine d'une science ce qui appartient à une autre; telle que, par exemple, l'étude des aliments qui appartient à la science des milieux, ou l'étude anatomique du genre humain et de ses variétés qui appartient à l'histoire naturelle zoologique? Ce n'est donc pas pour le plaisir d'innover ni d'établir des coupes nouvelles, que nous avons adopté un plan nouveau de physiologie. C'est parce que, après avoir étudié toutes les parties de cette science et de celles qui lui prêtent secours, nous n'avons pu faire autrement et serions allé contre ce que la méthode a de plus élémentaire au temps présent. Or, en science, même appliquée, se départir un instant de la méthode, c'est se condamner volontairement à l'erreur pour éviter d'être obligé de refaire sous un autre point de vue, ce qu'on aurait pu copier ou imiter sans cela. La fécondité et la simplicité de liaison dans l'enchaînement des phénomènes sont des signes irrécusables d'exactitude dans tout ce qui exige d'être séparé et coordonné pour être appris; or, c'est là le mérite du plan que nous avons adopté, mérite plus reconnaissable encore si nous avions pu traiter les quatre premières parties aussi longuement qu'elles devraient l'être. Si donc nous n'avons pas adopté les divisions les plus généralement suivies, c'est parce que devant l'examen de la réalité nous n'avons pu faire autrement, car ces divisions sont factices, nullement naturelles et surtout mal fondées, en ce qu'elles conduisent à omettre des choses qui appartiennent à la physiologie et à faire rentrer dans celle-ci des sujets qui ne sont pas de son domaine comme certaines parties de l'anatomie générale ou de l'hygiène.

*Historique.* — Aristote distingue déjà parmi les phénomènes de la vie, mais vaguement, les sensations, la voix, le sommeil et la veille, la génération, la nutrition.

Galien reconnaît déjà trois fonctions, les *vitales*, les *animales* et les *naturelles*. Les premières résident dans le cœur, les secondes dans le cerveau, les troisièmes dans le foie. Aux premières se rapportent la circulation et la respiration; aux secondes, les sensations et les phénomènes de l'intelligence ; aux troisièmes, la génération, la digestion, la nutrition, l'accroissement, et même le mouvement musculaire. Cette classification a duré presque sans changement jusqu'à nos jours.

Fernel, A. Paré, adoptèrent et reproduisirent la plupart de ces idées.

J.-B. Verduc parle successivement dans son ouvrage sur l'*usage des parties*, de la génération, du principe vital, de la respiration, de la circulation, des différents actes de la digestion, du passage du chyle dans les vaisseaux lactés, de la plupart des sécrétions, des esprits animaux et de leurs actions, des sens externes, des sens internes, des glandes conglobées et de leurs fonctions, des mouvements, de la voix et du sommeil.

Bohn commence aussi par la génération et suit ainsi le fœtus dans son évolution. Cette idée a quelque chose de séduisant, et Burdach lui-même l'a adoptée ; mais en y réfléchissant, on voit qu'à chaque instant on se trouve embarrassé pour déterminer quelle est la fonction qui succède à l'autre. Aussi, cette méthode est abandonnée.

Ph. Verheyen commence par les fonctions animales, pour passer ensuite aux fonctions naturelles, et enfin à la génération.

Jean-Godefroy de Berger traite d'abord des fonctions nutritives, puis des fonctions animales, et il termine par la génération.

H. Boerhaave commence le cercle des fonctions par les aliments dont on se nourrit et les suit dans tous les changements successifs qu'ils éprouvent. Il a décrit successivement les fonctions nutritives, les fonctions animales et la génération, mais il a mêlé, à l'occasion de la voix, une partie de l'histoire de la respiration parmi les fonctions de relation. Il a donc encore suivi, à très peu de chose près, l'ordre que les physiologistes suivent généralement de nos jours.

Fénelon a distingué trois choses dans la machine animale : 1° elle a en elle-même de quoi se défendre contre ceux qui l'attaquent pour la détruire ; 2° elle a de quoi se renouveler par sa nourriture ; 3° elle a de quoi perpétuer son espèce par la génération. Ce sont bien là les fonctions de la vie animale, de la vie organique et de la génération, auxquelles Bichat rapporte tous les faits de la physiologie.

Hamberger commence par la circulation, la respiration, les sécrétions, la nutrition, continue par la digestion, les sensations externes, internes, l'action des muscles, le sommeil et termine par la génération.

Haller décrit successivement la circulation, les sécrétions, la respiration, la voix, la parole, les mouvements, les sensations externes et internes, la digestion, la circulation, le chyle, la sécrétion urinaire et la génération. Il suit, par conséquent, l'ancienne classification des fonctions en vitales, animales et naturelles. C'est aussi cet ordre qu'adopta Bordenave dans son *Essai sur la physiologie*. Il ne fit que transposer les fonctions animales après les deux autres.

Buffon et Grimaud sont loin d'avoir eu, sur l'enchaînement naturel des fonctions, des idées aussi nettes que Verheyen, Boerhaave et Fénelon. On s'est donc trompé lorsqu'on a cru voir dans Buffon et dans Grimaud la classification de Bichat.

Vicq d'Azyr et Fourcroy n'ont pas mieux vu la dépendance des fonctions et ils en ont donné une classification très défectueuse.

Bichat rapporte toutes les fonctions à deux grandes classes : les unes relatives à l'individu, les autres à l'espèce.

Dans les fonctions relatives à l'individu, il appelle *vie animale*, l'ordre des fonctions qui nous met en rapport avec les corps extérieurs, et *vie organique* celle qui sert à la composition et à la décomposition habituelles de nos parties.

La vie animale se compose, pour Bichat : des actions des sens qui reçoivent les impressions ; du cerveau, qui les perçoit, les réfléchit et prend la volition ; des muscles volontaires et du larynx, qui exécutent celle-ci, et des nerfs, qui sont les agents de la transmission. Le cerveau est vraiment l'organe central de cette vie. La digestion, la circulation, la respiration, l'exhalation, l'absorption, les sécrétions, la nutrition, composent la vie organique, qui a le cœur pour organe principal et central.

Pour les fonctions relatives à l'espèce, Bichat admet : 1° la fonction relative au sexe masculin ; 2° la fonction relative au sexe féminin ; 3° la fonction relative à l'union des deux sexes et au produit de cette union.

Cuvier rapporte toutes les fonctions à trois ordres : 1° les fonctions animales ; 2° les fonctions vitales (nutritives), et 3° la génération.

Chaussier persiste à diviser les fonctions en fonctions vitales, qui comprenaient l'innervation, la circulation, la respiration ; en fonctions nutritives, qui étaient les sécrétions, la nutrition, l'absorption et la digestion ; en fonctions animales, enfin il admet un quatrième ordre qui embrassait les différents actes de la génération.

Richerand, Magendie, M. Adelon, G. Grimaud, ont adopté la classification proposée par Bichat.

N'oublions pas de mentionner une classification donnée par M. le professeur Bérard. Ce physiologiste divise les fonctions en deux grandes classes : 1° celles qui ont pour but la conservation de l'individu ; 2° celles qui ont pour but la conservation de l'espèce.

Les premières sont végétatives ou animales; les végétatives sont au nombre de six :

1° Digestion ; 2° absorption ; 3° respiration; 4° circulation ; 5° nutrition ; 6° sécrétion.

Les animales comprennent :

1° Fonctions de sensations ; 2° entendement moral ; 3° innervation; 4° fonctions des mouvements ou motions ; 5° expression.

Les fonctions relatives à la conservation de l'espèce comprennent chez la femme :

1° La gestation ; 2° l'accouchement ; 3° l'allaitement. Chez l'homme : 1° sécrétion et excrétion du sperme. Enfin, il existerait une fonction commune aux deux sexes : c'est la copulation.

# LIVRE PREMIER.

## FONCTIONS DE NUTRITION D'OU CONSERVATION DE L'INDIVIDU.

---

## CHAPITRE PREMIER.

### DE LA DIGESTION.

*Définition.* — La *digestion* est la fonction qui est accomplie par l'appareil digestif. Elle est caractérisée par la liquéfaction et la dissolution de matériaux venus du dehors qui sont ensuite absorbés avec déjection des résidus ; fonction qui a pour condition d'existence, dans l'économie, la propriété physique d'endosmose dont jouissent tous les tissus, ceux qui sont vasculaires surtout et satisfaisant à l'acte d'assimilation, lequel est un de ceux du double acte organique appelé nutrition (voyez t. I, p. 63).

L'étude de cette fonction fait reconnaître qu'au plus haut degré de complication, elle est constituée par une série d'actes secondaires dont l'énumération va nous donner une idée de son ensemble et de son importance. Nous n'avons, pour nous diriger dans cette exposition, qu'à suivre le plan indiqué par M. Ch. Robin dans ses *Tableaux d'anatomie* :

1° A l'appareil de préhension correspond l'acte de la *préhension des aliments.*

2° A l'appareil buccal se rattache l'acte de la *mastication*, auquel est annexé un appareil accessoire, l'appareil salivaire qui constitue l'*insalivation*.

3° A l'appareil pharyngo-œsophagien correspond un autre acte qui est la *déglutition.*

4° L'existence de l'appareil stomacal nous indique que nous devons traiter de son but, c'est-à-dire de la *digestion* stomacale, ou *chymification.*

5° L'appareil de l'intestin grêle exécute la *digestion intestinale* ou l'acte de *chylification* et d'*absorption*. A ces deux appareils est attaché un appareil accessoire qui remplit l'acte *bilio-pancréatique*.

6° L'appareil des gros intestins, ou de déjection intestinale, nous porte à faire l'étude de cette déjection qui constitue un acte à part appelé *défécation*.

7° A ces trois derniers actes se rapportent deux autres actes accessoires qui sont l'*acte péritonéal* et *épiploïque* d'une part, et de l'autre l'*acte de protection* des parois de la cavité abdominale.

## SECTION I.

### Acte de la préhension des aliments.

*Définition.* — La *préhension* est un acte volontaire qui consiste à saisir au dehors et à porter dans la bouche les aliments qui doivent y être broyés.

Cet acte préparatoire de la digestion n'a pas été exposé dans les auteurs d'une manière complète ; il a même été omis par certains physiologistes. Sachant qu'il a pour organes : la main, le membre thoracique, les lèvres, les dents et la langue, etc., nous allons, pour le décrire avec méthode, le diviser en trois temps.

Le premier temps comprendra la préhension proprement dite ; le second, le transport à la bouche ; le troisième, l'ingestion des aliments.

1er *temps.* — Il s'accomplit avec la main, c'est ce qu'on pourrait appeler la *préhension digitale*. Pour exécuter ce temps l'homme peut être debout ; mais il est le plus souvent assis ; c'est grâce à cette station qu'il a la faculté d'avoir ses membres thoraciques libres. Il peut ainsi saisir les aliments devant lui, sur les côtés, à droite, à gauche, en haut, en bas, et enfin dans toutes les directions. Ordinairement il se sert des deux mains, quelquefois d'une seule. La civilisation a fait que l'on s'est fabriqué des instruments pour saisir les aliments avec plus de propreté et d'élégance et aussi pour les diviser. Quand la main saisit directement l'objet, elle remplit l'office d'une véritable pince : si l'objet est peu volumineux, l'index et le pouce lui suffisent ; si, au contraire, il offre un certain volume, tous les doigts agiront de concert.

2e *temps.* — *Transport des aliments à la bouche.* — Quand le premier temps est accompli, la main, qui était en pronation, se place entre la supination et la pronation. Alors l'avant-bras se fléchit sur le bras, et par une disposition admirable des surfaces articulaires du coude, la main se porte naturellement vers la ligne médiane au niveau de la fourchette du sternum. Mais, en même temps, pour la faire arriver au niveau de l'orifice buccal, il s'est produit dans l'épaule un mouvement qui a porté le bras dans l'abduction et le coude dans l'élévation. Si ce mouvement dans l'épaule n'avait pas lieu, la main n'arrivant pas au niveau de la bouche, la tête serait obligée de faire un mouvement de flexion pour que l'aliment pût être ingéré. Ce mouvement d'abduction du bras avec élévation du coude a quelque chose de pénible. Aussi, dans les repas qui durent longtemps, on voit beaucoup de personnes appuyer leurs avant-bras sur le bord de la table. C'est probablement pour éviter cette fatigue que certains peuples de l'antiquité avaient pris l'habitude de manger dans le décubitus latéral. En effet, dans cette attitude, la main arrive plus facilement à la bouche, quoiqu'on n'exécute pas le mouvement d'abduction dont nous avons parlé. Il suffit seulement que le bras soit alors légèrement porté en avant.

3e *temps.* — *Ingestion.* — Ce sont les lèvres, les dents, les mâchoires et quelquefois la langue qui servent à ce temps. En effet, quand l'aliment est arrivé au niveau de la bouche, celle-ci s'ouvre par l'écartement des mâchoires, et si le volume de l'aliment est petit, on voit immédiatement les lèvres se contracter, le retenir et le pousser, de concert avec les doigts, jusque dans la cavité buccale. Quand, au contraire, son volume est trop considérable, son ingestion a lieu d'une autre façon. Les lèvres s'écartent beaucoup plus, les dents divisent l'objet en deux portions; l'une reste au dehors, tandis que l'autre tombe par son propre poids dans la cavité buccale. La langue concourt rapidement à la préhension des aliments. Cependant quand ces aliments sont réduits en poudre, on la voit sortir de la cavité buccale et les recevoir sur sa face dorsale, pour se retirer ensuite, en les transportant ainsi dans l'endroit où ils vont être soumis à une première élaboration.

Voilà quel est le mécanisme de la préhension des aliments chez l'homme ; mais ce mécanisme est extrêmement varié chez les animaux. Les uns saisissent la nourriture avec leur estomac directement (*actinies*, *astéries*); d'autres avec l'œsophage (*paludines*, *néréides*, *aphrodites*) ; d'autres avec le pharynx, d'autres avec la langue (*fourmilier*, *échidné*) ; d'autres avec les dents (*quadrupèdes carnassiers*) ; d'autres avec les lèvres (*solipèdes*, *ruminants*) ; d'autres avec le nez (*éléphant*); d'autres avec des excroissances ou tentacules implantés autour de la bouche (*mollusques*) ; d'autres avec les membres antérieurs (*lion*, *singe*, *écureuil*); d'autres à l'aide des membres postérieurs (*oiseaux rapaces*, *perroquets*); d'autres avec les quatre membres (*singes*); d'autres avec différents appendices placés à la périphérie de l'animal, et un grand nombre avec plusieurs de ces parties à la fois (*oursins*, *astéries*). Et comme si la nature eût voulu épuiser tous les modes possibles de préhension de la nourriture, il y a des animaux aquatiques qui se bornent à nager la bouche béante, et reçoivent ainsi l'aliment ou la proie suspendus dans le liquide.

## SECTION II.

### De l'acte buccal.

*Définition.* — Quand l'aliment est introduit dans l'appareil buccal, il se passe une série de phénomènes qui constituent ce que nous appelons l'*acte buccal*.

Ces phénomènes se rapportent à quatre points principaux : 1° l'aliment y est *goûté ;* 2° il y est *senti ;* 3° il y est *broyé ;* 4° il y est *insalivé*.

L'histoire du goût trouvera sa place dans un autre chapitre de cet ouvrage. Nous allons décrire chacun des trois autres points.

#### § I. — *De la sensation tactile causée par les aliments.*

Immédiatement après son introduction dans l'appareil buccal, l'aliment donne lieu à une sensation tactile qui fait connaître sa consistance, son volume et sa température. Ces notions sont nécessaires à connaître avant que la mastication s'opère, et elles sont transmises à l'encéphale par les branches de la cinquième paire et par celles du glosso-pharyngien. Quand on est averti d'une grande consistance, on s'apprête à développer beaucoup de forces. Si le volume est considérable, on écartera davantage les mâchoires. Lorsque la température trop basse ou trop élevée de l'aliment pourrait faire une impression défavorable ou douloureuse sur l'estomac, il peut être utile de le conserver dans la bouche, qui, suivant le cas, lui donne ou lui retire du calorique. Instinctivement alors nous mettons la substance introduite dans la cavité buccale, en contact avec la langue et la voûte palatine, plutôt qu'avec les lèvres et les dents qui en seraient très péniblement affectées.

#### § II. — *De la mastication.*

*Définition.* — La *mastication* est une partie de l'acte buccal à laquelle prennent part les lèvres, les mâchoires avec les dents, les joues, la langue et le voile du palais. Elle a pour but de broyer les aliments pour qu'ils puissent plus facilement être imbibés et déglutis.

*Mécanisme de la mastication.* — Ce mécanisme diffère un peu suivant la consistance de l'aliment introduit. Si elle est peu considérable, la pression seule de la langue suffit pour l'écraser. Si la substance alimentaire est composée d'une partie solide et d'une partie liquide, par l'effet de cette pression le liquide se sépare, et ce qui est solide reste dans la bouche ; mais si les aliments sont plus consistants, ils sont alors soumis à tous les organes masticateurs. Comme cet acte est complexe, nous allons examiner quelle est la part de chacune des parties, puis nous verrons quel est le résultat de l'ensemble.

Les *mâchoires* armées de leurs *dents* sont les principaux agents de cet acte préparatoire de la digestion. Ces divers organes constituent un appareil de trituration offrant toutes les conditions de solidité.

En effet, le rapport des *dents* avec les alvéoles est tel que la racine presse, non par son extrémité sur le fond de l'alvéole, mais par toute sa surface, sur les parois de cette cavité. Les dents qui sont exposées à de grands efforts ont les racines plus ou moins longues et plus fortes, comme les canines, ou multiples, comme les molaires. Un tissu résistant, celui des gencives, concourt à assujettir les dents en place ; celles-ci deviennent vacillantes quand les gencives se ramollissent. Le tissu propre de la dent est extrêmement dur, et l'émail l'emporte encore sur l'ivoire. Le fluorure de calcium qui entre dans la composition de la dent, et surtout de l'émail, préserve ces parties de l'action décomposante que l'acide carbonique de la salive exerce sur le phosphate de chaux.

Néanmoins, l'usure finit par attaquer les dents ; elle détruit les *dentelures* des incisives dont le bord devient droit, tout en se taillant en biseau, les *tubercules* des molaires dont la surface devient plate, et elle s'avance peu à peu vers la cavité de la dent. Mais pendant que l'extérieur s'use, l'intérieur se fortifie de nouvelles couches qui protégent et diminuent la cavité de la dent, et lors même que l'usure s'est étendue jusqu'à cette cavité, une matière solide, jaunâtre, protége encore le bulbe contre l'action de l'air. Chez certains animaux, comme le lapin, la dent s'accroît par sa partie profonde à mesure qu'elle s'use à sa surface, et le bulbe et la membrane émaillante reproduisent l'ivoire et l'émail. L'ensemble des dents propres à chaque mâchoire forme ce qu'on appelle les *arcades dentaires*. La forme de ces arcades est demi-parabolique ; l'inférieure est un peu plus grande que la supérieure ; la face inférieure de celle-ci est un peu plus inclinée en dehors, tandis que la face supérieure de l'inférieure l'est en dedans. Ces faces présentent dans la partie formée par les dents molaires un sillon central bordé d'éminences. Lorsque les mâchoires sont rapprochées, les dents incisives et canines inférieures sont placées en partie derrière les supérieures ; le bord saillant externe de l'arcade dentaire inférieure s'enfonce dans le sillon de l'arcade supérieure. Dans les circonstances où les incisives se rencontrent par leur bord, il reste un intervalle entre les molaires. Pour ajouter à la solidité de la jonction des dents avec les mâchoires, la nature les a disposées de façon qu'elles se touchent presque toutes par leurs côtés, qui présentent à cet effet une facette particulière. Il résulte de cette disposition que, quand une dent supporte un effort quelconque, une partie de cet effort est transmise à toute l'arcade dont elle fait partie.

Au niveau des incisives, les arcades dentaires peuvent couper les corps placés dans leur intervalle. Plus sur les côtés, les canines d'une mâchoire se croisent avec celles de la mâchoire opposée. Enfin, dans la région des molaires, les dents se rencontrent par de larges surfaces, et peuvent, à la manière des meules et à l'aide des mouvements latéraux de la mâchoire inférieure, exercer une action triturante. Mais nous pouvons employer aussi les molaires à la division de la chair, et dans ce cas, ainsi que l'a fait observer Gerdy, les dents se rencontrent non pas par leurs surfaces plates, mais par les bords externes de leurs couronnes avec lesquels elles coupent la chair. Cette action exige que le côté de la mâchoire opposé à celui avec lequel on mâche soit légèrement abaissé.

Les dents concourent encore à la mastication par une autre propriété sur laquelle Robert Graves a appelé l'attention. C'est comme organe du tact. La dent, insensible par elle-même, transmet les plus légers ébranlements à la pulpe dentaire qu'anime un nerf de sentiment. Les corps les plus petits, quand ils sont durs, le plus léger gravier, sont distinctement sentis lorsqu'ils se rencontrent sur les points où les dents opposées se mettent en contact. Cette sensibilité spéciale des dents nous donne à l'instant même la conscience de la position du bol alimentaire et de plusieurs de ses qualités physiques, telles que sa consistance, sa forme, son volume. Sans ce tact exquis, les deux rangées de dents ne pourraient pas agir de concert ; les incisives et les molaires de la mâchoire inférieure ne pourraient pas adapter leur bord tranchant ou leur surface de broiement aux mêmes parties des dents de la mâchoire supérieure. Grâce à cette sensibilité, nous évitons de faire agir les dents sur les corps qui pourraient les user ou les briser.

Il est une autre sensibilité des dents qui momentanément met obstacle à la mastication, c'est celle d'où résulte l'*agacement :* c'est ce que produisent certains acides végétaux.

Les mâchoires présentent des conditions de résistance que nous allons trouver surtout à la supérieure. L'os maxillaire supérieur se renforce là où les dents doivent être soumises aux plus grands efforts. Les incisives, qui, en raison de la manière dont elles se rencontrent et de leur insertion dans la partie du levier la plus éloignée du centre du mouvement, ne sont pas employées pour l'écrasement ni le déchirement des substances très résistantes, correspondent à l'ouverture nasale où elles sont peu soutenues. Mais déjà la canine trouve un point d'appui dans l'apophyse montante. Un peu plus en arrière, le renflement épais et mousse qui sépare la fosse canine de la fosse zygomatique, renforce puissamment la mâchoire. C'est sous les molaires moyennes, qui correspondent à cette partie robuste de l'os, que nous plaçons les corps très résistants dont nous voulons surmonter la cohésion.

Les dents postérieures sont plus avantageusement situées, eu égard au levier, mais moins bien soutenues.

Les pressions auxquelles la mâchoire supérieure peut être soumise, peuvent avoir lieu de bas en haut, sur les côtés, et d'avant en arrière. L'arrangement des os de la face et du crâne est admirable sous le rapport de la résistance, dans ces sortes de mouvements.

Les *lèvres* et les *joues* sentent d'abord l'aliment, puis elles servent à le retenir dans la bouche pendant la mastication, et elles le ramènent sous les arcades dentaires à diverses reprises. Pour concourir à cette action, elles sont douées de mouvements assez puissants. Ainsi, les lèvres peuvent s'écarter, se rapprocher des mâchoires ; les joues s'appliquent intimement sur les mâchoires et même font un relief muqueux dans l'intervalle des dents. Gerdy décrit très bien le mécanisme par lequel la joue expulse ce qui se dépose dans le cul-de-sac qu'elle forme avec l'arcade alvéolaire ; les joues agissent tantôt en poussant les aliments contre le plan incliné des dents inférieures, tantôt en s'abaissant par l'action du peaucier, pour les presser de bas en haut avec plus de succès.

La *langue* ramène continuellement les aliments sous les arcades dentaires. Lorsque la substance est molle, demi-liquide, elle peut seule l'écraser en la pressant contre la voûte palatine vers laquelle elle se soulève en se durcissant. Pour remplir cet usage, elle est douée de tous les mouvements possibles. Elle subit des mouvements de totalité ou des mouvements intrinsèques ; elle se porte en avant, en arrière, à droite, à gauche ; se creuse en gouttière, s'allonge, se raccourcit ; elle peut se porter en bas, en haut ; tous ces mouvements se combinent de mille manières pour favoriser la mastication.

Le *voile du palais* concourt aussi à cet acte. Ainsi, pendant tout le temps que dure la mastication, la bouche est close en arrière par le voile du palais dont la face antérieure est appliquée contre la base de la langue; en avant, les aliments sont retenus par les dents, les lèvres et les joues.

Pendant la mastication toutes ces parties agissent de concert pour produire le même résultat qui est la *trituration* de l'aliment. Ainsi la mâchoire s'abaisse, puis les aliments sont poussés par les lèvres, les joues et la langue, entre les arcades dentaires; bientôt la mâchoire inférieure s'élève avec une force dont l'intensité est mesurée sur la résistance que présentent les aliments. Ceux-ci, pressés entre deux surfaces inégales, dont les aspérités s'engrènent, sont divisés en parties dont le nombre est en raison de la facilité avec laquelle ils ont cédé; mais un seul mouvement de ce genre n'atteint qu'une partie des aliments contenus dans la bouche, et il faut qu'ils y soient tous également divisés. C'est ce qui arrive par la succession des mouvements de la mâchoire inférieure et par la contraction des muscles des joues, de la langue et des lèvres, qui portent successivement et avec promptitude les aliments entre les dents, pendant l'écartement des mâchoires, afin qu'ils soient écrasés pendant qu'elles se rapprocheront.

Quand les substances alimentaires sont molles et faciles à écraser, deux ou trois mouvements de mastication suffisent pour diviser tout ce qui est contenu dans la bouche; les trois espèces de dents y prennent part. Il faut une mastication plus prolongée quand les substances sont résistantes; dans ce cas, on ne *mâche* qu'avec les dents molaires, et souvent que d'un seul côté à la fois. Les principaux agents de ces mouvements sont : le masséter, le temporal, le ptérygoïdien interne, etc. (voyez t. I, p. 273 et suiv.).

*De la mastication aux différents âges.* — Chez le nouveau-né, la mastication est nulle; chez le vieillard, elle est moins facile que chez l'adulte, surtout lorsque les dents qui restent ne se correspondent point. Quand toutes les dents sont tombées, l'aliment peut bien encore être broyé au moyen du tissu gingival, qui est devenu très consistant. Il y a aussi une autre condition qui rend la mastication difficile, c'est que le maxillaire a perdu la moitié de sa hauteur. Aussi les deux mâchoires ne se rencontrent-elles plus que par leur extrémité antérieure.

*Utilité de la mastication.* — Elle prépare la déglutition en atténuant les masses alimentaires introduites dans la bouche. Les animaux qui mâchent n'ont pas le gosier dilatable comme ceux qui avalent la proie entière. La division de l'aliment favorise son mélange avec la salive; elle le prépare aussi à recevoir, par un plus grand nombre de points, le contact du suc gastrique et des autres fluides du tube digestif.

Certaines parties végétales résistent complétement à l'action des sucs de l'estomac et du tube digestif. Or, si ces parties servent d'enveloppe à des principes nutritifs, il faut qu'elles soient entamées pour que ceux-ci soient digérés. Les parties épidermiques des végétaux (épisperme, épicarpe) jouissent de ce privilége. L'épiderme qui recouvre les parties vertes des végétaux doit être entamé aussi pour qu'elles cèdent leurs principes nutritifs. L'herbe, qu'elle soit fraîche ou sèche, traverserait, sans être digérée, tout le tube digestif d'un animal herbivore, si les mâchoires ne l'avaient broyée, déchirée. Réaumur fit avaler à un mouton huit tubes de laiton qu'il avait remplis d'herbe. Cette herbe était fraîche dans quatre tubes et desséchée dans les quatre autres ; il avait eu soin de l'humecter de sa salive, afin qu'il ne manquât que la trituration. La plupart des tubes furent rendus par l'anus dans les trente heures qui suivirent leur ingestion. Ni l'herbe fraîche ni le foin n'avaient été digérés, et si on les tirait avec le doigt, ils résistaient comme des brins d'herbes qui n'auraient subi que la macération. Spallanzani, après avoir répété ces expériences, a fourni une contre-épreuve en faisant avaler à un mouton des tubes contenant, les uns des herbes qu'il avait mâchées lui-même, les autres de l'herbe entière. Les premiers étaient renfermés dans de petits sacs de toile pour que l'herbe ne fût pas entraînée mécaniquement. L'herbe qui avait été mâchée était presque entièrement dissoute après trente-trois heures. Celle qui n'avait pas subi cette préparation n'avait rien perdu de sa fermeté et ne paraissait pas avoir diminué de volume. Il obtint le même résultat en introduisant des tubes contenant, les uns des graines mâchées, les autres des graines entières.

La mastication est beaucoup moins nécessaire pour une nourriture animale ; plusieurs carnivores avalent leur proie entière. Une mastication imparfaite chez l'homme a pu amener quelques troubles du côté de la digestion ; on a vu cependant des personnes se bien porter avec une ankylose des mâchoires ; mais, dans ce cas, les aliments sont introduits dans la bouche presque aussi divisés que s'ils avaient été mâchés, de sorte que la mastication manque seulement en apparence. Disons, enfin, que la mastication favorise aussi l'action gustative.

## § III. — *De l'insalivation.*

*Définition.* — C'est cette partie de l'acte buccal dans laquelle les aliments sont mêlés avec le liquide qu'on appelle la *salive*. La salive qui est dans la bouche, qui sert à l'*insalivation*, est un liquide mixte qui résulte du mélange des différentes salives sécrétées par les parotides, les glandes sous-maxillaires, sublinguales, linguales, molaires, labiales, buccales, palatines; de plus, il s'y ajoute du mucus provenant des follicules de la base de la langue. Mais nous devons rappeler que nous ne considérons ici que la salive *mixte*, ou ce qu'on pourrait appeler le *liquide buccal*.

*Propriétés physiques.* — Lorsqu'on recueille la salive mixte dans un vase de verre étroit et haut, et qu'on l'y laisse reposer, elle se partage en deux couches, dont la supérieure est formée d'un liquide clair, incolore, un peu muqueux, et l'inférieur du même liquide, mêlé avec une substance blanche et opaque. Quand on l'agite avec de l'eau, le mucus se brise en parcelles et tombe ensuite complétement au fond du vase. Sa densité est de 1,006, celle de l'eau étant de 1,000.

*Propriétés chimiques.* — La salive mixte est faiblement alcaline, quelquefois neutre (Tiedemann et Gmelin). Schultz l'a vue acide chez l'homme, quand elle avait séjourné longtemps dans la bouche, et toujours alcaline chez les enfants. Mitscherlich l'a trouvée alcaline pendant le boire et le manger, déjà même après la première bouchée ; en tout autre temps elle était acide. Quoi qu'il en soit, la salive parotidienne est surtout alcaline, tandis que celle de la bouche tend vers l'état acide, et, suivant que l'une ou l'autre domine, on peut trouver un état alcalin ou acide. Elle doit son alcalinité à du carbonate de soude. Garrod et Marshall ont trouvé chez un homme atteint de fistule salivaire la salive acide avant le repas, pendant lequel elle devenait d'abord neutre, puis alcaline, différences qu'ils attribuent à celle des proportions respectives de la salive et du mucus (*Lancet*, 1842, p. 834). Budge dit la salive mixte toujours alcaline dans l'état de santé, mais sujette à varier très facilement et très promptement, même à devenir acide. Elle est également alcaline chez les chiens, les chats et les lapins.

L'analyse de la salive mixte (voyez t. I, p. 312 et suiv.) donne, d'après Wright :

| | |
|---|---|
| Eau. . . . . . . . . . . . | 989,0 |
| Ptyaline . . . . . . . . . | 1,8 |
| Acide gras. . . . . . . . . | 0,5 |
| Chlorures de potasse et de soude . | 1,4 |
| Albumine avec soude. . . . . | 0,9 |
| Phosphate et carbonate de chaux. | 0,6 |
| Albuminate et carbonate de soude. | 0,8 |
| Lactates de potasse et de soude. . | 0,7 |
| Sulfocyanure de potasse . . . . | 0,5 |
| Mucus . . . . . . . . . . | 2,6 |
| Perte . . . . . . . . . . | 1,2 |
| | 1000,0 |

*Quantité de liquide buccal fourni en vingt-quatre.* — Jusqu'ici les auteurs n'ont pas cherché à déterminer rigoureusement cette quantité ; cependant, M. Colin, en recueillant par une plaie œsophagienne les bols imprégnés de salive après avoir pesé l'aliment avant l'insalivation, a trouvé que le cheval donne 6,000 grammes de liquide buccal par heure ; M. Colin calcule ensuite que pendant vingt-quatre heures le même cheval sécrète 40,000 grammes de liquide buccal. Chez les ruminants, elle serait de 56,000 grammes. De pareilles observations n'ont pas été faites sur l'homme ; cependant, si l'on se rappelle qu'une seule parotide fournit en vingt-quatre heures environ 100 grammes, celle qui provient des autres glandes étant à peu près dix fois plus grande, on pourra penser que 1000 gram. sera la quantité de liquide buccal sécrété par l'homme en vingt-quatre heures (voyez t. I, p. 306 et suiv.).

*Action de la salive sur les aliments.*

Envisagée au point de vue de la digestion, la salive a des usages que l'on a rapportés à deux points principaux :

A. *Action mécanique de la salive dans la digestion.* — La salive favorise la *mastication*. Sans elle, on ne ferait qu'une poudre et encore la ferait-on mal. Aussi, pendant que cet acte s'accomplit, on la voit pleuvoir au voisinage des dents les plus employées, tandis qu'elle manque chez les animaux qui prennent l'aliment dans l'eau. Sa viscosité favorise la formation du bol alimentaire.

Elle est aussi utile à la *déglutition*. Le gosier sec ne peut avaler, et quand un aliment solide n'a pas été convenablement humecté, il ne coule pas facilement dans la gorge. Essayez d'avaler une certaine quantité de farine ou de magnésie, dit Beaumont, et vous verrez que les organes de la déglutition se refuseront à agir jusqu'à ce qu'une certaine quantité de liquide soit jointe à cette poudre. Ici l'eau peut remplacer la salive. Des expériences nombreuses ont été faites dans ces derniers temps par MM. Lassaigne, Cl. Bernard et par la commission de l'Institut, pour prouver l'influence de la salive sur la mastication et la déglutition. Ces expérimentateurs ont montré que la quantité de salive sécrétée et employée est en raison de la sécheresse de la matière alimentaire et qu'une même substance en absorbe des quantités différentes suivant qu'elle est humide ou sèche. Pour chercher à préciser cette évaluation, M. Cl. Bernard a pesé l'aliment avant de le donner à l'animal. Alors l'œsophage de celui-ci a été coupé en travers. On a recueilli, par ce moyen, l'aliment mâché et avalé. La différence de poids indiquait nécessairement la quantité de salive qui a été ajoutée à cet aliment. Dans son travail, M. Cl. Bernard a démontré :

1° Que les fourrages secs absorbent quatre ou cinq fois leur poids de liquide buccal;

2° Que les féculents secs (avoine, fécule, farine d'orge), absorbent un peu plus d'une fois leur poids de salive mixte;

3° Que les fourrages verts absorbent un peu moins de la moitié de ce liquide ;

4° Que les féculents humides (fécule, son), auxquels on avait ajouté assez d'eau pour que l'aliment pût être avalé sans mastication préalable, n'ont pas sensiblement absorbé de salive.

Nous trouvons dans le travail de M. Cl. Bernard une expérience bien propre à démontrer l'usage mécanique de la salive dans la mastication et la déglutition. La voici. Il fait manger à un cheval vigoureux 500 grammes d'avoine. Ce cheval avait eu préalablement l'œsophage coupé au cou et il était à jeun. Quinze ou dix-huit secondes après le commencement de la mastication, un bol alimentaire bien broyé et bien moulé, parfaitement humecté, pâteux à l'intérieur et enveloppé extérieurement d'une couche muqueuse et gluante, parut à la plaie de l'œsophage. Les autres bols se succédèrent tous les quarts de minute, et en neuf minutes les 500 grammes furent avalés. Alors les deux conduits parotidiens furent coupés en travers, et l'on donna de nouveau 500 grammes d'avoine à l'animal. Cette fois la déglutition se fit avec beaucoup plus de lenteur et devint de plus en plus difficile. Le premier bol ne parut à la plaie œsophagienne qu'après une minute et demie ; les autres se succédèrent avec plus de lenteur encore, de sorte qu'au bout de vingt-cinq minutes le cheval n'avait encore mâché et avalé que 300 grammes d'avoine. Quant au bol, il était bien moulé et couvert de mucus à l'extérieur ; mais, à l'intérieur, sa masse, au lieu d'être pâteuse, se montrait cassante et très peu humectée.

M. Cl. Bernard croit que les glandes parotides, labiales et buccales qui sécrètent un liquide plus clair, sont plus spécialement auxiliaires de la mastication ; tandis que les glandes maxillaires, sous-linguales et palatines, fournissent la matière muqueuse plus épaisse qui entoure le bol alimentaire et facilite son glissement dans l'acte de la déglutition.

Je dois à l'obligeance de M. Poinsot le tableau suivant, recueilli aux cours de M. le professeur Cl. Bernard :

| ALIMENTS. | POIDS de l'aliment avant la mastication et la déglutition. | POIDS de l'aliment après mastication et déglutition. | DIFFÉRENCE indiquant la quantité de salive absorbée. |
|---|---|---|---|
| Paille | 10 | 100 | 90 |
| Feuilles et tiges d'orge verte. | 67 | 100 | 33 |
| Foin. | 325 | 2,000 | 1,675 |
| Foin. | 20 | 160 | 140 |
| Avoine | 520 | 1,188 | 668 |
| Avoine | 46 | 100 | 54 |
| Fécule et son. | 250 | 725 | 475 |
| Fécule et son plus 1000 gram. d'eau | 1,250 | 1,256 | 6 |
| Farine d'orge | 31 | 100 | 69 |

Ce tableau, qui résume des expériences faites sur des chevaux, nous montre d'une manière évidente le rôle mécanique du liquide buccal.

B. *La salive n'a pas d'action chimique sur les aliments féculents.* — M. Cl. Bernard a démontré cette proposition par de nombreuses expériences faites sur les chiens, l'âne, le mouton, etc.

La salive parotidienne de l'homme essayée par M. Cl. Bernard ne lui donna non plus aucun résultat. Après avoir bâillonné un chien comme le conseille M. Thenard, si on lui présente de la viande, on obtient une salive mixte qui, il est vrai, transforme l'amidon en sucre; mais cette transformation ne se fait guère qu'une heure après le contact; tandis que chez l'homme la conversion de la fécule en sucre se fait en traversant la bouche.

M. Cl. Bernard croit que dans cette circonstance l'action chimique de la salive n'est qu'accidentelle et de peu d'importance; d'abord parce que la salive du chien, du cheval, agit lentement et qu'on trouve la fécule dans l'estomac de ces animaux à l'état de fécule; ensuite parce que dans certains cas morbides, dans la stomatite, dans la salivation mercurielle, la salive a bien plus de puissance que dans l'état de santé, ce qui peut donner à penser que la salive n'agit que si elle est altérée. Il faut, de plus, remarquer que dans tous ces cas où on emploie de la fécule hydratée, et dans une condition qui permet une transformation facile, puisque la fécule hydratée sans aucun mélange et dans un temps orageux, par exemple, se convertit spontanément en sucre; si alors on y ajoute de la salive qui s'altère aussi très facilement, on conçoit que sa conversion puisse se faire rapidement. De la salive prise au sortir du conduit excréteur et mise immédiatement avec de la fécule, est sans action, mais si on l'expose un certain temps à la chaleur, elle se putréfie et agit alors avec une grande rapidité; de plus, tous les liquides normaux de l'économie, et tous les fluides pathologiques transforment la fécule en glycose ; enfin un expérimentateur s'étant injecté de l'eau d'amidon dans les veines trouva du sucre dans son urine.

Pour montrer la différence qu'il y avait entre la salive altérée de l'homme et la salive pure des animaux, et combien peu il fallait tenir compte de son action sur les féculents, M. Cl. Bernard a fait les expériences suivantes : il a mis, d'un côté, de la salive altérée d'homme; de l'autre, de la salive pure de chien, en présence de l'amidon ; dans le premier cas, l'eau iodée ne décelait plus la présence de l'amidon et la liqueur de Frommerhz donnait, au contraire, une réaction très évidente; dans le second cas, c'était l'opposé ; ce qui prouve bien le peu d'action de la salive des animaux sur la fécule.

M. Cl. Bernard a ensuite expérimenté sur de la fécule hydratée qu'un chien à fistule gastrique avait prise une demi-heure avant; l'eau iodée était bleuie immédiatement, tandis que la liqueur de Frommerhz ne donnait absolument rien.

*Historique.* — Tiedemann et Gmelin reconnaissaient à la salive une action dissolvante. Ces physiologistes prétendent avoir vu que chez un chien l'amidon était, au bout de cinq heures, converti en sucre et en gomme d'amidon (dextrine).

Leuchs avait démontré que l'amidon, réduit en empois par la cuisson et chauffé avec de la salive fraîche, devient liquide dans l'espace de quelques heures et se convertit en sucre, et de plus que cet effet n'était produit ni par la ptyaline, ni par le mucus, ni par l'albumine, mais seulement par la salive.

Sébastian a confirmé les idées de Leuchs, puisqu'il a constaté que l'amidon, mis en digestion avec la salive, perd sa propriété de bleuir avec l'iode comme lorsqu'il a été traité par un alcali. Dans ce dernier cas, la couleur bleue est rétablie par l'addition d'un acide, mais, dans le premier, elle ne l'est point.

Ces faits ont été vus également par Schwann. Cet auteur assure que la *pepsine* n'exerce pas son action digérante sur tous les aliments, qu'elle ne la fait sentir qu'à l'albumine et à la fibrine, la matière caséeuse et le gluten étant digérés par l'acide libre du suc gastrique et l'amidon par la salive qui se mêle à ce suc.

En 1846, M. Mialhe a défendu l'opinion qui admet l'influence chimique de la salive.

## SECTION III.

### De l'acte pharyngo-œsophagien, ou de la déglutition.

*Définition.* — La *déglutition* est un acte dans lequel le bol alimentaire est transporté de la cavité buccale jusque dans la cavité stomacale.

C'est, comme on le voit, d'après cette définition, un acte d'ordre mécanique, se passant dans l'organisme vivant.

Nous devons rappeler ici que les mouvements de la déglutition appartiennent à la classe des mouvements réflexes et associés (voyez t. I, p. 168), et que nous exécutons cet acte d'une manière rhythmique comme celui de la respiration, que nous l'accomplissons en dehors même de la digestion. C'est ainsi que nous le répétons cet acte à chaque instant, à notre insu pour avaler de la salive. Quand on examine un individu, on reconnaît qu'il déglutit dix à douze fois dans une minute. Ce mouvement instinctif mérite d'être étudié, non-seulement au point de vue de la physiologie, mais encore sous celui des maladies.

Quand les aliments sont suffisamment divisés et imprégnés des liquides qui se trouvent dans la bouche, ils se trouvent réduits en une pâte molle et ductile, et produisent une sensation confuse qui nous avertit de cet état et de leur aptitude à être soumis au travail ultérieur de la digestion. C'est alors qu'ils constituent le *bol alimentaire.* L'acte de la déglutition, qui semble si simple au premier abord, et que nous exerçons instinctivement dès la naissance et presque toujours d'ailleurs sans nous en douter, est toutefois un phénomène d'autant plus compliqué qu'il exige le concours d'un grand nombre de parties, et la rapidité avec laquelle il se fait le rend très difficile à analyser. En effet, outre le concours principal du pharynx et de l'œsophage, il y a celui d'autres organes annexés, tels que le voile du palais, l'épiglotte, et même la glotte.

Pour étudier méthodiquement tout ce qui se passe dans cet acte, nous allons le diviser en trois temps, en suivant la classification de Gerdy. Dans le premier temps, le bol alimentaire ne va pas au delà de l'isthme du gosier, et il est placé en avant et non en arrière de ce détroit, de sorte que l'on peut encore surseoir à son introduction ; dans le deuxième temps, il franchit d'un seul coup le pharynx et passe de l'ouverture postérieure de la bouche jusqu'à la partie supérieure de l'œsophage ; dans le troisième temps, il traverse l'œsophage et arrive dans la cavité stomacale.

1er *temps.* — La bouche se ferme, puis le bol alimentaire est ramassé plus ou moins exactement sur la face dorsale de la langue, au moyen des lèvres et des joues. La langue s'élève ensuite d'une manière plus ou moins sensible, s'applique au palais, de la pointe à la base, par tous les points de sa surface successivement : elle s'élargit et se creuse légèrement en gouttière. Le bol alimentaire, pressé de toutes parts, ne trouvant d'issue qu'en arrière, fuit dans cette direction, ce qui lui est facilité par l'élargissement de la langue qui se creuse en gouttière en même temps. D'abord l'aliment se trouve pressé par la langue contre la voûte palatine, où il y a un point de résistance; mais lorsque le bol est plus en arrière, le voile du palais, qui est mou, ne résisterait pas si ses muscles inférieurs n'entraient en contraction.

Quand le bol est arrivé au-devant de l'isthme du gosier, il donne lieu à une sensation vague, fugace, qui nous porte à déglutir. Cette impulsion devient même assez impérieuse pour qu'il soit difficile de garder longtemps dans la bouche cette substance ; à la moindre distraction celle-ci ne tarde pas être avalée.

En même temps que la langue pousse les aliments dans le pharynx, celui-ci exerce une espèce d'attraction au moyen d'un vide qui se fait dans la partie postérieure de la bouche. D'après M. le professeur Bérard, ce serait cette force de succion (ou de tendance au vide dans l'arrière-bouche avec pression atmosphérique d'avant en arrière sur le bol), plus encore que la contraction des muscles intrinsèques de la langue, qui appliquerait celle-ci successivement d'avant en arrière à la voûte palatine, pendant que le bol chemine dans le même sens. Cette force de succion agit alors sur la langue comme elle agit sur la joue, qui vient former un bourrelet entre les arcades dentaires.

2e *temps*. — Au moment où le bol alimentaire s'engage entre les piliers du voile du palais, ce deuxième temps commence ; tandis que dans le premier temps les mouvements sont volontaires et arrivent successivement avec peu de promptitude, ici les phénomènes sont simultanés, multipliés, et se produisent avec une telle rapidité que Boerhaave les considérait comme une sorte de convulsion. Dans ce deuxième temps, l'aliment est saisi par le pharynx et porté jusqu'à l'ouverture supérieure de l'œsophage, et dans ce trajet il a évité les voies aériennes et les arrière-narines.

C'est le soulèvement de la base de la langue qui est pour ainsi dire le signal de l'échappement de ce mouvement convulsif. Ce temps devait être assez prompt pour que la libre communication entre le larynx et l'air extérieur ne fût que momentanément interrompue.

Analysons ce temps de la déglutition et voyons tous les éléments qui le composent : 1° La partie inférieure du pharynx est élevée et vient au-devant du bol alimentaire ; 2° le pharynx saisit l'aliment au moment où il traverse l'isthme du gosier ; 3° les voies aériennes sont évitées ; 4° l'aliment trouve un obstacle qui l'empêche de venir dans les arrière-narines ; 5° il ne peut pas rétrograder dans la cavité buccale.

1° *La partie inférieure du pharynx s'élève* d'une part en suivant le larynx, et d'une autre part au moyen de ses muscles propres. Le pharynx monte en suivant le larynx qui s'élève dans ce deuxième temps, ainsi qu'il est facile de le constater pour tout le monde. Les connexions de ces deux organes nous expliquent très bien ce phénomène. En effet, les attaches du constricteur inférieur aux cartilages cricoïde et thyroïde, celles du constricteur moyen aux deux cornes de l'os hyoïde et dans l'angle rentrant que forment ces deux cornes, font que le larynx ne peut exécuter aucun mouvement de totalité sans entraîner la partie inférieure du pharynx. Mais pour que cette élévation de larynx fût possible, il fallait que la mâchoire inférieure fût fixée solidement et que la bouche fût fermée, afin que les muscles élévateurs du larynx eussent un point d'insertion fixe. Ceci nous explique pourquoi on avale la bouche fermée et les mâchoires rapprochées, et pourquoi la déglutition est gênée ou impossible dans la luxation de la mâchoire inférieure.

Si la mâchoire inférieure était abaissée, la langue s'appliquerait mal à la voûte palatine et au voile du palais, et l'action des muscles mylo-hyoïdiens, qui a pour but d'élever la base de la langue, ou de la soutenir, serait totalement inefficace.

Le pharynx s'élève encore par la contraction de ses fibres propres. Cette ascension résulte de l'insertion des constricteurs sur la ligne médiane se prolongeant vers l'apophyse basilaire et de la contraction des muscles stylo-pharyngiens et pharyngo-staphylins.

Haller et quelques autres physiologistes ont parlé d'une *dilatation* du pharynx à sa partie inférieure qui se ferait en même temps qu'il est porté en haut et en avant, ce qui préparerait une cavité où serait reçu le bol alimentaire. Ils croient que cet élargissement est dû au transport du larynx en avant pendant qu'il monte. M. Maissiat, qui fait intervenir la pression atmosphérique dans le second temps de la déglutition, a aussi invoqué cette dilatation. Cette dilatation n'a certainement pas lieu ; bien loin de là, le pharynx fortement contracté presse toujours le bol alimentaire, et il est trop lâchement uni à la colonne vertébrale pour y rester attaché pendant que le larynx se porte en haut et en avant. Mais, dira-t-on, comment satisfaire au vide qui résulte de l'entraînement de tout le pharynx en avant? Les parties molles du cou s'enfoncent suffisamment derrière lui, poussées qu'elles sont par la pression atmosphérique. Pour démontrer que la formation du vide virtuel dans le pharynx n'est pas une condition de la déglutition, M. Bérard avait conseillé une expérience qui consisterait à introduire dans l'isthme du gosier le bout d'une canule de gomme élastique, que les constricteurs viendraient saisir et entraîner, nonobstant la communication qu'elle établirait entre le pharynx et l'air extérieur ; mais une vivisection de M. Longet a donné la démonstration de ce fait. On ouvre la trachée d'un animal au-dessous du larynx, et par cette plaie on introduit dans l'intervalle des lèvres de la glotte une petite pince qui maintient ces lèvres écartées. L'animal opère la déglutition nonobstant la communication du pharynx avec l'extérieur. Tout récemment, je voyais dans le service de M. Maisonneuve, à la Pitié, un malade qui avait subi l'amputation du maxillaire supérieur et de l'os palatin ; le pharynx était ouvert et la déglutition pouvait s'accomplir facilement. Si l'on avale de l'eau ou des solides en se bouchant le nez et la bouche fermée, on ne peut plus déglutir après deux ou trois efforts, à moins d'introduire alors de l'air dans la bouche en ouvrant celle-ci ou le nez. Cela est vrai, mais cela tient surtout au besoin de respirer.

2° *Le pharynx saisit lui-même l'aliment* au moment où il vient à traverser l'isthme du gosier. Pendant que sa partie inférieure est amenée et se porte d'elle-même en avant et en haut, l'extrémité supérieure vient saisir l'aliment, mais d'une manière médiate ; c'est-à-dire que le pharynx embrasse le voile du palais et l'isthme du gosier et les presse de toutes parts. D'après Gerdy, dans ce mouvement le voile du palais serait lui-même avalé s'il n'était solidement fixé à la voûte palatine. Cette action a lieu par le constricteur supérieur et le pharyngo-staphylin.

A peine le bol a-t-il été saisi que le larynx et le pharynx retombent, et l'aliment se trouve à l'entrée de l'œsophage.

3° *Comment l'entrée dans les voies aériennes est-elle évitée?* — Les physiologistes ont beaucoup varié sur les explications qu'ils ont données de ce fait. M. le professeur Bérard nous semble avoir très bien éclairci ce point de physiologie. Suivant lui, le larynx, à mesure qu'il monte, s'incline obliquement en avant, et va cacher son ouverture sous l'épiglotte, par laquelle il est abrité. Celle-ci remplit d'autant plus fidèlement le rôle d'opercule, qu'elle a éprouvé une sorte de renversement, de culbute en arrière, culbute attribuée par Galien à l'action mécanique du bol alimentaire, par Albinus au déplacement de la base de la langue, et avec plus de raison par Magendie au refoulement en arrière qu'éprouve le paquet graisseux qui recouvre l'épiglotte lorsque le cartilage thyroïde élevé s'engage un peu derrière le corps de l'os hyoïde. On a dit que la contraction des muscles de la glotte était l'obstacle le plus puissant à l'entrée des aliments dans les voies aériennes. M. Bérard nie que la régularité de la déglution soit due à cette contraction. Ce qu'on a dit des oiseaux, qui, dépourvus d'épiglotte, n'en exercent pas moins la déglutition d'une manière sûre; des chiens à qui l'on avait retranché cette dernière partie, et pouvaient avaler des substances solides, tandis que la déglutition devenait difficile par la paralysie des muscles qui ferment la glotte, à la suite de la section des nerfs laryngés; ce qu'on a dit à ce sujet est regardé par M. Bérard comme des preuves insuffisantes de la doctrine que l'on veut établir. Suivant ce physiologiste, la régularité de la déglutition n'est pas due à l'état de la contraction de la glotte, contraction que Haller avait déjà signalée, mais dont il n'avait pas, comme Magendie, fait l'unique obstacle au passage des aliments dans les voies aériennes.

« Il faudrait, dit M. Bérard, pour qu'il en fût ainsi, que cette ouverture occupât l'extrémité supérieure du larynx. Or, elle est située au-dessous de la partie moyenne, et surmontée d'une cavité dans laquelle les aliments ne descendent certainement pas lorsqu'ils ont franchi l'isthme du gosier. La contraction de la glotte pendant la déglutition n'en est pas moins un phénomène important à constater : c'est par là que la nature met obstacle à l'entrée des aliments ou des liquides dans la trachée, lorsque par accident ils se sont introduits dans la cavité du larynx ; c'est alors aussi que l'on éprouve cette toux convulsive accompagnée d'une expiration brusque par laquelle est entraîné le corps étranger. De ce qu'un chien a pu avaler sans épiglotte, nous ne concluons pas non plus que cette partie ne sert à rien dans le mécanisme de la déglutition. Comment, dans cette hypothèse, expliquer la fin misérable à laquelle sont condamnées les personnes qu'une maladie a privées d'épiglotte? »

4° *L'aliment trouve un obstacle qui l'empêche de pénétrer dans les fosses nasales.* — Il y a deux causes qui s'opposent à ce passage. La première a été signalée par Albinus et plus récemment par Gerdy. Elle est due à ce que le pharynx vient saisir à la fois le voile du palais et le bol alimentaire. La seconde, qui est la plus importante, a été désignée par Gerdy et par Dzondi. D'après ces auteurs, elle serait due à ce que les muscles pharyngo-staphylins qui s'étendent du voile du palais au pharynx, en passant par les piliers postérieurs du voile, constituent à eux deux une espèce de sphincter oblique qui, venant à se fermer par leur contraction, divise le pharynx en deux portions : l'une supérieure, qui communique avec les fosses nasales; l'autre inférieure, par laquelle passe le bol alimentaire. Voici comment Dzondi expose cette action : « Les deux piliers antérieurs font, de concert avec la langue, l'office d'un muscle sphincter, et c'est avec raison qu'en les considérant collectivement, on leur donne le nom de *constricteurs de l'isthme du gosier*. Les deux piliers postérieurs produisent le même effet quand leurs insertions supérieures et inférieures sont fixées : or, le voile du palais étant fixé par les muscles péristaphylins externes, quand les piliers postérieurs se rapprochent l'un de l'autre à leur partie inférieure par la contraction du pharynx lui-même, l'action des muscles pharyngo-palatins doit faire qu'ils se rapprochent également dans toute leur étendue, à l'instar d'une paire de rideaux, et qu'ainsi le passage qu'ils laissent entre eux se réduit à une fente un peu plus large par le bas. » Dzondi a fait voir que, durant la déglutition, les piliers postérieurs se rapprochent au point de se toucher. Si l'on explore le fond de la gorge avec le doigt pendant qu'on essaie d'avaler, ou si, après s'être placé devant une glace et avoir abaissé la langue, on fait des efforts de déglutition, on voit que ce rapprochement a lieu réellement et qu'il permet aux muscles pharyngo-staphylins de produire un plan incliné d'avant en arrière et de haut en bas, qui empêche la bouchée d'aliments de se porter vers la partie supérieure du pharynx et l'ouverture supérieure des fosses nasales. La *luette* est alors relâchée et pend le long de la fente qui reste béante entre les piliers. Mueller a répété ces expériences et les a trouvées parfaitement exactes. C'est donc à tort que la plupart des auteurs attribuent l'occlusion des fosses nasales, pendant la déglutition, au soulèvement du voile du palais, mouvement qui ne pourrait pas établir une séparation complète entre les deux cavités; le phénomène est toujours dû au rapprochement des piliers postérieurs.

Bidder a bien observé, sur un sujet vivant, chez lequel une opération permettait d'examiner par le nez la surface du voile du palais, que ce dernier s'élevait pendant la déglutition jusqu'au point de devenir horizontal; mais il ne paraît pas que cela puisse apporter de changement essentiel au plan incliné des muscles pharyngo-palatins, car l'élévation du voile du palais et la formation d'un plan incliné ne sont pas deux phénomènes contradictoires.

D'ailleurs ce phénomène d'élévation est incontestable aujourd'hui. Il est admis par M. Maissiat et par M. Debrou, qui l'ont montré au moyen d'expériences. Citons celle de ce dernier, qui est très convaincante : un stylet est introduit le long du plancher des fosses nasales jusque dans le pharynx; le bout extérieur de ce stylet s'abaisse pendant qu'on avale, ce qui prouve que le bout intérieur s'élève au moyen du voile du palais. D'après M. Menière, cité par M. Bérard, une sonde introduite dans la trompe d'Eustache est sensiblement déplacée au moment de la déglutition. MM. Debrou et Maissiat ont insisté sur l'abaissement du voile du palais qui a lieu immédiatement après cette élévation, et toujours dans le deuxième temps de la déglutition. M. Maissiat a démontré ce fait par l'expérience suivante : « Je prends, dit-il, un tube d'environ 2 millimètres de diamètre ; je donne à ce tube, en le recourbant, la forme du chiffre 7 ; je garnis l'orifice supérieur, en prenant soin de ne pas l'obstruer, d'un bouchon de cire à modeler ; j'ajuste cette extrémité du tube hermétiquement à une de mes narines, je plonge l'autre dans un vase contenant de l'eau colorée ; je ferme du doigt l'autre narine, et je bois, à l'aide d'un chalumeau coudé, dans un vase placé latéralement de manière à ne pas gêner l'observation du tube tenu dressé devant moi. On voit alors qu'à chaque deuxième temps de la déglutition, il se produit un mouvement brusque et oscillatoire du liquide, lequel s'élève ainsi dans le tube à quelques centimètres de hauteur. » M Maissiat fait observer qu'il n'a pas confondu ce mouvement avec certains autres occasionnés par la respiration.

5° *Comment le retour du bol alimentaire dans la bouche est-il empêché?* — Immédiatement après que l'aliment a été saisi par le pharynx, les muscles des piliers antérieurs se contractent, se rapprochent ; la langue est soulevée et vient se mettre en contact avec le voile du palais, ce qui ferme complétement l'isthme du gosier. D'ailleurs, l'espèce de valvule représentée par le voile du palais s'oppose encore au retour du bol alimentaire à la manière d'une action mécanique qui rappelle celle de la valvule de Bauhin.

3ᵉ *temps*. — Il comprend le trajet de l'aliment le long de l'œsophage, depuis l'extrémité inférieure du pharynx jusque dans la cavité stomacale. Il s'exerce indépendamment de la volonté et sans que nous en ayons le plus souvent conscience. Son mécanisme est très simple. Dès que le bol alimentaire est parvenu à l'œsophage, ce conduit, dilaté par suite de l'effacement des plis longitudinaux de sa membrane interne et par l'effet de l'extensibilité de ses fibres circulaires, contracte bientôt ces dernières sous l'influence de ce stimulus, et comme ce bol chemine de haut en bas, c'est dans ce même sens que s'exécute successivement le resserrement transversal du conduit ; de sorte que les aliments, ainsi poussés de proche en proche par la partie contractée de l'œsophage dans sa partie dilatée, arrivent enfin au cardia. La progression des aliments à travers l'œsophage n'est pas instantanée ; lorsque nous avalons des aliments trop chauds, durs, secs, ou mal mâchés, nous sentons parfaitement bien, en effet, que leur trajet est assez lent et successif. Magendie s'est assuré, d'ailleurs, par des expériences directes sur les animaux, que la progression des aliments n'était pas uniforme et qu'elle pouvait même se prolonger pendant quelques minutes. Mais ne serait-ce pas à l'état de torture des animaux soumis à une expérience qui met leur œsophage à nu, qu'il faut attribuer ce retard? On a beaucoup répété que les fibres longitudinales de l'œsophage, en se contractant et diminuant ainsi la longueur de ce conduit, abrégeaient de la sorte le trajet des aliments; mais il ne paraît pas certain que cette contraction s'effectue, et l'état d'efforts qu'elle suppose n'a probablement lieu qu'à l'égard du vomissement.

Le passage du bol alimentaire entre les piliers du diaphragme est plus facile pendant qu'ils sont relâchés que dans le moment de leur contraction.

*La pesanteur agit-elle dans la déglutition?* — Sans doute elle aide dans le troisième temps, sans qu'elle soit une cause essentielle. On sait, en effet, que s'il est constant que la position verticale du corps favorise, en général, la déglutition, néanmoins cette action peut encore avoir lieu indépendamment de cette force. Beaucoup d'hommes avalent couchés, et l'on voit certains bateleurs boire et manger, le corps entièrement renversé. Parmi les animaux, si la pesanteur paraît favorable à la déglutition chez quelques-uns, elle n'y contribue certainement en rien dans une foule d'autres, et notamment dans le cheval, dont l'œsophage, à la vérité très robuste, fait cheminer les boissons contre les lois de la pesanteur. Le trajet des aliments dans le conduit pharyngo-œsophagien est encore favorisé par tous les fluides dont ils se sont imprégnés avant d'arriver à ce conduit, et depuis celui-ci par les mucosités des amygdales, des nombreux follicules et par la perspiration propre à sa membrane muqueuse.

*Variétés de la déglutition.* — Envisagée dans son ensemble, la déglutition présente quelques variétés dont nous devons parler sommairement. C'est ainsi qu'elle se montre plus facile et plus prompte durant l'appétit et la vacuité de l'estomac, qu'elle se ralentit insensiblement ensuite, et qu'elle finit même par devenir impossible lorsque l'estomac est très rempli ; que cette action exige, à l'égard des aliments, une grande humectation de la bouche et de l'arrière-bouche, et qu'on ne les saurait avaler lorsque ces parties ont de la sécheresse. Le simple mouvement qui constitue la déglutition dans le pharynx exige même que la gorge soit très lubrifiée ; on ne peut, en effet, continuer à l'exercer, même à vide, qu'un très petit nombre de fois, attendu que le défaut d'une quantité suffisante de salive le rend bientôt tout à fait impossible. La sécheresse des aliments, leur état pulvérulent, leur état de consistance ou de solidité, empêchent ou gênent beaucoup leur déglutition. On sait quelle difficulté on éprouve à leur faire franchir alors l'isthme du gosier, et l'on a pensé à ce sujet que le voile du palais, et la luette en particulier, étaient doués d'un tact spécial qui leur fait juger du degré d'humectation nécessaire des aliments. Quelques personnes ne peuvent avaler ni poudres, ni pilules. La déglutition enfin peut être altérée d'une manière plus ou moins notable par certaines circonstances physiologiques. C'est ainsi qu'en avalant trop précipitamment, en parlant ou en riant à mesure que l'on mange, on s'expose à la toux couvulsive qui résulte de l'introduction des aliments dans le larynx, ou bien à ce que ceux-ci, rapidement chassés de bas en haut, remontent douloureusement dans le nez, à travers les arrière-narines. On sait encore que les morceaux trop gros ou trop secs s'arrêtent dans la gorge, avec menace de suffocation ; qu'ils produisent des nausées et de grands efforts de vomissement, et que, s'ils ont pénétré plus avant, ils descendent très lentement avec douleur, le long de l'œsophage. On se rappelle, d'ailleurs, que certains aliments *engouent*, et que d'autres produisent sur la gorge une impression qui cause le hoquet et qui suspend la déglutition. Divers états morbides peuvent gêner ou empêcher l'accomplissement de la déglutition. C'est alors un état pathologique que l'on désigne sous le nom de *dysphagie*.

*Historique.* — La division de la déglutition en trois temps, que nous avons adoptée à l'exemple de M. le professeur Bérard, appartient à Gerdy. Mais d'autres auteurs ont établi des divisions qui ne s'accordent pas toujours.

Magendie établit les divisions suivantes : dans le *premier temps*, les aliments passent de la bouche dans le pharynx ; dans le *second*, ils franchissent l'ouverture de la glotte, celle des fosses nasales et arrivent jusqu'à l'œsophage ; dans le *troisième*, ils parcourent le conduit et pénètrent dans l'estomac.

M. Adelon conduit le bol alimentaire jusque dans le pharynx pour le *premier temps* ; dans le *second*, il le fait parvenir au bas du pharynx ; dans le *troisième*, le bol passe dans l'œsophage et chemine jusqu'à l'estomac.

Enfin, Mueller pense que dans le *premier temps*, le bol alimentaire passe derrière les piliers postérieurs du voile palatin ; que dans le *second* il est mis en contact avec les muscles constricteurs, et que dans le *troisième*, il descend dans l'œsophage.

## SECTION IV.

### De l'acte stomacal, ou de la digestion stomacale.

*Définition.* — Recevoir les aliments, leur faire subir certaines modifications et les pousser dans l'intestin, tel est le rôle de l'appareil stomacal. Cet appareil consiste dans une cavité présentant deux ouvertures rétrécies, afin de prolonger le séjour des aliments dans cette espèce de cornue, où ils doivent subir de si grandes modifications. Cette cavité est formée par des membranes diverses, qui concourent, chacune pour leur part, au phénomène de la digestion stomacale. C'est : 1° une membrane muqueuse qui possède un appareil glandulaire particulier, pour sécréter du suc gastrique et du mucus ; 2° une membrane musculeuse qui, au moyen de ses contractions, permettra à cette cavité de se rétrécir ou de se dilater suivant les circonstances ; 3° une membrane fibreuse pour lui donner de la solidité ; et 4° enfin, une membrane séreuse pour faciliter les mouvements de dilatation et de resserrement.

Les aliments, s'accumulant dans l'estomac, y produisent par leur présence divers phénomènes immédiats et éloignés, s'y convertissent en *chyme*, et en sortent enfin sous cet état pour passer dans le duodénum. De là la division naturelle de l'acte stomacal en plusieurs phénomènes :

1° Ingestion et accumulation des aliments dans l'estomac.

2° Phénomènes locaux et généraux de la réplétion de l'estomac.

3° Chymification ou action du suc gastrique et théories de la digestion stomacale.

4° Déplétion de l'estomac.

#### § I. — *Ingestion et accumulation des aliments dans l'estomac.*

Avant que les aliments aient été portés dans l'estomac, ce viscère, revenu sur lui-même, se présente dans un état presque complet de vacuité. Ses deux faces internes, constamment humides, et d'une couleur pâle, blanchâtre, sont sillonnées par des plis nombreux qui existent surtout vers le grand cul-de-sac ; elles sont contiguës l'une à l'autre dans presque toute leur étendue, et ne sont séparées ordinairement que par un peu de mucus ou de salive. Cette petite quantité de liquide que l'on trouve alors dans l'estomac n'est pas du suc gastrique, puisqu'il n'offre ni acidité, ni alcalinité. Il n'y a pas non plus la plus petite quantité de bile.

Au moment du repas, les aliments arrivent par bouchées dans

l'estomac, après avoir franchi le cardia. Ce passage des aliments de l'œsophage dans l'estomac s'accomplit de la façon suivante : Par suite des contractions de l'œsophage, la muqueuse qui le tapisse, étant très lâchement adhérente, se renverse en dedans de la cavité stomacale, et forme un bourrelet muqueux circulaire, semblable à celui que forme la muqueuse du rectum dans l'acte de la défécation. Hallé a observé ce phénomène dans un cas de fistule stomacale très large. C'est alors que les fibres circulaires inférieures de l'œsophage se contractent, afin d'empêcher le reflux de l'aliment.

Les premières bouchées avalées se logent facilement dans cette cavité. Comme l'estomac est peu comprimé par les organes environnants, ses parois s'écartent aisément et cèdent à la force qui pousse le bol alimentaire ; mais à mesure que de nouvelles bouchées arrivent, sa distension devient plus difficile, car elle doit être accompagnée alors du refoulement des viscères abdominaux et de l'extension des parois abdominales. C'est surtout vers l'extrémité gauche et vers la partie moyenne que se fait cette accumulation ; la portion pylorique ou droite s'y prête plus difficilement. C'est pour opérer cette distension que les contractions de l'œsophage redoublent d'énergie.

Le grand cul-de-sac de l'estomac est donc destiné à recevoir les aliments et à leur servir de réservoir, tandis qu'à la région pylorique appartient plus spécialement le rôle de la chymification. Nous trouvons, en effet, dans l'anatomie et dans les vivisections des preuves à l'appui de cette opinion.

1° La structure de l'estomac n'est point la même dans ces deux points. La membrane muqueuse qui tapisse ces deux régions de l'estomac diffère dans son aspect, et quelquefois elle présente une ligne de démarcation parfaitement circulaire, que les maladies respectent souvent. Dans la première de ces deux portions la membrane est plus mince, plus molle, plus vasculaire, et ne peut être séparée que par lambeaux. Dans la seconde portion, elle est plus blanche, plus épaisse, plus résistante ; aussi peut-elle être séparée des autres membranes dans toute son étendue.

2° Si l'on ouvre des animaux peu de temps après l'ingestion des aliments, on trouve constamment la portion pylorique contractée, ainsi que nous l'avons déjà dit.

Alors les aliments séjournent exclusivement dans le grand cul-de-sac et dans la partie moyenne du viscère. A une époque plus avancée de la digestion, les aliments renfermés dans la portion splénique n'ont encore subi aucune altération, et l'on voit que la chymification n'a commencé réellement que vers le pylore. Enfin, vers une époque plus avancée encore, la portion pylorique est pleine de véritable chyme, et l'on n'en trouve point dans le reste de la cavité stomacale. Dans les cas ordinaires, où l'on ne confie à l'estomac qu'autant d'aliments qu'il en peut contenir sans inconvénients, ceux-ci sont retenus dans cette cavité par un double obstacle. Le premier est au *cardia :* les aliments ne peuvent remonter dans l'œsophage à cause de nouvelles bouchées qui arrivent successivement. L'œsophage, d'ailleurs, dont la puissance musculaire l'emporte de beaucoup sur celle de l'estomac, se contracte avec d'autant plus de force que l'estomac est plus rempli. Cette contraction supplée, jusqu'à un certain point, à une valvule qui manque à cet orifice. Magendie a fait des expériences d'où il résulte que plus l'estomac est distendu, plus la contraction de l'œsophage devient intense et prolongée et le relâchement de courte durée. La contraction coïncide ordinairement avec le moment de l'inspiration, où l'estomac est plus fortement comprimé. Le relâchement arrive le plus souvent dans l'instant de l'expiration. On aura une idée de ce mécanisme, en mettant à nu l'estomac d'un chien ou d'un lapin, et en cherchant à faire pénétrer les aliments dans l'œsophage en comprimant l'estomac avec les deux mains. Il sera à peu près impossible d'y réussir, quelque force qu'on emploie si l'on agit dans l'instant de la contraction de l'œsophage; mais le passage s'effectuera en quelque sorte de lui-même, si l'on comprime le viscère dans l'instant du relâchement. J'ai vérifié récemment ce fait remarquable. Le même résultat est obtenu avec l'air.

Le second obstacle à la sortie des aliments se trouve au *pylore*, qui est muni d'un repli ou saillie circulaire, et d'un véritable sphincter. Nous avons déjà vu qu'avant le début de la chymification, la portion pylorique elle-même est contractée; ajoutons, d'après Magendie, qu'il se fait des contractions irrégulières et antipéristaltiques, qui commencent au duodénum, se prolongent dans la partie pylorique, et dont l'effet est de repousser les aliments non chymifiés vers la partie splénique. Lorsque l'estomac a été rempli outre mesure, l'élasticité de ses tuniques et la contraction convulsive de la musculeuse déterminent l'expulsion des aliments qui franchissent le cardia au moment du relâchement de l'œsophage et sont rejetés avec force par la bouche. Mais, dans l'état normal, il faut, pour que cet effet ait lieu, que la distension de l'estomac ait été portée très loin. En effet, les obstacles qui s'opposent à la sortie des aliments par l'un ou par l'autre orifice sont très puissants. On peut s'en assurer en levant sur un animal vivant un estomac plein d'aliments, avec la précaution de laisser une portion de l'extrémité inférieure de l'œsophage et le commencement du duodénum : en comprimant cet estomac, on ne peut rien en faire sortir.

La résistance que présente le pylore est toute mécanique ; elle a lieu au moyen de ce repli noté plus haut et qu'on appelle la *valvule pylorique*. Dans les animaux vivants, que l'estomac soit vide ou plein, cette ouverture est habituellement fermée par le resserrement de son anneau fibreux et la contraction de ses fibres musculaires, et si exactement fermée, que, si de l'air est poussé par l'œsophage, il faut que l'estomac soit distendu et que l'effort soit considérable pour parvenir à surmonter la résistance du pylore. Il n'en est pas de même si l'air est introduit par l'intestin grêle, en le dirigeant vers l'estomac. Dans ce cas, le pylore n'offre aucune résistance et laisse passer l'air avec la plus légère pression.

Indépendamment de ces deux orifices, on voit quelquefois l'estomac présenter un *resserrement médian* qui paraît est permanent et destiné à empêcher les aliments d'arriver jusqu'au pylore. Cette disposition est très évidente chez les animaux carnassiers et dans les herbivores à un seul estomac.

D'ailleurs, quand même le pylore ne serait pas naturellement fermé, les aliments auraient peu de tendance à s'y introduire ; car ils ne cherchent à s'échapper que pour passer dans un lieu où la pression serait moindre ; et elle serait tout aussi grande dans l'intestin grêle que dans l'estomac, puisqu'elle est à peu près également répartie dans toute la cavité abdominale.

§ II. — *Phénomènes locaux et généraux de la réplétion de l'estomac.*

L'estomac éprouve, par l'effet de sa réplétion, des changements dans sa forme, son volume, sa position, sa direction et sa température.

La modification de *forme* et de *volume* varie suivant la quantité d'aliments ingérés. Le plus souvent, l'estomac s'arrondit, sans perdre toutefois sa forme conoïde, et il cesse de présenter deux faces aplaties, l'une antérieure, l'autre postérieure. Il peut arriver qu'au moment de la digestion, l'estomac présente un resserrement médian, plus ou moins prononcé, qui lui donne un aspect biloculaire. Ce phénomène, regardé comme très fréquent par E. Home, nié par Tiedemann et Gmelin, a été observé à l'hôpital Saint-Antoine, sur le corps d'un ouvrier, par M. le professeur Bérard. Il y a d'ailleurs, dans l'espèce humaine, ainsi que nous l'avons dit, des sujets dont l'estomac présente ce resserrement médian d'une manière permanente. On peut voir dans ce phénomène une sorte de rudiment de l'estomac multiple de quelques animaux.

Quand l'estomac est plein, il refoule les viscères et les parois de l'abdomen, ce qui amène dans le ventre une saillie plus ou moins considérable. Quelques-uns des organes creux de l'abdomen, tels que la vessie et les intestins, s'évacuent sous l'influence de la pression à laquelle ils sont soumis. En outre, on a attribué à cette pression l'évacuation de la vésicule du fiel et l'accélération du cours du fluide pancréatique (Camper), l'afflux plus abondant de la bile hépatique (Lieutaud), la diminution du volume de la rate (Lassone), etc. Mais une partie de ces assertions sont restées sans preuves, et les autres ont été démenties par l'observation. Ce qui est certain, c'est que le diaphragme est refoulé en haut, et qu'il en résulte une gêne plus ou moins grande de la respiration, de la parole et du chant, etc.; cette gêne peut être très grande après un repas copieux, alors elle s'accompagne toujours d'une tension douloureuse du ventre.

La *direction* est changée comme le volume et la forme : le bord antérieur de l'estomac se trouve porté en avant et se relève; la face antérieure devient un peu supérieure, et la postérieure regarde en bas. Si le bord antérieur se développe en avant, c'est qu'il trouve de la résistance en bas et que l'estomac ne peut guère céder en arrière. C'est surtout dans le bord gauche, ou grande courbure, que l'ampliation a lieu; les deux orifices de l'estomac étant fixés, l'espace qui les sépare, ou petit bord, n'éprouve pas un grand allongement, d'où il suit que la proportion entre ce bord et la grande courbure change sensiblement.

La *température* de l'estomac est-elle changée pendant la digestion, comme l'avaient cru certains physiologistes? Des expériences faites sur l'homme par Beaumont montrent que cette opinion est erronée. Sur avait un sujet Canadien d'origine française qui portait une large fistule stomacale, et qui lui a servi à toutes ses expériences. Ce physiologiste introduisit un thermomètre dans l'estomac pendant la digestion, et il constata chaque fois qu'il n'y avait aucune augmentation de température; si la température augmentait, c'était que le sujet faisait un effort. M. Blondlot (1) a observé aussi un très grand nombre de fois que le travail digestif n'élève pas sensiblement la température de l'estomac. Si le thermomètre était vers la partie moyenne du viscère, il marquait invariablement 39 degrés centigrades; mais vers le pylore, il marquait 39 degrés 3/4.

Les membranes superposées qui entrent dans la composition de l'estomac concourent à l'ampliation de cet organe, mais à des titres divers. Le péritoine y concourt par déplacement et par extension; par *extension*, aux faces supérieure et inférieure, où la séreuse est très adhérente aux tissus sous-jacents; par *déplacement*, vers les

(1) *Traité de la digestion*. Nancy, 1843, p. 353.

bords et surtout vers le bord antérieur ou grande courbure. La couche musculeuse s'allonge simplement, et peut ainsi permettre une grande distension. Quant aux membranes muqueuse et celluleuse qui forment des plis à l'intérieur de l'estomac, elles se déplissent, et si l'ampliation est portée un peu loin, elles se distendent.

Aussitôt que les aliments sont arrivés dans l'estomac, on ne tarde pas à voir se manifester des *effets généraux* : ainsi cette atonie qui reconnaissait pour cause la faim est remplacée par un sentiment de force et de bien-être qui se fait sentir immédiatement. L'épigastre est le siége d'une chaleur agréable, qui de là s'irradie à tout le reste du corps. La circulation s'accélère, et pour peu que la réplétion de l'estomac ait dépassé certaines limites, la respiration se précipite plus ou moins. Lorsque les aliments ont été ingérés en suffisante quantité, on en est averti par un sentiment de plénitude et de satiété, le défaut d'appétit, la diminution de l'afflux de salive dans la bouche, la peine qu'on ressent à mâcher, et surtout à avaler. Si l'état de réplétion a été porté trop loin, l'estomac est mal à l'aise, douloureux, ses mouvements provoquent la nausée, et le sentiment de plénitude et de satiété fait repousser jusqu'à l'idée des aliments. Chez les sujets bien portants, et lorsque l'alimentation est suffisante, la chymification se fait à leur insu. Le sentiment de plénitude et la gêne de la respiration qui résultaient de la distension de l'estomac disparaissent peu à peu. Mais il n'en est pas toujours ainsi ; quelquefois, pendant la digestion, toutes les autres fonctions semblent suspendues; les ressorts de la pensée s'arrêtent ou ralentissent leurs mouvements ; le sommeil tend à faire cesser toute action volontaire, pour mieux seconder celle de l'estomac ; enfin, il en est de cette fonction destinée à soutenir notre individu comme de celle par laquelle la nature a voulu perpétuer notre espèce : tous nos organes semblent s'y intéresser vivement, et toutes les actions se confondent, pour concourir à la perfection de ce grand acte.

Tantôt, après le repas, le visage rougit et toute l'économie semble avoir reçu une exaltation nouvelle ; tantôt la face pâlit, un léger frisson se fait sentir et la chaleur paraît abandonner les extrémités. Très souvent, et surtout chez les gens d'une complexion délicate, la digestion s'accompagne d'affaiblissement dans l'action des sens, d'un frisson général ; l'intelligence diminue d'activité. En général, la voix devient moins forte, la parole est plus difficile, il y a disposition au sommeil. La plupart des animaux se couchent et dorment après leur repas.

## § III. — *De la chymification.*

*Définition.*—On donne le nom de *chymification* à l'ensemble des phénomènes en vertu desquels les aliments déglutis sont amenés par l'action du suc gastrique surtout, mais aussi de la salive, des boissons et des contractions de l'estomac à l'état d'une pâte demi-liquide qu'on appelle le *chyme*.

Cet acte est aidé par les mouvements de l'estomac, et alors on trouve dans la chymification deux ordres d'actions, l'un chimique, l'autre mécanique. Nous allons commencer par l'élément le plus important.

### A. *Phénomènes chimiques de la chymification.*

Ces phénomènes sont dus à la présence d'un liquide particulier, le suc gastrique, dont il importe de faire une étude toute spéciale.

*Des glandes qui sécrètent le suc gastrique.* — Ce sont les glandes qu'on appelle *glandes de Lieberkühn*. Ces glandes ont la forme de tubes : seulement ces organes de sécrétion ont souvent leur fond en cul-de-sac bilobé ou trilobé, ce qui a pu faire croire, mais à tort, à l'existence de glandes en grappes. M. Cl. Bernard soupçonne que l'acide du suc de l'estomac est sécrété par le réseau capillaire superficiel de la muqueuse.

Il se base sur l'expérience suivante : Si l'on ingère d'une part, dans l'estomac un sel de fer mélangé aux aliments, et d'autre part, si l'on injecte dans le sang une dissolution faible de prussiate jaune de potasse, on voit bientôt la rencontre des deux substances s'opérer à toute la surface de la muqueuse gastrique et la masse alimentaire devenir bleue par la formation du bleu de Prusse. Par cet artifice, il a pu déterminer que c'est le réseau capillaire qui opère la sécrétion du suc gastrique.

*Du lieu où est sécrété le suc gastrique.* — Des observations bien faites prouvent d'une manière incontestable que la région cardiaque ou gauche fournit du suc gastrique ; mais il est prouvé aussi que la région pylorique jouit de la même propriété, puisque Beaumont, en introduisant une sonde vers cette région dans l'estomac du Canadien, en ramenait toujours du suc gastrique. Cependant il y a quelques auteurs qui ont soutenu une opinion exclusive sur ce point de physiologie. C'est ainsi que, suivant Burdach, Wilson Philip et Wilkinson, l'action dissolvante ne s'opérerait que dans le côté gauche de l'estomac. Mais l'anatomie nous prouverait au besoin que la région cardiaque n'est pas étrangère à cette importante sécrétion.

*Des phénomènes qui accompagnent la production du suc gastrique.* — Dans certains cas de fistules gastriques, on a pu assister aux phénomènes de la production de ce suc. Ainsi, dès que l'aliment est arrivé dans la cavité stomacale, la muqueuse devient turgide et aussitôt l'on en voit sourdre un liquide sous la forme de gouttelettes claires, transparentes, qui bientôt ruissellent sur la surface de la muqueuse. Pendant que ce phénomène a lieu, cette muqueuse a acquis la propriété d'éliminer avec une extrême rapidité les sels solubles qu'on introduit dans le sang et qui ne s'y décomposent pas. Voici l'expérience de M. Bernard qui établit ce fait. On introduit dans la veine jugulaire interne d'un animal qui a reçu des aliments une faible solution de cyanure jaune ferruré de potasse, et si l'on met à mort l'animal au bout de vingt-cinq à trente minutes, par la section du bulbe rachidien, on pourra constater, à l'aide d'un sel de fer, que déjà le cyanure a pénétré dans l'estomac, mêlé au suc gastrique, tandis que les autres organes sécréteurs (les reins exceptés) n'ont pas commencé à séparer ce sel. Dans une autre expérience, M. Bernard injecta dans une des jugulaires d'un chien du cyanure ferruré de potasse, et dans l'autre jugulaire du protosulfate de fer en dissolution, et il vit ces deux sels se réunir dans le suc gastrique et entourer d'une couche bleue le bol alimentaire. Les parois stomacales n'étaient pas teintes en bleu dans leur épaisseur, de sorte que la combinaison avait dû s'opérer au moment même de la sécrétion par le réseau de la surface de la muqueuse probablement, puisque la coloration bleue ne s'observe pas dans la profondeur de la couche glanduleuse.

Il faut remarquer que certains sels, plus faciles à se décomposer dans le sang que ceux dont il vient d'être question, abandonnent leur acide au suc gastrique sous l'influence de l'action spéciale de l'estomac, tandis que leurs bases sont retenues. On injecte dans le sang du lactate de fer, du butyrate de fer ou de magnésie, leurs acides se trouvent dans le suc gastrique et leur base passe dans l'urine. Tous ces faits démontrent qu'au moment de la sécrétion du suc gastrique, l'estomac agit d'une façon toute spéciale.

*Des circonstances qui augmentent ou diminuent la sécrétion du suc gastrique.* — Elle cesse complétement dans l'intervalle des repas. Ce sont les matières alimentaires qui provoquent cette sécrétion; des substances non alibiles font moins sécréter de liquides: les sondes, les cailloux, etc., sont dans ce cas. Mais il suffit de faire passer la muqueuse à l'état turgide par l'effet des aliments, son excitant naturel, pour que, si l'on se sert de ces derniers moyens, la sécrétion en soit aussi abondante. Alors le sucre, le poivre, divers condiments augmentent l'afflux de ce suc (Blondlot).

Les impressions vives et agréables opérées sur le sens du goût excitent à la fois la sécrétion salivaire et celle du suc gastrique. L'irritation du bout central du nerf lingual coupé détermine à la fois un jet de salive par les conduits des glandes salivaires et une sécrétion du suc gastrique (Bernard). Il en est de même quand on mâche du tabac.

Les acides retardent ou diminuent la sécrétion du suc gastrique; les alcalis la provoquent et l'avivent. Chez deux chiens munis de fistule gastrique et sensiblement dans les mêmes conditions, si l'on introduit par la fistule dans l'estomac de l'un d'eux un bol de viande hachée, auquel on aura préalablement communiqué une réaction acide par l'addition d'un peu de vinaigre, et dans l'estomac de l'autre animal un semblable bol rendu alcalin par une faible dissolution de carbonate de soude, on verra la digestion s'effectuer plus rapidement chez ce dernier chien que chez le premier; et si l'on récolte le suc gastrique qui se produit dans ces deux expériences, on trouvera toujours que la quantité de suc gastrique fourni par le chien au bol alcalinisé est plus considérable, tandis qu'elle est sensiblement diminuée dans le cas où l'aliment est acidulé. Les aliments qui sont alcalins par leur nature, tels que l'albumine d'œuf cru, les huîtres, etc., sont d'une facile digestion, tandis que les fruits verts et acides sont dans le cas contraire. M. Cl. Bernard fait remarquer que l'excitant alcalin ne doit pas être trop concentré. « Toutes les fois, dit-il, qu'au lieu d'une solution alcaline faible, j'ai introduit dans l'estomac des chiens du carbonate de soude en cristaux ou en poudre, j'ai vu la membrane muqueuse se crisper en quelque sorte sous cette influence; au lieu du suc gastrique, on voyait affluer du mucus et de la bile. »

Le froid ou l'eau à 4 ou 5 degrés au-dessus de zéro, fait d'abord pâlir la muqueuse, puis il y a réaction et sécrétion abondante du suc gastrique. La chaleur modérée n'influence pas beaucoup, une forte chaleur produit de funestes effets. L'alcool ou l'eau-de-vie étendus d'eau, ou ingérés purs en petite quantité et l'éther pur, augmentent beaucoup la sécrétion du suc gastrique, puis aussi celle du pancréas et des glandes de l'intestin grêle. L'alcool et l'eau-de-vie ingérés purs, même en moyenne quantité, mais surtout en quantité considérable, font, au contraire, cesser ces sécrétions. On peut voir dans ces expériences deux effets complétement opposés, produits par le même agent, selon le degré de dilution ou la quantité de l'alcool employé (Cl. Bernard).

L'aloès, le calomel, excitent plutôt la sécrétion muqueuse que la sécrétion gastrique.

La sécrétion du suc gastrique se suspend plus ou moins complètement dans certains états fébriles, dans l'anorexie ou l'embarras gastrique. Lorsque ces accidents survenaient chez le Canadien de Beaumont, la muqueuse perdait sa couleur naturelle, quelquefois elle devenait rouge et sèche, parfois pâle et humide et parfois encore elle se couvrait de boutons d'abord pointus et rouges, finissant souvent par suppurer. Dans d'autres circonstances, on voyait des plaques rouges d'un demi-pouce à un pouce de circonférence et parsemées d'aphthes. Très fréquemment alors, la sécrétion gastrique était interrompue, les aliments introduits dans l'estomac y restaient pendant vingt-quatre à quarante-huit heures sans y subir de modifications, leur séjour augmentait le trouble et le malaise général. Tant que l'estomac était malade, la langue était chargée et blanchâtre.

*Extraction du suc gastrique.* — M. Cl. Bernard se procure du suc gastrique de la manière suivante. Il pratique une ouverture à la région épigastrique, il attire à l'aide d'une érigne une partie de l'estomac et lui fait une boutonnière dans laquelle on introduit l'extrémité d'une canule spéciale (cette canule, en forme de bouton de chemise, et, comme lui, munie d'un rebord à chacune de ses extrémités, est en argent, sans soudure et rivée à froid). Le bout de la canule opposé à celui qui regarde l'estomac, se trouve, à l'aide d'un point de suture, fixé à la peau du ventre, et son ouverture qu'on ferme avec un bouchon, reste au dehors. Si, pendant l'opération, une portion d'épiploon vient faire hernie, on la retranche.

La fistule, une fois établie, on peut commencer à retirer du suc gastrique vers le huitième ou dixième jour. On en obtient d'un chien de moyenne taille, sans altérer sa santé, environ 200 grammes par jour.

### *Du suc gastrique.*

*Propriétés physiques du suc gastrique.* — Il se présente sous deux états : à l'état de mélange ou à l'état de pureté. Dans le premier cas, c'est un liquide d'un blanc-grisâtre, un peu trouble, en partie liquide et transparent et en partie consistant, filant et muqueux. Dans cet état il est mêlé au mucus qui est sécrété dans l'estomac et à la salive qui arrive sans cesse dans cette cavité. Dans le second cas, c'est un liquide clair transparent, inodore, un peu salé, d'une saveur légèrement acidulée, et pouvant se conserver pendant des mois et peut-être pendant des années (Beaumont). Dans son état de pureté le plus grand, dit M. Blondlot, et après avoir été dépouillé par la filtration du mucus et des autres substances étrangères, le suc gastrique est un liquide clair et limpide, d'une légère teinte citrine que l'on n'aperçoit bien que quand on l'examine en masse, d'une odeur faible, aromatique, *sui generis*, d'une saveur à la fois salée et faiblement acidulée, d'une pesanteur spécifique variable, mais supérieure à celle de l'eau.

*Propriétés chimiques.* — Un grand nombre de chimistes ont étudié le suc gastrique et les divers résultats qu'ils ont publiés sont loin d'être d'accord. Cette dissidence tient tout simplement à ce que, comme Montègre, ils ne se sont pas procuré du suc gastrique pur ou véritable. Il faut avouer aussi que la chimie organique n'a peut-être pas toutes les ressources pour faire cette analyse d'une manière parfaite. Quoi qu'il en soit, voici ce que nous connaissons de plus positif sur ce point :

L'eau, le vin, l'alcool le dissolvent. Les carbonates alcalins ne font effervescence avec lui que lorsqu'il a été très concentré par évaporation, mais non quand il sort de l'estomac. La salive lui communique une couleur bleue et le rend écumeux; le caractère le plus frappant de ce liquide c'est d'être acide.

*De l'acidité du suc gastrique.* — Cette *acidité* est constante quels que soient l'âge de l'animal, son espèce et le genre de nourriture dont il fait usage, et personne aujourd'hui ne pourrait mettre le fait en doute.

Cependant tous les auteurs ne sont pas d'accord sur cette acidité. Ainsi, Spallanzani a dit, dans quelques endroits, que le suc gastrique était neutre. Richerand rapporte que les liquides qui s'échappaient de la fistule stomacale d'une femme observée à la Charité, étaient sans action sur les couleurs bleues végétales, quand ils avaient été étendus d'eau distillée. D'après Gosse, le suc gastrique des carnivores est alcalin, celui des herbivores serait acide. Dumas, de Montpellier, a professé que, pour un même animal, le suc gastrique est acide si la nourriture a été végétale, et alcalin s'il a été nourri de viande. Ces auteurs se sont évidemment trompés en examinant des liquides autres que le suc gastrique. Pour s'assurer de l'acidité de ce liquide chez l'homme et les animaux, on n'a qu'à voir les expériences très nombreuses faites par Prout, Beaumont, Tiedemann et Gmelin, Blondlot, Leuret et Lassaigne.

*Quelle est la source de cette acidité?* — Deux explications se présentent : 1° l'acide est le résultat d'un travail intestinal subi par la matière alimentaire; ou bien 2° l'acide est exhalé par les parois de l'estomac.

L'opinion que cette acidité pourrait tenir aux aliments a revêtu un caractère scientifique après la découverte de la transformation du sucre en acide lactique et en eau sous l'influence des membranes animales ou des matières azotées d'origine organique. Or, un grand nombre d'aliments comme le lait, divers végétaux (betteraves, carottes, navets, etc.), renferment du sucre ; d'autres aliments, comme les fécules, peuvent aussi avoir fourni une certaine quantité de sucre par l'action de la salive. Il y a encore à se demander si une certaine quantité d'acide acétique ne pourrait pas résulter de la transformation de l'alcool, soit qu'on ait directement introduit des boissons alcooliques, soit que des matières sucrées aient subi dans l'estomac la fermentation alcoolique. Telles sont les considérations qu'on pourrait faire valoir à l'appui de l'opinion que l'acidité du contenu de l'estomac vient d'une transformation de l'aliment, et elles se fortifieraient de cette remarque que l'acidité disparaît dans l'intervalle des digestions. Jugeons cette doctrine.

Si l'on avait, dit M. Bérard, la prétention d'établir que la formation d'acides aux dépens des aliments est la règle, on soutiendrait une erreur palpable. Des matières qui ne renferment ni sucre, ni amidon, ni alcool, s'entourent dans l'estomac d'un suc acide. Bien plus, des substances non alimentaires, des fragments de cailloux, une sonde de gomme élastique, provoquent la sécrétion d'un suc acide, et nous savons déjà qu'on l'a vu sourdre dans cet état chimique de la membrane muqueuse stomacale elle-même.

La source normale et constante de l'acidité du contenu de l'estomac est donc dans l'acte qui produit le suc gastrique. Il reste à savoir si éventuellement, les aliments ne peuvent pas y ajouter une certaine proportion d'acides par l'effet de quelqu'une des transformations citées plus haut. M. Blondlot le nie formellement ; il n'a jamais pu constater la présence de l'acide lactique dans le contenu de l'estomac, et il ajoute que, la présence d'un acide mettant obstacle à la transformation lactique, le suc gastrique a précisément les propriétés chimiques qui doivent empêcher les matières sucrées de subir cette métamorphose. Il ne croit pas davantage à la possibilité de la formation d'acide acétique dans l'estomac aux dépens de l'alcool ; ce liquide étant promptement absorbé, et ne pouvant d'ailleurs donner naissance à l'acide acétique que par le contact de l'oxygène, gaz qui, dans tous les cas, serait absent de l'estomac, au dire de M. Blondlot. Ces idées ne sont-elles pas un peu trop exclusives? Lorsque ces aliments contenant une matière sucrée ont subi la transformation lactique dans le jabot, ils passent dans cet état au ventricule succenturié. Celui-ci contient donc alors, outre l'acide qu'il sécrète, un acide provenant de l'altération de l'aliment.

Lorsque le vin cause des aigreurs, cela ne serait-il pas dû à ce que l'alcool a subi la transformation acide? Parmi les personnes qui digèrent mal le lait, n'en est-il point chez lesquelles il se fait de l'acide lactique? Quoiqu'il en soit, il faut reconnaître que la formation d'acide dans l'estomac aux dépens des aliments, ne constituerait qu'un cas exceptionnel et que, dans la règle, le suc gastrique seul apporte avec lui l'acide qu'on trouve constamment dans l'estomac pendant le travail de la chymification.

*Nature de l'acide du suc gastrique.* — L'acidité du suc gastrique étant bien démontrée, il reste à savoir quel est l'acide qui lui procure cette propriété. Disons tout de suite que c'est l'*acide lactique*. M. Chevreul (1) puis Leuret et Lassaigne (2) indiquèrent que c'est bien l'acide lactique comme l'avait dit Macquart. Lehmann assure aussi avoir aperçu cet acide dans le suc gastrique. Les recherches de MM. Bernard et Barreswil (3) ont démontré que le suc acide de l'estomac avait tous les caractères que M. Pelouze assigne à l'acide lactique. Il donne des sels de chaux, de baryte, de cuivre, de zinc solubles dans l'eau; il donne un sel de chaux soluble dans l'alcool et précipitable par l'éther de sa dissolution alcoolique. Enfin, il peut former un sel double de cuivre et de chaux, sel double dont la couleur est plus intense que celle du sel simple.

*Analyses du suc gastrique.* — Outre l'acide lactique que nous venons de mentionner, le suc gastrique contient d'autres substances qui seraient les suivantes, d'après Leuret et Lassaigne.

| | |
|---|---|
| Eau | 98 |
| Acide lactique. | 2 |
| Chlorhydrate d'ammoniaque. | |
| Matière animale soluble dans l'eau. | |
| Mucus | |
| Phosphate de chaux. | |
| Total. | 100 |

D'après les analyses nombreuses de M. Blondlot, voici quelle serait la composition du suc gastrique :

| | | |
|---|---|---|
| 1° Eau | | 99 |
| 2° Sels. | Phosphate acide de chaux. | 1 |
| | Phosphate d'ammoniaque. | |
| | Chlorure de calcium. | |
| 3° Matières organiques. | Principe aromatique. | |
| | Mucus. | |
| | Matière particulière. | |
| | Total. | 100 |

(1) Chevreul dans Magendie, *Précis élémentaire de physiologie.* 1819, t. II, p. 13.

(2) Leuret et Lassaigne, *Recherches physiologiques et chimiques pour servir à l'histoire de la digestion.* Paris, 1825, p. 117.

(3) Bernard et Barreswil, *Comptes rendus de l'Académie des sciences,* 1844, t. XIX, p. 1227.

*Historique*. — Macquart et Vauquelin attribuaient à l'*acide phosphorique libre* l'acidité du suc gastrique. Prout y avait annoncé la présence de l'*acide chlorhydrique*. Tiedemann et Gmelin, Dunglisson et Beaumont étaient de cette opinion. Tiedemann et Gmelin y avaient aussi trouvé de l'*acide acétique* et de l'*acide butyrique*. M. Blondlot avait cru à l'existence du *biphosphate de chaux* et enfin on a parlé de l'*acide fluorique* dans le suc gastrique des oiseaux. Il est aujourd'hui bien prouvé que tous ces acides n'existent pas dans le suc gastrique bien pur.

En effet, l'*acide butyrique* n'a plus été retrouvé depuis les recherches de Tiedemann et Gmelin. C'était donc une erreur ou un accident.

L'*acide acétique*, facile à constater, n'a pas été trouvé malgré les recherches nombreuses de Blondlot et de MM. Bernard et Barreswil.

Quant au *biphosphate de chaux*, il n'est pas mieux assuré dans son existence. En effet, M. Dumas fait remarquer d'après Melsens, que du suc gastrique mis en contact pendant vingt-quatre heures avec du spath d'Islande, dans un flacon bouché à l'émeri que l'on a soin d'agiter de temps en temps, attaque les cristaux de carbonate de chaux, lesquels deviennent opaques et perdent de leur poids, ce que n'aurait pas produit le biphosphate de chaux.

M. Blondlot s'appuyait, pour démontrer l'existence de ce sel, sur ce que, si l'on ajoute du carbonate de chaux au suc gastrique, il ne se produit aucune effervescence, même en chauffant la liqueur. MM. Bernard et Barreswil ont prouvé que ce défaut d'effervescence tenait uniquement à l'extrême dilution de l'acide du suc gastrique; que si l'on concentrait ce liquide le phénomène de l'effervescence ne tardait pas à se manifester.

Ainsi nous voilà débarrassés de l'acide acétique et du biphosphate de chaux; mais pouvons-nous en faire autant pour l'*acide chlorhydrique?* La question est plus difficile à résoudre. Non-seulement on dit l'avoir trouvé, mais on fait des théories pour expliquer sa formation. Ainsi, d'après William Prout, l'acide chlorhydrique est fourni par le sel marin du sang, lequel est décomposé par une action galvanique.

Purkinje et Pappenheim font aussi intervenir l'électricité pour mettre en liberté de l'acide chlorhydrique. M. Donné a insisté sur l'antagonisme électrique entre les surfaces qui sécrètent des acides et celles qui séparent des alcalis. Enfin, Berzélius avouait qu'il ne pouvait concevoir, autrement que par une action galvanique, la mise en liberté de l'acide chlorhydrique dans l'estomac.

Mais, avant de faire ces théories, il aurait été bon de s'assurer de l'existence de cet acide. Les expériences que l'on invoque pour la démontrer sont loin d'être concluantes. Tiedemann et Gmelin, ayant fait avaler des pierres de marbre à un chien, trouvèrent une notable quantité de *chlorure de calcium* dans l'estomac de l'animal. D'autres fois, le suc gastrique ayant été distillé, le produit de la distillation était acide et précipitait en blanc par le nitrate d'argent. Arrêtons-nous un instant sur cette distillation du suc gastrique. M. Blondlot a démontré qu'en faisant l'opération lentement au bain-marie, on pouvait la pousser jusqu'à siccité sans que le liquide obtenu fût acide, tandis que l'acidité devenait de plus en plus marquée dans la portion non évaporée.

MM. Bernard et Barreswil ont constaté, d'une autre part, que si l'on ajoute au suc gastrique une petite proportion d'acide chlorhydrique, celui-ci passe à la distillation seulement vers la fin de l'opération. Tous ces expérimentateurs pensent que dans les cas rares où l'on obtient de l'acide chlorhydrique par la distillation du suc gastrique, cet acide provient de ce que, dans les derniers moments de l'opération, les chlorures du suc gastrique ont été décomposés par quelques-uns des principes de ce suc, par l'acide lactique entre autres. Enfin, on allègue une expérience directe contre l'opinion de Tiedemann et Gmelin. Si l'on ajoute au suc gastrique une proportion minime d'acide oxalique, on obtient à l'instant un précipité blanc d'oxalate de chaux ; or, il suffirait que le suc gastrique contînt deux millièmes d'acide chlorhydrique, pour empêcher que ce précipité eût lieu.

L'*acide fluorique* a été admis dans le suc gastrique des oiseaux granivores, d'après cette observation qu'il attaquerait le cristal de roche, l'agate, des morceaux de porcelaine. Toutefois, Tiedemann et Gmelin n'ont point vu qu'une lame de verre, placée au-dessus du suc gastrique que l'on vaporise, eût été attaquée, comme cela a lieu dans l'expérience que connaissent tous ceux qui suivent les cours de chimie.

L'*acide phosphorique* n'avait point été reconnu à l'état de liberté dans le suc gastrique, depuis Macquart et Vauquelin, lorsque MM. Bernard et Barreswil affirmèrent qu'ils l'avaient trouvé, mais en faible proportion, dans ce liquide. Du reste, ils pensent que cet acide provient de la réaction de l'acide lactique sur les phosphates que contient le suc gastrique.

D'après Eberle, ce n'est point à l'acide libre qu'appartient le pouvoir dissolvant du suc gastrique ; mais il est dans la nature du *mucus stomacal*, comme dans celle de tout autre mucus, de produire, quand il est acidifié, la liquéfaction des matières alimentaires. Voilà pourquoi, dit-il, ce même mucus peut opérer une digestion artificielle, même hors du corps animal (voir du reste plus loin, pages 61 et 92).

Les matières animales plongées dans le suc gastrique se conservent pendant longtemps lorsque la température n'est pas assez élevée pour qu'il les dissolve.

Enfin, on a reconnu au suc gastrique la propriété de faire rétrograder, en quelque sorte, le travail de décomposition putride. Spallanzani a constaté que les viandes faisandées perdaient dans le suc gastrique ce premier indice de putréfaction. Beaumont mit en contact avec du suc gastrique d'homme une matière animale putride : l'odeur disparut presque complétement dans un court espace de temps. Bretonneau, ayant fait avaler à des chiens de la chair à laquelle la putréfaction avait déjà donné une légère teinte verdâtre, s'est assuré qu'après deux heures de séjour les substances ingérées avaient perdu leurs qualités putrides.

Il résulte des expériences de Spallanzani que, tant que la température ne dépasse pas 5 à 7 degrés au-dessus de zéro, le suc gastrique conserve plutôt qu'il ne dissout les matières organiques.

C'est bien à tort que quelques auteurs ont voulu attribuer cette propriété à la salive pour en dépouiller le suc gastrique. Ainsi, Beaumont mit 25 grains de chair de mouton dans du suc gastrique qui les digéra ; la solution ne présentait pas la moindre apparence de putréfaction, même au quarantième jour. Une même quantité de la même chair, mise dans la salive, y était pourrie au dixième jour.

Nous allons étudier l'action du suc gastrique sur les aliments en général : d'abord sous le point de vue des digestions artificielles, c'est-à-dire en dehors de l'estomac, et ensuite nous verrons quels sont les phénomènes qui se passent dans la cavité stomacale.

### *Des digestions artificielles.*

Avant d'entrer en matière, nous ferons deux remarques auxquelles nous croyons devoir attacher une certaine importance, bien qu'elles n'aient pour la plupart jamais été faites :

1° C'est que depuis que l'habitude des vivisections et les procédés opératoires des fistules stomacales sur les chiens se sont perfectionnées, les expériences dites de *digestions* artificielles ont perdu beaucoup de la valeur qu'on leur attribuait. Elles constituent des expériences faites hors de l'économie avec le suc gastrique qui en vient, sur un des aliments qui aurait pu y être introduit ; mais le résultat obtenu dans une capsule ne représente pas toujours exactementce qui se passe dans l'estomac. Cela se conçoit ; car, bien que les conditions de température soient remplies, les suivantes ne le sont pas, savoir : *a.* les mouvements de l'estomac mettant constamment les aliments au contact du liquide qu'il sécrète ; *b* l'influence du mélange des aliments les uns avec les autres, et avec une certaine proportion de boissons, variable suivant les individus ; *c.* mais par-dessus tout, l'influence de l'inviscation des aliments par la salive qui, non-seulement facilite la dèglutition, mais par sa présence dans l'estomac stimule la sécrétion du suc gastrique, favorise son imbibition dans les aliments déjà humectés, et même son action moléculaire ou chimique sur ceux-ci.

2° Bien que nous parlions des propriétés *dissolvantes* du suc gastrique et des *digestions artificielles* à l'aide de ce dernier, nous ne nous exprimons ainsi que pour nous conformer à l'usage ; mais celui-ci est vicieux. En effet : *a.* le suc gastrique n'est pas assez abondant par rapport à la masse des aliments ingérés pour exercer une action *dissolvante* bien prononcée ; *b.* puis surtout la *digestion* ne consiste pas, à proprement parler, en une *dissolution*, mais, comme l'a dit M. Ch. Robin auquel nous empruntons ces remarques, elle consiste en une *liquéfaction*, c'est-à-dire en un passage à l'état liquide ou demi-liquide de substances solides ou demi-solides. Or, cette liquéfaction ne s'opère pas dans l'estomac ; le suc gastrique ne fait que la préparer en gonflant, ramollissant et amenant à un état moléculaire particulier les aliments solides. Elle ne s'opère réellement que dans l'intestin grêle, après l'action combinée ou alternante de la bile et du suc pancréatique sur ces matières ainsi préparées ; la sécrétion et l'excrétion de ces deux humeurs, sont elles-mêmes corrélatives, sinon subordonnées à la nature des aliments et à la manière dont le suc gastrique a été sécrété ou a agi. En un mot, il ne se passe dans l'estomac qu'un des actes de la digestion, une action préparatoire en quelque sorte, tandis que les actes définitifs se passent dans l'intestin proprement dit, et ce serait s'induire volontairement en erreur par vice de méthode que de croire, comme beaucoup le font, que tout dans la digestion se passe dans l'estomac. Prévenus de ce qui est, nous pouvons actuellement exposer ce qui a été dit.

Réaumur avait entrevu la possibilité de faire opérer la digestion en dehors de l'estomac, mais c'est Spallanzani qui a fécondé cette idée.

Il place des graines moulues dans du suc gastrique pris dans l'estomac des gallinacés ; le tube qui contient le mélange est mis sous son aisselle, pour y être maintenu à une température convenable. Au bout de trois jours tout était dissous. Un mélange d'eau simple et de graines moulues, placé comparativement sous son autre aisselle, s'était pétrifié dans le même espace de temps. Dans d'autres expériences, il met de la chair au lieu de graines : le résultat est le même. Il a employé chaque fois du suc gastrique pris dans divers animaux et sur lui-même ; il a toujours obtenu une liquéfaction.

Plus tard, Stevens, Leuret et Lassaigne, Tiedemann et Gmelin ont établi des digestions artificielles ; mais les plus intéressantes sont, sans contredit, celles qui ont été faites par Beaumont avec du suc gastrique pris directement sur un homme fort robuste qui habitait le Canada, et qui, par accident, avait une fistule très large communiquant avec l'estomac.

Expérience I. — Beaumont plaça sur un bain de sable à 100 degrés Fahrenheit une fiole contenant 3 dragmes de bœuf salé, bouilli, et 1 once de suc gastrique pur retiré, à l'aide d'une sonde, de l'estomac de son Canadien. Au bout de quarante minutes, la digestion commença à la surface du morceau de chair ; à cinquante minutes, le fluide est devenu opaque et nuageux ; la partie extérieure du morceau de viande commençait à se dissocier ; à soixante minutes, le chyme commençait à se former ; un peu plus tard, le tissu qui réunissait les fibres charnues étant détruit laissait celles-ci flotter en petits lambeaux. La quantité de ces fibres allait ensuite diminuant, de sorte qu'au bout de neuf heures tout était dissous. L'examen comparatif de la digestion stomacale chez son Canadien montra que celle-ci marchait plus vite.

Expérience II. — Vingt minutes après un repas fait par le Canadien, Beaumont retira de son estomac, par la fistule, une partie de l'aliment qu'il contenait et du suc gastrique qui l'entourait. Ce mélange fut mis dans une fiole à une température convenable, sans autre addition de suc gastrique. Néanmoins, la digestion qui avait commencé à s'opérer dans l'estomac continua de se faire dans la fiole. Cinq heures après le repas, on retira de l'estomac une partie du chyme qui s'y trouvait encore. Il ressemblait parfaitement au produit de cette digestion artificielle.

Expérience III. — Le Canadien avale du lait ; Beaumont en retire une portion sous forme de coagulum blanc suspendu dans un liquide semi-transparent comme du petit-lait ; puis, dans l'estomac comme au dehors, le lait fut converti en chyme.

Ainsi voilà un fait incontestable, c'est que le suc gastrique ne perd pas ses propriétés en dehors de l'estomac. Voyons donc quelle sera son action sur les divers aliments en particulier.

*Action du suc gastrique sur les divers aliments en particulier.*

1° *Sur la fibrine.* — Tiedemann et Gmelin, Blondlot, Eberle, Schwann, Mueller, Bouchardat et Sandras, Mialhe ont étudié cette action. D'après M. Blondlot, la fibrine, dans l'eau acidulée, se gonfle au point de doubler de volume, en conservant sa texture filandreuse. Plongée dans le suc gastrique naturel, elle cessait bientôt de se gonfler, puis elle commençait à diminuer de volume, parce qu'elle abandonnait des parcelles de sa substance, qui, par le repos, gagnaient le fond du vase sous forme d'un précipité extrêmement fin. Il a observé les mêmes phénomènes dans un cas où il avait établi une fistule gastrique à un chien. On a constaté plus tard que le produit de la dissolution de la fibrine contenait de l'albuminose. M. Bouchardat et Sandras ont vu aussi dans leurs expériences que, dans l'estomac, la fibrine se gonflait, devenait demi-transparente, se ramollissait en perdant son apparence fibrineuse. Ils pensent que la fibrine a été dissoute par un liquide acide, qui doit ses propriétés à l'acide chlorhydrique. M. Mialhe a étudié l'action du suc gastrique sur la fibrine. Pour décider s'il faut rapporter la dissolution de la fibrine uniquement à l'action des acides, comme le veulent M. Bouchardat et Sandras, ou bien à l'intervention d'un ferment, il invoque l'expérience suivante :

MM. Dumas et Cahours ont constaté que si l'on ajoute au liquide formé de six parties d'acide chlorhydrique pour dix mille parties d'eau, quelques gouttes de présure, on obtient un liquide dans lequel la fibrine se dissout en quelques heures, au point de passer au travers du filtre sans difficulté. Il ne se forme plus de gelée consistante et tremblante, comme dans le cas où l'on agit avec l'acide seul. Il faut donc que dans le suc gastrique, il y ait deux agents pour que la fibrine se dissolve.

2° *Sur l'albumine.* — Si elle est *liquide*, elle est précipitée, coagulée, en molécules extrêmement fines, puis elle se dissout facilement. Si elle est très abondante, elle peut passer en partie dans l'intestin grêle, sans modification (Tiedemann et Gmelin).

M. Blondlot n'admet pas que l'albumine soit modifiée, il pense qu'elle est absorbée sans préparation ; il s'appuie sur cette considération que le blanc de l'œuf couvé passe directement dans les vaisseaux du fœtus. Mais on peut lui objecter une expérience de M. Bernard que nous rapporterons bientôt.

L'*albumine coagulée par la chaleur et cuite* est digérée avec infiniment plus de lenteur. Ici tous les expérimentateurs sont d'accord. C'est qu'il y a dans la coagulation des *substances organiques*, plusieurs modes distincts; c'est que la coction qui durcit et la simple coagulation, comme celle opérée par la pepsine stomacale sur beaucoup de substances coagulables, sont des actes moléculaires différents, bien que la coagulation précède souvent la coction, et l'action consécutive du suc gastrique est bien différente selon ces cas. (Voyez Ch. Robin et Verdeil, *Chimie anatomique*, t. III, p. 126 à 132.) Les morceaux d'albumine se ramollissent à leur surface, pendant que le centre conserve encore pendant quelque temps sa solidité. A l'extérieur se trouve une masse molle, pultacée, que le doigt détache avec facilité. L'amas des molécules qui se détachent des fragments d'albumine en digestion dans le suc gastrique naturel donne au liquide une apparence laiteuse. La dissolution avec transformation constitue la fin de ce phénomène. Ici encore l'acide gastrique la gonfle, l'hydrate, et la pepsine le métamorphose. Le produit de la transformation n'est point coagulable par le feu, ni précipitable par les acides ni par la pepsine. M. Mialhe ne croit pas devoir passer sous silence un phénomène de coloration manifestement rougeâtre que lui a toujours présenté la couche pulpeuse, qui recouvre l'albumine de l'œuf pendant sa transformation digestive.

3° *Sur le gluten*. — Si le gluten est *cru*, il se ramollit et se dissout sans se gonfler sensiblement et en présentant une couche pulpeuse à sa surface (Mialhe). Les parties ramollies se réduisent par l'agitation en parcelles très ténues, qui, dans les digestions artificielles, gagnent le fond du vase, sous forme de sédiment; les mêmes phénomènes s'accomplissent dans l'estomac.

Le gluten *coagulé* offre dans l'estomac les mêmes phénomènes que la fibrine et l'albumine concrète. M. Bouchardat et Sandras ont étudié la digestion du gluten, et ils concluent de leurs expériences qu'il se digère exactement comme la fibrine.

4° *Sur la caséine ou caséum*. — M. Blondlot a étudié les phénomènes de la digestion de la caséine *coagulée*. A un chien qui avait une fistule épigastrique, il fit avaler 100 grammes de fromage blanc égoutté. Examinant ensuite à des distances rapprochées, il voyait à chaque fois les morceaux de moins en moins volumineux nager dans un liquide trouble qui rougissait la teinture du tournesol.

Ces morceaux conservaient à l'intérieur une certaine consistance, tandis qu'à l'extérieur, ils étaient ramollis et se réduisaient en une sorte de pulpe; tout était digéré au bout de trois heures et demie.

D'après M. Mialhe la caséine étant naturellement soluble et attaquable par le ferment gastrique, sa chymification, au lieu de se faire couche par couche, s'effectue en masse; c'est-à-dire que la totalité de la pepsine, contenue dans le suc gastrique, se combine immédiatement avec la caséine et la précipite; puis, peu à peu, le précipité uniforme est redissous et métamorphosé par l'action continue de ce ferment digestif

5° *Sur la gélatine.* — Très peu de temps après qu'elle a été mise en contact avec du suc gastrique, elle se dissout et donne naissance à un liquide d'un brun clair, peu trouble et à réaction acide; mais elle a été transformée; car on ne peut pas la retrouver dans le solutum, ce qui arriverait si elle avait été simplement dissoute.

6° *Sur la fécule.* — La fécule, mise en contact avec le suc gastrique, peut-elle se convertir en dextrine ou en glucose?

Les expériences de MM. Bernard et Barreswil et de M. Mialhe répondent négativement. Dans un milieu légèrement acide, la formation de dextrine et de glucose est impossible. Concluons donc que le suc gastrique ne digère pas la fécule; mais est-ce à dire pour cela qu'on ne trouvera pas dans l'estomac de la dextrine, du glucose et de l'acide lactique, comme le disent M. Bouchardat et Sandras (1)? Non, car la salive arrivant incessamment dans cette cavité, peut opérer ces transformations (Mialhe).

Voyons maintenant ce que les expériences nous apprennent. Quand la fécule est *crue* (c'est ainsi que tous les animaux non domestiques l'avalent), elle ne subit aucune altération dans l'estomac des herbivores rongeurs (Bouchardat et Sandras, *Annuaire de thérapeutique*, 1846); cette substance n'est pas non plus attaquée dans l'estomac des animaux carnivores. M. Blondlot injecta dans l'estomac de son chien, à travers la fistule, 25 grammes de fécule de pomme de terre délayée dans 76 grammes d'eau froide. Le contenu de l'estomac, examiné au bout d'une heure, ne contenait pas de sucre, et le microscope y faisait reconnaître que les grains avaient conservé leur enveloppe intacte.

Nous savons que la salive peut métamorphoser la fécule crue lorsqu'elle a été broyée. D'après cela on se demande si la fécule de l'avoine qui a été triturée entre les molaires du cheval et insalivée, arrive déjà transformée dans l'estomac de cet animal, ou si elle s'y transforme; si, en un mot, il y a de la dextrine et du glucose dans l'estomac du cheval. M. Bérard incline pour la négative, parce que l'action de la salive sur la fécule crue est trop lente pour que la métamorphose ait lieu pendant la mastication. D'une autre part, la formation de la dextrine et du glucose n'est point opérée par le suc gastrique. L'imprégnation de la masse féculente par la salive n'en est pas moins

(1) *Recherches sur la digestion* (*Annuaire de thérapeutique*, par M. Bouchardat. 1845, p. 387).

une excellente condition pour la transformation que la fécule doit éprouver dans l'intestin, au haut duquel nous la verrons arriver avec ses grains intacts.

La fécule contenue dans le jabot des oiseaux granivores n'y subit point de transformation. Dans le gésier, M. Bouchardat et Sandras ont constaté que presque tous les grains étaient encore intacts ; ils disent, toutefois, y avoir saisi des traces de dextrine et de glucose. Tiedemann et Gmelin ont cru voir que du sucre s'était formé dans l'estomac d'une oie nourrie avec de la farine sèche de froment.

La fécule *cuite* va se comporter différemment. Dans ce cas, on trouve dans l'estomac de la dextrine et du glucose, ce qui doit être attribué à deux causes. La première est due à ce que la salive, dont l'action est très rapide sur la fécule cuite, en a déjà transformé une petite portion pendant la mastication ; la seconde est due à ce que la salive continue d'agir sur la masse ingérée dans l'estomac, jusqu'au moment où l'action neutralisante du suc gastrique se fait sentir.

Voici des faits à l'appui de cette opinion.

D'après Thompson, professeur à l'université de Glascow, on trouve dans l'estomac, quelque temps après la digestion, chez les animaux qui ont été tenus pendant quelque temps à une diète farineuse, de la dextrine et de l'amidon soluble. Suivant cet auteur, l'acide qui se développe dans l'estomac, au moment de la digestion, se rapproche plus de l'acide lactique que de tout autre acide connu ; enfin on trouve du sucre dans le sang des animaux nourris avec de la fécule.

M. Bouchardat et Sandras ont aussi trouvé de la dextrine, du glucose et de l'acide lactique dans l'estomac, après la digestion de la fécule. Dans leur premier travail de 1843 (*Annuaire de thérapeut.*), ils avaient nié l'existence de cette transformation de la fécule en dextrine et en glucose, mais ils avaient trouvé déjà de l'acide lactique.

Suivant le docteur Julius Budge, de Bonn, un vomitif, pris trois heures après un repas d'aliments végétaux, fait rendre du sucre. Il prétend aussi que, terme moyen, un homme adulte produit en vingt-quatre heures une livre et demie de sucre au moyen de la fécule qu'il prend, et il attribue cette formation au suc gastrique. Il y a là une exagération et une erreur.

D'après M. Bernard, il ne se convertit qu'une très petite fraction de fécule en sucre dans l'estomac des chiens. « Si, dit-il, après avoir donné à un chien un repas copieux de pommes de terre, on le sacrifie à une période quelconque de la digestion, j'affirme, pour l'avoir vérifié souvent, que la présence du sucre dans l'estomac sera à peine sensible et le plus ordinairement équivoque, tandis que l'amidon y sera constamment reconnu par la coloration bleu intense qu'y fait naître la teinture d'iode.

7° *Sur le sucre de canne.* — M. Bernard a démontré que le sucre doit subir l'action du suc gastrique, et être transformé en glucose puisque, lorsqu'on l'introduit directement dans le système sanguin, il passe à travers le rein sans être arrêté par le travail de la nutrition.

D'après M. Bouchardat et Sandras, le suc gastrique convertit le sucre de canne en sucre interverti et ensuite en acide lactique. M. Blondlot nie cette transformation, et pense qu'il n'y a qu'une dissolution simple.

8° *Sur la pectine et la gomme.* — Ces substances, d'après M. Blondlot, se dissolvent purement et simplement, puisqu'on peut les retrouver au moyen de leurs réactifs.

9° *Sur les corps gras.* — Le suc gastrique n'a aucune action sur les corps gras; ils peuvent séjourner très longtemps dans l'estomac sans être attaqués. La graisse peut alors y devenir âcre, irritante, et déterminer un malaise particulier, un sentiment d'ardeur, de brûlure à la région épigastrique, auquel on a donné le nom de *fer chaud*. Des expériences ont été faites par Blondlot, Tiedemann et Gmelin, et plus récemment par M. Bernard, qui démontrent cette vérité d'une manière incontestable.

9° *Sur le tissu cellulaire.* — D'après M. Blondlot, les masses de tissu cellulaire se ramollissent, deviennent pulpeuses, faciles à écraser sous le doigt, et se dissocient avec rapidité. On remarque un précipité extrêmement ténu au fond du vase.

10° *Sur le tissu musculaire.* — Si la viande est *crue*, elle se ramollit à l'extérieur, se convertit en une matière pulpeuse qui devient rougeâtre, mais moins foncée que la couleur primitive de la chair. Cette couleur et cette consistance existent encore à l'intérieur. La conversion en matière pulpeuse se fait au contact du suc gastrique. Bientôt on voit en suspension des parcelles de viande qui sont détachées des masses plus considérables. L'action s'exerçant de dehors en dedans, la masse disparaît successivement couche par couche (Blondlot, Tiedemann et Gmelin, Schultz).

Si la viande est *cuite*, les phénomènes et le résultat sont au fond les mêmes que pour la viande crue; seulement Beaumont a vu que les morceaux de bœuf bouilli étaient attaqués à la fois dans l'intérieur et à l'extérieur, et que le tissu cellulaire étant plus rapidement détruit, les fibrilles musculaires flottent au milieu du liquide, jusqu'au moment où elles tombent en liquéfaction.

11° *Sur les tendons.* — Sur eux, l'action du suc gastrique est très lente. M. Blondlot a vu qu'après deux heures de séjour dans l'estomac d'un chien, un tendon de bœuf n'avait subi aucune altération. Après quatre heures, il était un peu ramolli à sa surface; après six heures, dissolution d'une partie et ramollissement complet ; après dix heures il était digéré. Les aponévroses, les ligaments se comportent comme les tendons.

12° *Sur le lait.* — Le premier effet du suc gastrique est de séparer les éléments du lait, savoir : le caséum, la matière grasse et la matière sucrée. Introduit dans l'estomac, le lait est caillé, la caséine se précipite ; le beurre est entraîné en partie dans les caillots du caséum, une portion surnage sous forme de couche huileuse, le sucre reste en dissolution dans le sérum. Après la coagulation du lait, la partie séreuse est à peu près résorbée, et les trois substances du lait se comportent comme nous l'avons dit à propos de chacune d'elles.

13° *Sur les os.* — Boerhaave pensait que les os étaient réfractaires à cette action. Spallanzani a démontré le contraire. D'après lui, les corneilles ne digèrent pas les os d'animaux adultes, mais elles dissolvent les os des jeunes animaux. Ayant renfermé des portions d'os dans des tubes troués qu'il faisait avaler à des oiseaux de proie, Spallanzani vit ces os disparaître peu à peu sans résidu. Il fit faire, pour son aigle, une boule d'os très durs ; chaque jour l'aigle vomissait cette sphère ayant diminué de poids. Au bout de vingt-cinq jours, il n'en restait plus rien. La racine d'une dent mise dans le tube fut attaquée, l'émail lui-même l'était d'une manière très sensible. Spallanzani a constaté sur lui-même que les os étaient digérés.

D'après Beaumont, cette action a lieu même dans le suc gastrique retiré du corps de l'homme ; mais il faut convenir qu'elle est lente. Une portion d'une côte d'un vieux porc, laquelle pesait 10 grains, fut mise dans une fiole contenant 3 grammes de suc gastrique pur ; elle ne fut complétement dissoute qu'au bout d'un mois ; encore fallut-il renouveler le suc gastrique.

Une fois le fait établi, il reste à faire voir par quel mécanisme il s'accomplit. D'après M. Blondlot, la matière se détache sous forme de détritus pulvérulent : car la portion qu'on retire après l'y avoir fait séjourner est aussi dure que si elle n'avait subi aucune altération ; et cependant elle a diminué de poids. Si l'on fait sécher cette pièce d'os après l'avoir lavée à l'eau distillée, on voit que sa surface se recouvre d'une légère couche de matière terreuse très blanche que l'ongle détache sous forme d'une poudre crayeuse.

14° *Sur les viscères parenchymateux.* — M. Blondlot a soumis le foie, le poumon et le cerveau à l'action du suc gastrique. Le liquide pris dans l'estomac des chiens auxquels on a fait avaler des morceaux de foie, est trouble et présente une teinte jaune, due vraisemblablement à une petite quantité de bile cédée par le tissu du foie. Les morceaux de foie attaqués par ce liquide se ramollissent à leur surface, fournissent une matière pultacée et disparaissent complètement de l'estomac au bout de trois heures environ. Il en est de même du tissu pulmonaire. La chymification de la substance cérébrale marche encore plus vite.

M. L. Corvisart a fait récemment une application pratique de cette propriété du sac gastrique. Il a proposé de faire ce qu'il appelle un *nutriment* au moyen de digestions artificielles.

Le mot *nutriment*, d'après M. L. Corvisart, différerait de l'aliment par la propriété de nourrir même celui qui ne digère pas. On le reconnaît à ce que, injecté dans les veines, il est retenu, utilisé, sans avoir traversé les organes digestifs, et n'est pas rejeté par les urines, comme l'est la gélatine injectée de même. Les nutriments seraient ; 1° l'albumine ; 2° la fibrine, soumise à la cuisson pendant trente heures, ou soumise à l'action du suc gastrique ou de la pepsine : l'action serait la même, opérée dans les bocaux, une poche de caoutchouc ou l'estomac ; 3° les bouillons ou l'osmazôme. Les nutriments ont été proposés comme méthode nouvelle de traitement des malades dont l'estomac ne digère pas. Ce procédé est fondé sur des données purement chimiques ; il ne tient nul compte de la nécessité de la salive, des sucs gastrique, biliaire et pancréatique, pour qu'une substance soit assimilée ; il est proposé sans penser que la bile, le suc pancréatique ne sont sécrétés en telle ou telle quantité, avec telle ou telle propriété, qu'à la condition que l'estomac aura élaboré d'une certaine manière les aliments ingérés.

### *Digestion dans l'estomac.*

Un fait constant, universel, depuis l'estomac du polype jusqu'à celui de l'homme, c'est que l'aliment solide qui s'y trouve contenu y éprouve une dissociation complète de ses parties intégrantes, soit que la matière se réduise à l'état globulaire, soit qu'elle passe à l'état de liquéfaction.

Si une proie entière a été introduite dans l'estomac d'un animal et si on l'examine quelque temps après qu'elle a commencé à subir l'action digestive, cette proie a perdu l'apparence primitive, elle s'est convertie en une sorte de bouillie qui plus tard se serait liquéfiée davantage.

Si on examine l'estomac d'animaux qui ont avalé de gros morceaux de chair, on remarque que ces morceaux sont entourés d'une matière semi-liquide, coulante, gélatineuse, comme s'ils avaient éprouvé un mode particulier de dissolution.

Si l'on pèse les fragments qui sont encore à l'état solide, on voit qu'ils ont diminué de poids et que leur texture fibreuse est moins prononcée. Le degré de cohésion de la matière alimentaire a de l'influence sur le mode suivant lequel s'opère la dissociation de ses parties intégrantes. Si la masse alimentaire est lâche et pénétrable, elle est attaquée dans son épaisseur comme à sa superficie, tout fond ensemble ; si, au contraire, elle offre plus de densité, elle est attaquée couche par couche, comme le serait un morceau de gomme que l'on tiendrait dans la bouche.

Dans certaines expériences, on voit le tissu cellulaire qui unit les fibrilles musculaires, détruit avant ces dernières qui sont alors flottantes et séparées les unes des autres : en même temps, elles sont plus faciles à rompre par la traction qu'on exerce sur elles.

Au moyen des fistules stomacales, on a pu assister à l'évolution de tous ces phénomènes dans l'estomac de l'homme. Outre le fait du Canadien que nous avons déjà cité, il existe encore dans la science des cas remarquables.

Tel est celui recueilli par Circaud sur une femme qui, à la suite d'une chute sur l'épigastre, vit s'établir dans cette région une fistule stomacale ; tel est aussi le cas qui a permis à Helm d'étudier le phénomène de la digestion sur une femme de cinquante ans chez laquelle, à la suite d'un abcès, l'estomac s'était mis en communication avec l'extérieur.

Voilà donc un fait bien constaté, c'est que les aliments mis au contact du suc gastrique se liquéfient.

*Quel est donc l'agent de cette liquéfaction?* — Est-ce un acide, ou bien d'autres substances inconnues? Tiedemann et Gmelin étaient disposés à croire que la dissolution des aliments est opérée par les acides qui existent dans le suc gastrique, c'est-à-dire par les acides acétique et chlorhydrique.

Mueller a, comme Beaumont, tenté de nombreuses expériences pour juger si c'est l'acide du suc gastrique qui liquéfie les aliments, et il est arrivé, comme les auteurs précédents, à cette conclusion que : 1° la liquéfaction des aliments se fait moins vite dans les acides que dans le suc gastrique ; 2° la liquéfaction ne s'opère pas avec les mêmes phénomènes ; 3° le produit de la dissolution n'est pas le même dans les deux cas.

Mais il existe encore un argument contre l'action de l'acide du suc gastrique comme liquéfiant et cet argument est très capital :

le produit de la liquéfaction par un acide est loin d'exercer la même influence sur l'économie lorsqu'on l'introduit dans le sang. Voici les expériences qui viennent à l'appui de cette proposition.

Expérience I. — M. Bernard injecte dans la jugulaire d'un chien bien portant, de l'albumine dissoute dans de l'eau distillée, il répète quatre fois cette même expérience ; sur deux autres chiens, il injecte de l'albumine dissoute dans de l'eau acidulée : chez tous ces animaux, l'albumine passa promptement dans les urines où la chaleur et l'acide azotique la démontraient. Ce principe n'avait donc pas été mis à profit par l'économie, faute d'avoir été soumis à l'action du suc gastrique,

MM. Mialhe et Martin Magron ont employé à ce genre d'expériences la caséine et la fibrine.

Expérience II. — 15 grammes de lait préalablement soumis à l'action du suc gastrique ont été injectés dans la veine jugulaire d'un lapin ; aucune trace de caséum ne s'est montrée dans l'urine. 15 grammes de lait pur ont, dans la même circonstance, donné lieu à une urine contenant une proportion très manifeste de caséum.

L'expérience faite avec la fibrine a donné un résultat remarquable. La fibrine dissoute dans le suc gastrique a pu être injectée sans inconvénient dans le sang d'un animal, et on ne l'a pas retrouvée dans les urines. Mais injectée à l'état de simple dissolution dans un acide, elle a déterminé instantanément la mort de l'animal.

Concluons d'après toutes ces expériences *que l'acide seul ne suffit pas pour rendre assimilables les aliments*. Il fallait donc qu'il se trouvât dans l'estomac un autre agent qui vînt concourir à cette dissolution. Cet agent est la pepsine que nous allons étudier.

La pepsine (1) est une substance peu soluble dans l'eau, qui ressemble à l'albumine en ce qu'elle se coagule vers 100 degrés, mais qui en diffère en ce qu'elle ne produit pas de combinaison insoluble avec le cyanure ferroso-potassique. L'alcool anhydre la précipite en flocons blancs, qui en se séchant sur le filtre produisent une masse grise compacte. Quand on l'arrose avec de l'eau, elle se gonfle et se dissout dans une grande quantité d'eau ; elle se dissout facilement si l'eau est acide. L'ébullition fait perdre à ces dissolutions la propriété dissolvante sur le blanc d'œuf, qu'elles avaient auparavant.

Les sulfates, acétates et chlorures métalliques précipitent la pepsine. On la sépare des acétates par l'acide chlorhydrique ; elle

(1) Voyez Robin et Verdeil, *Traité de chimie anatomique et physiologique, normale et pathologique*, 1853, t. III, p. 353.

reste combinée avec un peu d'acide et prend alors le nom d'acétate de pepsine, lequel, dissous dans 6,000 fois son poids d'eau et acidulé, peut dissoudre l'œuf cuit.

L'eau de lavage de l'estomac est incolore, un peu visqueuse ; elle dissout très rapidement le blanc d'œuf dur quand on l'a préalablement rendue acide par l'acide chlorhydrique : d'où Wasmann conclut qu'elle contient de la pepsine ; elle renferme de plus un peu d'albumine.

M. Cl. Bernard a montré que la liquéfaction des aliments n'a pas lieu dans l'estomac. La matière est seulement gonflée ; ce n'est que plus bas, dans l'intestin grêle, sous l'influence du contact de la bile, que les substances azotées, fibres musculaires, etc., sont réellement liquéfiées. Jusque-là elles sont encore parfaitement reconnaissables avec leurs stries, etc. ; elles sont seulement un peu plus transparentes, gonflées, mais non dissoutes (Robin). Les fibres du tissu cellulaire sont gonflées, ramenées à l'état d'une masse homogène par le suc gastrique, sans être liquéfiées ; ce n'est que dans l'intestin grêle qu'elles le sont réellement.

Ainsi, ce n'est pas le suc gastrique qui liquéfie les aliments comme on le dit ; c'est plus loin que se fait la liquéfaction ; il ne fait que ramollir et gonfler les substances. C'est plus particulièrement l'acide du suc gastrique qui opère le gonflement après lequel la *substance organique* propre au liquide gastrique ou mucus stomacal peut amener la liquéfaction.

Quant au produit nommé *pepsine* qu'on obtient de la manière indiquée par les auteurs, ce n'est certainement pas une espèce de substance organique, une espèce de principe immédiat, telle qu'elle existe dans le suc gastrique au moment où il entre en action chaque jour sur nos aliments ; c'est un produit d'altération des substances azotées des parois stomacales et de leur sécrétion. On sait, du reste, que le gonflement et le ramollissement qu'on obtient avec le suc gastrique, mais sans liquéfaction proprement dite des matières gonflées, sont également obtenus avec un peu d'acide et des morceaux de trachées, de poumons, de séreuses, de foie, de tissu cellulaire, de vessie, de glande salivaire, de muscle, etc., ainsi que l'a vu E. Burdach (1). Bien que M. Blondlot dise avec raison que ce n'est pas là une véritable digestion, ce n'est pas moins ce ramollissement et ce gonflement qu'on obtient avec le suc gastrique seul, sans l'addition de bile et de suc pancréatique, postérieure à ces actions.

(1) E. Burdach dans F.-C. Burdach, *Traité de physiologie*. Paris, trad. franç., 1837, t. IX, p. 303.

*Du rôle de la pepsine et de l'acide lactique dans la digestion.* — Nous connaissons maintenant tous les éléments nécessaires pour comprendre la digestion stomacale. Nous avons toutes les conditions d'une *catalyse*. Le corps catalysé, disent MM. Robin et Verdeil, est représenté par les viandes et substances azotées neutres qui nous servent d'aliments, mais toutefois après gonflement préalable et nécessaire par quelques millièmes d'acide lactique, acide du suc gastrique. Le corps catalytique est normalement la substance organique azotée ; coagulable qui entre dans la composition du suc gastrique substance déjà modifiée un peu elle-même au moment où elle entre en action par l'acide même du suc gastrique. C'est elle qui, altérée par les procédés d'extraction, compose le corps appelé *pepsine*. Cette pepsine peut, dans les digestions artificielles, remplacer la substance organique naturelle du suc gastrique ou mucus stomacal : mais elle aussi peut, dans les expériences, être remplacée par les mucus de l'intestin, de la vessie, etc. Ce fait ne doit pas étonner, puisque cette pepsine est en tout point, comme la diastase, un produit d'altération des matières animales.

Ce résultat de l'action de ce corps catalytique est la liquéfaction des viandes et des substances azotées.

Sécrété par les follicules stomacaux, le suc gastrique gonfle, par son acide, les matières azotées : ce gonflement opéré, la substance organique ou coagulable du mucus modifiée par le contact de l'acide du suc gastrique lui-même, fait reconnu par M. Cl. Bernard, joue le rôle de corps catalytique et détermine peu à peu la liquéfaction des matières azotées : mais au delà de l'estomac seulement (voyez p. 40).

*De l'identité du principe digestif chez les carnivores et les herbivores.* — Il n'y a pas de doute à cet égard, le même principe sert à dissoudre les substances organiques azotées des aliments végétaux et animaux.

Stewens fit avaler à un herbivore une sphère métallique, creuse, trouée et munie d'un diaphragme. Dans un des compartiments il avait mis de la chair et dans l'autre une substance végétale. La dernière seule était digérée, et il paraît croire que les herbivores ne peuvent pas digérer la viande. Mais sa sphère n'ayant reçu que le liquide de la panse, lequel ne contient pas de la substance organique coagulable dont on extrait la pepsine, cette expérience ne prouve rien.

**Historique sur les théories de la digestion stomacale.** — Nous venons d'exposer quels sont réellement les phénomènes de la digestion stomacale ou phénomènes préparatoires de la digestion proprement dite. C'est, comme on le voit, un ensemble de phénomènes complexes, et il n'y a pas là un acte unique pouvant se formuler à la manière d'un théorème de physique et de chimie. Les faits suivants, dont la plupart appartiennent à l'histoire plus qu'à la science, achèveront de compléter cet exposé.

Le nom de *pepsine* a été créé par Th. Schwann qui le premier a décrit et extrait cette matière. M. Deschamps (d'Avallon), ayant traité la présure par de l'ammoniaque, a obtenu un précipité qui, lavé et desséché, a présenté des caractères spéciaux, et auquel il a donné le nom de *chymosine*. (*Mémoire sur la digestion et l'assimilation des matières albuminoïdes*, 1847.)

M. Dumas et M. Mialhe ont démontré son identité avec la *pepsine*.

M. Payen a retiré du suc gastrique de divers animaux une substance particulière qu'il a appelée *gastérase*, qui n'est évidemment que la pepsine la plus pure, comme la chymosine est le même produit un peu altéré par d'autres substances.

*Y a-t-il un seul et même principe pour la transformation des matières amylacées et celle des matières neutres azotées?* Cette opinion a été soutenue par MM. Cl. Bernard et Barreswil. Un principe digestif unique dissoudrait donc les matières amylacées dans un milieu alcalin et les matières neutres azotées dans un milieu acide. Si, disent ces expérimentateurs, on change la réaction acide du suc gastrique par l'addition d'un peu de carbonate de soude, il acquiert très rapidement la propriété de modifier l'amidon; en même temps ce suc a perdu la propriété de digérer la viande et les substances azotées. Si, d'une autre part, on acidifie la salive, qui est naturellement alcaline, on intervertit son mode d'action, on lui donne la faculté de dissoudre la viande et les substances azotées, en même temps qu'on lui fait perdre celle d'attaquer l'amidon. Voici comment M. Mialhe commente les deux propositions de MM. Cl. Bernard et Barreswil.

Première proposition. — Lorsqu'on change la réaction acide du suc gastrique et que l'on rend ce fluide alcalin par l'addition d'un peu de carbonate de soude, sa matière organique active, se trouvant placée dans un milieu à réaction alcaline, change de rôle physiologique et peut alors modifier très rapidement l'amidon, tandis qu'elle a perdu la faculté de digérer la viande et les substances azotées. (Bernard et Barreswil, 1845.)

M. Mialhe examine d'abord si le suc gastrique rendu légèrement alcalin est apte à modifier l'amidon. Il a répété plusieurs fois cette expérience, tantôt avec succès, tantôt sans succès, c'est-à-dire qu'elle lui a réussi avec le suc gastrique de l'homme et du chien et non avec celui du veau. A quoi tient cette différence? A ce que le suc gastrique de tous les mammifères à estomac unique contient à la fois et du suc stomacal et de la salive pure, et par conséquent de la diastase (voyez t. I, p. 312-313). Aussi, un suc gastrique analogue à celui de l'homme et du chien a été préparé en ajoutant à de l'eau faiblement acidulée par l'acide chlorhydrique parties égales de pepsine et de diastase; ce fluide gastrique qui dissolvait très bien la viande et qui était sans action sur l'amidon, ayant été saturé par du carbonate de soude, a cessé d'agir sur les matières azotées et acquis le pouvoir de fluidifier l'empois et de le transformer en dextrine et en glucose. Mais nous avons déjà vu, à propos de l'insalivation, que ce sont là des expériences chimiques à propos de physiologie que ne confirment pas celles qui sont faites directement sur l'animal même.

Deuxième proposition. — Lorsqu'on acidule le fluide pancréatique et la salive qui sont naturellement alcalins, on intervertit leur mode ordinaire d'action et on leur donne la faculté de gonfler la viande et les substances azotées qni se liquéfient plus loin, tandis qu'on leur fait perdre celle de transformer l'amidon cuit (Cl. Bernard et Barreswil).

Les recherches de M. Mialhe ne s'accorderaient pas avec cette proposition. La fibrine mise en digestion avec la salive acidulée, s'est gonflée, s'est hydratée, mais n'a jamais été métamorphosée. Etendue d'eau, elle s'est comportée avec les réactifs comme si elle avait été rendue soluble par l'eau faiblement acidulée; en d'autres termes, elle n'a pas été digérée.

Quant au fluide pancréatique, rendu légèrement acide, il exerce sur la fibrine une action dissolvante plus manifeste, mais il n'y aurait là qu'une véritable putréfaction.

*Produit de la digestion stomacale.* — On peut rapporter à trois chefs les opinions sur ce point de physiologie : 1° l'aliment serait simplement dissocié et ramené à l'état globulaire, mais non dissous ; 2° l'aliment serait dissous, mais non transformé; 3 l'aliment serait à la fois dissous et transformé.

Les observations de cet auteur sur l'apparence que prennent les matières azotées qui subissent l'action du suc gastrique, sont très exactes; mais l'état pulpeux, globulaire, n'est pas le dernier produit de la digestion, ce n'est qu'un état transitoire auquel succède la dilution complète, soit dans l'estomac, soit dans l'intestin.

La *seconde* opinion, c'est-à-dire celle de la dissolution pure et simple des principes immédiats, a très peu de partisans. En effet, Tiedemann et Gmelin, qui ont tenté d'expliquer cette dissolution par les agents chimiques ordinaires, l'eau, les acides, quelques sels, n'avaient cependant point méconnu que certains principes, en se dissolvant, avaient éprouvé une mutation particulière.

Eberle, Schwann, Beaumont, Prévost et Leroyer, Simon, avaient combattu cette opinion, lorsque dans ces derniers temps deux physiologistes, M. Bouchardat et Sandras, ont cherché à la faire revivre. D'après eux, l'estomac dissout les substances à l'aide de l'acide chlorhydrique dilué au demi-millième. Mais on peut faire à cette hypothèse une objection sérieuse: c'est que l'acide chlorhydrique ne dissout pas le blanc d'œuf cuit et la viande.

Nous arrivons par voie d'exclusion à la *troisième* opinion, c'est-à-dire à la liquéfaction avec transformation catalytique simultanée de l'aliment solide. C'est celle que nous adoptons.

Eberle pensait que l'albumine digérée dans le suc gastrique se convertit en osmazôme et en matière salivaire. Le produit de la dissolution contient toujours une plus forte proportion de ces substances que le suc gastrique artificiel avec lequel on a opéré.

Schwann avait trouvé de son côté que la fibrine éprouve la même transformation dans le suc gastrique. Emmert et Circault, Prévost et Leroyer avaient cru que la transformation des principes immédiats azotés fournissait de la gélatine; mais jusqu'ici on n'avait fait qu'entrevoir cette substance qui résulte de la transformation des aliments. C'est M. Mialhe qui l'a découverte et a proposé de l'appeler *albuminose*. Voici les caractères qu'il lui assigne :

L'*albuminose pure*, celle qui résulte de la digestion de la fibrine, se présente sous la forme d'un liquide incolore, d'une odeur et d'une saveur faibles, mais qui cependant rappellent ordinairement un peu l'odeur et la saveur de la viande. Ce liquide, évaporé à une douce chaleur, laisse un résidu blanc jaunâtre ressemblant à l'albumine de l'œuf desséché : c'est l'albuminose solide.

L'albuminose est très soluble dans l'eau et complétement insoluble dans l'alcool. Sa solution aqueuse ne précipite ni par la chaleur, ni par les acides, ni par les bases alcalines, ni par la pepsine. Cette solution est précipitée par un grand nombre de sels métalliques, tels que ceux de plomb, de mercure et d'argent. Elle précipite aussi par le chlore et le tannin, alors même que ce dernier est additionné d'une certaine quantité d'acide azotique.

Les propriétés physiologiques de l'albuminose sont des plus remarquables, ainsi que les faits suivants le démontrent.

On sait que l'albumine dissoute dans du suc gastrique naturel, et injectée dans les veines d'un animal, est assimilée, car on n'en constate pas la présence dans l'urine; tandis que l'albumine simplement dissoute dans l'eau arrive en nature dans ce liquide excrémentitiel (Bernard et Barreswil).

Ces faits s'expliquent naturellement. L'albumine sans transformation préalable est inapte à éprouver le phénomène de l'assimilation; mais l'albumine modifiée par la pepsine du suc gastrique se transforme en albuminose et devient ainsi assimilable. D'où l'on voit que l'albumine est à l'albuminose ce que le sucre de canne est au sucre de raisin ou glucose, c'est-à-dire que l'albuminose et le glucose sont seuls assimilables.

M. Mialhe a répété avec succès les expériences de MM. Bernard et Barreswil, en remplaçant l'albumine par la caséine. Nous avons rapporté déjà ces expériences.

Cette substance avait été déjà entrevue par Tiedemann et Gmelin qui l'appelaient *caséine de l'intestin grêle*, et par Prévost et Morin, qui lui avaient donné le nom de *matière gélatiniforme de l'intestin grêle*.

Le nom d'*albuminose* ayant été donné à d'autres produits encore, Lehmann l'a remplacé par celui de *peptone*, plus généralement adopté aujourd'hui.

D'après ses expériences chimiques, M. Mialhe résume ainsi sa théorie de la chymification :

I. Le suc gastrique se composant de deux agents principaux, acide et ferment, l'acide n'est propre qu'à gonfler, hydrater, préparer les matières.

II. Le ferment est unique : la pepsine, la chymosine, la gastérase ne sont qu'un seul et même principe, auquel il convient de conserver le nom de *pepsine*.

III. C'est ce ferment, la pepsine, qui opère uniquement la transformation des matières albumineuses, tandis que la diastase fournie par les glandes salivaires, et complétement distincte de la pepsine, opère uniquement la transformation des matières amyloïdes.

IV. Le produit ultime de la transformation des matières albuminoïdes est l'*albuminose*.

V. Cette albuminose est, comme le glucose, seule propre à l'assimilation.

VI. Sous l'influence des deux ferments, diastase (voyez t. I, p. 313) et pepsine, les animaux peuvent digérer simultanément les aliments féculents et les aliments albumineux, et, dans cette double digestion, les phénomènes se réduisent à trois temps principaux :

1er *Temps*. — Désagrégation et hydratation.

2e *Temps* — Production d'une matière transitoire : chyme pour les aliments albumineux, dextrine pour les aliments féculents.

3e *Temps*. — Transformation de cette matière en deux substances éminemment solubles, transmissibles à travers toute l'économie, propres à l'assimilation et à la nutrition, dont l'une, produit final des matières amyloïdes, est le glucose, et l'autre, produit final des matières albuminoïdes, est l'albuminose.

Hippocrate et Galien ont admis la *coction* des aliments. Ceux qui ont employé ce mot croyaient, en effet, que les aliments se cuisent véritablement dans l'estomac.

On a aussi invoqué la *putréfaction*. Mais il est évident qu'elle n'a aucune influence sur la digestion stomacale. Chose digne d'intérêt, dit M. Bérard, tandis que la putréfaction prépare et offre l'aliment à la plante, elle est rigoureusement exclue du procédé digestif des animaux. Ainsi, la matière organique qui doit nourrir un animal peut bien passer par d'autres combinaisons, mais elle ne doit pas cesser d'être organique, ce qui arriverait si elle subissait la décomposition putride, car les produits de cette dernière sont des combinaisons minérales. Ajoutons que la formation de gaz n'est pas un phénomène normal dans la digestion stomacale, que ces gaz ne sont pas ceux de la putréfaction, que le séjour des aliments dans l'estomac est trop peu prolongé pour que la putréfaction les décompose. Ainsi donc, cette opinion ancienne que la putrescence contribue à la digestion, opinion qu'Empédocle, Plistonicus, et Haller lui-même ont professée, doit être aujourd'hui complétement abandonnée.

*Théorie de la fermentation.* — Cette théorie a été adoptée par Boerhaave, Macbride, Pringle, Sylvius, Magendie et M. Raspail. Pour ces auteurs, le mot *fermentation* n'avait pas le sens qu'on lui attache aujourd'hui. En parlant de fermentation, ils étaient plutôt préoccupés d'un mouvement qui, dans le tube digestif, faisait surnager quelques parties de l'aliment et déposer d'autres parties, que de cette transformation isomérique, ce dédoublement des parties organiques sous l'influence d'un ferment.

*Théorie de la trituration.* — Cette théorie ancienne et renouvelée plus tard par la secte des mécaniciens, était fondée sur une observation incomplète et ne pouvait s'accorder avec la minceur et la faiblesse des parois stomacales de l'homme. Elle a été parfaitement réfutée par les expériences de Réaumur et de Spallanzani.

*De la digestion stomacale envisagée dans son ensemble.* — Que se passe-t-il après un repas, avec une nourriture plus ou moins composée et où l'on a encore introduit des boissons ? Il se fait une absorption rapide des liquides ; après quoi le suc gastrique attaque les aliments. Du reste, chaque principe immédiat, chaque tissu de l'aliment composé se comporte comme nous venons de le voir ; les substances grasses se liquéfient et viennent en partie à la surface. Wilson Philip a fait sur des lapins des expériences pour savoir ce qui arrive lorsque, dans le cours d'une digestion stomacale, on introduit de nouveaux aliments dans l'estomac. Jamais, dit-il, on ne trouve les aliments récemment introduits mélangés avec ceux qui ont déjà éprouvé l'action chymifiante de l'estomac, ils se logent dans le centre de cette masse en voie de chymification. Il faut reconnaître, avec Beaumont, qu'on ne voit les choses en cet état qu'autant qu'on ouvre les animaux très peu de temps après la deuxième ingestion des aliments. Plus tard on trouve un mélange complet des aliments pris en premier lieu et de ceux qui ont été avalés plus tard. Chez l'homme ce mélange se fait très promptement.

### *Du chyme.*

Lorsque la digestion d'un repas composé est avancée, on trouve dans l'estomac : 1° une partie des matières albuminoïdes que l'action successive de l'acide et du principe actif du suc gastrique a dissociées, réduites à l'état pulpeux, moléculaire, mais non encore dissoutes; 2° des matières qui ont déjà subi la dissolution et la transformation (albuminose), qui imbibent les précédentes et que le filtre pourrait en séparer; 3° des portions d'aliments non attaquées, bien que réduites en petites parcelles; 4° des matières sucrées, des matières gélatineuses dissoutes; 5° des matières grasses, les unes déjà émulsionnées, les autres ayant encore l'apparence huileuse. Ce n'est pas ce composé qu'il faut appeler *chyme*, mais seulement la partie pulpeuse de ce composé, et notamment la matière pulpeuse résultant de l'action du principe digestif sur les matières azotées hydratées par l'acide dilué du suc gastrique.

Le chyme se présente sous la forme d'une matière homogène. Beaumont l'a toujours vu avec ce caractère. Cependant Magendie et M. Blondlot ont vu qu'il y a des variétés en rapport avec la nature de l'aliment.

Sa *couleur* varie en effet suivant l'espèce d'aliment. En général il est moins coloré que l'aliment dont il provient. Sa *consistance* est variable depuis celle d'une crème jusqu'à celle d'un gruau épais. Celui qui provient de la digestion du beurre, des aliments gras et de l'huile ressemble à une riche crème (Beaumont). Celui qui provient des aliments féculents se rapproche davantage de l'apparence du gruau.

Le chyme est invariablement acide ; sa saveur a cependant quelque chose de douceâtre et d'insipide; il retient quelque chose de l'odeur et de la saveur des aliments qui l'ont fourni.

C'est particulièrement dans la région pylorique qu'on trouve le chyme ; mais il ne faudrait pas croire avec Magendie que c'est dans cette région qu'il se forme spécialement. Nous savons que les glandes qui sécrètent le suc gastrique existent dans tous les points de l'estomac, et alors nous n'avons point de peine à comprendre que le chyme se produise partout. Mais il faut admettre qu'à mesure qu'il se forme, il est porté dans la région pylorique par une contraction particulière de l'estomac, ou bien, qu'en vertu de sa liquidité, le chyme descend dans cette région, qui est plus déclive que la région du grand cul-de-sac de l'estomac.

### B. — *Phénomènes mécaniques de la chymification.*

Jusqu'ici nous n'avons décrit que les phénomènes chimiques; mais tout ne se borne pas là. Ces phénomènes sont aidés dans leur action par la contraction des parois musculaires de l'estomac. En effet, après être resté quelque temps immobile sur la masse alimentaire récemment introduite dans sa cavité, l'estomac commence à se mouvoir. Tantôt alors on le voit raccourci par la contraction de ses fibres longitudinales, les deux orifices se rapprochant; tantôt il s'allonge et se resserre. La contraction ne se fait pas simultanément dans tout l'estomac à la fois. Au contraire, cet organe se trouve alternativement resserré dans un point et gonflé dans un autre. Les régions contractées sont plus résistantes et offrent une épaisseur plus considérable; c'est l'inverse qui a lieu dans les régions dilatées. M. Bérard pense que, dans les cas où l'estomac s'est rompu par l'effort du vomissement et sous l'influence des contractions énergiques des muscles abdominaux, il offrait, par suite de sa contraction partielle, une inégale résistance dans les différents points de son étendue.

Les matières contenues dans la cavité stomacale, par l'effet de ces contractions alternatives, se trouvent sans cesse déplacées, et Haller a vu les liquides agités par les gaz de l'estomac devenir écumeux. Spallanzani, Wepfer avaient déjà constaté ces mouvements en sacrifiant des animaux. Voici comment ils sont décrits par Magendie dans son *Précis de physiologie*. A des intervalles plus ou moins éloignés, on voit un mouvement de contraction se développer vers le milieu du duodénum; il se propage assez rapidement du côté du pylore : cet anneau lui-même se resserre, ainsi que la région pylorique de l'estomac; en vertu de ce mouvement, les matières contenues dans le duodénum sont poussées vers le pylore où elles sont arrêtées par la valvule, et celles qui se trouvent dans la partie pylorique sont repoussées en partie vers la région splénique ; mais ce mouvement, dirigé de l'intestin vers l'estomac, est bientôt remplacé par un mouvement en sens opposé, c'est-à-dire qu'il se propage de l'estomac vers le duodénum, et dont le résultat est de faire franchir le pylore à une partie du chyme quand il sera formé. Ce mouvement se répète ordinairement plusieurs fois de suite avec des modifications pour la rapidité, l'intensité de la contraction, etc.; puis il cesse pour reparaître au bout de quelque temps. Il est peu marqué dans les premiers moments de la formation du chyme ; l'extrémité seule de la partie pylorique y participe. Il augmente à mesure que l'estomac se vide, et, vers la fin de la chymification, l'estomac tout entier y prend part.

On doit à Beaumont des observations curieuses sur cette contraction. Il les faisait sur le canadien. Après avoir remarqué dans la masse alimentaire ingérée dans l'estomac, une portion facile à reconnaître en raison de sa nature, de son volume et de sa couleur, Beaumont lui a vu faire la révolution suivante. Elle était portée d'abord de droite à gauche le long de la petite courbure : elle descendait ensuite dans le fond de la région splénique en passant devant l'orifice de la fistule. Elle suivait de gauche à droite la grande courbure, revenait à la petite courbure pour se présenter de nouveau à l'orifice fistuleux et recommencer le même trajet. Il ne fallait pas plus d'une à trois minutes pour que la révolution fût complète.

Pendant que tous ces mouvements ont lieu, les aliments et les liquides se mélangent et sont brassés, pour que la masse soit plus facilement pénétrée par le suc gastrique.

D'après Hunter, les deux faces de l'estomac glissent l'une sur l'autre en exécutant à contre-sens une sorte de mouvement circulaire. Voici sur quel fait il s'appuyait. Les veaux, en se léchant, avalent souvent des poils qui s'agglomèrent dans l'estomac en masses qu'on nomme *égagropiles*. Or, ces poils sont toujours dirigés de la même manière, ils partent d'un point commun et se roulent autour de l'axe du mouvement. La même disposition existait dans l'égagropile d'un chien. Ce phénomène semble se rapprocher de ce qu'observait Beaumont quand il introduisait un thermomètre dans l'estomac du Canadien. Quand cet instrument était poussé vers la région pylorique, il rencontrait un obstacle devant lequel il s'arrêtait pendant quelque temps ; puis tout à coup l'obstacle cédait et le thermomètre s'enfonçait de trois ou quatre pouces, ou plutôt il était aspiré avec assez de force pour qu'on pût craindre de le laisser échapper ; en même temps, il était *roulé en spirale*, bientôt il était rejeté vers la région splénique.

On croit que certaines substances ont une influence spéciale sur le sens des mouvements de l'estomac. Les sels neutres excitent, dit-on, le mouvement de gauche à droite, les épices activent le mouvement circulaire qui facilite la digestion en multipliant les contacts de l'aliment avec le suc gastrique ; enfin, les antimoniaux causent une contraction qui se dirige du pylore vers le cardia.

**Du temps nécessaire pour la digestion complète d'un repas. Du degré de digestibilité des diverses substances alimentaires.** — Le temps nécessaire pour digérer un repas est variable suivant les espèces animales, suivant les aliments et suivant les individus.

Chez les animaux à sang froid la chymification est très lente ; elle dure sept jours chez les chenilles : chez les sangsues, le sang est retrouvé dans les intestins au bout de deux ans et demi, et la matière colorante y forme des cristaux d'hématoïdine comme dans les épanchements sanguins (Schweigger).

Chez les animaux à sang chaud, on trouve de grande différences. Le cheval et le lapin offrent les deux extrêmes. Ainsi, chez le cheval, les matières déglutées au commencement d'un repas, sont déjà en pleine circulation dans l'intestin grêle avant que le repas ne soit achevé. Chez le lapin, on ne trouve jamais l'estomac vide ; il semble que les aliments ne passent dans l'intestin que poussés par de nouveaux aliments avalés par l'animal. J'ai voulu m'assurer par moi-même si en laissant un lapin sans nourriture, son estomac se viderait. Au bout de cinq jours l'animal est mort d'inanition ; en ouvrant la cavité abdominale, j'ai pu constater que l'estomac était aussi plein que s'il venait de faire un repas copieux.

En général, chez l'homme, il faut de trois à quatre heures pour la digestion d'un repas ordinaire. Il y a ici, comme on le devine, une foule de variétés individuelles. Une expérience de Gosse nous indique la marche que suit la digestion d'un repas très frugal. Une demi-heure après avoir dîné avec un potage gras, du bouilli, du pain, et des épinards au bouillon, il vomit ; les aliments n'avaient pas changé d'apparence. Un autre jour, apres avoir fait le même repas, il attendait qu'une heure se fût écoulée avant de vomir ; déjà, la masse alimentaire commençait à prendre l'apparence d'une bouillie, mais la saveur de l'aliment persistait ; le suc gastrique, mêlé aux aliments, avait augmenté leur poids. Enfin, un autre jour, il vomit après deux heures de travail digestif : la bouillie alimentaire était devenue plus liquide, la saveur était encore reconnaissable.

La question de la *digestibilité* des aliments offre beaucoup d'intérêt pour le médecin ; mais malheureusement elle est difficile à résoudre. Et d'abord, dit M. le professeur Bérard, rien n'est moins bien déterminé que ce qu'on appelle *digestibilité* des aliments. On peut signaler deux acceptions différentes à ce mot : 1° ou bien cela signifie le temps nécessaire pour qu'un aliment soit réduit en chyme ; 2° ou bien cela indique tout simplement le temps pendant lequel un aliment séjourne dans l'estomac avant de passer dans le duodénum.

Si le passage de toutes les espèces d'aliments dans le duodénum n'avait lieu qu'après leur chymification, il n'y aurait pas lieu d'établir la distinction précédente ; mais il n'en est pas ainsi. Certaines substances passent dans le duodénum sans avoir été chymifiées ou ne l'ayant été qu'imparfaitement. Or, si l'on a égard au peu d'aptitude qu'elles montrent à se convertir en chyme, on dira qu'elles sont *indigestes ;* si, au contraire, on a égard au temps très court pendant lequel elles séjournent dans l'estomac, on dira qu'elles sont de *digestion facile*. Si l'on s'appuie sur les expériences de Spallanzani, de Gosse, de Stewens, de Lallemand de Montpellier, de Londe, d'Astl. Cooper, de Tiedemann et Gmelin, de Beaumont, au milieu de quelques données contradictoires, on peut cependant trouver des faits incontestables et que M. le professeur Bérard résume dans les propositions suivantes :

1° Les parties des végétaux que l'on nomme *épisperme* ou *épicarpe*, sont très réfractaires à l'action du suc gastrique, et lorsqu'elles ne sont pas entamées mécaniquement, elles empêchent la chymification des substances nutritives qu'elles recouvrent. Ainsi la pellicule extérieure des raisins frais et des raisins secs, celle des pois, des haricots, des lentilles, celle des cerises, des abricots, des pommes, des poires, des groseilles, etc., ne se dissolvent pas dans le suc gastrique. Un pois, une lentille qui n'ont pas reçu un coup de dent, sortent entiers du tube digestif. Il en serait de même d'un grain de raisin s'il n'était écrasé dans la bouche. Spallanzani, ayant avalé quatre grains de raisin non mûrs, les rendit intacts au bout de vingt-quatre heures. Un autre jour, il en avala vingt-cinq parfaitement mûrs ; quinze d'entre eux furent rendus entiers, il retrouva la pellicule de ceux qui avaient été attaqués. Ces faits que Spallanzani citait comme des arguments contre la doctrine de la trituration, démontrent ce que nous venons d'avancer relativement à l'indigestibilité des produits épidermoïques. Certaines graines non broyées ont pu traverser tout le tube digestif sans perdre leur faculté germinative.

2° Les corps gras, que ce soit la graisse des animaux ou des matières huileuses, séjournent très longtemps dans l'estomac sans y éprouver d'altérations. C'est la graisse qui rend extrêmement pénible la digestion des noix, des amandes, des noisettes, des pignons, des olives, du cacao.

3° Les substances végétales, riches en azote, se dissolvent lentement dans le suc gastrique : telles sont les truffes, les champignons, les morilles.

4° Certaines parties résistantes du corps des animaux, comme les tendons secs, les membranes des artères, les cartilages, les os, sont assez réfractaires pour ne pas être chymifiées dans l'estomac de l'homme dans le temps que dure une seule digestion ; mais en les soumettant plusieurs fois à l'action de l'estomac, on finit par en obtenir la liquéfaction (Spallanzani). Les cartilages disparaissent complétement au bout de vingt-cinq heures de séjour dans le tube digestif; les tendons au bout de quatre-vingt-dix-sept heures.

5° La chair des poissons, surtout s'ils sont cuits à l'eau et ne sont pas huileux, se digère beaucoup plus vite que celle des mammifères et des oiseaux.

6° Le lait, les œufs frais, se digèrent plus promptement que la chair des animaux à sang chaud.

7° Pour une même substance, le degré de cohésion a de l'influence sur la rapidité avec laquelle elle se chymifie. L'albumine coulante se digère plus promptement que l'albumine concrète; celle-ci se liquéfie plus promptement si elle est à l'état de neige qu'en masses compactes. Les préparations qui ramollissent les chairs, les rendent tendres et facilitent leur digestion.

8° Des substances sont d'une digestion beaucoup plus difficile immédiatement après leur cuisson, que lorsqu'il s'est écoulé depuis leur préparation un certain espace de temps, pendant lequel elles ont perdu de l'eau. Tel est le pain chaud, comparé au pain rassis.

*Influence de l'exercice, du repos, de la veille, du sommeil, de la température, etc., sur la digestion stomacale.* — Le repos ou un exercice modéré, comme celui de marcher, sont des conditions assez avantageuses pour le travail de la digestion. Beaumont signale en plusieurs passages l'influence favorable de la marche sur la digestion, chez un Canadien. Toujours dans ce dernier cas, la température de l'estomac était légèrement augmentée et la digestion plus prompte. Un travail corporel pénible, un exercice violent, la course prolongée par exemple, retardent ou enraient complétement la digestion. Chez les personnes faibles, le repos vaut mieux que l'exercice après le repas. Quant au mouvement communiqué, comme celui que donne la voiture, il est très favorable à la digestion.

La digestion stomacale marche-t-elle aussi vite pendant le *sommeil* que pendant la *veille?* Je pense que non. Le sommeil qui s'empare de quelques personnes immédiatement après le repas est très souvent l'annonce d'une digestion laborieuse, et il est loin de la rendre plus facile. Quelques animaux sont dans un état de torpeur pendant la digestion, et ces animaux ne sont pas remarquables par la rapidité de leur digestion. Il y a, au reste, dans l'espèce humaine, des différences individuelles à cet égard. Les enfants digèrent bien pendant le sommeil; mais dans quelles conditions ne digèrent-ils pas bien?

La *température* a une influence manifeste sur la digestion stomacale. Il n'y a qu'à se rappeler les expériences sur le suc gastrique, pour en avoir la conviction. Ne sait-on pas aussi que chez les animaux à sang froid, la digestion ne peut plus se faire quand cette température est trop basse?

La déperdition brusque d'une grande quantité de sang, une saignée intempestive, peuvent enrayer la digestion stomacale. Les aliments alors agissent comme corps étrangers sur l'estomac. Le suc gastrique étant fourni aux dépens du sang, la quantité de ce suc est toujours insuffisante pour la digestion chez les personnes anémiques et les chlorotiques. Il en est de même chez celles dont la masse du sang a été diminuée par une abstinence forcée; un repas copieux peut les tuer.

### § IV. — *Déplétion de l'estomac.*

Pour terminer l'acte stomacal, nous allons décrire les différents modes suivant lesquels le contenu de l'estomac peut être porté en partie ou en totalité hors de ce viscère. Nous parlerons d'abord de ce qui se passe le plus souvent, puis nous étudierons les cas exceptionnels.

#### A. — *De la déplétion de l'estomac du côté du pylore.*

Lorsque la masse alimentaire a été chymifiée, les fibres longitudinales de la tunique musculeuse rapprochent, par leurs contractions, le pylore du cardia: en même temps, les fibres circulaires se contractent successivement de gauche à droite et poussent ainsi vers le pylore la portion du chyme qui doit être expulsée. La masse alimentaire, comme on sait, ne se chymifie que par portions; aussi ce mécanisme se renouvelle-t-il chaque fois qu'une nouvelle quantité de chyme se trouve formée. Cette substance ne s'accumule jamais en grande quantité dans la région pylorique, et l'on a évalué à trois onces environ celle qu'on y rencontre habituellement. Ces mouvements particuliers qui ont pour but l'expulsion de la pâte chymeuse hors de l'estomac sont souvent précédés d'un mouvement en sens inverse qui a été décrit par Magendie et qui existe surtout au début de la digestion.

L'orifice pylorique présente un véritable sphincter très puissant, qui, en général, ne livre passage à la pâte chymeuse que lorsqu'elle aura subi une élaboration convenable. Tout le monde sait quel rôle on a fait jouer au pylore dans le phénomène du passage des aliments dans le duodénum : sans lui accorder un tact aussi exquis que celui qu'on lui a supposé et qu'infirmeraient les faits cités plus bas, on ne peut nier cependant qu'il n'y ait entre cet anneau musculeux et les éléments du chyme certains rapports. Nous ne savons point, du reste, en vertu de quelle loi les aliments non chymifiés ne trouvent point accès dans la région pylorique.

Les aliments ne sortent point de l'estomac dans l'ordre suivant lequel ils y sont entrés. Ils ne franchissent, en général, le pylore que sous forme de chyme ; il en résulte que les substances alimentaires les plus faciles à digérer doivent ordinairement passer les premières dans le duodénum. Cependant plusieurs aliments n'éprouvent que peu d'altérations avant de franchir le pylore. Ici se rattachent les observations que Lallemand, de Montpellier, a consignées dans sa thèse, et qui ont été faites à l'Hôtel-Dieu, dans des cas d'anus anormaux. Ce professeur a remarqué que les aliments sortant les premiers de l'estomac sont ceux qui sont le moins nourrissants, ceux même qui ne subissent aucune altération ; les plus nutritifs sortent les derniers. Les matières végétales, par exemple, sortent plus tôt que les matières animales. Enfin, des corps tout à fait indigestibles, tels que des pièces de monnaie, franchissent promptement l'ouverture du pylore.

A mesure que l'estomac se vide, cet organe revient sur lui-même, il reprend ses rapports accoutumés avec les viscères de l'abdomen qui reviennent à leur place : tous les phénomènes dus à sa réplétion disparaissent progressivement ; le spasme de la peau et les frissons, quand ils ont eu lieu, sont remplacés par une douce chaleur, le pouls se développe et s'élève, la respiration augmente. Ces derniers phénomènes, qui présentent de l'analogie avec un accès fébrile peu intense, constituent la *fièvre digestive* des anciens. Cependant ne forçons point les analogies, il s'en faut de beaucoup que tous les individus éprouvent du frisson après leur repas ; un nombre immense de personnes n'ont pas le moins du monde conscience de ce qui se passe en eux. Aussi cette fièvre digestive est-elle appréciable seulement chez les personnes délicates et nerveuses.

### B. — *De la déplétion de l'estomac du côté du cardia.*

Nous avons déjà vu que la nature avait employé certains moyens pour empêcher le retour dans l'œsophage des aliments qui sont arrivés dans la cavité stomacale ; mais quelquefois, sous l'influence de causes spéciales, ces moyens deviennent insuffisants, et il se produit différents phénomènes dont l'étude se présente ici d'une manière naturelle. Ces phénomènes sont : l'*éructation*, le *rapport*, la *régurgitation*, la *rumination* ou *mérycisme* et le *vomissement*.

Le retour des substances que contient l'estomac ne se fait pas avec une égale facilité. Les gaz sortent plus aisément que les liquides, et ceux-ci plus facilement que les solides. En général, plus l'estomac est distendu, plus ces phénomènes ont lieu avec facilité.

#### *De l'éructation.*

*Définition.* — On donne ce nom à la sortie brusque et sonore du gaz provenant de l'estomac et s'échappant par la bouche.

Quand ce viscère contient des gaz, ils occupent nécessairement la partie supérieure ; par conséquent, ils sont habituellement en présence de l'ouverture cardiaque de l'œsophage. Pour peu que cette ouverture se relâche, ils s'y engagent, et, comme ils sont plus ou moins comprimés dans l'estomac, si l'œsophage ne les repousse point en se contractant, ils arriveront bientôt à sa partie supérieure et ils s'échapperont dans le pharynx, en faisant vibrer les bords de l'ouverture de ce conduit.

Il est présumable, dit Magendie, que l'œsophage, par un mouvement en sens opposé à celui qu'il exécute dans la déglutition, détermine en partie la sortie des gaz dans le pharynx. M. Bérard pense que l'éructation peut être aussi produite par des gaz dont on a opéré la déglutition incomplète, et qui par conséquent ne viennent pas de l'estomac. Chez une femme atteinte d'affection nerveuse, il a entendu, pendant plusieurs jours de suite, des éructations sonores qui se succédaient sans aucun intervalle. Certainement l'estomac n'eût pu suffire à une telle production de gaz. Magendie parle aussi de gaz qui ne proviennent pas de l'estomac :

les personnes, dit-il, qui ont la faculté d'avaler de l'air peuvent, après lui avoir fait franchir le pharynx, le laisser remonter dans cette cavité. C'est ainsi que se produit l'*éructation volontaire*.

Lorsqu'une certaine quantité de vapeur ou de liquide suit le gaz qui sort de l'estomac, l'éructation prend alors le nom de *rapport*. Ce phénomène s'accomplit par le même mécanisme que l'éructation; mais il s'accompagne d'une odeur et d'une saveur qui rappellent celles des matières contenues dans l'estomac.

### *De la régurgitation.*

*Définition.* — Si au lieu de gaz, ce sont des liquides ou des parcelles d'aliments solides qui remontent de l'estomac dans la bouche, ce phénomène est appelé *régurgitation*.

Cet accident de la digestion arrive souvent chez les enfants à la mamelle, où l'estomac est habituellement distendu par une grande quantité de lait; il se voit fréquemment chez ceux qui ont avalé des aliments et des boissons en abondance, surtout si l'estomac est fortement comprimé par la contraction des muscles abdominaux, par exemple, si les personnes font des efforts pour aller à la selle. Quoique la distension de l'estomac soit favorable à la régurgitation, elle arrive aussi l'estomac étant vide ou à peu près: il n'est pas rare de rencontrer des individus qui rejettent le matin une ou deux gorgées de mucus gastrique mêlé à de la bile. Ce phénomène est souvent précédé d'éructations qui donnent issue aux gaz contenus en même temps dans l'estomac. Quand le viscère est très plein, sa contraction doit être peu de chose pour faire passer des matières dans l'œsophage; la pression qu'exercent les parois de l'abdomen doit en être la cause principale.

Mais quand l'estomac est à peu près vide, il est présumable que le mouvement du pylore doit être la cause principale qui pousse les fluides dans l'œsophage. Cela est d'autant plus probable, que les liquides rejetés alors sont toujours plus ou moins mélangés avec de la bile qui ne peut guère arriver dans l'estomac sans un mouvement de contraction du duodénum et de la portion pylorique de l'estomac. On se rappelle que l'estomac se contracte avec peu d'énergie, quand il est vide.

Chez la plupart des individus, la régurgitation est tout à fait *involontaire* et ne se montre que dans des circonstances particulières; mais il y a des personnes qui la produisent *à volonté* et qui se débarrassent par ce moyen des matières solides ou liquides contenues dans leur estomac. En les observant au moment où elles exécutent cette régurgitation, on voit qu'elles font d'abord une inspiration par laquelle le diaphragme s'abaisse, elles contractent ensuite les muscles abdominaux de manière à comprimer l'estomac; elles aident quelquefois cette action en pressant fortement avec les mains la région épigastrique: elles restent un moment immobiles, et tout à coup le liquide ou l'aliment arrive dans la bouche. On peut présumer que le temps où elles sont immobiles, en attendant l'apparition des matières dans la bouche, est en partie employé à déterminer le relâchement de l'œsophage, afin que les matières contenues dans l'estomac puissent s'y introduire. Si la contraction de l'estomac contribue à produire, dans ce cas, l'expulsion des matières, ce ne pourra être, ajoute Magendie, que d'une manière très accessoire. C'est au moyen de cette régurgitation que quelques personnes passent pour vomir à volonté.

### *De la rumination ou mérycisme.*

*Définition.* — C'est un acte en vertu duquel les matières alimentaires parvenues à l'estomac, sans avoir été suffisamment broyées, reviennent dans la cavité buccale pour subir une nouvelle mastication après laquelle elles sont dégluties de nouveau et digérées.

Cet acte se rencontre chez les herbivores polygastriques, tels que les chameaux, les lamas, le cerf, le mouton, la chèvre, les diverses espèces de bœuf, etc., d'où le nom de *ruminants*.

Des observations sévères mettent hors de doute la possibilité de la rumination chez l'homme. Fabrice d'Aquapendente, Peyer. Linceus, Cambay, M. Bérard, M. Vincent, citent des faits à l'appui de cette opinion.

Toutes les espèces animales qui ont l'habitude de ruminer offrent des estomacs multiples, cependant cette multiplicité n'entraîne pas nécessairement la rumination, car beaucoup d'animaux polygastriques ne ruminent point; tels sont les crétacés.

Chez les ruminants, l'estomac présente quatre compartiments : le premier, appelé *panse* ou *rumen*, est le plus vaste des quatre, il est destiné à tenir en dépôt les aliments non ruminés et les liquides; le second, appelé *réseau* ou *bonnet*, est plus petit que le précédent et tient toujours en réserve une certaine quantité de liquide; le troisième, ou *feuillet*, est garni d'un grand nombre de lames entre lesquelles passent les aliments qui ne sont pas suffisamment atténués; le quatrième, ou la *caillette*, est l'analogue de l'estomac simple de la plupart des animaux.

Entre le premier et le dernier compartiment est un demi-canal formé de deux lèvres contractiles appelé *gouttière œsophagienne*.

Telle est la disposition organique qui permet l'acte de la rumination ; cependant elle n'est pas absolument nécessaire puisque l'homme à estomac simple peut ruminer, mais si cette disposition n'est pas indispensable, elle ne contribue pas moins à perfectionner le mécanisme de cet acte si complexe.

On ignore quelle est la cause qui porte les animaux à exécuter la rumination, mais comme elle est nécessaire à la digestion des herbivores polygastriques, il est probable qu'elle est réglée par une sensation interne à laquelle l'animal est obligé d'obéir. Cette sensation n'est peut-être que la faim elle-même. Comme celle-ci, elle se montre d'une manière instinctive, c'est-à-dire qu'elle se fait sentir chez les jeunes animaux élevés dans l'isolement, dès qu'ils reçoivent une nourriture solide et avant qu'ils aient vu ruminer d'autres animaux.

*Mécanisme de la rumination.* — Pour bien le comprendre, il est nécessaire de savoir de quelle manière les aliments se comportent dans l'estomac après leur première déglutition. Or, par des vivisections, M. Flourens démontre que les liquides se rendent à la fois dans les quatre compartiments. M. Colin pense que la gouttière œsophagienne en conduit très peu au feuillet et à la caillette.

Une expérience de M. Flourens nous apprend que les aliments solides vont, partie dans le rumen et partie dans le réseau ; ceux qui sont très divisés, diffluents ou réduits en bouillie vont, à la fois, mais en proportion variable, dans les quatre réservoirs de l'estomac.

Chez le cheval et les herbivores à un seul estomac, à mesure de leur arrivée dans l'estomac, les aliments sont successivement poussés du cardia vers le pylore, leur arrangement affecte une certaine régularité qui n'existe pas chez les ruminants.

En effet, au moment où le ruminant prend son repas, sa panse n'est pas vide ; elle n'a pu se débarrasser de tout son contenu, quelle qu'ait été la durée de l'abstinence. Au-dessus de la masse alimentaire qu'elle renferme, se trouve un espace rempli par des liquides, des gaz et des vapeurs ; il y a donc, dans le rumen, deux étages séparés par les saillies que forment intérieurement les parois : or, dès qu'une nouvelle masse alimentaire arrive, elle élève insensiblement le niveau primitif, l'estomac se dilate, et l'étage supérieur se remplit au point que les aliments touchent à la paroi supérieure du réservoir ; les aliments récemment arrivés se rassemblent à l'extrémité antérieure du sac gauche, d'où ils passent ensuite dans les autres parties du premier estomac par l'effet de ses propres contractions. La quantité d'aliments qui peut ainsi s'accumuler peut aller de 100 à 200 livres.

Quant au réseau, il ne conserve que très peu d'aliments solides ; mais il tient toujours en dépôt, même chez les animaux qui n'ont pas bu depuis longtemps, une certaine quantité d'eau ; seulement, sur le cadavre, il est fort souvent privé de liquide.

Les liquides s'accumulent aussi dans la panse ; lorsque l'animal vient de boire, ils s'y trouvent en très grande quantité, gonflent la matière alimentaire, la détrempent et viennent bientôt inonder sa surface, mais ils ne tardent pas à être exprimés et poussés en partie dans les autres réservoirs. Ceux qui restent dans le premier se déposent tout à fait en bas, dans l'étage inférieur du rumen.

Avant d'être ruminés, ces aliments sont souvent agités d'un mouvement presque continuel étudié avec soin par M. Flourens et M. Colin.

Après ces considérations, nous pouvons aborder le phénomène de la *réjection*. Ce temps de la rumination a été parfaitement décrit par M. Flourens qui, contrairement à Duverney, Peyer, Perrault, Daubenton, ne s'est pas contenté d'hypothèses, mais a marché avec le secours de l'expérimentation. L'éminent physiologiste du Jardin des Plantes a démontré que dans la réjection il y a formation de pelotes au moyen de la gouttière œsophagienne.

Pour concevoir ce qui se passe dans la réjection, on doit se rappeler que l'orifice cardiaque de l'œsophage est situé à peu près entre le rumen et le réseau, et qu'il répond au sac antérieur du réseau où se trouvent les aliments très délayés. Or, lorsque la panse et le réseau se contractent ensembles, ils poussent vers l'orifice inférieur de l'œsophage ; l'un, des aliments très délayés, l'autre, des liquides ; l'œsophage se relâche et leur offre une dilatation infundibuliforme dans laquelle ils s'engagent ; puis, lorsqu'il en a reçu une quantité proportionnée à sa dilatation, il se referme aussitôt et éprouve une contraction antipéristaltique qui les porte de bas en haut vers la cavité buccale. Les aliments placés en avant du rumen, au voisinage du cardia, et détrempés dans le liquide qui se trouve sur le plancher intermédiaire aux deux étages, sont les premiers à s'engager dans l'œsophage. Ceux des parties postérieures du viscère, viennent à leur tour se présenter à l'orifice qui doit les recevoir, ils se délaient comme les premiers et se mêlent à leur départ avec les fluides lancés par les contractions du réseau coïncidant avec celles de la panse.

Les matières alimentaires ainsi envoyées à la bouche sont molles et délayées dans une forte proportion de liquide qui permet à leur marche ascensionnelle de se faire avec une extrême rapidité. Dès qu'elles sont arrivées dans la cavité buccale, l'eau qui leur servait de véhicule, devenant inutile, est bientôt déglutie en une, deux ou trois ondées successives que l'on voit passer très distinctement sur le trajet de l'œsophage, et que l'on entend descendre, si l'on applique l'oreille sur l'encolure dans la partie correspondante au canal. (Colin.)

Pour s'effectuer, la rumination exige l'intégrité du rumen, du diaphragme et des muscles abdominaux, ainsi que de leurs nerfs.

M. Flourens a vu qu'après la section du pneumogastrique, le rumen ne se contracte plus et qu'alors les animaux ne peuvent même ni boire ni manger.

L'intervention du diaphragme et des muscles abdominaux est indispensable à la réjection. M. Flourens le prouve par les expériences suivantes : 1° Les deux nerfs diaphragmatiques sont coupés à un mouton, après un essoufflement momenté, l'animal reprend du calme, se met à manger, et il rumine dès le lendemain ; mais il rumine avec peine, les muscles abdominaux étant obligés d'agir seuls comme auxiliaires de la réjection ; 2° sur un autre mouton, la moelle épinière est coupée au niveau de la dernière vertèbre dorsale, afin de paralyser les muscles de l'abdomen. L'animal continue à manger et à ruminer ; les muscles abdominaux se contractant encore faiblement. Enfin, sur un troisième, la section de la moelle est faite au niveau de la sixième vertèbre dorsale ; cette fois les muscles abdominaux restent sans action et la rumination ne se fait plus.

Les matières alimentaires qui reviennent à l'estomac après avoir été soumises à une nouvelle mastication, tombent-elles comme la première fois, dans le rumen et le réseau, ou bien suivent-elles alors une autre route pour se rendre dans le feuillet et la caillette ? La question a été résolue de différentes manières, mais M. Flourens a encore fixé la science sur ce point de physiologie. Cet expérimentateur établit des fistules aux premiers estomacs, de manière à pouvoir engager le doigt dans ceux-ci et sentir ce qui se passe dans leur intérieur. Lorsque les animaux ruminent, le doigt introduit dans l'ouverture de la panse faisait sentir, mais seulement par moments ou par intervalles, une partie de l'aliment ruminé, au moment où il était dégluti, et il en était de même quant au bonnet ; de plus, en écartant les lèvres de l'ouverture de celui-ci, on voyait une partie de l'aliment ruminé suivre le demi-canal de l'œsophage et passer immédiatement jusque dans le feuillet. Ainsi, une partie de l'aliment ruminé revient dans les deux premiers estomacs et l'autre partie passe par la gouttière œsophagienne dans le feuillet.

*Phénomènes de la rumination.* — Quand la pelote alimentaire s'engage dans l'œsophage, on observe, dans le flanc, un mouvement brusque plus sensible que les autres mouvements respiratoires, ce mouvement est produit par une inspiration un peu saccadée suivie immédiatement d'une rapide expiration. Aussitôt après, l'aliment est porté jusque dans la bouche avec une grande promptitude. La marche du bol alimentaire vers la cavité buccale peut être constatée par la vue, par le toucher et par l'auscultation, et alors on perçoit quelques bruits variables.

La quantité d'aliments qui arrive ainsi à la bouche peut être évaluée de 100 à 120 grammes pour le bœuf; ils ne sont pas acides.

Aussitôt que la pelote est dans la bouche, les mâchoires se mettent en mouvement pour lui faire subir une seconde mastication. La direction, le nombre, la régularité et la vitesse des mouvements des mâchoires offrent de très nombreuses variations que nous croyons ne pas devoir indiquer. La salive est sécrétée alors en très grande abondance surtout par les parotides.

Après que les aliments ont été réduits en une bouillie fine, ils sont de nouveau déglutis en une seule fois ou à plusieurs reprises, et arrivent ainsi dans le feuillet.

*Phénomènes du mérycisme chez l'homme.* — Cambay, qui était atteint de mérycisme, expose tous ses phénomènes avec beaucoup de soin. M. le professeur Bérard a eu l'occasion de l'observer sur son frère, de regrettable mémoire. On trouve dans la science d'autres observations plus ou moins exactes. Voici quelle est la description donnée par le professeur de la Faculté.

La rumination est précédée d'un sentiment de plénitude à la région épigastrique : bientôt on a la conscience qu'une contraction lente, mais persévérante de l'estomac, ramène les aliments vers le cardia, dont elle surmonte la résistance, assistée qu'elle est, au premier abord, par une action légère et quelquefois inaperçue des muscles abdominaux et du diaphragme. Une fois le phénomène commencé, ces muscles cessent d'y prendre part, et la contraction de l'estomac suffit pour engager dans l'œsophage les portions d'aliments qui vont être soumises à une nouvelle mastication. Ces aliments ne sont point projetés avec violence hors de la bouche ou dans les fosses nasales : la contraction antipéristaltique de l'œsophage les ramène jusqu'au bas du pharynx, où ils s'arrêtent. La personne qui rumine peut, à son gré, avaler de nouveau l'aliment sans l'introduire dans la bouche (ce qu'elle fait, si, par exception, le contenu de l'estomac a pris de l'amertume), ou le soumettre de nouveau, en le faisant entrer dans la bouche, à la gustation, l'insalivation et la mastication, actes que les mérycoles n'accomplissent pas sans un certain degré de jouissance gastronomique ; car les aliments que la rumination fait remonter ont ordinairement conservé leur saveur. M. le professeur Bérard fait une observation curieuse. Lorsque les aliments, dit-il, passent de la bouche dans le pharynx pendant la déglutition, l'action réflexe du second temps les précipite jusque dans l'œsophage sans le concours de la volonté; mais quand ces aliments remontent de l'œsophage dans le bas du pharynx, on peut à volonté les introduire dans la bouche ou les avaler.

Lorsque la rumination commence peu de temps après le repas, elle ramène pêle-mêle, et les substances les plus digestibles, et celles qui sont le plus réfractaires; mais lorsqu'il s'est écoulé un certain temps depuis le moment du repas, il ne revient plus que des aliments de digestion difficile La rumination est finie, en général, au bout de quatre à cinq heures; parfois, cependant, elle se prolonge davantage, et il n'est pas sans exemple que des aliments pris au dîner de la veille soient ramenés dans la bouche le lendemain matin (Cambay).

On ne peut saisir aucune analogie relativement au mécanisme de la rumination chez l'homme et les animaux porteurs de quatre estomacs. La disposition gastrique ou biloculaire de l'estomac, que l'on a regardée comme cause de mérycisme chez l'homme, ne pourrait avoir cette influence qu'autant que l'œsophage s'ouvrirait au niveau de la cloison même qui séparerait les deux portions: or cela n'a jamais été vu chez l'homme. On a mis en cause aussi un excès de vigueur ou une sorte d'état hypertrophique de la membrane musculaire de l'estomac (Mueller); mais M. Bérard pense qu'il y a plutôt une action irrégulière qu'une conformation ou une structure anormale, le mérycisme pouvant ne se développer qu'à une certaine époque de la vie et cesser à une autre époque. Un individu devenu mérycyste à cinq ans, cessa de l'être à vingt ans, apres avoir accompli l'acte de la génération. Cambay pouvait, par sa volonté, empêcher l'invasion de ce phénomène, en évitant de donner à son estomac le concours du diaphragme et des muscles abdominaux; mais l'acte une fois commencé, il lui était impossible d'en empêcher le cours.

### *Du vomissement.*

*Définition.* — Le vomissement est une excrétion insolite et de nature convulsive par laquelle les aliments liquides et solides contenus dans l'estomac sont rejetés par la bouche.

Le vomissement présente à considérer les points suivants : 1° la sensation interne qui le précède ; 2° les causes qui font naître cette sensation ; 3° le mécanisme suivant lequel il s'accomplit.

*De la sensation interne, ou de la nausée.* — La *nausée*, ou *envie de vomir*, est une sensation qui se produit quand le vomissement va avoir lieu. Elle est analogue à celles qui se manifestent lorsque la défécation, l'excrétion urinaire ont besoin de s'accomplir. Cette sensation ne peut pas plus être décrite qu'aucune d'elles ; il faut, comme pour la faim, en appeler à ce que chacun a pu ressentir. C'est une sensation interne, c'est-à-dire qu'elle ne résulte pas du contact d'un corps étranger sur l'organe où elle se fait ressentir. Elle consiste en un malaise général, avec un sentiment de tournoiement, soit dans la tête, soit dans la région épigastrique ; la lèvre inférieure devient tremblotante, et la salive coule en abondance. A cet état succède bientôt le vomissement dont nous parlerons après avoir dit quelles sont les causes qui peuvent le provoquer. Nous devons dire, toutefois, que la nausée n'est pas toujours suivie du vomissement (voyez t. I, p. 144 et suiv.).

*Causes de la nausée.* — Examiner les circonstances dans lesquelles cette nausée éclate, c'est indiquer toutes les causes du vomissement. Ces causes sont directes ou propres à l'estomac et à l'appareil digestif, et indirectes ou sympathiques. Parmi les premières, il faut ranger une trop grande distension de l'estomac ; la présence dans ce viscère de certains aliments, de médicaments appelés *vomitifs ;* celle des sucs mêmes de l'estomac, mais altérés et constituant ce qu'on appelle en pathologie la *saburre ;* une affection de la membrane séreuse de l'estomac, une maladie du pylore. Des lésions des parties plus profondes de l'appareil digestif, comme la hernie, le volvulus, etc., sont encore des causes de nausées et de vomissement.

Aux causes indirectes ou sympathiques, il faut rattacher certaines impressions sur la vue, l'odorat, le goût, un souvenir, des irritations portées sur la luette, le pharynx, l'utérus ou tout autre organe du corps. Du reste, la sensation de nausée, comme toute autre sensation, résulte du concours de trois actions : une action d'impression qui se développe dans l'organe où elle se fait sentir ; l'action des nerfs qui conduisent cette action d'impression de la partie où elle se développe au cerveau où elle doit être perçue ; et l'action du cerveau qui effectue cette perception.

Quel est le *siége* de cette sensation ? Évidemment c'est l'estomac ; c'est là que notre sentiment intime nous la fait rapporter, c'est là qu'agissent la plupart des causes directes du vomissement ; c'est sur ce viscère que portent ordinairement les causes sympathiques de ce phénomène. Le vomissement est, ainsi que la nausée, un des symptômes les plus fréquents de toutes les maladies de l'estomac. Il était dès lors assez naturel que la sensation précursive du vomissement fût attachée à l'organe que cette excrétion est destinée à vider. Mais on ne pourrait décider quelle est la partie de l'estomac qui en est plus spécialement le siége.

*Mécanisme du vomissement.* — Différents organes y concourent : Ce sont : l'estomac, les muscles abdominaux, le diaphragme, l'œsophage. Nous allons examiner successivement l'action de chacun de ces organes, et nous indiquerons ensuite quel est l'état de la respiration, de la glotte et du voile du palais pendant que cet acte s'accomplit.

*Action de l'estomac.* — L'estomac se contracte d'une manière lente, par un mouvement antipéristaltique ; jamais on n'y a vu de contractions brusques, analogues à celles d'un muscle de la vie animale. Cette contraction est assez faible, et, si elle était isolée, elle ne suffirait certainement pas à expulser les matières contenues dans la cavité stomacale. Ainsi Magendie et Schwartz ont amené l'estomac au dehors et l'ont soustrait à toute compression auxiliaire ; ils ont vu qu'il ne se vide pas bien, quoique l'animal soit en proie à la nausée et aux spasmes musculaires qui accompagnent le vomissement. Cet examen nous fait tout de suite penser que l'estomac ne participe pas à cette éjaculation violente des matières qu'il contient. Mais il ne faudrait pas croire qu'il n'est pour rien dans le phénomène du vomissement. Voici quel est son rôle. Pendant la nausée, la membrane musculaire, par une contraction lente, obscure, quelquefois pourtant très appréciable, et qui peut commencer au pylore ou dans d'autres points de la longueur de l'estomac, ramène les aliments vers le cardia. Ce mouvement antipéristaltique ne constitue pas le vomissement, mais il le prépare et il en devient même la cause occasionnelle, en provoquant à un moment donné la coopération brusque du diaphragme et des muscles abdominaux, lesquels sont les seuls agents efficaces du rejet des matières. Après une première éjection, la membrane musculaire de l'estomac, continuant à revenir sur elle-même, s'applique exactement sur ce qui n'a pas été expulsé du premier coup, et rend plus efficaces les contractions des muscles abdominaux et du diaphragme, au moment de la reprise du vomissement. Ces faits ont été observés par Helm sur une femme qui portait une fistule épigastrique.

*Action du diaphragme et des muscles abdominaux.* — Nous examinerons d'abord leur concours simultané, puis nous ferons la part du diaphragme et celle des muscles de l'abdomen.

La contraction simultanée des muscles de la cavité abdominale a pour effet de rétrécir cette cavité, et, par conséquent, de comprimer l'estomac ; ce qui nous prouve que l'action synergique de ces organes est nécessaire, c'est que si l'on vient à les paralyser, le vomissement ne peut plus avoir lieu.

*Action des muscles abdominaux en particulier.* — Si l'on paralyse le diaphragme au moyen de la ligature ou de la section du nerf phrénique, on constate que le vomissement est encore possible, mais qu'il s'exécute avec beaucoup moins d'énergie.

Chez les oiseaux, où le diaphragme est rudimentaire, ce sont les muscles abdominaux qui effectuent presque à eux seuls le vomissement. Pour prouver leur action, Krimer a fait l'expérience suivante : il faisait avaler à des poulets de petits morceaux de liége qu'ils vomissaient régulièrement : mais s'il venait à couper les nerfs qui se rendent de la moelle épinière aux muscles du basventre, le vomissement cessait de s'opérer.

La possibilité du vomissement chez l'homme sans le concours du diaphragme et par le seul concours des muscles abdominaux est démontrée par des faits d'anatomie anormale. Quand il y a une ouverture congénitale ou accidentelle du diaphragme faisant communiquer le ventre avec la poitrine, l'estomac, situé dans cette dernière cavité et au-dessus du diaphragme, vient se mettre en contact immédiat avec le poumon, le vomissement peut bien encore se produire ; mais ceci peut s'expliquer par la compression de l'estomac au moyen des parois thoraciques et abdominales au moment de l'effort de l'expiration. Clauder, Bartholin, Graves et Stokes ont cité des cas semblables.

*Action du diaphragme.* — Il ne faudrait pas conclure de ce qui précède que le diaphragme ne prête pas son concours à l'acte du vomissement. Si vous enlevez la ceinture musculaire de l'abdomen, le diaphragme pourra encore produire le vomissement, à la condition de laisser la ligne blanche où l'estomac pourra être comprimé. Voici comment il agit. Il s'abaisse pendant que le poumon se remplit d'air, puis il devient rigide, forme un plan résistant sur lequel les muscles abdominaux viennent comprimer l'estomac. D'ailleurs le diaphragme lui-même opère une certaine compression par le seul effet de son abaissement. Il faut avouer que pendant cette contraction ses piliers peuvent resserrer le cardia et empêcher le passage des matières dans l'œsophage. Aussi cet obstacle ne serait qu'imparfaitement surmonté, s'il ne venait s'y ajouter le concours de ce dernier organe. J'ai montré que le diaphragme paralysé dans sa moitié gauche pouvait encore permettre et même favoriser le vomissement d'une manière passive (voyez *Comptes rendus et mémoires de la Société de biologie*, t. IV, p. 5).

*Action de l'œsophage.* — Les derniers organes que nous venons d'examiner sont soumis à la volonté. S'il n'y avait qu'eux pour accomplir le vomissement, nous pourrions vomir à volonté ; mais il n'en est point ainsi. Cela tient à ce que l'œsophage, sur lequel notre volonté ne peut agir, vient apporter son concours. Sa contraction est brusque, et elle se montre surtout dans les fibres longitudinales qui, de cet organe, se répandent sur l'estomac perpendiculairement à son grand diamètre. Par leur contraction ces fibres ouvrent le cardia et font cesser en même temps la résistance que la contraction presque permanente des fibres circulaires du bas de l'œsophage oppose à la sortie des matières renfermées dans l'estomac. Hunter et M. Bérard pensent que l'œsophage s'emplit largement du contenu de l'estomac avant que l'éjaculation ait lieu par la gorge. On doit se demander si le vide virtuel qui s'établit dans la poitrine, lorsque le diaphragme fait un effort pendant que la glotte fermée refuse le passage de l'air, ne pouvait pas contribuer à dilater l'œsophage, qui exercerait ainsi une sorte d'action aspiratrice. M. Bourdon a voulu faire jouer un rôle très grand à la constriction de la glotte. D'après lui, cette constriction est si importante que les animaux dont la trachée est ouverte ne pourraient plus vomir Nous pensons qu'il y a exagération, parce que les malades qui ont subi la trachéotomie n'en vomissent pas moins aussi facilement qu'avant l'opération.

*Phénomènes du vomissement.* — Jusqu'ici nous avons vu comment chaque organe se comporte isolément, voyons maintenant quel est l'effet produit par leur concours simultané. A la nausée succèdent bientôt et involontairement des contractions convulsives des muscles abdominaux et du diaphragme ; les premières ne sont pas très intenses, mais celles qui suivent le deviennent davantage ; enfin, elles ont une force telle que les matières contenues dans l'estomac surmontent la résistance du cardia, et sont, pour ainsi dire, lancées dans l'œsophage et dans la bouche. Le même effet est reproduit plusieurs fois de suite ; il cesse ensuite pour reparaître au bout d'un temps plus ou moins long. Magendie a observé sur les animaux que pendant les nausées et durant les efforts de vomissement, ils avalent de l'air en quantité considérable ; cet air, d'après ce physiologiste, paraît destiné à favoriser la pression que les muscles abdominaux exercent sur l'estomac. Il est probable que chez l'homme le même phénomène a lieu. En même temps que les matières arrivent dans le pharynx, la glotte se ferme et le passage dans les fosses nasales est empêché par le même mécanisme que dans la déglutition. Cependant il arrive plus souvent dans le vomissement que dans la déglutition que cet obstacle opposé par le voile du palais et ses piliers se trouve franchi, parce que la contraction des muscles pharyngo-staphylins n'a pas été assez prompte ou a été incomplète dans le premier de ces actes.

*Historique des opinions sur le mécanisme du vomissement.* — On peut diviser les physiologistes en trois classes relativement à leur opinion sur le vomissement ; les uns en attribuaient presque exclusivement l'accomplissement à l'estomac ; les autres rapportaient tout à l'action des parois abdominales et du diaphragme ; les autres ont une opinion mixte et font intervenir les deux ordres d'agents.

Première opinion. *L'estomac accomplit seul le vomissement.* — Wepfer, Perrault, Lieutaud, Portal, Maingault, Bourdon, en sont les défenseurs. D'après eux, le mouvement antipéristaltique établi du pylore vers le cardia amène le vomissement, les fibres circulaires sont les agents de cette action. Dans d'autres cas cet acte a lieu par un mécanisme différent. On voit, en effet, sur des animaux vivants, la partie antérieure de l'estomac se rapprocher de la postérieure avec secousse et un certain bruit, accompagné de l'éjaculation des aliments.

A l'appui de cette opinion, Wepfer avait fait l'expérience suivante : il avait tiré l'estomac hors de la cavité abdominale chez un animal vivant, et il avait vu cet estomac se vider tout seul des matières qu'il contenait.

Wepfer et Perrault ont vu aussi qu'après la division du diaphragme, ou bien dans l'inaction de ce muscle, l'estomac se vidait. Lieutaud admit que si les parois abdominales et le diaphragme étaient les agents du vomissement, celui-ci devrait être volontaire, et cependant il ne l'est pas. Il ne croit pas que l'estomac, profondément caché sous les côtes, puisse être atteint par les parois abdominales. Il cite l'exemple d'une personne qui, tourmentée de nausées, n'avait pu se soulager, parce qu'il y avait une paralysie de l'estomac. Portal assure avoir vu la contraction du viscère et l'expulsion des matières pendant l'expiration.

Maingault constata aussi qu'en liant l'intestin, l'estomac se vidait tout seul. Enfin, Bourdon ayant eu occasion d'observer une femme qui, tourmentée de nausées, n'avait pu accomplir le vomissement, et ayant constaté ensuite, par l'autopsie cadavérique, que cette femme était atteinte d'un squirrhe occupant toute l'étendue de l'estomac, sauf le voisinage du cardia, tira de cette observation la conséquence que, puisqu'il n'avait manqué, pour la production du vomissement, ni les nausées, ni la coopération du diaphragme, ni celle des muscles abdominaux, l'absence du vomissement ne pouvait être attribuée qu'à la désorganisation de l'estomac.

On ne peut tirer de toutes ces observations d'autre conclusion légitime que la suivante : pour que le vomissement ait lieu, l'estomac doit y prendre une certaine part.

**Deuxième opinion.** — *Les muscles abdominaux et le diaphragme accomplissent seuls le vomissement.* — Chirac, Van-Swieten, Bayle, Schwartz, Magendie, ont produit des arguments en faveur de cette doctrine.

Chirac, ayant provoqué le vomissement chez un chien au moyen de l'émétique, remarqua que l'estomac se mouvait à peine. Van-Swieten avait vu que l'irritation de l'estomac chez des chiens vivants ne provoquait pas le vomissement, et que sur un animal se livrant à cet acte, le mouvement antipéristaltique était peu apparent, léger, et qu'il survenait tard. Bayle, professeur à Toulouse, donne de l'émétique à un chien, le vomissement arrive, et introduisant son doigt dans l'estomac, il ne sent aucune pression de la part de ce viscère.

Schwartz fit sortir l'estomac de la cavité abdominale, le vomissement ne s'opéra qu'en le pressant avec la main. Il ne se dissimule pas que la contraction du diaphragme ne puisse resserrer l'œsophage au moyen des piliers ; mais il s'est assuré que l'ouverture œsophagienne du diaphragme n'est point resserrée pendant la contraction du muscle, et que, d'une autre part, l'évacuation de l'estomac n'a pas lieu précisément pendant l'inspiration, mais pendant le temps qui la sépare de l'expiration.

Magendie a apporté de nouvelles expériences en faveur de cette doctrine. Pour prouver que l'on peut vomir sans le secours de l'estomac, il s'assure d'abord qu'un animal auquel on a extirpé ce viscère et injecté de l'émétique dans les veines éprouve cependant des nausées et des efforts de vomissement; puis il substitue à l'estomac d'un chien une vessie de cochon modérément remplie d'eau tiède, il fait la suture des parois abdominales, il injecte la solution d'émétique dans une veine et voit les contractions du diaphragme et des muscles abdominaux vider avec secousse cet estomac postiche. Pour prouver, d'une autre part, qu'on ne peut vomir sans le concours des puissances qui compriment l'estomac, il paralyse le diaphragme par la ligature des nerfs phréniques; alors le vomissement est plus faible, opéré qu'il est par les muscles abdominaux tout seuls. Sur un autre chien, il enlève la ceinture musculaire de l'abdomen en laissant le péritoine intact, ainsi que la ligne blanche; l'estomac, vu au travers du péritoine, paraît immobile pendant les contractions du diaphragme qui ne le vident qu'incomplétement. Le vomissement devient impossible, si en même temps on supprime l'action du diaphragme par la ligature des nerfs phréniques et celle des muscles abdominaux.

**Troisième opinion.** *L'estomac, les muscles abdominaux, le diaphragme, l'œsophage concourent à l'acte du vomissement.* — Haller,

Béclard, Legallois, M. le professeur Bérard, ont soutenu cette doctrine. Si l'on examine un homme en proie au vomissement, on peut voir la part de chacun de ces organes. Le foyer du mal est dans l'estomac, d'où la nausée, la tristesse, la faiblesse approchant de la syncope, avec pâleur de la face, pouls petit et débile. Déjà le ventricule éprouve le mouvement antipéristaltique qui peut quelquefois accomplir le vomissement, mais qui le plus souvent entraîne dans son action les contractions spasmodiques et involontaires du diaphragme et des muscles abdominaux. Alors on observe l'effort, accompagné de tous ses phénomènes : inspiration véhémente, congestion du sang à la tête, céphalalgie, face livide, veines gonflées, sueur abondante.

Béclard fut chargé, par la Société de médecine, de tenter de fixer enfin la science sur ce sujet. Il fit un grand nombre d'expériences et observa successivement les effets de la section de l'œsophage, des nerfs diaphragmatiques et des parois abdominales. Il arrive à ces résultats : 1° L'œsophage, coupé en travers et pendant hors de la plaie par son bout supérieur, éprouve des contractions brusques, des mouvements alternatifs de resserrement et de dilatation, et il chasse de haut en bas quelques bulles d'air pendant ces contractions. 2° L'estomac, soustrait à l'action des puissances musculaires, n'a jamais pu expulser les matières qu'il contenait ; mais il suffisait de la contraction du diaphragme ou des muscles de la paroi antérieure de l'abdomen, pour que le vomissement eût lieu, lorsque l'estomac était distendu par une grande quantité de liquide, et qu'alors il n'était pas nécessaire que la compression fût très forte. Les autres faits à l'appui de cette opinion mixte ont été exposés dans la partie dogmatique.

*Du vomissement selon les âges.* — Tout le monde sait que chez les enfants à la mamelle le vomissement s'accomplit sans efforts et sans signe de malaise, tandis que chez l'adulte il devient très difficile et quelquefois impossible. Schultz attribue cette différence à la forme de l'estomac aux divers âges de la vie. L'estomac de l'enfant, dit-il, est allongé en forme de cône comme celui d'un carnivore, ses deux courbures sont presque parallèles ; l'œsophage s'insère à l'extrémité gauche, au fond même de l'estomac et à une grande distance du pylore. Chez l'adulte, au contraire, la disproportion entre la grande et la petite courbure est portée très loin ; la grande courbure, prolongée jusque dans la région splénique, forme à gauche du cardia un grand cul-de-sac. J'ai cherché à vérifier par moi-même jusqu'à quel point l'opinion de Schultz était vraie. J'ai examiné comparativement la forme, la direction et les rapports de l'estomac chez l'adulte et l'enfant à la mamelle. J'ai reconnu que les assertions de Schultz étaient exactes quant à la forme et j'en ai déduit les mêmes conséquences que lui. Mais je crois, de plus, que la direction et les rapports de cet organe peuvent avoir quelque influence sur la manière dont le vomissement a lieu chez l'adulte et l'enfant à la mamelle.

En effet, la direction de l'estomac de l'enfant se rapproche beaucoup de la verticale, c'est-à-dire que le pylore se trouve presque sur la même ligne que le cardia ; de là un passage plus facile vers l'œsophage. D'un autre côté, on sait que chez l'enfant à la mamelle, le lobe gauche du foie a encore un volume assez considérable. Ce lobe interposé entre les parois abdominales et l'estomac favorise la compression de ce dernier viscère, ce qui exige alors de moins grands efforts pour produire le vomissement.

*Du vomissement chez les animaux. — Solipèdes. — Ruminants.* Dans les considérations qui précèdent, nous avons envisagé le vomissement chez l'homme et chez les carnivores ; nous devons l'étudier actuellement sur les solipèdes et les ruminants.

Le cheval et les autres solipèdes ne vomissent point ou ne vomissent que rarement et avec difficulté. Comment s'expliquer cette particularité. Les expériences de Bertin, de MM. Flourens et Colin démontrent que l'obstacle au vomissement des solipèdes réside dans la constriction du sphincter cardiaque et dans celle du renflement musculeux de l'extrémité inférieure de l'œsophage. Voilà la cause principale, les causes accessoires sont : 1° la petitesse de l'estomac ; 2° sa séparation des parois de l'abdomen ; 3° son peu de distension dans les circonstances ordinaires ; 4° le séjour peu prolongé dans l'estomac des matières alimentaires passant rapidement dans l'intestin par un pylore toujours béant ; 5° enfin, le système nerveux des solipèdes est peu impressionnable par les agents mécaniques ou médicamenteux qui provoquent le vomissement.

Malgré toutes ces circonstances, on a vu des chevaux pouvoir exécuter l'acte du vomissement, et ce phénomène n'est pas rare. Dans cas, M. Renault pense qu'il y a paralysie de l'estomac, mais de nombreuses expériences faites par M. Colin viennent infirmer cette manière de voir. Il suffit donc, pour expliquer le phénomène, d'invoquer le relâchement de l'anneau cardiaque.

Il est certain que ces ruminants vomissent quelquefois. Tout porte à croire que les matières expulsées viennent du rumen, de telle sorte qu'il y a plutôt une réjection ordinaire qu'un véritable vomissement.

*Accidents observés dans le vomissement.* — Boerhaave a désigné sous le nom de *morbus atrox* un accident dont il a été témoin.

L'œsophage, distendu par les matières expulsées de l'estomac, fut déchiré et les matières arrivèrent dans la poitrine. Le diaphragme, la rate, les grosses veines de l'abdomen, les capillaires du cerveau se sont rompus, dit-on, pendant le vomissement. On parle aussi de hernies et de la rupture de l'estomac lui-même (Dupuy). Cependant il ne faudrait pas s'imaginer que ces accidents soient fréquents. J'ai entendu dire à M. Beau, médecin de l'hôpital Cochin, que dans sa pratique il n'avait jamais eu l'occasion d'observer des accidents semblables.

## SECTION V.

### De l'acte des intestins grêles, ou de la chylification.

*Définition.* — C'est un acte dans lequel les matières alimentaires sont converties en *chyle* et rendues propres à l'absorption au moyen des liquides particuliers qui se trouvent dans le canal des intestins grêles. Deux liquides principaux concourent à cet acte : ce sont la bile et le suc pancréatique.

L'importance de cet acte est plus considérable qu'on ne l'avait cru jusqu'ici, et elle est plus grande peut-être que celle de l'estomac. Dans une note lue à la Société de biologie, M. Segond s'est attaché à faire voir la supériorité de l'intestin grêle sur l'estomac, et il a combattu la vieille hypothèse de Galien sur la prépondérance de l'estomac, hypothèse qui règne encore dans nos écoles et qui a été suivie par Aristote et Vicq d'Azyr. Or, dit M. Segond, il importe aujourd'hui de renverser une hypothèse qui, malgré la signification de beaucoup d'expériences, pourrait longtemps encore entretenir une fausse notion du canal alimentaire, et réagir par suite sur les recherches physiologiques. En examinant le canal intestinal au point de vue philosophique, on arrive à reconnaître très nettement que la partie la plus fixe, et par conséquent la plus importante de ce conduit, est l'*intestin grêle*. La structure de cette partie et ses connexions avec certains appareils sécréteurs annexes; le petit nombre d'anomalies qu'elle peut présenter par rapport à celles des autres parties de l'organisme ; son développement primordial chez l'embryon, la disparition successive, dans la série des animaux, des parties qui la précèdent ou la suivent ; le danger, proportionnellement plus grand, des maladies et des opérations qu'elle subit pendant la vie, tout concourt à établir la prépondérance marquée de l'intestin grêle sur les autres parties du canal alimentaire.

Les faits que nous allons exposer viendront encore nous confirmer cette vérité émise par M. Segond.

Si nous jetons un coup d'œil sur l'ensemble des organes qui

concourent à cet acte, nous voyons qu'il est assez simple. D'un côté, un long tube susceptible de se mouvoir, libre et flottant dans la cavité abdominale, et ayant à sa face interne une série d'éminences, soit pour arrêter, soit pour absorber les matières dont l'élaboration est faite. D'un autre côté, des organes glandulaires disséminés soit dans l'épaisseur de ses tuniques, soit réunis en masse comme le pancréas et le foie, qui sécrètent sans cesse de nouveaux liquides dont le mélange avec le chyme sert à perfectionner son élaboration. Aussi, pour exposer les phénomènes qui se rapportent à cet acte le plus important de la digestion, nous les diviserons en *phénomènes mécaniques* et en *phénomènes chimiques*.

### A. *Des phénomènes mécaniques de la chylification.*

Les aliments chymifiés dans l'estomac sortent de ce viscère par portions distinctes et successives, ainsi que nous l'avons déjà dit. En franchissant le pylore, ils parviennent dans le duodénum et s'y accumulent. Cette première partie de l'intestin grêle, distincte de tout le reste par son ampleur, par sa position hors de la cavité du péritoine, ce qui lui permet de se dilater beaucoup, par sa fixité, et surtout par l'ouverture des conduits biliaire et pancréatique, qui y versent les fluides de ce nom ; cet intestin, disons-nous, a été considéré comme un second estomac dans lequel s'opérait une élaboration plus importante encore que celle que nous venons de voir se passer dans ce viscère. Il est, sous ce rapport, le siége de la chylification. Le chyme, immédiatement reçu dans la première courbure du duodénum, et poussé *à tergo* et au fur et à mesure par celui qui sort de l'estomac, s'étend de proche en proche dans les seconde et troisième courbures ; il s'accumule dans cet intestin qui est un peu distendu, et s'arrête surtout dans les lacunes formées par les valvules conniventes, replis transverses et permanents qui multiplient l'étendue de ses points de contact avec le chyme dont la marche est ainsi retardée. La pâte chymeuse s'y mélange avec les fluides biliaire et pancréatique, dont l'excrétion, qui paraît continue, est augmentée par la présence du chyme dans le duodénum, et peut-être par la compression de l'estomac sur les glandes qui sont destinées à les sécréter. D'autres liquides sont en outre mêlés au chyme : ce sont les fluides exhalés et sécrétés en abondance à la surface de la muqueuse. La présence du chyme dans cette partie du canal alimentaire provoque bientôt sa contraction ; une partie de la masse qu'il contient est poussée dans l'intestin grêle, l'autre portion, arrêtée dans les lacunes, dans les anfractuosités, à la surface du duodénum, est remplacée par d'autres matières, et suit, sous l'influence de nouvelles contractions, la direction des premières. Arrivé dans l'intestin grêle, où il se mélange également avec les liquides qui y ont coulé du duodénum ou qui y sont sécrétés, le chyme s'accumule dans sa partie supérieure: mais, poussé successivement par de nouvelles contractions, et changeant graduellement de consistance, de couleur et de nature, il se répand dans les dernières portions de ce viscère jusqu'au cæcum, mais d'abord moins abondant dans ces dernières portions, dans l'iléon, jusqu'à ce que, par leurs contractions réitérées, le duodénum et le jéjunum se soient presque entièrement débarrassés des matières alimentaires qu'ils ont reçues de l'estomac, époque à laquelle l'iléon contient presque entièrement le résidu de la digestion ou en a déjà transmis une partie dans le gros intestin.

Cette marche des matières alimentaires à travers le duodénum et l'intestin grêle est assez lente et n'a pas lieu d'une manière continue; l'étendue d'intestins qu'elles ont à parcourir pendant cette période de la digestion forme, comme on le sait, les trois quarts environ de la longueur totale du tube digestif Après un séjour plus ou moins prolongé dans le duodénum, dont elles sont successivement chassées par les contractions péristaltiques, elles s'avancent dans l'intestin grêle par un mouvement progressif, mais non continu et régulier, depuis le pylore jusqu'à la valvule iléo-cæcale. Ces contractions ne se manifestent qu'à des époques variables, tantôt dans un sens, tantôt dans un autre, quelquefois dans plusieurs parties à la fois. Les courbures multipliées que forme l'intestin grêle se redressent, s'effacent alors successivement: mouvement que favorise la disposition du jéjunum et de l'iléon, libres dans la cavité abdominale, où ils ne sont retenus que lâchement par un de leurs bords à un repli du mésentère. D'après cela, la masse chymeuse ne peut que traverser toute la longueur de l'intestin grêle dont le trajet est si étendu, retardée encore dans son cours par les nombreux circuits de l'intestin, par les directions diverses qu'elle doit suivre, souvent contre son propre poids, retardée enfin par les valvules conniventes qui se dressent en travers sur son passage. Les obstacles qui naissent de la multiplicité de ces valvules et de l'abondance des matières diminuent bien dans l'iléon et à mesure que celles-ci s'approchent du cæcum ; mais ils sont contrebalancés par la consistance plus grande de ces matières, ce qui contribue à rendre leur marche plus lente et plus difficile.

Le cours de ces matières, qui ne franchissent ordinairement l'intestin grêle, comme on le voit, qu'après un temps assez long, est quelquefois très rapide : c'est dans le cas de mauvaise digestion. Alors les contractions de l'intestin se pressent, une grande quantité de liquide est sécrétée à sa surface et entretient ou augmente la liquidité des matières qui traversent alors en peu d'instants tout le tube intestinal. Du reste, leur progression est, dans l'état normal, soumise à des variétés de vitesse et de lenteur qui tiennent, d'une part, à l'état différemment irritable de l'intestin, suivant une foule de circonstances, et de l'autre aux qualités plus ou moins stimulantes du chyle lui-même. On sait à ce sujet, en particulier, que le trop ou le trop peu des principes de la bile qui le pénètre accélère ou retarde beaucoup sa marche, et il est connu de tout le monde que, dans l'ictère, qui le laisse privé de cette humeur, le ventre est très paresseux.

Les mouvements de l'intestin sont sujets à quelques irrégularités ; la preuve, c'est la rapidité avec laquelle ils peuvent s'exécuter de haut en bas dans certaines diarrhées, tandis que, d'autres fois, ces mouvements s'exécutent en sens inverse : ils sont alors *antipéristaltiques*, comme cela a lieu dans la colique de miséréré, affection dans laquelle les matières intestinales ne trouvant point d'issue par en bas, soit qu'il y ait étranglement, obstruction ou compression de l'intestin, sont ramenées dans l'estomac et rejetées par le vomissement. D'ailleurs, il ne faut pas l'oublier, ce mouvement antipéristaltique est toujours associé au mouvement péristaltique, ce qui fait que les matières descendent, remontent et parcourent ainsi plusieurs fois le même espace. De là résultent un mélange plus parfait des parties contenues dans l'intestin grêle, des réactions plus intimes de ces parties les unes sur les autres, un contact plus multiplié avec les surfaces absorbantes.

*Quelle est la cause qui fait prédominer le mouvement qui porte les matières intestinales vers l'anus?* — Burdach donne à ce sujet d'assez pauvres explications qu'il emprunte à Haller, et qui ne sont pas toutes conformes aux principes de la physique : les voici. L'impulsion qui commence par en haut, le vide qui s'opère dans les parties inférieures par suite des évacuations alvines, l'ampleur relativement plus considérable du gros intestin, l'action de la valvule iléo-cæcale, laquelle s'oppose à la rétrogradation des matières, la vitalité plus grande dans les parties supérieures que dans les parties inférieures du tube digestif. On a invoqué aussi l'épaisseur et l'énergie plus grandes des plans musculaires dans les parties supérieures du tube digestif. M. le professeur Bérard pense que la principale cause siége dans le système nerveux, qui coordonne ces contractions de manière à faire prédominer le mouvement péristaltique. Il est à remarquer qu'une irritation locale cause souvent l'interversion du mouvement : c'est ainsi qu'un simple pincement de l'intestin grêle, dans une hernie, peut amener des vomissements de matières fécales.

Les deux plans de fibres musculaires de l'intestin concourent de la manière suivante à ces mouvements. Les faisceaux circulaires qui représentent des cercles ou des portions de cercle régulièrement séparées les unes des autres, et non, comme quelques-uns l'ont dit, des fibres en spirale, resserrent et étranglent l'intestin en travers. Ces parties rétrécies et rigides servent alors de point fixe pour la contraction des fibres longitudinales, qui, en se raccourcissant, ont le double effet d'amener l'intestin au-devant des matières que les fibres circulaires repoussent et de redresser l'intestin en agissant sur la convexité de son bord libre.

Chez l'homme, les fibres longitudinales du jéjunum et du commencement de l'iléon constituent, vers le bord de l'intestin opposé au mésentère, une véritable bande, large de 1 centimètre environ, plus épaisse sur le milieu que sur les côtés. Elles ne forment que des stries irrégulières et peu épaisses vers le bord adhérent de l'intestin. Dans les deux tiers inférieurs de l'iléon, la couche musculaire devient plus épaisse, plus régulièrement cylindrique, et elle cache presque complétement les fibres circulaires sous-jacentes (Bérard).

### B. *Phénomènes chimiques de la chylification.*

Pendant leur trajet dans l'intestin grêle, les matières alimentaires se montrent avec des qualités différentes sous le rapport de l'aspect, de la couleur, de la consistance et de la composition. Jusqu'à la hauteur de l'orifice des conduits cholédoque et pancréatique, le chyme reste dans le duodénum ce qu'il était en sortant de l'estomac ; mais dès qu'il s'est mêlé aux fluides biliaire et pancréatique, il prend une couleur jaunâtre ; sa saveur acide et son odeur aigre diminuent beaucoup ; il acquiert de nouvelles propriétés qui lui permettront une plus facile absorption. Il faut dès lors que nous cherchions la cause de ces changements.

Outre la chaleur et l'agitation auxquelles est soumis le chyme dans l'intestin grêle, et qui constituent une cause puissante de réaction chimique, trois sortes de fluides s'y mélangent : ce sont la *bile*, le *suc pancréatique*, et les *sucs intestinaux*.

#### *Du rôle du suc intestinal.*

Nous allons examiner d'abord l'action du suc intestinal formé du mélange successif de la bile, du suc pancréatique et du suc gastrique, puis nous examinerons celle du suc intestinal proprement dit liquide spécial sécrété par les follicules de l'intestin.

1° *Action sur les aliments du liquide formé de la bile, du suc pancréatique, du suc gastrique et de la salive.* — D'après MM. Cl. Bernard et de Chaniac (1), ce mélange agit avec énergie sur tous les principes alimentaires ; il émulsionne les corps gras, modifie les substances albumineuses, transforme l'amidon en sucre. On peut, du reste, se convaincre ainsi que l'a démontré M. Cl. Bernard, que ses propriétés digestives énergiques sont dues à l'union du suc pancréatique et de la bile ; car en mêlant ensemble ces deux liquides, ils donnent un liquide offrant toute la puissance liquéfiante que nous venons d'indiquer.

2° *Action du suc intestinal proprement dit.*— Personne ne doute aujourd'hui de l'existence des sucs sécrétés à la face interne de l'intestin. On peut s'en convaincre par l'observation directe : si l'on ouvre un intestin grêle sur un animal vivant, si l'on absterge la membrane interne, et si on la touche avec du vinaigre étendu d'eau, on voit sourdre le suc intestinal. D'ailleurs, ce suc peut provenir de plusieurs sources : 1° les glandes de Brunner ; 2° les follicules de Lieberkuhn. Le suc complexe qui est fourni par tous ces organes se compose : 1° d'une partie plus tenace, plus liquide, moins cohérente que le mucus provenant surtout des follicules de Lieberkuhn et peut-être de l'action perspiratoire ; 2° du mucus intestinal, humeur plus ou moins visqueuse entraînant avec elle des cellules d'épithélium cylindrique qu'une mue incessante détache de la membrane muqueuse.

La sécrétion se trouve augmentée au moment où le chyme arrive dans l'intestin. Si beaucoup d'aliments sortent de l'estomac sans avoir été chymifiés, une sécrétion abondante a lieu et la diarrhée survient. La bile fait augmenter aussi cette sécrétion (Eberle). Le cheval, qui n'a pas de vésicule biliaire et chez qui la bile coule dans l'intestin à mesure qu'elle est sécrétée, a plus de suc intestinal, à jeun, que le chien. Il y a dans la matière médicale toute une série de médicaments qu'on appelle *purgatifs*, qui sont destinés à augmenter cette sécrétion.

On ne connaît pas bien la composition du suc intestinal, parce qu'il est impossible de le soumettre à l'analyse, attendu qu'on ne peut pas le recueillir à l'état de pureté comme le suc gastrique. Tiedemann et Gmelin lui trouvent beaucoup d'analogie avec l'albumine coagulée. Leuret et Lassaigne pensent que ces sucs sont les mêmes que ceux de l'estomac.

(1) Supplément au *Dictionnaire des dictionnaires de médecine*, art. DIGESTION, p. 231.

Cette liqueur complexe sécrétée par l'intestin grêle facilite le glissement de la matière chyleuse, en rendant le chyme plus fluide et en lubrifiant la surface interne de l'intestin. Le mucus intestinal, qui a la propriété d'absorber l'eau et d'autres liquides, semble servir par là d'intermédiaire entre les aliments dissous, le suc pancréatique et la bile. Ce mucus qui couvre les villosités intestinales est probablement aussi l'intermède au moyen duquel l'absorption se fait dans l'intestin grêle.

La portion liquide du fluide intestinal toujours mêlée du reste à des portions de bile et de suc pancréatique rougissant par le chlore qu'on retrouve jusque dans les fèces, paraît exercer une action liquéfiante sur plusieurs restes d'aliments qui ont passé dans l'intestin grêle avec le chyme, et que l'estomac n'avait pas complétement dissous. Enfin, les parties aqueuses du liquide intestinal, principalement les matières animales qu'il contient, sont absorbées avec les portions dissoutes des aliments par la membrane muqueuse de l'intestin grêle et ses vaisseaux lymphatiques ; de là vient que le mucus acquiert plus de consistance à mesure qu'il avance vers le cæcum.

*Des phénomènes de la chylification considérés dans leur ensemble.*

Nous venons de faire l'analyse de la chylification ; il faut que nous examinions maintenant l'ensemble des phénomènes qui la composent.

1° *Les matières contenues dans l'intestin grêle sont-elles acides ou alcalines?* — D'après M. Cl. Bernard, il n'y aurait rien de fixe sur ce point. En effet, ses expériences ont montré que l'état acide ou alcalin de l'intestin grêle variait suivant l'espèce d'aliment dont on a fait usage. Des chiens sont tués quelques heures après avoir fait un repas composé exclusivement de matières animales ; le contenu de l'intestin grêle était acide. Chez les lapins nourris exclusivement avec des substances végétales, il était alcalin. Si l'on renverse l'expérience et que l'on nourrisse les lapins avec de la viande exclusivement, et les chiens avec des substances végétales, on trouve chez les premiers un état acide et chez les seconds un état alcalin.

Des expérience faites par M. Bouchardat et Sandras viennent à l'appui de l'opinion de M. Cl. Bernard. Deux lapins nourris avec des pommes de terre coupées de fécule de pomme de terre et de son privé de tout principe farineux, un lapin nourri d'orge et d'eau distillée, avaient l'estomac très acide et le contenu de l'intestin grêle manifestement alcalin. Une poule, trois pigeons, nourris avec de l'orge, donnèrent le même résultat.

Cependant on ne saurait contester qu'il y a une tendance à l'état alcalin, tout en admettant l'influence du régime. Ainsi, en examinant les liquides qui arrivent à la surface de la muqueuse de l'intestin grêle, nous les trouvons tous alcalins. Voilà autant de causes qui feront passer le chyme de la réaction acide à la réaction alcaline. Il peut arriver aussi que ces causes ne soient pas suffisantes et que l'état acide persiste, comme le montrent les expériences si nombreuses de Tiedemann et de Gmelin.

2° *La couleur du chyme change dans l'intestin grêle.* — Nous avons vu que le chyme est grisâtre : quand il est dans l'intestin il devient jaunâtre, et cette coloration se manifeste de plus en plus à mesure que l'on se rapproche davantage de l'extrémité inférieure de cette partie de l'intestin où les matières commencent à prendre déjà la couleur des fèces. Lorsqu'on examine le chyme au niveau du canal cholédoque, on y voit des filaments blancs qui vont en augmentant à mesure que les matières descendent vers le jéjunum.

La cause de cette coloration est due à la présence de la bile.

Tiedemann et Gmelin pensent que les filaments blancs ne sont pas produits par la bile, car, si on lie le canal cholédoque, ils se produisent tout de même.

3° *C'est dans l'intestin que se fait la véritable digestion.* — Haller, Tiedemann et Gmelin ont vu la liquéfaction de grumeaux de lait qui avaient passé de l'estomac dans le duodénum. Les parties solides du chyme s'y liquéfient aussi. D'après Astruc, si on lie le jéjunum d'un chien vivant pendant la digestion, si l'intestin est remis dans le ventre et l'animal sacrifié un peu plus tard, on trouve alors que, au-dessous de la ligature, là où une nouvelle quantité de bile et de suc pancréatique n'a pu parvenir, l'intestin est plein de grumeaux grisâtres ; au-dessus de la ligature, au contraire, les matières sur lesquelles ont opéré les fluides pancréatique et biliaire ont passé à l'état d'un liquide coulant et parfait.

Si l'on compare, sur des animaux ouverts pendant la digestion intestinale, le contenu du haut de l'intestin au contenu de sa partie inférieure, on trouve d'après Tiedemann et Gmelin, que, dans les cas assez rares où, chez les carnivores, les aliments sortent de l'estomac sans être liquéfiés, leur liquéfaction complète est opérée plus bas.

Les observations cliniques faites dans les cas d'anus contre nature prouvent aussi que dans l'intestin il se passe une véritable digestion, surtout pour les substances végétales.

L'anatomie comparée nous en fournit encore des preuves ; car les herbivores, qui ont un intestin grêle si long, doivent faire subir dans ce point des modifications aux végétaux dont ils se nourrissent.

Nous avons déjà vu que, d'après M. Cl. Bernard, le suc intestinal complexe offre des propriétés liquéfiantes très énergiques. Leuret et Lassaigne ont fait des expériences sur ce point. Pour se procurer ce liquide, ces expérimentateurs ont fait avaler à un chien plusieurs petites éponges enveloppées d'un linge fin : l'animal a été tué au bout de vingt-quatre heures. On a exprimé à part le suc absorbé par les éponges qui étaient restées dans l'estomac, et à part le suc absorbé par les éponges qui avaient pénétré dans le jéjunum.

Trois gros et douze grains de chacun de ces sucs, mêlés à un demi-gros de mie de pain, ont été mis dans des flacons bouchés à l'émeri et placés dans un bain à la température de 31 degrés. Au bout de quelques heures, des parcelles de pain commencent à se précipiter dans le flacon contenant le liquide mixte pris dans l'intestin. A la huitième heure, la précipitation était complète, et à la douzième, le tout était converti en liquide épais, homogène et jaunâtre. Il se dégagea de la bouteille, au moment où on l'ouvrit, du gaz ayant l'odeur des matières fécales. La dissolution du pain qui avait été mêlé au suc gastrique était bien moins avancée.

4° *Des substances directement introduites dans l'intestin grêle seraient-elles digérées ?* — D'après ce que nous savons, cela n'offre aucun doute s'il s'agit du liquide complexe que contient l'intestin ; mais le suc intestinal seul suffirait-il ? Il y a là-dessus quelques doutes, et les expériences faites par Magendie et Dieffenbach ne sont pas concluantes, puisqu'ils n'ont pas cherché à garantir l'aliment de l'influence du suc gastrique.

5° *Par le fait de la réaction du chyme sur la bile et le suc pancréatique il se dégage ordinairement du gaz.* — Magendie, Leuret et Lassaigne, Burdach, ont rendu compte de ce phénomène. D'après Magendie, ce dégagement de gaz aurait lieu depuis l'orifice du canal cholédoque jusque vers le commencement de l'iléon ; on n'en apercevrait aucune trace dans ce dernier intestin, ni dans la partie supérieure du duodénum, ni dans l'estomac. D'après Leuret et Lassaigne, il s'en dégage aussi dans une anse du duodénum comprise entre deux ligatures, mais la chose n'a pas lieu dans l'iléon. Burdach a vu que le chyme s'écoulant d'un anus contre nature placé très haut dans l'intestin grêle contenait toujours beaucoup de bulles d'air. Sylvius, qui avait connaissance de ce phénomène, l'expliquait par une *effervescence* due à la rencontre de la bile et du suc pancréatique, qu'il croyait acide.

6° *Analyse chimique du contenu de l'intestin grêle.* — Ce contenu varie suivant l'espèce d'aliments, mais il y a toujours une partie commune qui vient des glandes annexées à cette partie de l'intestin. Nous allons dès lors chercher ce qui existe chez un animal à jeun, puis nous verrons les modifications que les aliments divers peuvent y produire.

*A.* D'après Tiedemann et Gmelin, ce contenu était très peu considérable chez les chiens qui avaient jeûné complétement. Il ne consistait qu'en une couche mince, consistante, de mucus coloré en jaune par la bile. Mais chez les chiens qui avaient avalé du poivre et des cailloux, le liquide était abondant, jaune brunâtre, trouble, aqueux et souvent accompagné d'une matière plus consistante qui filait comme de l'albumine et de petits grumeaux muqueux opaques. Plus bas, ce liquide se fonçait en couleur, sa consistance augmentait et acquérait bientôt les caractères des matières fécales avec une odeur différente cependant.

L'analyse chimique de ce liquide leur présentait : 1° du *mucus;* 2° de l'*albumine* provenant du suc pancréatique (*pancréatine*) ; 3° une matière analogue à la *caséine* (*peptone* ou *albuminose*); 4° une matière précipitable par le chlorure d'étain qu'ils regardaient comme un mélange d'*osmazôme* et de matière *salivaire;* 5° une *matière rougissant par le chlore* et non par les acides (*pancréatine*) ; 6° enfin les principes de la bile.

*B.* — Voyons maintenant les modifications que subit ce contenu suivant les aliments.

*Aliments féculents.* — Nous savons déjà que ces aliments commencent à être attaqués par les liquides alcalins (salive, suc pancréatique). Il faut savoir ce qui arrive dans l'intestin. Si la fécule est crue, elle traverse, sans être beaucoup modifiée, tout le tube digestif des carnivores et même des omnivores; mais les choses se passent bien différemment chez les herbivores et les oiseaux granivores. Chez le cheval, par exemple, la fécule n'est pas beaucoup métamorphosée dans l'estomac, malgré l'action préalable de la salive; il en est de même chez le lapin. Mais dans l'intestin grêle la catalyse glucosique va avoir lieu. En effet, la matière prise dans la partie supérieure de cet intestin avait encore chez les chevaux la propriété de la fécule, mais elle la perdait peu à peu vers la partie inférieure (Tiedemann et Gmelin). Les mêmes phénomènes ont été constatés par M. Bouchardat et Sandras, chez les lapins et les pigeons en particulier.

Quant à la fécule cuite, non-seulement les mammifères herbivores et les oiseaux granivores la digèrent, mais l'homme, mais les mammifères carnivores, mais les oiseaux carnivores eux-mêmes, quand on change leurs habitudes, en opèrent la métamorphose en sucre. Tiedemann et Gmelin ont vu cette transformation arriver déjà dans l'estomac. D'après M. Bouchardat et Sandras, l'action s'opère avec lenteur chez l'homme et les carnivores ; elle n'est pas toujours complète, puisqu'on trouve fréquemment dans les excréments des parties féculentes non altérées.

Voici ce qu'on trouve alors dans l'intestin grêle : 1° des parties encore intactes de fécule ; 2° de la dextrine ; 3° des traces de glucose ; 4° des traces d'acide lactique ; 5° les autres principes sécrétés par les glandes.

*Matières grasses.* — Nous avons vu qu'elles sortent intactes de l'estomac, et nous savons par les expériences de M. Cl. Bernard, que c'est dans l'intestin grêle qu'elles sont digérées et absorbées (voyez t. I, p. 343 à 345, et 75 à 81).

*Matières albuminoïdes, gélatine, aliments composés.* — Le suc gastrique ne suffit pas pour les digérer, quoi qu'on en ait dit. On retrouve, en effet, les éléments anatomiques des muscles, nerfs, etc., dans le chyme du duodénum et même au delà très reconnaissables, mais seulement devenus plus pâles, plus transparents (Cl Bernard et Ch. Robin). Ces matières gonflées par le suc gastrique, ainsi que nous l'avons dit, subissent bientôt l'action catalytique liquéfiante du mélange de bile et de suc pancréatique, et la quantité d'éléments anatomiques reconnaissables à l'aide du microscope, va rapidement en diminuant de quantité à partir du duodénum, comme pour les fécules et leurs analogues, comme pour les graisses aussi ; c'est donc dans l'intestin grêle que se passent les phénomènes essentiels de la digestion des substances azotées, phénomènes qui consistent en une liquéfaction. Le résultat de cette liquéfaction est la production d'une matière demi-liquide dans l'intestin grêle (*matière salivaire, gélatiniforme, osmazôme du chyme*, de Tiedemann et Gmelin, Eberle, Schwann, Simon, Prevost et Morin), qui passe dans les capillaires de la veine porte où elle se trouve à l'état liquide. Elle offre là les caractères du principe appelé *albuminose* ou *peptone*, caractères qu'elle offrait déjà à l'état gélatiniforme dans la cavité de l'intestin grêle.

Ce que l'on entend par *théorie de la digestion intestinale* se réduit donc aux faits suivants. Dans l'estomac s'opère une action préparatoire pour les phénomènes subséquents Mais qui dit préparatoire, ne dit point accessoire, non plus qu'inutile ; c'est, au contraire, une action indispensable, sans laquelle le reste n'est rien ou presque rien, sinon la cause de troubles morbides comme la pathologie en montre tant d'exemples. Dans cet acte préparatoire, toutes les substances azotées et même les tissus parenchymateux des plantes ont été modifiés profondément dans leur constitution moléculaire, mais rien ou presque rien n'a été liquéfié, comme le montre l'examen à l'aide du microscope, des tissus ingérés pris successivement aux différents endroits de l'intestin. Bientôt, sous l'influence successive du liquide des glandes de Brunner (très développées chez les herbivores), du liquide des follicules de l'intestin grêle et surtout du mélange de bile et de suc pancréatique, on voit se liquéfier par l'action catalytique indiquée plus haut (p. 61 et 62), les substances azotées solides et changer de nature les substances organiques liquides. A mesure de leur liquéfaction a lieu leur absorption (voyez t. I, p. 81 à 85), avec les substances salines et autres matières liquides, par elle-mêmes ou par dissolution. En même temps s'opèrent la liquéfaction des fécules de la manière que nous venons d'indiquer, puis l'émulsion et le dédoublement des principes gras, spécialement à l'aide du suc pancréatique, tandis que la bile semble agir surtout sur les substances azotées, bien qu'elle ne puisse agir ainsi en dehors de tout mélange avec les autres liquides, le pancréatique surtout (voyez t. I, p. 328 à 330). Enfin, à mesure des actes de liquéfaction de certains principes, d'émulsion et dédoublement d'autres, etc., caractérisant principalement la digestion intestinale, s'opère un acte qui en est très distinct, l'absorption. C'est la manifestation d'une propriété de tissu (voyez t. I, p. 74 à 84), qui ne doit point être confondue avec les actes fonctionnels complexes qui aboutissent à un résultat commun, le passage de matériaux solides à l'état liquide et absorbable. (Ch. Robin.)

## SECTION VI.

### De l'acte du gros intestin, ou de l'acte de la déjection.

*Définition.* — C'est l'acte au moyen duquel l'économie se débarrasse des matériaux naturellement impropres à l'absorption, et de ceux qui, pouvant être absorbés, ne l'ont pas été en raison de conditions diverses.

Après avoir parcouru l'intestin grêle, le chyme se trouve dépouillé de toutes les parties alibiles qu'ont entraînées les vaisseaux absorbants, et il devient dès lors de moins en moins propre à l'absorption. C'est alors que l'économie cherche à s'en débarrasser : tel est l'acte que nous allons décrire. L'appareil qui y préside est le gros intestin. Il est assez simple ; c'est un large canal disposé en forme de fer à cheval situé dans la cavité abdominale et semblant encadrer ainsi les intestins grêles. Il présente çà et là à son intérieur des alvéoles, des cavités séparées les unes des autres par des bandelettes se traduisant à l'extérieur par des bosselures très prononcées qui établissent tout de suite une différence entre cette partie de l'intestin et les autres. Comme il est destiné à servir de réservoir et d'agent d'expulsion, il est muni à ses deux extrémités d'anneaux valvulaires et musculeux qui empêchent l'issue continuelle des matières qu'il contient. Il a des parois susceptibles de se dilater et de se contracter suivant les circonstances.

Pour décrire cet acte d'une manière complète, il nous suffira d'envisager les points suivants : 1° décrire le passage et le trajet des matières alimentaires dans le gros intestin ; 2° étudier les changements qu'elles y éprouvent ; 3° exposer leur expulsion au dehors des voies digestives, ou la défécation.

### § I. — *Passage et trajet des matières alimentaires dans le gros intestin.*

Une fois qu'il est parvenu à l'extrémité inférieure de l'intestin grêle, le chyme, ayant acquis une certaine consistance, s'engage à travers les lèvres de la valvule iléo-cæcale, au moyen des contractions péristaltiques de l'intestin. Le passage à travers cette valvule est favorisé par la forme en entonnoir qu'elle présente de ce côté. En effet, cette cavité infundibuliforme est dirigée de bas en haut et de gauche à droite, et les deux lèvres, appliquées habituellement l'une contre l'autre, s'écartent par l'effet de la pression qu'elles subissent du côté de l'intestin grêle. Après avoir franchi la valvule iléo-cæcale, les matières sont reçues dans la cavité du cæcum, où elles séjournent pendant un temps considérable, ce qui a fait dire à M. Cruveilhier que le volume de cette espèce de renflement annexé au gros intestin tient peut-être moins à une disposition primitive qu'à la stagnation des matières. Mais cette explication ne peut être acceptée, puisque le fœtus possède déjà un cæcum dont le développement est en rapport avec celui des autres parties du tube intestinal. La position déclive du cæcum et le cours des matières fécales sont la cause de la stagnation de ces matières dans cette première partie du gros intestin. Après un séjour plus ou moins prolongé, ces matières sont refoulées par les contractions du cæcum vers le côlon ascendant dans la cavité duquel elles sont obligées de se mouvoir contre leur propre poids.

Dans quel état se trouve normalement l'appendice cæcal ? Contient-il quelque chose ? J'ai vu chez le fœtus du méconium dans son intérieur. J'ai constaté aussi, chez une fille de dix ans, qu'il y avait dans cette partie des petites boules de matières fécales dans toute sa hauteur. Il existe chez le fœtus une assez large communication entre le cæcum et son appendice. Mais sur l'adulte, il se forme un repli valvulaire qui met un obstacle au passage des matières fécales dans ce diverticulum.

Arrivées dans cette partie de l'intestin, ces matières ont une grande tendance à refluer vers l'iléon. Comment ce *reflux* est-il empêché? C'est ce que nous allons examiner. Cette rétrogradation n'est pas possible, à cause de la valvule iléo-cæcale qui se présente du côté du cæcum sous l'aspect d'un bourrelet saillant, allongé d'avant en arrière et fendu dans le même sens. Cette valvule, qu'on désigne aussi sous le nom de *valvule de Bauhin*, se compose de deux lèvres, dont la supérieure, ou valvule *iléo-colique*, en s'abaissant s'oppose au reflux des matières contenues dans le côlon, et dont l'inférieure, ou *iléo-cæcale* proprement dite, se relève pour empêcher que les matières ne reviennent de la cavité du cæcum dans celle de l'intestin grêle. Tel est son mécanisme, dit M. Bérard, que plus l'intestin est distendu, plus elle résiste à la rétrogradation des matières, du cæcum ou du côlon dans l'iléon. En effet, dans l'état de distension du gros intestin, la valvule se présente sous la forme d'un large repli en croissant, saillant dans le gros intestin, dont les cornes (*retinacula*) vont s'attacher à la partie de la circonférence du gros intestin qui est opposée à l'entrée de l'iléon dans ce gros intestin. L'ouverture de l'iléon a lieu vers la partie concave de ce repli en croissant, et les deux lèvres qui la limitent se trouvant appliquées l'une à l'autre par la tension des *retinacula*, comme les deux bords d'une boutonnière dont on tire les extrémités en sens inverse, s'opposent à ce que le contenu du gros intestin rentre dans l'iléon.

Sur des pièces fraîches, M. Bérard pense que le mécanisme diffère. La valvule alors s'offre sous la forme d'une éminence molle ayant à son sommet une ouverture quasi arrondie, que quelques-uns ont comparée au pylore. Or, soit que le mouvement ait lieu de bas en haut, soit que le mouvement se fasse en sens contraire dans le gros intestin, il ne doit jamais diriger les matières vers l'ouverture de l'iléon, laquelle est *latérale* et placée au niveau d'une éminence molle qui suit le mouvement imprimé aux matières. Haller avait déjà fait des expériences qui ont été répétées sur une plus grande échelle par M le professeur Cruveilhier. Voici ce qu'elles nous apprennent : S'il est avéré que le reflux des matières un peu consistantes, comme les fèces, est impossible, il est avéré aussi que les liquides et les gaz peuvent passer du gros intestin dans l'intestin grêle. Cette conclusion se trouve en harmonie avec la pathologie. On trouve, en effet, des cas, et un entre autres dans les *Archives de médecine*, où un malade a rendu par la bouche le liquide qu'il venait de prendre par un lavement. Cependant il ne faudrait pas croire que cela pût avoir lieu dans l'état normal, il faut que les liquides et les gaz aient été poussés avec une force assez considérable. Alors la lèvre supérieure de la valvule est refoulée de haut en bas, et l'inférieure de bas en haut, et leurs faces qui se correspondent deviennent convexes. Chez quelques sujets la distension portée au plus haut degré ne triomphe point de l'obstacle; chez le plus grand nombre, la lèvre inférieure glisse de droite à gauche sous la supérieure, et du degré de renversement dépend la facilité du passage.

Il faut reconnaître que sur l'intestin vivant, il existe encore une cause dans cette valvule qui s'oppose d'une manière active à la rétrogradation des matières fécales : je veux parler des fibres musculaires de forme transversale, qui, en se contractant, rapprocheront les lèvres d'une manière tellement intime qu'il sera impossible de franchir l'obstacle. En voici une preuve : sur un chien vivant auquel on avait lié le rectum, la valvule, n'ayant rien laissé refluer, a fini par se rompre.

Les matières, pressées par les contractions du cæcum, trouvent donc un obstacle à leur passage du côté de l'intestin grêle, elles sont donc forcées de s'engager dans la seule voie qui leur reste. Elles parcourent ainsi toute la longueur du côlon ascendant dont les cellules et les rétrécissements successifs semblent avoir pour double but de favoriser leur marche ascensionnelle, et de ralentir cette marche déjà retardée par la direction verticale de bas en haut de cette portion de l'intestin. Les fibres circulaires du cæcum, ainsi que les trois bandes de fibres longitudinales dont il est pourvu, en se contractant de son cul-de-sac vers le côlon, sont les agents actifs de ce mouvement qui est continué par la contraction des fibres analogues appartenant au côlon lombaire droit. La progression des matières est d'ailleurs facilitée par les mucosités qui sont sécrétées en grande quantité dans toute l'étendue du gros intestin. Quelques physiologistes, ayant remarqué que l'appendice cæcal avait des glandes nombreuses, ont pensé qu'il avait pour but de fournir beaucoup de mucosités destinées à lubrifier des parois dont le parcours est difficile : d'autres, considérant qu'il n'est chez l'homme que le vestige d'une partie plus importante chez certains animaux, ont pensé qu'elle n'a chez le premier aucune fonction, ou du moins ont reconnu que son usage est aujourd'hui inconnu.

Une fois engagées dans le côlon, les matières s'avancent jusqu'à l'S iliaque, sous la double influence de la contraction des fibres longitudinales de l'intestin et de la contraction successive de ses fibres circulaires Cette action est secondée par les mouvements de totalité imprimés au côlon par les contractions alternatives du diaphragme et des muscles abdominaux. Mais leur progression se fait avec lenteur et non d'une manière continue. Quand un bol fécal est arrivé dans une loge, il peut y séjourner plus ou moins longtemps suivant la dose de sensibilité de la muqueuse qui la revêt. Puis il arrive une contraction qui l'en chasse pour le faire arriver dans une autre où il va faire encore un séjour plus ou moins prolongé. Pendant ce trajet, certaines parties sont absorbées. En effet, la surface interne de l'intestin est le siége d'une absorption assez active; aussi les fèces perdent tout ce qui leur restait de parties chyleuses. C'est pour cela, sans doute, qu'ici, comme dans l'intestin grêle, les contractions tantôt péristaltiques, tantôt antipéristaltiques, ont pour but de promener les matières dans tous les sens pour présenter successivement le bol fécal par toutes ses faces à la membrane muqueuse où s'opère le travail d'absorption. Ce n'est qu'après que ces mouvements alternatifs de droite à gauche, de gauche à droite, ont eu lieu, que les matières fécales viennent enfin s'amasser dans l'Siliaque du côlon, d'où elles vont être chassées par un mécanisme particulier que nous étudierons bientôt à part.

### § II. — *Changements éprouvés dans le gros intestin par les matières alimentaires.*

De nombreux changements s'opèrent dans le chyme au moment où il pénètre dans le gros intestin et pendant qu'il le traverse. Ils ont trait à la consistance, à la couleur et à d'autres propriétés, telles que l'odeur, l'acidité, etc.

Nous avons déjà vu que les matières intestinales arrivées vers la fin de l'intestin grêle avaient acquis une certaine *consistance*. Ici, cette consistance va aller en augmentant de plus en plus, dans le cæcum, le côlon et l'S iliaque. En général, elles se trouvent encore assez molles dans le cæcum, mais au niveau du côlon elles commencent à se mouler dans les loges qui les contiennent. Il va sans dire que leur sécheresse augmente avec leur consistance.

La *couleur*, comme la consistance, devient de plus en plus foncée, parce que l'absorption enlève les parties à peu près incolores et fait dès lors prédominer les matières colorantes que la bile avait déposées dans le chyme. Certaines matières alimentaires viennent aussi s'ajouter pour donner une coloration plus ou moins variable; ainsi le vin rouge leur donne une coloration plus foncée.

L'*odeur* particulière aux matières fécales se manifeste quelquefois dès la fin de l'intestin grêle; mais c'est dans le côlon qu'elle acquiert toute son intensité. Cette odeur diffère, comme on le sait, suivant les espèces animales et suivant la nature des aliments.

L'*acidité*, qui avait considérablement diminué et même totalement disparu vers la fin de l'intestin grêle, reparaît de nouveau dans le cæcum. Nous allons tout à l'heure donner à ce point de plus grands développements.

*Modifications chimiques.* — Jusqu'ici nous n'avons vu que les caractères physiques changer dans ces matières dont l'organisme ne tardera pas à se débarrasser; mais est-ce là l'unique rôle de cette portion d'intestin dont nous examinons la physiologie? Ne se passerait-il rien ici d'analogue à ce que nous avons vu dans les autres parties du tube alimentaire? Voyons ce que dit la science à cet égard.

D'abord l'anatomie nous fait présumer que des modifications chimiques doivent avoir lieu. En effet, ici, il y a un appareil de sécrétion semblable à celui de l'intestin grêle : 1° les follicules de Lieberkuhn, qui sont plus apparents, plus gros, plus nombreux et plus réguliers dans tout le gros intestin, le cæcum et son appendice qu'ailleurs; 2° et, dit-on, quelques follicules agminés de Peyer qui occupent la surface de la valvule iléo-cæcale; mais on sait que les glandes de Peyer sont des glandes vasculaires ou vésicules closes qui ne versent rien dans l'intestin (voyez t. I, p. 357). Toutes ces glandes versent dans l'intestin une humeur; dans le gros intestin, il faut ajouter celle qui accompagne le chyme qui a passé dans l'intestin grêle.

S'appuyant sur ces données, quelques physiologistes ont pensé que l'acte du gros intestin soumettait à un nouveau travail digestif le résidu alimentaire, qui jusque-là s'était montré réfractaire aux sucs intestinaux.

Dans cette manière de voir, le cæcum et le gros intestin répéteraient l'estomac et l'intestin grêle. Le cæcum serait l'estomac, et le gros intestin l'intestin grêle; et de même qu'on voit la matière alimentaire attaquée dans l'estomac par un menstrue acide auquel succède dans l'intestin grêle un menstrue alcalin, de même il y aurait dans le cæcum une nouvelle sécrétion acide, laquelle serait remplacée peu à peu par l'état alcalin du contenu du gros intestin.

C'est sur cette considération que la matière chymeuse, devenue peu acide ou neutre, ou même alcaline, vers la fin de l'intestin grêle, reprenait dans le cæcum une acidité nouvelle, qu'on a formé cette théorie.

Déjà Viridet, faisant des expériences sur des lapins et des lièvres, avait émis cette théorie. Cette opinion a été soutenue et développée avec beaucoup de soin par Tiedemann et Gmelin, qui ont constaté la nature acide du contenu du cæcum. Ce qui leur fait trouver cette opinion bonne, c'est encore cette considération que le cæcum est très grand et même configuré comme un estomac chez les animaux qui se nourrissent de substances végétales grossières (ruminants, rongeurs), tandis qu'il est petit chez les carnivores, et manque même chez quelques-uns d'entre eux, ainsi que chez certains animaux qui, comme l'ours, vivent de fruits et de racines sucrées et féculentes. D'après M. Bérard, Lenhossek, développant dans sa *Physiologie* les idées de Treviranus sur ce point, cite à l'appui de cette opinion l'énorme développement du cæcum chez le rhinocéros asiatique.

M. Blondlot s'est fait l'adversaire de cette doctrine. D'après lui, l'acidité du cæcum est due uniquement à ce que les aliments sucrés et non encore décomposés à leur arrivée dans cette cavité, ont subi la transformation lactique en séjournant dans cette portion du canal alimentaire.

Comme il passe des matières amylacées non liquéfiées jusque dans les matières fécales, on pourrait dire, en effet, qu'il en est qui par catalyse sont changées en sucre puis en acide lactique; mais le fait est peu probable, l'expérimentation montre que le liquide sécrété par les follicules du cæcum est acide par lui-même, indépendamment de la nature des aliments. Tiedemann et Gmelin ont cherché quel était l'acide du mucus cæcal. Une seule fois (c'était sur un coq nourri avec de l'orge); ils ont obtenu assez de liquide pour pouvoir le distiller, et ils ont cru avoir obtenu de l'*acide acétique*. M. Bérard pense que ces auteurs ont pris partout peut-être l'acide lactique pour l'acide acétique. Ces auteurs admettent que le liquide contenu dans le cæcum, contient aussi un peu d'*albumine* chez les chiens, mais surtout en abondance chez les animaux qui se nourrissent de substances végétales. L'addition de cette albumine contribue peut-être à consommer l'assimilation des aliments dissous par le liquide. Ils ont trouvé de plus dans le cæcum, outre l'acide et l'albumine les mêmes principes que ceux qui ont été trouvés dans l'intestin grêle.

D'autres auteurs sont encore venus déposer leur témoignage en faveur de l'opinion de Tiedemann et Gmelin : Mayer a vu, sur de jeunes chiens et de jeunes chats, l'acidité qui avait disparu dans l'intestin grêle, reparaître dans le cæcum avec autant d'intensité que dans l'estomac. Fohmann dit que le suc exprimé des follicules du gros intestin offre une matière acide. Les observations d'Éberle ont la même signification. Quelques personnes, ont comparé l'appendice iléo-cæcal à un long follicule versant un fluide acide.

Cependant sa soustraction chez les animaux, ou sa destruction chez l'homme, n'ont pas de conséquences fâcheuses. On a dit aussi que le liquide du cæcum, alcalin pendant le jeûne et dans l'état de vacuité de l'intestin, devenait acide au moment de la digestion cæcale; mais nous avons vu le liquide acide chez les oiseaux à jeun.

Toutefois l'acidité peut augmenter au moment où la sécrétion l'active, et d'ailleurs les aliments féculents ou sucrés peuvent apporter leur contingent d'acidité. Schultze admet que la *digestion cæcale* répète la digestion stomacale. Il lui faut dès lors un alcali pour neutraliser l'acide du cæcum, de même qu'il y en a un pour neutraliser le chyme acide sortant de l'estomac ; cet alcali, c'est la bile qui le fournit pour les deux digestions. Or, la bile est retenue dans la partie inférieure de l'iléon par la valvule iléo-cæcale, pendant que les matières s'acidifient dans le cæcum ; mais, la nuit, la valvule livre passage à la bile qui vient compléter dans le gros intestin le travail digestif. Cette opinion est un peu hypothétique.

Toutes ces considérations nous démontrent donc qu'il se fait dans le cæcum un travail digestif complémentaire des actes qui se sont passés plus haut et les reconnaissant comme conditions nécessaires de son propre accomplissement. Une fois ceci admis, on se demande, tout naturellement, si une matière alimentaire introduite directement dans le gros intestin pourrait être digérée et mise à profit pour la nutrition.

On ne peut nier que cet intestin ne soit plus mal partagé que l'intestin grêle, n'ayant pas comme lui le concours de deux glandes volumineuses qui y versent le produit de leur sécrétion.

De pénibles nécessités ont fait multiplier à ce sujet les expériences sur l'homme. Les lavements, prétendus nourrissants, de bouillon, de lait, de jaune d'œuf en émulsion, sont une pauvre ressource pour prolonger la vie des infortunés qu'une dysphagie insurmontable ou un rétrécissement du pylore mettent dans l'impossibilité d'accomplir d'une manière régulière les premiers actes de la digestion.

Dieffenbach avait observé qu'une substance nutritive injectée dans le bout inférieur d'un anus contre nature soutenait mieux les forces qu'injectée dans le rectum. Il est à remarquer que dans ce cas il n'y a concours, ni de la bile, ni du sucre pancréatique. Mais le gros intestin est appelé, comme l'intestin grêle, qui lui transmet la matière nutritive, à opérer sur elle ; de sorte que ce fait, en supposant qu'il ait été bien constaté, n'a pas toute la portée qu'au premier abord on serait tenté de lui attribuer.

Ce que nous venons de dire de l'insuffisance des lavements nutritifs n'implique point contradiction avec la théorie de l'action du cæcum. Autre chose est, sans doute, pour cet intestin, d'opérer sur une matière alimentaire qui, venant de la partie supérieure du tube digestif, a déjà été modifiée, ou d'opérer sur une substance introduite par l'anus. Il faut remarquer d'ailleurs qu'une très petite fraction de la matière ainsi ingérée parvient dans le cæcum, et qu'elle doit provoquer, presque à l'instant, l'action expultrice par laquelle l'intestin se libère d'un liquide qui agit comme corps étranger (Bérard, *Cours de physiologie*).

*Du résidu de la digestion, ou des excréments.* — La théorie indique et l'observation démontre deux classes de composés dans les fèces. Une portion provient des aliments, et elle est considérable ; une autre portion provient des humeurs que l'animal a ajoutées à la matière alimentaire pendant qu'elle parcourait le tube digestif. Le résidu alimentaire se compose de parties qui sont complétement réfractaires aux sucs digestifs et des parties qui, bien que solubles, n'ont pas été dissoutes, enfin de quelques parties dissoutes qui n'ont pas été résorbées. Ainsi on trouve dans les excréments : 1° des graines entières que leur enveloppe épidermique, inattaquable par le suc gastrique, a protégées, et qui, chose curieuse, n'ont pas toujours perdu la faculté de germer quand elles ont été avalées crues. Si elles ont été écrasées, elles abandonnent leur enveloppe au résidu excrémentitiel ; 2° des parties résistantes des tissus animaux (ligaments, tendons, etc.), et même quelques fragments microscopiques de faisceaux striés des muscles ; 3° fragments d'os, ou bien, si l'animal digère les os, des masses blanchâtres pouvant se réduire en poudre et composées de la partie terreuse des os. Il fut un temps où cette masse blanche, empruntée aux excréments des chiens, figurait ridiculement dans les pharmacies sous le nom d'*album græcum*. Fourcroy s'est assuré que la matière organique de l'os avait disparu dans ce résidu ; et Blondlot a fait la remarque qu'il se comporte avec l'acide chlorhydrique comme les os calcinés. L'enveloppe calcaire des mollusques et des crustacés se retrouve aussi dans les excréments, lorsque les animaux qui les avalent entiers ne s'en débarrassent pas par le vomissement ; 4° des parties colorantes des végétaux ; pour l'homme, la chose est évidente après l'ingestion des épinards ; 5° le ligneux des végétaux ; il forme une notable partie des excréments des herbivores ; 6° l'excès des matières grasses qui n'a pas pu être émulsionné dans le tube digestif ; 7° l'amidon cru.

Lorsque la quantité d'aliments introduits dans l'estomac excède le pouvoir digestif, soit qu'il y ait excès dans l'alimentation, soit que le pouvoir digestif ait subi quelque atteinte, on voit alors passer dans les excréments des substances qui d'ordinaire sont dissoutes et absorbées. C'est ainsi que les enfants à la mamelle, lorsqu'ils prennent le lait en trop grande abondance, expulsent par les selles des masses de caséum que leurs organes digestifs n'ont pu dissoudre. C'est ainsi que l'on voit, chez les convalescents, des fragments de légumes passer intacts dans les matières fécales.

Enfin, certaines parties alimentaires, dissoutes d'abord, mais modifiées par les sucs digestifs et combinées avec leur partie excrémentitielle, se retrouvent aussi dans les fèces.

Une autre partie des excréments est composée du reliquat des humeurs qui ont été versées sur la matière alimentaire dans toute l'étendue du tube digestif. C'est ce qui, combiné avec le résidu dissous et modifié des matières alimentaires, donne aux excréments de chaque animal les caractères qui les distinguent. On ne verrait pas une si grande variété dans les excréments, si leur apparence et leurs autres propriétés étaient déterminées seulement par la nature des animaux. Deux animaux ayant la même alimentation peuvent avoir des excréments tout différents. Ce qui démontre qu'une partie des excréments provient des humeurs que l'animal a versées dans son propre canal digestif, c'est que si les selles deviennent plus rares chez les individus soumis à l'abstinence, elles ne sont pourtant pas complétement supprimées. Il y a encore des évacuations dans les maladies aiguës, pour lesquelles on a ordonné une diète sévère. Enfin, le méconium qui, au terme de la grossesse, remplit le gros intestin du fœtus, les excréments qui s'amoncellent peu à peu dans le côlon et le rectum des animaux soumis à la torpeur animale, prouvent qu'une partie des fèces provient des humeurs biliaire, pancréatique et intestinale.

Quelquefois la partie excrémentitielle de ces humeurs se condense, s'accumule autour de quelques parties solides introduites dans l'intestin, et donne ainsi naissance à ces *calculs stercoraux*, ces *pierres stercorales* qui ont causé tant d'erreurs de diagnostic. Quelquefois le dépôt se forme autour d'un petit calcul qui a parcouru l'intestin après être sorti des voies biliaires. On a vu une balle, un grain de plomb, un noyau de prune, un fragment d'os, un petit morceau de bois, etc., servir de noyau à ces calculs stercoraux, qui d'autres fois se forment en quelque sorte de toutes pièces. et sans qu'un corps solide ait provoqué le dépôt de la matière qui les compose. Ce sont tantôt des principes de la bile, tantôt des matières salines qui s'attachent ainsi aux corps étrangers introduits dans l'intestin. Certaines pierres stercorales viennent entièrement du dehors. M. Bérard cite un cas où l'usage prolongé de la magnésie calcinée à dose assez forte pour qu'elle ne pût être dissoute par les acides du tube digestif, avait donné naissance à une concrétion très grosse, entièrement formée de magnésie. Enfin le côlon des chevaux renferme très fréquemment des calculs volumineux (bézoards) principalement formés de phosphate ammoniaco-magnésien ; on en a vu du poids de quatre livres, de cinq et même de quinze livres.

Revenons à la composition des fèces. La portion qui provient des humeurs est surtout composée de certaines parties de la bile et du mucus dans lequel sont en quelque sorte incorporés tous les autres matériaux des excréments. Les phénomènes observés chez les individus atteints d'anus contre nature montrent bien que le mucus entre pour une bonne proportion dans les fèces. Lorsque toute communication est interrompue entre les deux bouts de l'intestin, le bout inférieur ne reçoit plus ni chyme, ni bile, ni suc pancréatique, et cependant les malades ont, de loin en loin, des selles dans lesquelles ils rendent des espèces de pelotes, grosses, dures, de couleur grisâtre ou d'un blanc mat, évidemment formées de mucus condensé et sans doute des cellules d'épithélium.

L'*odeur* des excréments est beaucoup plus marquée, plus fétide chez les carnivores que chez les herbivores, chez l'adulte que chez l'enfant à la mamelle. Elle se dissipe au bout d'un certain temps, et pourrait bien tenir, suivant M. Blondlot, à un principe volatil sécrété dans le gros intestin. Il ne faut pas oublier cependant que les autres humeurs versées dans l'intestin, et notamment la bile, contribuent à donner aux excréments leurs propriétés caractéristiques.

Haller attribuait à un commencement de putréfaction les mutations que l'aliment subit dans le gros intestin ; mais la décomposition putride que dénote parfois la présence de l'acide sulfhydrique n'est qu'un phénomène accidentel.

La *saveur* des excréments est douceâtre et fade.

Leur *pesanteur* spécifique est moindre que celle de l'eau.

Voici l'analyse donnée par Berzélius. Elle porte sur les excréments d'un homme qui avait mangé abondamment du pain grossier et de la viande.

| | | |
|---|---|---|
| Eau | | 75,3 |
| Bile | 0,9 | 5,7 |
| Albumine | 0,9 | |
| Matière extractive particulière | 2,7 | |
| Sels | 1,2 | |
| Résidus insolubles des aliments digérés | | 7,0 |
| Matières insolubles qui s'ajoutent dans le canal intestinal, mucus, résine biliaire, graisse, matière animale | | 12,0 |
| | | 100,0 |

Les fèces retiennent toujours quelques parties nutritives dont s'emparent les insectes, les chiens, les porcs.

Il arrive quelquefois que les matières fécales sont vertes, surtout chez les enfants qui ont pris du calomel. A quoi peut tenir cette coloration? Quelques chimistes ont soutenu que cette matière, qui souvent n'est pas verte, mais orangée, au moment où elle sort de l'intestin, et qui devient verte par son exposition à l'air, n'est pas de la *matière biliaire*. M. Kersten de Freiberg, qui a observé cette forme de déjections chez les malades qui prenaient les eaux de Marienbad et de Carlsbad, pense que le sulfate de soude et le fer de l'eau minérale ont donné naissance dans le tube digestif à un sulfure de fer vert; mais ce cas ne rentre peut-être pas dans ceux que nous étudions.

M. Frankl nie aussi la présence de la bile dans ces selles de couleur d'herbe, et il croit que c'est un produit de sécrétion muqueuse analogue à celui qui, dans certaines blennorrhagies, dans quelques inflammations vaginales, dans le coryza, teint le linge en vert.

Le docteur Golding Bird, qui n'a trouvé que des traces de matière biliaire dans les excrétions vertes des enfants, fait cependant remonter au foie la séparation de cette matière. C'est, dit-il, la matière colorante du sang qui a transsudé des capillaires de la veine porte dans les conduits excrétoires, et que les gaz ou les sécrétions intestinales ont fait tourner au vert.

Cependant une analyse de ces évacuations vertes produites par le calomel, rapportée par Simon, avait montré, sur 100 parties d'extrait sec, 42 1/2 solubles dans l'alcool, savoir : bile, acide cholique, biliverdine, 21,4 ; graisse contenant de la cholestérine, 10,0 ; extrait alcoolique, 11. M. Golding Bird allègue que la biliverdine, qui constituait aussi la couleur verte de la matière qu'il a analysée, n'est point un produit spécial de sécrétion biliaire. Cela paraît très hasardé. Car ce principe colorant des fèces est de la biliverdine. Elle disparaît de l'économie par expulsion au dehors avec les matières fécales, où elle est détruite par putréfaction. Elle vient de la bile. (Ch. Robin et Verdeil.)

Ce ne peut être seulement en excitant l'extrémité du canal cholédoque que le calomel provoque cette modification dans la sécrétion biliaire ; la combinaison soluble en laquelle il se transforme dans l'intestin est absorbée et conduite par la veine porte dans les capillaires du foie, sur le tissu duquel elle agit directement.

Ce n'est que dans des circonstances pathologiques qu'on voit prédominer la partie fluide du suc intestinal sur les autres parties ; elle est alors altérée. Toutefois il a paru intéressant de déterminer quelle était la nature de ces sucs intestinaux. MM Poiseuille et Bouchardat ont prétendu que, sous l'influence des purgatifs, l'albumine du sang passait dans le canal intestinal. M. Mialhe a combattu cette assertion : ce qui a été considéré, dit-il, comme albumine, n'est autre chose que l'albuminose ; l'acide nitrique ne donne lieu à aucun précipité dans les liquides recueillis et filtrés, résultats de la purgation, et le tannin, au contraire, y détermine un précipité abondant, qui est l'albumine.

Notre dernière remarque portera sur les sels du contenu du gros intestin. Tiedemann et Gmelin font observer que, tandis que la matière organique disssoute va diminuant de la partie supérieure à la partie inférieure du tube intestinal, la proportion des parties salines va, au contraire, en augmentant toujours. Cet accroissement de la quantité des sels leur paraît propre à empêcher que la putréfaction ne s'empare du résidu excrémentitiel des aliments.

Bien qu'on ait, du temps de Haller, parlé de sels cristallisés autour de certains corps solides introduits dans le tube digestif, c'est de notre temps seulement qu'on a signalé la présence de petits cristaux de phosphate ammoniaco-magnésien dans les matières fécales.

*Des obstacles qui empêchent l'issue des matières fécales.* — On n'a pas de peine à comprendre combien il serait pénible et dégoûtant si les matières fécales pouvaient sortir à chaque instant. Pour avoir idée d'une pareille incommodité, il n'y a qu'à se rappeler ce que l'on a vu chez les individus porteurs d'anus contre nature, ou atteints de paralysie du rectum. Mais si l'on ouvre l'extrémité inférieure du gros intestin, on voit qu'à la réunion de l'S iliaque et du rectum, il existe un rétrécissement assez prononcé dû à une espèce de sphincter. Plus bas les fibres circulaires se ramassent en un endroit et forment encore un autre sphincter dont l'existence a été signalée par M. le professeur Nélaton. On trouve aussi à la surface interne du rectum des replis valvulaires nombreux qui ont été mentionnés par Houston, dont l'usage est de retenir les matières fécales. Mais tous ces obstacles seraient insuffisants ; ils ne sont pour ainsi dire que les agents accessoires d'anneaux très puissants qui ferment l'extrémité inférieure du rectum et qui sont désignés sous le nom de sphincters. Examinons leur rôle à ce point de vue.

Ces sphincters sont au nombre de deux, l'un externe, l'autre interne ; celui-ci n'a d'autre action que celle des fibres circulaires, et ne contribue pas beaucoup à l'oblitération du rectum.

L'externe est le seul muscle véritablement important. Il est épais et composé de fibres semi-elliptiques qui se regardent par leur concavité ; il présente à l'action des fèces une résistance proportionnée au nombre considérable de fibres dont il est formé. Cet anneau musculaire a une épaisseur tellement grande, qu'il existe entre l'orifice de l'anus et l'ampoule anale une sorte de canal à parois musculaires dont on peut apprécier la force et la longueur en introduisant le doigt dans le rectum. Il existe un antagonisme à peu près constant entre les fibres musculaires de l'intestin et celles du sphincter de l'anus. Les premières, alors qu'elles opèrent le mouvement péristaltique qui s'accomplit lors de l'influence de la volonté, tendent à expulser les excréments ; les secondes résistent à une évacuation imminente, par une contraction que la volonté régit. Mais le sphincter a encore un autre mode d'action : il jouit d'une force de contraction tonique, en vertu de laquelle il se tient resserré et résiste à l'expulsion des excréments ; ce n'est donc qu'au moment où il y a imminence d'une évacuation à laquelle on veut résister, que la contraction du sphincter intervient. Burdach pense que le sphincter interne n'est pas sous l'influence de la volonté, et que sa contraction provoquée par le contact des matières fécales est un phénomène d'irritabilité.

### § III. — *De la défécation.*

C'est une action en vertu de laquelle les excréments sont expulsés au dehors du gros intestin à travers l'orifice de l'anus sous l'impulsion de contraction de l'intestin et des parois du ventre suscitées par une sensation interne spéciale, dite *besoin de la défécation* (voyez t. I, p. 151).

2° *Mécanisme de l'expulsion des matières fécales.* — Rien n'est plus facile à comprendre que le mécanisme de l'expulsion des matières fécales : pour qu'elle s'effectue, il faut que les matières accumulées dans le rectum soient poussées avec une force supérieure à la résistance que présentent les muscles de l'anus. Souvent la contraction seule des fibres musculaires du rectum serait insuffisante pour produire un semblable résultat. Il était dès lors nécessaire que d'autres agents intervinssent, et la nature a destiné à cet effet les muscles abdominaux et le diaphragme. Voyons quelle est la part de ces agents, puis nous examinerons leur action en commun.

Le rectum seul avec sa tunique musculeuse épaisse et puissante peut suffire à cette expulsion ; le gros intestin d'un chien vivant dont le ventre est ouvert expulse quelquefois à lui seul les matières qu'il contient. Quelques physiologistes sont allés plus loin et l'ont regardé comme l'agent exclusif de cette expulsion ; ils se fondent sur ce fait, que les animaux dont on a ouvert le ventre peuvent encore se débarrasser des matières fécales. Astruc est un des auteurs qui ont émis cette opinion. Il est probable qu'il suffit à l'expulsion des matières liquides, ou quand les selles sont involontaires; mais conclure qu'il pourra toujours se débarrasser des matières dures, c'est être ignorant sur un sujet aussi commun. Gerdy a très bien exposé comment la tunique musculeuse du rectum concourt à cette expulsion. La défécation s'accomplit, d'après ce professeur, par la contraction des fibres circulaires qui dilatent l'anus elles-mêmes en s'appuyant sur les excréments.

Les muscles abdominaux et le diaphragme peuvent aussi, à eux seuls, opérer cette expulsion, et c'est même ce qui a lieu le plus souvent. Le mouvement péristaltique du gros intestin se borne presque toujours à amener les matières dans le rectum, ce qui fait naître le besoin d'aller à la selle.

Voyons maintenant ce qui se passe dans la défécation et quel est son mécanisme? Pour bien saisir l'action des divers muscles qui concourent au phénomène de la défécation, il faut diviser celui-ci en trois temps.

1er *temps*. — C'est celui pendant lequel les matières sont poussées de l'S iliaque dans le rectum et viennent s'engager à travers l'orifice anal. Dans ce premier temps agissent les fibres longitudinales et circulaires du gros intestin, le diaphragme et les muscles abdominaux, et enfin le releveur de l'anus qui, servant de plancher musculeux au bassin, fait équilibre à ces derniers. Il faut remarquer ici que, pour que l'action du diaphragme se dirige vers le rectum, il faut que l'axe du tronc change sa direction habituelle. Dans la station verticale, l'effort viendrait porter vers l'hypogastre. Si, au contraire, on incline le tronc en avant, en fléchissant les cuisses sur l'abdomen, la pression s'exerce dans le sens du rectum. D'ailleurs, cette position en permettant aux cuisses de se fléchir sur l'abdomen, les anneaux par où les viscères pourraient faire hernie se trouvent renforcés. D'où l'avantage de se livrer à la défécation dans la position accroupie.

2e *temps*. — Le second temps de la défécation est celui pendant lequel les matières sont détachées de la membrane muqueuse du rectum et définitivement expulsées. Ici le rectum est comprimé latéralement par les fibres anales du releveur de l'anus et d'avant en arrière par le transverse du périnée. Les puissances qui tout à l'heure forçaient les matières fécales à descendre contribuent aussi à faire descendre la muqueuse anale.

Dans ce phénomène qui a été observé par Hallé et dont l'existence est niée chez l'homme par M. le professeur Bérard, la muqueuse est rapprochée en rosace par la contraction des fibres circulaires de l'intestin et surtout par celle du sphincter, qui revient sur lui-même dès l'instant où les fèces ont franchi son anneau. M. Bérard admet que, dans ce temps, il y a un relâchement complet des sphincters qui est sous l'influence de la volonté. Nous ne devons pas passer sous silence l'action des deux muscles ischio-coccygiens qui, se contractant simultanément, empêchent le coccyx de se porter en arrière et ajoutent à la pression du rectum.

3e *temps.* — Enfin, dans le troisième temps, toutes les parties reprennent leurs rapports habituels : le diaphragme et les viscères abdominaux remontent, la muqueuse du rectum reprend sa place. Ici agissent le releveur de l'anus dont la contraction ferme de nouveau l'orifice inférieur du canal digestif jusqu'à une nouvelle évacuation.

*Historique. — Théorie de la défécation d'O'Beirne.* — Suivant le docteur O'Beirne (*Arch. gén. de méd.*, 2e série, t. III, p. 84), c'est l'S iliaque, et non le rectum, qui remplit principalement l'office de réservoir des matières fécales. L'S iliaque du côlon, dans l'état de vacuité, n'occupe point la fosse iliaque ; elle forme une anse qui pend dans le petit bassin à côté du rectum. A mesure que les matières s'accumulent et la distendent, elle se relève et vient seulement alors former un tube continu avec le rectum, contre l'orifice supérieur duquel les fèces se trouvent ainsi portées ; mais leur poids seul n'est pas suffisant pour leur frayer un passage à travers l'espèce d'anneau que forme l'extrémité supérieure du rectum qui, dans l'état de vacuité, est contracté sur lui-même de manière que ses parois soient contiguës. Cet effet ne peut être obtenu ni par la douce pression qui résulte des contractions alternatives du diaphragme et des muscles abdominaux dans l'acte de la respiration, ni par les efforts de l'S iliaque elle-même dont la puissance musculaire est inférieure à celle du rectum. Les fèces sont donc obligées de séjourner jusqu'à ce que leur accumulation qui va toujours croissant, et la distension qui en résulte, déterminent une sensation de malaise suffisante pour exciter l'action spéciale du diaphragme et des muscles abdominaux. Ces muscles, au lieu de se contracter alternativement, agissent de concert, compriment de tous côtés tout ce qui est dans l'abdomen, poussent en bas la masse libre et flottante des intestins grêles, et la font descendre jusque dans le bassin de manière à comprimer fortement l'S iliaque distendue. Par ce moyen, les matières sont poussées dans toutes les directions contre l'anneau formé par la contraction du rectum, avec une force suffisante pour écarter les parois de cet intestin et se frayer une route. L'effort cesse, mais aussitôt que le rectum est rempli, il est excité à son tour et ses contractions expulsives achèvent de faire descendre les excréments dans le renflement qui précède l'anus. Là, leur accumulation produit une sensation de pesanteur et de malaise au périnée, un besoin pressant d'aller à la selle, et détermine encore un effort plus énergique qui surmonte la contraction du sphincter et effectue l'entière expulsion des fèces. Après l'évacuation du rectum l'effort cesse, le rectum et le sphincter de l'anus reprennent leur état habituel de contraction, le diaphragme remonte, entraînant avec lui et rendant à la place qu'ils doivent occuper, le foie, l'estomac, la rate, la masse intestinale. L'S iliaque seule ne remonte pas à cause de la longueur de son repli péritonéal ; elle reste dans la cavité du bassin où elle a été portée pendant l'effort d'expulsion, jusqu'à ce que sa cavité se distende de nouveau.

Voilà donc toute la doctrine d'O'Beirne ; elle se résume en ceci : le rectum est vide, contracté dans une grande partie de son étendue ; si nous prouvons que cette proposition est fausse, nous aurons renversé la théorie. Il est possible, et nous l'avouons volontiers, que les choses se passent ainsi chez quelques personnes ; mais que d'exceptions à cette règle ! Dans le cas de constipation opiniâtre, le chirurgien est obligé d'extraire, avec les doigts ou une cuiller, l'énorme amas de matières fécales consistantes qui s'est fait dans l'intestin. Alors, il n'y a pas de doute, les matières se trouvent dans l'ampoule anale. Quand on pratique le toucher vaginal, ne sent-on pas souvent, à travers la cloison recto-vaginale, des amas plus ou moins grands de matières fécales. De plus, O'Beirne n'a pas tenu compte d'un fait important. Les matières qui sont parvenues dans l'ampoule anale peuvent non-seulement y séjourner plus ou moins longtemps par l'effet de la contraction énergique et volontaire des sphincters, mais encore être refoulées, sous l'influence de la volonté, vers l'extrémité supérieure du rectum, qui, dans ce nouveau mouvement, se contracte en sens inverse et rend ces matières à l'S iliaque. Ces mouvements alternatifs peuvent se succéder plusieurs fois en très peu de temps.

## SECTION VII.

### De l'acte secondaire péritonéal.

*Définition.* — Cet acte a pour but de faciliter les mouvements des intestins et de soutenir les viscères abdominaux. Cet acte comprend l'action du péritoine, du mésentère, des épiploons.

1° *Concours du péritoine dans la digestion.* — Ce concours a surtout pour but de faciliter les mouvements et les glissements des viscères abdominaux les uns sur les autres. Les adhérences, suites d'inflammation, gênent toujours à un certain degré le travail de la digestion. Sans cet état lisse et poli des viscères, la circulation des matières alimentaires ne serait pas aussi facile, et même une grande partie de la force musculaire des parois de l'intestin serait dépensée à vaincre les frottements. Quand il existe accidentellement, comme dans la péritonite tuberculeuse ou cancéreuse, des adhérences entre toute la masse intestinale qui ne forme plus qu'un tout, les contractions sont devenues impossibles ou ont changé de direction. Il y a de la constipation, des vomissements. Cependant l'enveloppe fournie par le péritoine aux intestins n'est jamais assez complète pour empêcher la dilatation des viscères ; il y a toujours un point où l'adhérence est plus lâche ; aussi c'est vers ce point que la dilatation a lieu en grande partie. Quelquefois aussi les viscères, en augmentant de volume, distendent la tunique séreuse.

2° *Concours du mésentère dans la digestion.* — Pour se faire une idée de l'utilité du mésentère dans la digestion, il n'y a qu'à supposer que le tube digestif soit complétement libre et flottant, sans lien, dans la cavité abdominale : les anses intestinales vont peser les unes sur les autres, de sorte que le cours des matières qu'elles contiennent sera totalement impossible ; de plus, elles pourront facilement se nouer ou bien s'invaginer, accidents qui n'auraient pas tardé à amener la mort. De plus, le mésentère empêche aussi que l'entortillement ne se produise.

Il concourt encore à la fonction digestive en servant de support aux vaisseaux mésentériques et en empêchant que les intestins ne passent à travers les mailles formées par les bifurcations de ces vaisseaux. Les ramifications beaucoup plus fines, ténues, délicates des vaisseaux chylifères avaient surtout besoin de cette protection ; car la plus légère traction, le plus léger poids aurait sans cela suffi pour les déchirer. Dans plusieurs autres points les replis du péritoine remplissent un rôle analogue, comme au foie, à la rate, au méso-côlon transverse, etc.

Avant Haller, on croyait que le mésentère jouissait d'un mouvement propre, en vertu duquel il s'élevait vers l'ombilic ; mais Haller a montré qu'il n'était pas susceptible de se contracter. Cependant des recherches récentes ont montré qu'un petit faisceau musculaire, dépendance du diaphragme, venait se rendre dans son épaisseur. D'après M. Rouget, ce faisceau musculaire aurait pour but de soulever légèrement le mésentère.

3° *Concours des épiploons dans la digestion.* — Ils existent d'une manière véritable seulement chez les mammifères. Les oiseaux, les reptiles et les poissons n'ont guère que de petites masses de graisse accolées à leur tube digestif. On trouve plusieurs épiploons chez l'homme. Le grand épiploon remplit purement les fonctions mécaniques. Il soutient les artères et veines épiploïques droite et gauche, qui ceignent la grande courbure de l'estomac ; il favorise l'ampliation de ce viscère, qui, dans l'état de réplétion, s'avance entre les deux lames du feuillet antérieur de cet épiploon. Il se prête aussi à l'ampliation du côlon. Souple et chargé de graisse, il remplit les vides que laissent entre elles les anses intestinales soumises au mouvement péristaltique. Il s'interpose utilement à la paroi abdominale et aux circonvolutions intestinales, qu'il abrite d'une couche lisse et moelleuse.

La graisse qui est accumulée dans les épiploons y est là, comme partout ailleurs, en réserve pour les besoins de l'économie ; mais nous en avons déjà parlé.

Galien affirme que les sujets qui ont subi la résection d'une partie de l'épiploon éprouvent une sensation de froid à l'estomac ; mais il ne concluait pas, comme quelques-uns l'ont fait après lui, que l'épiploon a pour usage d'entretenir la chaleur dans la région épigastrique. Ce fait serait alors tout à fait inexact. D'ailleurs, cette sensation de froid, si elle existe, ne doit pas être constante ; car pendant mon internat chez M. le baron P. Boyer, à l'Hôtel-Dieu, j'ai vu deux fois des résections considérables d'épiploon ne pas amener cette sensation lorsque les malades ont été guéris.

## SECTION VIII.

### De l'acte secondaire des parois abdominales ou de protection.

*Définition.* — C'est un acte en vertu duquel la portion sous-diaphragmatique du tube intestinal est mise à l'abri des influences nuisibles qui pourraient arrêter ou troubler la fonction si importante de la digestion. Les parois abdominales concourent à la digestion à trois titres différents : 1° protection ; 2° mouvement ; 3° compression.

1° *De la protection des parois abdominales.* — Si, au point de vue de l'efficacité de la protection, on compare la cavité crânienne et même la cavité thoracique à la cavité abdominale, on croira au premier abord que la nature a été imprévoyante. Si l'on veut bien réfléchir un instant, on verra bientôt qu'il n'en est rien cependant. Une enveloppe complétement osseuse ne se serait pas prêtée à la distension des organes creux de l'abdomen. Aussi l'action protectrice semble avoir été sacrifiée dans les parois abdominales à une nécessité plus prochaine, celle de se prêter aux changements de dimensions des viscères qu'elles recouvrent. Ces viscères ne sont pas restés cependant complétement privés de toute protection contre les violences extérieures. Le foie et la rate sont abrités sous la base de la poitrine. En arrière, la largeur de la colonne lombaire garantit les deux vaisseaux importants qui descendent devant le rachis, ainsi qu'une partie des intestins. Les fosses iliaques et le bassin remplissent le même office à l'égard des viscères qu'ils logent. Enfin, là même où les parois sont complétement dépourvues de parties dures, elles sont singulièrement fortifiées par le mode de superposition et l'arrangement des plans musculaires et aponévrotiques dont elles sont composées. Les fibres du grand oblique croisent dans leur direction celle du petit oblique, et le muscle transverse, situé plus profondément, affecte encore une direction différente de celle des deux précédentes. Les muscles droits, placés dans la partie antérieure de la paroi abdominale, y suppléent au défaut des fibres charnues des autres muscles. Il faut surtout remarquer combien la résistance des parois abdominales est accrue par la connexion des fibres aponévrotiques du petit oblique avec les intersections du muscle droit. Les physiologistes se sont beaucoup occupés de savoir à quoi servent ces intersections ; qu'il nous suffise de savoir qu'elles concourent à la protection de l'appareil digestif (voyez t. I, p. 271).

2° *Des mouvements des parois abdominales dans la fonction digestive.* — Nous avons vu déjà combien le concours de ces parois était utile dans le vomissement, dans le cours des matières fécales à travers le gros intestin, et enfin dans la défécation. Pour tous ces effets, le diaphragme s'associe avec les parois abdominales et la contraction de ces agents se fait simultanément toutes les fois qu'ils interviennent dans la digestion. Dans tous ces cas, les parois se durcissent et changent de forme, ce qui est encore efficace au point de vue de la protection.

3° *Les parois abdominales exercent une pression continue sur les viscères.* — Il est curieux de comparer, sous ce rapport, la poitrine à l'abdomen. Dans la poitrine, il y a tendance à la formation du vide, bien loin qu'il y ait du trop-plein. Le poumon n'est pas comprimé par les parois thoraciques : car il est dans un état d'extension forcée, et c'est la pression atmosphérique agissant à l'intérieur sur ses tuyaux aériens et ses vésicules qui le maintient appliqué à la face interne des côtes dont on le voit s'éloigner, en obéissant à l'élasticité quand on ouvre la poitrine. Dans le ventre, au contraire, les viscères éprouvent, de la part de leur enveloppe élastique et contractile, une pression énergique qui modère l'expansion des fluides aériformes toujours présents dans le tube digestif.

Si le ventre est ouvert sur le vivant ou même sur le cadavre, l'air ne s'y précipitera pas comme dans la poitrine, il y aura plutôt expulsion des matières qu'il contient; et si ces derniers renfermaient des gaz, on les voit se dilater outre mesure, bien qu'ils aient pénétré dans un milieu qui est plus froid que celui qu'ils viennent d'abandonner. Le diaphragme, situé sur la limite de deux cavités dans l'une desquelles existe le vide virtuel, et dont l'autre a, pour ainsi dire, toujours du trop-plein, est entraîné naturellement vers la première et repoussé par les viscères de la seconde.

La différence dans le mécanisme du thorax et de l'abdomen en entraîne dans le mode d'introduction des substances sur lesquelles les poumons ou les viscères digestifs vont exercer leur action. L'air entre dans le poumon par *aspiration;* l'aliment, au contraire, est *poussé*. Aussi on voit partout dans le tube digestif des sphincters pour empêcher que les matières qui s'y trouvent ne s'échappent trop tôt.

## SECTION IX.

### De la digestion des boissons.

Jusqu'ici nous n'avons envisagé la digestion qu'au point de vue des aliments solides; nous devons maintenant ne pas oublier de donner une attention spéciale à la digestion des liquides.

Les boissons sont des liquides dont nous nous servons soit pour satisfaire au besoin de la soif et réparer la déperdition des fluides, soit pour stimuler l'estomac, soit enfin pour causer une excitation salutaire dans tous nos organes. Si l'on se base sur la composition et sur le mode d'action des boissons sur l'organisme, on peut les diviser en quatre classes : les boissons aqueuses, les boissons fermentées, les boissons alcooliques et les boissons aromatiques. Les boissons, quoique en général moins composées que les aliments, présentent souvent des principes nutritifs très puissants et dont la digestion est très facile.

#### § I. — *De la préhension des liquides.*

*Définition*. — C'est l'acte au moyen duquel nous portons dans la bouche les boissons qui doivent réparer les pertes de l'organisme.

Cet acte s'accomplit avec les mêmes organes que l'acte de la préhension des aliments : mais seulement il peut s'exécuter d'une multitude de manières différentes que le physiologiste ne doit pas oublier.

Toutes ces manières peuvent être rapportées à deux principales. Dans le premier mode, on *verse* le liquide dans la bouche, il y entre par l'effet de sa propre pesanteur. Ainsi l'action de sabler, de boire à la régalade, rentre dans cette catégorie. Dans la deuxième, on fait le vide, et la pression atmosphérique pousse les liquides dans la cavité buccale. Ici il y a succion, l'action de boire à un ruisseau, l'action de humer ou d'aspirer à un chalumeau. Décrivons chacun de ces modes.

### A. *Premier mode de préhension.*

Ici, avons-nous dit, n'intervient pas la pression atmosphérique. C'est le poids même du liquide qui le fait tomber dans la bouche; on le verse dans cette cavité. C'est ainsi que l'on opère, soit dans l'action de *sabler*, soit dans l'action de boire *au galet* ou *à la régalade.*

1° *Action de sabler.* — Dans ce cas on ingère d'un seul coup dans la bouche et l'on déglutit d'un seul coup tout le contenu du verre que l'on élève rapidement pendant que la tête se renverse un peu en arrière.

2° *Action de boire à la régalade.* — Dans ce cas on fait tomber d'une certaine hauteur un filet de liquide dans la bouche, plus ou moins largement ouverte. La tête étant alors inclinée en arrière, le liquide pénétrerait infailliblement dans les voies aériennes, si la langue et le voile du palais, en contact l'un avec l'autre, ne fermaient complétement l'isthme du gosier. Lorsqu'une certaine quantité de liquide s'est accumulée dans la cavité buccale, on opère vivement un mouvement de déglutition, et tout aussitôt la langue et le voile du palais se remettent en contact pour recevoir une nouvelle gorgée de liquide.

### B. *Deuxième mode de préhension des liquides.*

Ici la pression atmosphérique intervient d'une manière active et dans quatre cas : 1° dans la succion ; 2° dans l'action de boire dans un verre; 3° dans l'action de boire au bord d'un ruisseau ; 4° dans l'action de humer. Dans les trois premiers cas, l'action aspiratrice est opérée par la bouche, dans le dernier seulement, par la dilatation du thorax.

1° *De la succion.* — C'est le mode de préhension des boissons que nous employons à la naissance et que tous les mammifères mettent en jeu. Dans cette action, la bouche représente assez bien une pompe aspirante dont l'ouverture est formée par les lèvres, le corps par les joues, le voile du palais, etc., et le piston par la langue. Veut-on la mettre en jeu, on applique exactement les lèvres autour du corps dont on veut extraire un liquide, la langue elle-même s'y adapte ; mais bientôt elle se contracte, diminue de volume, se porte en arrière et le vide se produit entre sa face supérieure et la voûte palatine ; le liquide contenu dans le corps que l'on suce, n'étant plus également comprimé par l'atmosphère, se déplace et la bouche se remplit. C'est ainsi que les choses se passent dans l'action de teter.

C'est bien dans la cavité buccale que le vide se produit, car le voile du palais vient s'appliquer fortement vers la base de la langue. Aussi, pendant cette action la respiration peut encore s'accomplir ; ce qui permet à l'enfant à la mamelle de prendre son repas sans désemparer. Il va sans dire que la respiration est suspendue au moment où l'on avale la gorgée de liquide.

2° *Action de boire dans un verre*. — M. Maissiat, dans sa thèse inaugurale, a bien démontré que cette action entrait dans la deuxième catégorie ; nous allons la décrire d'après lui. Pour se convaincre que le liquide n'est pas *versé dans la bouche*, où il pénétrerait par son propre poids, mais qu'il est attiré et comme sucé, il n'y a qu'à s'observer soi-même, ou à observer d'autres personnes. L'ouverture des lèvres est entièrement submergée dans le liquide du verre, dont le niveau n'est guère que d'une ligne au-dessus de cette ouverture, et si l'on regarde de profil un enfant qui boit à deux mains dans un grand verre bien plein, on voit que cet enfant tient sa tête penchée sur le verre, de sorte que le niveau du liquide est plus bas que le canal buccal par où il va passer.

Les choses en étant là, celui qui boit au verre opère une légère diduction des mâchoires et de la langue relativement à la voûte palatine, c'est-à-dire qu'il fait le vide, et le liquide pénètre. Si on lève le coude en buvant, c'est pour maintenir le niveau du liquide et non pour verser. S'il arrive que le niveau du liquide ne soit pas maintenu à la hauteur convenable, on aspire de l'air en même temps que ce liquide. Le bruit particulier qu'on entend à ce moment prouve bien qu'il y a action de pompe ; enfin, si le liquide était véritablement versé dans la bouche, il devrait tomber dans une cavité disposée à le recevoir et dont il expulserait l'air. Or, il ne sort d'air ni par la bouche, ni par le nez.

M. Bérard considère comme une variante de ce mode de préhension des liquides l'action de boire à la bouteille : les inexpérimentés adaptent leur bouche à tout le contour du goulot, et comme l'air ne peut pénétrer dans la bouteille, bientôt ils ne peuvent plus boire, et la bouteille se trouve convertie en une espèce de ventouse qui s'attache à leur bouche. Cet inconvénient n'a pas lieu, si on laisse libre la partie supérieure du contour de l'ouverture de la bouteille.

3° *Action de boire directement au bord d'un ruisseau ou d'une rivière.* — Il est peu de personnes qui, pressées par la soif, n'aient bu ainsi couchées à plat sur le bord de l'eau et y submergeant leurs lèvres Ici, il est évident, incontestable, du vide se forme dans la bouche, on peut encore respirer pourvu que les narines ne soient pas immergées.

C'est ainsi que boivent le cheval, le bœuf, et en général les mammifères dont la bouche est assez peu fendue pour que les commissures plongent dans l'eau.

4° *Action de humer.* — Ici l'aspiration est encore plus évidente, mais elle ne s'opère pas par la bouche ; c'est la poitrine qui la produit, et l'air est entraîné en même temps que le liquide. Puis, tandis que l'air arrive le premier dans les voies pulmonaires, le liquide, marchant plus lentement, arrive dans la bouche ; là il est saisi et avalé par un mouvement de déglutition. On peut humer une boisson contenue dans un verre ou dans une tasse, au lieu de la boire par succion. On en agit ainsi instinctivement, lorsque la température trop élevée ou trop basse pourrait impressionner douloureusement les dents. Voici comment cette action s'accomplit.

L'ouverture buccale n'est pas complétement immergée dans le liquide, car alors l'air ne serait pas attiré : le bord du vase engagé dans la bouche dépasse l'arcade dentaire inférieure, que souvent la lèvre inférieure abrite. Un intervalle plein d'air, une sorte de canal existe entre la langue d'une part, et de l'autre, la voûte palatine et le voile du palais. La tête de celui qui va humer et le vase sont amenés à un rapport tel que le niveau du liquide divise le plan de l'ouverture buccale en deux parties : l'air occupe la supérieure, le liquide chaud occupe l'inférieure. C'est à ce moment que l'on aspire. L'air et le liquide s'engagent dans la bouche, mais avec des vitesses différentes, le premier plus rapidement que le second. Lorsqu'une certaine quantité de ce liquide obstrue l'ouverture buccale, l'air qui le traverse par bulles produit le gargouillement qui accompagne l'action de humer ; et avant que ce liquide s'engage dans l'isthme du gosier, cas auquel il pourrait être attiré dans le larynx, le second temps de la déglutition intervient. Ainsi aspiré, le liquide chaud touche tout d'abord le palais et la langue. Voilà pourquoi on se brûle spécialement le palais dans la déglutition des liquides chauds, la langue étant d'ailleurs organisée de manière à ne pas être impressionnée très douloureusement par leur contact. (Maissiat.)

On use du procédé que nous venons de décrire pour aspirer une cuillerée de potage chaud, et toutes les fois que l'on veut avaler une très petite masse de liquide. Ce n'est pas tout : c'est par aspiration thoracique que nous introduisons dans la bouche des corps moins diffluents, à surface humide et glissante, les huîtres, les gelées, les pulpes de fruits, les quartiers de fruits fondants, une fraise, un grain de raisin, la moelle d'un os coupé à ses deux bouts.

Lorsque des corps solides sont ainsi aspirés, ils pourraient, si la déglutition ne les saisissait pas à temps, ils pourraient, dis-je, entraînés par le courant de l'air et passant sous la luette ou sur l'un de ses côtés, pénétrer dans les voies aériennes.

A ces deux modes de préhension des liquides, M. Bérard en ajoute avec raison un troisième, qui est l'*action de laper*, qui appartient surtout aux carnivores dont la bouche est largement fendue. Lorsqu'il boit, le chien immerge sa langue dans la couche la plus superficielle du liquide; il la recourbe et la ramène chargée d'une certaine quantité de ce liquide.

L'acte buccal ne concourt pas à la digestion des boissons. En effet, n'ayant besoin ni de mastication, ni d'insalivation, les boissons ne séjournent point dans la bouche, elles sont avalées à mesure qu'elles y arrivent. Les changements qu'elles éprouvent en traversant cette cavité ne portent guère que sur leur température. Si cependant leur saveur est forte ou désagréable, ou bien agréable, nous nous plaisons à la prolonger ; il arrive que la présence de la boisson dans la bouche y fait affluer une plus ou moins grande quantité de salive et de mucosité qui ne manque pas de se mêler à la boisson.

### § II. — *De l'acte pharyngo-œsophagien en rapport avec les liquides, ou de la déglutition des boissons.*

Nous avalons les liquides par un mécanisme exactement semblable à celui des solides ; mais comme les boissons glissent plus aisément à la surface de la membrane muqueuse du palais, de la langue, du pharynx, etc.; comme elles cèdent sans difficulté à la moindre pression et qu'elles présentent toujours les qualités requises pour traverser le pharynx, elles sont en général avalées avec moins de difficulté que les aliments solides.

Magendie ne sait pourquoi l'opinion contraire est généralement répandue dans le vulgaire. On établit que les molécules des liquides, ayant continuellement une tendance à s'abandonner, doivent présenter plus de résistance à l'action des organes de la déglutition ; mais l'expérience dément chaque jour cette assertion. Chacun peut voir sur lui-même la preuve qu'il est plus aisé d'avaler les liquides que les aliments solides, même quand ils sont suffisamment atténués et imprégnés de salive. On n'alléguera pas, sans doute, la manière dont la déglutition s'exerce dans les maladies ; car pour peu qu'il y ait une inflammation intense de la gorge, les malades ne peuvent avaler que des liquides. Cependant, s'il y a paralysie, les solides sont plus facilement avalés que les liquides.

On appelle *gorgée* la portion de liquide avalée dans chaque mouvement de déglutition. Les gorgées varient beaucoup pour le volume : mais, quelque volumineuses qu'elles soient, comme elles s'accommodent à la forme du pharynx et de l'œsophage, il est rare qu'elles produisent une distension douloureuse dans ces endroits, comme cela arrive quelquefois pour les aliments solides.

Dans la manière la plus ordinaire de boire, la déglutition des liquides présente les trois temps que nous avons décrits ; mais quand on sable ou que l'on boit à la régalade, le liquide étant porté directement dans le pharynx, les deux derniers temps seuls s'effectuent. Il est à remarquer que l'absence de l'épiglotte gêne davantage la déglutition des liquides que celle des solides.

### § III. — *De l'acte stomacal dans ses rapports avec les liquides, ou de la digestion stomacale des boissons.*

Nous allons étudier d'abord l'accumulation et la durée de séjour des boissons dans l'estomac, puis nous verrons quelles sont leurs altérations.

A. *Accumulation et durée du séjour des boissons dans l'estomac.*— La manière dont les boissons s'accumulent dans l'estomac diffère peu de celle des solides ; elle est, en général, plus prompte, plus égale, plus facile, parce que les liquides se répartissent et distendent l'estomac plus uniformément. De même que les aliments solides, les liquides occupent plus particulièrement sa portion gauche et moyenne ; l'extrémité droite ou pylorique en contient toujours beaucoup moins. Il ne faut pas cependant que la distension de l'estomac soit portée très promptement à un degré considérable, car le liquide serait bientôt rejeté par le vomissement. Cet accident arrive fréquemment aux personnes qui avalent coup sur coup une grande quantité de boissons. Quand on veut exciter le vomissement chez une personne qui a pris un émétique, un des meilleurs moyens est de faire boire brusquement plusieurs verres de liquide.

La présence des boissons dans l'estomac produit des phénomènes locaux semblables à ceux que nous avons décrits à l'article de l'accumulation des aliments solides ; mêmes changements dans la forme et dans la position de l'estomac, même distension de l'abdomen, même resserrement du pylore et même contraction de l'œsophage.

Les phénomènes généraux sont différents de ceux qui sont produits par les aliments : ce qui tient à l'action des liquides sur les parois stomacales et à la promptitude avec laquelle ils sont portés dans le sang.

Passant rapidement à travers la bouche et l'œsophage, les boissons conservent plus que les aliments leur température propre jusqu'au moment où elles arrivent dans l'estomac. Il en résulte que nous les préférons à ceux-ci quand nous voulons éprouver dans cet organe un sentiment de chaleur ou de froid ; de là vient la préférence que nous donnons en hiver aux boissons chaudes et en été aux boissons froides.

Chacun sait que les boissons restent bien moins longtemps dans l'estomac que les aliments ; mais la manière dont elles sortent de ce viscère est encore peu connue. On croit généralement qu'elles traversent le pylore et qu'elles passent dans l'intestin grêle, où elles sont absorbées avec le chyle ; cependant une ligature appliquée sur le pylore, de façon qu'elles ne puissent pas pénétrer dans le duodénum, ne ralentit pas beaucoup leur disparition de la cavité de l'estomac.

B. *Altérations des boissons dans l'estomac.* — D'après Magendie, sous le rapport de ces altérations, les boissons peuvent être distinguées en deux classes : les unes ne forment point de chyme, les autres sont susceptibles d'en fournir.

A la première classe se rapportent l'eau pure, l'alcool assez faible pour qu'il puisse être considéré comme boisson, les acides végétaux.

Pendant son séjour dans l'estomac, l'*eau* se met d'abord en équilibre de température avec les parois de ce viscère ; en même temps elle se mêle avec la mucosité, le suc gastrique et la salive qui s'y trouvent ; elle devient trouble et disparaît ensuite peu à peu sans subir d'autres transformations. Une partie passe dans l'intestin grêle, l'autre paraît absorbée directement. Après sa disparition, il reste une certaine quantité de mucosité qui est bientôt réduite en chyme à la manière des aliments. On sait, par l'observation, que l'eau privée d'air atmosphérique, comme l'eau distillée, ou l'eau chargée d'une grande quantité de sel, comme l'eau de puits, restent longtemps dans l'estomac et y produisent un sentiment de pesanteur.

L'*alcool*, d'après Magendie, a une tout autre manière d'agir. D'abord on connaît l'impression de chaleur brûlante qu'il cause en passant dans la bouche, le pharynx, l'œsophage, et celle qu'il excite quand il est arrivé dans la cavité stomacale : les effets de cette action sont de déterminer le resserrement de cet organe, d'irriter la membrane muqueuse et d'augmenter beaucoup la sécrétion dont elle est le siége ; en même temps, il coagule toutes les parties albumineuses avec lesquelles il est en contact, et comme les différents liquides qui sont dans l'estomac contiennent une assez grande proportion de cette matière, il en résulte que, peu de temps après qu'on a avalé de l'alcool, il y a dans ce viscère une certaine quantité d'albumine concrétée. Le mucus subit une modification analogue à celle de l'albumine ; il se durcit, forme des filaments irréguliers, élastiques, qui conservent une certaine transparence. Ces mucosités sont digérées et transformées en chyme. M. le professeur Bérard ne paraît pas adopter cette opinion ; il fait observer que c'est digérer sa propre substance et vivre à ses dépens. .

On sait qu'une boisson alcoolique affaiblie, unie à une matière animale, et soumise à une température de 10 à 30 degrés, s'acidifie. Leuret et Lassaigne pensent que les boissons alcooliques subissent cette transformation dans l'estomac de l'homme, et que c'est à l'état acide qu'elles passent dans le duodénum. M. Bérard pense que cela n'a lieu que partiellement, et seulement chez les personnes qui se plaignent d'éprouver des aigreurs après avoir bu du vin. MM. Bouchardat et Sandras (1) disent que les boissons alcooliques ne subissent pas d'altérations dans l'estomac et dans l'intestin grêle. M. Cl Bernard a montré que si l'alcool est pris en trop grande quantité, au lieu d'activer les sécrétions de l'intestin, il les suspend complétement, de sorte que le sucre n'est plus produit dans le foie.

Parmi les boissons qui se sont réduites en chyme, les unes le sont en partie et les autres en totalité. L'*huile* avait été placée par Magendie dans cette catégorie, mais nous savons aujourd'hui que ce n'est que dans le duodénum qu'elle se trouve modifiée.

Le *bouillon* de viande mérite d'être examiné d'une manière spéciale. Il consiste en de l'eau tenant en suspension ou en dissolution des sels, de la gélatine et différents autres principes azotés, ainsi que de la graisse. Tout a été dit sur la graisse ; l'eau a été absorbée et avec elle les sels ; mais les matières organiques qu'elle tient en dissolution sont-elles absorbées avec elle, et mises, à cet état, à profit pour l'économie ? M. Bérard ne le pense pas. De deux personnes qui prennent un bouillon, l'une le digère, l'autre non. Il n'y aurait pas cette différence, dit-il, si ce n'était qu'une question d'absorption. Avec un estomac ulcéré, on absorbe aussi bien et peut-être mieux qu'avec un estomac sain ; cependant on ne tire pas le même parti d'un bouillon dans la première condi-

(1) *De la digestion des boissons alcooliques* (*Arch. génér. de médecine*, volume supplémentaire, 1846, p. 243.

tion que dans la seconde, c'est que la digestion a lieu dans un cas et n'a pas lieu dans l'autre. Il faut donc que les matières organiques qui sont en dissolution dans le bouillon soient digérées, transformées, *chymifiées* en un mot. On ne doit pas se refuser à admettre qu'il peut y avoir absorption pure et simple d'une petite proportion d'entre elles ; mais à cet état elles n'ont pas les conditions requises pour être nutritives. Cette doctrine est appliquée par M. Bérard aux diverses infusions ou décoctions tenant des principes organiques en dissolution (thé, café, chocolat, etc.). On a beaucoup parlé dans ces derniers temps des propriétés nutritives des principes azotés que renferment le café et le thé. Ce n'est certainement pas l'absorption pure et simple de ces principes azotés qui restaure, c'est le produit de leur assimilation temporaire ou durable. Nous avons déjà vu comment le *lait* se digère dnas l'estomac. M. Cl. Bernard vient de faire connaître le résultat d'expériences faites avec l'*alcool* et l'*éther*. L'introduction de l'éther dans les voies digestives a pour effet constant une grande augmentation de toutes les sécrétions intestinales, de celle du sucre dans le foie, de celle du pancréas. L'effet de l'éther est plus considérable que celui de l'alcool sur toutes ces glandes. Nous signalerons ce fait bien remarquable, c'est que M. Cl. Bernard a pu introduire dans l'estomac des chiens de fortes doses d'éther, sans produire l'éthérisation (*Gazette médicale*, 1856, p. 295).

### § V. — *De l'acte de chylification des boissons.*

D'après ce qu'on vient de lire, il est clair que les boissons pénètrent sous deux formes dans l'intestin grêle : 1° sous celle de liquide ; 2° sous celle de chyme.

A moins de circonstances particulières, les liquides qui passent de l'estomac dans l'intestin n'y séjournent que très peu ; ils ne paraissent point y éprouver d'autre altération que leur mélange avec le suc intestinal, le chyme, le liquide pancréatique et la bile. Ils ne donnent lieu à la formation d'aucune espèce de chyle ; ils sont ordinairement absorbés dans le duodénum et le commencement du jéjunum ; rarement en voit-on dans l'iléum, et plus rarement encore parviennent-ils jusqu'au gros intestin. Il paraît que ce dernier cas n'arrive que dans l'état de maladie, pendant l'action d'un purgatif, par exemple. Le chyme qui provient des boissons suit la même marche et paraît éprouver les mêmes changements que celui des aliments ; par conséquent, il sert à produire du chyle.

Tels sont les principaux phénomènes de la digestion des boissons ; on voit combien il était important de les distinguer de ceux qui appartiennent à la digestion des aliments solides. Mais on ne digère pas toujours isolément, comme nous venons de le supposer ; assez souvent les deux digestions se font simultanément.

Les boissons favorisent la digestion des aliments ; il est probable qu'elles produisent cet effet de plusieurs manières. Celles qui sont aqueuses ramollissent, divisent, dissolvent même certains aliments ; elles aident de cette façon leur chymification et leur passage à travers le pylore. Le vin remplit des usages analogues, mais seulement pour les substances qu'il peut dissoudre ; en outre, il excite par son contact la membrane muqueuse de l'estomac, et détermine une sécrétion plus abondante de suc gastrique. La manière d'agir de l'alcool se rapproche beaucoup de ce dernier usage du vin, seulement elle est plus intense. C'est aussi en excitant cette sécrétion que sont utiles les liquides que l'on prend à la fin du repas (Magendie).

## SECTION X.

### Des gaz envisagés sous le point de vue de la digestion.

Indépendamment de la faculté d'avaler des aliments solides et des liquides, quelques personnes peuvent, par la déglutition, introduire dans leur estomac assez d'air pour le distendre.

On a cru longtemps que cette faculté était très rare, et l'on citait Gosse de Genève comme la possédant à un degré remarquable ; mais Magendie a fait voir dans un travail particulier qu'elle était beaucoup plus commune qu'on ne le pensait. Sur une centaine d'étudiants, il en a trouvé huit ou dix qui en étaient doués.

Dans ce même travail, Magendie a montré qu'on pouvait diviser en deux classes les personnes qui avalent de l'air ; pour les unes c'est un acte très facile ; pour les autres, il est besoin d'efforts plus ou moins grands. Quand ces dernières veulent l'opérer, il faut, en premier lieu, qu'elles chassent l'air que contenait la poitrine, après quoi, remplissant leur bouche d'air, de manière que les joues soient un peu distendues, elles exécutent la déglutition en rapprochant le menton de la poitrine, et en l'éloignant ensuite brusquement de cette partie. Cette déglutition pourrait être comparée à celle des personnes dont la gorge est enflammée et qui avalent des liquides avec douleur et difficulté.

Quant aux personnes qui ne peuvent point avaler de l'air, et c'est le plus grand nombre, Magendie pense, pour l'avoir observé sur lui-même, qu'avec un peu d'exercice on peut y parvenir sans trop de peine.

Dans l'estomac cet air s'échauffe, distend l'organe. Il excite chez quelques personnes un sentiment de chaleur brûlante ; chez d'autres, il produit des envies de vomir ou des douleurs très vives. Il est probable que sa composition chimique s'altère, mais on ne sait rien encore de positif sur ce point. Son séjour est plus ou moins long ; ordinairement il remonte dans l'œsophage, et vient sortir par la bouche ou par les narines ; d'autres fois il traverse le pylore, se répand dans toute l'étendue du canal intestinal, jusqu'au point de sortir par l'anus. Dans ce dernier cas, il distend toute la cavité abdominale et peut aller jusqu'à simuler la maladie qu'on appelle la *tympanite* (Magendie).

Mais outre ces gaz qu'on peut ainsi introduire directement dans le tube digestif, il existe dans ce canal en divers points d'autres gaz, dont nous devons étudier le siége, la nature, l'origine et l'utilité.

1° *Du siége des gaz intestinaux.* — Ce n'est que par exception qu'on en trouve dans l'estomac et alors ils y arrivent par la déglutition. J'ai fait de nombreuses expériences sur ce point, et je n'ai jamais rencontré de gaz dans l'estomac du chien et du lapin. Hunter pense que l'estomac ne contient jamais de gaz, et M. Bérard reste dans le doute à cet égard.

Il existe des gaz dans tout le reste du tube digestif. Ils occupent surtout le gros intestin. J'ai toujours trouvé peu de gaz dans l'intestin grêle du chien et du lapin. Dans l'intestin grêle, une certaine quantité de gaz est mélangée avec le chyme, l'autre reste libre dans ce conduit.

2° *Analyse des gaz de l'intestin.* — Magendie, MM. Chevreul, Jurine, Baumès, Chevillot, ont fait des analyses desquelles il résulte que ces gaz sont : l'azote, l'acide carbonique, l'hydrogène pur, l'oxygène, l'hydrogène protocarboné, l'hydrogène sulfuré. Ces six gaz ne sont peut-être jamais réunis dans une même fraction du tube digestif ; mais ils sont toujours plus ou moins mélangés ; il est rare qu'il n'y en ait qu'un.

M. Chevillot a vu l'*azote* former les 99 centièmes des gaz recueillis sur des cadavres épuisés par de longues maladies. M. Chevreul, au contraire, a trouvé une proportion bien plus faible chez trois suppliciés. Cet azote serait, d'après ce dernier physiologiste, en plus grande quantité dans l'estomac et le gros intestin que dans l'intestin grêle.

Le *gaz acide carbonique* se trouve aussi en grande proportion et dans toutes les parties du tube digestif. Jurine a prétendu que la quantité de ce gaz allait en décroissant depuis l'estomac jusqu'au rectum, mais les chiffres de Magendie et de M. Chevreul démontrent précisément le contraire. Les tables de M. Chevillot prouvent que la proportion de ce gaz va en diminuant de l'estomac à l'intestin grêle et s'accroissant de l'intestin grêle au rectum.

L'*hydrogène pur* a été trouvé dans l'intestin grêle pour une quantité plus grande que les deux gaz qui précèdent. Il y a moins de ce gaz dans le gros intestin que dans l'intestin grêle. M. Chevillot ne l'a vu que 58 fois sur 69 sujets. Jurine s'était trompé en disant que sa quantité augmente de l'estomac au gros intestin.

L'*oxygène* a été trouvé une seule fois dans l'estomac par Magendie. Chevillot l'a rencontré en diverses proportions dans l'intestin grêle, le gros intestin et dans l'estomac. La proportion était de 2 à 3 centièmes pour l'intestin ; de 2 à 8 pour l'estomac.

L'*hydrogène protocarboné*. M. Chevreul ne l'a rencontré que dans le gros intestin. Sur 95 cadavres, M. Chevillot n'en a vu que 10 ayant ce gaz toujours dans le gros intestin, excepté dans un seul cas. La proportion la plus considérable a été de 18 centièmes.

L'*hydrogène sulfuré* est le gaz qui se trouve en plus petite quantité dans l'intestin ; dans les cas de mort violente ou à la suite de longues maladies, on n'en a trouvé que des traces.

3° *Origine des gaz de l'intestin*. — L'analyse que nous venons d'exposer nous prouve d'une manière évidente que les gaz ne proviennent pas du dehors, puisque l'atmosphère ne les renferme pas. La déglutition peut bien en introduire dans l'estomac, mais cela ne nous explique pas pourquoi il y en a dans les autres parties du tube digestif.

Les *gaz intestinaux sont-ils sécrétés par la muqueuse?* Une foule d'auteurs recommandables, Hunter, Portal, Bernard Gaspard, M. Baumès admettent ce fait M. Maissiat a proposé une explication de cette exhalation gazeuse. On sait que si une vessie humide et pleine d'acide carbonique est exposée au contact de l'air, elle laissera dégager de l'acide carbonique et absorbera de l'air extérieur.

Le même phénomène d'échange aurait lieu dans le cas où une vessie à deux compartiments contiendrait dans l'un des côtés de l'acide carbonique, et dans l'autre de l'air. Or, dans l'hypothèse de M. Maissiat, l'intestin serait le sac à source d'acide carbonique, et le poumon, le sac à air atmosphérique. Mais comme ces deux sacs ne sont pas en contact, le sang qui va de l'un à l'autre serait l'intermédiaire à l'aide duquel s'opère l'échange des fluides élastiques entre ces deux organes. Cette hypothèse ne nous donne pas l'origine première des gaz intestinaux, puisqu'elle suppose la préexistence de gaz dans l'intestin. M. Bérard fait une objection judicieuse. Dans la théorie de M. Maissiat, l'intestin devrait recevoir de l'oxygène en échange de l'acide carbonique ; or, nous venons de voir que l'oxygène est presque toujours absent de l'intestin grêle, et l'acide carbonique va en augmentant du haut en bas du tube digestif.

Il est un fait certain, c'est que si on lie une anse intestinale après l'avoir vidée de son contenu, si l'on remet cette anse dans l'abdomen, on voit des gaz reparaître dans cette anse. Les exemples cités par Baumès et par d'autres médecins nous prouvent suffisamment une pareille sécrétion ; mais, hâtons-nous d'ajouter, c'est qu'elle ne nous explique pas suffisamment la présence de gaz tels que l'hydrogène sulfuré, l'hydrogène carboné, et l'hydrogène lui-même.

*Les aliments fournissent une partie des gaz intestinaux.* — Nous avons déjà vu que la réaction du chyme avec la bile et le suc pancréatique produit des gaz, mais ne sait-on pas que certains aliments farineux (haricots, pois, fèves, etc.) font développer beaucoup de gaz. L'empansement des animaux vient appuyer la proposition que nous venons d'émettre. M. Chevillot a vu que la proportion de certains gaz obtenus était différente, suivant qu'il les recueillait à une température basse ou à une température moyenne. Enfin ajoutons encore une preuve. Si on recueille les matières de l'intestin, et si on les laisse dans une étuve à la température du corps, on obtient les mêmes gaz que ceux de l'intestin.

Pour nous résumer, nous dirons que les gaz du tube digestif peuvent venir du dehors, être sécrétés par la muqueuse intestinale, ou être produits par la réaction des aliments et des sucs contenus dans les divers compartiments de l'intestin.

4° *Utilité, usages des gaz du tube digestif.* — La présence de ces gaz dans le tube intestinal de presque tous les animaux prouve leur utilité. Nous pensons même qu'on n'a pas jusqu'à ce jour accordé une assez grande importance au rôle qu'ils pouvaient avoir dans la physiologie et dans la pathologie. Des expériences que nous avons faites pour éclairer cette question nous portent à croire qu'on y trouvera certainement des solutions à des problèmes difficiles.

Les gaz de l'intestin ont encore pour usage mécanique de répartir d'une manière uniforme l'excès de pression sur tous les viscères de l'abdomen.

La réaction élastique de ces gaz, combinée avec la pression des muscles de l'abdomen, favorise la circulation du sang dans la veine porte. Pour montrer l'utilité de ces gaz, il n'y a qu'à les supprimer. Or c'est là une expérience qui n'a été tentée par personne jusqu'ici. Nous avons nous-même cherché à voir ce qui résulterait de la soustraction des gaz intestinaux. Nous n'avons pas encore réussi à trouver un animal qui soit propice à cette observation. Les chiens et les lapins, sur lesquels nous avons fait quelques essais, n'ont pu nous servir d'une manière complète. Nous nous proposons de poursuivre cette étude. Quoi qu'il en soit, nous avons vu que chez le lapin, après la soustraction des gaz dans une partie du tube intestinal, et restant en dehors de l'abdomen, la circulation artérielle se continuait encore pendant quelque temps, de même que la circulation veineuse dans les ramifications de la veine porte, mais bientôt le cours du sang se ralentissait, et si toute la masse intestinale était au dehors, l'animal ne tardait pas à mourir au milieu des convulsions, et sans qu'il y ait eu perte de sang considérable. Dans l'intestin, à la surface de la muqueuse, il y avait exhalation de sérosité abondante. Nous le répétons, nous n'avons là qu'une ébauche. En continuant nos recherches, nous tâcherons de soutirer tous les gaz de l'intestin par un procédé qu'il faut chercher. Alors nous verrons quels sont les effets produits. Nous arriverons ainsi à prouver que les parois abdominales et le diaphragme ne peuvent plus comprimer les viscères de l'abdomen, qu'il y a stase sanguine dans cette cavité, que l'animal se trouve dans les mêmes conditions alors que s'il avait été éventré, et que sa mort a lieu par asphyxie. Nous attachons à ces expériences une importance capitale, car elles portent peut-être en elles la possibilité d'applications pratiques d'une grande valeur. Nous avons souvent eu occasion de faire des autopsies de cholériques à l'amphithéâtre des hôpitaux. Un fait nous a plus particulièrement frappé., c'est l'absence totale de gaz dans toute l'étendue du tube digestif. Ce même fait a été signalé, sans être compris sans doute, par Delpech et Coste dans la relation de leur voyage en Angleterre. Nous nous sommes demandé si la cause de la mort n'était pas dans ce simple fait d'observation, et si les cholériques ne mourraient pas comme meurent les animaux chez lesquels on a soustrait les viscères à l'action du diaphragme et des autres parois abdominales. Si cela était vrai, ne faudrait-il pas injecter de l'air dans le tube digestif, ou bien un gaz quelconque afin de remettre la boule de l'abdomen dans des conditions convenables, pour que les phénomènes respiratoires et circulatoires ne fussent pas interrompus d'une manière aussi brusque? Cette expérience est tout à fait innocente, et peut-être nous donnera-t-elle des résultats extraordinaires.

*Usages mécaniques des gaz dans la digestion.* — Ces gaz contribuent à maintenir dans le canal digestif les dimensions convenables. Ils favorisent incontestablement le cours des matières : car il est plus facile à l'intestin, lorsqu'il se contracte, de pousser les matières dans un espace creux que dans un canal dont les parois se touchent. Si tout le tube intestinal avait été comme l'œsophage, resserré sur lui-même, il lui aurait fallu, comme à celui-ci, la même quantité de fibres musculaires. Ces gaz sont toujours prêts à occuper la place des matières solides ou liquides, à mesure que celles-ci changent de place. L'examen du canal intestinal du chien nous donne la raison de la faible quantité de gaz qu'on y trouve. En effet, les parois de leur tube digestif sont très épaisses et pourvues d'une grande quantité de fibres musculaires. Si l'on vient à faire la section transversale complète de ce canal, son orifice ne se ferme pas quoique les gaz aient disparu.

Il n'est pas prouvé qu'ils exercent une *action chimique* digestive sur la matière alimentaire. Graves leur attribue cependant cet usage. L'acide carbonique, dit-il, rend solubles dans l'eau diverses substances alimentaires. Cet auteur croit qu'il existe une sorte d'antagonisme entre les parties qui sécrètent un *liquide acide*, et celles qui produisent un *gaz acide ;* que les premières peuvent être suppléées par les secondes, et qu'en l'absence d'un bon suc gastrique acide, on peut encore faire des digestions profitables, grâce à l'influence de l'acide carbonique sécrété par les intestins. Qu'il se fasse un travail digestif dans l'intestin, nous l'avons reconnu ; que l'acide carbonique soit l'agent de ce travail, c'est ce qu'on ne peut admettre en aucune façon.

Quoi qu'il en soit, si ces gaz peuvent être utiles au travail de la digestion, il ne faut pas qu'ils s'accumulent en trop grande quantité, sans cela ils deviendraient nuisibles. Aussi, comme il s'en produit sans cesse, la nature a veillé à ce qu'ils pussent être expulsés. Une petite proportion de ces gaz est absorbée, une autre est rendue par l'œsophage dans le phénomène de l'éructation ; une autre partie enfin, est transportée avec les matières alimentaires par le mouvement péristaltique, parvient avec elles jusque dans le rectum, d'où elle est expulsée par l'anus, soit avant, soit pendant la défécation, soit dans l'intervalle des évacuations. Lorsque ces gaz, au moment de leur sortie, mettent en vibration les bords contractés de l'anus, ils produisent des sons variés suivant le mécanisme des anches.

### *De la formation d'animalcules et de végétaux pendant la digestion.*

Il est incontestable que des animaux et des végétaux se produisent pendant le travail digestif Il s'en forme là comme partout où se trouvent des substances en voie d'altération. L'intestin, par ses liquides et sa température, offre toutes les conditions convenables à leur développement. Ils se montrent là comme dans une infusion. Ce fait n'a dû paraître étonnant qu'à ceux qui ne connaissaient ni les actes élémentaires de la digestion, ni les conditions de développement des infusoires. Mais c'est émettre une grande erreur que de dire que le résultat essentiel de la digestion est la formation d'animalcules.

*Historique.*—MM. Leuret et Lassaigne ont vu dans l'estomac d'une grenouille ou d'un crapaud, huit ou dix heures après un repas, des globules arrondis, mais immobiles. Dans l'intestin grêle on retrouve par milliers des corpuscules analogues aux précédents, mais vivants, se contractant dans tous les sens et nageant dans toutes sortes de directions. La nature, en donnant au produit de la chymification une vie propre, empêcherait ainsi la putréfaction de se développer chez les animaux à sang froid, dont la digestion marche avec tant de lenteur, qu'après trois semaines ou un mois elle n'est pas toujours accomplie. Ces auteurs auraient vu, comme Leeuwenhœck, ces animalcules s'agiter dans le sang de la veine porte.

D'après MM. Gruby et Delafond, les choses se passeraient d'une manière un peu différente. Les animalcules ne naissent aux dépens des aliments que pour servir de pâture aux animaux dans le tube digestif desquels ils se sont développés ; de sorte que ces animalcules ne passent point dans le torrent de la circulation. Les ruminants ont quatre espèces d'animalcules vivants dans les deux premiers estomacs ; mais dans le troisième et le quatrième, ainsi que dans les matières excrémentitielles, on ne trouve plus que les carapaces de ces animalcules. Le cheval a dans le cæcum et la partie dilatée du côlon sept espèces de ces animalcules qui plus loin, dans la partie rétrécie du côlon et dans le rectum, n'offrent plus que leurs carapaces vides. Ainsi la cinquième partie environ de l'aliment végétal passerait à l'état d'animalcules avant d'être définitivement digérée.

Cette théorie nous paraît basée sur des faits mal interprétés. Sans nier que ces auteurs recommandables aient bien constaté les phénomènes qu'ils décrivent, nous ne pouvons accepter leur doctrine, surtout si nous rappelons l'action du suc pancréatique sur les corps gras, l'action de la salive et du suc pancréatique sur les aliments amylacés, l'action du suc gastrique et de la pepsine sur les matières albuminoïdes.

**Sympathies des divers actes de la digestion.**— Les actes buccaux, salivaires, stomacaux, intestinaux et de défécation ont entre eux des relations sympathiques sur lesquelles le médecin autant que le physiologiste doit fixer son attention. Ces rapports sont tels que si un de ces actes vient à être troublé, tous les autres en sont troublés à leur tour. Est-il besoin de rappeler que la sécrétion salivaire se faisant abondamment, celle du suc gastrique se fait en proportion et ainsi de suite pour les sécrétions biliaire, pancréatique, intestinale? Au contraire, toutes les fois que l'une de ces sécrétions est altérée ou diminuée, les autres en reçoivent une mauvaise influence. Quand il existe de la constipation par suite d'un défaut de sucs lubrifiants, ne sait-on pas que les actes stomacaux et buccaux sont aussi dérangés? Les altérations des liquides buccaux dans les affections de l'estomac sont connues de tous les pathologistes depuis la plus haute antiquité. C'est l'observation de cette sympathie dont on a nié à tort l'existence, qui a fait dire avec raison que *la langue est le miroir de l'estomac* (voyez t. I, p. 197).

**De l'abstinence, de la mort par défaut de digestion.** — Quand la digestion cesse de s'accomplir, il se manifeste des effets qui se font ressentir dans tout l'organisme et sur toutes les fonctions.

1° *Sur la vie.* — Chez l'homme la vie s'éteint, en général, vers le 5ᵉ, 6ᵉ ou 7ᵉ jour (Haller). Quelquefois au 2ᵉ, 3ᵉ et 4ᵉ jour. Enfin, pour établir un contraste, disons que, dans certains cas, elle n'était pas éteinte au 8ᵉ, 10ᵉ, 12ᵉ, 14ᵉ, 15ᵉ et 16ᵉ jour.

Les enfants succombent plus promptement que les adultes (histoire du comte Ugolin, naufrage de *la Méduse*). Collard de Martigny a vu constamment les jeunes animaux périr les premiers dans ses expériences. Les adultes succombent plus tard que les vieillards.

M. de Pommer a constaté que les carnassiers résistent plus longtemps que les herbivores, les chats plus longtemps que les chiens. M. Chossat (*Rech. expér. sur l'inanition*, Paris, 1843), dans de nombreuses expériences comparatives faites sur des pigeons, des tourterelles, des poules, des corneilles, des cochons d'Inde, des lapins et des animaux à sang froid, a vu que ces derniers résistaient vingt-trois fois plus longtemps que les animaux à sang chaud. Enfin on cite des exemples étonnants : ainsi des tortues sont restées six ans sans manger.

Les animaux qui peuvent boire ou absorber de l'eau par la peau ou les poumons succombent moins rapidement que les animaux d'une même espèce chez lesquels l'abstinence est absolue.

2° *Sur la chaleur animale.* — D'après M. Chossat, elle baisse en moyenne de 0,8 par jour ; mais, le dernier jour de la vie, le refroidissement a lieu avec une telle rapidité, que la perte s'élève à 14 degrés et que la mort arrive à 24°,9, avec tous les symptômes de la mort par le froid. Tous les observateurs sont d'accord sur la diminution de la chaleur animale par l'effet de l'abstinence. Quant à l'*électricité*, elle n'a pas été étudiée sous ce point de vue; c'est un nouveau sujet de recherches.

3° *Sur la digestion.* — La salive devient moins abondante, l'estomac se resserre de plus en plus et sa muqueuse se plisse. Il cesse de se mouvoir en apparence et sa sécrétion diminue chaque jour (Tiedemann et Gmelin, Magendie, de Pommer). La muqueuse ne s'ulcère point, ni ne s'enflamme, mais Haller a vu, dans un cas, du sang épanché dans la cavité de l'estomac. Les intestins diminuent de diamètre; j'ai constaté ce fait sur un lapin. La vésicule biliaire se remplit de bile qui devient foncée en couleur, plus épaisse et plus amère. La rate diminue de volume, ainsi que cela a été constaté sur un nommé Granié, qui s'était laissé mourir de faim pour éviter le supplice.

L'estomac reçoit moins de sang et sa muqueuse est pâle, décolorée; la sécrétion du suc gastrique devient de plus en plus rare à mesure que le jeûne se prolonge, et elle finit bientôt par disparaître; on voit à la surface un mucus blanchâtre et de temps en temps il y a des déjections alvines. D'après M. Chossat, ces déjections sont d'abord abondantes, parce qu'elles sont le résidu de la dernière digestion, mais plus tard elles deviennent rares pour devenir fréquentes dans la dernière période et cesser ensuite quelques moments avant la mort. La sensation de la faim devient excessivement pénible; dans les premiers temps, elle est atroce, intermittente et souvent accompagnée de borborygmes (voyez t. I, p. 147). Cependant, dans certaines conditions, l'abstinence prolongée ne cause pas de sensation pénible. Les mineurs de la houillière du Bois-Monzil n'éprouvèrent pas les tourments de la faim. La sensation de la soif cesse très promptement.

4° L'*urination* subit de grandes modifications, aussi les urines coulent en moins grande quantité. Chez une femme examinée par Rolando et Gallo, elles avaient cessé de couler depuis dix-huit mois. M. Collard de Martigny n'a point trouvé d'urée dans la petite quantité d'urine sécrétée par les animaux soumis à ses expériences. Mais M. Lassaigne a démontré l'existence de ce principe immédiat dans les urines d'un aliéné qui, depuis dix-huit jours, avait refusé de prendre des aliments.

5° La *respiration* offre une diminution de fréquence qui devient de plus en plus marquée à mesure que le refroidissement fait plus de progrès: on peut admettre qu'elle cesse de s'exécuter ou à peu près, dans les dernières heures de la vie, malgré la persistance des mouvements respiratoires; aux approches de la mort, elle s'accélère au point de devenir haletante. MM. Regnault et Reiset ont analysé les gaz fournis par la respiration dans l'abstinence. Nous donnerons bientôt le résultat de leurs recherches.

6° La *circulation* suit les mêmes phases que la respiration : le pouls devient petit, lent et misérable à mesure que la quantité de sang diminue. Cette diminution de la quantité du sang a été constatée par Haller, M. Piorry, M. Collard de Martigny. Cependant de Pommer, Rolando et Gallo, ont trouvé le système veineux abdominal plein de sang noir. La composition de ce liquide est aussi modifiée. Il y a une plus grande proportion de caillot relativement au sérum et l'albumine est relativement plus abondante, tandis que la fibrine diminue. Lecanu a vu augmenter la proportion de l'eau, de l'albumine et diminuer celle du caillot. Le chiffre s'était élevé de 0,770 à 0,804, tandis que celui du caillot était descendu de 0,154 à 0,112. La lymphe augmente dans la première période, c'est-à-dire pendant quatre ou cinq jours, au point que les vaisseaux lymphatiques deviennent turgides. Au delà de cette époque, la lymphe diminue progressivement, de sorte que dans la dernière période, on n'en trouve plus que dans le canal thoracique. Pendant la première période, la lymphe est plus riche en matière colorante et en fibrine ; ces principes y diminuent dans la période suivante.

7° *Sur les sécrétions.* — Tous les sécrétions en rapport avec la conservation de l'espèce se suppriment tout de suite ; le lait, les menstrues, le sperme sont dans ce cas ; nous avons vu comment se comportaient les glandes salivaires et le foie ; quant à la sécrétion du pancréas, elle diminue de plus en plus comme celle du suc gastrique et elle disparaît aussi très rapidement.

Un mot sur l'exhalation et les sécrétions cutanées. Elles sont profondément modifiées chez les individus à l'inanitiation. La peau devient sèche, semblable à du parchemin, se recouvre d'une poussière noirâtre, exhalant une horrible fétidité. (De Meersman.)

M. Bourgeois de Turcoing, dans une excellente monographie (*De l'inanition*, Bruges, 1855), a remarqué la chute des poils en très grande quantité chez tous les animaux qui ont été soumis à son observation. Cela vient confirmer un fait mis en évidence par M. Beau, c'est la diminution dans l'épaisseur des ongles chez les personnes qui ont fait de longues maladies. D'après ce célèbre observateur, les ongles sont parcourus alors par des sillons transversaux qui indiquent par leur profondeur et leur largeur, la durée et l'intensité de la maladie ou de la privation d'aliment. Ce fait, qui peut éclairer le clinicien dans ses renseignements rétrospectifs, ne manque jamais, et nous avons été témoins nous-mêmes de sa réalité. Nous avons assisté à la découverte de M. Beau pendant que nous étions attaché comme élève dans son service.

8° *Sur les fonctions de relation.* — La période de faiblesse et de dépression que la privation d'aliments amène est presque toujours précédée d'une période d'agitation. L'excitation mentale peut même être portée jusqu'au délire et à la fureur. Sur les cent cinquante naufragés de *la Méduse*, une moitié, dans un accès de frénésie, voulait briser le radeau et engagea un combat à mort avec ceux qui s'y opposaient. Il y a quelquefois des hallucinations, les facultés affectives sont troublées. La méfiance, l'égoïsme, la brutalité, sont les sentiments qui dominent chez les malheureux qui sont privés d'aliments. On a vu aussi les généreux sentiments se manifester dans ces sortes de circonstances. Les hommes et les animaux qui endurent la faim ne peuvent pas dormir. Les animaux soumis à l'abstinence ont, comme les hommes, une période d'excitation presque furieuse, précédée d'alternatives d'agitation et d'abattement et suivie d'un état de stupeur et d'accablement. Dans la dernière période, la faiblesse est si grande, que l'animal ne peut se tenir debout; il n'a pas la force d'avaler de l'eau et ne touche pas à l'aliment qu'on lui présente (Collard de Martigny). D'après M. Chossat, un oiseau parvenu au dernier degré d'inanition, mis en liberté, regarde autour de lui d'un air étonné sans chercher à s'envoler et ferme les yeux comme s'il dormait. Cet état de stupeur s'accompagne d'une faiblesse graduellement croissante. La station devient vacillante, et la tête brûlante; les orteils, froids et livides, se mettent en boule et ne permettent plus à l'animal de se fixer solidement sur le sol, quoiqu'il puisse encore se tenir debout, en s'appuyant sur le ventre et sur les ailes; mais bientôt il tombe sur le côté, et il y reste immobile, sans pouvoir se relever. Enfin, il s'affaiblit de plus en plus, la respiration se ralentit, la sensibilité diminue graduellement, sa pupille se dilate, et la vie s'éteint tantôt d'une manière calme et tranquille, tantôt après quelques spasmes, de légères convulsions des ailes et une sorte d'opisthotonos.

9° *État du cadavre après la mort par inanition.*—La progression dans la diminution du poids du corps a été étudiée par M. Chossat. Le poids du corps a été évalué au début et à la fin de l'expérience et le plus souvent la pesée a été réitérée chaque jour. Voici les résultats. Le plus constant, c'est la diminution graduelle du poids du corps. A cet égard, M. Chossat établit une distinction entre la perte relative à un seul jour (*perte diurne*) et celle qui se rapporte à la durée entière de l'expérience (*perte intégrale*). Toutes choses égales d'ailleurs, la perte diurne est d'autant plus forte que l'animal a plus de volume : cependant, quoique l'animal diminue chaque jour de poids, la perte n'a pas lieu d'une manière uniforme. Le maximum se présente au début, quelquefois à la fin, mais jamais au milieu de l'expérience. Lorsqu'on fait abstraction des premiers jours, on trouve que les pertes diurnes ne diffèrent plus beaucoup d'un jour à l'autre. Vers la fin de la vie on observe une augmentation relative de perte qui coïncide avec une augmentation variable des excréments, laquelle peut aller jusqu'à la diarrhée ; mais cette augmentation cesse quelques heures avant la mort.

Quant à la *perte intégrale*, on conçoit que le poids du corps ne peut pas diminuer d'une manière indéfinie, et qu'il y a des limites qui ne sauraient être franchies. Cette perte peut être considérée, ou comme *absolue*, ou comme *proportionnelle*. Eu égard à la perte absolue, les plus gros parmi les animaux de la même espèce sont, en général, ceux qui, jusqu'au moment de la mort, éprouvent la perte de poids la plus considérable. En ce qui concerne la perte proportionnelle, ou la comparaison du poids initial à la perte absolue, M. Chossat a trouvé que la mort arrive quand cette perte est représentée par 0,4 en moyenne, c'est-à-dire lorsque les animaux ont perdu 0,4 de leur poids initial. Il a remarqué que chez les animaux à sang chaud, cette perte intégrale proportionnelle paraît indépendante de la classe à laquelle l'animal appartient, ainsi que du poids normal de son espèce. Chez les animaux très gras, on observe une perte additionnelle, due à la disparition totale de la graisse et qui peut s'élever à 0,1. L'âge exerce aussi de l'influence : chez les jeunes animaux, la mort arrive quand ils ont perdu seulement 0,2 de leur poids. Les reptiles et les poissons meurent aussi quand leur perte intégrale proportionnelle s'est élevée à 0,4 du poids initial.

M. Chossat s'est encore attaché à déterminer dans quelle proportion chaque organe contribue à la perte totale. Abstraction faite de la graisse, c'est le système musculaire qui supporte la presque totalité de la perte du poids du corps ; le cœur, en particulier, éprouve une rapide diminution ; il varie comme les muscles, et ceux-ci comme lui, de sorte que leur volume peut servir à estimer le sien : mais, au milieu des pertes de tous les organes, le système nerveux conserve intégralement son poids, ce qui est un fait fort remarqable.

Voilà quels sont les résultats d'une privation prolongée des matériaux nécessaires à la nutrition ; mais les choses ne se passent pas toujours ainsi, et l'on trouve dans Haller des faits nombreux d'abstinence prolongée pendant dix-huit jours, quatre mois, un an, trois ans, quatre ans, dix-huit ans et même cinquante ans. M. le professeur Bérard cite aussi quelques exemples. On ne saurait expliquer ces faits d'une authenticité incontestable que par la lenteur extrême des phénomènes de la nutrition, favorisée par le défaut de mouvement et par la suspension de la plupart des sécrétions.

*De l'alimentation insuffisante.* — On dit qu'il y a alimentation insuffisante si la quantité ou la nature de l'aliment est telle qu'elle ne peut pas suffire au travail de la nutrition. M. Chossat s'est encore attaché à expérimenter sur ce sujet. Dans une série d'expériences, les animaux recevaient à la fois des aliments et de l'eau; dans la seconde, les aliments sans eau, ou de l'eau sans aliments. Chez les premiers, identité presque absolue de la perte intégrale proportionnelle avec celle qui s'observe dans l'abstinence complète; mais la durée de la vie a été double. Si le chiffre des aliments va toujours en décroissant, au lieu d'être abaissé tout à coup d'une quantité déterminée à laquelle on le maintient ensuite, la perte proportionnelle paraît pouvoir dépasser 0,4 avant que la mort s'ensuive.

Les expériences ont aussi confirmé que la vie est plus ou moins prolongée quand on fournit de l'eau aux animaux privés de nourriture; l'influence conservatrice de l'eau est surtout prononcée chez les animaux à sang froid, évidente chez les mammifères et nulle chez les oiseaux.

*De quelques phénomènes de digestion se continuant après la mort.* — Hunter a démontré que le suc gastrique, après la mort, pouvait digérer les parois de l'estomac qui l'avait sécrété, ramollir cet organe, le perforer et attaquer même les organes environnants. Ces phénomènes s'observent surtout chez les individus qui meurent par accident, d'une manière rapide, alors qu'ils sont dans un état de brillante santé et immédiatement après un repas. Hunter fit sa première observation sur un homme qui avait eu le crâne fracturé. Allan Burns et Carswell ont confirmé ces idées. Ce dernier a vu que l'estomac était attaqué là où ont séjourné les liquides sécrétés par la muqueuse. Wilkinson King a montré que l'action du suc gastrique pouvait avoir lieu sur l'œsophage lui-même à cause de la régurgitation. Imlach et Simpson ont aussi rapporté des faits à l'appui de l'opinion de Hunter. Dans ces dernières années, M. Ch. Robin a présenté à la *Société de biologie* (1853) une note pour prouver que les raies et les squales offraient ces phénomènes de liquéfaction après la mort d'une manière très marquée. M. Ch. Robin a remarqué que, vingt-quatre heures après la mort, à la température de 10 à 15 degrés centigrades, les parois stomacales dissoutes se rompaient au moindre contact; que plus tard, les viscères environnants étaient attaqués à leur tour. C'est là la cause de la difficulté des injections artérielles. Ayant fait des dissections nombreuses de poissons sous la direction de M. Ch. Robin, nous avons été à même de pouvoir vérifier les observations de notre savant maître.

## CHAPITRE II.

### DE L'URINATION.

*Définition.* — C'est une fonction accomplie par l'appareil urinaire, qui a pour résultat l'expulsion des matériaux principalement solides, mais tenus en dissolution, devenus impropres à la nutrition.

Elle a pour condition d'existence la propriété physique d'*exosmose* des éléments anatomiques sans en être une conséquence, et satisfait à l'acte chimique élémentaire de décomposition désassimilatrice de la nutrition, comme la digestion, qui a pour résultat l'apport des matériaux solides ou liquides propres à l'assimilation et a pour condition d'existence la propriété physique d'*endosmose* des éléments anatomiques, satisfait à l'acte chimique élémentaire de composition assimilatrice du double acte organique appelé *nutrition*.

En effet, dans nos organes, il se passe sans cesse des phénomènes de composition et de décomposition. La digestion que nous venons d'étudier préside au premier de ces phénomènes ; l'urination préside au second. L'ensemble de ces phénomènes est nécessaire à la vie ; lorsque l'un manque, la mort ne tarde pas à arriver Chez les animaux, l'appareil digestif introduit les matériaux solides et liquides : la forme exactement déterminée du corps et son accroissement limité (qui est le côté dynamique en corrélation avec la forme ou côté statique) font reconnaître, comme condition nécessaire d'existence, la présence d'un appareil correspondant à l'appareil digestif, mais agissant en sens inverse : c'est l'appareil urinaire qui rejette les principes liquides et solides dont les matériaux, revenus à l'état de composés fixes et cristallisables, sont impropres à servir plus longtemps et doivent être expulsés. Entre ces deux appareils se trouve placé l'appareil pulmonaire qui, à la fois, prend et rejette, mais les principes gazeux seulement, double action qui est une suite nécessaire de l'état fluide de ces principes, dont le mouvement ne peut être qu'un échange. Ainsi l'appareil digestif introduit les matériaux solides et liquides, l'appareil urinaire rejette les principes liquides et solides, et l'appareil pulmonaire fait l'un et l'autre pour les principes gazeux ; quand manque l'expulsion des premiers, l'accroissement n'est arrêté que par la mort comme dans les plantes, et la forme n'est pas nettement délimitée. Les principes rejetés sont généralement cristallisables.

Les organes urinaires constituent un *appareil* aussi net et aussi distinct que l'*appareil respiratoire*, et qu'il faut placer sur le même rang que lui, que ceux de la digestion et de la circulation. Par conséquent, on reconnaîtra qu'il existe une *fonction* correspondante, la *fonction urinaire* ou *urination*, dont l'histoire ne doit plus être confondue avec celle des sécrétions.

Le *nombre* des organes de l'appareil urinaire, dit M. Ch. Robin, leur *situation* extra-péritonéale, leur disposition symétrique et leurs autres caractères, lui donnent tous les attributs généraux des appareils pulmonaires et autres les plus nettement déterminés. Le rein diffère du poumon en ce qu'il n'est qu'éliminateur. L'étude des caractères de structure, en outre, montre que le parenchyme rénal diffère autant que le parenchyme pulmonaire de celui des glandes proprement dites ; il a sa structure et sa texture speciales, qui ne le rapprochent d'aucun des organes parenchymateux du même organisme : tels sont les tubes homogènes, faciles à isoler les uns des autres et de leur épithélium, la disposition spéciale des capillaires donnant les glomérules du rein. Il rentre, en un mot, dans le deuxième groupe des parenchymes, savoir les parenchymes qui ne sont pas des glandes (voyez t. I, p. 357 et 359).

De ce que l'urèthre et le pénis servent à deux fonctions, cela n'établit aucune confusion entre les appareils reproducteur et urinaire, pas plus qu'on ne peut confondre la fonction de la voix avec celle de la digestion et de la respiration, par suite du concours des mâchoires, de la langue et du larynx à leur accomplissement. Un seul organe peut, en effet, concourir à former deux ou plusieurs appareils : et selon qu'il agit de telle ou telle façon, il concourt à l'accomplissement de deux ou plusieurs fonctions, parce qu'un organe peut remplir, comme nous l'avons vu déjà, deux ou plusieurs usages

Nous basant sur la connaissance de l'appareil urinaire, nous pouvons considérer dans la fonction qui lui correspond quatre actes principaux :

1° L'*acte rénal*, ou de *production des urines*, exécuté par le parenchyme du rein, ses artères, ses veines, et aidé probablement par les capsules surrénales.

2° L'*acte d'excrétion des urines*, exécuté par les bassinets, les calices, les uretères.

3° L'*acte vésical*, ou d'*accumulation des urines*, rempli par une poche contractile composée de diverses membranes.

4° L'*acte de miction*, *de déjection* ou *expulsion des urines*, exécuté par la vessie et par l'urèthre, auquels sont annexés pour cette fin divers organes de perfectionnement qui consistent en muscles ou en glandes.

## SECTION I.

### De l'acte rénal, ou de la production des urines.

*Définition.* — L'acte rénal est cet acte dans lequel se produit l'humeur excrémentitielle qu'on appelle l'*urine*.

Ainsi que nous venons de le voir, plusieurs organes concourent à cet acte : ce sont les reins, les veines, les artères et les capsules surrénales. Il faut que nous examinions séparément le rôle de chacune de ces parties ; puis nous examinerons leur produit, c'est-à-dire l'*urine*.

*Du rôle du rein.* — Le rein n'est point une glande, pas plus que le poumon, mais un parenchyme non glandulaire (voy. t. I, p. 357 et ci-dessous p. 163 et suivantes). Cet organe se compose de conduits tubuleux appelés *urinifères*, aux extrémités desquels l'urine se trouve sécrétée. Chez tous les animaux vertébrés, les reins se composent d'une multitude de petits canaux grêles et longs, d'un diamètre à peu près uniforme, qui, partant de l'uretère, se terminent en cul-de-sac, et quelquefois s'anastomosent ensemble par arcade ou en réseau.

Dans les poissons et les reptiles nus, il n'y a pas de distinction entre la substance corticale et la substance tubuleuse ; il y a chez eux un appareil porte veineux analogue à celui qui existe chez l'homme dans le foie, et nous allons voir bientôt que chez l'homme on trouve une disposition qui tend à rappeler celle de ces animaux.

Les reins des oiseaux sont composés de plusieurs lobes distincts, dont l'union se fait au moyen de ramifications de l'uretère. Dans l'embryon des mammifères et de l'homme, les reins sont composés de plusieurs lobes tout à fait séparés, qui ne tiennent ensemble que par les branches du bassinet. Le nombre de ces lobes égale celui du nombre des pyramides. Chez plusieurs animaux, comme l'ours, la loutre et les cétacés, ils demeurent séparés pendant la vie entière. Mais chez les autres animaux de la même catégorie, les lobes se soudent, ce qui fait que la substance corticale des reins pénètre nécessairement entre les pyramides jusqu'aux papilles. Ces conduits forment d'abord les *pyramides de Malpighi*, puis, dans la substance corticale, ils vont constituer les *pyramides de Ferrein*, composées de conduits qui ne se ramifient plus, et se terminent en cul-de-sac avec un renflement vésiculiforme. Quant aux anastomoses, Mueller les a constatées en injectant par l'uretère, chez le cheval, les conduits urinifères qui, dans la substance corticale, se subdivisent en branches communiquant les unes avec les autres. Weber, Krause, Owen, les ont observées.

Dans la substance corticale, on trouve entre les conduits urinifères les *corpuscules de Malpighi*, qui sont beaucoup plus volumineux que ces conduits, et qu'on peut apercevoir à l'œil nu. Ces corpuscules reposent sur des artérioles, et sont entièrement composés de circonvolutions de vaisseaux sanguins. On en rencontre dans les reins de tous les animaux vertébrés. Ces petits corps sont contenus dans une capsule fibreuse de laquelle on peut les détacher par tous les points de leur circonférence, excepté par leur pédicule Bowman a découvert que les conduits urinifères sont la continuation des capsules, et il a poursuivi le fait dans diverses classes du règne animal. Au moment de la transition, la lumière du conduit se resserre un peu, et l'on aperçoit là, dans son intérieur, un épithélium vibratile qui ne tarde pas à cesser par une limite bien nette ; après quoi le conduit urinifère se trouve tapissé par des cellules épithéliales bien simples. Mueller, d'après ses recherches propres, est arrivé à confirmer l'opinion de Bowman. En résumant toutes les observations des anatomistes, on arrive aux résultats suivants :

1° Le corpuscule de Malpighi est plongé dans l'intérieur du conduit urinifère qui l'entoure sous forme d'une expansion vésiculaire.

2° Cette capsule est la terminaison cæcale du conduit, selon Bowman ; elle n'est que surajoutée sur le côté de l'anse terminale, selon Gerlach.

3° Le corpuscule est à nu dans l'intérieur de sa capsule, selon Bowman ; il serait couvert d'une couche d'épithélium, d'après Gerlach. Suivant Bidder (de Dorpat) les corpuscules de Malpighi ne plongent point directement dans les canaux urinifères.

Nous venons de voir que le rein se compose de différents éléments, il faut que nous déterminions quels sont ceux qui concourent à la sécrétion urinaire.

Nous n'aurons d'abord pas beaucoup de peine à prouver que ce sont les reins qui président à cette sécrétion, et que par conséquent ils jouent le principal rôle dans la fonction qui nous occupe.

Galien lie sur un animal vivant l'un des uretères, et voit l'urine s'accumuler au-dessus de la ligature, séjourner dans le rein, et ne plus descendre de ce côté dans la vessie. Sur un autre animal, il voit la vessie rester complétement vide après avoir fait la ligature de deux uretères.

Enfin, dans sa persévérance, Galien coupe les deux canaux excréteurs de l'urine, et il voit ce liquide toujours sécrété s'épancher dans la cavité abdominale. Ces expériences, répétées par Mayer à une époque plus rapprochée de nous, prouvent déjà que les reins sont les organes producteurs de l'urine. En voici de nouvelles preuves : les reins ont la texture des parenchymes non glandulaires, l'urine se montre déjà dans leur bassinet et les mamelons qui y aboutissent ; une plaie de ces organes donne issue à l'urine, toute maladie de leur tissu modifie la nature et les propriétés de ce liquide. L'expérience ingénieuse de Galvani le prouve aussi. Cet expérimentateur, en liant les uretères des oiseaux, est parvenu à obtenir les conduits de la substance tubuleuse injectés de matière plâtreuse ; indice certain de la présence de l'urine.

Rien donc de plus certain que les reins sont les organes fabricateurs de l'urine ; mais nous ne devons pas nous arrêter là, et sans chercher évidemment quel est le mystère de la sécrétion elle-même, nous devons nous demander quels sont les points où cette sécrétion a lieu : est-ce dans les tubes urinifères ou bien par les corpuscules de Malpighi qu'elle se fait ?

Schumlansky a émis l'opinion que les corpuscules de Malpighi étaient la source de la sécrétion urinaire, et que les conduits urinifères, naissant autour de ces corpuscules, n'avaient d'autre but que de recevoir le liquide ainsi sécrété pour le conduire dans les calices et le bassinet.

*Du rôle de l'artère rénale dans la sécrétion urinaire.* — Avant de déterminer quel est ce rôle et quelle est son importance, cherchons à nous rendre compte de la distribution de ces vaisseaux dans la substance rénale. Peu de parenchymes sont aussi riches en vaisseaux sanguins que les reins, car leurs artères forment la septième partie de l'aorte abdominale. Ces artères se rendent au hile en se plaçant derrière les veines correspondantes. arrivées là, elles se partagent en deux branches antérieures et en deux branches postérieures qui entourent la veine rénale. Les antérieures pénètrent dans le rein d'avant en arrière. les postérieures d'arrière en avant ; elles prennent place entre les colonnes de Bertin. Puis elles se divisent à plusieurs reprises dans la substance corticale, sous des angles aigus assez grands ; parvenues à la base des cônes médullaires, elles s'anastomosent ensemble en arcades qui s'étendent au delà des cônes. De la convexité de ces arcades s'élèvent une multitude d'artérioles rayonnantes qui pénètrent dans la substance corticale, entre les pyramides de Ferrein, et qui, après avoir subi quelques divisions, dégénèrent en granulations qui constituent les corpuscules de Malpighi. Voici comment l'artère se comporte dans ce glomérule. Au moment où elle atteint ce corps, l'artère se divise en deux ou trois petites branches qui, après avoir décrit des sinuosités, couvrent d'abord la surface du petit corps, puis pénètrent dans son intérieur, s'y ramifient encore et en ressortent sous la forme de ramuscules plus petits. Cet arrangement a pour effet de ralentir la circulation artérielle et de préparer ainsi la sécrétion de l'urine qui ne s'accomplit pas, bien entendu, dans leur intérieur, mais à la surface elle-même de ce glomérule qui fait saillie dans le tube urinifère.

L'expérience suivante que j'ai exécutée sur un chien peut prouver l'importance de l'artère rénale dans la sécrétion de l'urine. Après avoir ouvert l'abdomen de cet animal, je retirai avec un crochet le conduit excréteur, c'est-à-dire l'uretère, je m'assurai d'une manière positive que la sécrétion avait encore lieu.

Alors je découvris l'artère rénale et j'en fis la ligature. Immédiatement après, la sécrétion fut suspendue, ce dont je jugeai, parce qu'il ne s'écoula pas d'urine par le bout de l'uretère. Il est bon de remarquer que le chien n'avait pas pris d'aliments depuis au moins vingt-quatre heures. Mais est-ce d'une manière exclusive que l'artère intervient dans cet acte, ou bien partage-t-elle ce privilége avec les veines? C'est ce qu'il nous faut examiner. Nous ne ferons pas intervenir dans cette discussion les vaisseaux lymphatiques, qui sont trop petits pour pouvoir présider à une sécrétion aussi abondante.

*Du rôle des veines rénales dans la sécrétion urinaire.* — Un mot sur leur disposition remarquable. Les poissons ont, ainsi que nous l'avons dit, une veine rénale afférente, ou, si l'on veut, une veine porte rénale. Cette veine porte rénale existe aussi chez les batraciens, les reptiles et même aussi chez les oiseaux, s'il faut en croire les travaux de Jacobson. Bowman a reconnu chez le boa quels sont les rapports entre les artères et les autres vaisseaux. Les vaisseaux efférents des corpuscules de Malpighi gagnent la surface d'un lobule rénal et s'anastomosent avec les branches de la veine porte rénale, qui se répandent sur cette même surface; après quoi la veine porte rénale se dirige en dedans vers le réseau capillaire compris entre les veines afférentes et les veines efférentes. Cette disposition nous montre tout de suite que la veine porte doit concourir puissamment à la sécrétion urinaire.

Chez les mammifères, les choses ne se passent pas ainsi. Au point de vue anatomique, il n'existe pas de veine porte rénale; mais le célèbre physiologiste français M. Cl. Bernard a découvert que la veine cave a deux usages : celui de porter le sang au cœur, et de le rapporter par reflux au rein : dans ce dernier cas, la veine cave des mammifères joue le rôle de veine porte rénale indirecte.

D'ailleurs Bowman, qui a si bien étudié la structure du rein, considère les vaisseaux efférents des corpuscules de Malpighi comme des petites veines portes auxquelles on doit rapporter tant les vaisseaux efférents des corpuscules qui se ramifient tout de suite dans la substance corticale, que les prolongements de ces vaisseaux dans la substance médullaire.

Voici les expériences que M. Cl. Bernard a faites pour croire à ce rôle de la veine cave.

Dans la séance du 10 février 1850 de la Société de biologie, M. Cl. Bernard communique le fait constaté par lui, que des substances introduites dans l'économie pouvaient ne traverser qu'une partie du cercle circulatoire avant leur élimination. Des substances ingérées dans l'estomac, par exemple, peuvent sortir par les urines sans avoir passé par le torrent circulatoire tout entier. C'est ainsi que du prussiate de potasse introduit dans l'estomac est absorbé, amené par la veine porte, emporté dans le foie ; mais au lieu de monter par la veine cave, il descend, entre dans les veines rénales, et est éliminé par les urines. C'est au moyen d'une espèce de reflux de sang qui a lieu au moment de la contraction des oreillettes que ce phénomène se passe et que la substance, refoulée pour ainsi dire, descend et sort de l'organisme, au lieu de monter et de faire le grand tour circulatoire.

Cette observation physiologique est aujourd'hui corroborée par une observation anatomique faite sur la veine cave inférieure du cheval. Ce vaisseau présente, à partir des veines sus-hépatiques jusqu'aux veines rénales, un anneau de fibres musculaires très apparentes à l'œil nu, constitué par des faisceaux longitudinaux qui cessent brusquement au-dessus des veines sus-hépatiques et au-dessous des veines rénales.

Ces fibres musculaires ne sont pas striées en travers ; elles appartiennent au système des fibres de la vie organique. Ainsi les fibres contractiles n'existent ici que dans le point où se développent les contractions nécessaires au reflux du sang de la veine cave inférieure.

De plus, il existe encore chez le cheval une disposition très favorable à faire entrer le sang de la veine cave dans la veine rénale. En effet, à la jonction de ces deux vaisseaux, on voit une valvule très considérable, regardant en haut et s'opposant d'une manière presque complète à ce que le reflux se fasse plus bas que le rein. Cette valvule, par sa direction, n'empêche pas le sang des parties inférieures de passer au-dessus et d'arriver à l'oreillette droite. Je suis persuadé que si chez l'homme atteint de maladie dans laquelle on urine beaucoup, comme le diabète, la polyurie, on examinait les veines caves entre le rein et le cœur, on trouverait un développement des fibres musculaires de ce vaisseau, analogue à celui qui existe normalement chez le cheval.

Pour prouver que la veine rénale concourt à la sécrétion de l'urine, il n'y aurait qu'à faire l'expérience suivante : prendre un chien, lui ouvrir le ventre de façon à ne pas pénétrer dans le péritoine et à ne pas produire trop de désordres; alors on lie la veine et l'on voit si la sécrétion continue et quelles sont les modifications de l'urine.

Cette expérience, je l'ai faite et j'ai constaté que l'urine coulait aussi bien qu'avant; bien plus, après avoir lié l'artère rénale du même côté, j'ai constaté que l'urine ne coulait plus. Il ne faudrait pas conclure de cette expérience que l'opinion de M. Cl Bernard n'est pas vraie, car la veine ne concourt à la sécrétion rénale que dans certaines conditions, qui d'ailleurs ont été établies par M. Cl. Bernard. Il faut, pour que le reflux ait lieu, que le système de la veine porte hépatique soit turgide, plein, comme après une abondante digestion. Alors tous les liquides absorbés sont amenés vers le foie, mais ils ne traversent pas tous cet organe. Ces liquides arrivent directement dans la cavité de la veine cave inférieure par des veines anastomotiques découvertes chez le cheval par M. Cl. Bernard, dont l'existence chez l'homme ne peut être révoquée en doute, que j'ai vues très développées chez un individu ayant une affection des voies urinaires, et qui se détachent de la veine porte pour aller à la veine cave inférieure. Celle-ci se contracte et fait descendre vers les reins les liquides qui ne peuvent pas monter à cause du trop-plein existant dans la partie supérieure de cette veine et dans l'oreillette droite. Il y a aussi reflux du sang de l'oreillette lors de sa contraction jusque dans la veine cave. Si, dans ces conditions, on fait la ligature de l'artère. la sécrétion se fait encore aux dépens du sang veineux. Concluons, d'après ces faits, que *l'artère et par moments la veine concourent à la sécrétion urinaire.*

On s'est souvent demandé peut-être pourquoi le canal thoracique allait, après un long trajet, s'ouvrir dans la veine sous clavière gauche, tandis qu'il lui était si facile d'aller se jeter dans la veine cave inférieure. Eh bien, en admettant les idées que nous venons d'exposer, tout s'explique d'une manière très naturelle. En effet, dit M. Ch. Robin (*Notice scientifique*, 1852, in-4, p 17, n° 21), chez les plagiostomes, qui ont une veine porte rénale, et de plus une valvule à l'abouchement des veines caves dans l'oreillette, de manière à empêcher le reflux du sang vers le rein, les chylifères se jettent dans la veine cave. Chez les mammifères, ces valvules manquent, il y a reflux du sang vers le rein (Bernard); mais chez ces animaux le canal thoracique se jette dans la sous-clavière, de sorte que le chyle n'est pas porté vers le rein avec le sang de la veine cave inférieure, mais se mêle au sang avant son arrivée au poumon.

*Du rôle des capsules surrénales dans la sécrétion urinaire.* — Nous venons de prouver que chez l'homme il y a une véritable veine porte rénale, mais ce fait est plus général qu'on ne pense, ainsi que nous l'avons déjà démontré (voyez t. I, p. 383).

Les capsules surrénales sont donc des glandes vasculaires annexées à l'appareil porte rénal, et le sang qui en sort est nécessairement reporté dans le rein, puisqu'il tombe dans des vaisseaux portes. Pour nous bien rendre compte de leur rôle dans l'acte rénal, il est bon de dire en deux mots leur disposition générale. Ces capsules surrénales sont situées au dessus des reins et intimement unies, l'une à la veine cave inférieure, l'autre à la veine rénale. Chez quelques animaux, comme le lapin par exemple, elles semblent incrustées dans l'épaisseur des parois de ces vaisseaux. Elles sont uniques de chaque côté, mais quelquefois il y en a deux, comme chez le lapin : alors la plus grosse se trouve située plus près du rein, la plus petite est située au-dessus de l'autre. On sait que ces capsules offrent une veine très large qui vient s'ouvrir dans la veine cave à droite, et la veine rénale à gauche. Jamais on ne voit d'anomalies sous ce rapport, et je ne connais pas d'exemples où ces vaisseaux aient été se jeter dans les veines voisines, comme cela se voit pour quelques autres organes.

Cette veine conduit dans un large sinus qui occupe la cavité de cette capsule. Il y a chez le lapin une disposition très remarquable de cette veine. Comme la capsule est intimement unie aux parois des vaisseaux, si l'on ouvre la cavité de ceux-ci, on voit bientôt, en lavant la veine, un orifice arrondi sans valvule, quelquefois ayant la forme d'une boutonnière, et par lequel on peut exprimer un liquide en comprimant la capsule elle-même. Quelques auteurs ont pris cet orifice pour l'ouverture du conduit excréteur de la glande qui serait venu alors se rendre dans la veine cave. Moi-même, ayant vu cette disposition, j'étais tombé dans la même erreur ; mais, en pratiquant une injection, je me suis vite assuré qu'il s'agissait là d'une veine. D'ailleurs, j'ai soumis au microscope le liquide qui sortait par la compression, et j'ai reconnu qu'il contenait des globules sanguins un peu altérés, il est vrai. M. Ch. Robin a constaté le même fait sur une capsule surrénale que je lui présentai. Une fois ce fait hors de doute, si l'on examine cette veine, on voit qu'elle se rend immédiatement dans un large sinus qui communique ainsi directement avec la veine cave.

Maintenant que nous connaissons tous ces détails, et que nous savons de plus qu'il existe un reflux sanguin dans la veine cave, nous pouvons prévoir quel est le rôle joué par ces capsules dans la sécrétion urinaire. Ce rôle est double : il est *mécanique* et *chimique*.

*Du rôle mécanique des capsules surrénales dans l'acte rénal.* — Voici comment nous comprenons ce phénomène. Quand tous les vaisseaux portes sont gorgés de sang, à la suite d'une absorption abondante, la veine cave se contracte pour faire refluer le sang jusque vers la veine rénale ; là ce liquide se trouve arrêté en partie par la valvule dont nous avons déjà parlé, et par la colonne sanguine qui vient des extrémités inférieures. Ce sang ne peut donc que passer dans la veine rénale. Mais il arrive un moment où la veine rénale elle-même devient pleine, et cependant les contractions de la veine cave continuent. Comme les mêmes conditions existent, que va-t-il arriver? C'est que le sang de la veine cave va pénétrer dans le sinus des capsules surrénales, et ces capsules vont faire alors l'office de soupape ou de réservoir. Puis, en vertu des contractions incessantes de la veine cave, elles vont se dilater, et je suis persuadé qu'alors elles augmentent considérablement de volume. Au bout d'un certain temps, le trop-plein de la circulation disparaît au moyen de la sécrétion urinaire ; alors, en vertu d'une certaine élasticité propre à ses parois, la capsule surrénale revient sur elle-même, et expulse le sang qu'elle avait recueilli momentanément. Un fait communiqué à la Société de biologie par un physiologiste distingué, M. Brown-Séquard, vient confirmer notre manière de voir. En effet, il a remarqué qu'après avoir coupé la moelle épinière au niveau de la réunion de la portion cervicale et de la région dorsale, ces capsules surrénales augmentaient considérablement de volume, s'hypertrophiaient, devenaient plus rouges, et leur cavité était plus grande. Sur les pièces qu'il montrait, on pouvait juger comparativement, et voir que, sur la capsule surrénale d'un cabiai qui avait eu la moelle coupée six mois auparavant, les capsules surrénales avaient au moins le double du volume qu'elles présentaient chez un autre cabiai du même âge et de même grosseur. Voici comment j'explique le fait observé par M. Brown-Séquard. La section de la moelle a produit une paralysie de ces organes ; quand le sang y est venu à la suite des contractions de la veine cave, il n'a plus pu en sortir, parce que les propriétés normales avaient disparu : alors il a séjourné ; au bout d'un certain temps, une nouvelle quantité est venue prendre place dans ce sinus. C'est ainsi qu'il faut se rendre compte de l'hypertrophie de la capsule, de la dilatation de ses sinus veineux, et enfin de la coloration rougeâtre qu'elle a acquise sous ces influences nouvelles.

*Du rôle chimique des capsules surrénales dans l'acte rénal.* — La quantité considérable de vaisseaux artériels et veineux, de nerfs qui arrivent à ces organes, nous prouve d'une manière évidente que leur rôle n'est pas purement mécanique. Tout nous porte à penser que le sang qui en sort au moyen des sinus et des veines est modifié d'une façon ou d'une autre. Ce sang ainsi modifié tombe dans la veine cave, et il peut alors se rendre dans la substance rénale, ou bien arriver au cœur et préparer, pendant le tour circulatoire, le liquide sanguin à fournir les matériaux nécessaires à la sécrétion urinaire. Mais jusqu'ici nous n'avons fait qu'une hypothèse, et s'il nous fallait dire aujourd'hui en quoi consistent les modifications imprimées au sang par les capsules surrénales, nous serions fort embarrassés. La science est muette sur ce point de physiologie, et il est probable qu'elle le sera longtemps encore, si l'on veut bien se rappeler combien ici l'expérimentation présente de grandes difficultés.

Maintenant nous savons comment tous les organes de l'appareil rénal concourent à l'acte que nous décrivons. Il faut alors que nous étudiions le produit de cette sécrétion, et quelles sont les influences qui le modifient.

### *De l'urine.*

L'urine est le produit liquide de l'acte rénal.

1° *Propriétés physiques.* — L'urine de l'homme est claire et d'un jaune ambré. Elle possède une *odeur* aromatique particulière ; sa *saveur* est désagréable, salée, amère. Sa pesanteur spécifique est de 1,005 à 1,030, et dans quelques maladies 1,050, celle de l'eau étant représentée par 1,000. Il arrive quelquefois que l'urine devient trouble en se refroidissant, et forme alors un dépôt gris ou rougeâtre d'urates, qui se redissout par l'effet de la chaleur. Au bout de quelques jours, elle peut avoir une odeur ammoniacale ; elle se couvre d'une pellicule mucilagineuse blanche, dans laquelle, aussi bien que sur la paroi interne du vase, se déposent de petits cristaux blancs qui sont du phosphate ammoniaco-magnésien.

*Quantité d'urine sécrétée en vingt-quatre heures.* — Les auteurs ont singulièrement varié dans leur évaluation. En prenant la moyenne de leurs résultats, on doit penser que dans vingt-quatre heures un adulte doit en rendre un peu plus d'un litre. L'homme en fournit un peu moins que la femme.

2° *Propriétés chimiques.* — *Acidité des urines.* — Chez l'homme, elle rougit le tournesol à la manière des acides pendant la plus grande partie de la journée, *mais sans décomposer comme eux les carbonates.* Dans les vingt-quatre heures, elle passe successivement par les réactions alcaline, neutre, acide (la bile est aussi dans ce cas, t. I, p. 320); ces passages, dus au changement dans les proportions de phosphates de soude, sont en rapport avec les modifications de la circulation que déterminent les repas, les aliments et le sommeil. Le *phosphate de soude basique* (3NaO), qui contient 3 atomes de base, réagit alcalin : il peut céder 1 atome de son oxyde à l'acide carbonique. Il se forme alors deux nouveaux sels : du phosphate de soude neutre, qui réagit pourtant faiblement alcalin, et du carbonate de soude. Dans l'organisme, où ce phénomène chimique peut avoir lieu, le phosphate de soude basique pourra, dans le sang, être ainsi transformé par l'acide carbonique et se changer en phosphate de soude neutre, qui ne contient plus alors que 2 atomes de base, se combine avec un 1 atome d'eau, et prend une réaction alcaline. Le changement d'état spécifique peut encore aller plus loin : le phosphate neutre de soude, c'est-à-dire celui qui ne contient que deux atomes de soude, peut céder aux acides les plus faibles, par exemple, à l'acide urique, un de ses deux atomes de soude; il forme alors de l'urate de soude, se transforme en phosphate acide de soude, c'est-à-dire le phosphate qui ne contient que 1 atome de la base, et qui a une réaction acide. Ces transformations peuvent toutes avoir lieu dans le corps des animaux; de la sorte, suivant les circonstances, il se trouvera un phosphate ayant une réaction acide, ou bien neutre, ou un phosphate agissant comme un alcali. Ces propriétés des principes immédiats montrent de quelle importance doit être leur étude *anatomique*, et comment celle des phosphates rend compte des phénomènes physiologiques si variables de l'urine, de sa neutralité et son acidité, par exemple. *L'acidité de l'urine est due à la présence du phosphate acide de soude dans cette humeur*, avec ou sans phosphate acide de chaux qui existe surtout chez les carnivores.

Il est impossible de constater dans l'urine fraiche d'autre acide libre que l'acide urique, et encore accidentellement ou pathologiquement. Ce dernier n'existe qu'en très faible quantité, et de plus on sait qu'il rougit à peine le tournesol, tandis que la réaction de l'urine est nette et franche. Il ne se dissout que dans 1500 fois son poids d'eau; ce n'est donc pas à lui, ni à un acide volatil comme le gaz carbonique qu'on peut attribuer cette réaction ; car l'acidité est conservée lors même que l'urine a bouilli et lors même qu'elle s'est troublée alors par précipitation de phosphate basique de chaux. L'acide lactique ne se forme dans l'urine, quand on en trouve, qu'après l'émission de ce liquide, par fermentation du sucre du foie lorsqu'il en passe par le rein; mais, contrairement à ce que disent beaucoup d'auteurs, ce n'est pas cet acide qui lui donne la réaction acide que l'on observe au moment de la miction, ni même quelques heures après.

*Alcalescence des urines.* — L'urine des bêtes à cornes, des chevaux, des lapins et de plusieurs autres herbivores, est alcaline.

Il existe chez l'homme trois espèces d'alcalescences de l'urine, se manifestant chacune dans des conditions différentes. De ces alcalescences, deux seulement sont le résultat d'un produit de sécrétion ; la troisième se développe à la suite de la décomposition de l'urée. — 1° Alcalescence due à la présence d'un bicarbonate de potasse ou de soude. Elle se montre toutes les fois que des sels à base alcaline et à acides d'origine végétale susceptibles de passer, pendant la circulation, à l'état de carbonate alcalin, sont ingérés en quantité suffisante pour que le produit de leur transformation se trouve en excès dans l'urine. Cette alcalescence, dont le mode de production est parfaitement connu depuis les travaux de Wœhler, n'a pas été distinguée de celle qui détermine le phosphate de soude, avec laquelle on l'a étudiée sous le titre d'alcalinité de l'urine par des alcalis fixes. — 2° Alcalescence par le phosphate basique de soude. Elle s'observe pendant de courts instants (voyez p. 156) à certains moments de la journée, normalement : elle semble indépendante de l'alimentation et dépendre de l'état de la circulation. car elle apparaît aussi à la suite d'exercices violents ou durant le cours de certaines maladies. — 3° Alcalescence par le carbonate d'ammoniaque. Toujours le résultat d'une modification chimique, elle se développe soit dans la vessie, soit à l'air libre. Dans ces deux cas, elle est la conséquence de l'altération qu'éprouve l'urée ; mais cette altération ne se manifeste pas alors sous l'influence des mêmes causes. L'urine non mélangée de matières étrangères à sa composition peut séjourner plus ou moins longtemps dans une vessie saine, sans jamais rien perdre de son acidité. Les urines colorées et transparentes, qui se montrent alcalines après être restées dans la vessie au-delà du temps ordinaire, ne renferment pas de carbonate d'ammoniaque, et doivent leur alcalinité à un produit de sécrétion, à du phosphate de soude ou de potasse. Le pus jaunâtre, visqueux, neutre et inodore, n'a pas d'action sur l'urine placée à l'abri de l'oxygène de l'atmosphère ; mais le pus altéré, de mauvaise qualité, mélangé, quoique en petite proportion, à ce liquide, ne tarde pas, dans les mêmes circonstances, à lui faire éprouver tous les phénomènes de la décomposition. Si l'urine se trouve, dans la vessie, en contact avec du pus, elle devra par conséquent subir, au bout d'un temps assez court, les changements qui accompagnent et dénotent l'altération de son urée.

M. Delavaud (1) résume ainsi le résultat des recherches faites

(1) *Comptes rendus de la Société de biologie*, 1855, t. III, p. 118.

sur lui-même, relativement aux variations normales des réactions de l'urine selon les heures du jour, etc. : 1° la première émission d'urine faite vers six heures du matin, à l'heure du réveil, s'est montrée constamment acide ; 2° les émissions suivantes jusqu'au déjeuner, qui avait lieu vers dix heures, et peu après ce repas, ont été presque toujours neutres ou très légèrement alcalines, ou à peine acides et fort rarement, et dans des cas exceptionnels, d'une acidité marquée ; 3° pendant le reste de la journée et pendant la nuit, l'urine a toujours été acide. La première émission après le dîner, pendant la digestion stomacale, a offert constamment une acidité très forte.

Deux autres séries d'expériences faites par M. Delavaud mettent aussi en évidence que cette variation régulière dans l'état de l'urine est la même, malgré la différence des saisons et les changements dans le régime. Des données importantes ont été fournies aussi par Bence Jones, en Angleterre, et comme les résultats auxquels ces deux observateurs sont arrivés s'accordent en tous points, nous les croyons à l'abri de toute contestation.

Une mutilation considérable et des désordres de sensibilité et de mouvement (convulsions), qui compromettent la vie de l'animal, font changer complétement l'apparence des urines Si elles étaient troubles et alcalines avant l'expérience, elles deviennent bientôt après claires, acides et sucrées. D'autres fois elles contiennent des quantités notables d'albumine. Avec une lésion beaucoup plus limitée, la matière sucrée se manifeste dans l'urine sans que cette sécrétion soit modifiée dans sa réaction. Seulement, la quantité des urines augmente en général, et ordinairement les phosphates disparaissent presque complétement de cette sécrétion, pendant tout le temps que le sucre s'y rencontre. Les animaux présentent souvent en même temps un léger abaissement de température et une très grande irritabilité. Ces modifications variées qu'on produit dans la composition des urines par rapport au sucre, aux phosphates, à l'albumine et à la réaction acide, dépendent, sans aucun doute, de l'état complexe de la lésion qu'on détermine dans ces divers cas.

On pressent dès lors qu'on pourrait peut-être faire apparaître ces modifications isolément, si on limitait la lésion au point du système nerveux qui leur correspond exactement. Chez les lapins, les urines deviennent acides après la résection des nerfs pneumogastriques ; sans doute parce qu'alors, la digestion étant arrêtée, les animaux présenten des urines acides, comme quand ils sont soumis à l'abstinence ; particularité qu'on observe aussi dans la bile qui devient acide pendant l'abstinence, d'alcaline qu'elle était auparavant. Sous l'influence de l'abstinence, les urines des herbivores (lapins, chevaux), qui habituellement sont troubles, alcalines, chargées de carbonates et d'hippurates alcalins, pauvres en phosphates et en urée, prennent les caractères des urines des carnivores, perdent leurs hippurates et carbonates et deviennent claires, acides, riches en urée et en phosphates acides ; si bien qu'au bout de deux jours de privation d'aliments, par exemple, tous les animaux ont des urines de carnivores. On comprend, en effet, que les urines des animaux à jeun soient semblables à celles des vrais carnivores, puisque alors les phénomènes de la nutrition s'accomplissent seulement aux dépens des principes azotés du sang. Les urines des animaux soumis pendant quelques jours à l'abstinence contiennent de l'urée en si grande abondance, que quelquefois cette substance se cristallise par le simple refroidissement de l'urine. Dans tous les cas il suffit d'ajouter de l'acide azotique aux urines, pour voir le nitrate d'urée se précipiter. Constamment la réaction de l'intestin est acide chez les carnivores, et alcaline chez les herbivores, quand ces animaux sont soumis à leur alimentation habituelle (Cl. Bernard).

*Température de l'urine de l'homme.* — Par un procédé qui met à l'abri des causes d'erreur venant du refroidissement de l'urine à l'air, M. Brown-Séquard a trouvé sur dix hommes vigoureux que la température de l'urine variait entre 38°,3 et 39°,56. La moyenne a été de 39°,12. Braun et Delisle avaient donné un chiffre trop bas et Hales, au contraire, un chiffre trop élevé.

*Analyse anatomique et chimique de l'urine.* — Nous nous guiderons dans cette analyse sur les principes posés par M. Ch. Robin dans ses *Tableaux d'anatomie* (1850) et développés depuis par lui et M. Verdeil (*Chimie anatomique*, etc., 1852). Il suffira de comparer le tableau que nous allons présenter avec les analyses faites jusqu'ici dans les *Traités de chimie et de Physiologie*, pour voir combien il est plus complet, mais surtout plus rationnel ; c'est-à-dire plus organique, plus applicable aux besoins de la pathologie. Ce tableau n'indique la quantité moyenne que d'un petit nombre de principes, par la raison que l'analyse immédiate ou anatomique *qualitative* (de toutes la plus importante du reste) est bien plus avancée que l'analyse *quantitative*.

Ce tableau est basé sur ce fait, démontré pour la première fois dans la préface du *Traité du microscope* (1849), et dans les *Tableaux d'anatomie* (1850) de M. Ch. Robin, que la substance de toutes les parties qui composent les corps organisés est constituée par des principes immédiats de trois classes. Les substances des muscles, des nerfs, du sang, de la bile, etc., renferment des principes de ces trois classes et se ressemblent en cela ; elles diffèrent en ce que les espèces de principes sont différentes pour chacune de ces parties, ou au moins diffèrent quant aux proportions.

Au point de vue physiologique où nous sommes placé, les principes de ces classes sont ainsi caractérisés. (Voyez, pour les caractères anatomiques, les *Tableaux d'anatomie*, 10e tableau, et le *Traité de chimie anatomique*, déjà cités.)

1° Les uns, ceux de la première classe, pénètrent essentiellement dans l'économie, et en ressortent à peu près en totalité, du moins quand l'accroissement est achevé. Il sont tous d'origine minérale, ou tout au moins d'origine extérieure à l'organisme dont ils vont faire partie momentanément.

2° Les autres, ceux de la deuxième classe, sortent essentiellement de l'organisme : quelques-uns s'y décomposent préalablement en acide carbonique ou autres principes ; quelques autres peuvent y être introduits tout formés chez les animaux supérieurs (sucres, graisses) ; ils sont d'origine organique, c'est-à-dire se forment dans l'économie même d'où ils sortent, et fort peu d'entre eux peuvent être faits de toutes pièces par les procédés chimiques (urée, acide hippurique).

3° Les derniers n'entrent ni ne sortent ; ils se font et se défont dans l'organisme (en tant que telle ou telle espèce propre aux muscles, aux nerfs, etc., car chez les végétaux seulement elles se forment de toutes pièces à l'aide de principes minéraux) : ils constituent essentiellement la masse de l'organisme quand on tient compte de l'eau facile à chasser, qui en est partie constituante : ce sont les *substances organiques* coagulables, et ne cristallisant pas comme ceux des deux autres classes. On ne conçoit pas d'être vivant sans substances coagulables, non cristallisables ; autrement, si les corps cristallisables y dominaient, ce serait une roche.

En résumé, les uns entrent, les autres sortent, les derniers restent.

Ce fait découvert, il a été possible de sentir toute la valeur physiologique du fait suivant, mentionné dans les *Tableaux d'anatomie* et le *Traité de chimie anatomique*, et que je mets en relief d'après mes notes du cours d'anatomie générale de M. Robin. C'est que :

1° Dans les humeurs récrémentitielles, ou au moins dans leur sérum, ce sont les principes de la première classe qui l'emportent (lait, salive, etc.)

2° Dans les humeurs excrémentitielles, ce sont ceux de la deuxième et de la première classe qui dominent, et d'autant plus que l'humeur est plus exclusivement excrémentitielle, comme l'urine, dans laquelle il n'y a que des traces de substances coagulables, va nous en fournir un exemple remarquable.

3° Dans les solides et aussi dans les humeurs constituantes, comme le sang ou la lymphe, ce sont les principes de la troisième classe ou substances organiques qui l'emportent.

On comprend maintenant, d'après ce qui précède, que dans l'examen de la composition immédiate de toute partie du corps, ce qu'il faut d'abord savoir, c'est la proportion des principes de chacune de ces classes ; sauf ensuite à se rappeler, si l'on peut, ce qui n'est que secondaire, celle de chaque espèce en particulier. C'est la méthode que nous avons employée pour l'analyse du sang, etc.

### COMPOSITION IMMÉDIATE OU ANATOMIQUE DE L'URINE.

|  |  |  |
|---|---|---|
| PRINCIPES de la 1re classe. | 1. Acide carbonique (quelquefois des traces). | pour 1000. (nos 1 et 2) |
| | 2. Eau (en moyenne) . . . . . . . . . . . 971,934 | |
| | 3. Silice (quelquefois des traces). | Parties solides obtenues par évaporation directe, 28,666 pour 1000. (nos 3 de la 1re classe à 2 de la 3e classe) |
| | 4. Chlorure de sodium, 2 à 3,50. | |
| | 5. Chlorure de potassium. | |
| | 6. Chlorhydrate d'ammoniaque. | |
| | 7. Sulfate de chaux (des traces). | |
| | 8. Sulfate de soude. | |
| | 9. Sulfate de potasse. | |
| | 10. Phosphate de chaux des os. | |
| | 11. Phosphate acide de chaux. | |
| | 12. Phosphate acide de soude (voyez p. 155). | |
| | 13. Phosphate neutre de soude. | |
| | 14. Phosphate basique de soude. | |
| | 15. Phosphate de potasse. | |
| | 16. Phosphate de magnésie. | |
| | 17. Phosphate ammoniaco-magnésien. | |
| | 18. Carbonate de chaux | quelquefois à l'état normal dans la première enfance. (nos 18 à 20) |
| | 19. Carbonate de soude | |
| | 20. Carbonate de potasse | |
| | 21. Carbonate d'ammoniaque (morbide). | |
| PRINCIPES de la 2e classe. | 1. Lactate de chaux | probables, mais non directement démontrés. (nos 1 à 3) |
| | 2. Lactate de soude | |
| | 3. Lactate de potasse | |
| | 4. Oxalate de chaux (accidentel). | |
| | 5. Urate de chaux (quelquefois des traces). | |
| | 6. Urate de magnésie (*idem*). | |
| | 7. Urate neutre de soude. | |
| | 8. Urate acide de soude. | |
| | 9. Urate de potasse (des traces). | |
| | 10. Urates neutre et acide d'ammoniaque. | |
| | 11. Hippurate de soude. | |
| | 12. Acide urique (des traces; toujours accidentel). | |
| | 13. Acide hippurique (*idem*). | |
| | 14. Pneumate de soude (des traces). | |
| | 15. Urée, en moyenne. . . . . . . . 12,102 à 18. | |
| | 16. Créatine. | 8 à 10 au moins. (nos 16 et 17) |
| | 17. Créatinine. | |
| | 18. Cystine (accidentelle ou morbide, des traces). | |
| | 19. Sucre de foie ou de diabète. | |
| | 20. Oléine | matière grasse, environ. . . . . 1 pour 1000. (nos 20 à 22) |
| | 21. Margarine | |
| | 22. Stéarine | |
| PRINCIPES de la 3e classe. | 1. Mucosine (des traces normalement, plus ou moins dans le catarrhe vésical). | |
| | 2. Urrosacine ou uro-hématine, ou matière colorante, en petite quantité. | |

Il est facile de voir, d'après ce tableau et d'après les notions qui le précèdent, qu'il n'y a ni acide sulfurique, ni phosphorique, ni potasse, ni ammoniaque dans l'urine; ces corps n'ont été obtenus que par décomposition chimique des principes retirés immédiatement de l'urine, tels que les sulfates, phosphates, chlorures, etc. La quantité d'acide urique, donnée comme normale par les auteurs, n'est également obtenue que par décomposition des urates, mais il n'existe pas normalement à l'état libre; il ne se présente en tant qu'acide urique qu'accidentellement et en très minime proportion qui se dépose à l'état cristallin, car il faut 1500 parties d'eau pour en dissoudre une de cet acide.

L'origine dans l'urine des divers principes se comprend facilement pour qui connaît la composition du sang et des solides. Les chlorures sont en proportion notable dans l'urine, mais ne suivent point celle de ces principes dans le sang; il y a un *choix* (*secernere*) dans leur élimination (voyez t. I, p. 99 à 104). Le chlorhydrate d'ammoniaque existe, comme on sait, dans toutes les sécrétions salivaires et muqueuses de l'intestin et dans l'urine. Ce que nous avons dit, page 156, des phosphate et carbonate de soude, nous exempte de revenir sur ce sujet. Le phosphate ammoniaco-magnésien existe normalement dans les urines neutres et alcalines, toujours dans les urines alcalines morbides. Le carbonate d'ammoniaque est toujours de formation morbide (p. 157).

L'oxalate de chaux est un produit de désassimilation, de formation morbide, ou est introduit par certains aliments, tels que l'oseille, etc. Les urates, hippurates et pneumates sont des produits de désassimilation de divers tissus, ainsi que la cystine, l'urée, et l'origine précise n'en est pas bien connue; mais ils préexistent dans le sang par rapport à l'urine. La créatine et la créatinine sont des produits de désassimilation des muscles dont elles proviennent. Les corps gras viennent directement du sang; l'urrosacine se forme aux dépens de l'hématosine des globules, elle en diffère pourtant, bien qu'elle renferme un peu de fer. La mucosine provient des parois de l'uretère et de la muqueuse vésicale.

A. *De l'eau contenue dans l'urine.* — Suivant M. Becquerel (*Séméiotique des urines*, 1841), une personne saine rend en vingt-quatre heures 1282gr,634 d'eau en moyenne. L'homme en rendrait un peu plus que la femme. Les oscillations autour de ce chiffre sont assez considérables dans l'état de santé parfaite, et, pour admettre une altération morbide de la quantité d'eau, il faut que celle-ci soit au-dessous de 800 ou au-dessus de 1500.

Voici quelles sont les conditions dans lesquelles la quantité d'eau peut *augmenter* et atteindre et même dépasser 1500:

1° Par l'effet de l'introduction d'une grande quantité de liquide dans l'économie par les voies digestives, et alors la quantité d'eau rendue dans l'espace de vingt-quatre heures est généralement en rapport avec la proportion d'eau avalée.

2° Quand il y a polydipsie : chez une femme de vingt-trois ans, le terme moyen de la quantité d'eau rendue en vingt-quatre heures s'est trouvé être de 2956gr,341.

3° Dans le diabète, dans lequel la quantité d'eau va quelquefois à plusieurs litres.

4° Dans un accès d'hystérie ou d'accidents nerveux quelconques ; ce qui n'est pas constant.

Les conditions qui font *diminuer* la quantité d'eau sont plus fréquentes, et les voici. Ainsi la fièvre et toutes les circonstances capables de déterminer un mouvement fébrile, spécialement les inflammations aiguës et chroniques ; les maladies du cœur et du foie, surtout si elles sont capables d'amener une perturbation générale de l'organisme ; les maladies, de quelque nature qu'elles soient, qui déterminent des troubles généraux, sont dans ce cas.

Il en est de même des sueurs abondantes, et quand on est aux approches de la mort. Le plus souvent les urines qui contiennent beaucoup d'eau sont pâles, peu colorées, peu denses, peu acides et assez abondantes ; tandis que celles qui en contiennent peu sont foncées en couleur, très denses, très acides, souvent spontanément sédimenteuses et toujours diminuées de quantité.

B. Les *principes solides* ont été trouvés par M. Becquerel, dans les vingt-quatre heures, de 39gr,521 en moyenne pour les hommes, de 34gr,211 pour les femmes, ce qui donne en moyenne générale 36gr,866 en vingt-quatre heures.

Ces moyennes, déjà dissemblables suivant le sexe, ne sont plus constamment les mêmes suivant les individus. Les oscillations peuvent être 36 et 41 chez l'homme, de 32 à 36 chez la femme, ce qui fait pour termes moyens, chez les deux sexes, les extrêmes de 32 et 41. La quantité des principes solides imprime à l'urine des qualités variables ; selon qu'ils sont dissous dans plus ou moins d'eau, l'urine est plus ou moins dense et plus ou moins foncée en couleur.

Les causes qui en déterminent l'*augmentation* sont :

1° Une alimentation abondante et azotée.

2° L'introduction dans l'économie d'une quantité d'eau anormale ; car alors les reins non-seulement se débarrassent de cette quantité insolite de liquide, mais encore le travail inaccoutumé auquel ils se livrent détermine une augmentation dans la somme totale des matières tenues en dissolution. Becquerel a vu en pareil cas cette somme s'élever à 43 et 45.

3° La polydipsie, qui rentre dans le cas précédent. Une femme faible et délicate, atteinte de cette maladie, a donné, au lieu de 34, chiffre moyen dans le sexe féminin, 43gr,659.

4° Les flux d'urine qui ont lieu quelquefois sous l'influence d'affections nerveuses et spécialement d'accès hystériques. Chez une chlorotique, la somme des matériaux solides rendus en un jour qu'elle eut plusieurs accès d'hystérie et un flux d'urine, s'éleva presque du double de la quantité qui existe ordinairement dans la chlorose (43 ,083) ; après la guérison, la moyenne fut de 35gr,545.

5° Le diabète.

Ces principes solides ainsi augmentés impriment à l'urine des caractères différents, suivant la quantité d'eau dans laquelle ils sont dissous.

*Ils diminuent* beaucoup plus fréquemment dans les maladies. Cette diminution a lieu :

1° Sous l'influence de la fièvre, des phlegmasies aiguës, des désordres fonctionnels un peu intenses, des accès des maladies du cœur et du poumon, des maladies du foie, etc. ; et l'urine offre également alors des qualités différentes suivant la proportion variable de l'eau ; le plus ordinairement l'eau diminue en plus forte proportion que les principes solides, et alors l'urine est plus dense et plus foncée en couleur Mais il arrive aussi que l'eau a très peu diminué, ou que même elle n'a pas été sensiblement influencée.

2° Sous l'influence de causes débilitantes.

3° Sous celle de l'épuisement déterminé par les maladies chroniques.

Quelquefois la somme des matières dissoutes dans l'eau reste normale dans les maladies.

*Diverses espèces d'urine.* — L'urine peut présenter quelques variétés dans ses propriétés physiques et chimiques.

L'eau introduite dans les voies digestives passe rapidement par les urines ; de là, la distinction qu'on établit entre l'urine du sang, de la boisson et des aliments.

L'*urine du sang*, qui sort le matin, est plus foncée en couleur, plus dense, plus concentrée, et d'un poids spécifique beaucoup plus considérable que dans les autres conditions.

L'*urine de la boisson* est celle que l'on expulse après avoir bu. Elle est très aqueuse, ce qui rend sa pesanteur spécifique moindre ; elle contient les principes constituants des boissons, et parfois les 10/11es de l'eau qui a été bue.

L'*urine de la digestion*, qui sort à la fin de la digestion, est saturée de matières étrangères qui étaient dans la composition des aliments.

*De l'urine dans la série animale.* — L'urine des *carnivores* est claire, acide et devient rapidement alcaline par la putréfaction. Elle contient des phosphates acides, des urates et beaucoup d'urée. Chez les *mammifères herbivores*, l'urine contient moins d'urée, beaucoup de carbonates, et elle ne présente jamais d'acide urique, ni de phosphates acides, elle offre une réaction alcaline.

L'urine de bêtes ovines, du cheval, du rhinocéros, de l'éléphant, du castor, renferme des hippurates, dont l'acide a été appelé hippurique par Liebig et uro-benzoïque par Berzélius.

Chez les *oiseaux*, l'urine contient beaucoup d'urates, ce qui est la cause de son passage à l'état d'une poudre friable quand l'évaporation des parties liquides a eu lieu au contact de l'air. D'après Coindet, l'urine des oiseaux herbivores ne sort qu'avec les excréments, elle est blanche et onctueuse ; celle des oiseaux carnivores est presque liquide et sort fréquemment sans les matières fécales.

Chez les *ophidiens* et les *sauriens*, l'urine ne contient point d'urée, mais elle renferme beaucoup d'urates, et elle se prend, dans l'intérieur même du cloaque, en une masse molle qui devient promptement sèche et friable au contact de l'air.

L'urine des *poissons* est sans couleur, elle a une consistance mucilagineuse et contient des urates.

Chez les *insectes*, l'urine n'est jamais mêlée avec les excréments ; elle se dépose sous la forme de petits points, ne se dissout pas dans l'eau et se dessèche, à l'air, en une poudre blanche. D'après M. Chevreul, l'urine du hanneton est blanche, alcaline, et contient des urates d'ammoniaque et de potasse.

L'urine des gastéropodes est un peu épaisse, d'un jaune grisâtre, acide, peu soluble dans l'eau ; elle contient beaucoup d'acide urique, un sel calcaire et une matière organique.

Treviranus a démontré que les moules et les limaçons excrétaient un liquide renfermant de l'acide urique, et que ce liquide n'était autre que l'urine elle-même.

### *Passage de divers composés dans l'urine.*

Wœhler a fait beaucoup d'expériences sur cette question, et voici quels sont les résultats qu'il a constatés sur le passage des substances du canal alimentaire dans l'urine :

1° *Matières qu'on ne peut pas retrouver dans l'urine.* — Ce sont : le plomb, l'alcool, l'éther sulfurique, le camphre, l'huile de Dippel, le musc et les matières odorantes de la cochenille, du tournesol, du vert de vessie et de l'orcanette. Le fer est compris dans cette catégorie d'après Wœhler. Mais nous voyons que M. Becquerel a constaté qu'une bonne partie du fer administré aux chlorotiques passe par les urines. L'acide carbonique ne paraît pas être en plus grande quantité dans l'urine après l'usage des boissons qui en sont chargées.

2° *Matières que l'on retrouve dans l'urine, mais altérées, décomposées.* — Cyanure ferrico-potassique, converti en cyanure ferroso-potassique, tartrates, citrates, malates, acétates de potasse convertis en carbonates, sulfhydrate de potasse converti en sulfate. Le soufre passe dans l'urine à l'état d'acide sulfurique et sulfhydrique : l'iode à celui d'iodures, l'iodure de potassium y passe aussi ; les acides oxalique, tartrique, gallique, succinique et benzoïque, à celui d'oxalates, de tartrates, de gallates, succinates et benzoates.

3° *Matières que l'on retrouve dans l'urine sans qu'elles aient subi le moindre changement.* — Ce sont les carbonate, chlorate, azotate, sulfate de potasse, sulfhydrate de potasse (en partie décomposé), cyanure ferroso-potassique, borate de soude, chlorure de baryte, silicate de potasse, tartrate ferrico-potassique ; beaucoup de matières colorantes, comme sulfate d'indigo, gomme-gutte, rhubarbe, garance, bois de Campêche, betteraves, baies d'airelle, mûres, merises ; beaucoup de matières odorantes en partie altérées, l'essence de térébenthine qui sent la violette, les principes odorants du genièvre, de la valériane, de l'asa fœtida, de l'ail, du castoréum, du safran, de l'opium ; les principes stupéfiants du bolet des Kamtschadales, et aussi, dans l'état de maladie, l'huile grasse. Au reste, il ne passe dans l'urine que des substances dissoutes et aucune qui soit grenue. Le créateur de la toxicologie, le professeur Orfila, a constaté le passage de l'arsenic et de l'antimoine; il s'opère même très rapidement, et c'est même par la voie de la sécrétion rénale qu'a lieu surtout l'élimination de ces deux métaux (1). Cantu a trouvé le mercure dans l'urine, et Quevenne le sulfate de quinine. Wœhler appelle aussi l'attention sur une circonstance importante : c'est que les sels qui sont éliminés par l'urine activent aussi, pour la plupart, la sécrétion de ce liquide. Pour ce qui concerne l'action d'autres substances qu'on appelle *diurétiques*, il faut remarquer, ce que les médecins prendront sans doute en considération, qu'elles n'y ont aucun droit fondé ; la

(1) Voy. A.-F. Orfila, *De l'élimination des poisons*, thèse 1852.

digitale agit, suivant lui, en supprimant la cause de l'hydropisie, de sorte qu'ensuite l'eau s'échappe d'elle-même par son émonctoire ordinaire. Le quinquina, employé contre les hydropisies qui succèdent à la fièvre intermittente, serait en ce sens un diurétique.

Si l'on introduit des carbonates alcalins dans les voies digestives, l'urine devient alcaline, et l'acide urique se trouve dissous. La médecine a tiré de cette connaissance une application très utile. En effet, ne donne-t-on pas les carbonates alcalins pour dissoudre l'acide urique ? Cette assertion, due à Mueller, est peut-être un peu hasardée. D'après Civiale, il n'y a aucun fait qui prouve l'efficacité des boissons alcalines contre la diathèse d'acide urique ; mais il y a des faits, au contraire, qui prouvent que ces mêmes boissons peuvent accroître le volume des calculs d'acide urique, sinon même former les calculs composés d'urates alcalins.

Les acides végétaux et leurs sels, se convertissant en carbonates alcalins en passant à travers les voies digestives pour arriver au rein, donnent lieu aux mêmes considérations que ces carbonates. Dans le cas de grosses pierres, il faut bien se garder d'administrer ces substances, parce que l'alcalescence de l'urine rend les phosphates terreux insolubles, de sorte qu'ils peuvent contribuer à augmenter le volume du calcul. L'acide benzoïque fait repasser l'urine alcaline au caractère acide, suivant Ure, en passant dans l'économie à l'état d'acide hippurique ; c'est de la sorte qu'il empêche le dépôt des phosphates terreux. L'acide nitro-benzoïque ingéré dans l'estomac se retrouve dans l'urine, mais à l'état d'acide nitro-hippurique.

*De la rapidité avec laquelle les substances passent du tube digestif dans la sécrétion urinaire.* — Suivant Westrumb, deux ou dix minutes sont suffisantes pour que le cyanure de potassium passe dans l'urine. Stelberger a fait chez un enfant, atteint d'inversion de la vessie, des expériences sur le temps que diverses substances mettent à effectuer le passage : la garance et l'indigo annonçaient leur présence dans l'urine en 15 minutes, la rhubarbe et l'acide gallique en 20, le bois de Campêche en 25, le principe colorant de l'airelle en 30, celui des merises et le principe astringent de la busserole en 45, la pulpe de casse en 55, le cyanure ferroso-potassique en 60, le rob de sureau en 75.

Toutes ces substances commencèrent à diminuer dans l'urine ; la garance au bout d'une heure et un quart, la teinture de rhubarbe au bout d'une heure et un tiers, la busserole au bout d'une heure et trois quarts, l'airelle au bout de deux heures, l'acide gallique au bout de deux heures et demie, la casse au bout de quatre heures. Elles disparurent tout à fait de l'urine, le cyanure ferroso-potassique au bout de quatre heures moins un quart, l'indigo au bout de quatre heures et demie, la rhubarbe au bout de six heures vingt minutes, le bois de Campêche au bout de sept heures et un quart, la busserole au bout de sept heures vingt minutes, l'airelle au bout de neuf heures et un quart, la garance au bout de neuf heures, l'acide gallique au bout de onze, la casse au bout de vingt-quatre

Dans un mémoire (*Arch. gén. de méd.*, janv. 1853), M. Cl. Bernard a rapporté diverses expériences sur l'élimination de diverses substances Il résume son travail par les propositions suivantes :

1° Quelques substances ne passent jamais dans certaines sécrétions déterminées : exemple, le prussiate jaune de potasse, les sucres de canne et de raisin. D'autres se montrent, au contraire, dans toutes les sécrétions ; seulement avec une plus ou moins grande rapidité : exemple. l'iodure de potassium.

2° Certaines de ces substances s'éliminent complétement et rapidement de l'économie par les urines : exemple, prussiate jaune, sucres, etc., tandis que d'autres ne sont éliminées qu'en partie par les urines, et peuvent rester dans l'organisme et se montrer pendant un temps plus ou moins long dans d'autres sécrétions : exemple, l'iodure de potassium dont nous avons parlé.

La conclusion générale de ce travail est qu'on ne peut ramener encore à aucune loi principale la manière dont les substances se comportent dans l'organisme. Les expériences faites sur une substance saline ne peuvent rien apprendre pour une autre ; on n'aurait pas pu prévoir, par exemple, que l'iodure de potassium et le prussiate jaune de potasse, sels également solubles, offriraient, sous le rapport de leur passage dans les sécrétions et de leur élimination, des différences aussi marquées.

Ainsi M. Cl. Bernard a fait, sous ce rapport, une remarque très intéressante. Lorsqu'une certaine quantité d'iodure de potassium est arrivée dans le sang, on observe bientôt le passage de cette substance dans la salive et dans l'urine. Mais, dès le lendemain, cette dernière n'en offre plus de traces, et l'on pourrait croire alors qu'il n'en existe plus dans l'organisme. On se tromperait évidemment, car il y en a encore dans le sang une certaine quantité, trop faible pour passer dans l'urine, mais pouvant encore se manifester dans le liquide parotidien où on le constate toujours. Il résulte de cela que l'iodure de potassium peut séjourner dans l'organisme pendant très longtemps après l'ingestion de cette substance. En effet, les glandes salivaires rapportent ce sel dans le canal, font qu'il se trouve incessamment soumis à une nouvelle absorption qui le ramène toujours au même point, et qui le fait circuler ainsi presque indéfiniment entre l'estomac et les glandes salivaires. C'est ainsi que M. Cl. Bernard en a constaté dans ces organes au moins trois semaines après que les urines n'en présentaient plus la moindre trace.

*Du passage du sucre dans les urines.* — Dans ses expériences, M. Cl. Bernard a prouvé la présence du sucre dans l'urine du fœtus, dans le liquide allantoïdien et amniotique, pendant les premiers temps de la vie intra-utérine.

Ce sucre disparaît chez les veaux vers le cinquième ou sixième mois de la vie intra-utérine.

Quand, chez un lapin, on pique le bulbe rachidien en arrière, à égale distance des racines des nerfs acoustiques et des pneumogastriques, les urines ne tardent pas à devenir sucrées.

Par quel mécanisme s'opère cette apparition du sucre? Par suite de cette piqûre, le foie est irrité, la sécrétion du sucre augmente, et dès lors le sang en est bientôt saturé, et le laisse passer à travers le rein. Le sucre qui est ainsi dans le sang peut bien traverser d'autres organes qui l'éliminent, tels que la muqueuse stomacale, mais c'est le rein qui est le plus sensible pour le sucre, tandis que ce dernier organe ne l'est pas autant pour l'iodure de potassium. Ce dernier sel passe plus rapidement dans la salive que partout ailleurs.

Il a encore montré que l'urine suivait certaines oscillations dans la manière dont elle était sucrée. oscillations en rapport avec l'état de la circulation hépatique et les usages du foie, par conséquent (voyez t. I, p. 330); qu'il y avait des diabètes intermittents; que pour que le sucre fût éliminé par les urines, sa proportion devait être un peu plus de 2 pour 1000 dans le liquide sanguin.

Le sucre peut encore passer dans l'urine à la suite d'une cause traumatique, comme des chutes sur la tête, surtout s'il y a fracture du rocher et des os du crâne. On a publié dans plusieurs journaux l'observation d'un carrier devenu diabétique à la suite d'une chute, et qui avait cessé de l'être quand il fut guéri de la plaie de tête. On peut s'expliquer ce phénomène par la lésion du bulbe rachidien, dont la piqûre amène le diabète.

Enfin M. Cl. Bernard a démontré encore que l'urine devenait sucrée à la suite de l'éthérisation, de l'empoisonnement par le curare et dans les apoplexies suite de contusions cérébrales.

MM. Reynoso et Johnson ont constaté que, dans l'asthme, la pleurésie, les tubercules pulmonaires et la bronchite, le sucre se trouve dans l'urine, mais c'est toujours en faible quantité.

*Du passage de l'albumine dans les urines.* — Accidentellement on peut trouver dans l'urine une certaine quantité d'albumine.

Cette question a été beaucoup examinée depuis quelques années, et nous croyons devoir donner ici les résultats que M. Ycery a trouvés dans ses recherches : 1° Que cette substance n'a pas une composition entièrement semblable à celle de l'albumine du sang ; 2° qu'elle ne se présente pas dans tous les cas avec les mêmes caractères chimiques ; 3° que l'albumine rendue sous l'influence de la maladie de Bright, accompagnée d'anasarque, diffère essentiellement de celle qui est contenue dans l'urine des femmes enceintes, ou qui est sécrétée d'une manière accidentelle et passagère ; 4° qu'il est toujours possible, par l'inspection seule des urines, à l'aide d'un *réactif spécial*, de distinguer ces deux espèces d'albumines. L'oxyde de cuivre, tenu en dissolution dans de la potasse caustique, donne lieu, au contact de l'albumine, à une coloration d'un beau rouge violet, et produit un précipité noir, floconneux, plus ou moins abondant. Ces deux effets ne se manifestent pas en même temps. La coloration violette apparaît à froid, aussitôt que l'oxyde de cuivre se trouve en présence de l'albumine. Le précipité, au contraire, ne se montre dans une liqueur dont la température est au-dessus de 40 à 50 degrés centigrades qu'au bout de quelques heures, et même alors il est toujours incomplétement formé ; mais il suffit pour déterminer son apparition, de chauffer la liqueur à la flamme de la lampe à alcool pendant une ou deux minutes. Ce précipité, constitué par du sulfure et du phosphure de cuivre, est le résultat de l'action de l'oxyde cuivrique sur le soufre et le phosphore abandonnés par l'albumine qui, sous l'influence de l'hydrate potassique, se transforme et passe à l'état de protéine. Pour que cette double réaction se produise, il est indispensable de se servir d'un excès du liquide *alcalino-cuivreux*. Quand le cuivre n'est pas employé en proportion suffisante, la liqueur, d'abord d'une teinte violacée, se décolore peu à peu par la chaleur, et reprend bientôt sa transparence primitive en abandonnant les composés salins formés. Il suffit alors d'ajouter une nouvelle quantité de réactif pour lui redonner la couleur qu'elle présentait avant d'être soumise à l'ébullition, et pour compléter la précipitation de tout le soufre et de tout le phosphore de l'albumine. A l'aide de ce réactif, dont l'emploi est d'une extrême facilité, on peut reconnaître dans un liquide des traces de matière albumineuse qui auraient échappé à l'action de la chaleur et de l'acide azotique.

On le prépare en versant goutte à goutte, dans de la potasse liquide et concentrée, une solution de sel cuivrique, jusqu'à ce qu'on obtienne une liqueur d'une belle nuance bleu foncé. Afin d'opérer le mélange exact des deux substances et d'éviter la précipitation de l'oxyde de cuivre, il faut, à chaque goutte nouvelle qu'on laisse tomber, agiter vivement le vase qui renferme la dissolution potassique. Le blanc d'œuf, le sérum du sang, et tous les produits de sécrétion contenant de l'albumine, fournissent à la liqueur alcalino-cuivreuse les caractères indiqués plus haut. Mais l'urine albumineuse des femmes enceintes ne donne lieu à aucune réaction en présence de la liqueur alcalino-cuivreuse ; au contraire, celle de la maladie de Bright, compliquée d'hydropisie, se colore en violet, précipite en noir, se comporte, en un mot, à la manière du blanc d'œuf et du sérum du sang.

*De la présence de la graisse dans l'urine.* — L'urine normale, surtout dans les cas morbides ou non, où elle laisse déposer des sels ou du mucus, renferme en même temps des gouttelettes graisseuses, quelquefois en assez grande quantité. Leur volume varie depuis $0^{mm},001$ jusqu'à $0^{mm},050$ ou $0^{mm},060$. Par le repos, les gouttes d'huile montent à la surface, et forment avec le phosphate ammoniaco magnésien, ou avec les urates qu'elles entraînent, une couche dans laquelle on les voit quand on met celle-ci sous le microscope. Cette couche est une des formes du *cremor* des séméiologistes. Souvent les gouttelettes ne se voient que lorsqu'elle est formée. On a donné le nom d'*urines graisseuses* à celles qui en contenaient assez pour qu'on pût en retirer une quantité notable de graisse. On a donné quelquefois le nom d'*urines chyleuses* à des urines qui tiennent une assez grande quantité de gouttelettes graisseuses pour prendre une teinte opaline ou laiteuse comme le chyle. Les gouttelettes que renferment ces urines sont en général plus petites que celles dont nous avons parlé, et se rapprochent en cela de celles que contient le chyle. On les observe fréquemment sur les habitants des pays chauds. La graisse se rassemble en partie vers la surface du liquide, en formant une couche crémeuse. On a observé en même temps des globules sanguins mêlés à ceux de la graisse, ainsi que de l'albumine dans le liquide. On a observé deux fois la coïncidence d'un sang à sérum blanc, en même temps qu'il y avait de la graisse dans l'urine. Les urines contiennent, du reste, cette graisse dans les circonstances les plus diverses. Les prétendues *urines laiteuses* étaient des cas de ce genre ; on n'a jamais constaté la présence de caséine coagulable par l'acide acétique dans l'urine ni ailleurs (chylurie).

*État du sang dans lequel certaines substances, qui sont habituellement gardées par cette humeur, passent dans l'urine.* — M. le professeur Cl. Bernard a fait des expériences sur cette question. On sait que lorsqu'un animal est en pleine digestion, son sang contient une certaine quantité de sucre, et cependant ne passe pas alors dans l'urine, mais si l'on vient à diminuer, par une émission sanguine, la masse du sang de ce même animal, son urine sera bientôt sucrée.

On peut remplacer l'effet de la digestion, quant à la production du sucre, par une injection directe d'une certaine quantité de matière sucrée, quantité qui est d'un demi-gramme pour un lapin. Après cette injection, le sucre ne passe pas dans l'urine. Dès qu'il a eu saigné un des deux lapins sur lesquels il avait fait cette injection, M. Cl. Bernard a constaté le passage du sucre dans l'urine de ce lapin, tandis que chez l'autre qui n'avait pas été saigné, il n'a rien pu constater.

L'explication de ces phénomènes paraît assez simple. En soustrayant du sang à un animal, on le rend pour ainsi dire moins volumineux. Or on sait qu'un petit animal est empoisonné par des doses toxiques qui sont aisément supportées par de grands animaux de la même espèce ; on sait aussi qu'un animal qui a été saigné ne supporte plus la même dose de poison qu'il pouvait supporter avant l'évacuation sanguine.

M. Kierulf faisant une saignée à un chien pour examiner son sang, puis injectant dans une jugulaire environ 495 grammes d'eau distillée, a vu que, cinq minutes après l'injection, l'urine était sanguinolente. On pratique encore deux saignées dans la même journée, et l'on continue à recueillir l'urine que l'on analyse, ainsi que le sang.

Cette expérience, répétée plusieurs fois, prouve à M. Kierulf qu'une forte dilution du sang détermine d'abord une sécrétion abondante d'albumine par les reins, puis une hématurie ; que la vitesse de la sécrétion n'est pas proportionnelle à la quantité d'eau du sang, et qu'enfin, après une injection d'eau considérable, la quantité de sels du sang augmente rapidement et d'une manière continue, et que les parties solides de l'urine diminuent, au contraire.

## SECTION II.

### De l'acte d'excrétion des urines.

*Définition.* — Cet acte a pour but de transporter les urines du point où elles sont sécrétées jusque dans la vessie.

L'excrétion du liquide urinaire s'exécute, comme nous l'avons déjà dit, au moyen des calices, des bassinets et des uretères, mais nous pouvons y ajouter les tubes de Bellini et ceux de Ferrein ;

car, ainsi que nous l'avons vu, ces canaux ne concourent pas le moins du monde à la sécrétion urinaire.

*Du rôle des tubes urinifères dans l'excrétion urinaire.* — Dans ce trajet, le liquide urinaire coule par une force de *vis à tergo*. Cette force doit être très énergique dans les tubes qui ont une direction telle que le liquide est obligé de marcher contre les lois de la pesanteur ; dans les cas contraires, comme dans les pyramides, qui sont situées à la partie supérieure du rein, le liquide doit s'écouler par son propre poids à travers les tubes. La direction rectiligne des tubes *urinifères* doit favoriser considérablement cette sécrétion, tandis que, dans les tubes de la substance corticale, le cours du liquide doit être beaucoup plus lent à cause des flexuosités sans nombre que décrivent ces canaux. Les ouvertures de ces canaux au sommet de la papille étant un peu plus étroites que les canaux eux-mêmes, le liquide doit éprouver un petit obstacle à franchir ce point : ce qui le montre, c'est que si l'on vient à presser la substance rénale dans tous les sens, on fait couler de l'urine par la papille, et cela a lieu sur le mort comme sur le vivant.

Voilà les conditions physiques qui amènent l'urine dans le bassinet ; mais pouvons-nous invoquer d'autres causes, comme, par exemple, la contractilité des parois de ces vaisseaux, ou bien le mouvement de l'épithélium vibratile ?

Quant à l'épithélium vibratile, nous avons déjà vu qu'il n'existait que dans le voisinage des corpuscules de Malpighi ; par conséquent, son action ne peut s'exercer que dans ces points, et aider la force de *vis à tergo ;* dans le reste du trajet des canaux urinifères, cette action ne peut pas être invoquée. Y aurait-il une contraction des parois de ces tubes ? C'est ce que l'on ne saurait affirmer aujourd'hui. Si l'anatomie nous faisait voir dans le rein des fibres musculaires, comme quelques auteurs le prétendent, il n'y aurait pas de doute que ces fibres auraient pour but d'expulser l'urine ; mais aujourd'hui, ce fait anatomique reste à démontrer. Il y a quelque chose qui doit avoir certainement une grande influence sur la progression du liquide dans la substance rénale, je veux parler des artères et de leur disposition spéciale. On s'est demandé souvent, sans doute, pourquoi ces vaisseaux, après avoir traversé les colonnes de Bertin, se divisent à plusieurs reprises dans la substance corticale, sous des angles aigus assez grands, et, après avoir atteint la base des cônes médullaires (pyramides de Malpighi), s'anastomosent entre elles en arcades, puis envoient de la convexité de ces arcades une multitude d'artérioles rayonnantes qui pénètrent entre la substance médullaire, et marchent en ligne droite vers les papilles, entre les conduits urinifères. On s'est demandé encore peut-être pourquoi ces artères ne suivaient pas une marche plus naturelle, c'est-à-dire n'allaient pas du hile vers la substance corticale. Eh bien ! nous pensons que cette disposition est faite surtout pour ne pas empêcher la circulation de l'urine, et au contraire pour la favoriser. En effet, il n'est pas difficile de comprendre que les courants sanguins doivent avoir une certaine influence sur les courants urinaires. De plus, les secousses auxquelles cette glande est soumise à toutes les contractions du cœur ne sont pas étrangères encore à cette partie de l'excrétion de l'urine.

*Du rôle des calices, des bassinets et des uretères.* — Je comprends sous un même groupe l'action de ces organes, parce qu'elle se réduit aux mêmes lois, et que d'ailleurs il y a des animaux qui n'ont pas de bassinet. Les uretères constituent l'organe principal de l'acte que nous décrivons. Ils consistent en deux conduits membraneux s'étendant du rein à la vessie, et ayant chez l'homme une direction presque verticale. Leur calibre est plus considérable que le liquide auquel ils donnent passage ordinairement ; mais leur large dimension nous fait voir que, dans certaines circonstances, la sécrétion urinaire doit être d'une activité extraordinaire. Ils s'évasent ordinairement à leur partie supérieure pour former une espèce d'entonnoir qu'on appelle *bassinet* ; mais, chez certains animaux, il n'existe pas de dilatation semblable, et alors ce conduit se divise en autant de conduits secondaires qu'il existe de papilles, et forme à chacune un revêtement qu'on appelle *calice*. Chez l'homme, le bassinet existe, et c'est à sa division que sont dus les calices pour chaque papille.

L'urine va donc parcourir ce canal ; elle va sortir comme à travers un filtre du sommet de chaque papille, et elle sera déversée par son propre poids dans le bassinet. Cependant, elle aura de la tendance à séjourner vers les parties inférieures du rein, et c'est peut-être à cette circonstance que l'on doit attribuer la formation plus fréquente des kystes et des calculs dans cette région. Quoi qu'il en soit, elle tombera dans le bassinet comme dans un entonnoir, et bientôt elle arrivera, sous la forme de nappe ou de gouttelettes, dans l'uretère qu'elle va parcourir jusque vers sa partie inférieure où elle trouvera un obstacle. Voyons par quel mécanisme l'urine parcourt cette route et franchit l'obstacle qui s'oppose à son entrée dans la vessie.

La direction des uretères nous permet d'invoquer largement la pesanteur pour expliquer la marche descendante de l'urine ; mais cette condition peut manquer chez l'homme quand il est dans le décubitus horizontal, ou bien chez les animaux dans toutes les positions. Il nous faut donc autre chose pour expliquer le phénomène. Eh bien, nous ne serons pas embarrassé, si nous n'avons pas oublié que ce canal présente des parois de nature contractile, je n'ose pas dire musculaire. En effet, on peut voir, en étudiant sa structure, que ce canal présente, outre la muqueuse, une membrane ayant trois sortes de fibres: les unes longitudinales, les autres circulaires. Les fibres longitudinales forment une couche interne et une couche externe; entre elles se trouve la couche de fibres circulaires. Maintenant il faut prouver que ce conduit est susceptible de se contracter. Si l'on se contentait d'ouvrir un animal et d'examiner directement si l'on voit une contraction, il serait difficile de la voir, car elle doit être peu sensible, si l'on en juge par l'épaisseur des parois; mais si l'on fait l'expérience avec l'électricité, alors on n'a plus de doute. J'ai vu faire par M. Brown-Séquard, sur un supplicié apporté à l'École pratique, une expérience qui avait pour but de s'assurer de la contractilité de ce conduit. Avec une pile électrique de Breton frères, on parvint à produire un resserrement assez notable, ce qui nous permit de ne plus douter de la contractilité des parois. L'anatomie pathologique nous prouve encore la contractilité de ces conduits. Ainsi, dans un cas d'hypertrophie avec dilatation de ces conduits je voyais, il y a peu de temps, des fibres musculaires très évidentes même à l'œil nu. Ces faits étant connus, nous les invoquerons pour nous rendre compte de la marche de l'urine dans les uretères. Il y a des resserrements produits par les fibres circulaires et un raccourcissement produit par les fibres longitudinales. La muqueuse, en outre de sa sensibilité, donnera au centre nerveux la sensation du corps qui doit être chassé, et immédiatement les fibres contractiles entreront en action à leur niveau. Au moyen de ce mécanisme, l'urine arrivera vers la partie inférieure du conduit; mais là se trouve un obstacle. Comment cet obstacle sera-t-il franchi? C'est ce que nous examinerons bientôt. N'oublions pas de dire toutefois que la compression exercée par les viscères voisins dans les mouvements d'inspiration doit concourir au même but, et cela, à plus forte raison, après un repas copieux qui a distendu les parois abdominales.

Il est permis de croire que l'urine, ne traversant ce trajet que d'une manière assez lente, doit éprouver quelques modifications chimiques. Ainsi la partie aqueuse doit avoir subi une légère absorption, et la formation des calculs soit dans les calices, soit dans les uretères, nous prouve suffisamment que ces modifications chimiques existent. Quant à préciser en quoi elles consistent, il serait difficile de le dire aujourd'hui.

## SECTION III.

### De l'acte vésical, ou de l'accumulation de l'urine.

*Définition.* — Recevoir les urines à mesure qu'elles sont sécrétées, les accumuler en assez grande quantité pour les rendre à des intervalles plus ou moins éloignés, tel est le but de cet acte. Un réservoir musculo-membraneux muni de valvules et d'un sphincter auquel est annexé l'ouraque, voilà tous les organes concourant à former l'appareil qui préside à cet acte.

Nous avons à traiter ici : 1° Du passage de l'urine dans la vessie. 2° Comment l'urine vient-elle dans ce réservoir? est-ce par jet ou en nappe? 3° Comment s'accumule-t-elle dans la vessie? 4° Pourquoi ne coule-t-elle pas immédiatement dans l'urèthre? 5° Pourquoi ne reflue-t-elle pas par les uretères? 6° Quels sont les phénomènes de la distension de la vessie? 7° Quels sont les phénomènes chimiques qui se passent dans l'urine durant son séjour dans ce réservoir? 8° Y a-t-il d'autres voies qui conduisent l'urine dans la vessie?

1° *Passage de l'urine de l'uretère dans la vessie.* — On sait que les deux uretères traversent obliquement les parois de la vessie et qu'ils se dirigent dans le trajet de 1 centimètre à 1 centimètre 1/2 entre la membrane musculeuse et la membrane muqueuse. Cela fait que la muqueuse vésicale représente une espèce de valvule oblique d'arrière en avant. De plus, entre les orifices de chacun de ces conduits, il existe un faisceau musculaire qui, en se contractant, rapprochera les parois internes de ce conduit et pourra les dilater. Au bout d'un certain temps, l'urine finit par se réunir à l'extrémité inférieure du conduit qui se trouve inextensible à cause d'un plexus nerveux qui l'entoure et des fibres musculaires très fortes qui le revêtent. Alors le liquide tend à s'échapper dans le point où il trouve le moins de résistance; le repli muqueux est soulevé et l'urine entre par l'orifice arrondi des uretères; puis une nouvelle accumulation a lieu, et de nouveau l'urine pénètre par le même mécanisme.

2° *Comment pénètre-t-elle? est-ce par jet ou en nappe?* — D'après ce que nous venons de dire, il est facile de comprendre que l'urine n'arrive dans la vessie que par intervalles, et non d'une manière continue, comme on aurait pu le croire en se fondant sur la connaissance de la sécrétion urinaire. Mais, comme cette sécrétion se fait en grande abondance, et que, d'un autre côté, les conduits de l'uretère ne se laissent pas distendre, ces intervalles sont réguliers et courts. Quelquefois l'urine coule ainsi par un petit jet en commençant, mais ensuite elle se répand en nappe. Vient après l'affaissement du repli muqueux, et l'écoulement de l'urine cesse pour quelques secondes, pour recommencer de la même manière. Il est à remarquer que cet écoulement a lieu au moment de l'inspiration.

3° *Comment l'urine s'accumule-t-elle dans la vessie?* — Nous allons établir deux cas. Dans le premier, la vessie est vide; dans le deuxième, la vessie a déjà subi une certaine distension. Dans le premier cas, les phénomènes se passent comme nous venons de le dire. L'urine arrive successivement et tombe dans la cavité vésicale. Au bout d'un certain temps, la vessie se trouve assez pleine; on comprend qu'elle se remplisse ainsi, mais comment peut-elle se distendre? C'est le deuxième cas qu'il nous faut examiner. Pour expliquer ce phénomène, les physiologistes ont emprunté à la physique un de ses principes; ils ont comparé l'introduction de l'urine dans la vessie à celle d'un liquide dans une cavité à parois résistantes, par un canal étroit, vertical et inflexible; mais la comparaison n'est point exacte. Dans le canal supposé, le liquide coule et presse continuellement le liquide contenu dans la vessie qui le reçoit. L'urine ne coule point dans l'uretère; elle y suinte, et, sous ce rapport, son influence sur la distension de la vessie ne peut être comparée à celle que produirait le poids d'un liquide. La pression abdominale, dit Magendie, doit avoir une grande part dans la dilatation de la vessie par l'urine. Si la vessie et les uretères sont également pressés, cette cause suffit pour que l'urine s'introduise dans la vessie. En supposant la pression égale dans tous les points de l'abdomen, si la surface du bassinet et des uretères est supérieure à celle de la vessie, l'urine doit entrer encore plus facilement dans cette dernière; mais la pression abdominale paraît être beaucoup plus faible dans le bassin que dans l'abdomen proprement dit, en sorte qu'il est facile de concevoir comment l'urine passe des uretères dans la vessie. Cependant la distension de la vessie par l'abord de l'urine a des bornes; quand elle est portée au point que l'organe contient un litre et plus d'urine, la distension s'arrête, et les uretères, ne pouvant plus vaincre la résistance de la vessie, finissent par se dilater à leur tour de la partie inférieure vers la supérieure. Dans les paralysies de la vessie, la distension continue, et alors cet organe peut acquérir des dimensions considérables, au point d'occuper une grande partie de la cavité abdominale.

4° *Pourquoi l'urine ne coule-t-elle pas immédiatement par l'urèthre?* — Cette distension ne peut avoir lieu que si l'orifice antérieur de la vessie ne laisse pas échapper le liquide qui y arrive sans cesse. Voyons quel est le mécanisme de cette action. L'angle que fait le col de la vessie avec le bas-fond est tel que le col est situé plus haut ; alors le poids de l'urine ne pèse pas vers cette ouverture Mais cette cause mécanique ne suffirait pas quand la vessie est distendue, et il faut d'autres causes. Eh bien, ici, nous rencontrons une disposition que nous avons vue dans l'appareil de la digestion toutes les fois qu'il y avait un réservoir. En d'autres termes, nous avons un sphincter analogue à celui du pylore ou à celui de l'anus ; mais il faut avouer que cette disposition est moins favorable ici que dans ces derniers points. Le sphincter n'est pas aussi développe, mais il n'en existe pas moins. D'ailleurs les parois de l'urèthre, surtout vers la vessie, tendent continuellement à revenir sur elles-mêmes et à effacer sa cavité. Amussat a démontré, par des recherches anatomiques et physiologiques fort curieuses, que la partie de l'urèthre que l'on nomme membraneuse est formée à l'extérieur par des fibres musculaires, et que ces fibres sont douées d'une contractilité très énergique. Mentionnons aussi les muscles de Wilson et de Guthrie, qui, en donnant au canal la direction en zigzag, créent autant d'obstacles au cours de l'urine.

5° *Pourquoi l'urine ne reflue-t-elle pas par l'uretère?*—Nous savons que l'embouchure des uretères est étroite et oblique, qu'il y a dans ce point un repli muqueux qui recouvre cet orifice ; à mesure que la vessie se remplit, ces uretères sont aplatis ; une nouvelle urine arrive continuellement par eux ; enfin, il faudrait que l'urine refluât de bas en haut et contre son propre poids. Tous ces obstacles au reflux de l'urine par les uretères sont tels, qu'une injection poussée avec force et abondance par l'urèthre dans la vessie ne pénètre pas dans les uretères. A mesure que l'urine distend cet organe, elle aplatit les uretères et les ferme d'autant plus exactement qu'elle est plus abondante. L'injection d'eau ou d'air par l'urèthre ne peut jamais s'introduire dans la vessie, en quelque quantité qu'on les injecte. Cet effet a lieu sur le cadavre comme sur le vivant. Il y aurait aussi à se demander pourquoi la vessie ne se vide pas par l'ouraque ; mais son oblitération complète chez l'adulte suffit pour empêcher que l'urine ne s'écoule par l'ombilic, comme cela a lieu dans une certaine période de la vie fœtale.

6° *Phénomènes de la distension de la vessie.* — Quand ce réservoir est vide, il vient se loger, chez l'adulte, derrière la symphyse du pubis ; mais, à mesure qu'il est distendu et qu'il augmente de volume, il tend à sortir du petit bassin et vient se placer derrière les parois abdominales, position qu'il occupe toujours dans les premiers temps de la vie. Une fois qu'elle est arrivée dans ce point, la vessie, soumise aux mêmes pressions que le reste des viscères abdominaux, aura moins de facilité à subir une nouvelle distension. Quand les choses seront dans cet état, on éprouvera dans le bas-ventre une sensation de lourdeur, de resserrement particuliers et qui seront bientôt suivis du besoin de se débarrasser de l'urine.

7° *Phénomènes chimiques durant l'acte vésical.* — Jusqu'ici nous n'avons examiné que les phénomènes de l'ordre physique; voyons si la vessie fait éprouver des altérations chimiques à l'urine qu'elle contient. Pendant son séjour dans la vessie, l'urine est privée par l'absorption d'une partie de ses principes aqueux; par conséquent, elle s'épaissit et se colore davantage. C'est là aussi qu'elle est plus disposée à déposer ses sels et à former des calculs. Du reste, il n'y a pas de changements chimiques bien grands. Il faut dire que des éléments nouveaux viennent s'y ajouter; ainsi le mucus et l'épithélium de la vessie se mêlent à l'urine pendant la durée de son séjour. Quant à déterminer quelles sont les modifications chimiques que l'on a invoquées pour expliquer la formation des calculs urinaires de toutes sortes, nous ne devons pas en traiter dans ce livre, et cela regarde plutôt les pathologistes. Il faut avouer que l'étude de cette fonction n'est pas aussi complète que celle de la digestion. Là on a suivi pas à pas les modifications que les aliments pouvaient subir; ici on vous donne des analyses, mais on ne précise pas si l'observation porte sur telle ou telle partie des voies urinaires. Aussi il y aurait certainement quelque chose à faire à cet égard.

8° *Y a-t-il d'autres conduits que les uretères qui amènent l'urine dans la vessie?* — La boisson est rendue quelquefois avec une extrême promptitude, avec une promptitude qui semble ne devoir pas permettre le long cours de la circulation; et à cause de cela on s'est demandé s'il n'y avait pas quelques communications directes de l'appareil digestif avec la vessie, et l'on avait supposé à tort que le liquide introduit dans l'estomac passait dans le tissu cellulaire sous péritonéal et pouvait, par une série d'endosmose et d'exosmose ou par imbibition, arriver jusque dans la vessie.

Mais il est bien démontré que c'est dans le sang par la voie de la circulation que les boissons sont transportées aux reins. Nous savons que cette circulation se fait avec une extrême rapidité; nous sommes encore confirmés dans cette opinion par la belle découverte de M. Bernard, d'une *nouvelle espèce d'anastomoses directes dites par abouchement* entre la veine porte et la veine cave, dont j'ai déjà parlé, et qui dispense une partie des liquides ingérés dans l'estomac de parcourir le grand cercle pour arriver à la substance parenchymateuse du rein (voyez p. 151 et 152).

## SECTION IV.

### De la miction, ou acte de déjection de l'urine.

*Définition.* — Porter au dehors de l'organisme, sous l'influence d'une sensation interne spéciale dite *besoin d'uriner* (voyez t. I, p. 152), les produits de la sécrétion urinaire accumulés dans la vessie, voilà quel est le but de l'acte que nous allons étudier.

La description de cet acte est intimement liée à celle du précédent, de sorte qu'il est difficile de les séparer. En effet, la vessie concourt pour une large part à cette expulsion, et les parois abdominales prêtent leur concours comme dans l'acte de déjection des matières stercorales. Mais toutes ces puissances n'ont pour but que de faire arriver l'urine dans le canal de l'urèthre, auquel sont annexés des muscles qui ne permettront pas que l'urine puisse séjourner dans sa cavité qui d'ailleurs ne se prêterait pas facilement à jouer le rôle de réceptacle. Ainsi, vessie, parois abdominales, urèthre, muscles, glandes, voilà les organes qui vont entrer en action pour l'accomplissement de cet acte.

*Du rôle de la vessie dans la déjection urinaire.* — Cette cavité contient dans ses parois des couches musculaires qui ont été bien décrites par M. Mercier sur des vessies hypertrophiées.

Il fallait bien que sa contraction fût très énergique pour surmonter tous les obstacles qui s'opposent au cours de l'urine du côté de la vessie. En effet, cette poche peut se diviser en trois étages : l'étage inférieur est le bas-fond, l'étage moyen est le trigone vésical, et l'étage supérieur est représenté par la portion prostatique de l'urèthre.

Quelques-uns ont dit que la contraction de la vessie était tout à fait dépendante de la volonté. Lorsque le besoin d'uriner se fait sentir, avertis, ont-ils dit, par cette sensation, nous contractons la vessie pour qu'elle oblige l'urine à triompher de la résistance mécanique du col de cet organe, et à couler par l'urèthre au dehors. Ils ont argué de ce que la vessie recevait des nerfs spinaux, et partant volontaires ; de ce que cet organe est paralysé dans les lésions de la moelle, aussi bien que les muscles des membres ; de ce qu'une sensation précède toujours cette contraction et semble destinée à avertir la volonté. Quelques-uns, au contraire, ont nié que la vessie fût contractile à volonté, invoquant l'analogie des autres réservoirs, tels que estomac, rectum, dont les actions d'excrétion sont évidemment involontaires ; disant qu'on n'a pas plus le sentiment de la contraction de la vessie que celui de la contraction de l'intestin; enfin objectant qu'on a confondu l'action des muscles de la vessie avec celle des parois abdominales. Selon M. Adelon, et selon nous, il faut se ranger de l'opinion de ces derniers, car il nous semble que c'est moins par son influence sur la contraction de la vessie que sur celle des muscles de l'abdomen et du périnée que notre volonté s'exerce. Toutefois la vessie, stimulée par la présence de l'urine, se contracte, et, en pressant de toutes parts sur ce fluide, triomphe de la résistance de l'orifice uréthral. Tout est disposé pour que les obstacles soient forcés.

*La vessie peut-elle se vider toute seule?* — Sa contraction suffit seule pour expulser l'urine, d'après Magendie. Ce physiologiste a vu souvent des chiens uriner, l'abdomen étant ouvert et la vessie hors de la portée d'action des muscles abdominaux. « Si même, dit-il, on détache sur un chien mâle la vessie avec la prostate et une petite portion de la partie de l'urèthre dite membraneuse, après quelques instants la vessie se contracte et lance l'urine avec un jet prononcé jusqu'à ce que le liquide soit entièrement expulsé. » Cette dernière phrase nous amène à discuter si la vessie peut toute seule se vider complétement. Nous ne le croyons pas, parce qu'il faudrait que ses fibres musculaires se contractassent tellement qu'elles finissent par oblitérer complétement sa cavité : ceci nous paraît impossible. Nous pensons que si la vessie se vide tout à fait, cela tient uniquement à ce que les viscères environnants, comprimant cet organe, appliquent sa paroi postérieure vers sa paroi antérieure. De cette façon, la cavité achève de disparaître d'une manière seulement mécanique et non en vertu de la contraction des parois de la vessie, et cette action est accomplie par le secours des parois de l'abdomen.

*Du rôle des parois abdominales dans l'acte de déjection urinaire.* — Nous avons déjà vu que la cavité abdominale était entourée d'une ceinture musculaire très énergique qui intervient dans la défécation, le vomissement, etc.; ces mêmes parois interviennent aussi dans l'acte de déjection urinaire. Cette contraction étant soumise à l'influence de la volonté et ayant pour effet de comprimer la vessie, il est facile de comprendre que cette poche se contractera sous l'effet de la compression, et il semblera que la volonté a précédé l'excrétion, tandis qu'il n'en est rien. La contraction des parois abdominales n'a été que l'occasion, l'excitant de la contraction vésicale. L'influence de cette contraction sera d'autant plus efficace que la vessie sera plus distendue, et par conséquent plus hors de la cavité pelvienne. Voyons comment cette action s'exerce. On sait que nous urinons le plus souvent debout et non dans la même position que pour la défécation. Il faut qu'il en soit ainsi parce que, dans la station debout, la résultante de la contraction de toutes les parois abdominales a lieu vers l'hypogastre, précisément au point où se trouve la vessie. Comprimée de toute part, la vessie entre en contraction et agit de concert avec les parois abdominales, afin de surmonter les obstacles. Une fois que la résistance est vaincue, la vessie seule se contracte le plus souvent et pousse l'urine au dehors ; mais, vers la fin de l'acte de déjection, la contraction des parois abdominales devient plus énergique, et applique ainsi la paroi postérieure à la paroi antérieure de ce réservoir.

*Du rôle de l'urèthre pour la déjection urinaire.*— En même temps que la vessie et les parois abdominales se contractent, il y a relâchement des muscles releveurs de l'anus, de Wilson, de Guthrie et du sphincter vésical ; l'urèthre tend à prendre une direction plus rectiligne, afin d'affaiblir tous les obstacles qui s'opposaient à l'issue de l'urine. Mais ce canal n'est pas étranger à l'acte de déjection, comme nous allons le voir tout à l'heure. Une fois que l'urine est arrivée dans la région prostatique, il faut qu'elle ne puisse pas pénétrer dans les canaux éjaculateurs. Voici comment la nature s'y est prise pour éviter cet inconvénient. La crête uréthrale, qui ressemble à une carène de vaisseau, divise la colonne liquide en deux portions qui sont rejetées sur les parties latérales ; de plus, l'ouverture des canaux éjaculateurs est oblique d'arrière en avant. L'urine passe dans la portion membraneuse ; là, comme elle a perdu un peu de l'impulsion que la vessie lui avait communiquée, elle se trouve comprimée par l'action de ce canal où nous avons vu exister des fibres musculaires. Elle arrive ainsi dans la portion spongieuse et la parcourt jusqu'au méat urinaire ; mais elle n'a pas pu parcourir un aussi long trajet sans l'intervention de muscles puissants. D'abord dilatés, les muscles bulbo-caverneux, releveurs de l'anus, de Guthrie, se contractent à leur tour pour expulser de l'urèthre le reste du fluide qui y est contenu. Ces muscles, en portant l'urèthre en haut et en avant, lui impriment une légère secousse qui favorise la sortie des dernières gouttes d'urine.

*Du jet d'urine.* — L'étendue du jet de l'urine, dans le premier moment de la déjection, fait apprécier la force contractile de la vessie, et dans le dernier celle des muscles bulbo-caverneux et de l'urèthre. D'abord, le jet va en diminuant à mesure que le fluide, diminuant lui-même de quantité, offre moins de prise à la vessie qui l'exprime ; ensuite, il est intermittent, sort par saccades qui coïncident avec les contractions des muscles de l'abdomen. Ce sont ces mêmes muscles bulbo-caverneux et releveurs de l'anus que nous contractons quand nous voulons résister au besoin d'uriner.

Le jet de l'urine a une forme qui lui est donnée par le méat urinaire, quand le canal ne présente pas de rétrécissements ; mais, dans les cas de maladies de l'urèthre, les pathologistes ont bien soin d'examiner la forme de ce jet pour arriver au diagnostic.

Quant au mode d'excrétion de l'urine chez la femme, il n'y a pas de différence bien grande, si ce n'est celle qui est due à la direction et à la largeur de l'urèthre chez elle.

### *De l'urination suivant les âges et les espèces animales.*

Le volume du rein chez le fœtus indique combien il doit être important déjà. Chez le nouveau-né, la vessie est remplie par une certaine quantité d'urine que les enfants, comme on sait, évacuent presque en venant au monde. Pendant les premières années de la vie, la vessie acquiert de plus grandes dimensions, mais elle est douée d'une irritabilité très vive plus qu'à aucune autre époque, et elle ne supporte la présence que d'une petite quantité d'urine. Chez le vieillard, les reins perdent de leur activité, ils deviennent mous et flasques. Chez quelques-uns la vessie perd de son irritabilité, ce qui permet le séjour d'une grande quantité d'urine sans incommodité et dont l'évacuation se fait à de rares intervalles.

Suivant les espèces animales, la fonction urinaire ne présente pas de différence bien notable quant à la sécrétion. L'existence des reins chez tous les vertébrés, et même chez les articulés, indique l'importance de cette fonction. Cette fonction n'offre de variété que sous le rapport du mécanisme de l'excrétion.

Chez les *oiseaux*, les uretères s'ouvrent dans le cloaque, et il n'y a pas de vessie. L'urine de la plupart des oiseaux n'est pas liquide comme celle des mammifères, mais elle consiste en une matière onctueuse, blanche, qu'on voit mêlée dans les excréments avec lesquels elle est expulsée. Chez les *Struthio* et les *Casuarius*, elle est cependant liquide, et ce sont les seuls oiseaux connus qui urinent dans le sens vulgaire de ce mot.

Les *reptiles* offrent quelques variétés dans la manière d'excréter l'urine. Ainsi, chez les chéloniens, l'uretère vient s'ouvrir dans l'urèthre pour retourner dans la vessie. Chez les ophidiens, chaque uretère se rend dans une petite vessie spéciale donnant un conduit excréteur ou uretère qui s'ouvre dans le cloaque. On trouve également une vessie chez les batraciens, tandis qu'elle n'existe que dans certains genres des sauriens ; chez les autres, les uretères s'ouvrent directement dans le cloaque.

Chez les *poissons*, le rein est très volumineux, l'uretère vient s'ouvrir dans le cloaque, ou bien dans une véritable vessie urinaire dont l'orifice extérieur est souvent distinct de celui de l'anus et des organes génitaux.

### *De la mort par défaut d'urination.*

Nous avons déjà vu comment la mort arrive quand la fonction de composition ou la digestion vient à être troublée ou anéantie ; voyons maintenant comment la fonction de décomposition peut produire le même résultat. De même que l'abstinence amène la mort, parce que les pertes incessantes de l'organisme ne sont plus réparées, de même la suppression de la sécrétion urinaire doit amener dans toutes les fonctions des troubles plus ou moins profonds qui peuvent causer la mort, en empêchant l'élimination des matériaux devenus impropres à la nutrition.

Prévost et Dumas, ayant pratiqué l'extirpation des reins pour rechercher l'urée dans le sang, ont, non-seulement trouvé ce principe, mais observé quelques phénomènes produits par la suppression de la fonction que nous venons d'examiner.

Le troisième jour après l'extirpation des reins, on remarque des selles brunes, abondantes et très liquides, des vomissements, de la fièvre, avec élévation de température jusqu'à 43 degrés centigrades, et quelquefois son abaissement jusqu'à 33. Le pouls devient petit, fréquent et monte jusqu'à 200 ; la respiration est fréquente, courte, et en dernier lieu laborieuse. L'animal succombe du cinquième au neuvième jour. On trouve un épanchement de sérosité claire dans les ventricules du cerveau, les bronches pleines de mucosités, le foie enflammé, la vésicule biliaire gorgée de bile, l'intestin plein d'excréments liquides et teints de bile, la vessie très contractée. Le sang des animaux opérés était aqueux, et contenait de l'urée.

MM. Cl. Bernard et Barreswil ont confirmé les résultats obtenus ; mais un fait a plus particulièrement fixé leur attention ; c'est de voir que dans toutes leurs expériences d'ablation des reins, il s'écoulait un laps de temps de plusieurs jours depuis le moment où les reins avaient été extirpés jusqu'à celui où l'urée commençait à manifester sa présence dans le fluide sanguin. Or, comme les procédés chimiques appliqués à ces sortes de recherches sont suffisamment rigoureux pour déceler avec facilité la présence de l'urée, dès qu'il en existe dans le sang seulement le quart ou le cinquième de la quantité qu'un animal peut en fournir en vingt-quatre heures, il devenait difficile, si l'on admettait que toute l'urée produite restât dans le sang, de comprendre pourquoi on n'en retrouvait encore aucune trace au bout de vingt-quatre ou trente-six heures. Il y avait donc là une déperdition évidente d'urée dont il fallait chercher la cause. Par leurs expériences résumées ci-dessus, MM. Cl. Bernard et Barreswil ont démontré qu'après l'extirpation des reins, l'urée peut trouver dans l'organisme d'autres voies d'élimination, et que c'est particulièrement à la surface de la muqueuse intestinale et gastrique qu'elle se rencontre.

1° Immédiatement après, les sécrétions intestinales, et particulièrement la sécrétion gastrique, augmentent considérablement en quantité. Chose remarquable ! elles changent de type, c'est-à-dire qu'au lieu de rester intermittentes et de ne se produire qu'au moment du travail digestif, ces sécrétions prennent les caractères de la sécrétion urinaire : elles sont formées d'une manière continue, aussi bien pendant le jeûne que pendant la digestion.

2° Indépendamment de cette augmentation dans la quantité des sécrétions gastrique et intestinales, il intervient encore dans ces mêmes sécrétions un élément chimique de plus, qui est l'ammoniaque sous forme de combinaison saline.

3° Cette production de sels ammoniacaux dans le suc gastrique devient évidente au bout de quelques heures après la néphrotomie, et malgré cette modification le suc gastrique resté acide n'a pas perdu sensiblement ses propriétés digestives.

4° Enfin, cette élimination en quantité considérable de liquides ammoniacaux par l'intestin persiste tant que l'animal est vivant. C'est seulement au moment où les chiens faiblissent et deviennent languissants que les sécrétions gastrique et intestinales diminuent et se tarissent progressivement, et c'est aussi à cette période de l'expérience que l'urée commence à s'accumuler dans le fluide sanguin.

Ce dernier résultat nous autorise à admettre que les sécrétions intestinales, pendant qu'elles existent, suppléent l'excrétion urinaire, tant par leur abondance que par la nature des produits nouveaux dont elle se chargent. Une foule de faits empruntés à la physiologie et à la pathologie viennent confirmer cette manière de voir.

Si l'on injecte de l'urée dans le sang des animaux, elle ne détermine pas d'accidents et elle est rapidement expulsée par l'urine ; elle ne détermine pas non plus la production de carbonate d'ammoniaque. Aussi n'est-ce point à ces corps qu'il faut attribuer les accidents morbides décrits sous le nom impropre d'*urémie*.

M. Cl. Bernard, dans sa thèse inaugurale (Paris, 7 janvier 1843,

*Du suc gastrique et de son rôle dans la nutrition*), a montré que, si l'on injecte dans le sang, en grande quantité, des substances qui s'éliminent habituellement par le rein, telles que le prussiate de potasse, il arrive que leur élimination se fait à la fois par le rein et l'estomac.

Beaucoup de pathologistes, Nysten entre autres, rapportent des cas où la sécrétion urinaire venant à cesser par une cause quelconque, elle peut être suppléée par des vomissements périodiques plus ou moins urineux, qui cessent à leur tour quand la sécrétion urinaire reprend son cours habituel. Déjà M. Rayer, dans son excellent *Traité des maladies des reins*, a déterminé les rapports qui peuvent exister entre les diverses maladies rénales et les maladies des organes digestifs. Physiologiquement on arrive à comprendre la relation de ces deux fonctions. En effet, le tube digestif et les reins sont les deux extrêmes des quatre fonctions de nutrition : les organes gastro-intestinaux préparent les matériaux nutritifs, les reins éliminent les matériaux devenus impropres à la nutrition. Si ceux-ci ne président plus à la fonction urinaire, ce ne sera pas la fonction de circulation qui la remplacera, celle-ci n'a qu'un rôle purement mécanique ; ce ne sera pas non plus la fonction de respiration, elle n'agit que sur les gaz ; ce sera donc la fonction de digestion qui viendra en aide ; elle est bien propre, en effet, à jouer ce rôle, puisque, comme la fonction urinaire, elle agit principalement sur des liquides.

*Sympathies de l'appareil de l'urination.* — Les expériences dont nous venons de parler établissent d'une manière rigoureuse les relations physiologiques que les organes de la digestion ont avec ceux de l'urination, mais en raison de l'importance de ce phénomène, on nous permettra de donner encore quelques détails. Tout le monde a pu faire sur lui-même l'expérience suivante : un verre d'eau froide est-il introduit dans l'estomac qu'immédiatement après on est pris du besoin d'uriner. Le même phénomène a lieu quand la peau est impressionnée par le froid, nouvel exemple de sympathie avec cette membrane. Nous ne ferons que rappeler ici les relations qu'il y a entre les sécrétions cutanées et celles des reins (voyez t. I, p. 416).

*Influence des nerfs sur la sécrétion urinaire.* — Les expériences de M. Cl. Bernard sur le diabète artificiel prouvent combien la sécrétion rénale peut être influencée par le système nerveux. Ainsi, la piqûre de la moelle allongée augmente la quantité d'urine et en altère la composition. M. Cl. Bernard a cherché à isoler ces deux phénomènes et à déterminer le point où il fallait piquer l'animal pour produire le diabète ou la polyurie simple. D'après un certain nombre d'expériences, voici ce que M. Cl. Bernard a obtenu : quand on pique sur la ligne médiane du plancher du quatrième ventricule, exactement au milieu de l'espace compris entre l'origine des nerfs acoustiques et l'origine des nerfs pneumogastriques, on produit à la fois l'exagération de la sécrétion rénale et de la nutrition du foie ; si la piqûre atteint un peu plus haut, on ne produit très souvent que l'augmentation dans la quantité des urines, qui sont alors souvent chargées de matières albuminoïdes ; au-dessous du point précédemment signalé, le passage du sucre seulement s'observe et les urines restent troubles et peu abondantes. Il est donc possible de distinguer dans le bulbe rachidien deux points correspondant : l'inférieur à la sécrétion du foie, le supérieur à la sécrétion rénale ; seulement, comme ces deux points sont très rapprochés l'un de l'autre, il arrivera le plus souvent qu'en traversant cette région d'une manière oblique, et c'est là le cas le plus fréquent, on les blesse tous deux ensemble et que l'on produira les deux effets simultanément, de sorte que l'animal est à la fois diabétique et polyurique.

Quant à l'influence du système nerveux sur la sécrétion urinaire, il nous suffira de faire remarquer combien les affections nerveuses sont fréquemment suivies d'une abondante sécrétion d'urine. Pour l'excrétion de ce liquide, il faut voir ce que nous avons dit dans le tome premier à l'article *moelle et grand sympathique* (voyez t. I, p. 460 et 558).

# CHAPITRE III.

## DE LA RESPIRATION.

*Définition.* — La respiration est cette fonction accomplie par l'appareil pulmonaire ou respirateur, qui a pour résultat l'absorption et l'expulsion simultanée des gaz dont se charge le sang. Elle repose, sans en être une conséquence immédiate, sur les propriétés physiques d'endosmose et d'exosmose des parois vasculaires à l'égard des fluides gazeux, et satisfait simultanément, en ce qui les concerne, aux deux actes chimiques de composition assimilatrice et de décomposition désassimilatrice de la nutrition (Ch. Robin, *Tableaux anatomiques*, 1850).

Tandis que le travail nutritif de composition et de décomposition à l'égard des solides et des liquides avait exigé jusqu'ici deux appareils, deux fonctions : la digestion et l'urination, la respiration suffit seule à ce travail pour les gaz, en vertu de l'échange nécessaire entre deux gaz pour qu'il y ait passage de ces fluides au travers des membranes. Voilà donc une grande différence entre cette fonction et celles que nous avons déjà étudiées.

Il est des êtres chez lesquels l'*appareil* respiratoire manquant ou étant réduit à l'état rudimentaire, les actes physiques élémentaires d'endosmose et exosmose qui se passent dans la respiration continuent seuls à avoir lieu, sur toute ou une grande partie de la surface du corps, sans les actes d'impulsion ou d'expulsion des gaz ou de l'eau qui, annexés aux précédents, font partie de la fonction. L'échange des gaz a lieu, parce qu'il ne peut pas ne pas avoir lieu, en vertu des propriétés physiques d'endosmose et d'exosmose dont jouissent tous les liquides et les tissus de l'économie. C'est ce qui a lieu dans les plantes et les animaux les plus simples ; c'est ce qui a lieu très accessoirement à la surface de la peau de l'homme, ou des séreuses mises à nu expérimentalement. Dans les plantes phanérogames, les végétaux les plus complexes, les tissus colorés, étalés en lames, les feuilles, constituent un véritable appareil respirateur, en ce que cet appareil a de fondamental, c'est-à-dire moins les appareils secondaires d'inspiration et d'expiration (voyez Ch. Robin, *Rapport sur le phlébentérisme*, Paris, in-8, 1851, p. 28).

Si, maintenant, nous jetons un coup d'œil sur l'ensemble des organes qui concourent à cette importante fonction, nous voyons qu'à son complet développement cet appareil présente un conduit destiné à faire arriver l'air jusque dans le parenchyme d'un organe qu'on appelle le *poumon*, et que, pour rendre cette introduction possible, il lui est annexé un appareil qui a pour but, en se dilatant et en se resserrant alternativement, de faire le vide ou d'expulser l'air déjà introduit.

De là la nécessité de diviser l'appareil respiratoire en deux appareils secondaires.

1° Un appareil aérien formé des fosses nasales, de la bouche, dans quelques cas du pharynx, du larynx, de la trachée, des bronches et de leurs ramifications, plus l'appareil squeletto-musculaire, formé par les parois thoraciques, remplira l'acte de dilatation et de resserrement. Voilà ce qui constitue le premier appareil, dont le jeu est le double acte mécanique d'inspiration et d'expiration correspondant au double acte élémentaire physique d'échange simultané de gaz qui entrent et de gaz qui sortent.

2° Le poumon, avec ses vaisseaux et son parenchyme, constitue le deuxième appareil secondaire, dans lequel s'opère l'acte physique d'endosmose et d'exosmose qui a pour résultat l'échange des gaz du dehors avec ceux du sang.

## SECTION I.

### De l'inspiration.

*Définition.* — L'*inspiration* est cet acte de la fonction respiratoire dans lequel l'air atmosphérique est attiré jusque dans les canalicules pulmonaires par les contractions musculaires que suscite une sensation interne spéciale dite besoin de respirer (voyez, t. I, p. 153).

C'est par là que la respiration commence, immédiatement après la sortie du fœtus du sein de sa mère; car la cause des premières inspiration et expiration n'est point autre que celle des seconde, troisième, millième, etc. Cette cause est le *besoin de respirer* (voyez t. I, p. 153), qui se fait sentir dès que l'échange des principes gazeux et autres du sang qui avait lieu par le placenta vient à cesser; dès lors les principes de cet ordre venant à s'accumuler dans le sang déterminent, dès le moment de l'accouchement, sur les nerfs qui du poumon vont au cerveau, la même impression qu'ils détermineront en suite des milliers de fois; et dès la première fois aussi la perception de celle-ci suscite une réaction de l'encéphale sur les muscles thoraciques, qui se répétera de nouveau incessamment (Ch. Robin). Il est inutile, par conséquent, de chercher avec la plupart des auteurs des causes plus ou moins éloignées et s'écartant toutes de la vérité, pour expliquer le premier mouvement respiratoire du fœtus naissant. Quelquefois l'enfant n'attend pas qu'il ait franchi tout à fait le détroit inférieur du bassin pour respirer : d'autres fois, au contraire, il n'attire l'air qu'au bout d'un temps plus ou moins long, ce qui a lieu quand il vient au monde faible ou enveloppé par ses membranes. La première inspiration est accompagnée d'une infinité de phénomènes, dont les uns tiennent aux nouveaux rapports qui s'établissent entre les fonctions du nouvel être; les autres à la dilatation de la poitrine. Ces phénomènes sont plus ou moins marqués, suivant que cette partie de la respiration est plus ou moins parfaite. On ne pourrait, en conséquence, donner une idée exacte de l'inspiration, d'après celle que le nouveau-né exécute pour la première fois. Aussi, pour en avoir une idée complète, il faut l'envisager sur l'adulte.

Là, elle nous présente une série de phénomènes qui se passent dans tout l'appareil respiratoire, et qui ont tous pour but unique de faire arriver l'air dans les poumons. Énumérons d'abord ces phénomènes, puis nous les décrirons. Ce sont : 1° la dilatation de la poitrine ; 2° la dilatation du poumon ; 3° la dilatation de l'appareil de conduction de l'air.

## § I. — *De la dilatation de la poitrine.*

La dilatation de la poitrine constitue le phénomène le plus important de l'inspiration. Pour qu'elle ait lieu, il faut certaines conditions, il faut une cage à la fois résistante et mobile ; résistante pour que la pression atmosphérique ne l'affaisse point ; mobile pour qu'elle permette une dilatation et un resserrement d'une manière alternative.

Nous examinerons d'abord les mouvements qui ont lieu pendant cet acte, puis nous en chercherons les agents.

### A. *Phénomènes de la dilatation de la poitrine.*

1° *Mouvements du sternum.* — Dans l'inspiration, le sternum *s'élève*. On peut facilement constater sur soi-même, devant une glace, que dans une dilatation un peu grande du thorax, cette élévation va quelquefois jusqu'à un pouce.

Le sternum, dans ce mouvement, se porte aussi *en avant* ; on peut le constater avec un compas d'épaisseur.

Mais pendant que le sternum se porte en haut et en avant, s'éloigne-t-il d'une quantité égale de la colonne vertébrale, par ses extrémités supérieure et inférieure ?

Ici trois opinions se sont produites : 1° le sternum, faisant un mouvement de bascule, se rapprocherait en haut de la colonne vertébrale et s'en éloignerait en bas ; 2° il s'en éloignerait partout, mais plus en bas qu'en haut ; 3° il se placerait de telle sorte que son plan resterait parallèle au plan qu'il a quitté.

La première opinion est absurde. Il faudrait que la première côte ou son cartilage cédât, on ne sait comment, pour que le haut du sternum se rapprochât de la colonne vertébrale. L'anneau que les deux premières côtes, leurs cartilages et le bord supérieur du sternum forment au-devant de la colonne vertébrale, est obliquement incliné sur elle ; or, quand l'anneau se redresse sur la colonne vertébrale par l'élévation du sternum, le bord supérieur de cet os s'éloigne nécessairement du rachis.

Dans la deuxième opinion, il n'est plus question de *bascule du sternum ;* mais l'extrémité inférieure, ayant un excès de mouvement sur la supérieure, décrit un petit arc de cercle autour de celle-ci, pendant que l'os, en totalité, se porte en avant et en haut. L'extrémité inférieure du sternum étant suspendue à des leviers plus longs (les dernières vraies côtes) que l'extrémité supérieure, on comprend que la chose se passe ainsi. Haller pensait que l'extrémité inférieure du sternum s'éloignait de 8 lignes de la colonne vertébrale, l'extrémité supérieure s'en éloignait de 2 lignes seulement.

La troisième opinion ne peut être acceptée, si l'on adopte la deuxième. Gerdy (1) pense que les choses se passent tantôt suivant ce mode, tantôt suivant le précédent. M. Bérard admet qu'il y a bien peu de sujets chez lesquels le sternum, porté en avant, reste parfaitement parallèle au plan qu'il a quitté.

Il n'est pas impossible que, chez des sujets très jeunes, la première pièce du sternum se meuve sur la seconde.

2° *Mouvements des côtes et de leurs cartilages.* — Ces mouvements étant complexes, il faut les analyser avec soin.

Les côtes exécutent pendant l'inspiration deux mouvements principaux auxquels se rattachent des changements importants dans leur direction générale, et dans la direction de leurs faces et de leurs bords. Ces deux mouvements principaux sont : 1° un mouvement d'*élévation;* 2° un mouvement de *rotation.*

*Du mouvement d'élévation.* — Dans ce mouvement, les côtes, qui dans le repos sont obliquement inclinées sur la colonne vertébrale, se relèvent un peu sur leur point d'appui.

Le centre de ce mouvement est dans l'articulation costo-vertébrale. La côte se meut autour de ce point d'appui, comme si l'extrémité antérieure allait décrire autour de lui un arc de cercle. Cette extrémité antérieure de la côte se relève donc en se portant en avant. Mais telle est la connexion du plus grand nombre des côtes avec le sternum, par le moyen de leurs cartilages, que leur extrémité antérieure ne peut se relever sans que le sternum marche avec elle. Voilà la cause principale du mouvement sternal que nous avons décrit.

D'après Sabatier, toutes les côtes ne participeraient pas à ce mouvement d'élévation ; il dit que telle est la configuration des articulations postérieures de ces os, que les *supérieures s'élèvent* pendant la dilatation de la poitrine, tandis que les *moyennes se portent en dehors* et les *inférieures en bas*. Cette opinion n'est plus adoptée aujourd'hui. Cependant MM. Beau et Maissiat (2) ont constaté que, dans une respiration abdominale forcée, les côtes flottantes se portent un peu en dehors, en même temps qu'elles s'abaissent.

*Que se passe-t-il à la jonction de la côte avec son cartilage, pendant cette élévation?* — Les faits récents découverts par F. Sibson vont nous servir à répondre à cette question.

(1) *Archiv. gén. de méd.*, 1835, 2e série, t. VII, p. 520.
(2) *Archiv. gén. de méd.*, 1842, 3e série, t. XV, p. 445.

Si l'on examine de profil la poitrine d'un oiseau, on voit qu'il y a des *côtes vertébrales* dirigées à peu près comme les nôtres, et de plus des *côtes sternales*, lesquelles s'articulent avec les côtes vertébrales, en faisant un angle saillant en arrière et en bas et ouvert dans le sens contraire. Or, à chaque inspiration, cet angle s'ouvre davantage, ce qui éloigne le sternum de la colonne vertébrale. Chez les mammifères, les *cartilages costaux* sont les analogues des côtes sternales. Il y a deux types de ces cartilages sternaux. Les uns sont roides et aussi inflexibles que des os, alors ils sont joints au sternum et à la côte à laquelle ils correspondent par *une véritable articulation*. Ceci se voit chez le marsouin, le mouton, le bœuf et le cochon. On peut dire qu'ici la seule différence entre ces leviers et les côtes sternales, c'est qu'ils sont de nature cartilagineuse, au lieu d'être de nature osseuse. Dans l'autre type, les cartilages sont complétement *soudés* avec l'extrémité antérieure des côtes correspondantes et non *articulés* avec elles ; mais, par compensation, ces cartilages sont flexibles, et cela rétablit encore une analogie d'usage avec les côtes sternales des oiseaux. Ce dernier type se remarque chez le chien, le veau marin, le singe, l'homme, etc.

D'après ces données, on comprend facilement ce qui va se passer dans l'angle que forme la côte avec son cartilage. Cet angle, dans l'état de repos, se porte en dehors et en bas à partir du sternum ; il se forme, en se joignant à la côte qui est oblique elle-même, un angle saillant en bas et ouvert en haut. Par l'effet de l'inspiration, cet angle s'ouvre à mesure que l'extrémité antérieure de la côte s'élève, entraînant le cartilage avec elle.

*Des effets de cette élévation de la côte.* — Nous les examinerons dans le diamètre antéro-postérieur de la poitrine et dans la forme des espaces intercostaux.

1° Quant au *diamètre antéro-postérieur de la poitrine*, il se trouve agrandi. En effet, dit M. le professeur Bérard (*Cours de physiologie*, t. II, p. 250), la côte étant très oblique à partir de la colonne vertébrale et se redressant sur le rachis, l'extrémité antérieure de cet os s'éloigne des vertèbres ; d'une autre part, l'arc que forment la côte et le cartilage étant coudé à angle à la jonction de la côte avec son cartilage et cet angle se redressant, l'arc s'allonge, ce qui ne peut avoir lieu sans que le sternum et la colonne dorsale s'éloignent l'un de l'autre. La courbure que forme la colonne vertébrale, depuis la première jusqu'au niveau des sixième, septième et huitième vertèbres dorsales, se creuse ; les côtes qui suivent sont plus courbées en arrière, ce qui augmente l'espace qui reçoit le bord postérieur des poumons. Dans une vue de profil du thorax, on remarque que la saillie des apophyses épineuses qui suivent la sixième est presque complétement masquée par la courbure postérieure des côtes, alors qu'elles sont entraînées dans un mouvement inspiratoire exagéré. M. Bérard pense que cet effet est dû plutôt à un petit renversement de la côte en arrière, alors qu'elle se porte en dehors.

« Si, dit-il, on fait jouer la côte sur une préparation fraîche, on peut juger qu'un tel mouvement s'opère par ce qui se passe dans l'articulation costo-vertébrale. Peut-être, ce petit ligament interarticulaire, que les prosecteurs se font un point d'honneur de mettre en évidence, résiste-t-il, dans ce cas, à la tendance qu'offre la tête de la côte à se déplacer. Le mouvement dont je parle est naturellement plus facile dans les côtes qui ne sont pas fortement attachées par leur cartilage au sternum ; voilà pourquoi la grande échancrure antérieure de la base de la poitrine s'élargit pendant l'inspiration, comme nous le montrerons. »

*Que se passe-t-il donc dans les espaces intercostaux et intercartilagineux pendant l'élévation de la côte ?* — Il y a un élargissement presque partout. Bernouilli et Hamberger ont donné un théorème fort satisfaisant pour en expliquer le mécanisme. Ils ont démontré que des tiges parallèles les unes aux autres, mais obliques sur leur point d'appui, interceptent des espaces plus grands, à mesure qu'elles se redressent sur ce point d'appui. Or, les côtes représentent des tiges parallèles les unes aux autres et posées obliquement sur un point d'appui, la colonne vertébrale. Il faut reconnaître cependant, avec MM. Beau et Maissiat, que cette comparaison n'est pas tout à fait exacte, parce que les côtes ne sont pas parfaitement parallèles et qu'elles s'écartent à partir de la colonne vertébrale, comme les tiges d'un éventail.

Il faut joindre à cette cause d'élargissement des espaces intercostaux, le mouvement des côtes en dehors qui accompagne leur élévation.

L'opinion que nous venons d'exposer n'a pas toujours été reçue. Ainsi, Borelli soutenait que les espaces intercostaux diminuent de hauteur dans l'élévation des côtes. Haller a été entraîné dans la même erreur par sa théorie de la fixité de la première côte.

Nous avons dit que l'élargissement des espaces intercostaux avait lieu presque partout. En effet, il y a des exceptions. Il n'a pas lieu dans tous les espaces et dans toute la longueur du même. Pour bien saisir les développements de cette proposition, il faut avoir égard à la direction de la région dorsale du rachis. Chez tous les mammifères, elle présente une courbure dont la concavité regarde le sternum. Chez l'homme, la partie supérieure de la courbure regarde en avant et en bas, la partie moyenne directement en avant, et la partie inférieure regarde en avant et en haut. A chacune de ces parties, d'après Sibson, correspond un groupe particulier de côtes. Le groupe supérieur, ou *thoracique*, se compose des cinq côtes supérieures ; le *groupe intermédiaire* est formé par les sixième, septième et huitième côtes, les plus longues de toutes, et qui sont attachées en arrière dans la partie la plus profonde de la courbure du rachis, tandis qu'en avant leurs cartilages sont unis les uns aux autres. Enfin, le *groupe inférieur*, ou *diaphragmatique*, est formé des quatre dernières côtes. Au voisinage du rachis, tous les espaces intercostaux sont agrandis au moment de l'élévation des côtes. En avant, le résultat est moins uniforme. Les trois espaces compris entre les quatre premières côtes sont un peu diminués, au dire de Sibson (*Philosophical transactions*, 1846, page 529). Mais M. Bérard fait remarquer que chacune des côtes ayant une longueur bien différente et un périmètre propre, elles ne se placent pas dans le même plan à mesure qu'elles montent, ce qui maintient toujours un certain écartement entre elles. Les espaces qui viennent ensuite, y compris ceux des côtes du groupe intermédiaire, s'élargissent un peu ; enfin, les espaces compris entre les côtes du groupe diaphragmatique s'élargissent beaucoup.

Quant aux espaces intercartilagineux, Sibson pense que le premier est diminué et que les autres sont agrandis. Enfin, le bord cartilagineux droit de la poitrine s'éloignant du bord cartilagineux gauche, la vaste échancrure que présente en avant la base de la poitrine est sensiblement agrandie en travers.

*Du mouvement de rotation de la côte.* — Il s'opère autour d'une ligne qui, partant de l'articulation costo-vertébrale, viendrait aboutir directement à la réunion de la côte avec son cartilage, de sorte que cette ligne représenterait la corde de cet arc ostéo-cartilagineux. On n'a pas de peine à concevoir comment ce mouvement agrandit la poitrine. On démontre en mathématiques, qu'un arc incliné sur un plan qu'il touche par ses deux extrémités intercepte un espace plus grand s'il se redresse sur ce plan. Or, le médiastin étendu du rachis au sternum représente un plan sur lequel sont inclinés, après l'expiration, les arcs formés par les côtes et leurs cartilages.

Pendant ce mouvement, le bord supérieur des côtes s'incline en dedans, leur bord inférieur s'incline en dehors, leur face externe regarde en haut, et leur face interne en bas.

Ces changements sont très évidents sur les côtes qui suivent la première ; il suit de là que, si l'on examine la face interne d'une poitrine dilatée, en se plaçant sous elle, on constate que les côtes supérieures forment une espèce de dôme au haut de la poitrine. Enfin, il s'opère pendant le double mouvement d'élévation et de rotation de la côte, un glissement de celle-ci sur l'apophyse transverse de la vertèbre qu'elle touche par sa tubérosité, un mouvement dans l'articulation de son cartilage avec le sternum, et une certaine torsion de ce cartilage qui est flexible chez l'homme ; la côte elle-même jouit d'un certain degré de flexibilité.

Sibson a fait encore quelques observations de détail très intéressantes. Si l'on compare le profil de la poitrine dans l'expiration et dans l'inspiration, on voit que les côtes qui, dans le premier état, offrent diverses courbures, sont devenues presque droites vues de profil. Par exemple, la sixième et la septième, qui, dans l'expiration, sont courbées, la première en haut et la seconde en bas, deviennent parallèles en s'écartant l'une de l'autre, et semblent droites, vues de profil. La huitième et la neuvième, recourbées aussi en bas, se relèvent et deviennent presque parallèles. Ce changement est plus marqué dans la huitième que dans la neuvième. On voit que certaines côtes s'élèvent plus par leur extrémité que par leur partie moyenne ; d'autres, au contraire, s'élèvent plus par leur partie moyenne que par leur extrémité.

*Résultat général de l'élévation et de la rotation des côtes et de l'abaissement du diaphragme.* — Par l'effet de toutes ces modifications dans l'appareil squeletto-musculaire, la poitrine se trouve dilatée dans tous les sens : dans le sens *vertical*, par l'abaissement du diaphragme, avec lequel concourt parfois l'élévation de toute la poitrine ; dans le sens *antéro-postérieur* et dans le sens *transversal*, par les mouvements des côtes, de leurs cartilages et du sternum.

Un autre effet de cette dilatation, c'est que la poitrine change de forme. Ainsi le thorax est moins aplati. Willis disait qu'il prenait une forme carrée, et Daniel Bernouilli l'a comparé à un cylindre elliptique. Sibson a donné des figures qui représentent parfaitement ces changements d'ensemble de la poitrine. Ces figures sont reproduites dans le livre de M. le professeur Bérard (*Cours de physiologie*). On peut voir sur elles la différence qu'il y a entre la poitrine dans l'expiration et dans l'inspiration. Ainsi, un thorax vu de côté devient, dans l'inspiration, plus large, plus arrondi, plus long ; on voit d'une manière évidente qu'il y a une grande augmentation dans sa capacité.

*Divers types de respiration.* — Tous les changements de forme et de diamètre de la poitrine, que nous venons d'étudier, ne se passent pas à la fois chez le même individu. Il y a, à cet égard, des variétés individuelles qu'il faut bien connaître, et que MM. Beau et

Maissiat ont étudiées avec beaucoup de talent. Ce sont ces variétés que ces savants physiologistes ont décrites sous le nom de *modes* ou *types abdominal, costo-inférieur* et *costo-supérieur.*

*Type abdominal.* — Si l'on examine un certain nombre d'individus ou d'espèces animales pendant leur respiration calme, il y en a chez lesquels la respiration ne se révèle que par ce mouvement du ventre qui devient saillant dans l'inspiration et se retire dans l'expiration. Ces mouvements du ventre trahissent les contractions et les relâchements alternatifs du diaphragme, qui, dans ce cas, borne son action à déprimer les viscères abdominaux. Pendant ce temps, les puissances qui élèvent les côtes sont peu ou point actives, car les côtes semblent immobiles, à moins que les inférieures ne soient entraînées en dehors et en bas, en suivant, au moment de l'inspiration, les mouvements des viscères abdominaux, qui dilatent les flancs en même temps qu'ils distendent la paroi antérieure du ventre.

Ce type s'observe constamment dans le premier âge, quel que soit le sexe ; mais au bout d'un nombre variable d'années, on voit s'établir des différences entre les jeunes garçons et les jeunes filles, ces dernières perdant cette forme qui persiste chez un grand nombre d'hommes. Le chat le lapin, le cheval, respirent d'après le type abdominal (Beau et Maissiat).

*Type costo-inférieur.* — Dans ce mode, les mouvements respiratoires sont très apparents au niveau des sept dernières côtes ; ils diminuent à mesure qu'on remonte vers le sommet de la poitrine, qui semble parfaitement immobile. Le sternum est un peu porté en avant dans sa partie inférieure. La paroi abdominale ne se gonfle pas comme dans le type précédent ; elle est immobile et parfois même, disent MM. Beau et Maissiat (*Archives générales de méd.*, 3e série, t. XV, p. 400), elle s'aplatit pendant l'inspiration pour reprendre un état normal de gonflement à l'expiration.

Ce mode respiratoire s'observe rarement chez la femme; chez l'homme, il se rencontre à peu près aussi fréquemment que le type abdominal. La respiration du chien appartient à ce type.

*Type costo-supérieur.* — D'après MM. Beau et Maissiat, dans cette forme de dilatation de la poitrine, la plus grande étendue des mouvements a lieu sur les côtes supérieures et surtout sur la première, qui sont portées en haut et en avant. M. le professeur Bérard le caractérise différemment. Pour lui, il consiste essentiellement en un mouvement de totalité de la poitrine, mouvement dans lequel elle s'élève, de sorte qu'on voit la clavicule, le sternum et la première côte se soulever et cette action se propager, mais en s'affaiblissant, de la partie supérieure à la partie inférieure de la poitrine. Il y a de plus un mouvement de rotation très marqué dans les côtes qui suivent la première.

Ce mode de respiration appartient aux femmes, et ne leur est pas procuré par l'usage du corset, ainsi qu'on l'a prétendu.

*Du degré de mobilité des diverses côtes.* — Il y a des opinions bien différentes sur ce point. Haller pense que la première côte est la *moins mobile* de toutes; elle est, suivant lui, à peu près immobile. Magendie professe au contraire que la première côte est la *plus mobile* de toutes. M. le professeur Bérard a donné l'explication de cette dissidence. « Supposez, dit-il, le sternum fixé, et essayez de mouvoir sur lui la première côte, vous n'obtiendrez rien ou presque rien, car cette côte est en quelque sorte soudée au sternum par un cartilage court et épais. Voilà ce qu'a vu Haller, qui n'admettait que comme exception le mouvement de totalité du thorax, et qui, très vraisemblablement, avait été conduit à cette opinion par ses vivisections sur les chiens, animaux qui respirent par le type costo-inférieur. Cette première étude terminée, coupez le cartilage de la première côte et essayez de communiquer des mouvements à cette côte sur la colonne vertébrale, vous verrez qu'elle jouit d'une mobilité excessive. Voilà sans doute ce qu'a vu Magendie. »

Ainsi la première côte est à peu près fixe et immobile sur le sternum, et elle jouit d'une excessive mobilité sur la colonne vertébrale. « Je ne sais, continue M. Bérard, si l'on a bien compris la finalité de cette double condition anatomique; vous allez l'admirer avec moi. La grande mobilité de la première côte sur la colonne vertébrale est utilisée non pas pour le mouvement de cette côte sur le sternum, puisqu'elle ne se meut pas sur lui, mais *pour le mouvement de totalité du thorax*. Comme cette côte monte avec le sternum, comme d'une autre part elle est très courte, et enfin comme elle doit parcourir à son extrémité antérieure, que le sternum entraîne, un mouvement presque aussi grand que celui des côtes beaucoup plus longues qui montent aussi avec le sternum, il était nécessaire qu'elle fût plus mobile que les autres dans son articulation vertébrale. Voilà donc la finalité de la mobilité postérieure. L'*immobilité de cette côte sur le sternum* n'a pas moins d'importance; car, soit que la poitrine ait à la fois des mouvements de totalité et des mouvements partiels, soit qu'elle n'ait que ces derniers, la première côte devra toujours être considérée comme *fixe*, relativement aux autres pièces du système, c'est-à-dire aux autres côtes. »

Toutes les autres côtes sont mobiles à la fois, en *arrière* dans leur articulation vertébrale, et en *avant*, soit parce que leur cartilage s'unit au sternum par une véritable articulation, soit en raison de la flexibilité de ce cartilage, soit enfin parce que le cartilage n'aboutit pas au sternum. Les côtes dites flottantes ont, comme on le devine, une grande mobilité.

Quant à la mobilité de toutes les autres côtes, il faut l'étudier au double point de vue de l'*élévation* et de la *rotation*.

Quant au *mouvement d'élévation*, supposez que sept côtes superposées et tenant au sternum s'élèvent à leur extrémité antérieure d'une même quantité, leur mobilité ou plutôt leur quantité de mouvement serait la même si elles avaient la même longueur; mais si leur longueur est croissante de la première à la septième, elles exécuteront d'autant moins de mouvement dans leur articulation vertébrale qu'elles seront plus inférieures. Mais y a-t-il de la différence pour les huitième, neuvième et dixième, qui s'articulent les unes avec les autres et de plus avec le sternum par l'intermédiaire de la septième? Je ne le pense pas; car c'est comme si la septième qui les prolonge et les unit ou les rattache au sternum antérieurement, ne faisait que les continuer directement par continuité de substance. (Gerdy, *Archives gén. de méd.*, 2e série, t. VII, p. 521.)

Pour que l'étendue du mouvement fût absolument la même à l'extrémité antérieure des côtes, il faudrait que le sternum se mût parallèlement à lui-même quand il monte; or nous avons vu que son mouvement de projection était plus marqué vers le bas du sternum que dans le haut. D'une autre part, Gerdy néglige le redressement de l'angle que la côte fait avec son cartilage. A cela près, M. Bérard adhère à la proposition de Gerdy, et la traduit ainsi: « Les côtes, pendant leur élévation, se meuvent d'autant moins dans leur articulation vertébrale qu'elles sont plus longues. »

Quant au *mouvement de rotation*, les choses sont bien différentes. Il est nul ou à peu près nul dans la première côte, mais il va en se développant de haut en bas à mesure que les côtes acquièrent des cartilages plus longs et plus flexibles.

Pour ne rien oublier, nous dirons que, dans la respiration calme, beaucoup d'individus ne semblent respirer que par le diaphragme et un très léger mouvement de rotation des côtes; que, dans les respirations exagérées, tout est mis en jeu, diaphragme, mouvement de rotation des côtes, mouvement d'élévation de ces côtes et du sternum; qu'en général il y a une plus grande quantité de mouvement à la base de la poitrine qu'à son sommet; que pourtant ces propositions ne sont point absolues, puisque les choses se passent un peu différemment, suivant qu'il y a prédominance des types *abdominal*, *costo-inférieur* ou *costo-supérieur*.

La base de la poitrine se dilate de 54 millimètres en travers, suivant le professeur Gerdy; elle se dilate de 27 millimètres d'avant en arrière, et s'élève d'autant.

### *Des muscles qui dilatent la poitrine.*

Presque tous les muscles qui s'insèrent au thorax contribuent plus ou moins à la dilatation de la poitrine. — Le diaphragme peut être placé en première ligne. (Voy. t. I, p. 268.)

Les muscles intercostaux externes se placent en seconde ligne. Quant aux intercostaux internes, ils ne sont inspirateurs que dans le voisinage du sternum.

Les scalènes, le grand dentelé, agissent puissamment pour dilater la poitrine; si le petit dentelé postérieur et inférieur a une action, elle doit être bien faible.

Le petit pectoral ne doit agir que dans les inspirations difficiles.

M. Bérard pense que le sous-clavier, prenant son point fixe sur la clavicule, agit comme auxiliaire des scalènes, mais sa direction est peu favorable.

Les fibres inférieures du grand pectoral agissent seules dans les respirations difficiles, mais il faut encore que l'humérus soit fixé. C'est ce que font instinctivement les malades qui ont une dyspnée. Winslow a nié d'une manière absolue l'action inspiratrice de ce muscle.

Quand le bras est fixé, on conçoit que les faisceaux du grand dorsal, dont l'insertion se fait aux côtes, élèvent celles-ci et dilatent la poitrine dans les respirations difficiles. Haller et Winslow professent cette opinion, mais MM. Beau et Maissiat la rejettent, parce qu'ils n'ont jamais constaté aucune contraction dans les dyspnées les plus laborieuses.

Haller a constaté le premier que le sterno-cléido-mastoïdien contribue à élever la poitrine dans les inspirations difficiles. Mais, pour que cette action ait lieu, il faut que la tête soit fixée. Cette action se fait plus sentir chez ceux qui respirent par le type costo-supérieur.

Les faisceaux du sacro-lombaire qui s'insèrent aux côtes peuvent les élever quand le cou est fixé.

Quelques autres muscles du tronc et du cou servent à l'inspiration d'une manière indirecte, en fixant les points d'appui des muscles que nous venons de voir. Tels sont les muscles sus-hyoïdiens et sous-hyoïdiens. les muscles postérieurs du cou, le trapèze, l'angulaire de l'omoplate et le rhomboïde. Ces trois derniers muscles soulèvent le moignon de l'épaule et enlèvent ainsi un poids assez considérable qui n'est plus à soulever par les muscles qui agissent immédiatement.

Il ne faudrait pas croire que tous ces muscles agissent dans une inspiration ordinaire. Le diaphragme, les intercostaux inspirateurs, les surcostaux, les scalènes, suffisent ordinairement, et chacun d'eux est plus ou moins employé, suivant le type respiratoire.

*Y a-t-il d'autres agents qui dilatent la poitrine?* — Magendie invoque la pression atmosphérique qui s'exerce par l'intermédiaire de la trachée sur la face interne des vésicules pulmonaires. M. Bérard réfute cette opinion, qui n'est pas en rapport avec les notions de la physique. Sans doute, la pression atmosphérique fait pénétrer l'air dans la poitrine; mais elle ne l'y fait descendre qu'autant que la dilatation préalable de cette cavité et celle du poumon, qui en est la conséquence, ont raréfié l'air intérieur et produit un vide virtuel dans la plèvre. L'air entre, dit-il, parce que la cavité est plus large, et ce n'est pas la cavité qui s'élargit parce que l'air entre. Supposez une vessie ouverte plongée dans l'atmosphère, l'air ne tend pas plus à la dilater qu'à la comprimer. La seule proposition qu'il faille établir est que la pression atmosphérique, à l'intérieur du poumon, est la condition sans laquelle les puissances inspiratrices ne pourraient dilater la poitrine. Si on lie la trachée d'un mammifère, il se consume en efforts impuissants pour dilater son thorax que comprime l'énorme poids de l'atmosphère.

## § II. — *De la dilatation du poumon.*

Par la pensée, réduisons le poumon en une grande vessie sur la face interne de laquelle l'atmosphère presse directement, grâce à la colonne d'air que contient la trachée; vessie qui, par sa face externe, touche la paroi thoracique, le diaphragme et le médiastin, auxquels elle est contiguë.

Voici ce qui se passe dans l'agrandissement pulmonaire. La paroi thoracique et le diaphragme tendent à s'éloigner de cette vessie, il y a vide virtuel dans la cavité pleurale. L'air qui est dans la vessie, et dont la tension est égale à celle de l'atmosphère, pousse la vessie vers le vide virtuel, et la maintient en contact avec la paroi thoracique. C'est ainsi que le poumon est dilaté. Mais l'air qui a dilaté la vessie a perdu de sa tension, il s'est raréfié, il offre moins de résistance à celui de la trachée qui entre à son tour dans la vessie. L'air de la trachée, raréfié à son tour, appelle l'air du pharynx, et ainsi de suite jusqu'à l'extérieur.

Dans le mouvement de dilatation, le poumon s'agrandit dans tous les sens, en bas, en haut, en arrière, en avant, en dedans et en dehors. Les bronches éprouvent un allongement proportionné à la dilatation de l'organe. Le diamètre de ces bronches augmente, quoi qu'en ait dit M. Sappey, qui croit à une diminution.

La dilatation du poumon est accompagnée d'une véritable locomotion, car dans cet état il a changé de rapports. Il y a donc glissement de la plèvre pulmonaire sur la plèvre costale. On remarque surtout cette locomotion pulmonaire à la portion inférieure et externe de l'organe, là où se trouve ce qu'on appelle la *lamelle pulmonaire*. Dans l'état de vacuité du poumon, la plèvre diaphragmatique touche la plèvre costale sans qu'il y ait interposition du poumon ; mais à mesure que pendant la dilatation le diaphragme se sépare des parois thoraciques, la lamelle pulmonaire descend et vient jusqu'aux insertions diaphragmatiques. Il suit de là, d'après la remarque si juste de M. J. Cloquet, qu'un instrument piquant pénétrant dans un espace intercostal inférieur au milieu de l'expiration, traverserait les deux feuillets de la plèvre sans atteindre le poumon, et viendrait dans la cavité abdominale blesser le foie ; tandis que le poumon serait transpercé vers sa base, si l'instrument piquant traversait les mêmes parois pendant l'intervalle de la dilatation pulmonaire.

La plèvre favorise le glissement du poumon au moyen de l'état lisse, poli et humide de sa surface interne ; mais est-ce à dire que, s'il y avait des adhérences, la respiration ne pourrait pas se faire ou serait considérablement gênée? Non, les adhérences sont très communes dans l'homme ; et il est rare de faire une autopsie sans en rencontrer de plus ou moins étendues, et cependant il n'y avait pas eu, pendant la vie, de troubles sensibles dans la respiration. Rien n'autorise à croire que ce soit le rire qui ait produit ces adhérences, ce sont plutôt des inflammations.

*Le poumon jouit-il d'une force propre de dilatation ?*—Cette question n'est pas nouvelle, puisque Galien avait déjà réfuté des auteurs qui attribuaient au poumon une *faculté innée* de dilatation. Dans le siècle dernier, Houston, Hoadley, Hérissant et surtout Bremond, ont publié le résultat d'expériences favorables à l'opinion que le poumon est actif dans la dilatation. Quelques modernes l'ont encore appuyée.

Mais les faits apportés à l'appui sont, les uns mal observés, les autres mal interprétés et pouvant recevoir une explication différente. Il faut refuser positivement au poumon la faculté de se dilater activement, et en cela, nous sommes d'accord avec les excellentes observations de Haller et de Mueller. Cette dilatation active est tout à fait incompatible avec les propriétés que possède le poumon. C'était aussi une théorie vicieuse que celle qui faisait intervenir, dans la dilatation rhythmique du poumon, l'afflux du sang lancé par le ventricule droit dans l'artère pulmonaire. A ce compte, les mouvements respiratoires devraient s'établir avant la naissance.

### § III. — *De la dilatation de l'appareil de conduction de l'air. Marche de l'air.*

Les phénomènes qui se passent pendant l'introduction de l'air dans les voies respiratoires sont assez nombreux ; nous allons les étudier séparément dans les points suivants, en allant de l'extérieur vers l'intérieur.

1° Dans le nez ou dans la bouche ; 2° dans le pharynx ; 3° dans le larynx ; 4° dans la trachée ; 5° dans les bronches et leurs ramifications.

1° *Dans le nez ou la bouche.* — Comme la tension de l'air est diminuée de proche en proche dans toute l'étendue de ces tuyaux, il fallait qu'ils trouvassent partout des moyens de résistance à la pression du dehors. Ici nous avons ces conditions parfaitement réunies. Quelques animaux attirent l'air exclusivement par leurs fosses nasales : tels sont les cétacés. Leur épiglotte, qui atteint jusqu'à l'ouverture postérieure des fosses nasales, interdit à l'air qui serait introduit dans la bouche l'accès dans l'ouverture supérieure du larynx. Ces animaux peuvent ainsi nager, la bouche submergée et le nez hors de l'eau. L'air s'introduit avec facilité dans les larges narines des solipèdes, animaux qui, d'une autre part, respireraient difficilement par la bouche à cause du prolongement de leur voile du palais jusqu'au larynx. Un grand nombre de mammifères peuvent introduire l'air par les narines ou la bouche ; mais chez eux encore, et en particulier chez l'homme, on peut dire que le nez est le véritable conduit respiratoire. Après une course qui a essoufflé, les narines ne sont pas assez larges, et l'on respire par la bouche. Une preuve anatomique très convaincante que les fosses nasales appartiennent au conduit aérien, c'est qu'elles sont revêtues d'épithélium cylindrique vibratile comme le reste des voies aériennes.

L'air extérieur est attiré dans les narines par la raréfaction de l'air contenu dans les fosses nasales. En raison de cette raréfaction de l'air intérieur, la narine a besoin d'être soutenue contre la pression atmosphérique qui la fermerait, car les fibro-cartilages n'ont pas une résistance suffisante. C'est le muscle complexe, nommé *myrtiforme*, qui intervient dans ce cas.

La section du nerf facial, ou sa paralysie, arrêtent à l'instant les mouvements des narines. Lorsque cette paralysie survient chez des individus qui ont les fibro-cartilages du nez peu résistants, la narine s'affaisse sous le poids de l'air à chaque inspiration et elle gêne considérablement la respiration. M. Bérard a souvent cité, dans ses cours, l'histoire d'un matelot qui, atteint de paralysie faciale, était obligé de soulever sa narine avec les doigts lorsqu'il voulait faire passer de l'air au travers de la fosse nasale correspondant au côté paralysé. Les mouvements des naseaux sont bien plus marqués encore chez les autres mammifères (l'âne, les chevaux, etc.), et l'interruption d'influx nerveux dans le nerf facial nuit singulièrement chez eux à l'entrée de l'air dans les voies respiratoires. Chez l'homme, comme chez les animaux, ces mouvements sont automatiques. La nature a si intimement enchaîné les mouvements des naseaux à ceux de la respiration, qu'ils accompagnent encore ceux-ci, alors que l'air passe par une autre voie. M. Bérard les a vus se continuer avec énergie chez un homme qui, s'étant coupé la gorge, attirait laborieusement l'air dans sa poitrine par le bout inférieur de la trachée-artère divisée. Porter a rapporté une observation qui confirme cette manière de voir.

Quand on veut respirer par la bouche, soit accidentellement, soit par cause de maladie, de nouvelles conditions existent, surtout chez les enfants à la mamelle. M. Bouchut, dans un Mémoire lu dernièrement à la Société de Biologie, a fait voir que le vide formé dans le pharynx tendait à porter la langue en arrière dans l'inspiration, et empêchait ainsi l'air de pénétrer dans la poitrine des enfants qui avaient le coryza.

2° Le *pharynx* a ses parois constamment écartées dans toutes les parties où il sert de passage à l'air, tandis qu'inférieurement, où il est exclusivement réservé au passage des aliments, il est en contact avec lui-même. En haut, l'écartement est maintenu et mesuré par la distance des ailes internes des apophyses ptérygoïdes; plus bas, par les aponévroses buccinato-pharyngiennes et la partie postérieure du corps de la mâchoire inférieure; plus bas encore, par les grandes cornes de l'os hyoïde qui s'appuient au besoin en arrière sur la colonne vertébrale (c'est certainement là un des principaux usages de ces apophyses de l'hyoïde); plus bas encore, par les deux puissantes lames du cartilage thyroïde. Ainsi, le pharynx ne cède point à la pression atmosphérique, alors que la tension de l'air diminue dans sa cavité, et il peut ainsi aspirer l'air des fosses nasales. Mais si le pharynx n'était pas fermé en avant par le voile du palais appliqué à la base de la langue, l'air serait aspiré par la bouche. Aussi on voit la langue s'élever et le voile du palais s'abaisser pour arriver à une oblitération complète.

Suivant Stilling, le pharynx serait dilaté pendant l'inspiration et resserré pendant l'expiration.

3° Au *larynx*, et particulièrement à la *glotte*, on observe des phénomènes importants pendant le passage de l'air. L'ouverture supérieure du larynx se trouve franchie sans difficulté aucune à cause de ses dimensions ; mais un peu plus bas, il existe un rétrécissement, c'est la *glotte*. Voyons comment l'air va la traverser.

Dans l'état de repos, la glotte a la forme d'une fente triangulaire dont la base est en arrière, et dont les bords sont formés par les cordes vocales dans les deux tiers antérieurs, et le cartilage aryténoïde dans son tiers postérieur. Il est évident, pour quiconque a vu cette fente, qu'elle est insuffisante pour laisser circuler librement l'air qui doit arriver au poumon dans chaque mouvement d'inspiration. Il faut donc qu'elle s'élargisse. Mais ici il existe encore une autre circonstance anatomique qui rend cette dilatation nécessaire, indispensable. En effet, si sur le larynx d'un cadavre on pousse un courant d'air par la partie supérieure du larynx, la colonne d'air, pressant sur le cul-de-sac que forme le ventricule du larynx au-dessus de la corde vocale, pousse cette corde vers l'axe du larynx, et par conséquent vers la corde du côté opposé, d'où un rétrécissement qui peut, chez certains animaux, aller jusqu'à l'occlusion. La raréfaction de l'air dans la trachée pendant l'inspiration produit précisément le courant d'air dont nous parlons, en attirant l'air extérieur, et elle aurait le même effet sur les cordes vocales, si, comme je l'ai dit, les muscles ne résistaient point. Ils ne se bornent pas à la résistance, ils dilatent encore la glotte : ce sont les muscles crico-aryténoïdiens postérieurs qui ont cet effet. Ces muscles, les plus puissants des muscles intrinsèques du larynx, couvrent, un de chaque côté, la face postérieure de la partie élargie du cartilage cricoïde où ils prennent leur point fixe. De là, toutes les fibres de chaque muscle convergent vers l'apophyse externe de la base du cartilage aryténoïde. Leur contraction fait pivoter le cartilage aryténoïde, de manière que son apophyse antérieure se tourne au dehors, entraînant avec elle la corde vocale à laquelle elle donne attache. C'est là que l'agrandissement de la glotte est le plus marqué, de sorte qu'il n'est pas exact de croire avec Magendie que l'agrandissement de la glotte se fait par l'ouverture pure et simple de cette fente triangulaire. La glotte dilatée prend, au contraire, une forme quasi losangique ; les deux angles nouveaux qui se produisent, angles très arrondis, existent à la jonction de l'apophyse antérieure du cartilage aryténoïde avec la corde vocale à laquelle il donne attache.

Il est très facile d'obtenir cette forme de la glotte sur le cadavre, en tirant les fibres des muscles crico-aryténoïdiens postérieurs, de manière à irriter leur action. C'est à la glotte, ainsi dilatée et modifiée dans sa forme, qu'il conviendrait de donner le nom de *glotte respiratoire*, si mieux n'était de supprimer cette dénomination dont quelques écrivains modernes ont fait une application si peu judicieuse et contre laquelle il est bon d'être prémuni. Voici pourquoi : il y a deux muscles, les crico-aryténoïdiens latéraux, dont l'action est diamétralement opposée à celle des crico-aryténoïdiens postérieurs ; ils font pivoter le cartilage aryténoïde *en dedans*, de manière à mettre en contact ses deux apophyses antérieures. Il en résulte, chez certains sujets, que la glotte se trouve partagée en deux ouvertures : l'une antérieure, comprise entre les cordes vocales (glotte vocale) ; l'autre postérieure, comprise entre la face interne des cartilages aryténoïdes et la muqueuse qui tapisse le muscle aryténoïdien. C'est cette ouverture postérieure qu'on a désignée sous le nom de *glotte respiratoire*. Mais jamais la glotte n'affecte cette forme pendant l'inspiration ; elle est toujours *unique* et ouverte à plein canal quand l'air entre dans la poitrine.

Le muscle crico-aryténoïdien postérieur qui dilate la glotte pourrait, lui, à juste titre recevoir le nom de *muscle respiratoire*, car la glotte n'est jamais dilatée dans la phonation. Ce muscle est animé par le laryngé inférieur.

4° La *trachée-artère* se raccourcit à la région du cou pendant l'*inspiration*, puisque le larynx est abaissé ; mais ce raccourcissement de la trachée au cou coïncide avec l'allongement sensible des parties du tuyau aérien qui sont contenues dans la poitrine. Lorsque, par le fait de l'inspiration, l'air est raréfié dans la trachée, elle résiste à la pression atmosphérique à l'aide des cerceaux cartilagineux qui entrent dans sa composition Plus superficiellement, la nature a placé d'autres agents de résistance : ce sont les lames de l'aponévrose cervicale. Les muscles omoplato-hyoïdiens, dont on voit bien les contractions dans les grandes inspirations, paraissent très propres à tendre la partie de l'aponévrose qui se porte, en passant devant la trachée, d'un de ces muscles à l'autre ; chaque muscle, en effet, lorsqu'il se contracte, fait effort pour s'écarter de la ligne médiane, ce qui ne peut avoir lieu sans que l'aponévrose intermédiaire aux deux muscles soit tendue.

Nonobstant ces agents protecteurs, on voit, chez des personnes maigres et surtout chez les femmes, se former, pendant les grandes inspirations, une dépression considérable au-dessus de la clavicule ; elle correspond au sommet de la poitrine, et résulte de l'intervention de la pression atmosphérique. Dans la poitrine, on n'observe plus, sur le trajet de l'air, que des effets de l'ampliation du poumon, ampliation que nous avons déjà étudiée.

## SECTION II.

### De l'expiration.

L'air qui a pénétré dans les poumons ne peut y rester longtemps, parce que son séjour prolongé exigerait, ou une contraction perpétuelle des muscles inspirateurs, ou un resserrement dans les parties supérieures des voies aériennes : deux choses qui ne peuvent pas durer longtemps. C'est le but de l'expiration de chasser cet air hors de la poitrine.

Comme pour l'inspiration, nous avons à examiner trois ordres de phénomènes : 1° le resserrement de la poitrine ; 2° le resserrement du poumon ; 3° le resserrement du conduit aérien.

#### § I. — *Du resserrement de la poitrine.*

Tandis que dans l'inspiration il y a toujours un effet plus ou moins grand qui exige la contraction de plusieurs muscles, dans l'expiration la seule élasticité des parties pourrait suffire à la rigueur. Mais il peut se faire aussi que des contractions musculaires viennent s'y joindre.

Dans l'expiration, les leviers et les parois thoraciques se comportent en sens inverse de ce qui arrive dans l'inspiration ; il y a là seulement un effet de l'élasticité de ces parties. De sorte que nous n'avons pas besoin de décrire les phénomènes qui ont lieu dans les côtes, le sternum, les cartilages et les espaces intercostaux. Nous ne décrirons que ce qu'il y a de spécial dans cette partie de la respiration.

#### *Des puissances qui opèrent le resserrement de la poitrine.*

Ces parties agissent par leur *élasticité* et par des *contractions musculaires*. Lorsque la contraction du diaphragme cesse, la paroi abdominale, qui a été poussée en avant et en bas, réagit par l'élasticité de toutes ses parties constituantes.

Les mouvements des côtes n'ont point lieu sans qu'il s'établisse un effort de torsion dans les ligaments de leurs articulations ; ces ligaments deviennent agents d'expiration en se détordant. Il en est de même des cartilages qui ont été légèrement tordus et qui ont éprouvé un changement de direction en vertu duquel l'angle qu'ils forment avec les côtes s'est sensiblement ouvert. Les côtes elles-mêmes jouissent d'une grande flexibilité qui est utilisée lorsque dans l'inspiration elles éprouvent les mutations que nous avons décrites précédemment. Leur élasticité contribue à remettre les choses en place, quand l'effort d'inspiration a cessé. La flexibilité des côtes est peu marquée dans leur partie postérieure, mais elle est très grande à partir de l'angle de la côte jusqu'à son extrémité sternale.

Le péricarde, qui, malgré sa résistance, a été un peu abaissé avec le centre phrénique, remonte le centre à son tour.

L'élasticité des parois thoraciques, qui concourt d'une manière régulière à l'*expiration*, peut, dans certaines circonstances données, opérer une sorte d'*inspiration*. Voici comment il faut comprendre ce dernier phénomène. Si une compression accidentelle vient à imprimer à la poitrine un resserrement qui dépasse celui d'une expiration, il sortira une plus grande quantité d'air; mais, dès que la compression cessera, le thorax, revenant par son élasticité à ses dimensions ordinaires, aura à aspirer de l'air sans le concours d'aucune contraction musculaire. C'est sur la connaissance de cette propriété qu'en Angleterre MM. Hutchinson et Sibson ont fait construire un appareil pour les noyés. Cet appareil consiste dans un bandage à plusieurs chefs qui entoure la poitrine et la serre par toute sa circonférence. Dès que l'on cesse la constriction, la poitrine se dilate, aspire de l'air, et l'on peut ainsi rétablir artificiellement la respiration.

Parmi les agents de l'expiration, M. Maissiat invoque les gaz du tube digestif. D'après ce physiologiste, tous les gaz de la cavité abdominale peuvent être assimilés à une grosse bulle élastique qui se laissera comprimer par le diaphragme, et réagira ensuite contre ce muscle. Il pense que chez les animaux de grande taille qui ont les parois de l'abdomen très résistantes, le diaphragme peut descendre sans qu'il y ait déplacement de ces parois, la réduction de volume du gaz comprimé ayant suffi pour l'excursion du muscle.

Les intercostaux internes sont expirateurs, par cela seul que leurs fibres s'allongent pendant l'inspiration. MM. Beau et Maissiat pensent que les intercostaux externes sont expirateurs dans la toux, le cri, etc.

Le *triangulaire du sternum* est évidemment expirateur. D'après Haller, il tire les cartilages sur lesquels il s'insère, en bas et un peu en arrière. MM. Beau et Maissiat, qui ont vu ce muscle très développé sur le chien, pensent qu'il est en rapport avec l'expiration complexe de l'aboiement.

Les muscles de l'abdomen abaissent les côtes, les tirent en dedans et repoussent vers le diaphragme les viscères abdominaux que ce muscle avait déprimés et portés en avant. Dans le cri, la toux, l'effort, ces muscles se durcissent. MM. Beau et Maissiat repoussent comme expirateurs les muscles droits du bas-ventre.

Le grand dentelé concourt peu à l'expiration, et encore faut-il que l'épaule soit fixée.

Au moyen de l'appareil électrique de M. Duchenne de Boulogne, on peut voir que la contraction du petit dentelé postérieur et inférieur déprime les côtes; il est donc expirateur. M. Sibson a vu chez l'âne tous les faisceaux porter les côtes en arrière et en bas; les faisceaux, qui tirent plus en arrière qu'en bas, seraient, d'après lui, expirateurs.

Le grand dorsal n'est pas favorablement disposé pour être expirateur. Cependant MM. Beau et Maissiat et Sibson ont observé que, si l'on empoigne le bord postérieur de l'aisselle pendant une expiration violente, on sent le muscle se durcir. Mais n'oublions pas ici une réflexion très judicieuse qui était faite souvent par M. le professeur Denonvilliers dans ses cours d'anatomie. Il ne faut pas conclure qu'un muscle est expirateur, parce qu'il est contracté pendant l'expiration : ainsi, le grand dorsal se contracte pendant l'expiration, c'est un fait certain; mais cette contraction n'est faite que pour modérer la trop grande rapidité avec laquelle se produirait l'expiration, si ce muscle venait à se relâcher d'une manière subite. Et c'est parce que les auteurs qui ont écrit sur les agents de la respiration n'ont pas tenu compte de cette remarque, qu'ils ont quelquefois tiré de fausses conclusions.

Le grand pectoral ne peut évidemment concourir à l'expiration que par ses fibres claviculaires, et encore ce ne sera que d'une manière exceptionnelle.

MM. Beau et Maissiat ont vu se contracter la partie inférieure du trapèze dans les expirations forcées : dans la toux, par exemple.

Le sacro-lombaire, le long dorsal, peuvent abaisser les côtes sur lesquelles ils viennent s'insérer; mais s'il faut en croire MM. Beau et Maissiat, ces muscles ne se contractent que pendant les mouvements de redressement de la colonne vertébrale.

### § II. — *Du resserrement du poumon.*

La différence qu'il y a entre la dilatation et le resserrement du poumon est grande. Dans le premier cas, le poumon est passif; dans le second, il est actif. Le poumon concourt à ce resserrement par deux de ses propriétés : 1° par son *élasticité;* 2° par sa *contractilité*.

Voyons d'abord comment agit l'*élasticité pulmonaire*. En vertu de cette propriété, le poumon a toujours de la tendance à revenir sur lui-même. Il faut donc qu'il y ait une puissance qui le maintienne dans un état permanent de dilatation et violente son élasticité. Cette puissance, c'est la pression atmosphérique. En effet, le poumon est plein d'air, et cet air est en libre communication avec l'air extérieur, au moyen de la trachée. C'est donc la pression atmosphérique qui agit à la face interne du poumon. Si ce poumon obéissait librement à son élasticité, il expulserait une grande partie de l'air qu'il contient, et pour cela il faudrait qu'il s'éloignât de la paroi thoracique, ce qui ne pourrait avoir lieu sans qu'un vide se produisît immédiatement dans la cavité pleurale, mais la pression atmosphérique empêche cette formation de vide virtuel. Mais si la paroi thoracique suit le poumon dans son retrait, alors l'air sera expulsé par cette force élastique qui pourra entrer en jeu. Cette élasticité est due surtout aux fibres de tissu élastique qui occupent les dernières ramifications bronchiques. « Ces fibres sont rarement isolées dans le poumon; elles sont disposées par faisceaux généralement assez serrés, formés de fibres un peu plus minces et à bords moins réguliers que celles des ligaments jaunes des vertèbres. Elles sont ramifiées et anastomosées; mais, bien que très rapprochées, les anastomoses sont moins fréquentes que dans les fibres des ligaments ci-dessus. Ces faisceaux ne sont jamais longitudinaux, comme on le dit souvent à tort, et rarement immédiatement sous-muqueux. Ils sont une des parties constituantes essentielles et fondamentales du parenchyme même du poumon, quant à la masse et quant à la structure. Ils sont disposés circulairement autour des dernières ramifications bronchiques, étagés les uns au-dessus des autres dans le sens de la longueur de ces ramifications et peu écartés. Ces faisceaux varient de 1 à 5 centièmes de millimètre d'épaisseur. Ils s'envoient des branches de l'un à l'autre, ce qui, avec leur disposition annulaire ou polygonale à angles arrondis, donne à leur ensemble un aspect des plus élégants, lorsqu'on les examine sous le microscope. Le tissu cellulaire sous-pleural, bien que renfermant des fibres élastiques de la variété *dartoïque* (*fibres* de noyaux), est beaucoup moins riche en tissu élastique que le parenchyme du poumon lui-même et ne mérite pas le nom de *capsule élastique* qu'on lui a donné. Le poumon porte dans toute l'épaisseur de son tissu même l'élément anatomique qui lui donne son élasticité, son resserrement purement physique après distension, physique également quant à l'organe pulmonaire lui-même. » (Ch. Robin.)

Ce n'est pas seulement par son tissu élastique que le poumon concourt à expulser l'air, il existe encore des fibres musculaires de la vie organique que nous avons vues dans la trachée-artère et que nous retrouvons ici remplissant le même rôle. Ces fibres sont transversales, elles occupent en arrière l'intervalle des cerceaux cartilagineux et s'attachent à leurs extrémités qu'elles peuvent ainsi rapprocher au moyen de leur contraction. L'air, se trouvant ainsi logé dans des conduits plus étroits, s'échappe du côté où il trouve le moins de résistance, et ce côté c'est la trachée.

### § III. — *Du resserrement du conduit aérien.*

Pour compléter l'étude des phénomènes de l'expiration, il ne nous reste plus qu'à voir ce qui se passe dans le conduit aérien. Nous allons commencer des parties profondes vers les parties superficielles.

La *trachée-artère*, qui s'était abaissée et élargie, va remonter et se rétrécir. Cette ascension a lieu un peu par un mouvement en masse de tout l'appareil pulmonaire qui tend à être expulsé de la cavité pectorale; mais il a lieu aussi au moyen des fibres longitudinales de nature élastique qui reviennent à leur état primitif. De plus, le resserrement de conduit a lieu au moyen de fibres musculaires transverses que Reisseissen a bien décrites. Il est difficile de savoir si la contraction des bronches et de la trachée intervient, comme leur élasticité, dans chaque expiration, ou si elle ne se prononce que dans certaines expirations forcées ou complexes, pour la toux, par exemple, pour l'expectoration, etc.

Le *larynx* change-t-il de configuration? Oui. Mais cette fois, si la glotte est dilatée, ce n'est pas par une contraction du muscle crico-aryténoïdien postérieur, c'est par un effet tout physique. En effet, l'air des bronches rencontre en remontant une espèce d'entonnoir au fond duquel il y a une soupape; alors la pression exercée par l'air suffit pour soulever les cordes vocales, et il les écarte nécessairement. C'est ce qui explique pourquoi les animaux auxquels on a coupé le laryngé inférieur ne peuvent plus inspirer; mais si, par un moyen ou un autre, il s'est introduit un peu d'air dans leurs bronches, cet air sera chassé avec la plus grande facilité.

Le *pharynx*, les *fosses nasales*, la *cavité buccale*, ne sont pas beaucoup modifiés ordinairement par le retour de l'air; mais quand cet air est parlé, il se passe alors des phénomènes d'une haute importance et dont nous ferons une étude complète à propos de la phonation. Mais y a-t-il, dans cet air qui descend et dans cet air qui remonte, y a-t-il, dis-je, des courants spéciaux dont les uns seraient formés par l'air qui a été respiré, et les autres par l'air que l'inspiration conduit dans le parenchyme pulmonaire? On a supposé ainsi une espèce de cercle appelé *circulus Cartesii*, mais ce sont là des hypothèses que la physique et l'anatomie rejettent.

### *Considérations générales sur l'inspiration et l'expiration.*

Les deux mouvements dont nous venons d'exposer le mécanisme constituent, par leur succession, une *respiration complète.*

Ils n'absorbent pas un temps égal pour chacun d'eux; ainsi l'inspiration dure moins que l'expiration. Le rapport de cette durée est comme 5 : 2.

*Nombre de mouvements respiratoires.* — Il paraît que ce nombre varie beaucoup d'un homme à un autre. Hales le croit de 20 dans une minute. D'après Menzies, ce serait 14. Davy respirait 26 à 27 fois dans cet espace de temps; Thomson, 19; Magendie, 15. La plupart des adultes font 16 inspirations par minute à l'état normal et de repos. L'exercice, les efforts, augmentent normalement ce nombre jusqu'à 18, 20 ou 25 et même plus, selon leur énergie et selon les individus. Ces nombres varient beaucoup, suivant une foule de circonstances, telles que l'état de sommeil, le mouvement, la distension de l'estomac par les aliments, la température extérieure, la capacité de la poitrine, les affections morales, etc.

Chez le nouveau-né, la respiration n'a pas autant de régularité que chez l'adulte. Vers deux ans elle commence à prendre les caractères qu'elle conservera toujours à l'état normal, sauf encore un peu plus de fréquence. Lorsque l'enfant est endormi ou tranquille, la respiration peut être de 30, 25 ou 20 fois seulement par minute. Dans la colère ou la douleur, le nombre des inspirations s'élève facilement à 30 et 35 fois.

Les gros oiseaux respirent 20 à 30 fois dans une minute; le bœuf et le cheval, de 8 à 12; le chien et le chat, de 22 à 25.

*Variétés de la respiration* — Ces variétés doivent être étudiées avec soin, et ce n'est pas sans raison qu'Hippocrate attachait tant d'importance à la manière dont la respiration s'exécutait. La respiration est *fréquente* ou *rare*, quand le nombre des mouvements augmente ou diminue dans un temps donné. Si l'inspiration est lente et l'expiration rapide, on dit que la respiration est *prompte*, *vite;* si ces deux mouvements prennent un rapport inverse, on la dit *lente*, *tardive*. Suivant que le développement du thorax est plus ou moins considérable, elle est *grande* ou *petite*. Quand les muscles qui dilatent ou resserrent la poitrine emploient beaucoup d'énergie, ou peu, elle est *forte* ou *faible*. Il existe d'autres variétés qui sont plutôt du ressort de la pathologie que de la physiologie.

*Influence de la volonté sur la respiration.* — Tous les mouvements respiratoires s'exécutent sans le secours de la volonté, et cependant ils ne sont pas complétement soustraits à son influence. Ils ont lieu pendant le sommeil, sans que nous le sachions, et en observant un rhythme constant : tantôt ce sont de simples inspirations périodiques, dans les intervalles desquelles les parties se resserrent en vertu de leur élasticité ; tantôt aussi ce sont des mouvements alternatifs d'inspiration et d'expiration. Les mouvements respiratoires sont soumis à la volonté, en ce sens que nous sommes libres, mais dans certaines limites seulement, de raccourcir, d'allonger, de retarder, d'avancer l'inspiration et l'expiration, et que nous pouvons borner nos mouvements respiratoires à tel ou tel groupe de muscles ; par exemple, inspirer tantôt avec les parois de la poitrine, tantôt avec le diaphragme, ou avec tous les deux à la fois ; ou bien encore, comme quelques personnes, par un seul côté de la poitrine, ce qui est plus extraordinaire.

### *Des phénomènes, dépendants de divers états nerveux, qui peuvent se passer dans une respiration.*

Parmi ces phénomènes se rangent le *soupir*, le *bâillement*, l'*éternument*, la *toux*, l'*anhélation*, le *rire*, le *sanglot*, et le *hoquet*. Ces divers phénomènes peuvent se rapporter plus particulièrement à l'inspiration ou à l'expiration, ou bien en même temps à ces deux mouvements.

Le *soupir* et le *bâillement* se rapportent plus spécialement à l'inspiration. Le premier de ces deux phénomènes n'est autre chose qu'une inspiration longtemps continuée, à laquelle succède une expiration assez prompte. Le second n'en diffère que parce qu'il est précédé de l'écartement des deux mâchoires et de l'abaissement de la langue, du larynx et de l'os hyoïde. L'un et l'autre ont donc entre eux la plus grande analogie sous ce rapport ; mais ce n'est pas le tout, ils en ont encore sous le rapport des causes qui les mettent en jeu, puisque l'un et l'autre reconnaissent à peu près les mêmes, savoir : toutes celles qui ralentissent, gênent ou suspendent la respiration ; ou bien encore celles qui en changent le type. La seule différence qu'il y ait, c'est que l'un ou l'autre est plus fréquemment déterminé par telle ou telle autre cause. Ainsi le soupir est-il plus fréquemment occasionné par celles qui ralentissent, gênent ou suspendent la respiration : telles sont les passions tristes, les méditations opiniâtres, les rêveries amoureuses, etc., tandis que le bâillement l'est plus souvent par celles qui changent le type de la respiration et de la circulation : tels sont le sommeil, le réveil, l'ennui, l'étude pour celui qui n'y est pas habitué, etc. Quant au but de l'un et de l'autre phénomène, il est le même, celui de porter dans les poumons une proportion d'air atmosphérique plus grande que celle qui y est portée dans les inspirations ordinaires ; ils sont en cela un moyen dont la nature se sert pour remédier aux effets physiologiques qui sont le résultat du ralentissement ou de la suspension momentanée de la respiration.

L'*éternument* et la *toux* se rapportent plus particulièrement à l'expiration. Le premier de ces deux phénomènes consiste en une expiration grande et subite, à la faveur de laquelle l'air est chassé avec rapidité par les fosses nasales, en produisant un bruit remarquable. La toux lui ressemble en ce point, mais elle en diffère en ce que l'air chassé avec force, au lieu d'aller heurter les parois des fosses nasales, s'échappe par la bouche qui est constamment ouverte, et en ce que le bruit qui l'accompagne est le résultat du passage de l'air par la glotte, préliminairement rétrécie pour donner plus de rapidité à ce fluide. Si, sous le rapport du mécanisme de ces phénomènes, il y a tant de ressemblance, il n'y en a pas moins sous le rapport des causes qui les sollicitent et de l'usage auquel ils paraissent destinés : l'un et l'autre sont, en effet, déterminés par toutes les causes capables de faire naître une sensation pénible sur la membrane qui tapisse les fosses nasales, ou sur celle qui revêt la trachée-artère et les bronches, soit directement, soit sympathiquement. L'un et l'autre ont aussi la même destination, celle de faire cesser cette sensation incommode, en débarrassant les muqueuses pulmonaire et nasale des corps étrangers qui peuvent être mis en contact avec elles, ou bien en convertissant cette sensation en une autre plus supportable ; l'un et l'autre ont encore pour usage de solliciter l'action des différents organes en produisant sur eux une secousse plus ou moins remarquable. Les enfants ne toussent pas avant le deuxième ou le troisième mois.

L'*anhélation*, le *rire*, le *sanglot* et le *hoquet*, se rapportent en même temps aux deux mouvements de la respiration. Le premier de ces phénomènes consiste en une suite d'inspirations et d'expirations courtes et rapides. Il a lieu toutes les fois que la circulation est accélérée, comme à la suite d'une course rapide, d'un accès de fièvre, etc., et toutes les fois que l'air contient peu de principes respirables ou que la respiration a été suspendue pendant quelque temps. Faire pénétrer dans la poitrine une quantité d'air plus considérable qu'il n'y en entre habituellement, tel est le but spécial de ce phénomène.

Le *rire*, le *sanglot* et le *hoquet*, ont beaucoup d'analogie avec l'anhélation ; ils ne lui ressemblent cependant pas sous le rapport de leur nature, de leurs causes et de leur destination. Ils sont indépendants de la volonté, plus familiers aux personnes sensibles et irritables, telles que les femmes et les enfants, et ne paraissent tenir qu'à un état convulsif propre au diaphragme.

Le *rire* consiste en une succession rapide d'inspirations et d'expirations courtes ; il est le plus souvent occasionné par des idées gaies, bizarres ou ridicules, par le chatouillement, etc. ; tout autant de causes qui mettent préliminairement en jeu l'action cérébrale.

Le *sanglot* ressemblerait au rire, si les mouvements qui le constituent étaient moins sensibles, et s'ils se succédaient avec plus de rapidité. Il est ordinairement déterminé par le chagrin, la tristesse, etc. ; causes qui agissent aussi préalablement sur le cerveau.

Quant au *hoquet*, semblable au sanglot, en tant qu'il est, comme lui, le résultat d'une contraction brusque et subite du diaphragme suivie du relâchement de ce muscle, il en diffère par le bruit particulier qui l'accompagne ; bruit qui dépend du passage à travers la glotte, qui se rétrécit auparavant, de l'air porté avec rapidité dans les poumons. Il en diffère encore en ce que les contractions du diaphragme sont ici plus rares, moins précipitées. Il peut succéder au sanglot et reconnaître les mêmes causes ; mais le plus souvent il se manifeste seul et dépend d'un état particulier de l'estomac. On ne pourrait assigner aucun but déterminé à ces trois phénomènes.

Il est encore d'autres phénomènes qui sont sous la dépendance de la fonction de respiration, auxquels elle vient en aide, ou qui la modifient : tels sont la succion, l'expectoration, la défécation, l'effort en général, et les différentes modifications de la voix ; mais nous avons traité des premiers ; pour l'effort et la voix, il en sera question plus loin. Les mouvements respiratoires jouent aussi un très grand rôle dans le vomissement, la miction difficile, dans l'accouchement, etc.

### *Des bruits respiratoires.*

L'air qui se meut dans la poitrine y produit des bruits dont la connaissance est aussi utile au physiologiste qu'au médecin. C'est Laënnec qui a la gloire d'avoir découvert les modifications morbides de ces bruits que l'on entend en appliquant l'oreille contre la poitrine. Aujourd'hui l'auscultation est devenue un des moyens les plus précieux de diagnostic. Nous n'avons à parler ici que des bruits normaux; pour les autres, nous devons renvoyer aux traités spéciaux.

*Auscultation du poumon.* — Au moment de l'*inspiration*, on perçoit un souffle léger, pur, successif dans sa durée, qui laisse à l'oreille une sensation de doux, de moelleux, d'expansion libre et facile. L'*expiration* est accompagnée d'un souffle propre, léger, pur, mais moins successif que celui de l'inspiration, lui ressemblant par les autres caractères. Mais ces deux bruits diffèrent notablement par leur durée et par leur intensité.

Le bruit de l'inspiration est beaucoup plus prolongé que celui de l'expiration. La différence entre les deux est, suivant Fournet, comme 10 : 2 ; suivant MM. Barth et Roger, l'inspiration est à l'expiration pour la durée comme 3 : 1.

On dit généralement de la respiration des enfants qu'elle est puérile, c'est-à-dire que l'inspiration est sonore et bruyante. Cela est exact pour les enfants de deux ans, mais chez les enfants à la mamelle, il n'en est point ainsi. Leur respiration s'accompagne d'un bruit plus intense qui n'a rien de moelleux, analogue au bruit de la respiration rude (Bouchut).

L'intensité du bruit inspiratoire est plus grande que celle du bruit de l'expiration ; les mêmes chiffres que les précédents ont été donnés par Fournet et par MM. Barth et Roger.

Les deux bruits sont bien continus, mais celui de l'expiration, qui est peut-être plus uniformément continu à son début, devient un peu saccadé à la fin.

Les mêmes caractères existent-ils à droite et à gauche, et dans les points symétriques du poumon? Il faut se rappeler que la branche droite est un peu plus grosse que la branche gauche, qu'elle est aussi plus courte et qu'elle ne se bifurque pas de la même manière. La gauche, en effet, se divise en deux branches, tandis que la droite se divise en trois branches principales. On croirait, au premier abord, que cette disposition anatomique suffirait pour amener des différences dans les bruits; il n'en est rien, cependant, s'il faut en croire Fournet. Cet auteur fait observer, avec raison, que les branches secondaires prennent immédiatement les mêmes diamètres dans les deux poumons, et s'appuyant sur de nombreuses recherches, il formule cette loi : que toutes les fois qu'une différence existera entre les bruits des deux sommets de la poitrine, cette différence pourra, en règle générale, être attribuée à un état pathologique.

Cependant, M. Gerhard soutient que le bruit respiratoire est un peu plus intense à droite, et M. Louis pense que cette intensité porte principalement sur le bruit de l'expiration. Le bruit respiratoire est plus marqué chez les enfants et chez les sujets maigres.

M. Beau (*Archiv. gén. de méd.*, juin 1840), regarde le ralentissement du bruit qui se produit à la glotte, lors du passage de l'air à travers cet orifice, comme l'unique cause des bruits trachéal, bronchique et vésiculaire. MM. Barth et Roger admettent volontiers que la glotte est le principal foyer de production du bruit qui va retentir dans la poitrine, mais ils veulent aussi reconnaître que le passage de l'air dans les bronches et les canalicules pulmonaires peut avoir une part dans la formation du murmure respiratoire. Ils basent leur opinion sur des expériences. Au fait si démonstratif signalé par M. Beau, à savoir que la suspension artificielle du bruit glottique suspend le murmure pulmonaire, MM. Barth et Roger répondent qu'on ne peut en conclure que ce dernier soit exclusivement l'effet du premier, et en tirer cette conséquence que, dans les respirations ordinaires, la pénétration de l'air dans les poumons ne détermine aucun bruit.

MM. Barth et Roger pensent que la suspension du bruit inférieur s'explique par la même cause qui suspend le supérieur : « Si, en effet, disent-ils, on respire assez faiblement pour qu'il ne se fasse aucun bruit à la glotte dont l'étroitesse est une condition si favorable aux vibrations sonores, n'est-il pas naturel qu'aucun murmure ne se produise dans les bronches et dans les cellules aériennes? » Nous ferons une simple réflexion à propos de cette objection. Nous ne pensons pas que les bronches ni la trachée puissent se dilater par la volonté, et puis nous n'admettons de bruit que là où il y a frottement ; or, dans les bronches le frottement est impossible. Ne sait-on pas que le diamètre des tuyaux bronchiques réunis l'emporte de beaucoup sur celui de la trachée. L'air arrive donc dans des espaces de plus en plus larges, il n'y a pas frottement, il n'y a pas de bruit.

MM. Barth et Roger disent encore, contre M. Beau, que le rapport entre les bruits inférieurs et supérieurs n'est ni constant ni forcé : ces auteurs prétendent qu'on peut produire beaucoup de bruit dans le poumon et très peu à la glotte et *vice versâ*. Les preuves sur lesquelles ils s'appuyent sont toutes tirées de la pathologie.

Si Skoda a remarqué que le bruit respiratoire est beaucoup plus distinct et plus fort chez les enfants que chez les adultes, bien qu'il n'y ait aucune différence dans l'intensité du bruit laryngé, s'il a remarqué aussi chez l'adulte que le bruit respiratoire du thorax peut augmenter d'intensité par diverses causes, égaler même le bruit respiratoire des enfants, alors que le bruit du larynx ne présente aucune modification, nous ne voyons rien là qui renverse la théorie de M. Beau.

*Bruit des bronches, souffle bronchique.* — On nomme souffle bronchique le bruit que les bronches transmettent à l'oreille appliquée sur la poitrine Dans l'état de santé, ce bruit n'est guère perçu que vers la racine des poumons ou bien dans le côté droit, parce que le décubitus sur ce côté rendrait le son plus perceptible à cause de la densité un peu plus grande du poumon de ce côté.

Il existe aussi un *souffle trachéal* normal, de même qu'un *souffle glottique* ou *laryngé* Ces souffles sont très faciles à constater, même à distance, mais surtout en appliquant l'oreille ou le stéthoscope sur le cou, soit au niveau de la trachée, soit au niveau du larynx. Sur ce dernier organe on entend un bruit qui ressemble à l'espèce de souffle que déterminerait l'entrée de l'air dans une cavité plus large. Ce bruit est rude et caverneux. Les bruits qui se produisent par le passage de l'air au niveau du pharynx, du voile du palais, des narines et de la bouche quelquefois seront examinés plus tard.

Nous croyons, avec notre savant maître, M. Beau, que le souffle bronchique, comme le souffle trachéal, n'est que le retentissement du souffle glottique.

*Nombre de respirations suivant les espèces animales.* — Le nombre des mouvements respiratoires en un temps donné est loin d'être le même dans les diverses espèces animales. D'après Burdach, la grenouille respire 3 à 5 fois plus souvent que l'homme. Les gros oiseaux, comme nous l'avons dit plus haut, respirent de 20 à 30 fois par minute: les petits de 30 à 50. La baleine respire 5 fois par minute, le cheval et le bœuf de 8 à 12, le chien et le chat de 22 à 25, d'après Burdach, et seulement de 18 à 20 d'après nos observations sur des chiens adultes. Le lapin adulte respire 60 à 70 fois par minute.

On ne peut guère poser de règle générale sous le rapport de la fréquence des mouvements respiratoires, surtout chez les animaux à température variable, dont le nombre des mouvements inspiratoires change avec l'état de l'atmosphère. Cependant on pourrait établir cette loi : que pour une même classe d'animaux, les mouvements respiratoires sont plus fréquents dans les petites espèces que dans les grandes ; mais il y a exception dans la chèvre et la brebis qui, dit-on, ne respirent guère que 10 fois par minute.

## SECTION III.

### De l'hématose, ou phénomènes chimiques de la respiration.

*Définition.* — On doit entendre, par *phénomènes chimiques* de la respiration ou *hématose*, les altérations ou les changements chimiques qu'éprouvent l'air et le sang que la respiration met en contact médiat.

Le mécanisme si compliqué que nous venons de décrire n'a d'autre but que celui de favoriser l'accès de l'air jusque dans les canalicules pulmonaires où vont se passer ces phénomènes qui constituent la partie la plus importante et vraiment essentielle de la respiration.

Pour bien faire comprendre comment ces deux fluides, l'air et le sang, peuvent entrer en conflit, il nous suffit, comme physiologistes, de connaître les faits suivants. On dit généralement que les bronches se divisent et se subdivisent indéfiniment, et forment par leur terminaison des *cellules* ou *vésicules* qui constituent le parenchyme pulmonaire : mais il importe de savoir qu'après un certain nombre de subdivisions, les bronches, arrivées à n'avoir plus qu'un demi-millimètre de diamètre environ, cessant d'avoir des portions d'anneaux cartilagineux, cessent aussi d'avoir une muqueuse séparable de la paroi bronchique proprement dite : elles cessent, en outre, d'avoir un épithélium cylindrique à cils vibratiles ; elles perdent, en un mot, les caractères des bronches. Les canalicules pulmonaires ou respirateurs qui leur font suite, appelés à tort, par conséquent, *dernières ramifications bronchiques*, continuent à se subdiviser, et se terminent en culs-de-sac arrondis ou ovoïdes, non renflés ou à peine renflés (dits improprement *cellules bronchiques* ou *pulmonaires*), qui sont, à l'époque de la naissance, 5 à 8 centièmes de millimètre de large environ. Ces conduits n'ont point la structure des bronches, mais une structure propre qui caractérise le parenchyme pulmonaire. Ils sont limités par des faisceaux rapprochés et anastomosés de fibres élastiques, anastomosées elles-mêmes et mélangées de fibres du tissu cellulaire, d'éléments fibro-plastiques et de vaisseaux. Ces derniers forment, à la face interne des conduits (qui présente de légers plis saillants en dedans), un réseau différent de celui des bronches. Ce réseau est à capillaires assez larges, se touchant ou à peu près, de manière à laisser des intervalles libres ou mailles presque nulles ou plus étroites que le diamètre du capillaire. Il rampe sur le tissu même de la paroi des conduits pulmonaires, sans qu'il y ait de muqueuse séparable du parenchyme élastique : il n'est séparé de la cavité des conduits que par une couche d'épithélium pavimenteux à gros noyaux, qui commence où cesse l'épithélium cylindrique des bronches. Ainsi les conduits pulmonaires où s'accomplit l'hématose ont une structure différente de celle des bronches qui portent l'air nécessaire à la respiration, sans qu'il soit possible de distinguer une muqueuse séparable distincte du parenchyme élastique et du tissu cellulaire, dans laquelle ou à la surface de laquelle serait distribué ce réseau, tel qu'on le voit sur les bronches encore pourvues de cartilage, lesquelles ont une muqueuse susceptible d'être disséquée et qui disparaît peu à peu en s'amincissant. On s'explique ainsi facilement l'absorption si prompte dans le poumon et plus difficile dans les autres organes revêtus d'une muqueuse.

Nous allons étudier séparément les changements survenus dans l'air qui a été respiré et ceux qui sont survenus dans le sang après une respiration.

### § I. — *Des changements survenus dans l'air qui a été inspiré.*

Pour connaître ces changements d'une manière précise, il faut d'abord avoir des notions exactes sur la composition de l'air avant qu'il pénètre dans les voies aériennes, et savoir ensuite quelle quantité chaque inspiration en introduit dans la cavité thoracique.

1° *De l'air atmosphérique.* — Nous ne décrirons pas ici les propriétés de l'air ; mais nous devons rappeler que la masse gazeuse qui, sous le nom d'*atmosphère*, enveloppe le globe d'une couche qui n'a pas moins de quinze lieues d'épaisseur, constitue le *milieu* dans lequel la respiration trouve les matériaux nécessaires à l'hématose.

L'air est un mélange de gaz et de vapeurs, mais point une combinaison. Ces gaz sont :

| | En volume. | En poids. |
|---|---|---|
| Oxygène | 20,93 | 23,13 |
| Azote | 79.07 | 76,87 |
| Acide carbonique | » | 4 à 6 dix millièmes. |
| Vapeur d'eau en moyenne | | 3 à 7 grammes par m. cube. |

On y a signalé encore des traces d'hydrogène beaucoup moindres encore que la quantité d'acide carbonique, des traces d'azotate d'ammoniaque ou autres sels ammoniacaux plus petites encore. L'*ozone*, dont on a parlé beaucoup dans ces derniers temps, comme d'un corps simple ou composé spécial et nouveau, n'est que de l'oxygène, mais à un état particulier de dimorphisme, qu'il acquiert lorsqu'il est à l'état d'électrisation positive. L'iode qu'on a cru y trouver n'y existe pas ; il en est de même des prétendus germes de plantes et d'animaux microscopiques ; ils ne se trouvent que dans certaines poussières.

Les deux gaz qui composent l'atmosphère semblent être à l'état de simple mélange, et ce mélange ne paraît pas se modifier beaucoup quant à ses proportions, en quelque endroit qu'on le considère dans la couche atmosphérique ; cependant des recherches récentes ont prouvé que la quantité d'oxygène peut varier de 1 centième. D'un autre côté, les expériences de MM. Dumas et Boussingault ont prouvé que grâce à la végétation, l'air ne peut pas être souillé par la perspiration incessante de tous les êtres qui couvrent la surface de la terre.

*Mesure de la capacité thoracique. — Capacité vitale.* — Dans ces dernières années on a beaucoup étudié cette question, dans le but d'en faire des applications à la pathologie. Les travaux de Herbst, de Hutchinson, de Wintrich, de Schneevogt, de Hecht, ont été analysés avec une critique très savante par M. Lasègue (1).

Hutchinson a cherché à mesurer la quantité d'air qui pénètre dans le poumon au moyen d'un instrument appelé *spiromètre*, mot mal fait auquel MM. Littré et Ch. Robin ont substitué celui de *pnéomètre* (πνεω, je respire, et μετρον, mesure), ainsi que le mot de *pnéométrie* à celui de *spirométrie*. Pour apporter une régularité indispensable, il fallait choisir un type, et Hutchinson l'a pris dans la succession de deux temps, dont l'un représente l'inspiration volontaire la plus profonde, et l'autre, l'expiration volontaire la plus complète possible ; on a ainsi le volume d'air déplacé par des mouvements exécutés sous l'influence exclusive de la vie, une sorte de volume vivant ; de là l'expression de *capacité vitale* choisie par Hutchinson pour désigner la capacité thoracique.

Le spiromètre ne sert donc pas à mesurer la capacité totale de la poitrine, mais seulement la quantité d'air inspiré et expiré, sans tenir compte du résidu qui n'est pas expulsé, même dans le mouvement expiratoire le plus intense.

Déjà on avait bien cherché à déterminer rigoureusement le plus ou moins de capacité pulmonaire ; dans ce but on avait mesuré l'étendue des mouvements du thorax ; mais c'était là un indice trompeur, et Hutchinson a eu raison de ne mesurer que le volume de l'air, c'est pour cela qu'il a inventé le spiromètre.

Cet appareil consiste dans un gazomètre muni d'une échelle fixe et d'un indicateur mobile qui suit les mouvements du récipient d'air et les indique sur l'échelle graduée ; le récipient à air plonge

(1) *Archiv. gén. de méd.*, avril 1856.

dans un réservoir rempli d'eau, il est en communication avec la poitrine du sujet en expérience, à l'aide d'un tube de caoutchouc, terminé par un embout de verre. M. Boudin a inventé un spiromètre plus portatif, mais peut-être moins parfait.

L'individu soumis à l'examen avec cet instrument doit être debout et libre de toute entrave ; il respire la plus grande somme d'air qu'il puisse appeler dans la poitrine et fait l'expiration la plus complète, après avoir introduit le tube entre les lèvres. L'expérience est répétée trois fois, et chaque fois le chiffre est noté.

L'expérimentation a prouvé que la capacité totale du thorax est constante et qu'elle n'est profondément influencée ni par l'exercice, ni par l'habitude, ni par toute autre cause. On a cherché à déterminer quel est le chiffre normal qui la représente. Il est certain d'avance que le volume d'air expiré par le même individu n'est pas égal à toutes les périodes de développement. La taille de l'individu est une des conditions qui font le plus varier cette capacité. Les expériences faites par Hutchinson, Schneevogt, Hecht, le démontrent. C'est ainsi que la capacité vitale croît de 1 décilitre par 2 centimètres d'augmentation dans la taille.

Le poids du corps est un guide beaucoup plus infidèle que la taille ; en effet, le poids du corps ne répond pas à des volumes d'air si régulièrement croissants, et ensuite, chez le même individu, il est sujet à des variations de volume trop grandes, trop fréquentes.

La circonférence de la poitrine, chose remarquable, est sans aucune proportion avec le volume d'air expiré.

La vigueur des poumons n'est pas plus subordonnée à leurs dimensions que celle des autres organes splanchniques à leur volume.

L'âge est une des modifications les moins puissantes : Hutchinson d'abord, plus tard Wintrich, sont arrivés seulement, malgré le nombre énorme des expériences, à conclure que la période de vingt à quarante ans est celle où la capacité vitale est la plus grande.

Quant au sexe, Schneevogt et Wintrich admettent que chez la femme la capacité respiratoire est moindre que chez l'homme.

Aussi, l'on peut avancer qu'un homme de la taille de $1^m,50$ doit avoir une capacité vitale d'environ 2,35 centimètres cubes, et qu'une femme à stature égale a une capacité de 2,00 centimètres cubes seulement.

Voici quelques résultats obtenus par le spiromètre :

| Age. | Taille. | Volumes d'air en décimètres cubes. |
|---|---|---|
| | m. | |
| 15 | 1,48 | 230 |
| 20 | 1,57 | 265 |
| 25 | 1,65 | 350 |
| 35 | 1,69 | 390 |

MM. Bonnet et Pomiès de Lyon, viennent d'appliquer le compteur à gaz dans des recherches qui ont pleinement confirmé celles de Hutchinson. C'est ainsi que M. Bonnet a vu que la capacité pulmonaire variait avec l'âge et la taille. D'après ces observations on peut dire que de vingt à trente-cinq ans, le maximum de la capacité pulmonaire est, pour une petite taille, de 3 litres, pour une taille moyenne, de 3 litres et demi, pour une grande taille, de 4 litres. Si le sujet dépasse trente-cinq ans, il faut retrancher du chiffre obtenu d'après les considérations de la taille, autant de fois 33 millimètres que le nombre de ses années s'élève au-dessus de trente-cinq ans.

*De la quantité d'air introduite dans les bronches à chaque inspiration.* — Nous venons de voir la capacité vitale, c'est-à-dire ce que peut contenir le poumon dans sa distension la plus grande ; voyons maintenant ce qui a lieu dans chaque inspiration. Or, sous ce rapport, il existe de grandes variations

D'après Herbst. la quantité d'air inspiré et expiré ou en mouvement pendant la respiration calme et naturelle est de 396$^{cc}$,727 à 496$^{cc}$,109 chez les adultes sains, de taille ordinaire, tandis que chez ceux de petite taille, elle est de 319$^{cc}$,382 à 357$^{cc}$,055.

On peut, à l'aide de ces chiffres, calculer la quantité d'air qui est introduite chaque jour dans les poumons, en comptant sur seize à dix-huit inspirations par minute. Dans les plus grandes inspirations sur des individus de taille ordinaire et vigoureux, la poitrine étant libre, la quantité peut être portée à 3887$^{cc}$,929, elle est de un quart ou un tiers en moins chez les hommes faibles.

Dans l'expiration forcée, il y a une quantité de gaz rejetée qui répond à la précédente à quelques centimetres cubes près en moins.

Les vêtements serrés diminuent, du quart au tiers environ, la quantité d'air en mouvement.

Le jeune âge, la petitesse de la taille comme on le voit chez les femmes par exemple, l'état d'obésité, les affections du poumon, donnent des chiffres moindres que les précédents pour la capacité pulmonaire, les conditions d'expériences restant les mêmes.

Nous connaissons maintenant la qualité et la quantité de l'air qui entre dans la poitrine; si l'on examine ce même air quand il sort des voies aériennes, on le trouve modifié :

1° Dans son volume;
2° Dans sa température ;
3° Dans sa quantité d'oxygène ;
4° Dans sa quantité d'acide carbonique ;
5° Dans sa quantité d'azote ;
6° Dans sa quantité de vapeur aqueuse :

7° Il y a de plus une matière animale et d'autres principes accidentels.

*De la modification de l'air dans son volume.*

Il est aujourd'hui parfaitement établi que le volume de l'air expiré est moindre que celui de l'air inspiré. Les expériences de Mayow, de Hales, de Robert Boyle, ont démontré qu'il y avait un déficit dans l'air expiré, qui pouvait être évalué à 0,063.

On peut examiner cette perte dans deux conditions différentes : pour une seule respiration, ou bien sur un certain nombre de respirations pendant un certain temps. Dans le premier cas, on ne peut arriver qu'à une appréciation insuffisante, parce que, comme nous venons de le voir, les deux mouvements respiratoires peuvent être plus ou moins amples : aussi le résultat des expériences conçues d'après cette idée est extrêmement variable. Ainsi Davy, après une petite inspiration de 456$^{cc}$,228 d'air, ne fait perdre à l'air que 5$^{cc}$,95 ; puis, après une inspiration de 1983$^{cc}$,6, le déficit dans l'air expiré s'élève à 25$^{cc}$,786 ; enfin, après une inspiration de 2796$^{cc}$,876, il fit perdre à l'air que la poitrine avait reçu 39$^{cc}$,672 : cela constituerait une perte d'environ 1/70$^{e}$ environ de l'air inspiré.

D'après le second mode, comme l'a fait M. Despretz (1), on constate une perte très sensible. Six jeunes lapins ayant respiré pendant deux heures dans 49 litres d'air, il y eut 1 litre de diminution. La perte peut être portée jusqu'à 1/24$^{e}$, quand l'animal respire le même air, jusqu'à ce que son altération ne permette plus de le respirer davantage. Telle est au moins la moyenne des expériences de Lavoisier, Davy, Goodwin, Allen, Pepys et Pfaff.

*De la modification de l'air dans sa température.*

En traversant successivement la bouche ou les cavités nasales, le pharynx, le larynx, la trachée-artère et les bronches, l'air inspiré prend une température analogue à celle du corps ; dans la plupart des cas, il s'échauffe et par conséquent se raréfie, de sorte que la même quantité d'air en poids occupe dans le poumon un espace beaucoup plus considérable que celui qu'elle occupait avant d'être introduite dans ce viscère. On comprend dès lors qu'à sa sortie du poumon, l'air possède une température voisine de celle du corps, variable comme celle de ce dernier ; c'est ce qui explique pourquoi chez les moribonds l'haleine devient froide et ne se trouve plus modifiée dans sa température.

(1) *Annales de physique et de chimie*, t. XXVI, p. 337.

*De la modification de l'air dans sa quantité d'oxygène. — Diminution de l'oxygène.*

Ce phénomène de la diminution de l'oxygène dans la respiration forme le trait le plus saillant de cette fonction. Découvert par Priestley et Schèele, il a été admis par tout le monde. Les expériences de Spallanzani ont prouvé que c'est un fait dont l'universalité est constatée dans toute l'échelle animale.

Nous allons étudier d'abord à combien la perte d'oxygène peut être évaluée dans une respiration, et nous verrons ensuite combien d'oxygène est absorbé en un temps donné :

1° D'après Davy et Gay-Lussac, l'air inspiré contenant 21 parties d'oxygène, n'en contiendrait plus que 19 ou 18 parties en sortant du poumon, ou, en d'autres termes, il y aurait un cinquième environ d'oxygène absorbé. C'était d'ailleurs le chiffre déjà donné par Menzies, qui évaluait la déperdition d'oxygène au quart. Dulong fait observer, avec raison, que cette déperdition doit être variable suivant les diverses circonstances dans lesquelles se trouve placé le même individu.

Quant à la quantité absolue d'oxygène enlevée dans une respiration, elle varie suivant la quantité d'air qui a été inspirée. Davy, après une inspiration de 614$^{cc}$,916 d'air, trouva 23$^{cc}$,803 d'oxygène de moins dans l'air expiré. Après une inspiration de 1983$^{cc}$,6, 150$^{cc}$,753 d'oxygène avaient disparu. Après une inspiration de 2796$^{cc}$,875, la perte d'oxygène s'élevait à 198$^{cc}$,36.

2° Quant à la quantité d'oxygène absorbée dans des temps égaux, on l'a calculée pour une inspiration moyenne, par minute, par vingt-quatre heures, pour un siècle.

Pour une inspiration moyenne l'absorption est de 19$^{cc}$,572 (Abernethy), 24$^{cc}$,80 (Allen et Pepys), 29$^{cc}$,50 (Dalton).

Par minute, elle est de 297$^{cc}$,440 (Nysten), 535$^{cc}$,572 (Allen et Pepys), 555$^{cc}$,408 (Lavoisier), 595$^{cc}$,080 (Dalton), 604$^{cc}$,916.

Par vingt quatre heures, elle est de 745 décimètres cubes (Lavoisier et Davy). Si l'on calcule en poids, ce serait de 1 kilogramme (B. Prévost).

MM. Dumas et Boussingault ont calculé cette absorption pendant un siècle. En supposant, disent-ils, que chaque homme consomme 1 kilogramme d'oxygène par jour, qu'il y ait mille millions d'hommes sur la terre, et que, par le fait de la respiration des animaux, ou par la putréfaction des matières organiques, cette consommation attribuée aux hommes soit quadruplée ; supposons, de plus, que l'oxygène dégagé par les plantes vienne compenser seulement l'effet des causes d'absorption d'oxygène oubliées dans cette estimation, ce sera mettre bien haut, à coup sûr, les chances d'altération de l'air.

Eh bien ! dans cette hypothèse exagérée, au bout d'un siècle, tout le genre humain, et trois fois son équivalent, n'auront absorbé qu'une quantité égale au poids de 15 ou 16 cubes de cuivre de 1 kilomètre de côté, tandis que l'air en renferme près de 154,000.

On a inventé un moyen fort simple de rapporter à une mesure commune les expériences faites sur une foule d'animaux qui diffèrent pourtant considérablement entre eux, quant à leur poids absolu.

Ce moyen consiste à calculer, pour un temps donné, la quantité d'oxygène absorbée en raison de 1 kilogramme de l'animal. D'après MM. Regnault et Reiset, dans sept expériences faites sur le même chien, la moyenne d'oxygène consommée a été en poids 1gr,183, *maximum* 1,393, *minimum* 1,016. On voit déjà que, pour le même animal, il y a des différences assez considérables pour des temps égaux et semblables.

Appliquons ces données à la respiration de l'homme. Supposons un adulte du poids de 75 kilogrammes ; nous aurons pour une heure une consommation de 88gr,725, ce qui donne pour vingt-quatre heures 2 kilogrammes 129gr,400.

Il convient néanmoins de réduire ce chiffre ; car il faut remarquer que si certains animaux, comme le chien, prennent plus d'un gramme pour 1 kilogramme de l'animal en une heure, d'autres, comme les lapins, restent un peu au-dessous de 1 gramme. Il faut donc prendre pour l'homme le chiffre de 1 gramme par heure pour 1 kilogramme de l'individu. Cela donne alors 75 grammes par heure, et 1 kilogramme 800 grammes, ou un peu plus de 3 livres 3/4 par vingt-quatre heures.

Si maintenant nous examinons ce qui arrive dans les animaux, nous trouvons dans le Mémoire de MM. Regnault et Reiset les résultats suivants :

La moyenne de six expériences faites sur des *lapins* a été de 0,918.

Les *poules* absorbent moins que les carnivores, un peu plus que les lapins.

Pour les *canards*, elle est de 1gr,527 par heure pour 1 kilogramme de l'animal.

Les *petits oiseaux* consomment proportionnellement plus de dix fois autant d'oxygène que les *gros*, savoir : de 9 à 13 grammes d'oxygène par heure pour 1 kilogramme de l'animal.

Les *reptiles* absorbent beaucoup moins d'oxygène que les animaux à sang chaud. Le *maximum* d'oxygène enlevé par les grenouilles a été de 0gr,105, et le *minimum* de 0gr,063. Le chiffre est à peu près le même pour la respiration des salamandres et des lézards engourdis; mais ceux-ci, étant éveillés, consomment deux ou trois fois plus d'oxygène que les grenouilles.

Les *insectes* sont loin de ressembler aux reptiles à cet égard. La respiration des hannetons, par exemple, consomme à peu près autant d'oxygène, à poids égaux, que celle des lapins, des chiens et des poules. Il en est de même des vers à soie ; mais leurs chrysalides n'en absorbent pas tout à fait autant que l'animal auquel elles succèdent.

La respiration des *vers de terre* ne diffère guère de celle des grenouilles.

L'état d'*inanition* diminue la quantité d'oxygène absorbé. Un lapin, nourri de carottes, avait absorbé par heure 3gr,124 ; le même à l'inanition, n'absorbait plus que 2gr,518. Un chien, qui consomme par heure 6gr,592 d'oxygène quand il était nourri au pain, n'en consommait plus que 5gr,054 quand il fut à l'inanition. Il s'agit ici de la consommation absolue et non de la consommation calculée pour 1 kilogramme de l'animal.

L'état de torpeur hibernale a une influence fort remarquable. Une marmotte qui, éveillée, avait absorbé 1gr,190 d'oxygène, n'absorba plus, dans l'état de torpeur, que 0gr,040.

L'absorption d'oxygène est plus grande chez les animaux maigres, mais bien portants, que chez les animaux très gras.

Enfin, un animal respirant dans un mélange d'oxygène et d'hydrogène absorbe plus du premier de ces gaz que dans le mélange d'oxygène et d'azote; mais ce résultat ne s'obtient pas lorsque l'animal respire dans une atmosphère riche en oxygène, l'autre gaz étant de l'azote. Dans ce cas, il ne prend pas plus d'oxygène que dans l'air atmosphérique. Sur ce point, les expériences de MM. Regnault et Reiset ne concordent point avec celles d'Allen et Pepys, qui ont vu un homme absorber jusqu'à 81 pouces cubes d'oxygène par minute dans une atmosphère où ce gaz était en excès. Ces derniers ont obtenu le même résultat pour la respiration des pigeons et des chiens placés dans les mêmes circonstances. Mais les expériences de Lavoisier et de Seguin, comme celles de M. Regnault et Reiset, prouvent qu'ils se sont trompés.

### *De la modification de l'air dans sa quantité d'acide carbonique. — Acide carbonique expulsé par l'expiration.*

Si Spallanzani a prouvé par ses expériences que l'absorption de l'oxygène est une propriété de toute matière organisée et même des substances organiques, comme la fibrine et autres principes voisins, il a prouvé aussi que *rejeter de l'acide carbonique est une autre propriété* de toute *matière organisée*, qu'elle manifeste même dans le vide. L'exhalation de l'acide carbonique est donc un fait aussi universel que celui de l'absorption de l'oxygène.

Nous allons rechercher : 1° quelle est la proportion d'acide carbonique exhalée dans chaque expiration ; 2° quelle quantité absolue est produite dans des temps successifs et égaux ; 3° quelles sont les circonstances physiologiques qui activent ordinairement cette excrétion ; 4° enfin, dans quel rapport marchent l'absorption d'oxygène et le dégagement d'acide carbonique.

1° *Proportion d'acide carbonique exhalée dans chaque expiration.* —Sur 100 parties d'air en volume, il y a, après chaque expiration, de 3 à 5 parties d'acide carbonique (Abernethy, Davy, Proust, Dumas, Davy et Gay-Lussac, Coutanceau, Dulong, Despretz, Legallois, Apjohn, Bostock).

Cette proportion est variable, suivant beaucoup de circonstances. Ainsi, Coathupe a trouvé 4 pour 100 d'acide carbonique dans l'air rejeté par l'adulte ; les extrêmes sont 1,90 et 7,98 pour 100 Il a vu, comme Proust, que cette quantité varie suivant les heures du jour. M. le professeur Bérard a fait remarquer depuis longtemps dans ses cours que si la respiration était lente, et que si l'expiration était quelque peu différée, l'air devait sortir plus altéré du poumon, et par conséquent plus chargé d'acide carbonique. Les expériences de Vierordt, publiées en 1845, ont confirmé cette vue.

Lorsque, dit ce dernier, la respiration est fréquente, la quantité d'acide carbonique expulsée à chaque expiration est beaucoup moins abondante que dans une expiration lente : mais la quantité d'acide carbonique produite pendant un temps donné, par des respirations fréquentes, est plus forte que celle qui est rejetée par des expirations lentes.

A chaque expiration, quelle que soit sa durée, correspond une valeur constante d'acide carbonique de 2,5 pour 100, à laquelle s'ajoute encore une nouvelle quantité d'acide carbonique exactement proportionnelle à la durée de la respiration. Des expériences récentes faites par le docteur Horn confirment entièrement cette opinion.

2° *Quantité d'acide carbonique produite dans des temps successifs et égaux.* — D'après Lavoisier et Seguin, ce serait 296157 centimètres cubes par jour ; MM. Andral et Gavarret sont arrivés à peu près au même résultat que Lavoisier et Seguin, et pour eux, un homme en vingt-quatre heures consomme 240 grammes de carbone. Dumas ne porte ce dernier chiffre qu'à 200 grammes.

Voici la quantité de carbone éliminée en vingt-quatre heures par différents animaux. Pour le cheval, 2,500 ; pour le lapin, 25 grammes ; pour le cochon d'Inde, 6 grammes ; pour le pigeon, 7 grammes ; pour le chien, 33 grammes ; pour le chat, 17 grammes ; pour le grand duc, 15 grammes.

3° *Circonstances physiologiques qui augmentent ou diminuent cette excrétion.* — Nous avons déjà dit que Coathupe et Proust avaient constaté une variation suivant les heures du jour. Apjohn était arrivé au même résultat. D'après ces physiologistes, l'exhalation atteint son *summum* entre onze heures et midi.

Horn (*Gaz. méd.*, 1850, p. 902) a étudié ces variations avec beaucoup de soin. Les *minima*, au nombre de 4, sont : de six heures et demie du matin à huit heures, de midi et demi à une heure, de six heures du soir à huit heures, et de minuit à deux heures du matin. C'est de neuf heures du soir jusqu'après minuit que l'économie perd le moins d'acide carbonique.

D'après Proust, le vin, pris en excès, diminue cette exhalation. Vierordt a vu la quantité d'acide carbonique expiré diminuer presque à l'instant, dès qu'on a bu quelque liqueur spiritueuse, et cette diminution dure environ deux heures.

L'éthérisation a une influence remarquable. M. Ville a constaté que l'exhalation de l'acide carbonique augmente à proportion que la sensibilité s'affaiblit, et diminue à mesure que la sensibilité revient. Ceci nous prouve une chose, c'est que l'acide carbonique a moins d'affinité pour le sang pendant cette influence. Ne pourrait-on pas s'expliquer par là le dégagement spontané du gaz dans le sang qui a eu lieu dans quelques cas, comme l'ont vu M. Gosselin et moi dans une autopsie que j'ai faite à l'Hôtel-Dieu, dans son service ? On a remarqué enfin que, pendant les mouvements modérés du corps, l'expiration de l'acide carbonique était au moins d'un tiers plus grande que dans l'état de repos.

MM. Paul Hervier et V. Lagier (1) ont étudié l'influence de l'air comprimé sur la quantité d'acide carbonique exhalé. Jusqu'à la pression de 775 millimètres, l'exhalation augmente ; elle diminue dès que la pression devient plus considérable. Au sortir du bain d'air comprimé, l'exhalation d'acide carbonique s'accroît, et cet accroissement se soutient pendant quelques heures.

MM. Andral et Gavarret ont étudié avec infiniment de soin les différences en rapport avec l'âge, le sexe, la constitution, et, pour les femmes, les périodes menstruelles et la grossesse.

(1) *Gazette des hôpitaux*, 1849, p. 374.

Depuis l'âge de huit ans jusqu'à celui de la puberté, la quantité d'acide carbonique exhalé augmente sans cesse à mesure que l'individu avance en âge ; seulement cette quantité est toujours plus grande chez les enfants du sexe masculin que chez ceux du sexe féminin. Ainsi, en représentant la quantité d'acide carbonique par le carbone qu'il contient, ils ont trouvé qu'un enfant mâle de huit ans rejette en une heure 5 grammes de carbone, tandis que celui de quinze ans en consomme 8gr,7. Chez les petites filles, la quantité est un peu moindre, de telle façon que, pendant toute la durée de la seconde enfance, la moyenne de l'acide carbonique exhalé en une heure est représentée par 6gr,4 de carbone pour le sexe féminin, 7gr,4 pour le sexe masculin.

Après la puberté, MM. les professeurs Andral et Gavarret ont noté une remarquable différence entre l'homme et la femme : chez l'homme, l'exhalation d'acide carbonique va sans cesse en augmentant depuis quinze ans jusqu'à trente ans ; puis elle décroît à partir de cet âge jusqu'à la fin de la vie. Ainsi, ils ont trouvé que, entre quinze et vingt ans, la moyenne de carbone rejeté en une heure s'élève à 10gr,8 ; de vingt à trente, la moyenne est de 12gr,2 ; de trente à quarante, la moyenne descend à 11 ; de quarante à soixante ans, elle n'est plus que de 10gr,1 ; de soixante à quatre-vingts ans, 9gr,2. Sur un vieillard de cent deux ans, la consommation de carbone n'était que de 5gr,9.

Chez la femme, la quantité d'acide carbonique exhalé est toujours la même, tant que dure la menstruation. Ainsi, chez une femme adulte bien réglée, quel que soit l'âge, la moyenne est représentée par 6gr,9 de carbone par heure, à peu près comme cela a lieu chez les jeunes filles prises dans la seconde enfance. On remarque, en outre, que pendant la grossesse la quantité augmente, et la moyenne s'élève à 8 grammes par heure, pour reprendre, après l'accouchement et le rétablissement des règles, la moyenne indiquée tout à l'heure. Un des résultats de la menstruation serait donc de suppléer, jusqu'à un certain point, à la respiration. Enfin, MM. Andral et Gavarret ont montré qu'à tous les âges, l'exhalation d'acide carbonique est d'autant plus abondante, que la constitution est plus vigoureuse. Sur un jeune homme de vingt-six ans, d'une constitution athlétique, ils ont trouvé que la consommation de carbone s'élevait jusqu'à 14gr,1 par heure. Sur un vieillard de quatre-vingt-douze ans dont le système musculaire avait encore de la force, la quantité était de 8gr,8, chiffre énorme, si on le compare à ceux que nous venons d'indiquer pour les vieillards même moins avancés en âge.

Dans certaines maladies, cette exhalation est diminuée. Tel est le typhus, d'après Malcolm.

4° *Rapport entre l'oxygène absorbé et l'acide carbonique exhalé.* — Il s'agit de savoir si tout l'oxygène absorbé pourrait être retrouvé dans l'acide carbonique exhalé. Pour cela, il faut chercher si le poids de l'oxygène contenu dans l'acide carbonique égale le poids de l'oxygène consommé, ou bien si le volume de l'acide carbonique exhalé est égal au volume d'oxygene enlevé, puisque l'on sait qu'un volume d'acide carbonique représente exactement le volume de l'oxygène qui entre dans sa composition.

L'observation démontre, et cela est digne d'attention, que ces deux valeurs se suivent quelquefois, mais avec des fluctuations plus notables qu'on ne l'a cru cependant longtemps, et sans que l'oxygène de l'acide carbonique représente tout l'oxygène enlevé. Il y a *presque toujours un déficit* : les exceptions à cette loi sont excessivement rares.

Allen et Pepys sont les seuls qui aient cru voir que le volume de l'acide carbonique formé égalait celui de l'oxygène enlevé. Ces résultats sont fautifs, et l'opinion que nous avons émise s'appuie sur les expériences de Dulong, Despretz, Brunner et Valentin, Regnault et Reiset.

On a cherché si le déficit est le même dans toutes les espèces animales, et s'il n'y avait pas une variation suivant le régime.

Il est plus grand chez les carnivores que chez les herbivores. Le poids de l'oxygène enlevé à l'air étant représenté par 1000, celui de l'oxygène contenu dans l'acide carbonique n'était que de 745 dans sept expériences sur les chiens (MM. Regnault et Reiset); tandis que la moyenne sur six lapins s'élève à 919. Le chiffre est encore plus élevé chez les oiseaux. Il est de 927 chez les poules, et quelquefois 998. Chez les petits oiseaux, eux qui enlèvent une si grande quantité d'oxygène, la portion d'acide carbonique n'était pas aussi grande que chez les poules : elle ne s'éleva qu'à 700 ou 800. La proportion pour les grenouilles est 698, et pour les insectes 791.

Le rapport entre la quantité d'oxygène contenu dans l'acide carbonique et la quantité totale d'oxygène pris à l'air paraît dépendre beaucoup plus de la nature des aliments que de la classe à laquelle appartient l'animal. Ce rapport est le plus grand lorsque les animaux se nourrissent de grains, et il dépasse alors souvent l'unité. Quand ils se nourrissent exclusivement de viande, ce rapport est plus faible et varie de 0,62 à 0,80 d'acide carbonique rejeté pour 1 d'oxygène absorbé. Avec le régime des légumes, le rapport est en général intermédiaire entre celui que l'on observe avec le régime de la viande et celui que donne le régime du pain.

Ce rapport est à peu près constant pour les animaux de même espèce qui sont soumis à une alimentation parfaitement uniforme, comme cela est facile à réaliser pour les chiens; mais il varie notablement pour les animaux d'une même espèce, et pour le même animal soumis au même régime, mais dont on ne peut régler l'alimentation, comme pour les poules.

Lorsque les animaux sont à l'inanition, le rapport entre l'oxygène contenu dans l'acide carbonique et l'oxygène total consommé est à peu près le même que celui que l'on observe pour le même animal soumis au régime de la viande: il est cependant, en général, un peu plus faible L'animal, à l'inanition, ne fournit à la respiration que sa propre substance, qui est de la même nature que la chair qu'il mange lorsqu'il est soumis au régime de la viande. Tous les animaux à sang chaud présentent donc, lorsqu'ils sont à l'inanition, la respiration des animaux carnivores.

Le rapport entre l'oxygène contenu dans l'acide carbonique et l'oxygène total consommé varie donc, pour le même animal, depuis 0,62 jusqu'à 1,64, suivant le régime auquel il est soumis. Il est bien loin d'être constant, comme l'avaient admis Brunner et Valentin. (Regnault et Reiset.)

On voit, d'après tous ces faits, que la privation de nourriture a le double résultat de diminuer la quantité absolue d'oxygène absorbé et la proportion d'acide carbonique formé, eu égard à l'oxygène enlevé.

Dans un milieu riche en oxygène, mais qui reste cependant composé d'oxygène et d'azote, la quantité absolue d'oxygène enlevé et le rapport entre cet oxygène et l'acide carbonique exhalé ne changent pas sensiblement. Déjà Lavoisier avait vu que l'acide carbonique n'était pas plus abondant quand un animal respirait dans l'oxygène pur. Allen et Pepys avaient cru à tort que cette quantité était plus considérable.

### *De la modification de l'air dans sa quantité d'azote. Exhalation d'azote.*

Il est aujourd'hui incontestable que l'air qui sort du poumon après une expiration est plus chargé d'azote que celui qui y entre. Cela a été constaté par Berthollet, Collard de Martigny, Despretz, Lassaigne et Yvan, Marchand, Boussingault, Barral, Regnault et Reiset.

Voici les résultats fournis par les expériences de ces derniers :

1° Lorsque les animaux à sang chaud, mammifères et oiseaux, sont soumis à leur régime alimentaire habituel, ils dégagent toujours de l'azote ; mais la quantité de ce gaz exhalée est très petite; elle ne s'élève jamais à $\frac{2}{100}$ du poids de l'oxygène total consommé, et le plus souvent elle est moindre que $\frac{1}{200}$.

2° Lorsque les animaux sont à l'inanition, ils absorbent souvent de l'azote, et la proportion de l'azote absorbé varie entre les mêmes limites que celles de l'azote exhalé dans le cas où les animaux sont soumis à lour régime habituel. L'absorption de l'azote s'est montrée presque constamment chez les oiseaux à l'inanition, mais très rarement chez les mammifères.

3° Lorsque après avoir été plusieurs jours à l'inanition, l'animal est soumis à un régime alimentaire très différent de son régime habituel, il absorbe souvent encore de l'azote pendant quelque temps, probablement jusqu'à ce qu'il se soit fait à son nouveau régime ; il rentre alors dans le cas général et dégage de l'azote. Ce fait n'a été constaté que sur des poules qui, après avoir été plusieurs jours à l'inanition, échangeaient leur régime de grain pour un régime de viande seule.

4° Lorsque l'animal est souffrant par suite du régime alimentaire auquel il est soumis, ou peut-être par d'autres causes, il absorbe encore de l'azote. Cette absorption de l'azote a été constamment observée dans les expériences faites sur un canard malade qui mourut quelque temps après.

Ces alternatives de dégagement et d'absorption d'azote que présente le même animal lorsqu'il est soumis à divers régimes, est favorable à l'opinion d'Edwards, qui admet que le dégagement et l'absorption d'azote ont toujours lieu simultanément pendant la respiration, et que l'on n'observe jamais que les résultats de ces deux effets contraires.

Les frugivores exhalent plus d'azote que les carnivores (Despretz, Dulong).

*Historique.* — Avant qu'on fût arrivé à connaître ainsi l'exhalation d'azote, il y avait dans la science des opinions qu'il faut passer rapidement en revue :

1° Les uns disaient qu'il y avait moins d'azote dans l'air expiré que dans celui qui était inspiré (Priestley, Abernethy, Henderson, Davy, Allen et Pepys, Humboldt, Provençal). On portait la quantité absorbée jusqu'à 6, 8, 10 centimètres cubes par minute.

2° D'autres chimistes, parmi lesquels se trouve Lavoisier, disent que la proportion d'azote inspiré et expiré reste la même, de sorte qu'il n'y aurait ni exhalation ni absorption.

3° D'autres prétendent que l'azote de l'air expiré est tantôt en plus, tantôt en moins, tantôt en même quantité que l'azote de l'air inspiré (Nysten, Dulong, Treviraus, etc.)

4° Enfin, nous avons déjà vu qu'Edwards soutenait qu'il y avait à la fois absorption et exhalation d'azote ; que tantôt l'exhalation l'emportait sur l'absorption, que tantôt c'était le contraire, et que parfois l'exhalation et l'absorption se faisaient équilibre.

### *De la modification de l'air dans la vapeur aqueuse. Transpiration pulmonaire.*

Nous avons déjà dit que dans l'air atmosphérique il y a toujours une certaine quantité de vapeur aqueuse ; mais, quand l'air sort de la poitrine, on le trouve chargé d'une plus grande quantité de cette vapeur, entraînant avec elle une petite proportion de matière animale : c'est ce qui constitue la *transpiration pulmonaire*. Lorsque la température extérieure ne dépasse pas 5 ou 6 degrés centigrades, on voit cette vapeur, condensée tout à coup au sortir de la bouche ou du nez, apparaître sous forme d'une sorte de nuage. Dans l'air plus dense de quelques souterrains profonds, Haller a vu cette vapeur se condenser alors que la température n'était pas plus basse que 0°,56 centigrades. Cette vapeur ternit momentanément une glace ou les métaux brillants sur lesquels on la reçoit. Dans les cas où la mort est douteuse, on a conseillé de placer une glace à l'entrée des voies aériennes pour voir si elle se ternit ou non. Mais ce moyen peut être infidèle.

Cette vapeur ne vient pas seulement des canalicules respirateurs, elle est fournie aussi par toute la muqueuse des voies aériennes. L'expérience suivante de Magendie le prouve. Si l'on adapte une seringue à une plaie faite à la trachée d'un animal, et si l'on pousse de l'air dans la trachée, dans le sens de l'expiration, cet air, qui n'a pas traversé le poumon, entraîne cependant une vapeur aqueuse facile à démontrer. Certains cas de fistules de la trachée ont permis de constater chez l'homme ces origines multiples de la vapeur dite *pulmonaire*.

Un homme qui fait par minute seize inspirations d'un demi-litre, introduit 480 litres d'air en une heure. A 10 degrés et à moitié saturé d'humidité, les 480 litres contiennent 2gr,362 de vapeur d'eau. Par l'inspiration, cet air est chassé à la température de 38 degrés environ et à saturation complète ; il contient alors 21gr,985 d'eau ; d'où retranchant les 2gr,762 introduits par l'air, on voit que la respiration fait perdre 19gr,623 d'eau en une heure et 470gr,90 en vingt-quatre heures (Gavarret).

Sa *composition* montre qu'elle est presque exclusivement formée d'eau à laquelle il se joint une petite quantité de matière animale qui se putréfie dans les vases où l on a renfermé de l'air expiré.

Brunner et Valentin démontrent par un autre procédé l existence d'une matière organique dans la vapeur expirée. L'acide carbonique, au travers duquel nous avons expiré, disent-ils, devient rougeâtre ; mais la quantité de matière organique est si petite, que nous n'avons pu lui donner un chiffre certain.

Accidentellement, la vapeur pulmonaire se charge des principes volatils qui ont été ingérés dans le tube digestif, tels que ceux de l'ail, de l'alcool, du camphre, du musc. Le phosphore s'échappe du poumon par les narines sous la forme d'un nuage épais et blanchâtre, qui, dans l'obscurité, devient lumineux, d'après de Montgarny.

La force aspiratrice par laquelle la poitrine attire l'air dans les voies aériennes paraît, en même temps, exercer une influence sur la perspiration pulmonaire. Breschet et Milne Edwards ont supprimé cette force aspiratrice en ouvrant la poitrine d'animaux vivants auxquels ils établissaient la respiration artificielle ; ils ont vu alors que les substances volatiles ne parvenaient plus dans la perspiration pulmonaire ou qu'elles n'y parvenaient pas d'une manière si prompte ni en aussi grande quantité.

## § II. — *Action de la respiration sur le sang.*

L'étude de la circulation devrait comprendre non-seulement l'examen des actes opérés par les parois de l'appareil et du mouvement qu'elles impriment au liquide contenu, mais elle devrait encore embrasser la description des changements de constitution intime que présente le sang selon les ordres de vaisseaux qu'il traverse. Son cours, son mouvement offre en effet partout des dissemblances en rapport avec ses différences de composition immédiate, et celle-ci, comme on sait, varie dans les artères pulmonaires, dans les veines pulmonaires et les artères générales, dans les veines portes et générales, etc. C'est donc pour céder à l'usage suivi dans les examens, et contrairement à la méthode, que nous plaçons ici ce paragraphe qui offrirait cependant plus d'intérêt dans un tableau des dissemblances physiologiques du sang dans les diverses régions de l'économie.

Les artères pulmonaires amènent au poumon du sang *veineux*, les veines pulmonaires ramènent au cœur du sang *artériel*. C'est dans les capillaires du poumon, par le contact de l'air, que cette transformation s'est opérée. Quelles sont les différences que ce conflit a établies entre les deux sangs? Qu'y a-t-il de plus ou de moins? En d'autres termes, quelles modifications la respiration amène dans le sang? C'est ce qui nous reste à examiner.

Le sang artériel diffère du sang veineux par sa couleur, son odeur, sa température, sa capacité pour le calorique, sa pesanteur spécifique, sa coagulation et la quantité du sérum. Il en diffère encore par sa composition chimique.

1° *Couleur dans les deux sangs.* — C'est là la différence la plus frappante. Le sang artériel est rutilant, écarlate, d'une teinte beaucoup moins foncée que celle du sang veineux. Cette différence est très tranchée dans les animaux à respiration aérienne et à double circulation. Le mélange des deux sangs chez les reptiles efface presque complétement cette différence. Dans les capillaires, les deux teintes se confondent; le sang qui y entre rouge en sort noir.

2° *Odeur et saveur des deux sangs.* — L'odeur du sang artériel est forte, et sa saveur plus prononcée que dans le sang veineux.

3° *Température des deux sangs.* — M. Cl. Bernard a prouvé à cet égard un fait soupçonné par Legallois, Collard de Martigny, Magendie et M. Malgaigne, c'est que le sang du ventricule droit est toujours plus chaud de 2 à 3 dixièmes de degré que celui du ventricule gauche, contrairement à ce qu'on croyait. Cela tient à l'arrivée du sang des veines sus-hépatiques, le plus chaud de toutes les parties du corps, par la veine cave inférieure, mais sauf les veines rénales, partout ailleurs le sang des veines est un peu moins chaud que celui des artères.

4° *Capacité pour le calorique.* — Davy affirme que la capacité calorique du sang artériel est à celle du sang veineux comme 10,11 : 10,10. Elle n'offre point la différence que Crawfort admettait pour expliquer la formation de la chaleur.

5° *Pesanteur spécifique des deux sangs.* — Le sang artériel et le sang veineux ont à peu près la même pesanteur spécifique.

6° *Différences de la coagulabilité de la fibrine des deux sangs.* — Berthold et Blundell attestent que le sang veineux se coagule avec plus de promptitude que le sang artériel. Schroeder van der Kolk (*De respirationis chymismo*, Trajecti ad Rhenum, 1836) vient appuyer cette opinion. D'après Blundell, il y aurait une différence de 2 minutes dans le sang de l'homme. La différence a été de 1 à 4 minutes chez des agneaux, selon J. Davy, et de 1/2 minute chez des veaux et des chèvres, d'apres Berthold. La même différence a été trouvée par Saissy. Cependant Lehmann affirme que le sang artériel se fige plus rapidement que le sang veineux, et nous partageons volontiers cette opinion.

7° *Proportion des parties liquides aux solides dans les deux sangs.* — D'après M. Becquerel, le sang artériel contient moins de résidus solides que le sang veineux. Il y a moins de graisse, moins de globules, moins d'albumine, moins de matières extractives et moins de sels, les globules contiennent moins de matière colorante. Quant à la fibrine, elle reste la même. Denis, Hertwig et Schultz étaient arrivés à des résultats à peu près analogues (*Traité de chimie pathologique*, 1854, p. 87).

8° *Proportion des carbonates alcalins dans les deux sangs.* — Suivant Mitscherlich, Tiedemann et Gmelin, il y a plus de sous-carbonate alcalin dans le sang veineux que dans le sang artériel. 10000 parties de sang veineux contiennent, disent-ils, 12,3 d'acide carbonique combiné, tandis que 10000 parties de sang artériel ne contiennent que 8,3 au plus de cet acide. Nous ferons plus loin une application de cette donnée.

9° *De l'oxygène dans les deux sangs.* — L'oxygène est en plus grande quantité dans le sang artériel que dans le sang veineux; en moyenne, il y a 2,41 à 3 centimètres cubes pour 100 dans le premier, et de 1 centimètre cube à 1,17 seulement pour le sang veineux, ce qui donne, à l'avantage du sang artériel, une différence de 1,25 pour 100 en moyenne.

Un litre d'eau dissout, à la température de 10 degrés 46 centimètres cubes d'oxygène; on voit, d'après ce qui précède, que le sang en peut dissoudre davantage. Les expériences directes de Magnus ont, en effet, montré qu'il peut en dissoudre de 100 à 120 centimètres cubes par litre, soit 10 à 12 pour 100, au lieu de 4 à 5 pour 100 que dissout l'eau; mais le sang tiré de la veine n'en renferme que 10 à 13 centimètres cubes par litre. Il faut de plus tenir compte de la température élevée du sang; car, à 37 degrés, l'eau n'en contiendrait pas 46 centimètres cubes par litre.

Le sang dissolvant plus d'oxygène que l'eau et plus que son propre sérum, qui en dissout (Berzelius, 1833) moins que l'eau, on devait penser que les globules sont les agents de cette dissolution; c'est ce que l'expérience directe a prouvé (Dumas, 1846, Robin et Verdeil, 1853). Mais il faut tenir compte dans ces questions, non-seulement des dissolvants, mais du liquide qui le tient en suspension, qui en influant naturellement sur l'état des globules, influe aussi sur leur pouvoir dissolvant à l'égard de l'oxygène. Ainsi M. Bernard a démontré (1853-1854) que le sang de la veine porte ventrale est celui qui absorbe le plus d'oxygène, vient ensuite le sang du cœur droit, puis celui des veines périphériques. Le sang artériel est celui qui en absorbe le moins par le contact direct entre l'air et le sang. Celui *des animaux à jeun a toujours absorbé plus d'oxygène que le sang des animaux en digestion.* Cette diminution du pouvoir dissolvant des globules est proportionnée à la quantité de sucre contenue dans le sérum, et l'expérience montre que le sucre diminue ce pouvoir, tandis que le sel marin l'augmente. L'abaissement de la température du sang au-dessous de celle qui est propre à l'animal fait diminuer le pouvoir dissolvant des globules, contrairement à ce qui a lieu pour les liquides par rapport aux gaz et aux sels. Ce fait montre que, dans cette assimilation de l'oxygène par les globules, il n'y a pas une dissolution proprement dite, dans le sens habituel de ce mot, mais une combinaison par affinité moléculaire spéciale de l'oxygène pour les parties solides de l'économie, les globules en particulier. (Liebig, 1852, Bernard, 1853, Robin et Verdeil, 1852). Pourtant l'azote et l'acide carbonique peuvent dans les expériences chasser l'oxygène des globules par un courant établi dans le sang artériel (Magnus).

10° *De l'acide carbonique dans les deux sangs.* — D'après MM. Ch. Robin et Verdeil, l'acide carbonique contenu dans le sang occuperait, ramené à l'état gazeux, un espace variant du tiers au cinquième de celui occupé par ce liquide.

D'après Magnus, il y en a plus dans le sang artériel que dans le sang veineux, dans la proportion de 6$^{cc}$,49 pour 100 dans le sang artériel, pour 5 centimètres cubes dans le sang veineux, c'est-à-dire dans la proportion de 0$^{gr}$,99, ou un cinquième en faveur du sang artériel : ce qui donne 0$^{gr}$,123 pour 100 dans le sang artériel, et 0$^{gr}$,104 pour 100 grammes dans le second.

En s'appuyant sur les résultats obtenus par Magnus et en admettant approximativement 5 litres de sang artériel et 7 litres 50 de sang veineux, on trouve qu'il y a 6$^{gr}$,15 de gaz carbonique dans le sang artériel et 7$^{gr}$,80 dans le sang veineux; en tout, 13$^{gr}$,95.

11° *De l'azote dans les deux sangs.* — D'après MM. Robin et Verdeil, l'azote forme en moyenne un peu plus du dixième des gaz contenus dans le sang; mais il peut aller jusqu'à en former le sixième aussi bien dans le sang veineux que dans le sang artériel. C'est ce qu'on peut facilement déduire des expériences de Magnus.

Chez le cheval, il y en a plus dans le sang veineux que dans le sang artériel. La moyenne est de 1$^{cc}$,52 pour 100 dans le sang veineux de cet animal, et de 1$^{cc}$,32 pour 100 dans le sang artériel. Chez le veau, il y en a, au contraire, moitié moins dans le sang veineux que dans le sang artériel. La moyenne est de 0$^{cc}$,64 pour 100 dans le premier, et 1$^{cc}$,71 pour 100 dans le second. On n'a pas encore recherché la quantité d'azote qui existe dans le sang de l'homme, en sorte qu'on ne peut pas dire quelle masse d'azote en poids et en volume il renferme.

Si nous résumons la comparaison des gaz des deux sangs, nous voyons qu'il y en a plus dans le sang artériel que dans le sang veineux, tant pour l'oxygène ou l'acide carbonique que pour l'azote, dont la quantité proportionnelle est de 1,51 pour le sang artériel, et 1,00 pour le sang veineux.

*Influence du sang hématosé sur les divers tissus.* — M. Brown-Sequard a communiqué à l'Institut (22 octobre 1855) des recherches expérimentales très nombreuses sur la faculté que possèdent certains éléments du sang pour régénérer les propriétés vitales des tissus.

1° Des muscles de la vie animale ayant complétement perdu leurs propriétés vitales et étant atteints de rigidité cadavérique, ont pu, sous l'influence d'injections sanguines dans leurs vaisseaux, cesser d'être rigides et recouvrer leurs propriétés vitales, à savoir la contractilité et la faculté de produire ce que M. Matteucci a appelé l'*induction musculaire*.

2° Les fibres musculaires lisses de l'intestin, de la vessie, de l'utérus, des vaisseaux sanguins, des bulbes des poils et de l'iris, ont recouvré sous l'influence du sang, leurs propriétés vitales perdues depuis un quart d'heure ou beaucoup plus. Chez l'homme, la contractilité des fibres-cellules des bulbes pileux est revenue plus de quinze heures après la mort.

3° De tous les tissus contractiles, celui du cœur, chez les mammifères, paraît être le moins capable de recouvrer sa contractilité perdue.

4° Les nerfs moteurs et sensitifs, ainsi que la moelle épinière, peuvent, sous l'influence du sang, recouvrer leurs propriétés vitales perdues.

5° Le sang défibriné paraît avoir autant d'influence sur la régénération des propriétés vitales que le sang contenant de la fibrine. Cette substance n'est donc pas essentielle à la nutrition des muscles et du tissu nerveux : bien plus, des expériences dans lesquelles il s'est mis à l'abri, autant que possible, des causes d'erreur, paraissent montrer qu'elle se produit dans les vaisseaux des muscles pendant l'échange nutritif entre le sang et le tissu musculaire.

6° Plus le sang contient d'oxygène, plus son influence régénératrice des propriétés vitales est considérable et rapide. Aussi, voyons-nous que le sérum du sang est incapable de régénérer les propriétés vitales, tandis que plus le sang est riche en globules, c'est-à dire en éléments capables d'absorber de l oxygène, plus sa propriété régénératrice s'augmente si on le charge d'oxygène. Au contraire, le sang le plus riche en globules et en albumine est impuissant à régénérer les propriétés vitales, s'il ne contient qu'une très faible quantité d'oxygène. Nous n'entendons pas dire cependant que ni les globules, ni l'albumine, ni tout autre élément du sang ne jouent un rôle dans l'acte de nutrition par lequel s'opère la régénération des propriétés vitales : nous voulons dire seulement que l'oxygène est essentiel à cet acte.

7° En rapprochant ces faits de plusieurs résultats d'importantes expériences faites par M. Dumas (*Comptes rendus*, tome XXII, page 900, 1846) on est autorisé à conclure que les globules du sang ont en partie pour rôle de porter l'oxygène aux tissus.

8° Ainsi que Gustave Liebig l'a si bien démontré, la contractilité disparaît plus lentement après la mort, dans des muscles placés dans de l'oxygène, que dans des muscles entourés de tout autre gaz ; mais l'oxygène, à l'état de gaz libre, en rapport avec la surface extérieure des muscles et injecté dans leurs artères, ne paraît pas capable de régénérer dans ces organes les propriétés vitales perdues.

9° Quand on injecte du sang très rouge dans les artères d'un membre dont les muscles ont été rigides trop longtemps pour que les propriétés vitales puissent y être régénérées, on voit le sang revenir par les veines presque aussi rouge qu'à son entrée dans les artères. Au contraire, si les propriétés vitales peuvent encore être régénérées, le sang sort plus ou moins noirâtre par les veines ; et lorsque les muscles sont redevenus contractiles, si on les galvanise, le sang sort très noir. L'absorption de l'oxygène par les tissus s'opère donc très bien pendant et après la régénération des propriétés vitales, et elle s'opère beaucoup moins s'il n'y a plus possibilité de retour de ces propriétés.

10° La quantité de sang nécessaire pour faire revenir la contractilité dans les muscles devenus rigides varie extrêmement suivant un grand nombre de circonstances, telles que la durée de la rigidité, la quantité d'oxygène dans le sang employé, la température du sang et celle des muscles, etc. M. Brown-Séquard a fait revenir la contractilité et je l'ai fait durer près de quatre heures et demie dans environ 500 grammes de muscles, à l'aide de 30 grammes seulement de sang défibriné ; mais, dans ce cas, il lui a fallu injecter au moins quarante fois tout ce sang, et il a fallu le soumettre au battage, pour le charger d'oxygène, après chacune des injections.

11° Non-seulement il est possible de faire cesser la rigidité cadavérique après sa première apparition et de faire revenir alors la contractilité, mais encore il a pu faire, jusqu'à quatre fois, disparaître la rigidité et revenir la contractilité dans les mêmes muscles. Bien plus, il a pu maintenir la contractilité dans un membre de lapin jusqu'au delà de la quarante et unième heure après avoir séparé ce membre du tronc de l'animal.

12° La contractilité musculaire peut être régénérée dans des muscles devenus rigides et chez lesquels les nerfs moteurs, paralysés depuis longtemps, ne peuvent en rien participer au retour de la propriété vitale essentielle des muscles.

13° Les nerfs moteurs séparés de la moelle épinière et la moelle épinière séparée de l'encéphale peuvent aussi recouvrer sous l'influence du sang leurs propriétés vitales perdues. Ceci paraît démontrer : 1° que la propriété des nerfs moteurs (la *motricité* de M. Flourens) est indépendante de la moelle et qu'elle peut être donnée à ces nerfs par le sang ; 2° que la faculté réflexe ou propriété vitale essentielle de la moelle épinière peut être donnée à cet organe par le sang.

14° Les expériences confirment la parfaite exactitude d'un fait observé par M. Dumas : c'est que le battage du sang ne paraît altérer aucunement les globules. En effet, d'une part le microscope ne montre aucune altération de ces éléments du sang, et, d'une autre part, ils absorbent l'oxygène aussi bien après qu'avant le battage, et l'action du sang battu, soit sur un muscle, soit sur un animal entier, paraît être la même que celle du sang non battu.

*Les changements que nous venons d'étudier s'opèrent-ils d'une manière instantanée?*

En ce qui concerne la couleur, il n'y a pas le moindre doute. Des expériences faites par Bichat, Lower et Goodwin, le prouvent d'une manière incontestable.

Bichat adapta un robinet à la trachée d'un mammifère, un robinet plus petit fut mis à la carotide. Les robinets étant ouverts et l'animal respirant par lui-même, le sang sort du vaisseau avec les qualités artérielles ; puis le robinet de la trachée étant fermé, et la respiration interceptée, le sang, qui, pendant quelques secondes, a conservé sa teinte vermeille, devient noir et se fonce de plus en plus. Le robinet de la trachée est de nouveau ouvert, et l'on voit le sang de la carotide reprendre presque instantanément la teinte écarlate ; il n'est sorti de sang noir que la petite quantité qui existait entre le poumon et le robinet de la carotide, au moment où l'on a admis l'air dans le poumon. Lorsque le robinet de la trachée était fermé après une inspiration, le sang de la carotide brunissait après 30 secondes seulement, et il était complétement veineux après 60 secondes. La teinte brune se montrait plus tôt, lorsque le robinet était fermé après une expiration, et plus tôt encore, si l'on avait aspiré avec un soufflet une partie de l'air du poumon. Elle paraissait après une minute seulement, lorsque, avant de fermer le robinet, on avait poussé de l'air dans les poumons de manière à simuler une forte inspiration. Les expériences faites par Emmert confirment pleinement celles de Bichat.

## SECTION IV.

### Théorie de la respiration.

Il s'agit maintenant de donner l'explication de tous les phénomènes que nous venons d'examiner. Nous avons à rechercher : 1° Ce que devient le sucre; 2° d'où vient l'acide carbonique; 3° que devient l'oxygène; 4° quelle est la cause du changement de couleur du sang ?

#### 1° *Que devient le sucre qui est déversé dans le sang par les veines sus-hépatiques ?*

Dans les conditions normales on le trouve encore dans les cavités droites du cœur, dans l'artère pulmonaire, mais à peine le sang a-t-il traversé le poumon que l'on ne constate plus l'existence de ce sucre ou du moins qu'il a beaucoup diminué. Il a donc été détruit dans les poumons.

*De l'oxydation du sucre.* — Diverses explications ont été données de cette destruction du sucre. Examinons d'abord avec M. Cl. Bernard celle qui suppose une oxydation du sucre dans les poumons.

S'il était vrai que le sucre se détruise en traversant les poumons par suite de son contact avec l'oxygène, toutes les fois que l'on trouble la respiration, soit en bouchant les voies aériennes, soit en mêlant à l'air certaines vapeurs comme l'éther et le chloroforme, soit en appauvrissant l'air d'oxygène, etc., le sucre, n'étant plus alors détruit, passerait dans la grande circulation et devrait apparaître dans les urines. M. Reynoso, ayant vu que sous l'influence de l'éthérisation les urines devenaient momentanément sucrées, a cru pouvoir expliquer ce résultat par un défaut d'oxydation dans les poumons. Le fait est exact, cependant il ne se manifeste pas toujours et il a paru à M. Cl. Bernard que c'était surtout chez les animaux en pleine digestion que l'expérience réussissait le mieux. M. Cl. Bernard avait lui-même au début de ses recherches adopté cette théorie de l'oxydation, mais en étudiant le phénomène de la présence du sucre dans l'urine des fœtus de différents âges, il a trouvé d'autres faits qui ne pouvaient plus s'expliquer de la même façon.

La sécrétion du sucre par le foie ne commence que vers le quatrième mois environ de la vie intra-utérine chez les veaux. Il était naturel de penser que chez des fœtus dont le foie ne sécrétait pas encore le sucre, il ne devait pas y en avoir non plus dans les urines. Or, ici l'expérience ne vérifia plus la déduction. Les urines des jeunes fœtus sont très sucrées, lorsque le tissu de leur foie ne contient aucune trace de sucre.

D'un autre côté, le foie présente dans son tissu des quantités de sucre de plus en plus grandes, à mesure qu'on approche du terme de la gestation : il était encore très logique de penser que les urines devaient être sucrées de plus en plus en approchant de la naissance : or c'est encore ce qui n'a pas lieu. L'urine des fœtus de veau, dès le sixième et le septième mois, cesse de contenir du sucre, quoiqu'il soit alors sécrété dans l'organisme, et qu'on en trouve beaucoup dans le foie. Il fallait donc renoncer à une théorie qui ne résistait pas à l'analyse expérimentale et qui par conséquent était insuffisante.

Des expériences directes ont montré à M. Cl. Bernard que la quantité d'oxygène absorbée, comparée avec la quantité d'acide carbonique rendu, est plus grande dans le sang non sucré recueilli dans la veine jugulaire d'un animal à jeun que dans le sang d'un animal pris en digestion et contenant du sucre. Les expériences de MM. Regnault et Reiset faites sur les animaux vivants ont donné un résultat identique, on y voit que le rapport de l'oxygène, exhalé sous forme d'acide carbonique avec l'oxygène absorbé, est plus grand pendant la digestion que pendant l'abstinence.

Il résulte donc de ces expériences que la quantité d'oxygène introduite n'est pas dans un rapport constant avec la quantité d'acide carbonique qui devrait être formée De plus, en étudiant la destructibilité du sucre au contact de différents gaz, M. Claude Bernard a vu que l'oxygène ne possède rien de particulier à ce sujet.

*De la destruction du sucre par les alcalis.* — Dans cette hypothèse on admet que dans l'économie le sucre est détruit par une combustion au contact des alcalis On sait, en effet, que le sang est toujours alcalin ; la vie est incompatible avec l'acidité ou même avec la neutralité de ce liquide.

Mais la faible alcalinité du sang n'est pas une raison suffisante pour assimiler à la réaction de la potasse caustique sur le sucre ce qui se passe dans le corps vivant, où les liquides sanguins bien qu'alcalins ne le sont qu'à un très faible degré. Cela d'ailleurs n'explique pas le cas des diabétiques, car chez eux le sang est alcalin.

Voici à ce sujet une expérience directe : si l'on prend du sang sucré des veines sus-hépatiques et que l'on en fasse deux parts égales, l'une que l'on abandonne à elle-même, l'autre qu'on fait cuire et dont on filtre les liquides qui s'en échappent : dans la première le sucre se détruit, tandis qu'il n'est pas modifié dans le liquide de la seconde qui a filtré, bien que la coction ne lui ait pas enlevé son alcalinité. La matière organique qui opère cette destruction comme nous allons le voir, a seule été modifiée. Si, d'ailleurs on injecte dans la veine jugulaire d'un lapin un demi-gramme de glycose dissous dans de l'eau pure, comparativement avec l'injection d'une même quantité de sucre additionné de 1 gramme de carbonate de soude, on verra que dans les deux cas la glycose apparaît dans les urines, seulement elle paraît s'éliminer plus rapidement quand il y a addition de carbonate de soude. Lehmann et Buker ont aussi fait des expériences desquelles il résulte que le sucre ne se détruit pas en plus grande quantité quand il est au contact des alcalis.

*Théorie de M. Cl. Bernard sur la destruction du sucre.* — D'après M. Cl. Bernard les matières organiques peuvent se détruire de deux manières, ou par oxydation, ou par une fermentation. Nous venons de voir que l'oxydation ne rend pas compte des phénomènes, il faut donc admettre la théorie de la fermentation.

Pour qu'une fermentation s'accomplisse, il faut un ferment d'une part et de l'autre une matière fermentescible. On sait aussi que la nature du ferment a une influence considérable sur la direction qu'il imprime à la fermentation. Ainsi, sous l'influence de la levûre de bière intacte, le sucre se transforme en acide carbonique et en alcool. Mais si l'on broie cette levûre, qu'on la désorganise, son mode d'action devient tout autre. Au lieu de dédoubler le sucre en acide carbonique et alcool, elle le changera en un corps isomère, l'acide lactique. Or, dans l'organisme, la fermentation alcoolique ne se produit jamais parce qu'il n'y a pas le ferment qui lui est propre, la levûre de bière : et si l'on cherchait à la faire naître artificiellement, il en résulterait de graves désordres qui amèneraient la mort.

La destruction du sucre ne s'opère donc pas de cette manière, mais le sucre arrivant au poumon peut être, sous l'influence de la division extrême du sang, changé en acide lactique, ce qui s'opère par une simple modification moléculaire dans laquelle l'oxygène ne jouerait qu'un rôle secondaire. On sait, en effet, que ce gaz ne fait qu'imprimer à la masse fermentescible un mouvement moléculaire qui peut ensuite se continuer sans lui. M. Pavy a fait sur ce mécanisme de la destruction du sucre dans l'organisme des expériences très intéressantes. Ce ne serait peut-être ensuite que dans le système capillaire général qu'aurait lieu l'oxydation d'où naîtrait l'acide carbonique, rejeté ensuite par les poumons. Mais M. Cl. Bernard ne pense pas que cette combinaison de l'oxygène avec le carbone, se fasse aux dépens des substances versées directement dans le sang, soit qu'elles proviennent de la digestion, soit qu'elles aient été élaborées dans le foie. Il faut croire, au contraire, que ces matières nouvelles, qui, pour ainsi dire, n'ont point encore vécu, entrent d'abord dans des combinaisons organiques et déplacent les matériaux anciens qui sont excrétés sous forme gazeuse, liquide ou solide. Il ne faut pas croire, en un mot, qu'aucun des phénomènes soit de composition, soit de décomposition, s'opère dans l'organisme d'une manière directe.

### 2° *De l'origine de l'acide carbonique.*

« On connaît, disent MM. Robin et Verdeil, deux sources d'acide » carbonique dans l'organisme, deux ordres de condition pour la » formation de ce principe. La première est la décomposition dans » le poumon des carbonates et bicarbonates du sang par l'acide » pneumique ; la deuxième est le dégagement d'acide carbonique » par la substance organisée. Il résulte des expériences de M. Cl. » Bernard que le lieu de l'économie où se forme le plus d'acide » carbonique est le poumon. Les conditions de formation de ce gaz » ne sont pas celles de la combustion ; c'est la présence des car- » bonates et bicarbonates dans le sang d'une part, et de l'autre » celle de l'acide pneumique libre dans le tissu même, dans la sub- » stance du parenchyme pulmonaire. Cet acide se trouve là en » petite quantité, mais il est par lui-même assez énergique ; aussi » le tissu du poumon est-il acide. Il résulte, en outre, d'expé- » riences présentées par l'un de nous (M. Verdeil) à la *Société de* » *biologie*, que le tissu pulmonaire, au contact d'une dissolution de » carbonate de soude, décompose ce sel avec dégagement d'acide » carbonique. » Ainsi, nous pouvons dire aujourd'hui qu'une partie d'acide carbonique que nous rejetons chaque jour vient des carbonates décomposés peu à peu dans les nombreux capillaires du poumon, et ne se forme pas par combustion. Le reste de l'acide carbonique est produit par dédoublement de principes immédiats de la substance organisée dont les espèces ne sont pas encore nettement déterminées, et il dégage par les divers tissus y compris le parenchyme pulmonaire, qui a la propriété de le dégager comme toute partie organisée morte ou vivante.

### 3° *Que devient l'oxygène?*

MM. Robin et Verdeil (1) vont encore nous l'apprendre. Des canalicules respirateurs, disent-ils, l'oxygène passe dans le sang dont les globules le dissolvent. C'est de cette combinaison avec les globules, qu'on chasse l'oxygène par un courant d'un autre gaz, ou qu'on l'extrait en faisant le vide sur le sang. Cet oxygène dissous se combine dans le corps; on sait que sur 100 parties en poids, 74 parties seulement en moyenne et non tout, sont remplacées au dehors par de l'acide carbonique. On ne sait pas encore ce que devient l'autre quart de l'oxygène, avec quels principes il se combine, à quels produits il donne lieu. On sait actuellement que la combinaison de l'oxygène avec le carbone n'a pas lieu dans le poumon seulement instantanément; que le poumon n'est pas un foyer de combustion, puisqu'on trouve de l'oxygène dans le sang de toutes les parties du corps. C'est dans toutes les parties du corps qu'il se fixe et qu'il se combine.

Avec quel principe des globules se combine l'oxygène dissous par le sang? Il est possible, mais non démontré, que ce soit avec l'hématosine : en effet, celle qui est extraite du sang artériel se dissout dans l'eau avec une couleur vermeille; celle qu'on retire du sang veineux donne une dissolution rouge ou brun foncé.

Pour nous résumer, disons que l'oxygène est dissous par les globules du sang, et remplacé au dehors par une quantité d'acide carbonique équivalente à un quart près environ chez l'homme. Mais il n'y a pas de connexion chimique absolue entre ces deux phénomènes. Cet oxygène se combine ensuite avec des substances organiques dont nous ne connaissons pas les espèces; il en résulte la formation d'autres principes qui sont sans doute du nombre de ceux extraits du corps, mais nous ne savons au juste lesquels; probablement ils sont nombreux, mais rien ne prouve qu'il y ait formation immédiate d'acide carbonique au moment de cette fixation de l'oxygène à l'état de combinaison. On a pris la coïncidence comme indiquant une relation directe d'effet à une cause qui n'existe pas, ce que les progrès de la physiologie montrent chaque jour. Nous avons vu, en effet, que M. Regnault a constaté que c'est surtout sous l'influence du régime alimentaire que varie la proportion d'acide exhalé. La quantité d'oxygène dissous pendant la respira-

(1) *Traité de chimie anatomique et physiologique, normale et pathologique.* 1853, t. II, p. 58.

tion restant la même, celle de l'acide carbonique rejeté dans le même espace de temps peut devenir égale ou même plus grande que celle du premier de ces corps: en sorte qu'il peut sortir du corps à l'état d'acide carbonique plus du corps simple appelé oxygène qu'il ne pénètre de cet élément (voyez p. 230-231).

Ainsi, au fond, au point de vue de la physiologie expérimentale, nous ignorons encore tout ce qui se passe entre le fait de dissolution de l oxygène par les globules dans le poumon et celui de sortie de l'acide carbonique de ces mêmes globules, quand pénètre l'oxygène.

Quelle est donc la *nature* de l'acte chimique qui fait la base de la respiration ? Voici l'interprétation que nous donnons avec **MM.** Ch. Robin et Verdeil (*loc. cit*, t. II, p. 161 et suiv.). On ne saurait dire que l'acide carbonique est un produit de la combustion. Nous avons vu, en effet, que l'oxygène dissous par les globules se fixe ensuite on ne sait encore au juste à quelle substance organique (globuline, fibrine ou albumine, etc.). Et entre ce fait et l'exhalation de l'acide carbonique, il se passe une succession d'autres actes, la plupart actes indirects ou de contact, d'où formation d'une partie de l'acide carbonique et de sels, dont les uns sont directement rejetés au dehors (urates) ou passent dans l'économie à un autre état spécifique (pneumate de soude), ou, comme les lactates, passent en définitive, par catalyse dédoublante, à l'état de carbonates, pour être décomposés peu à peu par les acides pneumique, lactique, etc. Ce n'est donc qu'en faussant le sens du mot *combustion* que l'on est arrivé à l'employer pour désigner une succession d'actes chimiques, c'est-à-dire moléculaires comme l'acte qu'il désigne, mais d'une autre nature, et qu'on ne connaissait pas encore assez nettement ; en sorte que dès qu'on a eu trouvé ce mot à mettre à la place de celui de respiration, on a cru connaître les actes dont il est question, et au lieu de voir ce qui est réellement, chose complexe, on s'est efforcé de démontrer que le mot mis a la place de la réalité en désignait la nature réelle. Si donc, nous n'admettons pas qu'il y ait combustion des substances azotées ou des principes ternaires dans les animaux, c'est que : 1° nous voyons l'acide carbonique être produit (ainsi que l'eau, s'il y en a réellement de mise en liberté dans les actes de dédoublement des principes complexes) autrement que par une combinaison de l oxygène inspiré avec le carbone de ces principes ; 2° c'est que, d'autre part, l'oxygène qui se fixe dans l'économie ne présente pas, lors de cette combinaison, ni plus tard, les phénomènes qui ont reçu généralement le nom de *combustion* ; 3° c'est que nous voyons enfin dans l'organisme ces substances présenter des actes plus compliqués et plus multipliés que celui qu'on a appelé *combustion*, lesquels donnent lieu aussi à un dégagement de chaleur, d'acide carbonique, etc. C'est donc une erreur des plus nuisibles à la physiologie que celle qui consiste à voir dans la respiration une *combustion* s'opérant dans les *capillaires généraux*; d'où il suivrait que le fait essentiel de la respiration se passerait, non dans l'appareil respiratoire, mais dans toute l'économie. Ainsi, la respiration, comme l'urination, est une fonction dans laquelle il n'y a aucun principe immédiat ou composé chimique de formé; elle ne fait que prendre l'oxygène nécessaire à l'*assimilation* en général, et rejeter ceux qui ayant été produits par les actes chimiques de *désassimilation* (t. I, p. 66), sont devenus nuisibles.

*4° Quelle est la cause du changement de couleur du sang?*

Est-ce l'addition de l'oxygène, est-ce le dégagement de l'acide carbonique qui donne au sang artériel sa teinte écarlate? Il est à remarquer que les deux phénomènes marchent ordinairement ensemble et paraissent corrélatifs; mais comme nous avons prouvé que l'acide carbonique qui s'exhale du poumon n'était pas tout en dissolution dans les globules, nous devons admettre dès lors que l'absorption de l'oxygène est plus la cause de ce phénomène que l'expulsion de la portion d'acide carbonique qu'ils tenaient en dissolution.

*Historique des théories de la respiration.*

Ces théories sont très nombreuses, parce qu'on suppléait par des hypothèses aux faits encore inconnus que nous venons d'exposer (pages 241-247). On peut les diviser en trois classes : 1° Théories physiques; 2° théories chimiques; 3° théories physiologiques.

1° *Théories mécaniques, physiques ou dynamiques.* — *A.* Dans la plus ancienne de ces théories qui, dans le siècle dernier, a été renouvelée par Helvétius, on admettait que l'air introduit dans le poumon avait pour office de *rafraîchir le sang* trop échauffé par les nombreux frottements qu'il éprouve dans son cours. On croyait le prouver en faisant observer que l'air qui est exhalé dans l'expiration est plus chaud que le même air avant qu'il ait été inspiré, et en établissant en fait que la capacité des veines pulmonaires est moindre que celle de l'artère du même nom, d'où l'on inférait que le volume du sang envoyé au poumon avait été diminué par le refroidissement de ce liquide; mais cette dernière assertion est évidemment erronée, car le calibre des quatre veines pulmonaires réunies l'emporte sensiblement sur celui de l'artère.

Quant à la première, elle repose sur un fait qu'on ne saurait nier, et qui se rapporte à une loi générale en vertu de laquelle la température de l'air atmosphérique, comme celle de tous les autres corps de la nature, tend sans cesse à se mettre en équilibre avec la température des corps ambiants. Si donc l'air qui sert à la respiration des animaux est, comme cela a lieu ordinairement, à une température inférieure à la température animale, il devra s'échauffer dans les poumons aux dépens du calorique contenu dans ces organes.

*B*. Dans une seconde hypothèse, on supposait que l'introduction de l'air avait pour objet de *déplisser les vaisseaux* qui parcourent le poumon, et d'y rendre facile le cours du sang qu'on croyait arrêté ou gêné dans la période de l'expiration. Mais cette opinion, à l'appui de laquelle Hooke et Vésale ont fait de nombreuses expériences, est encore moins admissible que la précédente.

*C*. Hippocrate et Galien pensaient que l'air contenait un principe éminemment subtil d'où émanaient la chaleur et la vie. Ils supposaient que, dans la respiration, le principe aérien était absorbé par le poumon, et que de là il était porté au cerveau et au cœur, qui, par l'intermédiaire des artères, le transmettaient à tous les organes. Ils admettaient encore, comme une sorte de complément de la respiration, que cette fonction servait à dépouiller le sang, au moyen de l'expiration, des fuliginosités qu'il contient.

*D*. Boerhaave et les partisans de la doctrine mécanique croyaient expliquer la respiration et toute son influence sur l'hématose, en disant que le sang veineux mêlé à la lymphe et au chyle était converti en sang artériel par suite des *attritions* et des élaborations purement mécaniques qu'éprouve soi-disant le premier de ces fluides en traversant les ramifications les plus ténues des vaisseaux pulmonaires.

*E*. Il y a dans Burdach une théorie dynamique que nous ne ferons que citer à cause de son peu de valeur. Le poumon, dans cette théorie, est le seul agent des mutations que l'air et le sang ont subies; mais le sang n'a rien reçu de l'air, l'air n'a rien reçu du sang, ils ont seulement échangé leurs polarités. Walther, Wilbrand et Brandis l'ont soutenue.

2° *Théories chimiques*. — Nous allons, en abrégeant toutefois, emprunter au savant ouvrage de MM. Ch. Robin et Verdeil l'exposition et la critique de toutes ces théories.

*A*. Mayow, le premier, observa que l'office des poumons était de séparer de l'air et d'unir à la masse du sang des particules d'un certain genre, nécessaires à la vie et qu'il appelle *nitro-aériennes*;

et l'air qui sort des poumons est privé de ses particules. Cet esprit nitro-aérien, mêlé aux portions sulfuro-salines du sang, excite en lui la fermentation vitale.

*B*. Priestley pensait d'abord que le sang cédait à l'air du phlogistique ; il reconnut ensuite que l'*air déphlogistiqué* (oxygène), introduit dans le poumon, diminuait de quantité à chaque inspiration.

*C*. Lavoisier démontra qu'il n'y a que l'*air vital* d'absorbé pendant la respiration, et pas d'azote, contrairement à ce que voulait Priestley. La décomposition de cet air vital donne lieu à la production de chaleur animale, d'eau et d'acide carbonique (1).

Lavoisier chercha encore à déterminer la quantité d'oxygène absorbé, et émit l'opinion que toutes les substances expirées se forment dans le poumon ; c'est là où ont lieu tous les changements subis par l'air. Celui-ci n'est pas absorbé par le sang ; mais il se combine dans le poumon avec l'hydrogène carboné que laisse exhaler le sang, d'où formation d'eau et d'acide carbonique. D'après des expériences que Lavoisier fit avec Seguin, il se dégagerait un volume d'acide carbonique égal à celui de l'oxygène absorbé. Il comparait la respiration à une combustion, le combustible vient du sang. Menziès arriva aux mêmes résultats.

*D*. On trouve dans un mémoire d'Hassenfratz (*Annal. de chim.*, 1791, t. IX, p. 201) la théorie suivante proposée par Lagrange et adoptée par le premier. Ils pensent que l'oxygène qui disparaît se combine avec le sang pendant que celui-ci traverse les poumons. C'est au moment où s'opère cette combinaison que se dégagent l'acide carbonique et l'eau qui résultent de l'union de l'oxygène au carbone et à l'hydrogène du sang. Hassenfratz fut le premier à conclure de ses propres expériences que c'est pendant la circulation, et non dans le poumon même, que l'oxygène se combine avec le carbone et avec l'hydrogène. Suivant Goodwin (*Annal. de chim.*, 1796, t. XXIV, p. 196), c'est par l'union de l'oxygène à l'hydrogène que se forme l'eau que nous expirons, laquelle est toute de nouvelle formation. Goodwin conclut de ses expériences que dans la respiration une certaine quantité d'oxygène est enlevée à l'air, et se trouve remplacée par une quantité égale d'acide carbonique. Ce fut là aussi le résultat des expériences de Spallanzani, qui observa que toutes les parties des êtres organisés, morts comme vivants, absorbent de l'oxygène, même celui qui est dissous dans l'eau et à l'air par l'intermédiaire de l'eau, quand on

(1) Lavoisier, *Expériences sur la respiration des animaux et sur les changements qui arrivent à l'air en passant par leurs poumons* (*Mémoires de l'Académie des sciences*, 1777, p. 185).

place dans un tube un fragment de tissu animal recouvert d'une couche d'eau.

*Appréciation de la théorie chimique.* — Nous avons vu, disent MM. Robin et Verdeil (*Chimie anatomique*, etc., t. II, p. 51), que l'oxygène se fixe aux substances organiques de l'économie et peut-être aux principes des matières grasses, ce qui est douteux. Cette combinaison de l'oxygène est un fait expérimental. Entre ce fait, celui de l'expiration de l'acide carbonique et celui du rejet des principes azotés cristallisables, il se passe beaucoup d'autres actes chimiques relatifs à l'assimilation et à la désassimilation de ces corps. Pour plusieurs de ces actes nous manquons de la démonstration expérimentale de leur nature chimique, et nous ne connaissons pas les espèces qui résultent de leur accomplissement. Seulement la plupart des actes chimiques observés dans l'organisme, la plupart des actes chimiques que présentent les espèces de composés qui en forment la substance, étant des actes chimiques dits indirects ou de contact, tout porte à croire que ceux dont la nature n'est pas déterminée expérimentalement sont également de même ordre. Les chimistes n'ont jamais pris en considération, au point de vue expérimental, que les faits extrêmes, absorption d'oxygène, exhalation d'acide carbonique : ils ont négligé les faits intermédiaires qui nécessitent une connaissance plus approfondie de l'organisme que celle qui leur est habituelle.

A la place de ces faits qu'on ignorait encore, ils ont mis l'hypothèse de la *combustion*.

Dans ces dernières années, les chimistes ont repris la théorie de Lavoisier. Ils ont admis comme démontré que l'oxygène se combinait directement avec le carbone et avec l'hydrogène du sang pour faire de l'eau et de l'acide carbonique, d'après ce seul fait qu'il se dégage de l'acide carbonique plus de chaleur par la respiration, et qu'on ne voit pas comment l'excès d'oxygène absorbé qui ne ressort pas du poumon à l'état d'acide carbonique pourrait disparaître autrement que par combinaison avec l'hydrogène. Ils ont essayé de suivre l'oxygène dans le sang, pour voir à quels principes il emprunte du carbone et de l'hydrogène. Ils en ont indiqué quelques-unes, et, sans plus d'examen, sans expérience directe autre que les analyses comparées des aliments introduits et celle des substances rejetées par les urines et les matières fécales, on n'entend plus parler que de combustion des principes gras, des principes azotés, etc., comme d'un fait des mieux démontrés. Non seulement ce sont les chimistes qui parlent de substances qui se *brûlent* par la respiration ; mais encore cette hypothèse a été adoptée par les médecins, et pour eux aussi *combustion* est devenu synonyme de *respiration*. Ni les uns ni les autres ne disent plus que l'adulte rejette une plus grande quantité d'acide carbonique pendant la respiration en vingt-quatre heures que l'enfant. Vous devez dire, suivant eux, que l'adulte *brûle* plus de carbone que l'enfant.

Ces expressions se conçoivent encore dans la bouche de ceux qui, n'ayant qu'une idée vague de la constitution de l'organisme, aussi bien des humeurs que des solides, ne peuvent, en fait d'hypothèse sur les actes mêmes nutritifs qui s'y passent, que faire des suppositions ne se moulant sur la réalité que d'une manière éloignée. On peut les tolérer de la part des chimistes cherchant à expliquer à leur manière des actes dont ils ne connaissent qu'imparfaitement les conditions d'accomplissement. Mais ce qui peut être supporté de la part de ceux qui cherchent à appliquer de force les explications des phénomènes des corps bruts aux êtres organisés, ne saurait être pardonné à l'anatomiste, au physiologiste, ni au médecin ; car ils connaissent ou sont censés connaître l'état des parties où se passent ces actes, c'est-à-dire les conditions d'accomplissement de ceux-ci, jusque dans les plus minutieux détails.

Du reste, et naturellement, tous les chimistes ne sont pas parfaitement d'accord sur les principes avec lesquels se combine l'oxygène. En France, les chimistes, suivant en cela M. Dumas, le font se combiner :

1° Avec les matières azotées du sang, albumine et fibrine ;

2° Avec les graisses ;

3° Avec les sucres, les gommes et les substances amylacées passées à l'état de glucose ;

4° Avec l'acide lactique dérivant des corps précédents.

En Allemagne, les chimistes, avec Liebig, le font se combiner avec les trois derniers groupes de corps, qui seraient les aliments *combustibles* ou les *aliments dits respiratoires*.

Ces corps seraient le *combustible*; l'oxygène le *comburant*; la *combustion* a lieu dans le sang. Le produit de cette combustion est l'acide carbonique, de l'eau et le dégagement de chaleur.

Voici maintenant les preuves à l'appui de cette hypothèse. Si un homme perd 250 grammes de carbone et 16 grammes d'azote pris dans les aliments, il est impossible ou au moins difficile d'admettre que cette énorme quantité de matière détruite a été véritablement assimilée : il est difficile de croire que ce travail immense et inutile dans l'organisme se soit effectué, car il faut bien entendre par assimilation, une fonction qui ferait entrer dans les organes de l'individu les principes qui les constituent. Dans l'hypothèse que nous exposons, disent les chimistes, ces principes n'y feraient qu'un séjour momentané, les procédés de la vie venant les reprendre ensuite pour les détruire. Il *paraît donc plus probable* que les matières détruites chaque jour pour l'entretien de la vie ne font, en grande partie du moins, que passer dans le sang à l'état, pour ainsi dire, organique. Dans les procédés de la respiration, une grande partie de ces matières, c'est-à-dire de celles que le sang charrie, agit comme combustible à l'égard de l'oxygène puisé dans les poumons ; et le travail de l'assimilation proprement dite ne se passe très probablement que sur une petite quantité d'aliments ingérés.

Voilà le piédestal sur lequel repose l'hypothèse de la combustion. Ne croyez donc pas que ce soit sur quelque chose de démontré expérimentalement.

C'est uniquement parce qu'il paraît plus probable que les 250 grammes de carbone et les 16 grammes d'azote ont été brûlés plutôt qu'assimilés, puis rejetés ensuite sous forme d'acide carbonique et d'urée, qu'on admet qu'ils se combinent avec l'oxygène directement. Ainsi, au lieu de rechercher expérimentalement le nombre des principes, leur état, leur mode d'union réciproque, etc., c'est sur le carbone et l'azote qu'on raisonne, ce qui est bien plus facile, plus brillant, mais bien plus loin de la réalité aussi. Parce que, sans avoir regardé ce qui se passe réellement, l'assimilation dans toute l'étendue de l'économie de cette quantité de matière paraît un travail *immense* et *inutile*, il sera admis que ce travail ne se fait pas et que c'est une combustion qui a lieu. Remarquez qu'au fond tout dérive de ce que l'assimilation et la désassimilation, au lieu d'êtres regardées chacune comme un des côtés de la *nutrition*, propriété fondamentale de toute substance organisée, l'assimilation, est appelée une *fonction*, un *procédé de la vie ;* de la vie qui, ainsi qu'on le voit, se trouve personnifiée, a ses manières d'agir et à laquelle il ne manque plus que de donner des volontés et des caprices.

C'est donc à la définition de la fonction de respiration et à ce que nous en avons dit pages 242 à 247 qu'il faut se reporter pour connaître la vérité sur la nature réelle de ses actes. Plus tard, en traitant de la production de chaleur, nous démontrerons plus facilement encore que ce *résultat* ne se lie pas d'une manière immédiate à la *respiration*, comme on l'admet partout. Les expériences de M. Bernard démontrent directement que c'est à certaines *sécrétions* en particulier et à la *nutrition* en général, comme l'ont déjà prouvé MM. Robin et Verdeil. Elles confirment en outre ce qu'ont dit ces derniers sur ce fait, qu'il est inexact de comparer l'organisme agissant à une machine à vapeur dont la dépense de force est proportionnelle à la quantité de chaleur produite par combustion dans le foyer. Dans l'organisme la production de chaleur est un résultat et non la cause, de l'accomplissement dans toutes les parties de l'économie des actes (moléculaires ou nutritifs surtout) propres et inhérents à la substance organisée. Dans la machine, c'est exactement l'inverse : il n'y a d'actes moléculaires chimiques que dans le foyer, tout le reste se compose d'actes physico-mécaniques qui sont le résultat de la production locale de chaleur et non la cause. Dans la machine ôtez la chaleur, plus d'actes; dans l'économie ôtez les actes, plus de chaleur. (Voy. le livre VI.)

**De l'asphyxie. — De la mort par défaut d'action du poumon.**

*Définition.* — Toutes les fois que les phénomènes physiques ou chimiques de la respiration sont abolis ou suspendus, il se passe dans l'organisme une série d'accidents qu'on appelle l'*asphyxie* et dont le résultat est d'amener la mort.

C'est là la mort par le poumon, de même que nous avons vu l'abstinence et l'extirpation des reins produire la mort, soit par le défaut d'action du tube digestif, soit par le défaut de la sécrétion urinaire.

Aucun animal ne peut, sans danger de mort, se soustraire d'une manière complète à l'accomplissement de la fonction de la respiration. Ni ces crapauds qu'on a retirés des troncs d'arbres ou de blocs de pierre où ils avaient séjourné pendant des périodes de temps qu'on ne peut calculer, ni le fœtus dans le sein de sa mère, ni les entozoaires, ne conservent leur vie sans le secours de la respiration.

Les phénomènes de l'asphyxie ne sont pas exactement les mêmes dans tous les cas. Ils varient suivant que l'asphyxie a lieu dans l'eau, dans le vide, dans un gaz non respirable ; suivant qu'elle est rapide, graduelle ou lente.

Depuis longtemps tous les physiologistes font cette remarque, mais n'en continuent pas moins à donner une description unique de phénomènes aussi variés. C'est là une erreur de fait et de méthode que l'état de la science ne permet plus de tolérer. Comment, en effet, donner une seule description pour les cas où l'air cesse d'arriver au poumon et pour ceux dans lesquels arrive plus ou moins longtemps de l'air mélangé de gaz irrespirables ou toxiques? On sait, et les expériences de M. Cl. Bernard l'ont récemment prouvé encore, que l'acide carbonique dans l'air inspiré n'est pas vénéneux, mais empêche celui qui est dans les globules du sang veineux de s'échapper et tue en s'opposant de la sorte à ce que l'oxygène remplace et artérialise les globules. Si au contraire on injecte dans le sang un liquide chargé d'acide carbonique, l'animal n'en souffre pas, tant qu'il n'y en pas assez dans l'air pour faire obstacle à son échange avec l'oxygène. Lorsqu'on injecte ainsi dans le sang veineux, ou lorsqu'on fait absorber par l'intestin un liquide chargé d'hydrogène sulfuré, ce gaz est éliminé par le poumon sans accidents morbides ; si, au contraire, il est introduit par le poumon ou injecté dans le sang artériel, il cause la mort, parce qu'il va se fixer dans les tissus, ce que ne permet pas le sang veineux (Bernard). Ces faits suffisent pour prouver la nécessité d'une réforme dans la manière dont les physiologistes traitent ce sujet. Nous parlerons successivement : *a*. De l'asphyxie par les gaz irrespirables ; *b*. De l'asphyxie par simple privation d'air, sans gêne de la circulation (*étouffement*, *submersion*) ; *c*. De l'asphyxie par privation d'air avec gêne mécanique de la circulation, c'est-à-dire par *compression du tronc*, *suspension*, *pendaison*.

Quelques soient les phénomènes de l'asphyxie elle cause la mort en ce qu'elle rend plus ou moins rapidement impossible la nutrition des divers tissus et par suite leur action propre. Elle le fait en ce qui concerne les principes gazeux : soit en empêchant d'emprunter l'oxygène nécessaire aux actes d'assimilation, soit en introduisant des gaz toxiques, c'est-à-dire des gaz qui, une fois combinés aux tissus, abolissent leur nutrition et leurs propriétés, soit en empêchant le rejet de gaz carbonique nuisible comme toute accumulation d'un principe formé par désassimilation. On peut dire que là se borne toute la théorie de l'asphyxie, bien qu'elle diffère un peu selon les conditions indiquées ci-contre.

A. *De l'asphyxie par les gaz irrespirables.* — Les gaz qui produisent cette variété d'asphyxie sont les vapeurs de charbon, l'azote, l'acide carbonique, etc.

D'après M. Faure, il existe une différence dans les phénomènes de cette espèce d'asphyxie, suivant qu'elle a lieu sous une température élevée ou froide. Dans un cas, c'est une lutte active et violente, dans l'autre, il semble que la vie se retire d'elle-même de l'organisme et que celui-ci s'en laisse abandonner passivement.

Il s'en faut de beaucoup que les effets soient aussi constamment proportionnés à l'intensité de la cause : souvent les conditions identiques donnent lieu aux effets les plus opposés, la disposition individuelle est l'élément prédominant ; les expériences de M. Faure le démontrent d'une manière évidente.

S'appuyant sur des faits nombreux, M. Faure admet que certains individus, par des expositions renouvelées aux vapeurs de charbon, devenaient, à la longue, susceptibles de les supporter presque impunément. Mainte et mainte fois, M. Faure a vu des animaux, placés à diverses reprises dans un appareil contenant des vapeurs de charbon, acquérir une telle invulnérabilité qu'il devenait, pour ainsi dire, impossible de les asphyxier.

Sous une température de 20 à 30 degrés, c'est-à-dire dans la condition la plus commune et celle de toutes les asphyxies volontaires, les symptômes apparaissent dans l'ordre suivant :

1° Céphalalgie, malaise général, bruit dans les oreilles, affaiblissement des propriétés musculaires, sécheresse de la gorge, tendance au tournoiement et aux mouvements circulaires, vomissements, perte de connaissance. Les battements du cœur s'accélèrent au début, mais ils ne tardent pas à se ralentir; il y a ordinairement une émission d'urine, une déjection de matières fécales très abondantes. La peau est insensible aux irritations mécaniques; on peut la piquer, la pincer, sans provoquer aucun signe de douleur; mais le moindre contact du fer rouge détermine le réveil. Le retour spontané à la vie est possible seulement à l'air frais.

2° En général les battements du cœur ont des alternatives d'abaissement et d'élévation, les pupilles sont insensibles à l'action de la lumière, les conjonctives supportent impunément le contact des corps irritans; souvent il est rejeté une grande quantité d'écume sanguinolente, cris et mouvements convulsifs. L'insensibilité aux actions mécaniques est plus marquée encore; l'action du fer est nulle aux membres et à la partie inférieure du tronc, mais elle est entière sous les clavicules et sous les aisselles.

3° Les battements du cœur sont de plus en plus rares. Chez les chiens l'état normal étant de 89 à 92 par minute, on les voit ici de 15 à 18. Les mouvements du thorax sont presque invisibles, seulement, de temps à autre, il apparaît une inspiration profonde en général accompagnée d'un gémissement à la fin, les narines seules sont agitées d'un très faible mouvement; alors l'insensibilité au fer rouge est complète sur toute l'étendue du corps, à la poitrine comme ailleurs, la mort est certaine. (Faure, *Arch. gén. de méd.*, 1856.)

B. *De l'asphyxie par simple privation d'air.*—Tous les genres de mort accidentelle ayant pour cause la privation d'air respirable ont entre eux la plus grande ressemblance. Parmi leurs phénomènes, il y en a de constants, ce sont ceux qui se rapportent directement à la privation d'air, il y en a de variables dans leur forme et dans l'ordre de leur apparition, ce sont ceux qui dépendent du genre de mort.

Ces deux ordres de symptômes correspondent à deux périodes nettement établies. Dans la première, l'être vivant encore plein d'énergie se défend contre l'atteinte dont il est l'objet, il s'ensuit de l'agitation et des convulsions en rapport avec le genre de la souffrance; dans la seconde, il y a des désordres profonds indiqués par le trouble des sens et enfin les autres fonctions cessent de s'accomplir, à commencer par celles de la vie animale; on voit se développer un état de torpeur, véritable mort anticipée, dont la mort réelle n'est que la dernière expression. Nous distinguerons deux cas dans cette variété d'asphyxie.

1° *Asphyxie par étouffement.* — Si on empêche la respiration du chien, en lui fermant la gueule et les narines, la mort ne tarde pas à survenir. L'animal se débat d'abord, mais vers la fin l'agitation se transforme en un mouvement ondulatoire et de balancement latéral tout particulier à ce genre d'asphyxie, qui persiste jusqu'à la mort. Il est très rare, si petit que soit l'animal, qu'elle arrive avant la quatrième ou cinquième minute.

2° *Asphyxie par submersion.* — Quand un jeune chien est jeté dans l'eau froide, il nage pendant dix minutes la tête hors de l'eau, mais il s'affaiblit, sa tête plonge un instant, il avale quelques gorgées; il s'ensuit d'abord un certain trouble dans les mouvements, qui reprennent bientôt une nouvelle énergie et on le voit nager pendant sept minutes avec force et régularité; alors il est visiblement épuisé, ses mouvements ne le soutiennent plus, la tête enfonce plusieurs fois, elle reste sous l'eau. Il cherche à respirer et des bulles d'air viennent s'ouvrir au dehors Il tombe au fond, revient à la surface; de nouvelles aspirations font entrer dans la poitrine autant d'eau que d'air. Il se débat pendant quelques secondes et enfin il reste inanimé. Les mouvements de l'eau le ballottent sans résistance; des bulles d'air apparaissent encore; des cercles ondulatoires qui se dessinent à la surface indiquent qu'il vient d'uriner. Après trois ou quatre minutes, il revient sous la couche supérieure, mais on voit que le dos, la tête et le train postérieur pendent en bas. La poitrine a encore quelques mouvements respiratoires, la chaleur y est conservée; mais, à la vingtième minute, le corps est entièrement froid, et il reste au fond définitivement (Faure).

En hiver la mort est remarquablement plus rapide qu'en été. Plusieurs fois, M. Faure a vu des animaux, au mois de juillet, par exemple, survivre à une submersion de deux minutes et demie, et jamais en janvier, ils ne résistèrent au-delà d'une minute et demie.

Les chiens, sous l'eau, périssent toujours en très peu de temps; au contraire, chez l'homme, il n'est pas rare de voir le retour à la vie après un temps beaucoup plus long. Il y a des cas authentiques de retour à la vie après 5, 8, 12 et même 20 minutes de submersion. Cela tient, à n'en pas douter, à ce que l'homme s'évanouit et reste dans un état de mort apparente pendant lequel les besoins de la respiration sont à peu près nuls, tandis que les animaux cherchent à respirer avec force, s'agitent, se débattent, et déterminent dans leurs poumons de profondes lésions. La mort est due encore ici à l'asphyxie dont la cause première est la privation d'air. Mais, en outre, il faut ajouter des circonstances adjuvantes, telles que l'influence de l'abaissement de la température, les lésions du poumon et enfin la coagulation du sang dans le cœur et les gros vaisseaux.

C. *Asphyxie par privation d'air et gêne de la circulation.* — Dans cette variété d'asphyxie la mort peut survenir de trois manières :

1° *Par compression du corps.* — L'interruption complète, brusque ou prolongée des phénomènes mécaniques de la respiration, amène nécessairement la mort, alors même que l'orifice des voies respiratoires reste accessible à l'air. Des enfants nouveau-nés enveloppés de langes qui les serraient fortement, des adultes et des vieillards sur la poitrine de qui appuyaient les genoux des meurtriers, des individus pressés dans la foule, ont péri victimes de ce genre de mort (Tardieu).

M. Faure a fait des expériences sur des chiens pour connaître les effets de cette compression, et il a remarqué la même série de phénomènes que dans les autres espèces d'asphyxie.

2° *Asphyxie par strangulation.* — Si la privation d'air est complète, les phénomènes de la première période sont de courte durée, il y a quelques convulsions, et bientôt la seconde période commence, toujours avec les mêmes phénomènes quelles que soient la durée et la violence de la première période. L'animal tombe sans mouvement, les battements du cœur diminuent et peuvent tomber à 12 ou 15 par minute (leur durée chez le chien est de 90 à 120), écume sanguinolente s'écoulant de la gueule et des narines, contraction extrême et souvent inégale des deux pupilles, mouvements spasmodiques des yeux et des membres, accès convulsifs ; défécation et irruption des urines, paraplégie plus ou moins complète, puis intense, et mort.

M. Faure fait remarquer avec raison que les phénomènes sont exactement les mêmes que dans l'asphyxie par le charbon.

3° *Asphyxie par pendaison.* — Quand un chien est pendu par le cou, il reste ordinairement vingt à trente secondes et quelquefois huit ou dix minutes, impassible, puis il survient une agitation convulsive des plus violentes, son corps se tend en avant et en arrière en se contractant si puissamment qu'il bondit à une grande hauteur, sa tête s'agite de tous côtés, ses mâchoires s'écartent en cherchant à saisir quelque chose : si elles peuvent atteindre la corde, il s'y accroche pendant quelque temps. Les pattes s'étendent en se fléchissant dans tous les sens ; quelquefois l'animal les porte au museau et à la gueule, et il frotte fortement, comme pour se débarrasser d'un objet qui le gêne. L'intérieur de la bouche est violacé, la langue est livide et noirâtre, elle pend au dehors et souvent elle est mordue avec tant de force qu'il s'en sépare un fragment, les dents claquent bruyamment. Le plus souvent les yeux conservent leur apparence habituelle, mais quelquefois ils font saillie en avant ; les cartilages tarses sont renversés, les conjonctives sont injectées et d'un rouge ardent ; les yeux forment ainsi deux globes enflammés effroyables à voir. Ordinairement de l'urine et des matières fécales sont rejetées. Il y a chez l'homme éjaculation du sperme avec ou sans érection, mais cette éjaculation se montre également chez les décapités, ainsi que l'a prouvé M. E. Godard.

Cette agitation dont la durée varie en moyenne de deux à cinq minutes, s'apaise, mais par degrés ; les pattes s'abaissent, la queue cesse de remuer et les mâchoires sont fermées, la langue reste prise entre les dents, l'animal enfin reste immobile.

Vers la fin viennent de nouvelles convulsions, mais toutes différentes des premières : les pattes antérieures se relèvent lentement, en se portant en avant, et on les voit demeurer étendues et horizontales pendant une ou deux secondes ; la gueule s'ouvre au-delà de toute proportion ; la langue est souvent prise d'un spasme particulier ; on la voit se courber, se tordre ou s'agiter de haut en bas avec vitesse ; la poitrine se soulève entraînant avec elle tout le reste du corps dans un mouvement d'inspiration rapide et saccadé ; les yeux sont tirés brusquement au fond des orbites et les pupilles se contractent instantanément et retombent dans l'immobilité. Ces mouvements, qui dans leur ensemble ne durent pas deux secondes, se renouvellent à des intervalles d'abord très rapprochés, mais qui s'éloignent de plus en plus. Il est rare qu'il y en ait plus de six ou sept.

Au moment de la mort, on voit le globe oculaire osciller pendant quelques secondes, puis il recule sur son axe de droite à gauche et de gauche à droite alternativement, par des mouvements souvent fort étendus. Enfin il s'arrête convulsé en haut et en dedans ou dans sa position normale. L'iris, qui s'était contracté, se dilate de telle façon que l'on en voit à peine un liséré très étroit à la circonférence de la cornée. La mort est alors certaine (Faure).

Dans ces expériences, M. Faure a confirmé les résultats auxquels M. Bouchut était déjà arrivé, et il a vu que l'iris se dilate au moment de la mort et que quelques secondes après le cœur cesse de battre.

La disposition que prennent les vaisseaux du cou pendant la suspension s'oppose à une congestion excessive. « En effet, dit M. Faure, si on dissèque alors la région cervicale, on trouve que les artères et les veines sont considérablement aplaties et allongées; elles ressemblent à de véritables rubans plats ; le sang ne circule dans les veines que par ondées, et souvent j'ai fait de petites ponctions aux artères sans qu'il en jaillît une seule goutte de sang. » L'allongement et l'aplatissement avec vacuité des artères, la circulation par ondées dans les veines sont autant de preuves expérimentales que la circulation est singulièrement troublée dans la pendaison. Comme la privation de sang au cerveau cause des convulsions, mais avec d'autres caractères que ceux déterminés par certaines congestions de cet appareil, il faut lui attribuer, ainsi qu'au tiraillement de la moelle, les symptômes autres que ceux de l'asphyxie par simple privation d'air qui se joignent à eux dans ce que nous venons de décrire.

Une observation digne d'intérêt, c'est que les animaux résistent à la pendaison plus longtemps que l'homme. Cependant il ne faudrait pas croire que la mort chez l'homme soit immédiate. M. Faure rapporte un exemple authentique dans une femme pendue depuis cinq minutes et rappelée à la vie.

En se plaçant au point de vue physiologique, on voit que :

1° Dans l'asphyxie (en dehors de l'absorption des gaz toxiques, comme les hydrogènes sulfuré, arsénié, oxyde de carbone, etc.), si les symptômes qui dépendent de la manière dont elle est produite, si ceux qui dépendent des lésions secondaires qu'elle a occasionnées, sont variables, ses caractères propres, c'est-à-dire ceux qui résultent de l'altération du sang par suite du défaut d'hématose, sont invariables.

2° L'asphyxie consiste dans un affaiblissement graduel des fonctions. Ce sont les facultés intellectuelles qui subissent les premières atteintes, après ce sont les forces locomotrices, puis les fonctions végétatives, telles que circulation, urination, fonction spermatique, et enfin les propriétés spéciales des tissus.

*Asphyxie des nouveau-nés.* — Mais si la mort suit de près l'interruption des phénomènes respiratoires chez les animaux à sang chaud adultes, il n'en est plus exactement de même sur le nouveau-né de ces animaux. La connaissance de ce fait est importante à plus d'un titre. Haller dit qu'il résulte de ses expériences que les fœtus retirés du sein de la mère et laissés dans l'eau de l'amnios peuvent y vivre pendant plusieurs heures; il ajoute que si le fœtus a respiré, il a perdu la prérogative de vivre sous l'eau. Mais cette modification n'est pas instantanée; car, ayant mis dans l'eau tiède un petit chien qui avait fait une inspiration dans l'air, il le retirait vivant du liquide au bout d'une demi-heure. Une expérience de Buffon est beaucoup plus concluante encore. Une chienne attachée dans un baquet plein d'eau y mit bas; deux des petits furent placés à l'instant dans du lait tiède, sans qu'on les eût laissés respirer; ils en furent tirés bien vivants au bout d'une demi-heure. On les laissa respirer une demi-heure, ils furent plongés pour la deuxième fois dans le lait tiède, où ils restèrent aussi longtemps que dans la première expérience; ils en furent encore retirés vivants. Ils respirèrent de nouveau pendant une demi-heure et furent une troisième fois reportés dans le lait tiède, d'où ils sortirent au bout du même espace de temps, presque aussi vigoureux qu'auparavant. Des expériences analogues ont été faites par Legallois. Il opérait sur des lapins. Il vit que les nouveau-nés étaient asphyxiés moins promptement que ceux qui avaient vécu vingt-quatre heures, ceux-ci moins promptement que les fœtus âgés de deux ou trois jours, etc.

W. Edwards, ayant fait des recherches sur cette question, est arrivé à cette conclusion, que les nouveau-nés des mammifères pouvaient être divisés en deux classes relativement à leur résistance à l'asphyxie. Les uns sont assez promptement asphyxiés, les autres se comportent comme l'ont vu, dans leurs expériences, Haller, Buffon, Legallois et Bayle. Les premiers jouissent déjà, à leur naissance, d'une grande force de résistance à l'abaissement de température. Ils absorbent plus d'oxygène en un temps donné et dégagent plus d'acide carbonique que les nouveau-nés de l'autre classe; ils naissent avec les paupières ouvertes et la membrane pupillaire détruite. Les seconds se refroidissent assez promptement si l'on abaisse la température autour d'eux, et ils naissent avec les paupières fermées. L'induction et quelques faits autorisent à placer le nouveau-né de l'homme dans la première classe, où se trouvent les nouveau-nés des cochons d'Inde: dans la deuxième classe sont les chats, les chiens, les lapins.

*Historique.* — Avant que l'on connût les faits précédents et ceux exposés pages 253 et suivantes, on y suppléait, pour se rendre compte de la mort par asphyxie, par des hypothèses dont les principales sont : 1° que l'interruption de l'inspiration et de l'expiration rendait le poumon à peu près imperméable au sang lancé par le ventricule droit, ce qui n'est pas. C'est la *théorie ancienne* admise encore par Haller. 2° La *théorie de Goodwin*, qui admet que le sang non artérialisé empêche à l'oreillette et au ventricule gauches de se contracter. Elle est contraire aux faits les plus élémentaires d'auscultation. 3° La *théorie de Bichat* se rapprochait le plus de la vérité, en montrant que la circulation continue, mais porte au cerveau et à tous les autres tissus un sang noir qui n'est pas leur excitant naturel comme le sang rouge, dont la présence produit dans chaque organe l'affaiblissement et la mort.

### *De la respiration dans les principaux vertébrés.*

Dans la description que nous venons de donner nous avons eu surtout en vue les mammifères ; mais il y a chez les oiseaux, les reptiles et les poissons quelques dispositions importantes à connaître.

1° *Chez les oiseaux.* — Le poumon ne remplit pas la cage thoracique comme dans les mammifères ; à peine occupe-t-il un huitième de cette cavité. Il est logé et confiné sous la courbure du dos et creusé de sillons dans lesquels s'enfoncent les côtes dont nous avons déjà vu la disposition remarquable. Une cloison charnue et fibreuse, allant des côtes droites aux côtes gauches, achève d'emprisonner le poumon dans le lieu qu'il occupe. Il n'y a pas de plèvre. Les tuyaux bronchiques sont à la superficie du poumon ; les uns constituent les *bronches costales*, et les autres les *bronches diaphragmatiques*. Mais ce que le poumon des oiseaux offre de plus remarquable, c'est que les bronches sont implantées de canalicules aérifères ayant à peu près partout le même diamètre et anastomosés entre eux.

La face interne des canalicules est aréolaire, afin de multiplier les points sur lesquels se divisent les petits courants sanguins que l'air doit vivifier. Quand la dilatation de la poitrine a lieu, les sacs diaphragmatiques inférieurs se dilatent, et les cervicaux se resserrent : il y a un véritable antagonisme. Tous ces sacs, excepté les diaphragmatiques moyens, communiquent avec les cavités de quelques os et de quelques espaces intermusculaires. C'est pour faire sortir l'air de ces cavités que l'inspiration a pour but de diminuer les sacs thoraciques et cervicaux. Le phénomène de l'hématose ne s'accomplit pas du tout dans ces cavités. Ainsi, M. Sappey (1847) fait remarquer que les sacs aériens sont peu vasculaires ; l'air qui les pénètre n'est en contact qu'avec une fraction très minime du sang ; les vaisseaux de ces réservoirs viennent de l'aorte et non de l'artère pulmonaire, ils apportent un sang artériel et non un sang veineux ayant besoin d'être hématosé. Les sacs aériens n'ont d'autre usage que de diminuer le poids spécifique de tout l'animal.

2° *Chez les reptiles.* — Les poumons ressemblent à ceux des mammifères, formant comme chez eux des sacs flottant dans la cavité thoracique. Le poumon est celluleux.

Les *sauriens* et les *ophidiens*, étant dépourvus de diaphragme, respirent comme les oiseaux, surtout par les côtes. Les *batraciens*, qui n'ont ni diaphragme ni côtes, ou tout au plus des côtes rudimentaires, ne pouvant respirer par l'effet de la dilatation et du resserrement du thorax, emploient un mode particulier qui consiste en une véritable déglutition de l'air introduit dans la bouche par les narines d'où il est poussé jusque dans les poumons, d'où il ressort par l'élasticité des parois du corps.

Les *têtards*, ou larves des *batraciens*, au lieu de respirer par les poumons comme à l'état parfait, respirent d'abord par des branchies; aussi sont-ils entièrement aquatiques, et pendant que les poumons se développent, cés animaux ont simultanément les deux espèces d'organes : des poumons dans le thorax et des branchies sur le cou. Chez les *anoures*, ainsi que chez les *salamandres* et les *tritons*, les branchies disparaissent à la mue ou bien après; mais, dans la famille des *sirénoïdes*, les deux espèces d'organes persistent aprèset ces animaux respirent des deux manières.

3° Chez les *poissons*, les poumons sont remplacés par des *branchies* qui se trouvent placées dans une cavité communiquanten avant largement avec la bouche, et s'ouvrant en arrière et en dehors par les ouvertures des ouïes. Pour respirer, l'animal fait entrer l'eau par la bouche, comme pour l'avaler, et ressortir par les ouïes en la faisant passer entre les lames des branchies. L'oxygène contenu dans l'eau (non celui qui entre dans la composition du liquide) fournit à l'hématose. Lorsque l'eau est en trop petite quantité, les poissons, épuisant bientôt le peu d'oxygène qu'elle contient, se trouveraient asphyxiés, comme l'est un mammifère qu'on laisse trop longtemps renfermé dans un petit espace où l'air ne se renouvelle pas. Dans ce cas on voit les poissons venir à la surface gober l'air pour respirer; ce qui montre, en outre, que l'oxygène à l'état de gaz peut également servir à la respiration de ces animaux, surtout lorsqu'il passe sur les branchies en même temps qu'une certaine quantité d'eau; car, en saisissant ainsi l'air, le poisson le mêle toujours avec ce liquide.

En thèse générale, la respiration ne peut avoir lieu qu'à la surface d'organes humides, parce que sans humidité il n'y a pas d'endosmose. Aussi tous les animaux aériens ont leurs organes respiratoires à l'intérieur, où ils sont lubrifiés par leur propre perspiration; tandis que les animaux aquatiques peuvent fort bien les avoir à l'extérieur, comme ils le sont en effet dans diverses espèces.

*Sympathies de l'appareil de la respiration.*

Nous examinerons d'abord les sympathies des divers organes de la respiration entre eux, puis les sympathies de l'appareil respiratoire avec celui de la digestion, et enfin avec celui de l'urination.

1° *Sympathie des divers organes qui composent l'appareil de la respiration.* — Le larynx, la trachée-artère, les bronches, les poumons, les plèvres, l'appareil musculaire de la cage thoracique, tels sont les principaux organes qui peuvent avoir des sympathies.

L'on sait que l'irritation fixée sur un point quelconque de la membrane muqueuse qui revêt l'intérieur du larynx, de la trachée-artère et des bronches, détermine immédiatement la contraction convulsive du diaphragme et des autres muscles du thorax; ce qui a pour effet une grande inspiration d'abord, bientôt suivie d'une forte expiration accompagnée de la sortie brusque de l'air contenu dans les voies aériennes.

2° *Sympathie de la respiration avec la digestion.* — Les appareils de la digestion et de la respiration ont entre eux une sympathie très grande, qui s'explique très naturellement par la distribution commune du pneumogastrique. Nous voyons naître sous l'influence de l'estomac deux phénomènes dont les organes respiratoires sont les agents et le siége : ce sont le bâillement et le hoquet. L'aphonie et la toux peuvent dépendre de la présence de vers intestinaux. L'hématémèse, les hémorrhoïdes sont parfois remplacées par l'hémoptysie, et réciproquement, il arrive que celle-ci donne lieu, par sa suppression, aux hémorrhagies de l'estomac et de l'intestin.

On voit des toux très fatigantes et presque continuelles être calmées sur le champ par l'effet d'une potion opiacée ou bien par une révolution opérée par un vomitif.

L'ingestion des boissons très froides, qu'on emploie avec succès pour arrêter une hémoptysie inquiétante, peut, dans d'autres circonstances, déterminer l'inflammation des bronches, de la plèvre ou des poumons. Pour citer des exemples des sympathies des deux appareils que nous étudions, qu'il nous suffise de rappeler la fistule à l'anus et la diarrhée des phthisiques. Pinel croyait que la coqueluche avait son point de départ dans l'estomac.

3° *Sympathies de l'appareil respiratoire avec celui de l'urination.* — L'histoire de la glycogénie nous a fourni de nombreux exemples de ces sympathies et nous en a surtout montré le mécanisme d'une manière très nette. Il n'est point rare de voir en pathologie les phlegmasies des muqueuses vésicale et pulmonaire se remplacer tour à tour. Une étroite union existe entre les appareils de la digestion, de la respiration et de l'urination. Ainsi, si l'on coupe le pneumogastrique au-dessous du point où il se distribue au poumon, l'irritation du bout supérieur amènera un surcroît d'activité dans le foie; si l'on excite le bout supérieur du filet hépatique du pneumogastrique, l'excitation transmise à l'encéphale sera reportée par le grand sympathique sur le rein, ainsi de suite; de sorte que le poumon, le foie et le rein sont dans un rapport d'action tel que si l'un vient à modifier son action, l'autre le suit dans ses modifications. Si le poumon est plus actif, le pneumogastrique viendra par action réflexe, en agissant sur la protubérance, exciter le foie et ensuite le rein par l'intermédiaire du grand sympathique.

Quant à l'influence du système nerveux sur la respiration, nous en avons déjà traité (voyez t. I, p. 451, 463 et suiv.).

## CHAPITRE IV.

### DE LA CIRCULATION.

*Définition.* — On donne le nom de circulation à une fonction caractérisée par le transport dans l'appareil vasculaire, du sang et de la lymphe, quelle qu'en soit la direction, distribuant dans tous les organes les principes absorbés durant la digestion et l'inspiration, et se chargeant en même temps de ceux qui, devenus impropres à la nutrition, sont rejetés pendant l'expiration et dans l'urination.

La circulation, ainsi qu'on le voit, sert particulièrement d'intermédiaire entre les diverses fonctions de la vie organique, au nombre desquelles elle compte, les liant à leur tour à celles de la vie animale. C'est là un résultat fondamental de l'accomplissement de cette fonction, et, qu'il y ait ou non un ou plusieurs centres de circulation venant compliquer l'acte général, le résultat reste au fond le même. Il importe de signaler qu'on a généralement mal envisagé ce résultat, entraîné et trompé qu'on a été par la considération trop exclusive du jeu du cœur par rapport au poumon, ou du jeu des autres centres quand ils existent, sans prendre suffisamment en considération les relations de cette fonction avec les autres. En effet, l'appareil, et par suite la fonction, manquent où manquent les appareils de la vie animale, et l'animalité, comme chez les plantes, manque même où ces appareils et l'animalité sont peu prononcés, comme on le voit chez les embryons ou les larves de divers invertébrés, et aussi chez quelques rayonnés et infusoires.

La circulation a pour condition fondamentale d'existence, ainsi que le montrent la production et l'introduction des gaz dans les vaisseaux, la propriété physique d'incompressibilité des liquides, et elle satisfait à la condition de renouvellement des matériaux qui ont servi ou doivent servir indispensablement pour que la nutrition ait lieu. C'est la plus élevée en complication de toutes les fonctions de la vie organique chez les êtres qui la possèdent, et ceux-là seuls qui la possèdent ont une organisation complexe. Avec l'urination elle est la première qui disparaît, lorsqu'en partant de l'homme on descend aux êtres plus simples.

La circulation est un mouvement successif et pour ainsi dire circulaire du sang, qui est poussé par le cœur dans les artères et rapporté dans cet organe par les veines pour en repartir de nouveau. Projeté dans l'aorte par la contraction du ventricule gauche, le sang, d'un rouge éclatant et chargé de principes nutritifs, parcourt rapidement toutes les divisions et subdivisions du système artériel, et arrive ainsi dans le système capillaire général, où il fournit les matériaux de l'assimilation, et reçoit ceux de la désassimilation. Les vaisseaux capillaires, intermédiaires entre les dernières ramifications des artères et les radicules les plus ténues des veines, le transmettent, le sang rouge ainsi dépouillé de sa qualité vivifiante et converti en sang noir, au système veineux, dont les divisions diminuant successivement de nombre viennent toutes aboutir aux veines caves, et porter dans l'oreillette droite du cœur non-seulement le sang, mais encore la lymphe et le chyle réparateur versé par le canal thoracique dans la veine sous-clavière gauche, et dans la droite par la grande veine lymphatique. De l'oreillette droite, le sang passe dans le ventricule correspondant, dont la contraction le projette par l'artère pulmonaire dans le système capillaire du poumon, où il est revivifié par la fonction de respiration qui lui rend la couleur rouge caractéristique du sang artériel. Dans cet état, il est rapporté au cœur par les veines pulmonaires, l'oreillette gauche, qui le reçoit, le transmet à son ventricule, qui se contracte pour le chasser de nouveau par l'aorte, et lui fait ainsi recommencer sans cesse le trajet qu'il a déjà parcouru.

Si l'on jette un coup d'œil d'ensemble sur tout l'appareil qui sert à cette fonction, on ne tarde pas à voir qu'il représente une série de canaux alternativement larges et rétrécis qui forment un véritable cercle. En effet, séparons pour un moment le cœur droit du cœur gauche, ce que l'anatomie d'ailleurs peut réaliser assez facilement. Quand ces deux portions du cœur seront séparées, vous aurez un véritable circuit non interrompu ; si l'on envisage ces conduits au point de vue de la couleur du sang, on aura deux arbres dont les racines et les branches, c'est-à dire les capillaires, établiront la communication. Aussi la dénomination d'arbre vasculaire à sang noir et d'arbre vasculaire à sang rouge est parfaitement exacte. D'après ces considérations, il faudrait bannir de la science, comme inutiles et même nuisibles, les expressions de *grande* et de *petite circulation*, dont la première comprendrait le cours du sang depuis le ventricule droit, par l'artère pulmonaire, les capillaires du poumon et les veines pulmonaires, jusqu'au ventricule gauche, et la seconde le cours du sang depuis le ventricule gauche jusqu'au ventricule droit, en passant par l'aorte et ses branches, les capillaires généraux, puis les veines générales et veines caves. (Hiffelsheim.)

*Historique de la découverte de la circulation.* — Comme le fait observer Gerdy, la découverte de la circulation du sang n'appartient pas et ne pouvait guère appartenir en effet, à un seul homme, ni même à une seule époque. Il a fallu détruire d'abord plusieurs erreurs, à chacune de ces erreurs il a fallu substituer une vérité. Or, tout cela s'est fait successsivement, lentement, peu à peu. Galien a ouvert la route vers la vérité et il a été suivi par Vésale, par Servet, par Colombo, par Ruini, par Césalpin, par Fabrice d'Aquapendente.

Érasistrate pensait que les artères étaient les canaux de l'air; Galien combattait cette erreur par de nombreuses expériences, mais il crut que la cloison inter-ventriculaire était percée, et c'est là une des causes qui ont peut-être le plus retardé la découverte de la circulation. Il faut arriver jusqu'à Bérenger de Carpi et jusqu'à Vésale surtout, le père de l'anatomie moderne, pour trouver la démonstration de la non-existence d'orifices sur la cloison qui sépare les ventricules.

Galien avait trouvé que les artères contiennent du sang comme les veines, et c'était un premier pas; il avait indiqué la distinction de deux sangs, l'*artériel* et le *veineux*, et c'était un second pas; Vésale venait de montrer que la cloison des deux ventricules n'était pas percée, c'était le troisième pas; un pas de plus et la circulation pulmonaire était trouvée. Ce nouveau pas fut dû à Servet (1553).

La communication, dit Servet (c'est-à-dire le passage du sang du ventricule droit dans le ventricule gauche), ne se fait pas à travers la cloison mitoyenne des ventricules, comme on se l'imagine communément, mais, par un long et merveilleux détour, le sang est conduit à travers le poumon, où il est agité, préparé, où il devient rouge et passe de la veine artérieuse dans l'artère veineuse.

Realdo Colombo (1562) et Césalpin découvrirent aussi de leur côté la circulation pulmonaire. Césalpin eut le mérite d'entrevoir (1593) la circulation de tout le corps, celle que l'on désigne quelquefois sous le nom de grande circulation. Il a été le premier qui ait fait attention au gonflement des veines au-dessous de la ligature et jamais au-dessus. Fabrice d'Aquapendente a eu deux gloires : il a découvert les valvules des veines en 1574, et il a été le maître d'Harvey.

C'est en réalité Ruini, anatomiste de Bologne (Carolus Ruinus, *Anatomia del cavallo, infermità e suoi rimedii, opera nuova degna di qual si voglia principe e cavaliere e molto necessaria a' filosofi, medici*, etc. Bologna, 1590, in-4°, livre II, chap. XIV), qui décrivit le premier le cours du sang dans le cœur, le poumon et les vaisseaux généraux, c'est-à-dire l'ensemble de la circulation, la grande et la petite circulation. Il dit, en effet (voyez aussi *Document pour servir à l'histoire de la découverte de la circulation du sang*, par L. Prangé, *Moniteur des hôpitaux*, 1855, p. 1117-1118) : De la veine cave par laquelle le sang revient du corps, ce liquide entre dans l'oreillette et dans le ventricule droit ; trois membranes (valvules) le laissent passer de ce ventricule dans la veine artérielle (artère pulmonaire) qui le conduit aux poumons, et elles empêchent que de cette veine artérielle le sang ne retourne dans le ventricule droit ; de l'*artère veinale* (veine pulmonaire) le sang et les esprits arrivent dans le ventricule gauche. Lorsque le cœur se contracte, trois membranes s'ouvrent et laissent sortir le sang qui passe avec impétuosité dans la grande artère, et elles se ferment ensuite pour empêcher qu'il ne revienne dans ce ventricule, etc.

Mais la circulation ne fut véritablement mise en évidence que vers 1630, par l'immortel Harvey, qui fit des expériences très nettes, très convaincantes, et qui néanmoins eut à lutter contre la jalousie de ses contemporains.

Mais il était réservé à Malpighi de voir le premier au microscope le mouvement du sang dans les capillaires. Combien Harvey n'aurait-il pas donné pour avoir vu ce phénomène qui aurait suffi pour calmer toutes les haines que sa découverte lui avait fait subir ! Il serait aujourd'hui inutile et presque ridicule de vouloir s'attacher à démontrer la réalité de cette circulation. Tout le monde est d'accord là-dessus, et l'exposé que nous allons faire de cette fonction en sera une preuve continuelle.

La découverte de la circulation eut des résultats immenses dans la pratique médicale. C'est à dater de cette époque que l'on appliqua la saignée avec plus de méthode, que l'on parla de la transfusion du sang, de l'infusion des venins, etc.

*Division de la circulation.* — Dans le cercle où il est contenu, le sang ne coule point d'un mouvement uniforme et continu comme le cours régulier d'un fleuve ; au contraire, sa marche est entrecoupée, interrompue dans plusieurs points par des repos et par des reflux ; les uns et les autres partagent la circulation, pour ainsi dire, en plusieurs pas qu'il fait successivement, pour parcourir tout l'appareil circulatoire. (Gerdy.)

Ainsi, par un premier mouvement, le sang passe en masse des vaisseaux capillaires de tous les organes dans les veines générales, et s'approche de plus en plus de l'oreillette droite du cœur ; par un deuxième mouvement de masse semblable au premier, il parcourt les veines comme il a déjà parcouru les capillaires, et il passe des veines voisines du cœur dans l'oreillette droite ; par un troisième, de cette oreillette dans le ventricule correspondant ; par un quatrième, du ventricule droit dans l'artère pulmonaire, par un cinquième, de l'artère pulmonaire dans les capillaires du poumon ; par un sixième, de ceux-ci dans les veines pulmonaires ; par un septième, de celles-ci dans l'oreillette gauche ; par un huitième, de l'oreillette gauche dans le ventricule du même côté ; par un neuvième, du ventricule gauche dans l'artère aorte ; et enfin, par un dixième pas, il parcourt l'aorte et ses ramifications pour arriver aux capillaires généraux, d'où nous l'avons fait partir.

Nous ne suivrons pas cette marche qui paraît si naturelle, parce qu'elle nous exposerait à des répétitions fréquentes. Aussi nous divisons l'étude de la circulation en six parties :

1° De la circulation dans le cœur.

2° De la circulation dans les artères.

3° De la circulation dans les capillaires.

4° De la circulation dans les veines générales.

5° De la circulation dans les veines *porte* ou *appareils porte*, ou du cours du sang des capillaires vers d'autres capillaires, et non vers un centre circulatoire. Limité au foie chez l'homme, ce mode de circulation s'observe en même temps dans le rein chez beaucoup de vertébrés, et dans les branchies chez les crustacés, beaucoup de mollusques, etc. La circulation artérielle, chez les poissons, appartient même à cet ordre de cours du sang. Ce qui nécessite encore l'étude de ce phénomène circulatoire d'une manière distincte du cours sanguin veineux ordinaire, c'est que le foie, par exemple, indépendamment de cette circulation, possède, en outre, la circulation artérielle et les veines générales (sus-hépatiques). Chez les poissons, les branchies et les reins sont aussi dans ce dernier cas.

6° De la circulation dans les vaisseaux lymphatiques ou de la lymphe et du chyle.

Mais avant d'aborder les détails de ces différents sujets, une première section doit être consacrée à l'examen de l'ensemble des conditions de ces phénomènes, en ce qui concerne le sang lui-même envisagé par rapport aux organes qui le renferment.

## SECTION I.

### Des relations du cours du sang avec sa composition intime.

Nous avons examiné le jeu ou les usages des organes vasculaires (t. I, p. 361); il nous reste à étudier le résultat de ce jeu, qui est le cours du sang et de la lymphe ou circulation.

Il faut, dans le cours du sang, examiner deux ordres de phénomènes qui se rapportent à ce liquide : 1° les uns sont des phénomènes de translation du liquide, d'une portion dans l'autre, de l'appareil circulatoire, ou phénomènes mécaniques : 2° les autres sont des modifications de composition intime, de couleur, de température, etc., ou phénomènes moléculaires qui reconnaissent pour condition première d'accomplissement le transport du sang des artères dans les capillaires, puis dans les veines de tel ou tel organe. Ces changements intimes et extérieurs d'un liquide pendant son parcours, et dus à une influence de leurs parois, parce que les tissus qui les entourent leur cèdent ou leur empruntent incessamment, sont des phénomènes qui ne s'observent que chez les êtres organisés. Mais, indépendamment de ces phénomènes de nutrition, par ce fait même que les parois vasculaires agissent sur un liquide incompressible et le meuvent, celui-ci réagit sur elles et les meut également, réaction qui se manifeste par le recul du cœur et le pouls des artères et quelquefois des veines. C'est là un troisième ordre de phénomènes qui est d'ordre mécanique comme le premier dont il est une résultante nécessaire; car le sang étant pesant et incompressible, son mouvement dans des parois mobiles et extensibles ne peut se faire sans mouvoir celles-ci. L'étude de la circulation suppose connues, comme on le voit, aussi bien les propriétés physiques des liquides et les lois mécaniques de leur cours dans des conduits que les qualités de ceux-ci. Ces données méthodiques sont importantes, parce que leur oubli habituel nous rend compte de la multiplicité des interprétations émises sur les mêmes faits, car la plupart l'ont été à peu près au hasard, et même il en fut souvent ainsi de l'exécution des expériences. Aussi ne faut-il pas croire qu'il y ait à se préoccuper de toutes celles qui ont été publiées. La plupart appartiennent à l'histoire de la science et non au domaine de la réalité. On peut arriver à posséder parfaitement celle-ci, sans connaître les hypothèses par lesquelles on cherchait à suppléer aux observations qui manquaient ou à lier des faits incomplétement vus. Il faut surtout bien savoir que connaître la fonction de circulation n'est point posséder le souvenir de cette succession d'hypothèses et d'interprétations. Enfin quiconque connaît suffisamment la constitution anatomique du cœur et des vaisseaux, ainsi que la contractilité et autres propriétés de ceux-ci, reconnaîtra facilement que, dans aucune des solutions de problèmes sur la circulation, qu'on a tenté d'obtenir à l'aide du calcul mathématique, on n'a tenu compte des conditions réelles nécessaires à la solution de la question. Partout l'auteur en réduit le nombre à celles qui rendent le calcul possible, lorsque même elles ne sont pas supposées. Aussi, pour qui a étudié expérimentalement la circulation, ces travaux ne comptent que comme exercices mathématiques de l'esprit, à propos de cette fonction, mais non comme fournissant à la physiologie des données scientifiques, c'est-à-dire réelles.

Il y a, comme nous l'avons dit, une relation entre le cours du sang et sa composition. Il se peut faire que la circulation continue bien que cette composition soit changée, de telle sorte que du sang noir circule dans des vaisseaux qui habituellement portent du sang rouge; mais le phénomène n'est pas normal, ni de longue durée, et le fait est que normalement tel ordre de vaisseaux porte constamment telle sorte de sang. Il y a donc nécessité d'envisager la circulation telle qu'elle est à cet égard, et de le faire avant d'entrer dans les détails des autres sections, afin de savoir, en étudiant la translation, quelle est la nature du liquide qui est transporté.

Chez les mammifères, le sang qui circule des capillaires vers d'autres capillaires est celui de la veine porte. Ce sang est noir; c'est celui qui se charge par absorption, dans l'intestin, des principes généralement assimilables empruntés aux aliments. Ce sont: 1° des principes de la première classe (voyez t. I, p. 8); 2° des gommes et des sucres chez les herbivores et omnivores, des principes azotés coagulables divers chez tous, mais surtout chez les carnivores: c'est la circulation alimentaire; 3° il y a de plus le chyle qui se charge des graisses et aussi de sucre, d'alcool et de principes analogues s'il en entre dans les aliments: il marche aussi des capillaires vers le centre circulatoire, mais sans traverser de nouveau les capillaires. Des fibres élastiques et des fibres musculaires de la vie organique existent en quantité considérable dans ces vaisseaux.

Durant sa circulation dans les capillaire du foie, ce sang abandonne certains principes à la bile (t. I, p. 321-323), on ne sait encore exactement lesquels ; mais il s'y charge de sucre et de graisse (t. I, p. 330 et 339), et progresse alors dans les veines sus-hépatiques, des capillaires vers la veine cave, où il se mêle au sang veineux général, et il présente là le degré le plus élevé de sa température, qui est aussi le plus élevé de toute l'économie. Là se passent les phénomènes les plus considérables, quant à sa composition intime, qu'il présente dans tout son parcours. Or, arrivé là : 1° ou bien il entre en totalité au ventricule droit ; 2° ou bien, selon certaines conditions de quantité et de composition, il reflue vers le rein où il concourt à la sécrétion de l'urine pour arriver au cœur débarrassé de certains principes, qui sont surtout des sels et de l'eau qu'il avait empruntés aux aliments (t. II, p. 151-152).

Ce mélange de sang des veines générales, rénales et sus-hépatiques, est celui qui suit la première moitié du cercle appelé *petite circulation*, c'est-à-dire qui va du cœur droit aux capillaires du poumon, sans manifester d'autres phénomènes que ceux de transport mécanique étudiés plus loin. Durant son cours dans les capillaires du poumon (cours que la disposition de ces capillaires rend certainement différent sous plusieurs rapports de celui de tous les autres capillaires), le sang complète le premier degré d'assimilation des principes dont s'est chargée la veine porte ; il le fait en prenant de l'oxygène qui chasse et remplace l'acide carbonique dans les globules (pages 232-247). De rouge foncé, le sang devient rouge vif, de veineux il devient artériel ; là se passent ses changements les plus considérables de couleur (qualités physiques), mais non dans sa composition intime ; car c'est en traversant le rein et le foie que se passent ces changements-ci les plus notables. Dans le poumon, sa température s'abaisse (page 235).

Des capillaires du poumon au cœur, c'est-à-dire dans les veines pulmonaires, le sang complète le parcours dit petite circulation ; il n'y présente que des phénomènes mécaniques de transport (voy. pourtant pages 243-244) ; mais ces phénomènes ne sont certainement pas les mêmes que ceux qui ont lieu dans les veines générales. Le mode d'origine des veines pulmonaires, puis leur structure élastique principalement et musculaire, sont là pour le prouver. Du cœur gauche aux terminaisons des artères (circulation artérielle ou première moitié de la *grande circulation*), le sang rouge n'offre aussi que des phénomènes mécaniques de transport, qui sont simultanés à ceux de la première moitié de la petite circulation.

Dans les capillaires généraux le sang circule d'une manière qui est en rapport avec leur disposition spéciale au sein de chaque tissu musculaire, nerveux, fibreux, glandulaire, rénal, etc. Là il cède des matériaux pour l'assimilation réparatrice des tissus d'une part, pour les sécrétions d'autre part (voyez t. I, p. 53-54). Pour l'assimilation, ces principes appartiennent à la première classe et à la troisième (voy. t. I, p. 51); ce sont aussi des traces de corps gras (2e classe). Sauf le cas des sels, ces principes sont assimilés par chaque tissu, c'est-à-dire sont changés en des principes identiques avec ceux de la substance de chacun de leurs éléments (assimilation) ou en des principes spéciaux différents qui sont rejetés, ce qui caractérise les sécrétions proprement dites (t. I, p. 101 à 103). Dans le rein le sang ne fait que céder certains principes qui normalement sont de la deuxième classe surtout et aussi de la première, de sorte qu'il n'y a qu'élimination (t. I, p. 357 et t. II, p. 161 et suiv.). Dans les capillaires des tissus non glandulaires et des glandes vasculaires surtout (t. I, p. 551 et suiv.), le sang, en même temps qu'il cède les principes ci-dessus, reçoit par échange endosmotique divers principes. Ils sont peu connus pour le cas des glandes vasculaires, mais pour les autres tissus ce sont les principes de la deuxième classe surtout, rejetés par les urines (t. II, p.162) ou principes produits par désassimilation. En même temps que le sang se charge de ces *principes désassimilés*, sa couleur rouge vif repasse au rouge foncé; mais dans le rein, où le sang artériel les abandonne sans en reprendre d'analogues, le sang de la veine rénale devient moins violet que celui des tissus proprement dits. De même qu'en passant des artères dans les capillaires, les phénomènes du cours du sang avaient changé en même temps que survenaient les changements de composition intime que nous venons de signaler, de même en passant des capillaires dans les veines, ces changements moléculaires cessant, d'autres phénomènes de transport du sang se manifestent. Le sang progresse des capillaires vers le cœur par un mode particulier dit cours du sang veineux, différent en plus d'un point de celui de la veine porte. Le cours du sang veineux se modifie graduellement à mesure que les veines deviennent plus larges, leurs parois plus épaisses, etc., et à mesure aussi le sang qui les parcourt devient de plus en plus différent de ce que, pour chaque veine, il était à la sortie de ses capillaires; parce que chemin faisant il se mêle à celui des veines d'autres organes : à celui de la thyroïde pour les jugulaires; à celui du rein, des capsules surrénales, des sus-hépatiques, etc., pour le cas de la veine cave inférieure.

Tel est le cours du sang mis en regard de sa composition qui nous ramène à l'abouchement des veines sus-hépatiques dans la veine cave, en nous montrant partout des différences dans les phénomènes d'ordre mécanique; différences en rapport avec les changements incessants de constitution qu'il présente.

## SECTION II.

### Circulation dans le cœur.

Chez l'homme et chez les mammifères à l'état adulte, le cœur représente une poche contractile divisée en quatre compartiments. A la limite des diverses cavités dont se compose le cœur, on trouve les valvules dont la disposition anatomique indique suffisamment quelle doit être la marche du sang. Ce liquide arrive de la périphérie de l'arbre circulatoire, pénètre dans les oreillettes, de là il est lancé dans les ventricules, qui à leur tour le chassent dans les artères.

*Nature des phénomènes de la circulation du cœur.* — Ouvrez un animal, mettez à nu l'appareil central de la circulation, et ce qui vous frappera dans le jeu de cet appareil ce seront des mouvements alternatifs toujours les mêmes, à savoir : 1° *contraction auriculaire* qui chasse le sang dans les ventricules; 2° *contraction ventriculaire* qui pousse le liquide dans les arbres artériels, pendant que les oreillettes se relâchent et reçoivent en même temps d'autre sang; 3° *relâchement général de l'organe, avec dilatation* de ses cavités par le sang, qui continue d'y affluer. (Chauveau, *Gazette médicale*, juillet 1836.)

*a.* — Ces phénomènes se voient, frappent l'œil de l'observateur, parce qu'ils se manifestent par des mouvements successifs, résultats *d'un phénomène d'ordre vital*, la *contraction* des parois. Ces mouvements s'observent : 1° sur les *oreillettes*, qui se *resserrent*, puis sont *dilatées;* 2° sur les *ventricules*, qui sont *distendus*, puis se *contractent;* 3° dans tout l'organe sur lequel la dilatation des oreillettes et des ventricules coexistent pendant un court instant dit de repos.

Ces mouvements successifs, dont l'ensemble constitue une *révolution* complète du cœur, sont les phénomènes fondamentaux de l'étude de la circulation du cœur. C'est autour d'eux que nous grouperons les phénomènes concomitants dont ils peuvent être considérés comme la cause déterminante. Ces contractions et dilatation du tissu musculaire du cœur, peuvent être irrégulières ou convulsives, déterminées expérimentalement d'une manière directe à un moment quelconque sous l'influence de quelque agent physique ou chimique, comme on le fait pour les muscles quelconques. Mais dans les conditions naturelles, les mouvements comme le repos sont sous la dépendance de la *motricité* automatique, phénomène d'innervation ou vital qui détermine la durée de la contraction et du repos, l'ordre de leur retour, de leur succession, c'est-à-dire leur rhythme (voyez t. I, p. 162, 163, 165 et 167).

*b.* — Mais en même temps a lieu un phénomène qui ne se voit pas bien, à cause de l'opacité des parois du cœur, et dont on ne juge que d'après les précédents : c'est le *mouvement du sang* dans les oreillettes et les ventricules. Sauf les causes d'afflux du sang dans les oreillettes, la cause de ce phénomène est la *contraction* des oreillettes et celle des ventricules avec leur relâchement nécessaire ; mais le mouvement est un fait d'ordre mécanique.

*c.* — La contraction, fait d'ordre vital, se manifeste pour nous par des mouvements qui sont les *mouvements partiels ou relatifs du cœur ;* ils seront étudiés avec cette contraction. Mais toutes les fois qu'un liquide sort par l'orifice d'un vase placé sur un axe mobile, le vase subit un mouvement de recul. Le principe est démontré pour les vases à parois fixes. M. Hiffelsheim a prouvé le fait, pour les vases à parois contractiles et rétractiles, à l'aide d'une poche en caoutchouc disposée physiquement comme le cœur. Or le cœur subit un *recul* suivant la diagonale des deux forces composées qui poussent le liquide hors de l'aorte et de l'artère pulmonaire. La base étant fixe, et supportant les orifices, c'est un peu au-dessus et en avant de la pointe que le mouvement de recul se manifeste. Ce mouvement est le résultat de l'expulsion du liquide, et celui-ci étant chassé par la systole, c'est au début de cette dernière, et après le maximum de diastole, que le phénomène a lieu. Ce *mouvement absolu de projection* est le fait fondamental du phénomène. Les *mouvements relatifs* de changement de volume et de forme, dus à la contraction, sont cependant le fait initial. Les auteurs ont, en général, envisagé le mouvement absolu comme immédiatement engendré par ce mouvement relatif. Le mode de contraction et de dilatation devrait alors expliquer la direction, l'étendue et les limites de la projection. De là une doctrine qui fait coïncider le mouvement absolu avec la systole, une autre qui le fait coïncider avec la diastole. M. Beau, qui est le fauteur de cette opinion, attribue la locomotion à la distension du ventricule par le sang qu'y projettent les oreillettes. Or, on a omis généralement un point capital, savoir que le mouvement de totalité est la *conséquence immédiate* du phénomène physique d'hydrodynamique ou *de mouvement du liquide*, et non du phénomène vital de contraction qui chasse le sang. Ainsi, dans ce qu'on appelle *locomotion du cœur*, le cœur est projeté en masse en arrière par un déplacement de son centre de gravité. Ce mouvement se manifeste surtout à la pointe, qui étant libre, mais appuyée contre la paroi thoracique, soulève celle-ci. Pendant que le cœur exécute ce *mouvement général*, phénomène d'*ordre mécanique*, les ventricules continuent à se contracter, les oreillettes à se dilater, ce qui amène la torsion des premiers, et à cause de sa forme un second déplacement léger du centre de gravité. C'est ainsi que M. Hiffelsheim a conçu, posé et résolu le problème.

*d*. — Mais nous avons vu (p. 268) que le cours du sang n'est point continu, qu'il est interrompu par des valvules, offre des temps d'arrêt et des reflux. Des bruits particuliers sont le résultat des interruptions du cours du liquide. Toutes les fois, en effet, qu'un liquide est en mouvement dans un conduit, si par un robinet on interrompt brusquement le courant, il y a production d'un bruit proportionné à la rapidité de celui-là. Pourquoi cela? Parce que par son courant le liquide a été doué d'une force, d'une puissance d'action, celle de la pesanteur, dont les effets se doivent manifester; force qui doit s'épuiser sur les solides dès l'instant où elle cesse de s'exercer sur le liquide par arrêt de ce dernier. Dès lors les solides sont mis en vibration par le liquide dont le cours est brusquement arrêté, et réagissent sur le liquide lui-même, dont on voit le reflux dans le bassin qui en est la source. Ces vibrations, suite de pression brusque sur les parois et sur le robinet oblitérateur (puisqu'il n'y a pas de choc possible ici), peuvent aller jusqu'à causer la rupture de celles-là, mais habituellement elles ne font que les mettre en vibration, d'où un bruit brusque comme l'arrêt du liquide, comme la pression, et alors semblable à un choc également brusque. Voilà donc encore d'autres phénomènes physiques, intermédiaires, en quelque sorte, puisqu'ils sont le résultat de la transformation du mouvement du sang en repos momentané de celui-ci, de l'état dynamique en état statique; d'où la production des bruits, autres phénomènes dynamiques qui n'existent que pour celui qui ausculte.

Telle est la nature des divers phénomènes de la circulation du cœur, telle est la manière dont ils se classent naturellement, tel est l'ordre dans lequel ils doivent être étudiés, puisqu'ils ne peuvent être décrits comme ils se passent, c'est-à-dire la plupart simultanément, les derniers (*b*, *c*, *d*) en même temps que les premiers (*a*, 1°, 2° et 3°). Pour bien voir les choses complexes, il faut tout voir : le phénomène, sa nature mécanique, physique, moléculaire ou organique, et les conditions de son accomplissement. Le peu de soin qu'ont mis beaucoup d'auteurs à se soumettre aux indications de la méthode en ces questions, nous exemptera de nous arrêter à ce qu'ont d'inexact leurs interprétations, en même temps qu'il nous explique leur diversité.

### A. — *De la contraction et du relâchement du cœur. — Des phénomènes par lesquels ils se manifestent.*

Il est facile de reconnaître un mouvement du cœur dans lequel ses cavités se resserrent, diminuent, s'effacent même : c'est la *systole*. Bientôt apparaît un autre mouvement qui consiste dans un relâchement, puis dans une dilatation des cavités du cœur : c'est la *diastole*. De plus le cœur se raccourcit, s'allonge alternativement, sa pointe se redresse un peu en avant, et se rétablit en arrière. La masse ventriculaire subit un mouvement spiroïde, elle se tord et elle se détord. Enfin, il s'accomplit dans l'intérieur du cœur des mouvements des valvules et des anneaux des orifices. Quand ces derniers se sont accomplis, le cœur se *repose*. De là trois ordres de faits à examiner.

#### *a. — De la systole des oreillettes et des ventricules.*

*Définition.* — Le mot *systole* désigne l'état du cœur dans lequel les fibres musculaires de cet organe sont en contraction.

Quand cet état existe dans les fibres musculaires de l'oreillette, on dit qu'il y a *systole de l'oreillette* ou *systole auriculaire*. Il en est de même pour les ventricules, de là le nom de *systole des ventricules* ou *systole ventriculaire*.

Prenons, avant tout, une idée aussi exacte que possible de l'état dans lequel le cœur se présente à la fin d'une révolution, c'est-à-dire pendant la période de diastole générale, qui tient en relâchement toutes les fibres musculaires des oreillettes et des ventricules ; on comprendra mieux les modifications que subissent ces deux systèmes de cavités, par la systole, pendant une nouvelle révolution. (Chauveau.)

Ce qui caractérise le cœur, au moment du repos complet dont nous parlons, c'est la mollesse et la flaccidité qui s'emparent de son tissu, non-seulement dans les oreillettes, mais encore dans les ventricules. Aussi voit-on la masse totale du cœur s'affaisser sous son propre poids et celui du sang renfermé dans ses cavités intérieures. Si l'animal que l'on observe est couché sur le côté, l'affaissement, se faisant suivant la verticale, aplatira le cœur d'un côté à l'autre ; s'il est placé sur le ventre, il y aura dépression de la pointe et de la face antérieure. On pourrait croire que cet affaissement est le résultat de la pression atmosphérique qui s'exerce directement sur le cœur mis à nu, mais on le sent encore quand la poitrine reste intacte et que la main pénètre dans cette cavité par l'abdomen, au moyen d'une incision qui intéresse le muscle diaphragme.

C'est après cette période que survient la systole, non pas simultanément dans tous les points du cœur, mais en deux temps distincts : le premier pour les oreillettes, le second pour les ventricules. (Chauveau.)

*Systole auriculaire.* — Quand les oreillettes entrent en contraction, ce qui les distingue surtout, c'est la rigidité qu'elles acquièrent brusquement et que l'on perçoit de la manière la plus ostensible en serrant un appendice entre les doigts. On constate de plus un rétrécissement peu marqué de la masse auriculaire, et un raccourcissement des plus sensibles pendant lequel on voit manifestement l'extrémité libre des oreillettes se rapprocher de leur partie moyenne, en même temps que des rides transversales et onduleuses apparaissent à leur surface. Les anses musculaires qui, aux orifices des veines dans les oreillettes et aux orifices des oreillettes dans les ventricules, se contractent et rapprochent les uns des autres ces divers orifices ; en même temps, la courbe de ces anses s'efface et les parois se rapprochent de l'axe de la cavité auriculaire (voy. t. I, p. 364 et 369).

La systole auriculaire, quoique brusque et rapide, a cependant une durée très appréciable qui sera déterminée plus loin. Elle commence évidemment dans les auricules pour se propager au corps des oreillettes, par une sorte de mouvement péristaltique. (Chauveau).

*Systole ventriculaire.* — Pendant la systole des ventricules, le cœur se durcit; des rides se dessinent à sa surface. Les fibres charnues sont le siége d'une espèce de tremblement (Haller). Le sommet des ventricules se rapproche de la base et du sommet, il suit de là que le cœur se raccourcit. Le diamètre transversal se rétrécit aussi, notamment à la base, et la cavité ventriculaire se trouve réduite dans tous ses diamètres. Si l'on ouvre le cœur avant que la systole ait cessé, on voit la cloison interventriculaire et les colonnes charnues se raccourcir. La face antérieure du cœur devient un peu moins convexe. Si l'on touche le cœur, le doigt est fortement repoussé, et si l'on saisit le cœur entre deux doigts, ceux-ci sont brusquement écartés. Tous ces phénomènes ont pour cause la contraction des parois musculaires des ventricules (voy. t. I, p. 364 et 369).

*Mouvements partiels ou relatifs des ventricules et des oreillettes.* — Nous arrivons maintenant au *raccourcissement* que la masse ventriculaire éprouve sous l'influence de la systole, mouvement qui se combine de la manière la plus intime avec ce qu'on a appelé la *torsion* ou le *mouvement spiroïde du cœur*. Ces deux phénomènes doivent être étudiés sur un cœur arraché de la poitrine et tenu en suspension, au moyen des doigts, par les troncs des gros vaisseaux : expérience qui sera faite, autant que possible, avec le cœur de jeunes chiens, parce qu'il est moins embarrassant et bat plus longtemps après son excision que celui du cheval adulte. Cette expérience étant convenablement exécutée, on verra, pendant tout le temps que durera la contraction des ventricules, le cœur se raccourcir en effectuant son mouvement spiroïde. Qu'on mette la pointe de l'organe en contact avec un plan horizontal, elle s'en éloignera à chaque systole d'une manière très manifeste, en se tordant de gauche à droite et d'avant en arrière. (Chauveau.)

Cette torsion, se propageant de la pointe au corps des ventricules, tourne légèrement à droite la face antérieure du cœur, et la face postérieure à gauche ; mais ce dernier déplacement est beaucoup moins prononcé que le premier.

Suivant M. Chauveau, la pointe du cœur ne va pas vers la base, et les ventricules se raccourcissant, *il faut nécessairement que la base aille vers la pointe, et c'est effectivement ce qui a lieu.* A chaque systole ventriculaire, la scissure coronaire qui sépare les oreillettes des ventricules s'abaisse vers l'extrémité du cœur, tantôt plus, tantôt moins, suivant les sujets, mais toujours d'une manière très manifeste, pendant que les troncs artériels s'allongent en se courbant davantage. Cet abaissement n'a pas lieu d'une manière égale dans tous les points de la circonférence du cœur : il est beaucoup plus prononcé en avant et à gauche qu'en arrière et à droite, et il imprime ainsi à la base de l'organe un balancement souvent très étendu qui en ramène la partie antérieure et gauche vers la pointe des ventricules. Ce balancement reconnait deux causes qu'il suffit de signaler pour comprendre leur mode d'action : 1° la position des orifices artériels, en avant et à gauche de la base des ventricules, position dont l'influence se comprend sans aucune explication ; 2° l'arrangement des fibres unitives qui enveloppent en avant le ventricule droit. Comme M. Verneuil l'a démontré, ces fibres étant plus longues que les faisceaux postérieurs du cœur, elles doivent produire un plus grand raccourcissement de la paroi antérieure de l'organe : il est vrai que M. Verneuil concluait de cette proposition rigoureusement démontrée (anatomiquement parlant) que la pointe du cœur est déviée en haut et en avant pendant la systole ventriculaire, tandis que nous savons maintenant que c'est plutôt la base du viscère, malgré sa fixité relative, qui va au devant de la pointe. (Chauveau.)

On admet encore généralement que la pointe du cœur est déviée en avant pendant son mouvement spiroïde. Nous reconnaissons la possibilité de cette déviation sur un cœur excisé, dont les cavités sont encore distendues par la présence du sang, mais nous osons affirmer qu'elle ne s'observe jamais sur le cœur qui bat en place dans sa cavité péricardique. Cette prétendue déviation de la pointe du cœur a fait l'objet d'un grand nombre de recherches, parce qu'on la croyait indispensable à la production du choc précordial. (Chauveau).

Voir plus bas page 287, la description des mouvements partiels intérieurs ou valvulaires.

### *b. — De la diastole des oreillettes et des ventricules.*

*Définition.* — Il faut entendre par *diastole* l'état dans lequel se trouve le cœur après la contraction. Cet état consiste dans le relâchement des fibres musculaires, et il permet l'arrivée des liquides dans les diverses cavités du cœur et la dilatation de celles-ci.

*Phénomènes de la diastole.* — Les phénomènes sont inverses de ceux de la systole. Les ventricules se distendent, ils semblent remonter sur les oreillettes dont le diamètre vertical diminue en ce moment. La pointe du cœur revient en arrière, le cœur s'allonge, son tissu perd sa dureté, et ne conserve de tension que celle qu'il reçoit du sang. Celui-ci, poussé par l'oreillette, peut encore, sous cette influence, écarter les doigts qui le pressent ; mais, chez les animaux qui vont mourir, il se laisse comprimer entre les doigts. Les rides de sa surface disparaissent ; il décrit un mouvement spiroïde en sens inverse de celui qu'il accomplit pendant la systole.

*Le cœur est-il actif, à la fois, pendant la systole et la diastole ?* — Une pareille doctrine a déjà été réfutée par Haller ; M. le professeur Bérard la rejette, et pour lui la diastole est purement passive. Si le cœur fait effort pendant la diastole contre la main qui le presse, cet effort est dû à la distension des ventricules par l'ondée de sang poussée par les oreillettes. Vaust a constaté que dans le moment où le cœur repousse la main qui le presse, il serre le doigt introduit dans la cavité de l'un des ventricules. Æsterreicher a fait une expérience très concluante à cet égard. Après avoir excisé le cœur d'une grenouille, il pose sur cet organe un corps assez pesant pour l'aplatir et qui ne soit pas assez volumineux pour le cacher : or, ce corps n'est soulevé que pendant la systole, le cœur reste plat pendant la diastole.

M. Bérard explique ainsi le mécanisme de la diastole. D'abord, il suffit que pendant la systole le tissu des ventricules ait été violenté pour que la contraction cessant, le cœur revienne à l'état d'où cette contraction l'avait tiré. Mais une autre cause intervient pour opérer la dilatation. Imaginez un tube élastique distendu par un liquide; pressez un des points du tube de manière à mettre les parois en contact; cessez ensuite d'exercer la compression : le retour brusque du liquide, dans le point dont la cavité avait été effacée, en déterminera tout de suite la dilatation. C'est évidemment ainsi que s'opère la dilatation du cœur, en y ajoutant la contraction des fibres musculaires situées au-dessus de la partie qui se dilate et dont l'effet est de pousser le sang dans cette même partie.

M. Bérard fait encore intervenir, comme agent de la dilatation du cœur, une cause qu'il a signalée depuis longtemps. c'est l'élasticité du poumon. C'est, en effet, une puissance permanente qui tend sans cesse à produire la diduction des deux lames du médiastin, et par conséquent, l'ampliation du cœur et de son enveloppe. (Pour la cause de la diastole et la réplétion des oreillettes, voyez à la fin de la section V de ce chapitre )

*c. — Troisième temps de la révolution du cœur, temps de repos ou pause.*

Nous en sommes venus enfin à exposer ce qui arrive pendant la *troisième période* d'une révolution du cœur, c'est-à-dire pendant la diastole générale ou la *pause*. Le cœur tombe alors dans un état purement passif qui permet aux troncs artériels, grâce à leur élasticité, de ramener la base de l'organe par en haut, en détruisant ainsi l'effet du recul, ce qui produit, à chaque nouvelle révolution du cœur, un mouvement de va-et-vient d'autant plus étendu que l'hématose se fait avec plus de régularité, et que les cavités droites se vident plus complétement pendant la systole ventriculaire. Au moment où cette systole va finir, les ventricules contiennent encore une petite quantité de sang (Hiffelsheim) accumulée à leur partie supérieure, sous les valvules mitrale et tricuspide. Or il est clair que la diastole survenant alors, le sang se répandra uniformément dans toute l'étendue des cavités ventriculaires; il est clair également que celui qui a été versé dans les oreillettes dès l'instant où elles ont cessé leur systole, c'est-à-dire pendant le deuxième temps, coulera de lui-même dans les ventricules après l'abaissement des valvules auriculo-ventriculaires; il est clair enfin que les veines continuant à écouler leur contenu dans les oreillettes pendant toute la durée des deux derniers temps, le trop-plein se déversera dans ces mêmes cavités ventriculaires par les ouvertures largement béantes qui se trouvent devant lui.

Toutes ces propositions, dont l'exactitude est facile à vérifier sur l'animal, sont si bien en harmonie avec les lois de l'hydrostatique, que nous sommes étonnés qu'elles aient pu rencontrer des contradicteurs. (Chauveau).

### *Du rhythme des battements du cœur.*

*Définition.* — Le rhythme des battements du cœur est l'ordre déterminé de succession, d'après lequel se produisent la systole, la diastole et la pause dans chaque révolution du cœur, et le retour de chaque révolution.

Sous le point de vue de la fréquence et de la durée de chaque phénomène, le rhythme varie d'un animal à l'autre, et chez chaque animal même, selon l'âge ou mille circonstances diverses, morbides ou normales, telles que des sensations, des pensées, etc. C'est qu'en effet le rhythme est sous la dépendance du système nerveux, et son étude se rattache, sous ce point de vue, à celle de l'influence de l'encéphale sur le cœur. Mais sous le point de vue de l'ordre dans lequel se succèdent la systole et la diastole, le rhyhtme reste partout le même et se trouve subordonné au cours même du sang dans chaque cavité (t. I, p. 162 à 167.)

Nous avons vu en commençant qu'une révolution du cœur se divise, sous le rapport des mouvements essentiels qui la constituent, en trois périodes bien distinctes : la première caractérisée surtout par la systole des oreillettes, la seconde par la systole des ventricules, la troisième par une diastole commune aux deux systèmes des cavités du cœur ; c'est-à-dire qu'une révolution commence pour nous avec la période de systole auriculaire, et se termine avec la période de diastole générale. (Chauveau.)

Ordinairement la durée des deux systoles est égale à la moitié de la durée totale de chaque révolution. Mais la contraction auriculaire n'occupe point tout le premier temps de chaque mesure ; elle cesse avant le commencement du deuxième temps ; et les ventricules, de leur côté, n'attendent même pas la fin de la systole des oreillettes pour commencer leur contraction. En sorte que si nous voulions représenter le rhythme des mouvements du cœur pendant une révolution avec les signes de la durée musicale, nous n'emploierions point la notation suivante :

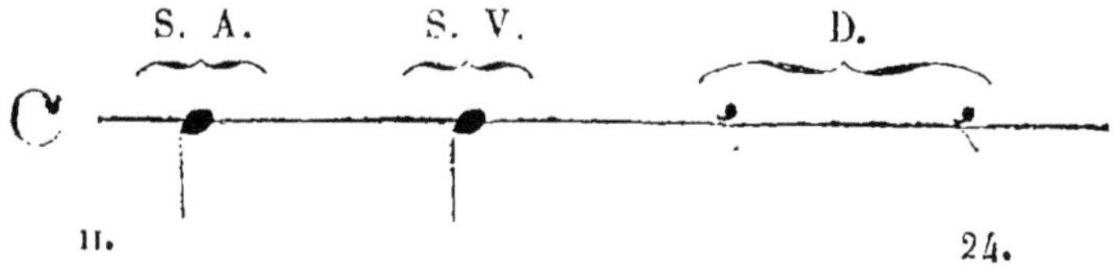

mais bien celle-ci (Chauveau) :

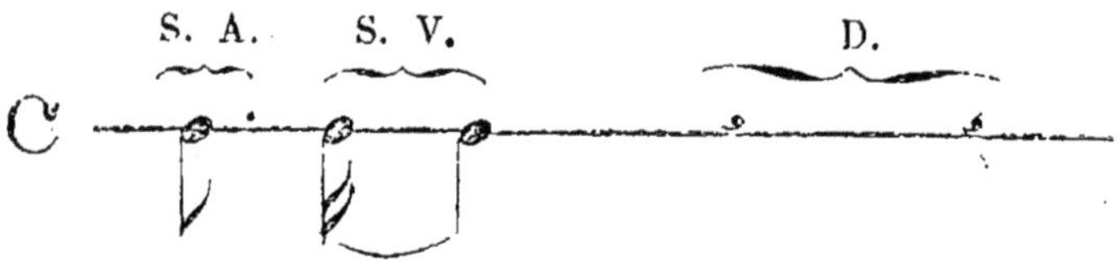


« On a presque toujours singulièrement raccourci la durée de la systole des oreillettes ; M. Beau a pu avancer même qu'il est presque impossible de distinguer le mouvement auriculaire du mouvement ventriculaire tant la succession est rapide, et il a fait partager sa manière de voir par les meilleurs esprits. Les expérimentateurs en général, surtout ceux des comités de Dublin et de Philadelphie, lui donnent raison, du reste, sur ce point ; car ils n'ont reconnu à la systole auriculaire qu'une durée presque insignifiante. Ces expérimentateurs accordent, en outre, une durée plus considérable à la systole des ventricules, et une beaucoup moindre au temps de diastole générale. Tâchons d'expliquer ces dissidences. Et d'abord qu'on n'oublie pas que nous avons expérimenté sur le cheval adulte, celui de tous les animaux domestiques dont le cœur bat le plus lentement, celui qui se trouve ainsi dans les meilleures conditions pour l'observation des mouvements de cet organe. Rappelons encore qu'après l'ouverture de la poitrine, grâce à notre mode opératoire, le rhythme de chaque révolution s'était maintenu sans accélération bien au-delà du temps nécessaire pour son étude attentive. Or les expérimentateurs qui nous ont précédé n'ont fait que de très rares expériences sur les chevaux adultes. L'immense majorité des animaux sur lesquels ils ont opéré se faisaient remarquer soit à cause de leur espèce, soit à cause de leur âge, par une grande précipitation des battements du cœur, précipitation qu'augmentait encore l'imperfection du procédé d'expérimentation. En faut-il davantage pour expliquer la différence de nos résultats? Du reste, tout le monde le sait, rien n'est plus variable que le rhythme des mouvements du cœur chez le même animal, aussitôt qu'il éprouve la moindre influence perturbatrice. » (Chauveau.)

Il nous reste à démontrer maintenant que l'on peut calculer, approximativement du moins, le rhythme des mouvements cardiaques chez l'homme, d'après les observations faites sur le cheval. Rappelons seulement ici que ces bruits se succèdent chez l'homme par un rhythme à trois temps. Or, dans les circonstances assez nombreuses où il nous a été possible de constater cette mesure pour les bruits cardiaques chez le cheval, le rhythme des mouvements se marquait également par trois temps, et c'était sur la durée de la période de diastole générale que portait la suppression du quatrième temps. Ce fait nous autorise donc à noter comme ci-dessous le rhythme des mouvements du cœur de l'homme. (Chauveau) :

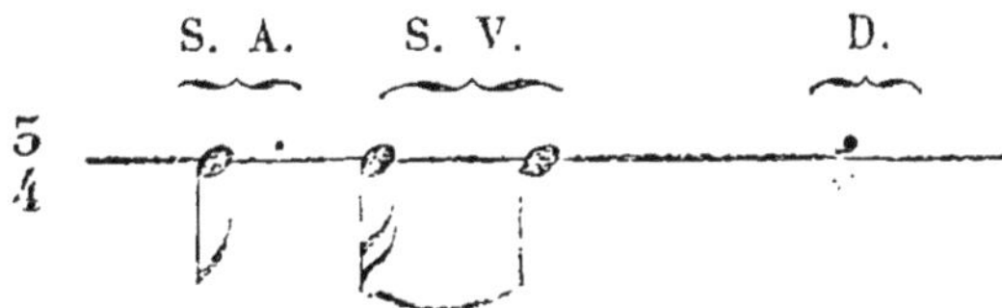


D'après M. Beau, le cœur subit deux mouvements d'ampliation alternant ensemble : l'un, inférieur, se fait dans le ventricule; l'autre, supérieur, a lieu dans l'oreillette et dure plus que le précédent. L'analyse fait voir que ces deux mouvements sont composés chacun de deux mouvements particuliers, l'un de dilatation et l'autre de contraction, de sorte qu'on peut les représenter ainsi :

| MOUVEMENT INFÉRIEUR. | | MOUVEMENT SUPÉRIEUR. | | |
|---|---|---|---|---|
| Dilatat. ventric. | Contract. ventric. | Dilatat. oreill. | Repos. | Contract. oreill. |

Dans la théorie de M. Beau, la succession des mouvements du cœur se fait de la manière suivante : contraction de l'oreillette, dilatation du ventricule, contraction du ventricule; de ces trois mouvements les deux premiers sont isochrones et le troisième arrive rapidement après eux; leur ensemble constitue le *premier temps*. Au *second temps*, il y a abaissement des valvules semi-lunaires et irruption brusque du sang des veines dans l'oreillette ; ces deux mouvements ont lieu d'une manière exactement isochrone. De plus il y a un *troisième temps* consacré à la réplétion entière de l'oreillette. (Voyez le tableau, page 284.)

M. Béhier, rapporteur de la commission nommée par la Société médicale des hôpitaux de Paris (*Archiv. gén. de méd.*, octobre 1855, p. 401), s'exprime ainsi sur ce point. Les oreillettes et les ventricules n'alternent pas dans leurs mouvements avec la régularité que Haller a établie, et il est évident que chez M. Groux la systole de l'oreillette, la diastole (qu'elle ait lieu en un seul temps ou en deux) et la systole du ventricule, sont trois faits presque isochrones ou tout au moins s'accomplissent par une succession d'actes tellement rapides qu'il est bien difficile de les séparer, et que ce sont ces trois mouvements, et non pas la seule systole ventriculaire, qui alternent avec la dilatation de l'oreillette.

## TABLEAU DE M. BEAU

SUR LA SUCCESSION DES MOUVEMENTS DU CŒUR, DES BRUITS ET DES TEMPS.

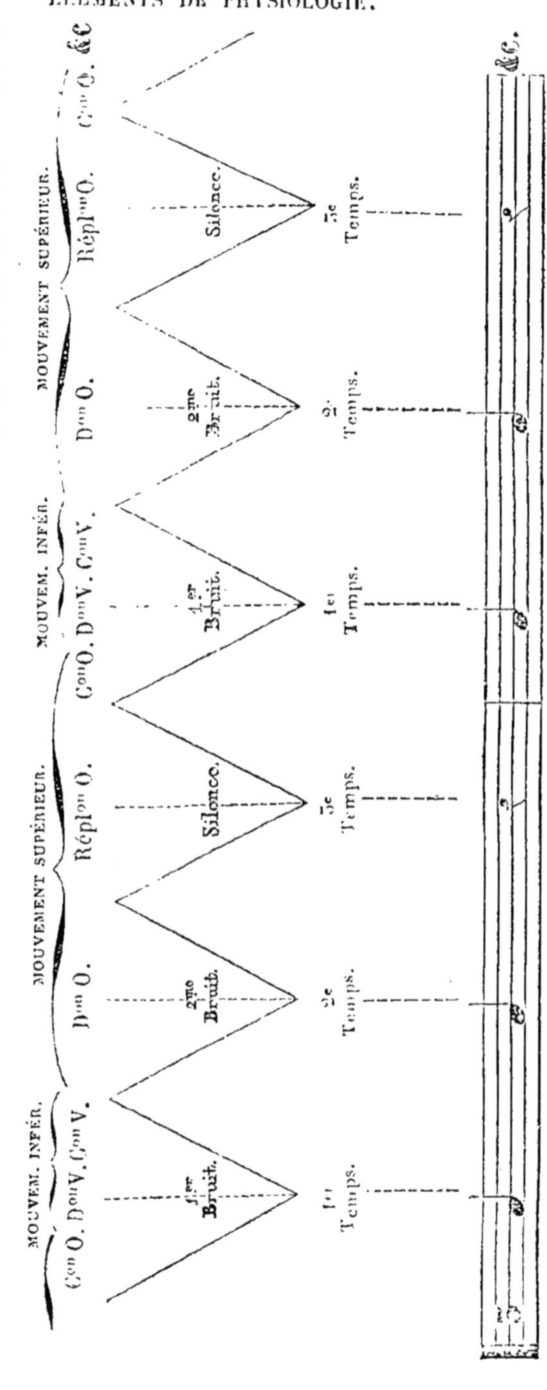

### B. — *Mouvement du sang dans les oreillettes et dans les ventricules.*

M. Beau a décrit avec un talent remarquable les phénomènes de cette partie de la circulation. L'ondée sanguine formée par l'oreillette, chassée avec force de haut en bas et d'arrière en avant, soulève les valvules auriculo-ventriculaires, débouche en masse par l'ouverture ventriculaire dans le ventricule qu'elle distend et dont le sommet éprouve alors un mouvement en bas et en avant. Elle n'est pas plutôt dans le ventricule que celui-ci se contracte ; sa pointe, qui était portée en avant, revient à son état naturel ; il se rétrécit dans tous les sens ; les valvules auriculo-ventriculaires s'appliquent contre leur orifice, et l'ondée sanguine, violemment refoulée, relève les trois valvules semi-lunaires et pénètre dans l'artère, qui subit alors ce mouvement bref de dilatation et de resserrement qui constitue le *pouls*. Ces différents mouvements, par lesquels l'ondée sanguine passe de l'oreillette dans l'artère, se succèdent fort rapidement, comme convulsivement, de telle sorte que leur ensemble paraît former un mouvement unique, et que la contraction de l'oreillette, qui est le premier de tous, est presque isochrone avec le pouls artériel qui est le dernier. Cela fait que le ventricule est déjà vide avant que l'oreillette soit dilatée de nouveau, et pendant que, d'un côté, les valvules semi-lunaires s'abaissent pour retenir le sang dans l'artère, de l'autre, une nouvelle ondée se forme dans l'oreillette, par suite de l'introduction dans sa cavité du sang veineux, qui s'y est précipité du moment que la contraction a cessé. Telle est, continue M. Beau, la série des mouvements qui constituent un battement complet ou une révolution du cœur, et à l'aide desquels le sang passe de la veine dans l'artère. On doit, pour en avoir une juste idée, ne considérer que la contraction et la dilatation de l'oreillette : après la première et presque en même temps ont lieu les mouvements du ventricule et de l'artère ; pendant la seconde le ventricule est vide et l'artère immobile. Il suit de là que : 1° les valvules auriculo-ventriculaires et semi-lunaires sont soulevées presque dans le même temps par le passage du sang qui est comme instantané ; 2° qu'il y a toujours une ondée complète ou incomplète dans le cœur : il n'y en a jamais plus d'une à la fois ; 3° que le ventricule est en repos et vide pendant la dilatation et la réplétion de l'oreillette ; mais celle-ci ne se repose pour ainsi dire pas, étant toujours en action de contraction ou de réplétion, chassant le sang d'un côté ou le recevant de l'autre sans interruption.

Quand les oreillettes sont sur le point d'exécuter leur systole, quoique flasques et affaissées, elles sont arrivées à leur plus haut degré de plénitude. Leur contraction a pour effet de déverser leur contenu dans les ventricules. Mais tout le sang des oreillettes prend-il cette voie ouverte devant lui? Évidemment non : une petite portion reflue par les orifices veineux, et il en reste une notable quantité dans les orifices auriculaires. Le reflux par les veines se comprend à la seule inspection de la disposition anatomique que présentent ces canaux en s'abouchant avec les oreillettes. C'est un phénomène assez fréquent chez le cheval en santé (du moins dans le cœur droit), très peu marqué quand la respiration s'exécute librement, et qui apparaît de la manière la plus manifeste aussitôt qu'elle se trouve gênée par une cause quelconque. L'aspect extérieur des oreillettes démontre déjà qu'elles ne se vident point complétement. Mais on peut s'en convaincre directement : il suffit d'introduire le doigt par une petite plaie dans l'une des cavités auriculaires, et l'on sent alors parfaitement qu'elles contiennent encore une assez grande quantité de sang. Nous nous rattachons au résultat des expériences de M. Chauveau d'après ce que nous avons vu, bien que tous les auteurs ne soient point de cet avis (voy. t. I, p. 362).

Cette dernière expérience prouve encore que la systole auriculaire ne communique au fluide sanguin qu'une bien faible impulsion. En effet, le doigt maintenu au niveau de l'orifice auriculo-ventriculaire ne sent point le frottement du sang au moment de la contraction de l'oreillette, ce qui aurait lieu si l'impulsion était vigoureuse. L'expérience qui consiste à couper la pointe du cœur, pour ouvrir les deux ventricules par leur fond, amène exactement la même conclusion, car le sang ne s'échappe des ouvertures artificielles du cœur, sous forme de jet, qu'au moment de la systole ventriculaire; il s'écoule en nappe pendant la contraction des oreillettes. (Chauveau.)

Ainsi donc, dans le premier temps d'une révolution du cœur, les cavités auriculaires diminuent de capacité, et chassent le sang dans les ventricules, qui se dilatent plus ou moins à l'arrivée de cette nouvelle ondée.

Voyons maintenant ce qui se passe dans le deuxième temps, c'est-à-dire pendant la systole des cavités ventriculaires.

Le sang qu'elles contiennent, pressé de toutes parts par le raccourcissement des fibres musculaires, tend à s'échapper par les ouvertures qui se trouvent à sa portée, c'est-à-dire les orifices artériels et auriculo-ventriculaires. Or, il est clair que les soupapes qui garnissent ces derniers se relèveront pour fermer ces orifices et s'opposer au reflux du sang dans les oreillettes. Les orifices artériels s'ouvrant, au contraire, sous la pression du sang qui soulève les valvules sigmoïdes, c'est par cette voie que la double ondée sanguine s'échappera pour se propager dans toute l'étendue des arbres artériels.

*Mouvements des valvules et des anneaux du cœur.* — Nous avons renvoyé ici pour plus de facilité l'examen de ces *mouvements partiels intérieurs*, en grande partie déterminés par le cours rétrograde ou reflux du sang, et qui ont pour résultat l'arrêt momentané du courant.

Au moment même où les ventricules entrent en contraction, les valvules triglochines *se redressent, s'affrontent par leurs bords, et se tendent au point de devenir convexes par en haut, de manière à former un dôme multiconcave au-dessus de la cavité ventriculaire.* Ce fait curieux est extrêmement facile à constater. On peut, dans les expériences, palper la surface convexe formée par chaque valvule et les sillons qui marquent le lieu de leur juxtaposition. On peut même engager l'extrémité du doigt entre les trois valvules, vers le point central qui les réunit, et éprouver alors une pression circulaire très sensible. Nous admettons néanmoins, avec M. Parchappe, le resserrement de l'orifice auriculo-ventriculaire, mais dans des limites beaucoup plus restreintes ; pour nous, cet orifice se resserre assez pour permettre l'affrontement marginal des valvules, mais pas plus. Cet affrontement est, du reste, aussi parfait que possible. Il intercepte toute communication entre la cavité veineuse et la cavité artérielle : l'observation extérieure du cœur le démontre, à elle seule, suffisamment ; car l'œil ne perçoit aucun reflux des ventricules vers les oreillettes. (Chauveau.)

Cette disposition des valvules auriculo ventriculaires pendant la systole inférieure du cœur nous enseigne assez que les ventricules ne peuvent se vider complétement pendant cette systole. Il existe en effet, à la fin de ce mouvement, sous la voûte valvulaire du cœur gauche et du cœur droit, une cavité conique qui contient encore une certaine quantité de sang. On peut s'en assurer par l'exploration directe, au moyen du doigt introduit par l'orifice auriculo-ventriculaire, ou même par l'examen extérieur des ventricules, lesquels, nous l'avons dit, se montrent gros et globuleux à leur base. (Chauveau.)

Le sang n'est donc point lancé en totalité dans les artères à chaque mouvement de systole. L'ondée qui pénètre alors dans ces canaux ne laisse cependant pas que d'être considérable. C'est elle, on le sait, qui, par la force impulsive dont elle est animée, produit la pulsation artérielle. On conçoit que l'élasticité des parois des artères ne permette pas à cette force impulsive de développer ses effets dans tous les points du corps à la fois ; d'où un retard du choc artériel sur la systole des ventricules, retard d'autant plus long que les vaisseaux dans lesquels il se fait sentir sont plus éloignés du cœur. Pour éviter toute répétition, ce n'est que plus loin que nous parlerons du mouvement des valvules sigmoïdes et des anneaux artériels correspondants.

### C. — *Du mouvement de totalité ou de recul du cœur, et du soulèvement des parois thoraciques.*

Les *mouvements relatifs* ou de resserrement, de torsion et de dilatation du cœur, sont la manifestation et la conséquence immédiate de sa contraction, laquelle détermine en même temps le cours du liquide (voyez ci-contre p. 278). Pendant que le cœur se contracte et chasse le sang, il est, en outre, le siége d'un *mouvement de totalité*, dit aussi *général* ou *absolu*, conséquence immédiate de la projection ventriculaire du sang et médiate de la contraction des ventricules. Ce mouvement consiste en une projection en masse par un déplacement de son centre de gravité d'arrière en avant. Il se manifeste à l'extérieur par un soulèvement de la paroi thoracique gauche, un peu au-dessous de la mamelle, sur une ligne verticale passant un peu en avant du mamelon.

Nous avons déjà étudié les mouvements relatifs ou partiels du cœur, mais il ne faut pas confondre avec eux le mouvement de totalité ou mouvement de locomotion le plus manifeste, qui en est bien différent par sa manifestation extérieure et par sa cause immédiate ; et bien qu'il coïncide avec les premiers, ce ne sont point eux qui le déterminent.

Il y a naturellement deux choses à examiner ici : 1° le phénomène de déplacement total du cœur (sans s'inquiéter de sa cause) se manifestant normalement par le soulèvement thoracique ; 2° la cause du phénomène.

*a.* — *Déplacement du cœur.* — Le cœur est le siége de mouvements réguliers qui ne cessent qu'avec la vie. Chez l'homme vivant, on sent ces mouvements dans le lieu de la poitrine où correspond la pointe du cœur, au-dessous de la mamelle, entre les cartilages des cinquième et sixième côtes gauches. En plaçant le doigt sur ce point, on perçoit, à des intervalles réguliers, une impulsion qu'on nomme *battement*. Ces battements sont souvent perceptibles à la vue, ou bien on peut les reconnaître sur soi-même se manifestant par une sensation d'ébranlement. On peut aussi observer directement ces mouvements dans les vivisections, ou bien encore dans certains vices de conformation (Cruveilhier, Monod, Fauvel, Follin, etc.). Si, en effet, on ouvre la poitrine d'un animal vivant, on constate que dans chaque battement le cœur se déplace en totalité et se projette en avant. Il est certain que cette locomotion est plus limitée lorsque la poitrine est intacte, car le cœur n'a autour de lui ni vide, ni air dans lequel il puisse se déplacer librement. Cette dernière considération a fait naître des doutes sur la locomotion du cœur ; mais, sous ce rapport, le cœur est d'une manière continue dans les conditions du cerveau, qui se meut lorsqu'on a pratiqué une ouverture à la portion osseuse inextensible de la boîte crânienne, ou mieux dans le cas du cerveau de l'enfant, avant l'ossification des fontanelles. Il ne saurait y avoir incertitude sur ce point de physiologie ; on peut avec la main sentir les mouvements du cœur à travers les parois de la poitrine. Dans un cas où Barry avait introduit sa main dans le péricarde d'un cheval, en la faisant pénétrer par une ouverture du diaphragme, ses doigts se trouvèrent fortement pressés contre la paroi thoracique à chaque révolution du cœur.

Il ne faudrait cependant pas s'imaginer que le cœur bat contre la poitrine à la manière d'un battant de cloche. Cette idée vient en effet naturellement dans l'esprit quand on parle de *choc du cœur ;* mais c'est là une mauvaise expression, il n'y a choc que dans les cas où deux corps séparés viennent à se rencontrer avec une puissance plus ou moins grande. Ici nous n'avons pas ces conditions, le cœur n'abandonne pas les parois thoraciques, il y est plus ou moins intimement appliqué ; le poumon ni la graisse ne s'interposent point *à chaque révolution* du cœur entre lui et la paroi du thorax, de manière à permettre à celui-là de choquer cette dernière après l'écartement brusque préalable du poumon, etc. ; aussi vaut-il mieux se servir du mot *soulèvement.*

Ainsi, les expressions *choc du cœur*, *battement du cœur* ou *le cœur bat contre la poitrine* sont inexactes. On ne peut frapper ce qu'on touche, et l'on ne bat que ce que l'on ne touche pas. Or, le cœur est en contact sur tous les points avec les organes et les parois thoraciques ; il est pressé d'une manière égale, et *vice versâ*, dans l'état de repos. Mais lorsqu'il se meut, soit partiellement, soit en totalité, il déplace et soulève ce qu'il touche, c'est-à-dire les parois thoraciques, d'autant plus brusquement et plus fort (grâce à leur extensibilité et à leur élasticité) que ses mouvements, celui de totalité surtout, sont plus énergiques et plus brusques. Il n'y a choc que contre la main lorsqu'on la place à une très petite distance des parois thoraciques au moment de leur soulèvement (Littré et Robin, *Dict. de médecine*, 1855, art. RECUL). Si on la place au contact de la poitrine, elle est soulevée avec celle-ci, mais non frappée ; seulement, comme le soulèvement est brusque, on a été conduit à l'attribuer à un choc qui aurait lieu à la face interne des côtes, et cette hypothèse très naturelle en apparence, mais fausse en réalité, a toujours pesé sur les interprétations du phénomène observé.

Par rapport à l'axe du corps, ou mieux à la colonne vertébrale, par rapport au liquide qui pénètre dans les cavités à travers les orifices auriculaires et auriculo-ventriculaires, le cœur *s'avance*, se porte en dehors et en bas ; par rapport à ses orifices artériels et au sang qui en sort, le cœur *recule*. Il y a dans tous les cas projection en masse de l'organe vers l'extérieur, et soulèvement de ce qu'il touche dans cette direction, proportionné à l'énergie et à l'instantanéité de la translation.

Il est clair, dit M. Chauveau, que si ce mouvement-là n'avait pas lieu, l'extrémité des ventricules devrait s'éloigner du sternum, remonter vers les oreillettes, pendant la systole inférieure, comme dans l'expérience du cœur excisé et sorti de la poitrine, la pointe de l'organe étant libre. Eh bien ! il n'en est rien (voyez plus haut page 279). Pour s'en convaincre *expérimentalement*, il suffit d'explorer le cœur avec la main introduite par l'abdomen à travers le diaphragme : on sent alors le sommet du cône ventriculaire rester constamment en rapport avec le fond du sac péricardien. On peut encore ouvrir la paroi latérale de la poitrine d'un cheval, et saisir avec l'œil lui-même le mode de locomotion du cœur. Non-seulement alors on constate que l'extrémité des ventricules ne remonte point vers la masse auriculaire en abandonnant la paroi thoracique, mais on voit même quelquefois chez le cheval cette extrémité se porter très légèrement vers l'appendice xiphoïde, sans s'éloigner ou se rapprocher sensiblement de la face interne du sternum. Il y a donc une projection : ceci est hors de doute. Chez l'homme, les choses doivent se passer exactement de la même manière, puisque son cœur se présente dans les mêmes conditions. En vue de l'étude de ce recul, nous avons tenu à expérimenter sur le singe, à cause des affinités de conformation qui rapprochent cet animal de l'espèce humaine. Voici la relation de notre expérience : La face antérieure du cœur étant mise à nu, cet organe se montre à nos yeux exactement disposé comme chez l'homme, avec cette variante néanmoins qu'il n'est pas placé obliquement en travers du sternum, mais qu'il affecte une direction presque verticale dans le plan médian du corps. A chaque systole ventriculaire, on voit la pointe rester en place tout en exécutant son mouvement spiroïde, et la base s'abaisser de la manière la plus évidente, en avant presque exclusivement. A la fin de l'expérience, l'animal étant *sur le point de mourir*, les mouvements du cœur sont singulièrement affaiblis ; on peut remarquer *alors que la pointe du viscère remonte légèrement vers la base*, au début de chaque mouvement de systole, pour être ramenée ensuite, par le recul, à sa position normale, d'une manière presque instantanée. (Chauveau.)

C'est, comme on le voit, la pointe ou mieux la partie de la face antérieure du ventricule gauche voisine d'elle qui, dans ce mouvement de totalité, pousse et soulève la paroi thoracique correspondante. Cette translation du cœur, ce déplacement du centre de sa cavité par un mouvement de totalité est visible : il est la cause du soulèvement des parois thoraciques ; mais ce soulèvement n'est point dû aux *mouvements partiels* ou relatifs de *torsion* (voyez plus haut, p. 277), et de soulèvement de la pointe, causés par la contraction ventriculaire ; ni au mouvement de dilatation avec allongement de la pointe ou turgescence des ventricules causé par le sang qu'amène la contraction auriculaire. C'est au mouvement absolu ou général du cœur qu'est dû ce soulèvement ; celui-ci en est une conséquence immédiate, par suite de l'élasticité anatomique des parois thoraciques.

*b. — Causes du mouvement de totalité ou de projection du cœur, et par conséquent nature de celui-ci.* — Nous venons de voir que le cœur est le siége d'un mouvement de totalité, par quel mécanisme le mouvement se manifeste, qu'il a pour conséquence immédiate le soulèvement des parois thoraciques, mais que ce soulèvement n'est point dû à l'un des mouvements partiels.

Il nous reste maintenant à voir à quoi est dû ce mouvement de totalité. Le mouvement de totalité du cœur est celui que lui imprime, par réaction égale à l'action, le liquide que cet organe même a mis en mouvement. Cette translation est due au sang qui sort des ventricules, et non au sang qui entre dans leur cavité : car on comprend que *l'un* ou *l'autre* pourrait projeter les ventricules, et par suite tout le cœur, du côté des parois thoraciques. On comprend même que ce pourrait être *l'un et l'autre* à la fois si ces deux phénomènes s'opéraient à peu près simultanément.

Dans l'examen des causes de ce phénomène il faut considérer : 1° les conditions statiques ou anatomiques qui le permettent du côté du cœur et du sang ; 2° le phénomène d'hydraulique même, en vertu duquel le cœur se porte du côté des parois thoraciques et les soulève.

1° *Conditions de mobilité de la totalité du cœur.* — La base du cœur n'est fixe que par rapport aux fibres musculaires qui s'insèrent autour de ses orifices ; mais elle ne l'est pas d'une manière absolue. Des mouvements de latéralité et d'arrière en avant s'observent pathologiquement et normalement; ils sont permis par la laxité du tissu cellulaire qui sépare la base du cœur des gros vaisseaux, ceux-ci de la colonne vertébrale, ainsi que par l'extensibilité et l'élasticité de ces derniers. Aussi faut-il déjà noter des déplacements de totalité du cœur qui sont étrangers à l'action du cœur sur le sang, et à la réaction de ce dernier sur lui, et qui ne dépendent pas du rhythme de chaque révolution du cœur. Ces déplacements sont liés au rhythme des mouvements respiratoires. Le cœur descend un peu pendant l'inspiration, 16 à 18 fois par minute, tiré en bas avec le péricarde par le foliole antérieur du centre phrénique, qui s'abaisse bien moins que les deux autres à chaque contraction du diaphragme, et il remonte pendant l'expiration, tant par la pression des viscères abdominaux que par suite de l'élasticité des artères aorte et pulmonaire, un peu tiraillées pendant l'abaissement.

Le cœur se déplace aussi en différents sens par la simple influence de la pesanteur, lorsque le corps est situé dans le décubitus horizontal, sur le ventre, sur le dos ou l'un des côtés. C'est ici que devaient être notés ces mouvements de totalité, parceque, pendant qu'ils s'opèrent, les mouvements partiels dûs à la contraction du cœur, et le mouvement de totalité dû à la réaction du sang sur le cœur, continuent avec leur rhythme ordinaire, modifiés seulement un peu dans leur mode de manifestation extérieure, selon que le cœur est élevé ou abaissé.

Il y a d'autre part, dans le cœur, des conditions directes de production d'un mouvement de totalité qui sont des plus remarquables, et qui ont longtemps été négligées. C'est le courant d'un fluide incompressible dans une cavité solide (voyez plus haut, p. 274), courant sanguin brusquement déterminé par la plus grande masse du cœur, dans un sens toujours le même et bientôt brusquement interrompu. Or, la réaction étant égale à l'action, l'effort contractile qui détermine cette projection, développe, en effet, sur la surface intérieure du cœur, une pression proportionnelle à l'intensité de la systole; et comme, en vertu de la loi physique, cette pression est plus faible au niveau des orifices artériels chargés de donner écoulement au sang, le point de la paroi opposé à ces orifices, voisin de la pointe du cœur, supporte un excès de pression qui entraîne l'organe dans le sens de son grand axe, c'est-à-dire lui imprime un mouvement de recul: car nous avons vu que le cœur est suspendu assez librement dans le sac fibro-séreux qui l'enveloppe, par les troncs élastiques des gros vaisseaux.

Une enveloppe contractile, chassant un liquide de son intérieur par une ou plusieurs ouvertures placées dans sa paroi, éprouve avant toute chose une réaction rectiligne dirigée en sens inverse de la résultante des forces qui représenteraient l'intensité des jets.

Le cœur, abstraction faite des oreillettes, est un vase formé de deux compartiments distincts parallèles au grand axe ; le liquide renfermé ne s'échappe point au-dehors par l'effet de sa pesanteur, mais par la contraction simultanée de toutes les fibres qui constituent les parois de ce vase. A tous égards, le cœur double agit (sauf des avantages étrangers à la question) comme si deux cœurs simples étaient placés sur deux points du cercle circulatoire. On peut donc faire tous les raisonnements fondamentaux comme sur un cœur simple. Ceci étant posé, il y a à établir un premier principe fondamental de physique, à savoir qu'un vase à parois mobiles (par contractilité ou par élasticité) est dans les mêmes conditions lorsqu'il se contracte ou revient sur lui-même, qu'un vase à parois fixes dans lequel un gaz ou une vapeur se dégagent instantanément.

Or, dans le cas présent, nous avons une enveloppe contractile ou élastique, expulsant un fluide fixe par sa compression. Le phénomène se passera exactement, quant aux réactions produites, comme si nous avions une enveloppe fixe contenant un liquide élastique dont le volume augmenterait. Dans ce second cas, qui est celui des fusées d'artifice, du recul des armes à feu, il y a tendance au déplacement de l'enveloppe en sens inverse du jet du fluide. (Hiffelsheim.)

Les conditions d'impulsion du cœur sont donc analogues à celles du fusil, qui recule par leur instantanéité et leurs interruptions. Elles diffèrent de celles du *tourniquet hydraulique* (que Gutbrod et Skoda ont fait intervenir dans cette question en 1836) en ce qu'ici c'est bien le liquide qui meut le solide ; mais le premier se meut lui-même d'une *manière continue* par l'action de la pesanteur. Entre le recul du cœur et celui du fusil il y a cette différence aussi que le contenu du cœur est liquide, incompressible, inextensible, projeté et propulseur du sang placé devant lui dans les artères aorte et pulmonaire comme des ventricules eux-mêmes ; tandis que dans le fusil le contenu est gazeux, compressible, extensible et en même temps propulseur d'un solide ou de gaz comme aussi du tube qui le contient. Mais dans le cœur, fait essentiel, c'est le contenant ou paroi qui pousse le sang, qui, bien que solide, est alternativement contractile et extensible, fait qu'on ne retrouve que dans les corps organisés animaux, et partiellement dans le caoutchouc. De là vient que les conditions dans le cœur finissent par devenir d'ordre organique, et non assez purement physiques et mécaniques pour que le calcul serve en rien à résoudre cette question, qui reste toute d'expérience directe. Néanmoins, la présence des conditions du recul n'est pas douteuse. Que faut-il pour qu'il ait lieu? que la *section* de l'orifice artériel représente une surface telle que la colonne liquide à laquelle elle sert de *base*, multipliée par sa *vitesse* d'impulsion, *dépasse* le poids du cœur : or la pression du sang dans le canal du vaisseau égale chez les mammifères le quart d'une atmosphère. Est-il possible de douter qu'une force semblable ne puisse soulever le cœur, même rempli en majeure partie? (Hiffelsheim.)

2° *Le phénomène d'hydraulique consiste en un mouvement de projection par recul*, en vertu duquel le cœur se porte du côté de la *paroi thoracique* et la soulève. La cause de ce mouvement général est un phénomène d'hydrodynamique et non la mise en jeu d'une disposition anatomique. C'est un recul qu'éprouve le cœur lors de la propulsion du sang, chassé par les parois ventriculaires qui se contractent sur lui. Le liquide, pressé de toutes parts, pousse également en tous sens les parties du cœur; celles qu'on voit céder sont : les orifices artériels par où sort le sang, et l'extrémité opposée du cœur, qui touchant les parois du thorax les soulève autant qu'elle recule. Cette extrémité et les parois thoraciques cèdent d'autant plus que l'effort d'expulsion du sang est plus grand et surtout plus rapide; car, comme dans la locomotion des céphalopodes, le point d'appui n'est que momentané, si l'on peut ainsi dire; il est représenté par la masse ou colonne de sang du cœur, qui résiste un instant, et chasse aussi bien le sang du côté des artères que du côté de la portion du cœur qui est dans la direction opposée, mais exerce une pression moindre que les parties latérales. Ainsi, souvent, dans l'étude des mouvements du cœur on a vu mal ou une partie seulement des choses, pour n'avoir tenu compte que des dispositions anatomiques du cœur, en négligeant les modifications qu'y apporte par instants, incessamment renouvelés, la présence du liquide sanguin en mouvement.

Le recul est plus que suffisant pour compenser le raccourcissement du cœur lors de la systole, sans qu'il cesse jamais de toucher la paroi thoracique (le poumon ne s'avançant jamais assez pour s'interposer); en outre, vers la base du cœur lorsqu'elle se rapproche de la pointe à chaque systole (voyez plus haut page 276), l'espace qui tend à devenir libre se comble par diastole auriculaire et afflux du sang veineux. Le cœur est de plus, en quelque sorte, entre deux masses, gazeuse (les poumons), en haut et sur les côtés, demi-liquide en bas (la masse intestinale), de manière que chacun de ses mouvements de dilatation ou de contraction est suivi par eux sans vide possible. Le recul du cœur a lieu, ainsi que le montre l'expérience, dès l'instant même où la systole commence à expulser du sang dans les artères, dès l'instant où les ventricules commencent à se vider. Ainsi, lorsqu'il a lieu, les ventricules sont déjà un peu *désemplis ;* mais ils ne le sont pas encore assez pour que leur diminution de volume soit encore bien saisissable par l'observateur qui n'est pas guidé par l'étude des conditions complexes d'accomplissement du phénomène. Il en est de même pour le recul du fusil, qui a lieu instantanément dès le moment où le gaz commence à déplacer la balle, et les expériences appropriées montrent qu'il a lieu lorsque la balle n'a pas encore assez changé de place pour que l'œil puisse apprécier le déplacement. Lorsque le recul du cœur a lieu, la vacuité, bien qu'ayant commencé en réalité, est encore trop petite pour être bien manifeste, et elle ne le devient qu'alors que déjà le cœur revient à sa place, ayant cessé de se vider ou se vidant assez lentement pour ne plus reculer. Il n'est donc pas exact de dire que le cœur est vide lorsqu'il recule, ou au moins lorsqu'il commence à le faire, car il est en systole commençante seulement. D'autre part, de ce que les ventricules sont distendus lorsque le cœur est projeté en totalité, ce serait se tromper (et l'erreur a été faite) que d'en conclure que sa translation a lieu pendant leur diastole, et est due à la contraction des oreillettes, cause de cette diastole ventriculaire. En effet, le recul a lieu à l'instant même où la systole ventriculaire commence (sans être achevée), qui est le moment sans intervalle de temps bien appréciable où finit la systole auriculaire.

On doit à M. Hiffelsheim la démonstration (1854) expérimentale de l'application de ce théorème aux mouvements du cœur, ainsi que la distinction nette, dans la locomotion du cœur, de la translation totale et des mouvements relatifs. L'omission, dans les expériences, de cette condition capitale (l'influence sur le cœur, par réaction, du liquide qu'il meut) a frappé de nullité la plupart de celles qui auparavant avaient été faites sur la question du mouvement de totalité, lequel n'a pas habituellement été bien distingué des mouvements partiels. La connaissance de ces faits a suscité immédiatement un nombre considérable de nouvelles expériences sur le vivant, qui n'ont fait que confirmer les données qui en découlent. Parmi ces expériences, les dernières publiées, celles de M. Chauveau (*Gaz. méd.*, juillet 1856), tiennent le premier rang, au point de vue de la conservation des conditions normales pendant l'examen des faits et sous celui de la prise en considération de toutes les conditions des phénomènes dans leur interprétation. Il conclut de ses observations directes sur le cheval, le chien et le singe, que le mouvement de projection du cœur est un mouvement de recul de la totalité de l'organe *dans le sens de sa lon-*

*gueur, c'est-à-dire de sa base à sa pointe, pendant la systole ventriculaire.*

*Historique des hypothèses émises sur le moment où le cœur soulève les parois thoraciques.*

1° Harvey, Haller, Senac, Borelli et, de nos jours, Magendie, Müller, M. le professeur Bouillaud, M. Parchappe et tant d'autres, soutiennent que le cœur bat la poitrine au moment de la systole. D'un autre côté, M. Beau (*Arch. génér. de médec.*, 1835, 2e série, t. IX, p. 394) a affirmé que le cœur était projeté contre la poitrine pendant la diastole. MM. Hardy et Behier, Valleix et M. Verneuil ont soutenu les vues de ce savant physiologiste.

2° En 1854, M. le docteur Hiffelsheim (*Comptes rendus et Mémoires de la Société de biologie*, t. I de la 2e série, p. 273 et suiv.), est venu prendre la défense de l'opinion qui fait coïncider le battement du cœur avec la systole ventriculaire. Par des recherches théoriques et expérimentales il a démontré que *le cœur bat parce qu'il recule;* que le mouvement de la systole détermine médiatement le déplacement du cœur et le précède par conséquent, tandis que l'expulsion du liquide est la cause immédiate de ce mouvement.

3° Le redressement de la courbure de l'aorte et de l'artère pulmonaire au moment où la systole des ventricules y précipite le sang, causerait la locomotion du cœur suspendu à ces vaisseaux. Telle est l'opinion de Senac et des deux Hunter. Cette explication tombe devant les faits suivants : chez le jeune poulet, les vaisseaux sont droits et trop petits pour déplacer le cœur, qui cependant se relève; Barry a vu que la courbure des artères ne se redresse pas, mais qu'elle augmente plutôt au moment du pouls. L'établissement d'un courant dans un tube courbe et flexible ne diminue pas sa courbure (Carson). Chez la grenouille on voit l'aorte se raccourcir et sa courbure s'exagérer plutôt que se redresser pendant la systole du cœur. Si, vers la fin de la systole, elle semble s'allonger un peu, c'est que l'oreillette distendue ellemême, étend à son tour le vaisseau qui lui adhère (Guérin).

4° L'oreillette gauche, pleine de sang pendant la systole et ne pouvant reculer à cause de la colonne vertébrale, repousserait le cœur en avant. D'après Senac qui a donné cette explication, ce n'était pas à l'ondée du sang qui afflue dans les oreillettes par les veines, mais à la masse du sang que le ventricule gauche repousse dans l'oreillette au moment de sa contraction qu'il faut attribuer la projection du cœur en avant. Haller avait émis cette même explication. On peut objecter avec M. Bérard, que l'afflux du sang par les veines pulmonaires n'est pas lui-même une cause assez puissante pour lancer le cœur en avant, et que la masse de sang repoussée par la valvule auriculo-ventriculaire n'est pas assez considérable pour réagir ainsi sur le cœur. On doit appliquer la même objection à l'explication suivante de M. Hope, à savoir : que les valvules auriculo-ventriculaires, repoussées en arrière pendant la systole, agissent sur une colonne de liquide qui a plus de résistance que le poids du cœur ; en sorte qu'il y a une action réfléchie qui pousse le cœur en avant.

5° Jusqu'ici nous n'avons vu que les explications tirées de l'influence des liquides sur les solides ; voyons actuellement celles qui se basent sur les solides. M. Parchappe et M. Verneuil font intervenir la prédominance d'action des fibres musculaires de la face antérieure du cœur. M. Verneuil explique ce fait de la manière suivante. La base des ventricules étant coupée très obliquement, la face antérieure de ces ventricules est beaucoup plus longue que la postérieure ; la partie antérieure des anses musculaires se trouve plus longue aussi que leur partie postérieure. Le raccourcissement absolu de ces anses sera donc plus grand en avant qu'en arrière, et la pointe du cœur, vers laquelle se trouve la partie culminante de l'anse, sera portée en avant. C'est aussi aux fibres antérieures et notamment à celles qui sont insérées à l'aorte, que M. Guérin, imitant en cela M. Hope, attribue la projection du cœur en avant.

Les partisans de la doctrine opposée, c'est-à-dire ceux qui font coïncider le battement avec la diastole, pensent que, de même que le pouls des artères est causé par la systole des ventricules, de même le pouls du cœur serait produit par la contraction des oreillettes. La pulsation du cœur à la poitrine reconnaîtrait le même mécanisme que la pulsation de l'artère radiale au poignet.

D'après M. Beau, il n'y a pas projection en avant de la pointe du cœur dans la systole. La systole ventriculaire est caractérisée par le raccourcissement des parois des ventricules portés à leur summum de distension dans la diastole. Or, la pointe concourt à ce raccourcissement en se portant de dehors en dedans, de bas en haut, sans qu'il soit possible de lui saisir le moindre mouvement de projection en avant. Le seul mouvement de projection que l'on observe a lieu immédiatement avant la systole, dans la diastole par conséquent, et consiste en un véritable allongement des fibres ventriculaires, qui se fait non seulement en avant, mais encore en bas et sur les côtés. Ce mouvement de projection ou mieux de turgescence (Beau, *Traité d'auscultation*, in-8°, 1856) est dû à l'impulsion communiquée par l'oreillette contractée à l'ondée sanguine qui pénètre dans le ventricule. Ainsi, d'après M. Beau, 1° dans la systole il y a rétrécissement du ventricule sans projection en avant de sa pointe; 2° dans la diastole, il y a ampliation générale du ventricule, apparente surtout à la pointe qui se porte en bas et en avant.

### D. — *Des bruits du cœur.*

Quand on applique l'oreille ou le stéthoscope sur la région précordiale d'un homme vivant, on entend deux bruits qui par leur succession rapide constituent le tic-tac du cœur.

Le *premier bruit* ou *bruit inférieur* a son maximum d'intensité dans les environs du cinquième espace intercostal gauche, assez près du sternum.

Le *second bruit* ou *bruit supérieur*, a son maximum d'intensité trois ou quatre centimètres au-dessus de l'autre et un peu à sa droite, par conséquent derrière le sternum, à peu près vers le milieu de sa hauteur; ajoutons qu'il y a un *silence* marqué après le deuxième bruit.

Leur *timbre* n'est pas le même : le bruit inférieur est sourd et profond, le bruit supérieur est superficiel, plus éclatant. Ce timbre est plus clair chez les enfants que chez les vieillards.

L'*intensité* est plus grande chez les sujets maigres; elle augmente quand la circulation est activée ou quand des corps solides viennent s'interposer entre le cœur et l'oreille de l'observateur.

Il est d'autres bruits dont la forme se rapproche un peu de ceux dont nous avons parlé. Ces bruits, d'après M. Beau, sont au nombre de deux et se confondent l'un et l'autre avec le premier bruit normal, auquel ils viennent s'ajouter comme des bruits de renforcement ou des bruits *accessoires*. L'un de ces bruits accessoires donne à l'oreille la sensation d'un choc qui a un timbre légèrement métallique. Il est appelé *cliquetis métallique* par Laënnec, *auriculo-métallique* par Filhos, et *tintement métallique* par M. Beau L'autre bruit, accessoire du premier bruit normal, a été signalé par Williams et Hope Il n'a pas une forme bien tranchée, il est plus sourd, et surtout plus faible que le bruit normal. On le sent isolé de ce dernier bruit en auscultant à nu le cœur d'un animal, quand il est vide et qu'il a été séparé du corps. On le perçoit dans le moment où le ventricule se contracte, et comme le fait de la contraction musculaire est la seule circonstance à laquelle on puisse le rattacher, on l'appelle pour cela bruit *musculaire*.

*Du rhythme des bruits du cœur.* — Le premier bruit répond à un soulèvement musculaire que l'on observe ordinairement à l'endroit où est son maximum d'intensité, c'est-à-dire dans le cinquième espace intercostal. Il coïncide avec la systole ventriculaire, ainsi que nous le verrons. Le bruit supérieur ou second bruit coïncide avec la diastole auriculaire et avec le resserrement des artères. Quant à ce second bruit, on aurait tort de croire qu'il est constamment privé de tout soulèvement; car, sur la quantité de personnes qu'il a examinées, M. Beau a observé six fois un soulèvement du deuxième ou troisième espace intercostal, près du sternum, coïncidant parfaitement avec le deuxième bruit, qui y avait son maximum d'intensité. Dans ce cas, il était facile de remarquer les deux soulèvements supérieur et inférieur alternant ensemble avec chacun des deux bruits auxquels ils étaient unis. M. Beau, s'appuyant sur une autopsie cadavérique, pense qu'une condition nécessaire pour la production du soulèvement supérieur était le rapport de la partie supérieure du cœur avec un espace intercostal musculaire; et que, si ce soulèvement est rare, cela tient à la position ordinaire de la base derrière le sternum.

Mais quel est leur ordre de succession, quelle est la durée de chacun d'eux et du silence? Laënnec accordait une moitié du temps nécessaire pour une révolution du cœur au premier bruit, un quart au second bruit, et le dernier quart au silence.

M. Pigeaux et M. Marc d'Espine ont admis un *petit silence* entre le premier et le second bruit. M. Beau a cru pouvoir négliger ce petit silence, et il écrit ainsi la mesure du bruit du cœur :

M. Delucq a donné une mesure à trois temps qui se rapproche notablement de celle de M. Beau. MM. Hardy et Behier affectent trois doubles croches au second bruit, et ils augmentent d'une double croche le long silence qui commencerait dès le second temps. MM. Barth et Roger, tout en rétablissant un petit silence, conservent la mesure à trois temps de M. Beau, coupent le second temps en deux parties, occupées la première par le petit silence, et la seconde par le bruit clair, lesquels ne rempliraient chacun qu'un sixième de la mesure.

Les changements que les divers degrés de vitesse du pouls introduisent dans les éléments d'une révolution du cœur portent beaucoup plus sur la durée des silences, et notamment du grand silence, que sur la durée des bruits, et particulièrement du bruit inférieur.

*Causes des bruits du cœur.*—Le nombre des hypothèses émises sur ce sujet est plus considérable encore que pour ce qui concerne le soulèvement du thorax par ce qu'on nomme improprement le choc du cœur. C'est que les conditions physiques de la production du bruit sont ici un peu plus complexes encore que pour la production du mouvement; comme beaucoup de particularités qui ne sont pas ou qui ne peuvent amener la production d'un bruit ont été invoquées pour expliquer ceux du cœur, nous nous bornerons à en donner un tableau plus loin (page 303) sans les discuter.

Les bruits du cœur sont produits dans ses cavités et non à sa surface extérieure au contact des organes qui l'entourent. Ils sont transmis au dehors surtout par les solides du thorax. Il n'y a dans le cœur qu'un liquide en mouvement en voie de parcours avec des interruptions momentanées brusques. Le cours du sang y est dû surtout à des contractions; ses arrêts sont causés : 1° par la réplétion avec *dilatation* et *distension* finale brusque des ventricules ; 2° par le rapprochement avec *tension* brusque des valvules membraneuses. Celles-ci ne sont pas assez dures, assez solides, non plus que les parois vasculaires, pour produire un bruit lorsqu'elles frappent l'une contre l'autre par leurs bords en s'abaissant, ou contre les parois artérielles, comme le font les clapets de pompe quand ils s'abaissent et se relèvent par la pression de l'eau en mouvement. Mais en dehors de ces mouvements valvulaires il n'y a ni *choc*, ni *battement* dans le cœur, pas plus qu'en dehors de lui, parce que pour battre ou choquer il faut un intervalle entre le corps qui se meut et celui qui est frappé. Or le liquide qui des vaisseaux passe dans une oreillette et de celle-ci dans un ventricule y trouve déjà un peu de liquide, mais surtout des parois rapprochées et jamais écartées l'une de l'autre ni de lui ; de manière que, à mesure qu'il repousse les valvules auriculo-ventriculaires, il rencontre les parois ventriculaires qu'il ne fait que pousser devant lui sans les frapper.

La *cause du premier bruit* est la vibration qui résulte de la tension brusque des valvules auriculo-ventriculaires. Cette tension est des plus énergiques ; les expériences récentes de M. Chauveau, faites dans des conditions meilleures que celles faites jusqu'à présent, viennent encore de le prouver. L'objection tirée du prétendu plissement des valvules auriculo ventriculaires, qui s'opposerait à leur tension, est sans valeur, puisque le fait sur lequel il s'appuie est faux. Toujours les expériences dans lesquelles on empêche la tension des valvules font disparaître le premier bruit, qui reparaît dès que l'on fait cesser cet obstacle; de même aussi la section des tendons des valvules arrête toujours ce bruit, qui se trouve remplacé par un reflux du sang dans les oreillettes avec bruit de souffle intense. On a dit que le premier bruit présentant chez l'homme son maximum d'intensité dans la moitié inférieure du cœur et non vers le niveau des orifices auriculo-ventriculaires, il était difficile de comprendre que ce bruit eût son siége vers ce dernier point. Mais le point précis de l'attache des tendons à la face interne des ventricules montre que le bruit produit par la tension valvulaire doit nécessairement se transmettre avec toute son intensité à la partie des parois ventriculaires correspondant à cette insertion. Nous ne pouvons discuter ici les autres objections, mais on pourra voir dans le mémoire de M. Chauveau que celles qui s'appuient sur la conservation du premier bruit dans le cœur arraché de la poitrine et placé sur une table ne sont pas fondées, par suite de diverses causes d'erreurs.

La *cause du deuxième bruit* ou *bruit supérieur* est la tension brusque des valvules sigmoïdes ou semi-lunaires abaissées subitement par le sang qui, poussé avec force dans les artères lors de la systole ventriculaire, tend à refluer dans les ventricules dès que cesse leur contraction.

Le mécanisme de la production de vibrations perçues sous forme d'un son est assez exactement le suivant : lorsqu'un liquide coule brusquement dans un tube, si on ferme rapidement un robinet dans son milieu, il y a bruit par un arrêt subit du liquide qui était doué de mouvement. Bien qu'il n'y ait pas contre le robinet de choc analogue à un coup de poing, le bruit est semblable à celui que causerait un choc de ce genre ou un coup de marteau (Robin et Littré, 1855). Lorsque le sang a distendu les artères par systole ventriculaire intense, il revient avec une intensité proportionnelle à cette contraction et à l'élasticité de celles-ci. Il abaisse les valvules sigmoïdes, d'où tension brusque de ces membranes, coïncidant avec l'arrêt subit du liquide qui revient. Il se peut aussi que ce deuxième bruit ou que le bruit accessoire correspondant, dit auriculo-métallique, soit causé par la diastole auriculaire d'après le mécanisme suivant décrit par M. Beau. On prend une portion de gros intestin longue de 4 décimètres, que l'on sépare complétement du tube intestinal et du mésocôlon. On lie circulairement une de ses extrémités avec un fil, et, par l'autre extrémité, on remplit d'eau cette portion d'intestin jusqu'à la hauteur de 3 décimètres. De cette manière il reste, dans l'intérieur de l'intestin, une étendue de 1 décimètre qui ne contient pas d'eau, et qui, pour la réussite de l'expérience, doit être exactement privée d'air ; on lie ensuite avec un fil l'extrémité restée libre jusque-là. Les choses étant ainsi disposées, on exerce avec les doigts une pression circulaire sur l'intestin, entre la portion pleine et la portion vide ; on charge une personne de comprimer d'une manière notable et continue la portion pleine. Si alors on écarte brusquement les doigts qui exerçaient une pression circulaire sur l'intestin, le liquide se porte vivement contre l'extrémité vide en produisant en ce point un mouvement brusque et un bruit de choc appréciable même à distance, malgré l'affouillement complet du tube mou, dont la partie vide se trouve alors portée brusquement à l'état de distension. Ce fait expérimental représente assez exactement le mode de production du mouvement et du bruit supérieur, lorsque, les veines caves étant distendues par le sang qui s'y est accumulé durant la systole auriculaire, ce liquide s'y précipite brusquement aussitôt que cesse le resserrement des oreillettes (voyez plus loin la fin de la SECTION IV).

### Coïncidence des bruits du cœur et de ses mouvements.

Le premier bruit se fait entendre pendant le deuxième temps, ou la deuxième période d'une révolution du cœur. *Il est donc isochrone avec la systole ventriculaire.*

Le deuxième bruit se produit au commencement du troisième temps ou de la troisième période d'une révolution, c'est-à-dire *pendant la diastole générale ou le repos complet du cœur.*

Telle est la conclusion des expériences de M. Chauveau, d'accord sur ce point avec le comité anglais et en désaccord avec M. Beau.

Les expériences de M. Chauveau donnent, en effet, pour résultat constant, dans diverses conditions, ce qui suit : Le *premier bruit s'entend en même temps que la systole ventriculaire.* Le *second bruit s'entend au moment où les ventricules passent de la systole à la diastole*; ou encore : *systole auriculaire aphone, systole ventriculaire avec premier bruit ; diastole générale avec deuxième bruit au commencement.*

Nous avons déjà dit que sur ce point les interprétations n'étaient pas toutes concordantes. Nous allons résumer les principales. La détermination de l'isochronisme du pouls cardiaque ou du soulèvement de la poitrine avec un des mouvements essentiels du cœur est devenu le point de départ de toutes les théories. Tous les observateurs, depuis Laënnec, ont admis que le premier bruit coïncide avec ce qu'on appelle le choc du cœur. Dès lors, ce bruit doit avoir sa condition dans l'un des mouvements qui accompagnent le choc, et nécessairement le second bruit doit avoir sa cause dans les mouvements qui suivent. Selon que l'on a attribué le choc du cœur à la systole ou à la diastole ventriculaire, on a dû assigner la cause du premier bruit, et partant celle du second bruit, à des conditions de mouvement différentes.

Aussi nous pouvons admettre trois classes de théories suffisamment résumées par le tableau ci-contre :

|  |  |  |  |
|---|---|---|---|
| 1re CLASSE où l'on considère que le 1er bruit coïncide avec la systole ventriculaire. | Cause du 1er bruit. | 1° Contraction des fibres musculaires des ventricules . . . . . . . . . . | Laënnec, Turner, D'Espine, Hope, Williams et le comité de Dublin. |
| | | 2° Collision du sang et frottement contre les parois des ventricules, des orifices, etc . . . . . . . . . . . | Hope, Piorry et le comité de Dublin. |
| | | 3° Irruption du sang dans les artères . . | Carlisle, Gendrin. |
| | | 4° Tension et vibration des valvules . . | Rouannet, Bouillaud, Hope. |
| | | 5° Choc des valvules sigmoïdes contre les parois artérielles . . . . . . | Bouillaud. |
| | | 6° Choc de la pointe du cœur contre la poitrine . . . . . . . . . . . | Magendie. |
| | Cause du 2e bruit. | 1° Contraction des fibres musculaires des oreillettes . . . . . . . . . . . | Laënnec. |
| | | 2° Dilatation des ventricules. . . . . . | D'Espine. |
| | | 3° Choc du cœur retombant sur le péricarde . . . . . . . . . . . . . | Turner. |
| | | 4° Collision du sang qui entre dans les ventricules . . . . . . . . . . . | Hope, Gendrin. |
| | | 5° Tension et vibration des valvules sigmoïdes . . . . . . . . . . . . | Rouannet, Bouillaud, Carlisle, Hope, Williams, comité de Dublin. |
| | | 6° Choc des valvules contre les parois ventriculaires . . . . . . . . . | Bouillaud. |
| | | 7° Choc de la face antérieure contre la poitrine . . . . . . . . . . . | Magendie. |
| 2e CLASSE où l'on considère que le choc du cœur a lieu dans la diastole ventriculaire. | Cause du 1er bruit. | Choc contre les parois ventriculaires du sang lancé par les oreillettes . . . | Beau, Burdach, Stockes, Pigeaux, Corrigan, Hardy et Behier, Verneuil, Valleix. |
| | Cause du 2e bruit. | 1° Contraction ventriculaire. . . . . | Corrigan. |
| | | 2° Choc du sang contre les parois artérielles . . : . . . . . . . . . | Pigeaux, Stockes, Burdach. |
| | | 3° Choc contre les parois auriculaires du sang arrivant des veines. . . . . | Beau, Valleix, Hardy et Behier. |
| 3e CLASSE défaut de synchronisme dans les mouvemens du cœur droit et du cœur gauche. | Cause du 1er bruit. | 1° Passage du sang dans les cavités gauches du cœur . . . . . . . . . | Piorry. |
| | | 2° Contraction du ventricule gauche. . | Piédagnel. |
| | Cause du 2e bruit. | 1° Passage du sang dans les cavités droites. | Piorry. |
| | | 2° Contraction du ventricule droit . . . | Piédagnel. |

## SECTION III.

### De la circulation dans les artères, ou de l'acte artériel.

*Définition.* — L'acte artériel a pour but de transporter le sang depuis les ventricules jusqu'aux capillaires.

Il se divise en deux parties principales, dont l'une comprend la circulation dans les artères qui conduisent le sang aux capillaires généraux, et l'autre la circulation des artères qui conduisent le sang aux capillaires pulmonaires.

#### A. *Des phénomènes de la circulation dans les artères.*

1° *Le sang coule dans les artères d'une manière continue mais avec une rapidité qui croît à chaque contraction du cœur.* — Pour s'en convaincre, on n'a qu'à observer la circulation au microscope ou bien encore à pratiquer la section transversale d'une artère. On voit alors d'une manière manifeste les saccades arriver régulièrement à chaque contraction du cœur. Ces saccades, qui sont très sensibles au voisinage de cet organe, le deviennent de moins en moins à mesure qu'on s'approche de la périphérie, où elles finissent même par disparaître d'une manière complète.

2° *Le sang, dans les artères, coule du cœur vers les capillaires, ou du centre à la périphérie.* — La section d'une artère ne fait-elle pas voir, en effet, que le jet se dirige toujours vers les capillaires et se trouve fourni par le bout supérieur ou plutôt le bout cardiaque? Une ligature posée sur une artère nous fait arriver à la même conclusion, car, en effet, on voit le sang s'accumuler dans le bout qui correspond au cœur, et disparaître au contraire dans toute la partie comprise entre cette ligature et les capillaires.

3° *La vitesse du mouvement du sang va en diminuant à partir du cœur jusque vers les capillaires.* — Ce phénomène est facile à concevoir, si l'on veut se rappeler que le système artériel n'a pas partout les mêmes dimensions, que les lumières réunies des branches sont plus larges que la lumière du tronc. Il en résulte que, sous l'influence d'une force identique, un tube étroit est parcouru plus rapidement par une même masse de liquide qu'un tube plus large, dont la capacité est la même dans une petite étendue que celle de l'autre dans une étendue plus grande.

4° *Le sang est soumis à une pression égale dans tout le système artériel.*—Déjà Gerdy avait entrevu cette vérité et l'avait exposée, en 1813, dans sa *thèse inaugurale.* En effet, disait-il, le sang passant dans chacune des divisions opposées des artères, en proportion des obstacles que chacune présente, il doit arriver que par l'abondance avec laquelle il se porte dans les artères où il trouve peu d'obstacles, il s'y établisse une résistance et une tension égales à celles qui ont lieu dans les artères où il y a beaucoup d'obstacles. D'un autre côté, comme tout le système artériel est toujours plein, comme toutes ses parties communiquent les unes avec les autres, toutes les parties du sang s'y trouvent pressées par la résistance ou la réaction de tout le système, et aussitôt qu'une artère se trouve ouverte, le sang s'échappe par cette ouverture, pressé par la tension de tout le système artériel.

Ce que la raison pressentait, l'expérience l'a prouvé. M. Poiseuille a trouvé, en effet, que le sang d'une artère fait équilibre chez le chien à une colonne de mercure de 151 millimètres, ou à une colonne d'eau de 2 mètres 10 centimètres; chez le bœuf, à une colonne de mercure de 161 millimètres, ou à une colonne d'eau de 2 mètres 30 centimètres; chez le cheval, à une colonne de mercure de 159 millimètres. Comme, d'après ces expériences, une molécule de sang prise à un point quelconque du système artériel est mue avec une force capable de faire équilibre à une colonne de mercure d'une hauteur connue, M. Poiseuille a conclu que, pour obtenir la force qui correspond à une artère d'un calibre donné, on n'avait qu'à prendre le diamètre de ce vaisseau : le poids d'un cylindre de mercure dont la base serait le cercle donné par ce diamètre, et la hauteur celle de la colonne de mercure obtenue, doit être la force statique totale avec laquelle le sang se meut dans une artère; d'où il suit que la force totale statique qui meut le sang dans une artère est exactement en raison directe de l'aire que présente le cercle de cette artère, ou en raison directe du carré de son diamètre, quel que soit le lieu qu'elle occupe.

Durant les pauses des battements du cœur, la pression à laquelle le sang se trouve soumis dans les artères est un peu moindre, parce qu'elle subit la contre-pression des parois élastiques du système artériel entier; mais la différence se réduit à peu de chose. Hales a vu le sang monter de 3 centimètres ou de quelques centimètres, à chaque pulsation, dans un tube qu'il avait introduit dans une artère.

5° *A chaque contraction des ventricules les artères subissent un mouvement de locomotion ou de déplacement.* — Sans regarder ce phénomène, ainsi que Bichat l'avait fait, comme produisant le pouls, il n'en est pas moins certain qu'il existe et se manifeste dans tout le système artériel, avec une intensité variable toutefois. Ainsi, au voisinage du cœur, ce déplacement est très considérable. Il le devient moins au cou et dans la cavité abdominale. Les expériences de Spallanzani, Weitbrecht, Bichat, ont mis ce fait hors de toute contestation ; mais dans les petites artères il est difficile de le percevoir, comme par exemple dans l'artère radiale. Au contraire, il devient très manifeste au niveau des courbures, des angles, des anastomoses, et accidentellement dans les tumeurs anévrysmatiques et dans les moignons à la suite des amputations. Il y a souvent dans les artères un mouvement *rotatoire* qui a été signalé par Parry et que M. Bérard a observé dans les artères courbes.

6° *Les artères se dilatent et se resserrent alternativement, et, quand on vient à les toucher avec les doigts sur un point résistant, elles donnent lieu à un phénomène qui est appelé le pouls artériel.*— Comme le sang ne peut marcher avec autant de vitesse dans les vaisseaux capillaires que dans les artères, à cause de la résistance qu'il rencontre dans les tubes étroits, il exerce contre les parois élastiques des artères une pression en vertu de laquelle il tend, comme tout autre liquide comprimé, à s'échapper en tout sens. Cette pression du sang sur les parois artérielles pendant la contraction des ventricules se fait sentir au doigt, et porte le nom de *pouls*. Le pouls artériel est donc, en général, isochrone à la contraction des ventricules qui en est la cause.

Par suite de cette pression, les parois élastiques des artères doivent se distendre à chaque battement du cœur ; puis, au moment de la diastole du ventricule, revenir à leur premier état, en raison de l'élasticité dont elles sont douées. Cette distension des artères peut avoir lieu en long et en large ; elle s'effectue réellement aussi dans les deux sens, mais beaucoup plus sensiblement dans le premier que dans le second. De là résulte que les artères se déplacent et deviennent flexueuses au moment du pouls, et qu'elles s'étendent de nouveau au moment du repos du ventricule ; mais pendant la pulsation elles se dilatent aussi un peu dans le sens de la largeur. Leur ampliation doit se réduire à peu de chose, puisque Parry, de Lamure, Arthaud et J. Davies ne l'ont point aperçue. Cependant chacun peut se convaincre qu'elle est bien réelle, en observant l'artère pulmonaire d'une grenouille dans toutes ses ramifications. Là, en effet, on voit très distinctement l'artère devenir non-seulement flexueuse, mais plus grosse. M. Poiseuille a constaté expérimentalement qu'à chaque pulsation l'ampleur de la carotide du cheval augmentait de la capacité d'un cylindre d'eau ayant 3 millimètres de diamètre sur 70 de long, c'est-à-dire qu'elle se dilatait environ de 1/23 de sa capacité.

Flourens a fait une expérience plus simple, qui consiste à entourer une grosse artère d'un mince anneau élastique métallique et fendu sur un point, et a observé au moment des pulsations la fente qui s'élargit d'une manière régulière. Ce qu'il y a de mieux a prendre pour cette expérience, c'est un ressort de montre.

On admet ordinairement que le pouls est isochrone dans toutes les artères, quelle que soit leur distance du cœur. Weitbrecht, Liscovius et E.-F. Weber ont cependant fait voir le contraire, dont on peut sans peine se convaincre. Au voisinage du cœur, les battements des artères sont isochrones à la contraction des ventricules, puisque ces battements sont produits et par la systole des ventricules et par l'ampliation que l'effort du sang fait acquérir aux artères ; mais, à une plus grande distance, le pouls des artères n'est plus isochrone aux contractions du cœur et il s'en éloigne, d'après Weber, de 1/6^e^ à 1/7^e^ de seconde. Ainsi le pouls de l'artère radiale vient un peu après celui de la carotide primitive, tandis que celui de la maxillaire externe est isochrone à celui de l'axillaire, la distance du cœur étant ici à peu près la même.

Le pouls de l'artère pédieuse retarde un peu sur celui de la maxillaire externe et de la carotide primitive.

E.-H. Weber a fait voir quelles sont les causes de cette différence. Si le sang était renfermé dans des tubes rigides, à parois non extensibles, le choc de celui qui est chassé dans les artères par le ventricule du cœur se propagerait jusqu'à l'extrémité de la colonne liquide avec la même vitesse que le sang se propage dans celle-ci, c'est-à-dire beaucoup plus vite que le son ne le fait dans l'air atmosphérique, et alors la pression du sang s'étendrait avec une perte de temps presque insensible jusqu'à l'extrémité des artères. Mais les artères étant susceptibles de s'étendre un peu dans le sens de la largeur et plus encore dans celui de la longueur, le refoulement du sang par le cœur n'opère d'abord que l'ampliation de celles qui sont les plus voisines de cet organe; celles-ci se resserrent ensuite par l'effet de leur élasticité, le sang comprimé par elles distend la portion de vaisseau qui vient immédiatement après, et ainsi de suite, de manière qu'un laps de temps, à la vérité très court, s'écoule avant que l'onde, c'est-à-dire le refoulement successif du sang, la dilatation et le resserrement des artères, arrive jusqu'à ceux de ces vaisseaux qui sont le plus éloignés. La propagation de cette onde d'expansion, sur le système artériel, est naturellement plus rapide que le mouvement du sang, de même que celle d'une onde à la surface d'un fleuve l'est beaucoup plus que le cours de ce dernier, car lorsqu'une partie de l'eau est saisie par une onde progressive, les molécules s'élèvent et s'abaissent, mais elles restent en arrière, tandis que l'onde parcourt d'autres parties de son trajet.

Le *nombre* des pulsations d'une artère doit nécessairement s'accorder d'une manière parfaite avec celui des battements du cœur, et les artères qu'une même distance sépare du cœur doivent battre d'une manière isochrone. Quelques personnes ont voulu déduire de l'expérience la possibilité du contraire; mais le pouls, étant la conséquence de la systole du cœur, de toute façon doit aussi coïncider avec elle. Quoique l'expérimentation n'ait pas porté sur les artères pulmonaires, on peut, par analogie, penser que les mêmes effets se passent dans cette partie que dans les artères générales. Tout en ayant la même disposition, tout doit s'y passer de même, seulement la route à parcourir est plus courte.

### B. *Des obstacles à la circulation artérielle.*

Il faut regarder comme dépourvu de toute espèce de fondement, tout ce qu'on a dit sur les causes du retardement du cours du sang : 1° par son passage d'un lieu plus étroit dans un plus large, et par la forme conique du système artériel général ; 2° par le frottement ; 3° par les angles ; 4° par les anastomoses où il y a un choc opposé, etc. Tout cela serait vrai, dit Bichat, si les artères étaient vides à l'instant de la contraction, parce que le sang y aurait véritablement alors un mouvement progressif; mais, dans le choc général et instantané que la masse totale répandue dans le système artériel éprouve, toutes ces causes sont évidemment nulles. J'en reviens toujours à la comparaison triviale mais très exacte de la seringue : supposez qu'un tube contourné de mille manières, avec une foule d'angles, d'inégalités, de saillies inférieures, etc., lui soit adapté; si le tube et le corps sont pleins à l'instant où l'on pousse le piston, l'eau s'échappera subitement de l'extrémité de ce tube avec autant de force que s'il était droit et court. Il est si vrai que toutes les causes de retardement, qui auraient quelque effet si les artères étaient vides à l'instant où le sang y est poussé, n'en ont aucune dans leur état ordinaire, qu'une foule d'observateurs judicieux, qui même admettaient le retardement, ont vu dans leurs expériences que le mouvement était partout égal, dans les rameaux comme dans les troncs.

Mueller pense avec raison que le frottement et l'adhérence du liquide aux parois exercent, au contraire, une influence essentielle sur son mouvement. Cette influence est si grande que le sang coule avec plus de vitesse au centre des artères que le long de leurs parois, ce dont on peut se convaincre en contemplant une petite artère au microscope. Chez la grenouille, on voit les corpuscules du sang s'avancer avec rapidité au centre du vaisseau, tandis que les petits globules blancs coulent plus lentement le long des parois.

Si les dimensions, les courbures et probablement les anastomoses des artères ont une influence sur le cours du sang, il est impossible que tous les organes, où chacune de ces dispositions est différente, reçoivent le sang avec une même vitesse, et par conséquent avec une force égale. Le cerveau, par exemple, a quatre artères volumineuses pour lui seul ; mais ces artères ont de nombreux circuits, présentent même plusieurs courbures anguleuses, avant de pénétrer dans le crâne, et quand elles y sont parvenues elles s'anastomosent très fréquemment, et enfin elles n'entrent dans le tissu de l'organe que lorsqu'elles sont devenues d'une petitesse extrême ; le sang ne doit donc s'y répandre que très lentement.

L'expérience le prouve : enlevez une tranche de substance cérébrale, il n'y a presque pas d'écoulement de sang. Voyez, au contraire, le rein ; il a une seule artère courte et volumineuse, qui s'enfonce dans son parenchyme alors que ses divisions sont encore très grosses : le sang ne doit-il pas le traverser avec rapidité, et la moindre blessure ne doit-elle pas donner lieu à une abondante hémorrhagie ?

### C. *Des causes de la circulation dans les artères.*

Ces causes peuvent être placées sous trois groupes principaux : 1° le cœur ; 2° les artères ; 3° la respiration.

1° *Influence des ventricules sur la circulation dans les artères.* — Il est évident que les ventricules sont les agents actifs de cette circulation : à l'instant où ils se contractent avec une énergie égale aux résistances qu'ils vont rencontrer, le sang pousse devant lui les valvules aortiques étendues, et s'ouvre violemment passage dans l'aorte ; il chasse du même coup toute la masse du sang artériel, et, semblable au mouvement que répète en l'agrandissant la grande branche d'un levier, ce mouvement, resserré à son origine dans les ventricules, se répète dans toutes les parties du corps, et tout vibre, se gonfle, s'érige, se meut, se déplace, s'allonge, au loin comme à leur principe, dans les divisions artérielles, et il ne peut pas en être différemment : tout le système artériel est habituellement plein : les ventricules ne peuvent donc pas faire passer une once de sang dans l'aorte ou dans l'artère pulmonaire sans qu'aussitôt il n'en sorte à peu près autant vers l'extrémité opposée du système artériel. C'est sous l'influence de cette contraction ventriculaire que se passent la plupart des phénomènes dont nous avons déjà donné la description.

2° *Influence des artères sur la circulation.* — Pour bien faire sentir la nécessité de cette influence, Weber fait remarquer avec raison que le cœur a quelque analogie avec une pompe à feu, et que le sang en sort par des secousses répétées périodiquement. Mais le but des deux instruments exige que le liquide coule d'une manière continue, ce qui a lieu, parce qu'à chaque pression de la pompe, outre que le liquide se trouve poussé en avant, il y a encore un corps élastique tendu qui continue de peser sur lui et de le forcer à marcher pendant que la pompe ne le comprime pas.

Les artères interviennent donc, et c'est en vertu de l'*élasticité* et de la *contractilité*.

Si les artères ne possédaient pas l'élasticité, si elles étaient des tubes inertes, le sang n'y avancerait que par saccades, en faisant place à celui qui serait lancé à chaque contraction des ventricules. Mais cette tunique élastique fait que le sang se meut en même temps d'une manière continue. Voici par quel mécanisme. Au moment où l'ondée lancée par le ventricule arrive dans l'aorte, celle-ci est distendue, elle cède en vertu de son élasticité; mais la contraction cesse: qu'arrive-t-il? L'artère va revenir sur elle-même, elle va se rétrécir en vertu de sa propriété élastique. Alors le sang se trouve pressé de toutes parts, et il tend à s'échapper par les endroits où il trouve le moins de résistance. Ces points sont l'orifice aortique et les capillaires.

Il ne pourra pas retourner dans le ventricule. En effet, à l'orifice qui sépare l'artère de cette cavité, existe un appareil valvulaire qui va entrer en action pour empêcher ce cours rétrograde. Les *valvules sigmoïdes*, qui avaient été soulevées par l'onde sanguine, vont être refoulées, abaissées sur l'orifice par la colonne de sang rétrograde. Elles vont devenir horizontales, oblitérer exactement le calibre du vaisseau, et cela d'une manière parfaite; car si l'on prend une aorte et qu'on verse de l'eau au-dessus de ces valvules, il n'en coulera point dans les ventricules. Les globules d'Arantius, qui sont à leur sommet, concourent à assurer cette oblitération d'une façon plus complète, en même temps qu'ils empêchent ces voiles mobiles de se coller d'une manière trop intime aux parois artérielles quand elles se sont soulevées. M. Monneret a signalé l'existence de deux faisceaux musculaires dont les usages seraient d'appliquer ces valvules contre les parois artérielles, et de les en éloigner ensuite pour fermer les orifices. Une fois que le sang ne trouve plus d'issue de ce côté, comme il est toujours soumis à une force considérable et continue, il doit nécessairement s'échapper du côté des capillaires. Si maintenant le ventricule n'envoie plus de sang et ne vient pas s'ajouter à cette action des artères, voici ce qui va arriver sous l'influence de l'élasticité : les artères vont se rétrécir de plus en plus à mesure que le sang diminuera. Ainsi, lorsqu'on coupe un de ces vaisseaux, le jet de sang devient de plus en plus grêle. Chez un cheval que Hunter laissa périr d'hémorrhagie, l'aorte avait perdu plus d'un dixième de son diamètre ; l'iliaque, un sixième ; la crurale, un tiers ; et l'on a vu, chez l'homme, des artères du volume de la radiale diminuer au point de s'oblitérer. Plus la force de contraction des ventricules est grande, plus les artères se distendent et plus elles contiennent de sang proportionnellement aux veines ; plus, au contraire, les battements du cœur sont faibles, plus l'élasticité des artères peut faire équilibre à l'impulsion du cœur, plus ces vaisseaux sont étroits et moins ils contiennent de sang en proportion des veines. Ce phénomène arrive avant la mort, et il est cause qu'après la mort les artères sont vides, quoiqu'en réalité elles ne le soient pas tout à fait, du moins pour la plupart, car beaucoup d'entre elles contiennent autant de sang qu'elles en peuvent renfermer dans leur plus grand état de resserrement. C'est à cette propriété des artères qu'il faut attribuer encore la production de la pression égale du sang dans le système, phénomène dont nous avons déjà parlé.

La *contractilité* des artères joue aussi un certain rôle dans la circulation. Cette force ne ressemble pas à celle du cœur ; elle ne se manifeste pas par des contractions brusques, mais d'une manière insensible, lente, vermiculaire. Et cela se comprendra facilement si l'on veut se rappeler que les fibres musculaires trouvées dans les artères appartiennent au système de la vie organique.

Voyons quel est son effet sur la circulation. Elle contribuera nécessairement à diminuer le calibre de ces vaisseaux ; mais son intervention sera active, ce qui la différencie de l'élasticité : elle agira comme cette dernière, suivant le même mécanisme ; mais, de plus, elle nous rendra compte de certains phénomènes particuliers qui se passent dans les artères, comme les battements, les contractions soudaines, certaines irrégularités dans la circulation ; c'est à elle aussi qu'il faut attribuer la cause de certaines congestions locales.

3° *Influence de la respiration sur la circulation artérielle.* — Haller et Magendie avaient déjà constaté que la force d'impulsion du sang augmente pendant l'expiration, pendant laquelle la poitrine se resserre et les troncs vasculaires sont comprimés de manière à chasser le sang dans tout le système artériel. M. Poiseuille a démontré expérimentalement cette force d'impulsion, et il a vu, au moyen de son instrument, que la colonne de mercure monte un peu à chaque expiration, et baisse à chaque inspiration. Cette ascension et cet abaissement sont les mêmes pour les artères placées à des distances diverses du cœur, et ils s'élèvent à 10-20 millimètres quand la respiration s'exécute avec calme. L'accroissement de l'impulsion du sang par l'expiration est si considérable chez certaines personnes que le pouls de l'artère radiale devient insensible dans les inspirations longues et soutenues. Tout le monde connaît l'histoire de ce capitaine qui prétendait avoir la faculté d'arrêter les pulsations de son cœur. Il est fort probable que ce militaire ne faisait que suspendre les pulsations de l'artère radiale, en faisant une large et profonde inspiration.

**Du pouls; diastole et systole des artères.** — Si au moment où l'artère se dilate on place le doigt sur elle, on perçoit un petit choc, un soulèvement alternatif, qui n'est autre que le pouls.

Pour sentir avec le doigt le battement d'une artère, il faut que celle-ci soit déprimée, et qu'elle appuie sur un plan résistant. Aussi les artères radiale, temporale et pédieuse sont celles que l'on choisit de préférence pour percevoir ce phénomène.

On ne peut sentir le pouls sur les artères d'un petit calibre.

Pour observer le pouls dans ses plus petites nuances, Vierordt a imaginé un appareil ingénieux (*sphygmomètre*) qui consiste en un petit levier, dont l'un des bras exerce, par une de ses extrémités, une pression douce sur l'artère, et dont le bras opposé, dix ou vingt fois plus long que le précédent augmente dix ou vingt fois le déplacement opéré par la pulsation artérielle. Ce déplacement est apprécié à l'aide d'une feuille de papier, contre laquelle agit un crayon fixé à l'extrémité du long bras de levier. En communiquant à cette feuille de papier un mouvement uniforme, on obtient une représentation graphique du pouls, qui se trouve ainsi dessiné par une courbe successivement convexe et concave.

Nous avons déjà dit quelles sont les relations du pouls avec les battements du cœur, et quelle différence il y avait entre le pouls des diverses artères, nous n'y reviendrons pas; examinons maintenant quelle est la cause des pouls. Quelques physiologistes rapportent le pouls à l'allongement de l'artère, d'autres à sa dilatation, d'autres à sa locomotion, d'autres à plusieurs de ces causes ou à toutes ces causes réunies. Il ressort d'une manière évidente de tout ce que nous avons dit, que le pouls est produit par l'ondée sanguine qui à chaque systole ventriculaire pénètre de force à l'origine des artères aorte et pulmonaire, et qui, en raison de l'incompressibilité du sang, détermine une dilatation brusque des artères, dans toute leur longueur successivement. Cette dilatation est le pouls, le résultat de la *pulsation* artérielle. On peut, dans quelques conditions, voir à l'œil nu s'opérer cette dilatation, qui s'accompagne d'allongement avec un peu de locomotion dans les artères flexueuses comme les branches de la temporale ; ou bien on peut la sentir lorsqu'en pressant légèrement sur l'artère avec le doigt on tend à arrêter la dilatation en ce point. On perçoit alors une sensation de soulèvement du doigt aussi brusque que l'afflux du sang dans l'aorte ; c'est ce qu'on appelle *tâter, sentir le pouls*. C'est ce soulèvement brusque du doigt par dilatation de l'artère qu'il comprime légèrement, qui a fait croire à un choc du liquide contre les parois du vaisseau, choc qui n'existe pas plus ici que dans le cœur et par la même cause.

Le nombre des pulsations artérielles n'est pas le même à tous les âges de la vie. En moyenne le pouls bat chez l'adulte 70 fois par minute. Dans la première enfance il est plus fréquent Il bat environ 140 fois par minute dans les deux mois qui suivent la naissance ; au sixième mois le nombre des pulsations artérielles est de 128, de 120 au douzième, de 110 environ à la fin de la seconde année. Chez les vieillards, le pouls est un peu plus fréquent que chez l'adulte, ainsi que cela ressort des recherches de M. Milivié et de Leuret.

Certaines conditions modifient les battements des artères : le sommeil et la position horizontale, par exemple. M. Guy a étudié l'influence de la position. Il a observé que la décroissance du pouls est proportionnelle à l'inclinaison et d'autant plus marquée qu'on se rapproche plus de l'horizontale. Le système nerveux exerce une grande influence : les émotions vives, les exercices violents déterminent une fréquence plus grande ; la tristesse, l'affaiblissement les diminuent.

L'exploration du pouls donne au médecin des notions très satisfaisantes sur l'état du cœur, la régularité ou l'irrégularité de ses contractions. Cependant, nous qui savons que les artères possèdent une contractilité propre, nous serons en garde contre l'idée d'admettre que les pulsations des artères indiquent toujours l'état du cœur. Il est évident, par exemple, qu'une artère, dont la propriété contractile, ou dont l'élasticité serait altérée, ne se laisserait pas distendre ou affaisser aussi facilement que dans les conditions normales. Aussi voit-on avec une égale intensité et une égale fréquence des contractions du cœur le pouls être plus ou moins large, plus ou moins serré, selon qu'il s'agit de maladies de l'intestin, de l'encéphale, du poumon, etc.

*Du pouls des membres.* — De même que l'afflux violent du sang dans les artères, suivi de l'écoulement de celui-ci, se manifeste par une dilatation de celles-là, de même le pouls de toutes les artères d'une partie du corps a pour résultat l'expansion de la masse organique où elles se distribuent. M. Piégu a démontré en effet, à l'aide d'un appareil particulier, que les membres subissent un mouvement général d'expansion correspondant à chaque systole ventriculaire, à chaque *battement* du pouls de l'artère de ce membre ; cette expansion est suivie d'un retrait général qui coïncide avec la systole artérielle et la reconnaît pour cause, comme l'expansion avait été causée par la diastole de l'artère. Ainsi, sur l'être vivant, tant que le cœur bat, les membres et le tronc sont dans un état continuel de mouvements d'expansion et de retrait, qui, bien que trop légers pour être perçus à l'œil nu ou au toucher dans les conditions ordinaires, deviennent très manifestes dès qu'un appareil spécial en augmente l'apparence. C'est ce même phénomène qui, dans certaines tumeurs des os, etc., riches en artères, donne lieu aux battements ou mouvements d'expansion qui en sont un des caractères, qu'on perçoit lorsque la main en embrasse la totalité ou la plus grande partie.

*Des bruits artériels.* — Si on applique l'oreille sur l'aorte thoracique, les carotides, les sous-clavières, et quelquefois plus loin du cœur, on entend un double bruit : le premier est sourd, le deuxième est clair, et leur rhythme est semblable à celui du cœur. Le premier correspond à la diastole artérielle, et est faible ; le second est plus fort, et coïncide avec la systole des artères.

Si on s'éloigne du cœur, ces deux bruits s'affaiblissent de plus en plus ; le second surtout cesse bientôt complétement.

Ces bruits sont causés par la transmission des bruits du cœur. On ne saurait contester cette explication pour le deuxième bruit artériel, qui, plus fort que le premier dans les carotides, cesse tout à fait d'être perçu loin du cœur. Quant au premier, si l'on réfléchit à son intensité plus grande dans le voisinage du cœur, on croira qu'il est aussi produit par la transmission, mais si l'on considère d'autre part que l'on retrouve ce bruit dans des points où le deuxième n'est plus entendu, il faut en conclure qu'il y a une cause spéciale, et cette cause n'est autre, d'après de nombreuses expériences, que le frottement de la colonne sanguine contre les parois artérielles.

## SECTION IV.

### De la circulation dans les capillaires.

*Définition.* — C'est un acte en vertu duquel le sang passe à travers des tubes extrêmement fins pour arriver des artères dans les veines.

La contractilité des capillaires s'observe facilement sur de jeunes mammifères ; sur des animaux à température variable, grenouilles, salamandres, tritons, on peut voir les capillaires se resserrer et se dilater ; et ce phénomène persiste même pendant quelque temps après la mort de l'animal.

L'étude de la circulation du sang dans les capillaires soulève une question qui se rapporte à l'influence purement statique du capillaire, résultant de la constitution même du vaisseau ou de ses dimensions.

M. Poiseuille a reconnu que, pour le même tube, les quantités d'eau écoulées dans le même temps sont proportionnelles aux pressions.

Il fallait vérifier la loi pour des tubes étroits en tenant compte de la longueur et du diamètre. Quant à la longueur, M. Poiseuille a vu qu'il existe pour chaque tube une limite de longueur au-dessous de laquelle la lois des pressions n'a plus lieu, et la valeur de cette limite varie suivant le diamètre du tube.

Lorsque la longueur du tube se trouve au-dessous de la limite, la vitesse de l'écoulement augmente plus rapidement que la pression.

D'après les expériences de M. Poiseuille, les temps employés pour l'écoulement d'une même quantité de liquide, à la même température, sous la même pression et à travers des tubes de même diamètre, sont proportionnels à la longueur des tubes.

Quant à l'influence du diamètre, dont l'étude rentre mieux dans le sujet qui nous occupe, M. Poiseuille a déduit de ses expériences la loi suivante :

Les produits de l'écoulement, toutes choses égales d'ailleurs, sont entre eux comme les quatrièmes puissances des diamètres, tandis que les écoulements, pour une même quantité de liquide, sont en raison inverse des quatrièmes puissances des diamètres.

Les expériences de M. Poiseuille, répétées par MM. Arago, Babinet, Piobert et Regnault, ont été pleinement confirmatives. Sans s'exagérer ici l'application qu'on peut en faire à l'étude de la circulation dans les capillaires, nous nous contenterons de dire, avec Volkmann, que si les ramifications capillaires d'un vaisseau accroissent les surfaces d'adhésion, leur très grand nombre compense dans une certaine mesure un tel désavantage.

Quoi qu'il en soit, l'observation générale de la circulation dans les capillaires montre que la vitesse des globules y est généralement moindre que dans les artères et les veines. Cette différence est même notable dans les capillaires qui naissent immédiatement d'une artère.

*Phénomènes de la circulation dans les capillaires.* — A côté de ce fait général, d'autres phénomènes plus spéciaux se présentent et nécessitent quelques explications préalables. Dans l'observation du courant sanguin dans les artères et les veines, on sait, depuis Malpighi et Haller, que les globules sont doués de vitesses différentes suivant qu'on les considère dans l'axe ou vers les parois du vaisseau. M. Poiseuille a particulièrement fixé l'attention sur l'espace transparent qu'on remarque tout près des parois du vaisseau, espace dans lequel se montrent rarement des globules, et que de Blainville a bien vu comme appartenant au sérum du sang. M. Poiseuille a constaté que l'épaisseur de cette couche de sérum diminue quand la vitesse des globules est plus petite et disparaît quand la vitesse est nulle. A vitesses égales, la couche transparente est plus considérable dans un gros vaisseau que dans un petit. Puis, au moyen d'expériences nombreuses et précises, il a vérifié pour les tubes vivants ce que M. Girard avait vu pour les tubes inertes, c'est-à-dire que les parois des vaisseaux, par une sorte d'affinité pour le sérum qui les mouille, rendent immobile une couche très mince de ce sérum. Cette couche réagit de la même manière sur celle qui lui succède du côté de l'axe du vaisseau, et comme cette action est d'autant moins énergique qu'on s'éloigne davantage des parois, il s'ensuit que c'est à l'axe du vaisseau que le filet liquide a le maximum de vitesse.

Quand on examine la circulation capillaire, il arrive souvent que dans des vaisseaux dont le diamètre pourrait admettre au moins deux globules, on ne voit qu'une file simple de globules le plus souvent interrompue par des espaces que remplit le sérum. Quelquefois deux globules se présentent de front, mais bientôt celui qui se rapproche le plus de la paroi du vaisseau est arrêté dans sa marche, tandis que son voisin plus près de l'axe l'abandonne pour marcher seul ; puis le globule fixé par la couche immobile de sérum, heurté par un nouveau globule, se porte vers l'axe et rattrape celui qu'il accompagnait d'abord. Dans un capillaire plus petit, un globule pourra se placer de manière à être fixé de tous côtés par la couche immobile de sérum, et ne sera dégagé que par l'impulsion *a tergo* de nouveaux globules. Enfin, rappelons cette particularité qui frappe les personnes observant pour la première fois ces mouvements : un globule, cheminant dans un capillaire aboutissant à une division dichotomique, est porté par le courant sur l'éperon de la division ; là, il oscille pendant quelques secondes et semble hésiter sur la route qu'il choisira, jusqu'à ce qu'un déplacement un peu trop grand le porte vers l'une des branches où le courant l'entraîne.

Tous ces phénomènes spéciaux s'expliquent, d'après M. Poiseuille, au moyen de cette couche immobile de sérum qui tapisse le vaisseau.

Si maintenant nous arrivons aux capillaires du plus petit diamètre, nous verrons, sans avoir recours à la couche de sérum, que d'après la seule relation de dimension entre le capillaire et le globule sanguin, la circulation doit se trouver diversement modifiée, car le vaisseau n'offrira plus pour le passage d'un disque de $0^{mm},007$, qu'un calibre intérieur de $0^{mm},005$ ; mais nous savons que le globule sanguin est élastique : aussi peut-on voir distinctement dans les parties transparentes de la grenouille, par exemple, ou dans le mésentère des jeunes mammifères, un globule s'engager dans un capillaire sanguin de la première variété, s'allonger en le parcourant, puis reprendre sa forme en arrivant dans un capillaire d'un plus grand diamètre.

Il est vrai de dire qu'habituellement ces capillaires sont parcourus par du sérum et de fines granulations moléculaires ; mais cela ne suffit pas pour établir l'existence spéciale des vaisseaux séreux, qui n'est rigoureusement démontrée nulle part.

Sur une forte grenouille, on lie toutes les parties de la cuisse à l'exception des vaisseaux et nerfs cruraux, comme dans l'expérience faite sur un chien par Magendie pour étudier le passage du sang des artères dans les veines ; puis des ligatures d'attente sont placées sur l'artère et la veine. Dans ces conditions, la circulation a lieu comme avant la préparation du membre, sauf quelques saccades passagères. Les globules se meuvent plus vite dans les artères que dans les veines et plus vite dans les veines que dans les capillaires. La membrane natatoire étant convenablement fixée pour l'observation microscopique, si l'on vient à intercepter le cours du sang dans l'artère en laissant la veine libre, la vitesse des globules est diminuée. Ils vont lentement et sans saccades de l'artère aux capillaires et de ces derniers aux veines. Après trois minutes, tout mouvement a cessé ; suivant les grenouilles, il peut se maintenir jusqu'à douze minutes. Si on lève la ligature, les globules de tous les points observés sont lancés brusquement sous l'impulsion du sang que le cœur envoie tout à coup à travers l'artère crurale.

Le mouvement soudain des globules, quand on enlève la ligature de l'artère, est évidemment dû à la projection du cœur. Quant à celui qui se maintient, quoique plus lentement qu'à l'état normal, après la ligature de l'artère, nous l'attribuons aujourd'hui à la contractilité des arteres, sans recourir à une force inhérente aux globules qui les porterait, d'après une vue de Stevenson, des capillaires vers le cœur ; ou bien encore à la force d'aspiration des vaisseaux capillaires, admise par Schultz et L. Hodge. Nul doute quel es globules sanguins soient vivants, comme la fibre du muscle ou le tube du nerf, mais de là à un mouvement propre, comme l'admettent Doellinger et Kaltenbrunner, il y a une immense distance.

Supposons maintenant que sur l'animal préparé comme dans l'expérience précédente on lie la veine tandis que l'artère reste libre, on voit aussitôt la progression des globules dans les vaisseaux de la membrane natatoire se faire par saccades qui durent quelques secondes. Dès que la veine au-dessous de la ligature a atteint son maximum de volume, il n'y a plus progression, mais un simple mouvement d'oscillation dont l'amplitude, d'abord d'une longueur de cinq globules, se réduit à une longueur de deux, et se continue ainsi réduite, tant que dure l'oblitération de la veine. Leur nombre en une minute est précisément égal à celui des pulsations du cœur pendant le même temps.

Si alors on comprime l'artère, le mouvement oscillatoire s'arrête; il reparaît comme avant, si l'on cesse de comprimer.

Dans cette expérience, comme dans la précédente, nous avons dans les capillaires des phénomènes tenant à une double cause, l'impulsion du cœur et la contractilité des vaisseaux.

*Le sens du courant peut se renverser dans les capillaires.* — Bien qu'en général la circulation dans ces vaisseaux se fasse de manière que le sang se rapproche du cœur, il peut arriver que dans un rameau anastomotique établi entre deux troncs parallèles, le sang aille tantôt vers un tronc, tantôt vers un autre, et par conséquent devienne alternativement ascendant et descendant.

*Le sang dans les capillaires a un courant continu.* — Quand on se fait une coupure qui n'intéresse que les vaisseaux capillaires, on voit le sang surgir soit sous forme de goutte, soit en nappe, et dans tous les cas il sort d'une manière parfaitement uniforme.

*Le mouvement du sang dans les capillaires est-il saccadé?* — Dans les capillaires voisins du cœur, le cours du sang est saccadé, tandis qu'il ne l'est pas dans ceux qui en sont éloignés. Tel capillaire dans lequel on observe un courant continu, régulier, quand le cœur d'une grenouille se contracte avec une force moyenne, présente un courant saccadé si le cœur se contracte avec violence, comme on peut le voir en pinçant l'animal, etc. (Ch. Robin.)

*La circulation présente-t-elle des différences dans les capillaires du poumon?* — Cette partie de la circulation étant encore plus difficile à étudier que la précédente, on ne peut guère s'en faire une idée qu'en examinant cette dernière. On peut d'ailleurs, jusqu'à un certain point, prévoir les différences qu'il peut y avoir dans celle-ci par la connaissance de la position spéciale que ces vaisseaux présentent. Il est probable, dit Gerdy, que la proximité du ventricule droit en rend le cours saccadé ; il est probable aussi que pendant l'inspiration le sang passe beaucoup plus vite que pendant l'expiration : ce qui établirait ici une tendance à un mouvement saccadé que nous avons vu ne pas exister, en général, dans les capillaires de tout le corps.

*Obstacles que la circulation capillaire rencontre.* — Ces obstacles sont dus : 1° à la masse de sang à mouvoir ; 2° aux frottements des parois vasculaires ; 3° à la difficulté de la circulation veineuse.

1° *La masse du sang à mouvoir.* — En effet, le sang résiste et par sa force d'inertie, et par sa pesanteur. Sa résistance est en raison de son volume. Tout le monde conçoit que si la force qui chasse le sang des capillaires dans les veines est égale à 100, par exemple, la masse du sang qui remplit ces dernières étant, par sa pesanteur, égale à 50, elle circulerait avec beaucoup plus de vitesse et d'énergie, si la force restant la même, cette masse ne s'élevait qu'à 20. Le sang résiste encore par sa force d'inertie, parce que, même dans les parties supérieures, il ne marche pas assez vite dans la veine cave supérieure et les veines de la tête, par exemple, pour n'offrir aucun obstacle aux masses postérieures qui tendent à se rapprocher du cœur.

2° *Les frottements des parois vasculaires.* — Keill compara les quantités de sang qui s'écoulent par l'artère et la veine crurales ouvertes sur un chien vivant ; le rapport entre ces quantités étant de $7\frac{5}{2}$ : 3, il en conclut que la résistance est de $\frac{90}{85}$ de la force du sang artériel Lorsque Hales soumettait l'intérieur de l'artère mésentérique d'un animal mort à la pression d'une colonne d'eau de quatre pieds et demi et coupait l'intestin vis-à-vis du mésentère, les petits vaisseaux coupés ne laissaient échapper, dans un laps de temps donné, que le tiers de la quantité d'eau qui s'écoulait par les troncs ouverts de ces mêmes vaisseaux, en sorte que la résistance des petits vaisseaux s'élevait aux deux tiers de la pression.

3° *La difficulté de la circulation veineuse.* — Le sang des capillaires, pour passer dans les veines, est obligé de surmonter une résistance considérable de la part des veines Cette résistance est tellement grande que si la forme motrice du sang dans les capillaires n'était très puissante, la circulation ne tarderait pas à s'arrêter. Il s'agit actuellement de savoir où se trouve cette force motrice.

### *Causes de la circulation dans les capillaires.*

Ce sont : 1° le cœur ; 2° les artères ; 3° les capillaires ; 4° quelquefois la pesanteur; 5° l'inspiration; 6° diverses compressions.

1° *Influence du cœur.* — Nous savons que le sang coule d'une manière continue et uniforme. Mais si le cœur s'affaiblit, les corpuscules du sang, tout en formant un courant continu dans les capillaires, y ont cependant un mouvement pulsatif et saccadé. Si la force du cœur diminue davantage, les corpuscules du sang ne forment plus un courant continu, ils n'y marchent que par saccades, et si la faiblesse est plus grande encore, ils rétrogradent même un peu après chaque saccade qui les a portés en avant.

Le cœur contribue donc à la circulation dans les capillaires par sa contraction; la dilatation de ses oreillettes vient aussi en aide à cette circulation. En effet, à chaque dilatation le sang est aspiré, la circulation veineuse est activée, et, par conséquent, la masse de sang à mouvoir par le sang contenu dans les capillaires est moins considérable, d'où aussi une augmentation dans la rapidité du courant.

2° *Influence des artères.* — Cette influence est non moins évidente que celle du cœur. L'expérience suivante de Magendie en fournit la preuve. Après avoir passé une ligature autour de la cuisse d'un chien, sans comprendre ni l'artère ni la veine, on applique une ligature séparément sur la veine près de l'aine, et l'on fait ensuite une légère ouverture à ce vaisseau : aussitôt le sang s'échappe en formant un jet assez élevé. Pressez ensuite l'artère entre les doigts pour empêcher le sang artériel lancé par le cœur d'arriver au membre, le jet du sang veineux ne s'arrêtera pas pour cela, il continuera quelques instants; mais il ira en diminuant, et l'écoulement finira par s'arrêter, quoique la veine soit pleine dans toute sa longueur. Si, pendant la production de ces phénomènes, on examine l'artère, on verra qu'elle se resserre peu à peu, et qu'elle finit par se vider complétement : c'est alors que le sang de la veine s'arrête. L'artère agit par son élasticité. C'est même à l'intervention de l'artère que l'on doit attribuer la circulation continue et uniforme dans ces petits tubes, car si le cœur était l'unique agent il faudrait nécessairement que le cours du sang fût saccadé, intermittent, comme la force motrice.

3° *Influence des capillaires.* — Les capillaires interviennent pour faire marcher le sang qui les traverse. Magendie et M. Poiseuille ont prétendu que leur action était nulle : mais Gerdy, avec Bichat, les a réfutés, et aujourd'hui la chose n'offre pas le moindre doute. Nous avons vu (t. I, p. 135 et 375) que les capillaires, à compter du point où ils ont 2 centièmes de millimètre, ainsi que les petites veines et les artères avec lesquelles ils sont continus, sont pourvus d'une couche relativement épaisse de fibres musculaires de la vie organique. C'est à cela que les capillaires doivent de concourir aux changements manifestes qu'éprouve leur circulation, soit lorsque la peau de la face rougit ou pâlit, se sèche ou se mouille de sueur, sous l'influence d'une émotion; soit lorsque la peau rougit ou s'enflamme sous l'influence d'une excitation inaperçue, du virus vénérien, par exemple, soit lorsqu'elle s'enflamme sous l'influence d'une cause extérieure, irritante, douloureuse et perçue.

4° *Influence de la pesanteur.* — La pesanteur peut aider ou contrarier la marche du sang dans les capillaires. Elle la favorisera toutes les fois que la masse du sang à mouvoir sera diminuée, ou bien que la colonne sanguine diminuera de hauteur. Ainsi, en mettant la main dans la position verticale en haut, la circulation des capillaires sera augmentée dans sa rapidité, parce que le sang contenu dans les veines n'étant plus obligé de remonter contre son propre poids, gagnera vite le cœur; alors le sang des capillaires trouvant une issue facile, passera plus rapidement dans les veines. Il est évident que les conditions inverses produiront des résultats opposés, et par conséquent la circulation des capillaires sera ralentie.

5° *Influence de l'inspiration et de l'expiration.* — Cette influence est incontestable, car à chaque inspiration le sang veineux se trouve aspiré dans la poitrine, et de proche en proche cette action se fait ressentir jusque dans les capillaires.

6° *Influence des diverses compressions.* — Les muscles, en se contractant, expriment pour ainsi dire le sang qu'ils renfermaient dans leurs capillaires et par conséquent augmentent la rapidité du courant. Cette compression peut être due à des organes environnants. L'art intervient pour produire le même résultat. Ainsi, que de fois ne voit-on pas des phlegmons diffus, des engorgements, disparaître à la suite d'une compression méthodiquement excercée!

*Le sang peut-il se mouvoir par sa propre force?* — Non. Les motifs qu'on allègue en faveur de la force propulsive du sang se fondent sur ce que le mouvement de ce liquide continue sans battements du cœur. Il est deux conditions dans lesquelles, à l'aide du microscope, on voit le sang continuer encore à se mouvoir dans les vaisseaux capillaires d'une partie qui a été détachée du corps:

1° Tant que le sang coule par la plaie faite aux troncs vasculaires, ce qui doit agir sur son état dans les capillaires Ainsi Mueller a observé des mouvements lents dirigés vers les ouvertures des troncs ouverts, pendant dix minutes après l'ablation d'une patte chez la grenouille. Ces mouvements tiennent unique- à l'écoulement du sang, pendant que les vaisseaux, en vertu de leur élasticité, prennent un diamètre moindre que celui qu'ils avaient auparavant dans l'état de distension violente.

2° Lorsqu'on fait tomber les rayons du soleil sur une partie humide qui a été détachée du corps, la surface de cette partie, en se desséchant, se fronce avec tant de rapidité que le changement devient visible à l'œil nu. Ce phénomène tient à ce que les vaisseaux capillaires se vident plus promptement.

*Des circulations capillaires spéciales.* — Schultz est le premier qui ait étudié sérieusement cette question.

D'une manière générale, nous avons établi que le mouvement du sang dans les capillaires est sous l'influence du cœur et de la contractilité artérielle. Dans le cas où un capillaire de la troisième variété fait directement communiquer une artère et une veine, le circuit s'accomplit rigoureusement entre les deux variétés, et nous comprenons ainsi sans peine comment du prussiate jaune de potasse, injecté dans la veine jugulaire d'un chien, arrive en vingt-cinq secondes dans l'artère carotide. Mais tout le prussiate ne revient pas ainsi par la carotide, car il en peut séjourner dans le foie pendant plusieurs jours. Ce retard tient-il à une fixation immédiate du prussiate dans l'organe, ou tient-il au mode particulier de la circulation dans les plus fins capillaires? telle est la véritable question à résoudre. (Voyez: Segond, *Thèse de concours*, 1853.)

Nous avons vu que si la forme dendritique caractérise les divisions des artérioles, au contraire, du moment où on entre dans le lacis des capillaires, on a des réseaux caractéristiques, à mailles plus ou moins serrées, à forme circulaire, polygonale Or, quand on examine attentivement le cours du sang dans ces réseaux, on voit que si d'une part l'ébranlement général des globules est sous l'influence du cœur, d'autre part cette impulsion centrale ne détermine pas invariablement la direction des petits circuits dans le réseau, comme elle détermine le cours du sang dans les arborisations artérielles; aussi voit-on les globules affecter, sous l'œil de l'observateur, des directions variées entre les différentes parties du réseau. Il y a donc là, dans cette circulation capillaire, des phénomènes généraux d'ébranlement des globules, appartenant à l'impulsion générale de la circulation du sang, et d'autre part une circulation réticulaire, qui dépend de la disposition même des capillaires dans le réseau, et l'on comprend très bien que dans ces intrications si déliées, dont nous avons donné la description, une portion du sang, poussée par les artères, soit retenue un certain temps par ces trajets tortueux qui tendent en quelque sorte à le dévier de sa route.

Il faudrait donc ajouter, d'après cela, à nos premières conclusions sur la circulation capillaire, que le cours du sang n'est pas seulement ralenti par le petit calibre des vaisseaux, qui augmente les surfaces de frottement, mais que certaines portions du sang y sont à la fois ralenties, et arrêtées temporairement par suite de la disposition même du réseau qui les force à se mouvoir çà et là dans le nombre infini des mailles vasculaires, circonstances tout à fait capitales pour comprendre les phénomènes de nutrition.

Nous avons vu (t. I, p. 548 à 555) quelle était l'influence de la section du grand sympathique du cou sur la circulation, etc. M. Cl. Bernard a remarqué que les vaisseaux artériels sont alors contractés. Mais ce qu'il y aurait d'important à constater, ce serait l'état des capillaires. Quoi qu'il en soit, cet expérimentateur se contente pour le moment d'assimiler la congestion spéciale des capillaires à ce qu'elle est dans les cas où un organe entre activement en fonction. Mais il résulte au moins des expériences de M. Cl. Bernard que la circulation capillaire peut être affectée, par la section de certains nerfs, d'une manière spéciale ; tandis qu'il est des lésions du système nerveux, qui affectent la circulation générale sans atteindre les circulations spéciales à chaque organe.

Pour terminer cet article, nous empruntons à Schultz l'indication d'un ordre de preuves qui tout en établissant la réalité des circulations capillaires spéciales, achèvent de déterminer leur relation avec le système nerveux.

Dans diverses circonstances physiologiques, le sang apporté dans un organe s'y amasse d'une manière évidente ; les mamelles pendant la sécrétion du lait, la muqueuse stomacale dans la digestion, l'utérus pendant la grossesse, la peau au moment d'une forte transpiration. Quel que soit, dans ce cas, l'état de la circulation générale, on ne saurait y subordonner l'état spécial de la circulation capillaire. Donc, des phénomènes de circulation capillaire peuvent se montrer avec un caractère particulier d'indépendance, soit relativement aux autres parties du système capillaire, soit relativement à l'ensemble de la circulation. D'un autre côté, la fièvre peut s'allumer sans déterminer nécessairement l'injection du système capillaire.

Veut-on maintenant des phénomènes réflexes s'établissant entre deux points de ce système, au moyen de circuits nerveux, et indépendamment de l'état général de la circulation, on peut citer la congestion artificielle de la muqueuse buccale déterminant la congestion de l'estomac. Enfin, comme phénomène nerveux plus complexe, les émotions passagères, insuffisantes pour troubler notablement la circulation générale, déterminent pourtant, suivant a nature de l'impression, la rougeur et la pâleur des capillaires de a face.

Nous pensons que de l'ensemble de ces considérations, ressort assez nettement la nécessité qu'il y a de reconnaître à côté des phénomènes généraux du circulus d'Harvey, des phénomènes spéciaux de circulation capillaire, qui varient suivant la disposition des réseaux, c'est-à-dire suivant les organes et surtout suivant la manière dont les organes sont reliés et rendus solidaires au moyen du système nerveux. (Segond, *loc. cit.*, 1853.)

## SECTION V.

### De la circulation veineuse.

*Définition.* — La circulation veineuse est cet acte en vertu duquel le sang est transporté depuis les capillaires jusque dans les oreillettes.

#### A. — *Phénomènes de la circulation veineuse.*

1° *Le sang veineux se meut de la périphérie au centre.* — En effet, des capillaires généraux le sang passe dans les veines et arrive bientôt jusque dans l'oreillette droite, et des capillaires du poumon, il vient se rendre dans l'oreillette gauche. En considérant le cœur comme le centre de la circulation nous avons alors raison d'émettre la proposition ci-dessus Mais si, au contraire, on envisage cette marche de sang dans certaines régions, nous voyons dans le cours du sang veineux quelque chose d'analogue à ce que nous avons déjà constaté pour les capillaires; c'est-à-dire que vers les anastomoses transversales entre deux veines, le sang ira tantôt vers une veine, tantôt vers l'autre. Cela se voit surtout dans les réseaux veineux du rachis, dans les canaux veineux du diploé où le cours du sang se fait toujours vers le point le plus déclive.

2° *Le cours du sang veineux est plus vaste que celui du sang artériel.* — Il est incontestable que les veines sont plus nombreuses que les artères, et, par conséquent, que la capacité de toutes les veines l'emporte sur celle de toutes les artères. Ainsi le sang sort du cœur par deux artères, il rentre par sept veines. Dans les membres les artères sont accompagnées de deux veines satellites aussi grosses que l'artère, et de plus il existe des veines superficielles. Un autre fait, c'est que les veines sont plus dilatables que les artères.

3° *La carrière du sang veineux est plus variée que celle du sang artériel*. — On peut s'en convaincre, en se rappelant les faits anatomiques suivants :

1° M. le professeur Bérard a démontré qu'il y avait des veines attachées par leur circonférence à des aponévroses qui les font tenir béantes.

2° Il y a des veines qui sont à l'état de *sinus* et qui n'ont que la membrane interne.

3° On trouve autour du rachis un réseaux veineux qui se rapproche un peu des sinus en ce sens qu'il reste béant quoique d'une manière peu prononcée.

4° Il existe certaines veines qui, prenant le nom d'*appareil porte*, vont se distribuer comme des artères (veine porte hépatique chez l'homme, veine porte rénale chez les poissons).

5° Les veines présentent encore quelque chose de curieux, c'est leur disposition dans l'épaisseur de certains os (canaux veineux du diploé, du corps des vertèbres).

6° Enfin, c'est le système veineux qui concourt à former les tissus érectiles (corps caverneux), où le sang échappe momentanément aux lois de la circulation.

4° *Le sang veineux se meut d'une manière continue*. — Ce caractère établit une différence tranchée entre la circulation veineuse et la circulation artérielle, et rapproche assez le cours du sang veineux du cours du sang dans les capillaires. Cependant cette proposition présente quelques exceptions : ainsi à la fin d'une saignée on voit quelquefois le jet devenir saccadé et le sang offrir une coloration rougeâtre. M. Coudray a vu ce phénomène se manifester assez souvent et il a pu constater que la saccade de la veine alterne avec celle de l'artère. Dans le voisinage du thorax, où le sang se trouve soumis à l'influence alternative de la dilatation et du resserrement du thorax et du cœur, le sang veineux ne marche plus d'une manière continue et présente un phénomène de flux et de reflux. C'est ainsi que l'on peut s'expliquer ce que l'on appelle le *pouls veineux*.

5° *Le sang passe tantôt par les veines superficielles, tantôt par les veines profondes*. — Ainsi tout le monde peut constater que les veines superficielles sont susceptibles de varier énormément quant au volume, et les veines profondes peuvent au moyen de leurs anastomoses fréquentes donner toujours un passage au sang qui tend à gagner le cœur : c'est par ce mécanisme que l'effet des compressions se trouve détruit et que la circulation veineuse est rarement troublée.

### B. — *Obstacles à la circulation veineuse.*

1° La masse du sang à mouvoir résiste dans les veines ascendantes aux masses chassées des capillaires et par sa force d'inertie et par sa pesanteur. Sa résistance est en raison de son volume ou de la quantité de ses parties. Tout le monde conçoit que si la force, quelle qu'elle soit, qui fait marcher le sang dans les veines ascendantes est égale à 100, par exemple, la masse du sang qui remplit ces dernières étant par sa pesanteur égale à 50, elle circulerait avec beaucoup plus de vitesse et d'énergie si la force restant la même cette masse ne s'élevait qu'à 20 ou à 10.

Le sang résiste par sa force d'inertie, parce que, même dans les parties supérieures, il ne marche pas assez vite pour n'offrir aucun obstacle aux masses postérieures qui viennent des capillaires.

2° Les surfaces résistent à ce fluide en multipliant les points de contact et par suite les frottements. Si le système veineux offrait moins de longueur, moins de flexuosités, sa surface interne serait moins étendue, sa résistance beaucoup moindre et en somme le mouvement du sang plus rapide.

La masse du sang, l'étendue de la surface interne des vaisseaux sont augmentées par la longueur de ceux-ci, par leur multiplicité et par leurs flexuosités L'étendue des surfaces vasculaires est encore particulièrement augmentée par l'étroitesse des vaisseaux, par les éperons et les valvules.

*Distribution inégale des obstacles dans les veines.* — La quantité de la masse du sang est fort variée dans les différentes veines; il en est où il marche plus ou moins directement contre la pesanteur; il en est d'autres, au contraire, où celle-ci favorise plus ou moins son mouvement. Les veines des membres sont dans le premier cas, celles de la tête sont dans le second.

Il est des veines courtes nées à peu de distance de l'oreillette droite et ouvertes tout près d'elle dans les gros troncs qui s'y terminent : telles sont les *thymiques*, les *médiastines*, les *œsophagiennes*, les *capsulaires*, les *rénales*, etc La masse du sang qu'elles renferment depuis leur origine jusqu'à leur fin est moins considérable que si elles avaient plus de longueur. Il en est de même de l'étendue des surfaces frottantes.

Il est, au contraire, d'autres veines, comme les saphènes interne et externe, les tibiales antérieure et postérieure, qui naissent loin de l'oreillette droite, et dont les colonnes de sang viennent se mêler dans la veine cave inférieure avec celles des précédentes; en sorte qu'on les peut facilement comparer, sous le rapport de leur longueur, en les suivant par la pensée jusque dans la veine cave. Leur colonne de sang, qui commence aux pieds, est infiniment plus considérable que celle des rénales, des capsulaires, des diaphragmatiques, des lombaires, etc., et offre par conséquent plus de résistance.

Il en est de même de l'étendue des surfaces frottantes, pour les premières de ces veines, depuis leur naissance jusqu'à l'endroit où leur sang se mêle à celui des autres dans la veine cave inférieure.

Le nombre proportionnel des veines qui naissent des organes est un peu moins varié. Cependant celles des organes génitaux, des testicules, du vagin, de l'utérus, des ovaires, sont bien plus multipliées que les veines naissant des muscles, du système nerveux, des sens, et, par exemple, que les fessières et les lombaires, dont les colonnes de sang se mêlent avec les leurs dans la veine cave.

Les flexuosités sont aussi fort inégalement répandues dans les veines convergentes et dans les différents points de la largeur du cône veineux. Ainsi les spermatiques sont très flexueuses, et elles offrent bien plus de longueur que si elles étaient directement étendues de leur origine à leur terminaison, et par conséquent plus de résistance que les lombaires, entre autres, qui s'ouvrent à la même hauteur dans la veine cave inférieure. Je choisis ce point pour rendre toutes les circonstances égales d'ailleurs (Gerdy).

### *Différences dans le cours du sang veineux.*

1° La force, quelle qu'elle soit, qui meut le sang veineux, *est en harmonie avec l'influence de la pesanteur, et cette force est plus grande là où la pesanteur agit habituellement contre la circulation, et moins puissante là où celle-ci est favorisée par cette influence.* Mais cette force varie-t-elle encore en raison des autres obstacles donnés par l'étendue des surfaces frottantes? augmente-t-elle ou diminue-t-elle comme ces obstacles, et dans un rapport si exact, qu'il y ait toujours entre eux la plus parfaite harmonie, et que la circulation soit d'une vitesse précisément égale dans les veines opposées, dont les colonnes de sang se confondent quelque part; ainsi la vitesse du sang est-elle la même dans les veines diaphragmatiques et les tibiales, par exemple, qui mêlent ensemble leur sang dans la veine cave inférieure, près du diaphragme? Je ne puis croire qu'il en soit ainsi, tant il y a de chances contre une telle harmonie, et je pense que la *circulation est inégale dans les veines opposées, dans la largeur du cône vasculaire veineux, à cause de la différence des obstacles.* (Gerdy.)

2° Il existe une deuxième différence de vitesse en raison de la différence des espaces dans la longueur du cône ventriculaire.

Le sang circule d'un mouvement d'autant plus rapide, qu'il se rapproche plus de l'oreillette droite, parce que la capacité du cône veineux va toujours en diminuant, qu'il sort habituellement par ses troncs une petite quantité de fluide égale à celle qui y pénètre par ses radicules, et que les mêmes quantités de fluide ne peuvent passer dans un même temps donné, par des espaces de largeur inégale, sans parcourir les points les plus étroits avec plus de rapidité.

3° Dans l'état habituel, il doit y avoir plusieurs anastomoses veineuses où le sang se meut avec lenteur, et où il ne s'établit qu'accidentellement une circulation rapide, parce que le sang est, pour ainsi dire, maintenu en équilibre entre les colonnes des deux veines avec lesquelles il communique. Je veux parler surtout des anastomoses transversales ou presque transversales qui mettent en communication des veines d'un volume à peu près égal, comme on le voit pour plusieurs de celles des membres et particulièrement pour les satellites des artères.

4° Une foule d'accidents en occasionnent journellement une quatrième. Un vêtement serré, une compression quelconque, en un mot, arrêtent le sang dans une veine : il passe par anastomose dans une autre veine où il se confond avec le sang qui la remplit et s'écoule par la même voie. Dans ce cas, il n'y a qu'un passage au lieu de deux ; l'espace circulatoire est manifestement moindre ou plus étroit, et les obstacles sont augmentés. La circulation doit s'y faire avec plus de vitesse qu'auparavant malgré l'augmentation d'obstacles, le sang devant y passer dans un temps donné en plus grande abondance, et cependant il doit s'en écouler moins par cette seule voie que par les deux ensemble, à cause de l'augmentation de résistance. Cette différence de vitesse n'est ni permanente, ni aussi générale que les deux premières ; mais elle est accidentelle et obéit d'ailleurs aux mêmes lois.

5° Si l'on ajoute à ces différences de vitesse celle que produisent les contractions du cœur, suivant M. Poiseuille, il en résulte que la circulation veineuse présente cinq différences principales de vitesse, non compris celles qu'y apportent les reflux auriculaires.

### C. — *Causes qui font circuler le sang dans les veines.*

1° L'action du cœur ; 2° l'action des artères ; 3° celle des capillaires ; 4° celle des veines ; 5 les organes environnants ; 6° l'influence des anastomoses ; 7° la respiration.

1° *Influence du cœur.* — Voici les preuves de cette influence. D'après Magendie, si on lie l'artère crurale d'un animal, et si l'on pique la veine, le sang sort tout de même mais d'une manière incomplète. Dans la saignée, si l'on serre trop fort de manière à comprimer l'artère et empêcher l'arrivée du sang dans les capillaires, le sang ne s'écoule plus après que le trop-plein s'est écoulé.

2° *Influence des artères.* — M. Coudray a voulu attribuer aux artères l'influence que nous venons d'accorder au cœur gauche. Il pense qu'à chaque contraction du cœur l'artère est dilatée, puis, au moment où le cœur se dilate, l'artère pousse le sang dans les capillaires. M. Coudray est arrivé à cette conclusion après avoir constaté que dans les cas où le jet du sang veineux est saccadé, le mouvement saccadé alterne avec celui de l'artère. M. le professeur Bérard, dans ses leçons à la Faculté, n'admet pas cette opinion. Il pense que si la réaction élastique se fait, elle est due uniquement à l'influence du cœur. L'artère ne concourt donc que d'une manière passive à la circulation du sang veineux.

3° *Influence des capillaires et vis à tergo.* — Cette force d'impulsion qui fait retourner le sang vers le cœur, cette impulsion *à tergo* serait-elle due aux capillaires? les capillaires rempliraient-ils pour les veines l'office d'un cœur? M. Poiseuille, au moyen d'une expérience ingénieuse, à démontré que les capillaires ne concouraient en rien à cette circulation. Il se proposa de diminuer la force du sang artériel sans empêcher le système capillaire de recevoir ce liquide. Pour cela, il fit de nombreuses piqûres aux artères voisines des capillaires. Cela fit diminuer la pression et la circulation veineuse fut ralentie.

Concluons de tout ceci que c'est le cœur qui meut le sang dans les veines. M. Poiseuille l'a encore démontré avec son instrument. Il l'applique à une veine en le dirigeant du côté des capillaires, le mercure monte de 0,010. Si l'on examine cette ascension, on voit qu'il y a des oscillations qui correspondent aux contractions du cœur qui les déterminent dans les artères. Or, si non-seulement le mercure monte avec oscillation dans l'expiration, mais encore dans la contraction du cœur gauche, il faut donc croire que c'est le cœur qui est l'agent de la circulation veineuse. L'impulsion *à tergo* ou *vis à tergo*, qui, par suite de l'action continue du *cœur*, des *artères* et des *capillaires*, introduit incessamment du nouveau sang dans les petites veines et de là dans les grosses : telle est la cause principale de la marche du sang dans les veines, quelles qu'elles soient. Mais il est encore d'autres causes qui viennent en aide à ces actions déjà suffisantes du reste par elle-même.

4° Parmi ces causes nous en signalerons en premier lieu une qui, bien que peu importante et généralement négligée, doit pourtant être prise en considération. De même que le sang perd une notable quantité d'eau par le poumon à chaque expiration, il n'est pas moins évident qu'en même temps qu'il cède des principes aux tissus en général et aux glandes, il en reçoit de ces mêmes tissus proprements dits et de certaines glandes comme le foie et les glandes vasculaires, qui augmentent sa quantité dans les origines veineuses comparativement à celle qui est dans les terminaisons artérielles. Cette légère augmentation tend naturellement à déterminer le cours du liquide du côté où les vaisseaux sont le plus larges.

5° *Influence des veines.* — Les veines prêtent un concours très efficace à la circulation par leurs *valvules*. De plus, il y a dans les tuniques veineuses de véritables fibres musculaires de la vie organique qui viennent encore aider à la marche du sang dans les veines (voy. t. I, p. 380).

6° *Influence des organes environnants.* — Les *muscles* ont une influence tellement évidente qu'elle est devenue vulgaire. Faites une saignée et recommandez au malade de contracter les muscles de l'avant-bras, aussitôt vous verrez le jet augmenter de volume et d'intensité. Cette contraction musculaire agit en faisant passer le sang des veines profondes dans les veines superficielles. Cette action a fait dire à M. Chassaignac que les muscles faisaient l'office d'un ventricule. Cependant il ne faut pas accorder à cette action une importance trop grande; elle n'est que secondaire, et la circulation se fait très bien sans elle, comme dans le sommeil, par exemple. M. Raciborski, ayant saigné un hémiplégique du côté paralysé, a constaté que le sang coulait d'une manière permanente. Il est à remarquer que si la contraction est durable, le sang marchera avec plus de rapidité, parce que la carrière sera plus étroite. C'est ainsi que les bandages, en exerçant une compression, activent le cours du sang.

Les *aponévroses* favorisent aussi le cours du sang veineux, mais d'une manière passive. C'est en permettant aux veines voisines du thorax d'avoir des orifices toujours béants; cette remarque est due à M. le professeur Bérard.

7° *Influence de la respiration.* —Les premières observations sur ce point se trouvent dans la dix-neuvième lettre de Morgagni. Barry a donné une très bonne démonstration de cette influence. La cause de l'afflux du sang pendant l'inspiration est due au vide fait dans la poitrine et non au vide produit dans le cœur au moment de la diastole. Pour le prouver, il prit un tube qu'il adapta à la veine cave d'un cheval. Il porta ensuite ce tube adapté à la veine dans un vase contenant de l'eau bleuie. Dans l'inspiration l'eau est attirée. Voilà l'influence de la pression atmosphérique. M. le professeur Bérard a trouvé la condition nécessaire à la production du phénomène. Il a remarqué, le premier, que, dans le voisinage de la poitrine, les veines sont maintenues béantes au moyen des aponévroses. Aussi, quand le vide se produit, la pression extérieure ne vient pas oblitérer ces vaisseaux.

Les expériences de M. Poiseuille ont démontré l'action aspiratrice et fait voir la limite de cette action qui ne s'étend pas jusqu'aux capillaires d'une manière directe.

A 14 centimètres de la poitrine, elle devient faible ; à une veine du bras, elle est nulle comme dans les veines du membre inférieur. Il en est de même pour la veine iliaque. Est-ce là une condition indispensable à la circulation veineuse? Non. Ne voyons-nous pas, en effet, le fœtus qui ne respire point, et certains animaux qui avalent l'air, posséder une circulation parfaitement établie? Cette influence n'est donc que secondaire, elle est seulement adjuvante.

Connaissant l'influence de l'inspiration, examinons celle de l'*expiration*. Cette cause intervient d'une manière indirecte. Voici comment : Au moment de l'expiration, le sang est poussé dans les artères avec plus de force, il se porte vers les capillaires, traverse ceux-ci avec plus d'impétuosité et chasse devant lui le sang veineux avec plus d'énergie. Suivant Poiseuille, l'expiration fait entrer le sang dans l'oreillette avec plus de facilité.

Cette influence de la respiration sur le cours du sang veineux nous explique le pouls veineux et l'introduction de l'air dans les veines quand on vient à les ouvrir dans le voisinage de la poitrine.

*Fin de la circulation veineuse; arrivée du sang aux oreillettes et diastole de celles-ci.* — Ayant déjà parlé de la circulation dans les veines caves supérieure et inférieure, dans l'azygos et dans les veines pulmonaires, nous nous bornons à y renvoyer (voy. t. I, p. 368 et 381). Mais il nous reste à parler de la manière dont se passe la fin de ce cours du sang, qui amène la *diastole des oreillettes* dont la *cause* est généralement négligée par les auteurs qui en parlent. La cause active de la diastole auriculaire réside en effet dans les veines, et se trouve être une conséquence de la terminaison du cours de leur sang veineux. Supposons les deux oreillettes contractées. Au moment de leur contraction qui vient de finir, l'une et l'autre détermine le reflux d'une certaine quantité de sang dans les veines correspondantes ; quantité moins considérable pour les veines pulmonaires et cave supérieure que pour l'inférieure. En même temps le sang continue à affluer dans ces conduits par la *vis à tergo* et l'action aspiratrice de l'inspiration dont nous venons de parler. La tête des colonnes de sang correspondant à chaque orifice auriculo-veineux, soumis à une impulsion continue, se trouve arrêtée aux embouchures des veines qui sont resserrées par la contraction de l'oreillette ; ce sang remplit et distend assez rapidement les veines ; il fait effort de toute part et se précipite dans la cavité de chaque oreillette aussitôt que cesse la contraction de leurs parois. L'impulsion due à l'élasticité des veines distendues (élasticité que dans les veines pulmonaires surtout leur structure rend considérable), suffit pour produire brusquement la réplétion de chaque oreillette, chez les animaux à cœur double du moins, où les veines ont relativement peu de fibres musculaires lisses. Ici les veines revenant sur elles-mêmes repoussent brusquement le sang vers l'oreillette où il se précipite en autant de flots qu'il y a de veines et qu'il remplit en quelque sorte d'un coup. Mais chez les grenouilles la réplétion des oreillettes est complétée par la contraction des veines caves (Beau, *Archives génér. de médec.* 1835), véritable systole veineuse, qui, chez les oiseaux et les mammifères, est moins prononcée et se présente surtout comme simple résultat de retrait par élasticité de celles-ci. Pourtant on sait d'après les recherches d'Alison (1839), que les veines caves et pulmonaires ont des fibres musculaires de la vie organique et sont contractiles, au point de montrer une légère systole sous l'influence des moyens mécaniques ou mieux du galvanisme, sans que la distension par du sang soit nécessaire à l'accomplissement du phénomène.

Le sang noir pénètre dans l'oreillette droite par les deux veines caves et par la veine coronaire. La colonne de la veine cave supérieure se précipite en bas, en avant et à gauche, directement sur l'ouverture auriculo-ventriculaire, c'est elle qui concourt le plus à remplir l'oreillette droite ; celle de la veine cave inférieure se dirige en arrière, à gauche et en haut, de manière à rencontrer en branche d'X la première avec laquelle elle se mélange, arrêtée par elle et par le bord supérieur de la fosse ovale. Le sang rouge pénètre dans l'oreillette gauche par quatre ou cinq orifices, selon que les trois veines du poumon droit sont ou non réunies en deux troncs ; celle des veines qui, pour chaque poumon, est supérieure à l'autre, dirige son flot de sang en bas et en dedans par rapport à l'oreillette ; ces flots rencontrent les précédents à angle et se mêlent avec eux. Le sang distend ainsi les oreillettes et les gonfle en avant parce qu'en arrière elles appuient médiatement contre les vertèbres ; il leur fait éprouver un mouvement énergique de gonflement en avant et continue à couler jusqu'à réplétion complète. C'est alors que s'opère la systole auriculaire (d'où nous sommes partis page 276), qui commence du côté des embouchures veineuses, et fait cesser le cours du sang des veines vers les oreillettes.

*Du pouls veineux.* — Il y a plusieurs sortes de *pouls veineux*, c'est-à dire de mouvements de dilatation et de retrait des veines assez brusques pour être sensibles à la vue et appréciable au toucher.

1° Dans le cours de certaines maladies, lorsque des saignées nombreuses ont rendu le sang plus fluide, on voit les veines des membres saillantes, arrondies, comme transparentes, légèrement rosées ou bleuâtres. Dans des cas de ce genre on observe des pulsations temporaires correspondant à chaque systole du cœur, se montrant un peu après le pouls artériel du membre, cessant si on comprimait les veines vers les doigts, persistant si on comprimait plus haut que le poignet, disparaissant aussi avec le pouls artériel par compression de l'artère humérale (Martin-Solon, Velpeau, Beau, etc.).

2° *Pouls jugulaire.* — C'est celui que d'une manière générale on nomme *pouls veineux.* Il se montre sur les côtés du cou dans certaines maladies, sous forme de battements très apparents, rhythmiques, isochrones avec la systole ventriculaire et avec le resserrement de la poitrine pendant l'expiration. Si le phénomène se produit à l'état normal quand la circulation et la respiration sont régulières, il est trop peu prononcé pour se manifester à l'extérieur. Il est plus apparent à la *vue* qu'au toucher, car la diastole de la veine ne repousse pas le doigt avec la même force que le fait la dilatation artérielle. C'est au bas du cou, sur le trajet de la *jugulaire externe*, recouverte par la peau et le peaucier seulement, que se montre le phénomène ; car cette veine n'a pas deux valvules à son abouchement comme la *jugulaire interne.* Toutefois celle-ci montre quelquefois le pouls veineux par insuffisance de ces valvules. Il est large et mou dans ce dernier cas.

Le reflux du sang dans la veine cave supérieure à chaque contraction normale de l'oreillette droite a lieu régulièrement, mais il n'est pas assez considérable pour rendre ce pouls manifeste. Au contraire lorsqu'il y a *insuffisance* des valvules auriculo-ventriculaires droites, chaque *systole ventriculaire* fait refluer le sang à travers l'oreillette jusque dans les veines précédentes, ce qui donne le *pouls veineux isochrone avec le pouls artériel.*

Mais on observe le *pouls veineux isochrone à la contraction auriculaire* : 1° lorsque par rétrécissement de l'orifice aortique droit le ventricule droit se vide difficilement et empêche à l'oreillette de ce côté de se vider ; 2° lorsqu'il y a rétrécissement auriculo-ventriculaire qui gêne aussi ce passage du sang de l'oreillette dans le ventricule.

Nous avons déjà dit qu'en outre de ce pouls veineux dû à quelques troubles de la circulation du cœur, on voit à chaque resserrement de la poitrine le sang des troncs veineux de l'entrée de la poitrine refluer dans les jugulaires et causer une pulsation veineuse isochrone avec ces mouvements expiratoires.

*Bruits veineux.* — Les veines sont le siége de bruits de *souffle*, de *scie* ou de *susurrus*, lorsque par communication accidentelle d'une artère avec une veine, le sang de la première pénètre dans la seconde. Mais en outre toutes les causes telles que l'expiration forcée, l'effort brusque, etc., qui déterminent le reflux du sang dans les veines et par suite le pouls veineux, font entendre un bruit de souffle ou de frémissement cataire plus ou moins intense. On l'entend bien dans la veine saphène interne près de l'arcade fémorale, lorsque celle-là est atteinte de varice simple (Beau). La cause du bruit est l'ondée sanguine rétrograde qui frotte d'une manière exagérée contre la face interne des veines.

## SECTION VI.

### De la circulation dans la veine porte.

La manière dont le sang mélangé avec les substances absorbées par le canal intestinal arrive au foie pour en sortir après l'avoir traversé, offre des différences si grandes avec les autres parties de la circulation qu'il est urgent d'en traiter à part.

L'on sait que la veine porte a ses radicules dans toute la partie du tube intestinal qui est située au dessous du diaphragme; que bientôt les veines mésaraïques inférieure et supérieure, réunies à la veine splénique, constituent un tronc volumineux qui se dirige vers le hile du foie; que ce tronc ne tarde pas à se diviser en ramifications de plus en plus nombreuses, à la manière des artères, pour former dans le parenchyme hépatique un réseau capillaire, duquel partent les veines sus-hépatiques. Quels sont les agents, quel est le mécanisme de cette circulation?

*Des obstacles à la circulation de la veine porte.* — Nous remarquons d'abord que contrairement à ce qui existe dans les autres parties du système veineux, il n'y a pas dans la veine porte la moindre petite trace de valvule. Aucun anatomiste n'en a signalé sur l'homme. J'ai bien souvent constaté leur absence dans toutes les parties de l'appareil que nous étudions. L'on devine que chez les animaux dont le tronc est horizontal cette disposition exceptionnelle ne doit pas avoir les mêmes conséquences que chez l'homme. Chez l'homme, qui est le plus souvent debout, le sang dans la veine porte est donc obligé de progresser en luttant sans cesse contre les lois de la pesanteur, et c'est là un obstacle très considérable qui nous explique très bien la stase si fréquente du sang dans les veines de l'extrémité inférieure du rectum et la présence dans ce point des tumeurs hémorrhoïdales.

Un autre obstacle à la circulation de la veine porte, c'est que le sang ne va pas comme dans les veines générales vers des cavités où l'accès est facile, mais se dirige vers des capillaires dont le diamètre extrêmement fin exige un développement de force considérable.

*Causes de la circulation dans la veine porte.* — Malgré les conditions défavorables que nous venons de signaler, le sang n'en arrive pas moins à traverser le foie en vertu des causes adjuvantes qui sont soit dans les veines, soit en dehors d'elles.

Quand on examine les veines, on leur trouve des parois très épaisses relativement aux veines générales. Cette épaisseur, qui va en augmentant à mesure que l'on se rapproche du foie, est due à des fibres musculaires lisses dont nous connaissons les usages relatifs à la progression du sang ; de sorte que nous voyons en elles une cause puissante, et, disons-le de suite, la plus puissante de toutes et qui peut à la rigueur suffire à elle seule pendant un certain temps à la circulation. En effet, si on ouvre largement la cavité abdominale, et si, étalant une anse d'intestin, on examine la circulation de la veine porte, on voit qu'elle n'est pas interrompue ; or elle ne peut alors se faire que sous l'influence des causes qui existent pour les veines générales, c'est-à-dire la *vis à tergo* et les contractions des fibres musculaires de la paroi veineuse. On pourra voir plus loin (*Circulation chez les poissons*), que ce n'est point là le seul cas : 1° dans lequel l'action continue du cœur qui introduit incessamment (*vis à tergo*) de nouveau sang dans les capillaires et le force d'aller plus loin ; 2° dans lequel la contraction des parois propres des veines, suffisent pour faire progresser le sang d'un système de capillaires vers un autre système analogue sans interposition d'un cœur adjuvant.

Dans l'expérience précédente, au bout de quelques minutes, la circulation ne tarde pas à s'arrêter dans les rameaux de la veine porte. On les voit pâlir ainsi que la surface de tout l'intestin. Ce fait ne tient pas à ce que la contraction ou l'impulsion *à tergo* cessent, mais à ce que les vaisseaux placés dans de nouvelles conditions de température et au contact de l'air se contractent, se resserrent, comme se contractent aussi les parois intestinales. Le calibre des vaisseaux est diminué par une contraction qui n'est plus régulière et ne s'exerce pas dans un sens déterminé de l'intestin vers le foie successivement comme auparavant, mais ce qui ne fait que rétrécir les conduits, convulsivement, si l'on peut ainsi dire, et arrêter le sang qui tend à arriver par *vis à tergo*.

La rate joue un rôle dans cette circulation. M. Beau, dont nous avons rapporté les expériences (voy. t. I, page 351), a prouvé d'une manière évidente que par ses contractions la rate pousse le sang à travers le parenchyme hépatique. Mais tout en reconnaissant l'influence de la rate, on est obligé de reconnaître aussi que la rate n'est pas un agent direct de cette circulation ; il est bien vrai que la colonne sanguine volumineuse, poussée par elle, vient faire monter celle qui arrive par la mésaraïque supérieure, mais ne pourrait-on pas dire aussi que la section presque perpendiculaire de cette dernière colonne liquide par celle qui vient de la rate a pour effet d'arrêter le cours du sang dans la mésaraïque supérieure ? L'on sait en effet qu'une rivière se jetant perpendiculairement dans un fleuve rapide voit ses eaux stagner à son embouchure et que le mélange des deux colonnes se fait difficilement. Il en est peut être ainsi pour les deux veines dont nous parlons. Aussi nous admettons que la rate est un agent actif de la circulation dans la veine splénique, dans le tronc de la veine porte ; mais qu'il est probable qu'elle n'intervient pas pour la circulation de la veine mésaraïque supérieure et pour celle de la mésaraïque inférieure dont les conditions sont identiques.

Nous sommes obligé de chercher ailleurs d'autres causes de cette circulation. Nous les trouvons dans la pression exercée sur ces veines. Et cette pression vient de deux côtés. La pression exercée par les parois abdominales est très efficace, l'expérience suivante le prouve. J'ouvre un animal, je sors toutes les anses intestinales, et au bout de quelques minutes les veines se gonflent, il y a stase sanguine. Ce n'est pas la pression atmosphérique qui manque ainsi qu'on l'a dit, ce n'est que la pression des muscles de l'abdomen. Cela nous montre donc son importance. La pathologie nous l'avait déjà montrée ; ne sait-on pas depuis longtemps que si on vient à supprimer cette pression en vidant une ascite par exemple, la syncope arrive souvent ? On l'explique par l'accumulation du sang dans le système veineux.

Mais cette pression extérieure n'est efficace qu'à une condition : c'est que les intestins ne s'affaissent point sur eux-mêmes, c'est qu'ils soient distendus par des gaz ou en d'autres termes qu'une pression intérieure existe en même temps. J'ai déjà rapporté des expériences où j'ai cherché à déterminer cette influence de la pression intérieure (voy. t. I, p. 136). Sans cette pression intérieure, la pression extérieure, loin d'être efficace, est bientôt plutôt nuisible.

L'on devine maintenant que l'inspiration, amenant une compression des viscères de l'abdomen, accélère la circulation dans le système de la veine porte.

La capsule de Glisson concourt-elle à la circulation? Oui, mais ce n'est pas par ses contractions, comme le croyaient les anciens, qui la comparaient à un cœur, mais d'une manière passive si je puis m'exprimer ainsi. Elle ne produit pas les contractions, elle les permet. En effet, on sait que la veine porte n'adhère pas à la capsule de Glisson, que celle-ci lui forme une gaîne qui l'isole du foie. Alors elle peut se contracter d'une manière indépendante, ce qui n'aurait pas eu lieu si l'adhérence avait existé. La capsule de Glisson favorise encore la circulation d'une manière indirecte en empêchant que les tumeurs du foie, en se développant, viennent comprimer la veine porte.

La circulation dans les *veines sus-hépatiques* se fait surtout par l'aspiration de la poitrine. Les veines sus-hépatiques, sans cesse béantes, sont admirablement disposées pour cette action, et l'on comprend dès lors pourquoi elles n'offrent pas des parois contractiles.

## SECTION VII.

### De la circulation lymphatique.

Le mécanisme de la circulation de la lymphe se rapproche sous plusieurs rapports de celle du sang dans les veines porte. En effet, des réseaux d'origine, la lymphe et le chyle arrivent dans des conduits qui se subdivisent de nouveau en capillaires, se distribuant dans les ganglions lymphatiques comme le font les rameaux de la veine porte dans le foie. Seulement les lymphatiques, après s'être réunis encore en troncs vasculaires, peuvent se distribuer plusieurs fois dans d'autres ganglions. A chaque fois aussi la lymphe se charge de principes nouveaux fournis par les ganglions lymphatiques, comme le sang de la veine porte reçoit le sucre du foie.

Les chylifères sont formés par des parois translucides et offrant çà et là des nodosités au niveau des valvules. De plus, ils sont interrompus par des ganglions. Il paraît qu'aucun vaisseau lymphatique n'arrive au canal thoracique sans avoir passé par un ganglion qui a des vaisseaux afférents et des vaisseaux efférents. Tous ces vaisseaux lymphatiques aboutissent en deux endroits du système veineux dans les deux veines sous clavières. Ils naissent dans l'épaisseur des organes et surtout à la surface de la peau, des séreuses, des muqueuses et du tube intestinal, où ils absorbent le chyle qui doit aller réparer les pertes incessantes faites par le sang pendant son trajet à travers l'arbre circulatoire.

*Direction du cours de la lymphe.* — Comme le sang veineux, le chyle et la lymphe se portent de la périphérie au centre, c'est-à-dire des capillaires vers le cœur. Quelques auteurs anciens ont cependant soutenu une opinion contraire et ont voulu regarder le réservoir de Pecquet comme le cœur de cette espèce de circulation. Mais si l'on coupe un vaisseau lymphatique et si l'on comprime le bout qui correspond à la périphérie, l'écoulement de la lymphe cesse ; si l'on fait une ligature au canal thoracique, au bout d'un certain temps on voit un renflement se former dans la partie qui correspond aux capillaires.

Tous les vaisseaux lymphatiques suivent-ils le trajet commun pour se rendre soit au canal thoracique soit à la grande veine lymphatique ? En d'autres termes le chyle ou la lymphe se déversent-ils dans les veines pendant leur trajet à travers les organes? On a invoqué en faveur de cette opinion que les vaisseaux lymphatiques n'augmentaient pas de volume à mesure qu'ils se rapprochaient du centre et que même ils diminuaient. Quoi qu'il en soit l'anatomie n'a pas encore pu trouver ces communications qui avaient été admises par Lippi, Tiedemann et Gmelin.

Par suite des rapports anatomiques des réseaux lymphatiques avec les capillaires sanguins, la lymphe et le chyle même se cèdent et s'empruntent réciproquement des principes par échange endosmotique. Or comme : 1° le sucre du sang du cœur droit n'est jamais tout détruit en traversant le poumon et passe toujours en certaine proportion dans les artères ; 2° comme le sang des veines collatérales de ces artères est sucré mais moins que celui de ces dernières, y compris la veine porte collatérale et les artères mésentériques, on comprend comment il se fait que le contenu des lymphatiques est toujours sucré même après une longue abstinence et lors même qu'il s'agit du liquide des lymphatiques venant de tissus qui ne forment ni ne contiennent du sucre (Chauveau, mai 1856). En effet, le sucre dont le sang s'est dépouillé en passant par les capillaires ne sort point de ces vaisseaux pour se fixer sur les solides de l'économie. Ce sucre, dont le pouvoir endosmotique est considérable comme on sait, passe en partie du sang des capillaires sanguins dans le réseau lymphatique dont le liquide se meut avec lenteur (Chauveau) Ce fait explique comment quelques auteurs, tels que M. Colin (*Acad. de méd.*, 1856), etc., trouvant du sucre dans le chyle avant le niveau du foie et dans la veine porte d'animaux nourris ou non de viande pendant la digestion (moment où le sucre est produit en plus grande quantité), en ont conclu que du sucre se forme dans l'intestin aux dépens des aliments, ailleurs que dans le foie. Il n'y a là de nouveau et de faux en même temps, que cette conclusion. L'interprétation de la cause du phénomène n'est point ce qu'ont pensé ceux-ci mais bien telle que nous l'avons dit ci-dessus. C'est là un exemple de plus à joindre à nombre d'autres sur la nécessité dans les expériences de ne pas s'en tenir seulement au fait brut anatomique, chimique ou physique, mais de prendre en considération d'abord les conditions organiques dans lesquelles il se passe. C'est ainsi que nous voyons ici que la présence du sucre dans la lymphe et son absence dans les tissus tient à la faculté de se nourrir qu'ont les tissus, lesquels pour cela choisissent certains principes à l'exclusion des autres ; nous voyons aussi qu'elle tient aux qualités d'endosmose de certains tissus, lesquelles sont très prononcées pour tels principes et peu pour les autres.

*Rapidité du cours de la lymphe.* — Si l'on veut prendre, dit Magendie, une idée juste de la vitesse avec laquelle le chyle coule dans le canal thoracique, il faut, comme je l'ai fait plusieurs fois, ouvrir ce canal, sur un animal vivant, au moment où il arrive dans la veine sous-clavière. On reconnaît alors que cette vitesse n'est pas très grande et qu'elle s'accroît chaque fois que l'animal comprime les viscères de l'abdomen, en faisant contracter les muscles abdominaux. On produit un effet semblable en comprimant le ventre avec la main. Toutefois la vitesse avec laquelle circule le chyle m'a paru en rapport avec la quantité de chyme. On peut évaluer cette vitesse, d'une manière générale, à 12 centimètres par seconde ou à 7 mètres par minute.

*Causes du cours de la lymphe.* — Ces causes sont à peu près les mêmes que celles qui existent pour les veines ; ce sont : 1° la force qui fait entrer le liquide dans ces vaisseaux, *vis à tergo ;* 2° les vaisseaux lymphatiques eux-mêmes ; 3° la respiration ; 4° diverses compressions.

1° *Influence de la vis à tergo.* — Cette cause est fondamentale et elle produit une force considérable. Le liquide qui pénètre dans ces vaisseaux par l'absorption déplace celui qui s'y trouve et celui-ci est obligé de se déplacer en marchant du côté du cœur. C'est surtout en vertu de cette force que si on lie le canal thoracique, le gonflement arrive du côté des capillaires ; mais on conçoit que cette cause, quelque puissante qu'elle soit, deviendrait insuffisante s'il n'y en avait pas d'autres adjuvantes.

2° *Influence des vaisseaux lymphatiques.*—Les vaisseaux apportent un concours très efficace pour le cours de la lymphe, d'abord par leurs valvules et ensuite par leur contractilité, leur élasticité et enfin chez quelques animaux par des organes particuliers qu'on appelle en raison de leurs usages *cœurs lymphatiques*. Examinons chacune de ces causes.

Les *valvules* agissent ici comme dans les veines, elles ont les mêmes dispositions ; seulement elles sont très fortes et peuvent sans se déchirer supporter un poids considérable. Elles manquent quelquefois chez les mammifères, elles sont rudimentaires chez les oiseaux et les reptiles, et absentes chez les poissons. Aussi chez ces derniers animaux l'injection des vaisseaux lymphatiques se fait avec la plus grande facilité.

L'*élasticité* des vaisseaux agit encore ici comme pour les veines et nous n'en dirons rien de plus. Quant à la *contractilité* des parois des lymphatiques, elle peut être invoquée pour expliquer le cours du chyle. Il est incontestable, comme nous le verrons plus tard, que ces vaisseaux sont susceptibles de se contracter.

Comme si toutes ces causes étaient encore insuffisantes, on voit chez certains animaux des *cœurs lymphatiques*. Ils ont été découverts chez les reptiles par Mueller en 1832. Il les a décrits dans les grenouilles, les crapauds, les lézards et les tortues. Panizza les a trouvés chez les serpents et les crocodiles. Ce sont de petits sacs musculeux qui poussent la lymphe dans les principaux troncs antérieurs et postérieurs du système veineux. Les reptiles nus en ont quatre, deux postérieurs, deux antérieurs. Ces organes battent dans une complète indépendance du cœur, même après qu'on les a extirpés du corps de la grenouille et qu'on a haché celle-ci en morceaux. Les battements des supérieurs ne sont pas toujours isochrones aux battements des inférieurs, et les deux cœurs correspondants du même côté ne battent même pas constamment ensemble. Ils se contractent environ soixante fois par minute.

3° *Influence de la respiration.* — Au moment de l'inspiration nous savons que le sang des veines sous-clavières est attiré dans la poitrine. De proche en proche cet effet se produit jusque dans le canal thoracique, mais de plus, pendant l'expiration, les viscères sont comprimés dans la poitrine et le canal thoracique est obligé de se vider dans la veine sous-clavière. L'inspiration, en comprimant les viscères de la cavité abdominale, fait circuler la lymphe jusque dans la poitrine où il y a un vide virtuel produit. Il existe, à l'embouchure du canal thoracique dans la sous-clavière, une valvule qui empêche le sang de pénétrer dans ce canal. Sur une pièce que j'ai déposée au musée Orfila, on peut voir que le canal thoracique s'ouvre dans la sous-clavière par un grand nombre de petites ramifications. Cette disposition doit avoir pour but d'empêcher le reflux du sang dans le canal thoracique.

4° *Influence de diverses compressions.* — Nous plaçons ici en première ligne la contractilité de l'intestin qui a pour effet de comprimer les vaisseaux chylifères, de les presser comme on presse une éponge. Cette action est favorisée par l'existence des valvules. Toutes les autres espèces de compressions produiront le même effet sur les vaisseaux lymphatiques des membres.

## Considérations générales sur la circulation.

### 1° *Vitesse et durée de la circulation.*

Divers expérimentateurs ont abordé ce problème de physiologie. D'après M. Hiffelsheim il faut séparer les faits relatifs à la vitesse et à la durée de la circulation.

La vitessse et la durée de la circulation ont été étudiées par diverses méthodes basées sur des données plus ou moins positives.

Dans la *première méthode*, on cherche le temps nécessaire à une molécule pour parcourir le cercle, et c'est d'après cela que l'on juge du temps nécessaire à la masse entière pour effectuer l'évolution. MM. Hering, Black, Poiseuille, Cl. Bernard ont suivi cette méthode. Voici comment on exécute les expériences. On met à nu les jugulaires d'un animal (chien, cheval), on introduit dans ces vaisseaux et dans une direction centripète un corps de pompe muni d'un robinet qui renferme du cyanure jaune. Au moment où l'on ouvre le robinet, on pratique la saignée du côté opposé. On reçoit le sang dans une série de vases, et, après avoir attendu que le sérum se soit déposé, on y constate la présence de cyanure par un sel de fer.

Comme on a noté le moment où le robinet a été ouvert et par conséquent le cyanure introduit dans le vaisseau, d'autre part, les temps qui se sont respectivement écoulés pour remplir chaque vase, on en déduit le temps employé par le sang à effectuer le parcours observé. On a trouvé ainsi vingt-cinq à trente secondes. M. Cl. Bernard ayant employé l'iodure du potassium, l'a retrouvé dans les salives au bout de ce même temps.

On a fait quelques objections à cette méthode. Ainsi M. Matteucci remarque que deux solutions capables de se mêler forment rapidement un mélange par suite des effets de l'action chimique aidés par les propriétés physiques des liquides. Il n'est donc pas nécessaire pour cette diffusion que le cyanure ait parcouru tout le trajet observé. De sorte que dans ces expériences on a trouvé plutôt la vitesse de la substance injectée que celle du sang. Remarquons, en outre, qu'il est impossible d'introduire une solution liquide dans les veines sans employer une certaine force qui non-seulement active la marche des liquides mais encore favorise leur mélange.

Mais M. Hiffelsheim a produit une autre objection. Quand on injecte un liquide dans une veine on connaît bien le trajet parcouru, mais est-il le même pour tous les autres points du circuit; c'est ce qu'il faudrait démontrer. Pour toutes ces raisons on ne peut tirer de ces expériences que des conclusions approximatives relativement à la rapidité de la circulation de certaines substances.

*Deuxième méthode.* — F. A. Huetteinhein (1846) décrit une nouvelle méthode imaginée par Volkmann pour déterminer la vitesse du sang. Prendre un tube de verre recourbé, le remplir d'eau ou d'une solution saline, le fixer entre les deux bouts d'une artère coupée transversalement, et observer la marche du sang pendant que l'on compte simultanément les battements d'une pendule ou d'une montre à secondes. Cela fait, si l'on compare cette vitesse absolue avec le diamètre du vaisseau employé, on peut calculer, d'après le diamètre du vaisseau, la vitesse du mouvement, en ayant soin de prendre pour principe que le diamètre des artères augmente depuis l'aorte jusqu'à la périphérie. Car la vitesse cherchée est à la vitesse trouvée, comme le diamètre du tronc au diamètre de ses branches. La vitesse dans la carotide du cheval fut trouvée 0,546 à 0,631 millimètres par seconde, et la vitesse dans l'aorte fut calculée de 0,593 à 0,831. Chez le chien et la chèvre, la vitesse est moindre presque de moitié, à savoir : 0,273 pour le chien, et 0,318 pour la chèvre. Il est à remarquer que ce résultat coïncide avec celui des expériences de Hering : car, d'après Hering, le cercle entre la carotide et la veine jugulaire externe s'accomplit en 26 et 28 secondes, et, d'après Volkmann, on calcule pour ce cercle 18 secondes 1/2. Avec la perte du sang augmentent le nombre des battements du cœur et la vitesse du sang. Guettet estime la vitesse du sang dans les artères à 0,50 centimètres par seconde en moyenne.

*Troisième méthode.* — M. Hiffelsheim se sert d'une autre méthode qui se trouve dans les ouvrages et particulièrement dans Valentin et Hales. Connaissant la masse du sang, la capacité du cœur et par conséquent la quantité du sang qui peut être chassée à chaque systole ventriculaire, le nombre des contractions du cœur dans un temps donné, on doit de ces notions déduire le temps qu'emploie à parcourir le circuit une masse de sang égale à celle que renferme notre corps.

La *masse du sang* a été évaluée par Valentin à l'aide du procédé suivant. Supposons une dissolution saline dont la masse soit inconnue, sur 20 grammes de cette solution se trouvent 12 pour 100 de matières solides. En ajoutant à la dissolution 50 grammes d'eau, la quantité des parties solides se réduit par exemple à 10 pour 100 ; la dilution ainsi opérée servira de base au calcul suivant : s'agit-il d'un animal, nous soustrayons une quantité donnée de sang par une saignée ; nous constatons la fraction de parties solides, puis on injecte une quantité déterminée, on fait une nouvelle saignée et l'on constate une seconde fois la fraction des parties solides.

Cette expérience est attaquable sur plusieurs points : 1° les globules sanguins sont détruits par l'eau ; 2° les vaisseaux sanguins laissent échapper une partie de l'eau injectée ; 3° la sécrétion de l'urine est augmentée, et 4° enfin, les expériences étant faites sur des animaux, il reste toujours à savoir ce qui a lieu sur l'homme. Voyons les efforts que l'on a fait pour résoudre ce dernier problème.

On a cherché d'abord le *rapport qui existe entre le poids du sang* de l'animal expérimenté et le *poids du corps entier*, et l'on a comparé ces poids à ceux du corps humain.

D'après les recherches, on a admis qu'il y a chez l'homme, en moyenne, 12 à 14 kilogrammes ; Wrisberg prétend avoir recueilli sur une femme décapitée 12 kilogrammes de sang. Valentin a établi un rapport entre l'âge et le poids du sang. D'après ses recherches, le poids du sang, est le suivant : à un an, 0kil,73 ; à dix ans, 5,99 ; à vingt ans, 14,90 ; à quarante ans, 15,78 ; à quatre-vingts ans, 14,04 pour l'homme. Chez la femme, le minimum serait 0,59, le maximum 11,50.

Ces nombres expriment plutôt le chiffre de la capacité des vaisseaux que la masse de sang qu'ils renferment ; car les recherches modernes s'accordent généralement pour montrer que chez les chiens, par exemple, la quantité de sang est le dixième ou le treizième de celle du poids du corps, soit 5kil,790 à 7,500 pour un poids de 75 kilogrammes.

Ainsi nous avons une donnée pour résoudre notre problème, mais on le voit, elle est incertaine, vague ; néanmoins acceptons là conventionnellement et faute de mieux. Voyons maintenant ce qui concerne *le nombre des pulsations*.

Dans la détermination du *nombre moyen des pulsations*, on n'a eu égard qu'à l'âge, mais la taille, le sexe, les variétés individuelles devraient aussi être prises en considération ; ici encore nous avons une donnée qui est incertaine.

D'après les considérations que nous avons données (voy. t. I, p. 361), il est évident que l'on ne connaît pas exactement la capacité totale ou partielle du cœur. Cependant si l'on admet une capacité moyenne de 75 grammes par chaque ventricule, le calcul conduit, ainsi que l'a vu M. Hiffelsheim, à dire que le sang parcourt son cercle dans l'espace de 2 minutes 40 secondes. Ce chiffre est la moyenne de 1 minute 46 secondes et 3 minutes 35 secondes, nombres donnés en prenant les nombres de 12 et 14 kilogrammes comme quantité de sang contenu dans l'organisme. Mais ce nombre fourni par les recherches anciennes est trop considérable de près du double à côté des recherches récentes faites dans de meilleures conditions.

### 2° *Simultanéité des phénomènes de la circulation.*

Il faut savoir que la plupart des phénomènes que nous venons de décrire s'accomplissent dans le même instant et qu'ils sont simultanés. Au moment où les veines voisines du cœur se contractent pour y pousser le sang, l'oreillette se dilate, le ventricule se contracte, les artères se dilatent. Lorsqu'au contraire les veines se dilatent sous l'influence du reflux respiratoire et auriculaire, l'oreillette se contracte, le ventricule s'étend, l'artère se resserre; et les mêmes phènomènes se passent dans les deux parties du système vasculaire à la fois. Ainsi, quand les veines générales se resserrent, que l'oreillette droite se dilate, que son ventricule se contracte, que l'artère pulmonaire cède et s'étend, les mêmes parties agissent de la même manière dans le système vasculaire à sang rouge et les cavités gauches du cœur. Il résulte de là que ces diverses parties se succèdent dans chacun des deux systèmes : veines, oreillette, ventricule et artères se contractent et se dilatent alternativement, de manière que les parties voisines, les veines et les oreillettes, les oreillettes et les ventricules, les ventricules et les artères agissent toujours en sens inverse l'un de l'autre.

### 3° *Circulation spéciale des grandes divisions vasculaires.*

*Circulation dans les vaisseaux du cœur.* — Le sang, en franchissant l'ouverture vasculaire de l'aorte, se partage entre cette artère et les artères cardiaques. Ces dernières sont si courtes pour leur volume, elles ont une quantité si peu considérable de ramifications comparativement à l'aorte, enfin elles contiennent une si petite masse de sang, que leur circulation doit éprouver peu d'obstacles et être fort rapide. Cette circulation est d'ailleurs probablement favorisée par les mouvements du cœur, les efforts d'expiration; mais l'aspiration ne saurait concourir à hâter la circulation veineuse du cœur (Gerdy).

*Circulation des parties sus-aortiques et sous-aortiques.* — Les divisions supérieures de la crosse aortique ont une capacité totale qui équivaut à peu près à celle de l'aorte thoracique qui leur est opposée ; mais elles offrent moins d'étendue soit par leur longueur, soit par le nombre de leurs divisions, qui est beaucoup plus circonscrit. Leur masse de sang à mouvoir est aussi beaucoup moins considérable ; enfin leur circulation veineuse correspondante est en partie descendante, tandis que toute celle qui correspond à l'aorte thoracique et abdominale et qui se fait par la veine cave inférieure est généralement ascendante. Or les veines, étant plus nombreuses que les artères, présentent plus de frottement et une masse à mouvoir plus considérable que les artères correspondantes, et là où la circulation artérielle est descendante et la circulation veineuse ascendante, il y a par cela même plus d'obstacles que là où s'observe une disposition inverse. Par toutes ces raisons, la circulation des parties vasculaires supérieures à la crosse aortique, y compris la veine cave supérieure, me paraît plus rapide que la circulation des parties inférieures à la crosse de l'aorte, y compris la veine cave inférieure (Gerdy).

*Circulation de la tête et des membres supérieurs.* — Le sang trouvant plus d'obstacles à passer par les sous-clavières que par les carotides et les vertébrales, parce que les embranchements des sous-clavières, y compris comme de juste tous les vaisseaux qui en émanent et se portent jusqu'aux doigts, sont sinon plus nombreux, du moins plus longs, et parce que leur circulation veineuse est ascendante, doit passer en plus grande abondance par la tête que par les bras et les mains ; aussi le cou, la tête ont une température plus élevée que celle des mains. La circulation veineuse de la tête est d'ailleurs singulièrement soumise à l'influence de la pesanteur, et il suffit qu'un adulte baisse un instant cette partie pour que le sang y stagne et y détermine une congestion (Gerdy).

*Circulation faciale.* — A la face, la circulation capillaire est des plus mobiles et contribue à trahir les plus secrètes émotions de l'âme par les couleurs qu'elle y répand et qu'elle y efface tour à tour. Cette circulation est susceptible de profondes modifications, et le moindre dérangement dans la composition du sang se trahit sur la figure du malade.

*Circulation cérébrale.* — Quatre artères sont destinées à aller alimenter le centre nerveux, et elles arrivent au cerveau par l'intérieur et l'extérieur de cet organe. Les animaux à sang chaud ont une circulation cérébrable plus active et leur cerveau reçoit plus de sang en avant qu'en arrière. En accordant cette grande quantité de sang à l'organe encéphalique, la nature a pris des précautions admirables pour prévenir les funestes effets de l'abord trop rapide de ce liquide sur une substance aussi délicate. Voyez, en effet, les carotides et les vertébrales au moment où elles arrivent vers la cavité crânienne : elles présentent des courbures et des flexuosités nombreuses; on dirait qu'elles s'inclinent avant de pénétrer dans ce sanctuaire; d'ailleurs, ces flexuosités sont encore en rapport avec les mouvements d'extension et de flexion que doit exécuter la tête sur la colonne vertébrale. En pénétrant dans la cavité crânienne, elles se ramifient à l'infini dans la pie-mère pour se distribuer ensuite dans la substance cérébrale. Si la nature a pris tant de précautions pour empêcher un abord trop violent, elle a veillé aussi à ce que le cours du sang ne fût jamais interrompu. En effet, voyez l'artère vertébrale logée dans un canal osseux où elle évite toute sorte de compression, soit de la part des muscles, soit de la part d'autres agents. Voyez aussi les carotides : elles sont situées profondément, protégées en arrière par la colonne vertébrale et en avant par tous les muscles du cou. Bien plus, lorsqu'elles arrivent près du crâne, elles rencontrent un canal ostéo-fibreux qui leur sert encore de protection. Ce n'est pas tout, dans la boîte crânienne il existe une anastomose à plein canal, entre les vertébrales d'une part et les carotides de l'autre, anastomose qui constitue l'*hexagone artériel*. Comme si tous ces moyens n'étaient pas suffisants pour assurer la circulation cérébrale, on voit, chez certains animaux, les carotides se diviser en une foule de branches et constituer ce qu'on appelle un *réseau admirable*. Voilà comment le sang arrive dans la boîte crânienne. Voyons par quel mécanisme il peut en sortir.

La tête est une boîte incompressible; il est vrai que dans sa cavité il n'existe pas un vide barométrique, mais il y a un vide virtuel qui fait qu'il ne peut pas sortir un gramme de sang du crâne sans qu'il y en entre un gramme. Le liquide céphalo rachidien ne peut le remplacer, parce que les vaisseaux sont incompressibles eux-mêmes. En vertu de ce vide virtuel, jamais les vaisseaux du crâne ne peuvent se désemplir. Examinez la tête d'un supplicié, comme l'ont fait Béclard, Abercrombie et M. le professeur Bérard, ou bien encore examinez la cavité crânienne d'un individu mort d'hémorrhagie, vous y trouverez toujours une grande quantité de sang. Poumier a vu que les animaux qui meurent par hémorrhagie ont encore beaucoup de sang dans leur cerveau. Il suit de là une conséquence très inquiétante pour la pratique : on a vu des apoplectiques se trouver plus mal après une saignée : on a diminué alors la pression du cerveau et immédiatement les vaisseaux ont apporté du sang pour remplir le vide virtuel. C'est ce qui a fait dire paradoxalement qu'on était menacé d'apoplexie par une forte saignée.

Le sang est donc sans cesse appelé dans la cavité crânienne, et s'il n'existait pas là une disposition spéciale, la circulation serait totalement impossible. Cette disposition se trouve dans le système veineux. En effet, contrairement à ce qui se passe dans le reste de l'organisme, les veines ici n'accompagnent pas les artères, elles sortent par les points différents de la surface de l'encéphale et se rendent dans des sinus qui sont incompressibles et creusés dans l'épaisseur de la dure-mère. Ce système est la seule disposition mécanique possible pour assurer la sortie du sang de la cavité crânienne. Ces canaux sont dispersés dans tous les points et le sang y marche d'avant en arrière, à l'exception toutefois des sinus latéraux et occipitaux. Ce qui fait mouvoir le sang dans les sinus, c'est la *vis à tergo*. Cette cause serait encore insuffisante pour contrebalancer l'influence du vide virtuel, mais la respiration va jouer ici un rôle considérable. Pendant l'inspiration, le sang est attiré de la veine jugulaire interne, mais l'effet de l'inspiration ne s'arrête pas là, il se fait sentir jusque dans l'intérieur du crâne où il y a des canaux sans cesse ouverts pour faciliter l'aspiration. Aussi quand les parois du crâne sont ouvertes ou qu'elles offrent une flexibilité comme dans le fœtus, les artères cérébrales au moment de leur diastole soulèvent la masse encéphalique, de là, expansion du cerveau au moment de la systole ventriculaire et de la diastole artérielle, et un mouvement d'abaissement dans les conditions inverses.

*Circulation thoracique.* — On doit distinguer ici la circulation qui appartient aux viscères de celle qui appartient aux parois de la poitrine. Quant à celle qui appartient aux viscères, elle est susceptible d'une grande rapidité, parce qu'ici la masse à mouvoir et l'espace à parcourir sont très petits. D'ailleurs, cette circulation présente de nombreuses relations, soit avec celle de l'abdomen, soit avec celle du cou. Quant à la circulation pariétale, elle doit être sujette à de nombreuses modifications à cause des mouvements incessants des régions où elle se distribue. C'est probablement pour obvier à l'inconvénient de la compression que la nature a placé dans les artères thoraciques une grande quantité de fibres musculaires, mais ce qu'il y a de plus remarquable dans cette circulation, c'est la disposition du système veineux. Toutes les veines de cette région vont se rendre dans un ordre spécial de veines constituées par les deux azygos. Si les veines de cette partie s'étaient rendues dans les veines caves, comme les veines lombaires par exemple, les mouvements qui agitent le cœur auraient sans contredit gêné d'une manière fâcheuse cette circulation.

*Circulation rénale.* — Nous avons déjà exposé, à propos de

l'urination, quelles étaient les modifications que cette circulation pouvait subir; cependant nous devons ajouter ici quelques remarques. La circulation s'y fait d'une manière très rapide, parce que l'artère rénale, grosse et courte, ne présente que peu de frottements et une petite masse de sang à mouvoir avant de se diviser en capillaires; parce que d'ailleurs ces veines n'opposent pas proportionnellement plus d'obstacles. Par suite de la rapidité de cette circulation, des masses énormes de sang passent à travers les reins dans un temps très court et offrent à leur sécrétion des matériaux très abondants; et voilà pourquoi on peut rendre une grande quantité d'urine très peu de temps après avoir pris des boissons légèrement diurétiques, comme la bière et le vin blanc. Voilà pourquoi le rein, si petit comparativement au foie, sécrète beaucoup plus que cet organe.

*Circulation du bassin et des membres inférieurs.*—Il suffit de se rappeler la disposition de leurs vaisseaux pour reconnaître que la circulation doit y être beaucoup plus lente que la précédente.

*Circulation du rachis.* — Cette circulation présente cela de caractéristique qu'elle ne se fait pas toujours dans le même sens. Les sinus vertébraux amènent le sang dans les parties les plus déclives; de plus cette circulation est soumise d'une manière directe à l'influence de la respiration, de sorte que sous ce rapport le rachis présente beaucoup de ressemblance avec la cavité crânienne. A chaque inspiration le sang des sinus rachidiens est attiré, et refoulé à chaque expiration. Aussi, toutes les fois qu'on ouvre le rachis d'un individu qui est mort à la suite d'une asphyxie ou d'une gêne dans la respiration, on trouve ces sinus gorgés de liquide sanguin, qui quelquefois même s'extravase dans le tissu cellulo-graisseux de la cavité rachidienne.

## De la mort par défaut de circulation. — De la syncope.

On donne le nom de *syncope* à la cessation, généralement momentanée, de toutes les fonctions sous l'influence de l'absence de l'afflux du sang au cerveau, phénomène qui persiste tant que la circulation cérébrale n'est pas rétablie.

*Phénomènes qui caractérisent la syncope.* — Le sujet qui a une syncope est tout à coup privé de sentiment et de mouvement, une excessive pâleur se répand sur tout son corps; la peau est froide et couverte d'une sueur plus ou moins abondante. Les membres restent souples et exceptionnellement ils sont le siége de mouvements convulsifs, soit partiels soit passagers; le pouls est insensible, les battements du cœur sont faibles et à peine perceptibles; les malades, revenant à eux assez promptement, n'accusent aucune douleur, quelques-uns même, comme Montaigne, éprouvent alors un sentiment délicieux. Il est très rare que cet état se prolonge et que la mort en soit la suite.

La syncope n'a pas toujours cette intensité. Le plus souvent elle a un degré moindre. Alors elle est précédée de gêne dans la région précordiale, de nausées. Pendant sa durée, les malades conservent la connaissance à des degrés divers. Les uns entendent un bruit confus, des bourdonnements, des sifflements, leur vue se trouble, ils semblent entourés de nuages ou plongés dans une obscurité profonde, ils font des efforts pour se mouvoir, prononcent des mots inarticulés, éprouvent quelquefois des convulsions des muscles de la face, ou bien sont pris d'excrétions involontaires des urines et des matières fécales. Dans ce cas, le pouls n'est qu'affaibli, la respiration se laisse encore apercevoir; le visage n'offre pas une pâleur extrême, la peau se refroidit moins vite. C'est cet état que l'on désigne sous le nom de *lipothymie.*

*Causes de la syncope.* — La syncope survient toutes les fois que par une cause quelconque, telle que la frayeur, la douleur, etc., l'influx moteur des centres nerveux sur le cœur cesse, ou diminue, au point de faire que la systole soit trop faible pour maintenir la réplétion des vaisseaux de l'encéphale dans son état habituel. Elle survient aussi lorsqu'une trop grande perte de sang conduit à ce dernier résultat, lors même que le cœur conserverait l'énergie de ses contractions; mais on sait que la diminution de la quantité de sang dans le tissu musculaire en affaiblit les contractions, en sorte que diminution de la quantité de sang qui se rend au cerveau et affaiblissement de la systole sont dans le cas d'hémorrhagie deux phénomènes qui marchent de front. Toutes les autres causes qui peuvent empêcher l'afflux du sang au cerveau, comme la production de caillots dans les carotides, peuvent aussi causer la syncope.

L'appareil encéphalique doit, pour remplir ses fonctions, être dans des conditions de pression et de pénétration continue de la part du sang, dont le maintien régulier est indispensable à la régularité de son action comme à celle des autres appareils placés sous sa dépendance. Lors donc que le sang n'afflue plus en quantité normale dans son tissu, sa nutrition et sa compression régulière cessent; son action propre cesse également d'abord, puis successivement celle de tous les autres appareils, dont les troubles caractérisant aussi la syncope viennent d'être décrits. La cessation des usages du cerveau constitue la *perte de connaissance*, fait essentiel de la syncope, et la cessation ou les troubles des autres fonctions en sont les phénomènes accessoires ou des complications.

Lorsqu'au lieu d'une diminution dans la quantité de sang qui afflue au cerveau, il y a augmentation dite *congestion*, soit active, soit passive, on voit survenir des troubles encéphaliques d'abord et des autres appareils ensuite; mais ces troubles sont différents des précédents, car les changements survenus dans les conditions normales diffèrent C'est ainsi qu'on voit la perte de connaissance, avec congestion de la face, etc., se manifester au bout d'une heure au plus tard, lorsqu'accidentellement un homme se trouve suspendu par les membres inférieurs.

*Théories de la syncope.* — Toutes les fois que le cœur cesse d'agir, dit Bichat, la mort générale survient de la manière suivante : L'action cérébrale s'anéantit d'abord, faute d'excitation; par là même les sensations, la locomotion et la voix, qui sont sous l'immédiate dépendance de l'organe encéphalique, se trouvent interrompues. D'ailleurs, faute d'excitation de la part du sang, les organes de ces fonctions cesseraient d'agir, en supposant que le cerveau, resté intact, pût encore exercer sur eux son influence ordinaire. Toute la vie animale est donc uniquement anéantie. L'homme, à l'instant où son cœur est mort, cesse d'exister pour ce qui l'environne.

L'interruption de la vie organique, qui a commencé par la circulation, s'opère en même temps par la respiration. Plus de phénomènes mécaniques dans le poumon, dès que le cerveau a cessé d'agir, puisque le diaphragme et les intercostaux sont sous sa dépendance; plus de phénomènes chimiques dès que le cœur ne peut recevoir ni envoyer les matériaux nécessaires à leur développement : en sorte que dans les lésions du cœur ces derniers phénomènes sont interrompus directement et sans intermédiaire, et que les premiers cessent, au contraire, indirectement et par l'entremise du cœur, qui est mort préliminairement.

La mort générale se continue ensuite peu à peu d'une manière graduée, par l'interruption des exhalations, des sécrétions et de la nutrition. Tels sont les phénomènes principaux qui caractérisent la syncope.

Cullen rapporte à deux chefs généraux les causes de cette affection : les unes résident et agissent dans le cerveau ou dans les parties du corps éloignées du cœur, mais qui agissent sur cet organe par l'intervention du cerveau; les autres sont celles qui résident dans le cœur même et dans les parties qui lui sont immédiatement unies.

M. le professeur Piorry en trouve la cause dans le défaut d'arrivée du sang au cerveau et non dans le défaut d'action du cœur.

*Sympathies qui lient la circulation aux autres fonctions.*

1° *Avec la digestion.* — Le cœur, centre de la circulation, offre de nombreuses relations sympathiques avec les organes de la digestion, puisqu'on le voit toujours modifier sa vitesse et sa force suivant l'état des ces viscères. C'est ainsi que dans les inflammations de l'intestin le pouls est petit, grêle, dépressible; c'est le *pouls abdominal* de Bordeu.

2° *Avec l'urination.* — Tous les jours le médecin peut constater l'existence de la sympathie entre le cœur et le rein. L'on sait que la digitale, puissant modificateur des mouvements du cœur, modifie aussi la tension rénale. Les diurétiques n'agissent souvent pas autrement sur le rein qu'après avoir porté leur action d'abord sur l'appareil de la circulation.

3° *Avec la respiration.* — M. Marcé a fait sur ce sujet de nombreuses recherches qu'il résume ainsi :

Chez l'adulte, en état de santé, le nombre des respirations est de 19 chez l'homme (pouls à 69), et 23 chez la femme (pouls à 77), donc la moyenne est de 20 par minute (et non 16 ou 18 comme le disent la plupart des autres auteurs), la moyenne des pulsations étant de 72.

Le chiffre qui, à l'état normal, exprime le rapport entre le nombre des pulsations et le nombre des respirations, est en moyenne de 3 1/2.

Ce rapport n'est pas constant : quand le nombre des pulsations tombe au-dessous de la moyenne normale, le nombre des respirations reste proportionnellement supérieur : quand le nombre des pulsations s'élève de beaucoup au-dessus de l'état normal, le nombre des respirations, tout en augmentant d'une manière absolue, reste proportionnellement inférieur : en un mot le chiffre du rapport augmente avec le nombre des pulsations.

Étant donné, chez l'adulte et chez le vieillard, un même nombre de pulsations, le nombre des respirations chez le vieillard est inférieur au nombre des respirations chez l'adulte.

La douleur des parois thoraciques, qu'elle tienne à une névrite, à une névralgie, à un rhumatisme où à tout autre cause, est le seul symptôme qui puisse augmenter, hors des limites normales, le nombre proportionnel des respirations.

Les affections cérébrales comateuses et les pertes de sang subites et considérables sont les seules causes qui amènent le ralentissement proportionnel des mouvements respiratoires. (*Archives générales de médecine*, 1855, juillet, p. 72.)

### De la circulation dans les principaux vertébrés.

Dans la fonction que nous venons d'étudier, nous avons eu surtout en vue les mammifères où cette fonction est à son plus haut développement; mais nous devons donner un aperçu rapide de la circulation dans les autres vertébrés.

1° Chez les *oiseaux*. Il y a fort peu de différence entre le cœur des oiseaux et celui des mammifères; on trouve également chez eux les trois ordres de vaisseaux (artères, veines et lymphatiques), ainsi qu'une circulation parfaite, c'est-à-dire que le sang veineux et le sang artériel ne se mêlent nulle part.

2° Chez les *reptiles*. Ici la circulation subit de profondes modifications. Dans le plus grand nombre, et il ne faut peut-être excepter que les *crocodilus*, les deux ventricules du cœur communiquent plus ou moins largement entre eux, de manière que le sang s'y mêle; d'où il arrive d'une part que le sang dit artériel, conduit par les aortes dans tout le corps, est mélangé avec du sang veineux, ce qui doit diminuer sa force nutritive; et d'autre part, le sang veineux qui se rend dans les poumons pour y subir l'influence de l'oxygène se trouve également avec de l'artériel qui, un instant avant, y a déjà circulé : et, de plus, l'artère pulmonaire communique par deux conduits artériels avec les deux aortes antérieures, comme dans le fœtus des mammifères, d'où résulte également un mélange de sang.

Chez les *crocodiles*, le mélange du sang ne se fait pas dans les deux ventricules, mais il y a lieu un peu plus avant par une ouverture percée dans la cloison qui sépare les deux aortes.

3° Chez les *poissons*. La circulation se simplifie encore plus chez ces animaux ; ici le cœur est réduit à l'oreillette et au ventricule droits ou veineux. Le cœur artériel ayant disparu avec le poumon, tous les vaisseaux qui se rapportent à cet organe ont disparu avec lui ; et il n'y a en conséquence plus ni artères pulmonaires, ni veines pulmonaires. Le sang arrive à l'oreillette (droite) par les veines caves, passe de là dans le ventricule (droit), et celui-ci le pousse dans les branchies par l'artère branchiale, d'où il revient par les veines branchiales qui se réunissent pour former l'aorte, sans interposition d'un cœur artériel.

Chez les poissons le sang parti du cœur est obligé de parcourir trois systèmes capillaires avant d'y rentrer. Ainsi, 1° le cœur univentriculaire pousse le sang dans l'artère branchiale qui étant très élastique et munie d'un bulbe contractile à sa base doit activer très énergiquement le cours du sang et le rendre très rapide; 2° de là il passe des capillaires branchiaux dans les veines artérielles qui se réunissent pour former l'aorte et à ce niveau donnent directement des branches artérielles pour la tête. L'aorte a des parois minces, mais très élastiques et contractiles, sauf chez quelques plagiostomes; néanmoins le cours du sang y est uniforme ou à peu près, et le jet du sang des artères ouvertes n'y est pas saccadé. Des artères, le sang va aux capillaires généraux, ce qui forme le deuxième ordre de capillaires qu'il traverse; 3° à la tête, le sang qui sort des capillaires revient directement à l'oreillette; mais dans l'abdomen et dans le train postérieur du corps les capillaires se réunissant en veine porte rénale se distribuent dans le foie et le rein pour s'y subdiviser une troisième fois en capillaires, au sortir desquels le sang gagne le cœur. Dans tout ce trajet complexe le sang progresse par trop plein, par *vis à tergo*, aidé de l'élasticité et de la contractilité de celles de ces veines qui sont contractiles; car toutes n'ont pas de fibres musculaires. Ce mode de circulation est très important à connaître, car voilà toute une classe d'animaux souvent volumineux, chez lesquels le cours du sang se fait d'après les deux causes ci-dessus seulement (action du cœur, *vis à tergo* ou trop plein et contraction lente des vaisseaux), bien qu'il y ait un ordre de capillaires de plus que dans notre veine porte. Il n'est donc pas nécessaire de faire intervenir pour expliquer le cours du sang dans celle-ci des causes hypothétiques que rien ne démontre (Ch. Robin, *Thèse de zoologie*, 1847, in-8, *Propositions*, p. 112 et 113).

---

# LIVRE II.

## DES FONCTIONS REPRODUCTRICES, D'OU CONSERVATION DE L'ESPÈCE.

---

*Définition.* — On donne le nom de *fonctions de reproduction* à celles qui ont pour résultat la naissance d'un ou de plusieurs individus semblables à ceux dont les appareils accomplissent ces actes.

Le développement conduit à la mort individuelle, essentiellement caractérisée par la cessation des fonctions dites de nutrition que nous venons d'étudier. Mais nous avons vu aussi (t. I, p. 25 et suiv.) que le développement, durant ses phases d'évolution chez chaque individu, permet la manifestation d'une propriété inhérente à cette substance organisée, celle de se reproduire. Or la propriété de *naître* que présentent les éléments anatomiques est connexe chez l'adulte, comme chez l'embryon avec celle de présenter en même temps dans leur origine un arrangement réciproque ou texture spéciale en rapport avec leur nature de cellules, de fibres, de tubes, etc. (Ch. Robin, *Société de biologie*, 1855). De là résulte que lorsque ces éléments naissent dans certaines conditions que présentent les appareils dits reproducteurs mâle et femelle, ils constituent par cet arrangement réciproque un organisme nouveau, mais semblable à ceux qui portent ces appareils. C'est de la sorte que les fonctions de reproduction reposent sur la propriété de *naissance* que possèdent les éléments anatomiques (t. I, p. 24) et c'est ainsi que la reproduction compense la mort.

Aucune espèce animale ou végétale ne peut persister qu'autant que la reproduction compense aussi les pertes individuelles. Aucune contradiction absolue n'empêcherait de concevoir autrement la conservation des espèces si les corps organisés provenaient directement des corps bruts, par le mode qu'on a supposé longtemps exister et qu'on a nommé *génération spontanée*. Mais l'observation scientifique n'a jamais confirmé ces hypothèses, malgré de nombreuses espérances bientôt détruites par un examen approfondi (voy. t. I, p. 37). Il faut donc reconnaître comme une notion essentielle de physiologie comme de philosophie que chaque être vivant émane toujours d'un être semblable à lui Ce fait ne résulte d'aucune déduction, mais repose sur une immense induction tirée de faits inattaquables.

Ainsi partout les êtres organisés donnent naissance à de nouveaux individus au moyen de parents : c'est ce qui constitue la reproduction par *homogénie*. Ce mode de reproduction se divise en deux autres très différents, qui sont : la *monogénie* ou reproduction par un seul individu et la *digénie* ou reproduction par deux individus : c'est de ce dernier mode que nous allons nous occuper.

L'homme se reproduit par digénie ; de là la nécessité d'étudier les fonctions de reproduction chez le mâle et la femelle, ou en d'autres termes :

1° La fonction spermatique ; 2° la fonction ovarique.

## CHAPITRE PREMIER.

### DE LA FONCTION SPERMATIQUE.

*Définition*. — La fonction spermatique, ou du mâle, a pour but de produire, d'excréter, d'exporter et d'introduire dans les organes de la femelle un liquide spécial, le sperme, qui est indispensable à la fécondation de l'œuf.

Cette fonction s'exécute au moyen de l'appareil testiculaire ou séminal, ou spermagène : de l'appareil excréteur et d'accumulation formé des conduits déférents, des vésicules séminales et autres glandes annexées ; de l'appareil du coït, constitué par la verge, le corps caverneux, le gland et le prépuce : et enfin par l'appareil d'expulsion ou éjaculateur et de transmission, urèthre, prostate, glandes de Cowper.

De là, nous devons diviser cette fonction en quatre actes : 1° l'*acte testiculaire ;* 2° l'*acte de l'excrétion ;* 3° l'*acte de l'érection ;* 4° l'*acte de l'expulsion* ou *éjaculation*.

### SECTION I.

#### **De l'acte testiculaire.**

*Définition*. — L'acte testiculaire est celui dans lequel est sécrété le principe fécondant appelé *sperme*.

*Du sperme*. — Le sperme est un liquide épais, filant, d'une couleur blanchâtre, plus pesant que l'eau, d'une odeur spéciale, d'une réaction légèrement alcaline, soluble dans l'eau et les acides, coagulable par l'alcool. Abandonné à lui-même, il laisse déposer des prismes à quatre pans terminés par de longues pyramides quadrangulaires et groupés en étoiles, qui sont du phosphate calcaire et du phosphate de magnésie. Ensuite il se dessèche en une lamelle jaune fendillée, insoluble dans l'eau, et répand une odeur de corne brûlée.

Les résultats fournis par le microscope sont plus précis. Quand on examine le sperme proprement dit avec cet instrument, on découvre quatre choses : 1° une partie fluide; 2° des globules de pus dits muqueux; 3° des granules moléculaires; 4° et par-dessus tout une innombrable quantité de corpuscules mouvants filiformes : ce sont les *spermatozoïdes*.

*Condition de production des spermatozoïdes.* — On n'a jamais vu de spermatozoïdes chez le mulet. Chez les animaux où le pouvoir reproducteur n'existe pas à toutes les époques de la vie, il n'y a de spermatozoïdes qu'à l'époque du rut; il n'y en a pas chez l'enfant, chez l'agneau et chez les hommes épuisés par des excès vénériens. Les spermatozoïdes n'apparaissent dans la semence de l'homme qu'à l'époque de la puberté.

On a encore remarqué qu'ils n'ont pas toujours la même énergie, la même densité, les mêmes dimensions, depuis le moment où ils se rencontrent dans le testicule. Ils peuvent être plus ou moins nombreux, très rares, remplacés par des produits incomplets, par des globules ovoïdes ou sphériques, et même manquer complétement chez certains malades. M. Duplay (*Recherches sur le sperme des vieillards*, *Arch. de méd.*, 1852, 4ᵉ série, t. XXX. p. 385) a prouvé que la production du sperme s'effectuait encore chez les vieillards de quatre-vingt-six ans, qu'elle est moins abondante que chez l'adulte; que, contrairement à l'opinion généralement admise, les spermatozoïdes se retrouvent dans le sperme des vieillards.

Dans ses savantes recherches sur l'oblitération des voies spermatiques, M. Gosselin a constaté que le nombre des animalcules va en augmentant depuis le testicule et l'épididyme, où ils sont très rares, jusqu'aux vésicules séminales où ils sont très nombreux.

Les cryptorchides congénitaux sont les hommes et les autres mammifères qui n'ont point les testicules descendus dans le scrotum. Les hermaphrodites mâles sont des cryptorchides dont le scrotum, privé de son contenu, présente vers sa partie moyenne une fissure percée par l'orifice du méat Cette fissure donne aux bourses l'aspect des grandes lèvres. Des observations certaines ont permis d'établir cette loi que les cryptorchides ont un sperme dépourvu de spermatozoïdes et ne sont point aptes à se reproduire, si toutefois on veut bien admettre avec nous que le sperme n'est fécondant qu'autant qu'il renferme des spermatozoïdes (Godard).

Le monorchide dont le testicule descendu est malade, se trouve, au point de vue de la production du sperme, identiquement dans la condition des cryptorchides. Cette analogie peut être permanente ou temporaire ; car si le cryptorchide est stérile à tout jamais, sans être impuissant au coït, le monorchide peut recouvrer les facultés de procréer quand le testicule malade revient à l'état normal. L'anomalie dont nous faisons l'histoire ne paraît pas avoir une influence directe sur les forces physiques (E. Godard, *Mémoire sur les monorchides et les cryptorchides*, Paris, 1856).

M. le professeur Goubaux a donné des détails fort intéressants sur la structure des testicules retenus dans le ventre chez le cheval (*Recueil de médecine vétérinaire pratique*, 1850, t. XXIV, p. 131). Outre les modifications dans le volume et dans l'aspect de la substance du testicule devenue aussi molle que celle du fœtus, M. Goubaux a remarqué que le sperme contenu dans la vésicule séminale du côté où le testicule (*monorchidie*) était dans l'abdomen, n'offrait pas d'animalcules spermatiques.

Dans un travail publié en 1851 (*Archives de médecine*), M. Follin rapporte trois cas dans lesquels il y avait absence de spermatozoaires dans les vésicules séminales correspondantes au testicule non descendu. « J'ai, dans trois cas, examiné le sperme contenu dans la vésicule séminale correspondante au testicule retenu dans l'anneau, et chaque fois j'y ai trouvé une absence complète de spermatozoïdes. L'examen comparatif du côté opposé m'a fait voir que les spermatozoïdes ne manquaient pas dans la vésicule séminale. » (Follin, mémoire cité.)

*De la production du sperme.* — On sait que le testicule est composé d'éléments tubulés qui se terminent tantôt en cul-de-sac, tantôt par des anastomoses des conduits entre eux. La difficulté de trouver des extrémités en cul-de-sac est attribuée par Lauth à ce que les conduits séminifères finissent par s'anastomoser entre eux en arcades ; leurs divisions et réunions sont tellement multipliées, d'après cet anatomiste, que sur une portion développée, dont la longueur était de 15 mètres, il a compté une quinzaine d'anastomoses ; celles-ci n'ont pourtant lieu que vers l'extrémité des conduits. Au reste, comme ceux-ci conservent partout le même diamètre, et comme ils sont clos autant par les culs-de-sac qui les terminent que par leurs anastomoses réciproques, on ne peut pas admettre que le sperme soit produit seulement à leurs extrémités, et l'on doit penser que la production s'opère dans toute l'étendue des conduits séminifères.

*Quantité de sperme.* — Le petit volume des testicules, le nombre et la ténuité des conduits séminifères, la petite quantité de sang qu'y apportent les artères spermatiques où la circulation est ralentie, la longueur et l'étroitesse extrême des canaux déférents, font penser que la *quantité de sperme* est très peu considérable. Cette quantité nous paraîtra encore plus faible si nous voulons nous rappeler que, chemin faisant, une foule de glandes viennent mélanger avec lui le produit de leur sécrétion. Il est probable que la production du sperme se fait d'une manière continue, mais plus rapide si l'on a fait usage de certains aliments ou de certaines substances, et si l'on répète souvent l'acte vénérien.

*Comment le liquide produit dans les canaux séminifères arrive-t-il à l'épididyme?* — L'appareil du testicule montre une tendance évidente, celle d'opérer un mélange intime du sperme. Voyez les anastomoses qui s'établissent à l'extrémité des conduits. Mais de plus, lorsque les canalicules contournés sont arrivés à une ou deux lignes de distance du réseau du testicule, ils cessent d'être flexueux : plusieurs s'unissent ensemble, et forment alors les *canalicules séminifères droits*, dont on compte plus de vingt. Ces conduits s'anastomosent ensuite, et en traversant l'albuginée forment le réseau de Haller, où le sperme se mélange encore. De l'extrémité supérieure de ce réseau, partent à travers l'albuginée des canalicules un peu moins nombreux que les canalicules droits. On les nomme *conduits spermatiques efférents* Ordinairement il y en a neuf : chacun de ces canaux, en se contournant, forme un cône et va toujours en diminuant de calibre du côté de l'épididyme. Il n'y a pas de valvules dans ces canalicules, qui sont minces et quelquefois dilatés.

La force qui fait circuler le sperme dans ces canaux, outre la *vis à tergo*, est la contraction des canaux déférents qui sont riches en fibres musculaires lisses et circulaires Si l'on examine d'un côté que le sperme est obligé de monter et de lutter contre les lois de la pesanteur, et de l'autre la faiblesse des agents moteurs, on n'aura pas de peine à concevoir pourquoi sa marche vers l'épididyme est si lente. Mais cela a pour résultat de permettre aux spermatozoïdes d'achever leur développement qu'il nous reste à étudier.

*Des spermatozoïdes.* — Leur découverte a été faite par un jeune étudiant allemand, Louis Hamm, en août 1677. Ils sont doués d'un mouvement propre et se trouvent constamment à l'époque du rut dans la semence de tous les animaux. Ceux de l'homme sont formés, comme ceux d'un grand nombre d'animaux, d'une partie renflée à laquelle on a donné le nom de *corps* ou *de tête*, et d'un filament qu'on a désigné sous le nom de *queue*. La tête est ovoïde, un peu aplatie. La queue, faisant suite à la grosse extrémité du corps, est assez épaisse à son origine, s'amincit peu à peu et se termine par un filament très délié. A un grossissement de 3 à 400 fois on voit que leur longueur totale est de 1/20e de millimètre, et le grand diamètre de leur tête de 1/300 à 1/200e de millimètre. Cette forme et cette longueur sont susceptibles de varier suivant les espèces animales.

Ils se meuvent tantôt en avant, comme s'ils tendaient vers un point déterminé, reviennent en sens contraire, suivent chacun une direction différente, se heurtent, se séparent, passent entre les lamelles épithéliales ou les globules muqueux qui les environnent, s'abaissent dans le fluide où ils nagent ou s'élèvent à sa surface, s'agitent en un mot, comme sous l'influence d'une impulsion volontaire. Ils peuvent parcourir environ 2 centimètres en sept ou huit minutes. Le mouvement des spermatozoïdes paraît être produit par les ondulations de la queue. Il cesse après peu d'instants, sous l'influence du froid, d'une température trop élevée ou du dessèchement ; mais si l'on a soin d'entretenir la fluidité du milieu dans lequel s'agitent les corpuscules spermatiques, et de maintenir sa température au même degré que celle du corps, on peut prolonger la durée pendant plusieurs heures. Dans une goutte de sperme épais extraite du canal déférent, les spermatozoïdes, accumulés et comprimés par leur masse même, se meuvent avec lenteur ; mais si l'on étend cette goutte par exemple avec du sérum de sang, leur mouvement devient plus vif et continue longtemps. La durée des mouvements paraît varier dans les diverses espèces animales.

Chez les mammifères et chez l'homme, Wagner dit l'avoir observé encore après vingt-quatre heures ; mais c'est fort rare. Si au lieu de faire ces recherches avec du sperme fourni par l'éjaculation ou extrait des organes mâles, on va recueillir les spermatozoïdes dans les organes mêmes où ils sont normalement introduits et où leur conservation doit être, par conséquent, mieux assurée, on reconnaît que leur force motrice continue bien au delà du terme précédent. Plusieurs observateurs ont acquis cette certitude en examinant le sperme trouvé dans le vagin et surtout dans l'utérus et dans les trompes de Fallope. Leeuwenhoeck pensait que les spermatozoïdes peuvent se mouvoir dans les organes pendant huit à dix jours. Prévost et Dumas ont vu les spermatozoïdes se mouvant encore dans les trompes de chiennes, sept jours après le coït, et Bischoff a observé le même phénomène dans les trompes de lapines, huit jours après l'accouplement.

*Influence de divers agents sur la motilité des spermatozoïdes.* — Le froid, le chaud, l'électricité par décharge, les acides, l'acide cyanhydrique (Prévost et Dumas), la strychnine (Wagner), les narcotiques, le mucus vaginal dont l'acidité est augmentée, et le mucus utérin dont l'alcalinité est plus prononcée (Donné), sont autant de causes qui anéantissent leur faculté motrice. Au contraire, le mucus, la salive, le lait, le pus (Donné), l'urine (Wagner), ne nuisent pas à leurs mouvements.

*Les spermatozoïdes sont-ils des animaux?* — La spontanéité dans les mouvements des corpuscules spermatiques, l'action de l'électricité, des narcotiques, des acides, qui, en frappant ces corpuscules d'immobilité, semble les priver de la vie: tels sont les arguments les plus sérieux présentés par les physiologistes qui soutiennent l'opinion de l'animalité des spermatozoïdes. Les autres motifs sur lesquels se fonde encore cette opinion déjà émise par Leeuwenhoeck, adoptée par Spallanzani et même par des auteurs contemporains, sont d'une bien moindre valeur.

*Origine et nature des spermatozoïdes.* — Wagner a étudié sur les oiseaux le mode de formation de ces animalcules; il a vu qu'à l'approche du printemps les testicules de ces animaux se gonflent graduellement et atteignent à un volume et un poids vingt et trente fois plus considérable que ceux qu'ils avaient en hiver. En examinant alors la cavité des conduits séminifères, il a trouvé d'abord des globules de grandeurs et de formes différentes, à contenu granuleux ou transparent avec un noyau à leur centre; puis apparaissent des vésicules rondes, transparentes, ne renfermant qu'un nucléus granulé, analogue au premier globule libre, puis deux ou trois, et enfin dix ou un plus grand nombre semblables au précédent. Ces vésicules augmentant de volume, il se manifeste dans leur intérieur un précipité fin et granuleux qui s'interpose au noyau dont nous venons de parler et aux dépens duquel se forment par segmentation des cellules. Dans celles-ci apparaissent les spermatozoïdes. On les voit d'abord vaguement limités, revêtir bientôt une forme plus arrêtée, puis offrir un aspect presque entièrement semblable à celui qu'ils auront plus tard. A cette époque les corpuscules spermatiques sont donc contenus dans la vésicule qui renfermait le globule régénérateur, ou du moins antérieur à leur formation ; de sorte que les uns s'y trouvent solitaires, les autres en nombre variable, suivant le nombre des globules que cette vésicule contenait primitivement.

Tout en se formant aux dépens du globule qui le produit, le spermatozoïde reste emprisonné dans la membrane qui limite ce globule ou son contenu, de manière que chacun de ces filaments se trouve dans une véritable vésicule qui lui est particulière et qui est renfermée elle-même dans la vésicule commune. Dès que le développement est accompli, l'enveloppe se rompt, et ces corpuscules deviennent libres dans toutes les vésicules. Si un seul spermatozoïde s'y trouve, il affectera la même position qu'il avait d'abord dans le globule ; s'il y en a deux ou trois, ils y sont irrégulièrement placés, toujours contre la paroi ; s'il y en a un nombre considérable, ils s'arrangent en faisceaux l'un à côté de l'autre, toutes les têtes tournées du même côté et d'une manière particulière. Peu de temps après, toutes les vésicules, grandes et petites, se rompent et disparaissent sans laisser de trace, sans former une espèce de capuchon aux faisceaux de spermatozoïdes, comme cela se rencontre chez quelques animaux. Par suite, dans le contenu des canaux de l'épididyme, on rencontre à la fois, et des spermatozoïdes libres, et de longs faisceaux de spermatozoïdes signalés déjà par Leeuwenhoeck, décrits de nouveau, dans ces derniers temps, par Dujardin, Wagner, Gerber, etc. Enfin, dans le canal déférent, leurs éléments se dissocient, et il ne reste plus qu'une masse de spermatozoïdes serrés, entrelacés, confondus les uns dans les autres, et n'ayant que des mouvements peu étendus à cause de leur nombre trop considérable et de la viscosité du liquide qui les baigne.

M. Ch. Robin (*Mémoire sur l'existence d'un œuf ou ovule chez les mâles comme chez les femelles*, etc., 1848), a parfaitement décrit le développement des spermatozoïdes. Leur mode de développement montre quelle est la nature de ces corps. Dans les organes génitaux mâles des plantes et des animaux se produit un *ovule mâle* de la même manière que naît l'ovule femelle dans l'ovaire ; leur structure est analogue, il n'y a de différence que dans le volume, dans la coloration et dans l'épaisseur de la membrane vitelline. Arrivé à un certain degré de maturité, le vitellus de l'ovule mâle se segmente spontanément, comme le fait le vitellus de l'ovule femelle après la fécondation. Les sphères de fractionnement deviennent des *cellules embryonnaires mâles* de la même manière que se développent les cellules qui doivent constituer l'embryon dans l'ovule femelle. Seulement les cellules embryonnaires mâles, une fois nées, au lieu de se souder ensemble, de devenir cohérentes, comme les cellules embryonnaires femelles qui constituent ainsi l'embryon, restent distinctes les unes des autres ; de plus, on voit leur forme changer peu à peu, et un point saillant qui s'allonge vient former leur cil ou queue chez les animaux, pendant que la masse de la cellule diminuant de volume en constitue la tête. On ne sait pas encore bien comment naissent les cils dans les spermatozoïdes des cryptogames. Chez beaucoup de végétaux et quelques animaux, ce n'est pas toute la cellule embryonnaire mâle qui devient spermatozoïde, c'est dans sa cavité que se forme celui-ci, qui en sort par rupture de l'enveloppe cellulaire.

On voit d'après ce qui précède qu'on doit définir les spermatozoïdes : des corpuscules ou éléments anatomiques spéciaux, isolés, dérivant des cellules embryonnaires mâles par métamorphose de celles-ci.

Quant à la queue ou aux cils vibratiles de ces éléments anatomiques mâles et à la motilité dont ils sont doués, ils ne sont pas plus étonnants ici que les cils analogues qu'on observe sur les cellules d'épithélium de beaucoup de muqueuses. Ces mouvements ne suffisent pas pour faire dire que les spermatozoïdes sont des animaux, pas plus qu'on ne peut dire qu'une cellule d'épithélium vibratile entraînée pendant quelques heures par ses cils, est un animal. Les uns et les autres sont des parties constituantes spéciales ou éléments anatomiques des animaux. Les grains de pollen se produisent d'une manière analogue aux spermatozoïdes ; toute la sphère de segmentation devient grain de pollen par une métamorphose qui consiste en la production d'une enveloppe extérieure de cellulose ; ils sont les analogues des spermatozoïdes. Les grains de pollen transmettent par endosmose à l'ovule femelle une partie de leur liquide par l'intermédiaire du boyau pollinique ; les spermatozoïdes sont aussi la seule partie fécondante du sperme et des organes mâles des algues, par pénétration, soit directe, soit endosmotique de leur substance liquéfiée dans l'ovule femelle. C'est là ce qui caractérise la fécondation ; et alors commence ou se continue, dans le vitellus femelle, le phénomène de la segmentation qui avait été entièrement spontané dans le vitellus de l'*ovule mâle*. L'ovule mâle est ce qu'on a appelé longtemps *cellule ou vésicule mère des spermatozoïdes ou des grains de pollen* ; la segmentation de son contenu, ou vitellus mâle, est *progressive* dans certaines espèces, c'est-à-dire qu'elle se fait de la surface vers le centre : d'autres fois elle est simultanée, c'est-à-dire que le vitellus se divise dans toute sa masse à la fois en deux, puis quatre, huit, etc., sphères de fractionnement. La segmentation offre également ces variétés dans l'ovule femelle. Si l'ovule est très allongé, elle se fait progressivement d'un bout vers l'autre. (Ch. Robin.)

Ainsi, nous voyons que le fractionnement du vitellus est spontané dans l'organe qui, chez le mâle, est analogue à l'ovule femelle ; que les sphères qui en résultent forment des cellules primitives ou *embryonnaires* du mâle ; mais que celles-ci, au lieu de se grouper en embryon, se modifient et forment chacune quelque chose de spécial, le spermatozoïde. Celui-ci est donc, par son développement comme par sa destination, analogue aux corpuscules ou zoospermes des cryptogames, aux grains de pollen chez les végétaux phanérogames. Il a, comme ces organes, pour usage de porter à l'œuf femelle l'incitation première, sans laquelle son vitellus ne présenterait pas les phénomènes de segmentation et de formation des cellules embryonnaires, ou tout au moins sans laquelle ces phénomènes ne se continueraient pas, lorsqu'ils ont commencé spontanément chez les femelles comme chez le mâle.

Tout récemment M. le professeur Serres (*Comptes rendus de l'Institut*, t. XLIII, juillet 1856, p. 76), a établi les points de comparaison entre l'œuf mâle et l'œuf femelle. D'après ce savant, on peut dès à présent compter trois modes différents suivant lesquels leur segmentation s'effectue :

1° Dans le premier, c'est la vésicule germinative et son point germinateur qui se fractionnent (mammifères, oiseaux).

2° Dans le second, la vésicule germinative se multiplie comme dans le premier cas, mais le point germinatif se vésiculise et cette vésicule nouvelle participe avec son noyau à cette multiplication (batraciens, reptiles).

3° Enfin, chez les poissons, c'est le point germinatif vésiculisé qui seul se segmente et se multiplie dans l'intérieur de la vésicule germinative.

*Du rôle des spermatozoïdes.* — On a cherché à déterminer directement par l'expérience si c'est à eux qu'on doit attribuer le pouvoir fécondant, quelle part ils prennent à cet acte physiologique, et jusqu'à quel point la matière même dont ils sont composés intervient dans la formation du germe. La fécondation est un acte caractérisé par le contact suivi de pénétration et de dissolution des spermatozoïdes dans l'ovule femelle, qui a pour résultat la génération dans celui-ci de cellules qui en se réunissant constituent l'embryon.

Il y a donc transmission directe de la matière du mâle, et mélange molécule à molécule, avec celle de la femelle; il y a dans la fécondation transmission matérielle de la substance organisée du mâle à l'ovule femelle, recevant ainsi l'impression de la constitution du mâle, fait qui nous présente à l'état élémentaire, mais d'une manière caractéristique, la transmission héréditaire. (Ch. Robin.)

Les efforts de Spallanzani ont détruit le préjugé de l'*aura seminalis*. Une assez grande quantité de sperme fut placée dans un verre de montre; dans un autre semblable, on déposa des œufs qui, par la viscosité de leur albumine, s'attachèrent à la partie concave du verre; celui-ci fut disposé sur le premier de manière à laisser un très faible intervalle entre les œufs et le sperme, et l'appareil resta plusieurs heures exposé à une température convenable (de 15 degrés à 25 degrés) : une quantité de vapeur considérable humecta les œufs. A chaque expérience une perte sensible fut constatée dans le poids du sperme qui avait séjourné au-dessous d'eux, et néanmoins jamais les œufs soumis à cette seule action ne présentèrent des phénomènes de développement; tandis que ceux d'entre eux qu'on mettait ensuite en contact immédiat avec le sperme éprouvaient bientôt les effets de la fécondation.

La partie du sperme qui s'évapore est donc complétement inféconde et n'a pas plus d'action que n'en aurait la vapeur d'eau : au contraire, la semence liquide possède seule le pouvoir fécondant, et elle en jouit à un si haut degré, qu'une très faible quantité suffit pour déterminer le développement d'un grand nombre d'œufs.

Prévost et Dumas ont démontré non-seulement la nécessité du contact matériel du sperme avec l'œuf, mais encore le mode de pénétration de ce liquide jusqu'à l'enveloppe immédiate de l'ovule, et de plus ont prouvé que le pouvoir fécondant de la semence appartient seulement aux spermatozoïdes. De plus ils ont évalué le nombre des œufs qu'il est possible de féconder avec une quantité connue de ces corpuscules. Ils ont trouvé que 225 spermatozoïdes ont fécondé seulement 61 œufs sur 320. L'ensemble des recherches auxquelles ils se sont livrés sur le même sujet les a conduits à cette conséquence, que le nombre des œufs fécondés est toujours inférieur à celui des spermatozoïdes employés.

Ajoutons qu'après la fécondation sur les œufs de grenouille fécondés artificiellement, et sur ceux de tous les animaux inférieurs, comme sur les œufs des mammifères, on trouve toujours des spermatozoïdes dans l'albumine dont ils sont entourés, et jusqu'à la surface de la membrane vitelline elle-même. Ces corpuscules arrivent-ils au contact de l'œuf pour jouer seulement un rôle accessoire, ou bien pénètrent-ils dans la substance pour lui imprimer une nouvelle vie? C'est ce que nous examinerons plus loin (voyez t. II, p. 418 et suiv.). Vallisnieri, qui ignorait les rapports des spermatozoïdes avec l'œuf, leur attribuait l'usage de conserver à la semence sa fluidité. Bischoff, à l'exemple de Valentin, émet une opinion analogue et considère les spermatozoïdes comme étant destinés tout simplement à maintenir par leur agitation la composition chimique du sperme ; cette hypothèse ne repose sur aucun fondement. Quant à l'opinion qui les ferait passer pour des espèces de colporteurs de la semence, nous verrons qu'elle n'est pas acceptable.

## SECTION II.

### De l'acte de l'excrétion spermatique.

*Définition.* — Cet acte a pour but de conduire le sperme depuis le testicule jusqu'aux vésicules séminales.

Il s'accomplit au moyen d'organes spéciaux qui sont : l'épididyme, le canal déférent, les vésicules séminales, et le *vas aberrans* de Haller.

*Phénomènes de l'excrétion du sperme.* — Dans l'épididyme le sperme va parcourir des canaux flexueux, très rapprochés les uns des autres. La longueur de ce trajet est environ quarante fois plus grande que celle de l'organe; il est évident que cette particularité spéciale à cette glande doit avoir pour but le perfectionnement progressif du sperme et les métamorphoses des animalcules spermatiques. Dans le canal déférent, continuation de celui de l'épididyme, le sperme parcourt un conduit qui n'a plus de flexuosités, mais qui s'élève jusque vers l'anneau inguinal. Là une anse, dont la convexité regarde en haut, se trouve située sur le trajet de ce canal qui descend ensuite en abandonnant la paroi antérieure du bassin vers le bord latéral de la vessie. Il se rapproche beaucoup, surtout à la partie postérieure de la prostate, de celui du côté opposé, et finit par se jeter presque verticalement dans le bord interne de la vésicule séminale. Le long trajet que le sperme parcourt dans le canal déférent peut être évalué à environ 70 centimètres. Dans les vésicules séminales le sperme s'accumule, de même que la bile, l'urine et le lait s'amassent dans la vésicule biliaire, la vessie et les vésicules mammaires, et comme il commence déjà à le faire dans la portion terminale dilatée du canal déférent. Il est probable, que pendant son séjour dans cette cavité, il se passe dans le sperme des changements qu'on ne saurait déterminer aujourd'hui d'une manière précise.

En parcourant tout ce trajet, le sperme se trouve donc modifié : 1° par des dilatations ; 2° par des réservoirs ; 3° par des organes glandulaires.

1° *Influence des dilatations.* — Au moment où il vient se jeter dans les vésicules séminales, on voit que le canal déférent se dilate, qu'il devient anfractueux et plus mou. Si on l'examine à l'intérieur dans ce point, on remarque que la membrane muqueuse prend un aspect rougeâtre qu'elle n'avait pas dans les premières parties de ce canal. Ces dilatations doivent nécessairement avoir une influence sur les modifications du sperme.

Chez les solipèdes, le canal est renflé près de la prostate, renflement dû à des glandes folliculaires. Au même niveau, chez l'homme, on retrouve ces glandes ou follicules s'ouvrant dans les aréoles que présente la muqueuse, et dont on fait suinter un liquide brunâtre par la pression. Moins abondants et moins volumineux que chez le cheval, ces follicules ne déterminent pas un brusque renflement du canal déférent (Ch. Robin).

2° *Influence des réservoirs.* — Les vésicules spermatiques, comme nous l'avons dit, servent de réservoir au sperme qu'elles modifient, soit en ajoutant quelque chose, soit en favorisant la résorption de certaines parties constituantes de ce liquide.

Chez l'homme, les vésicules séminales sont non-seulement des réservoirs, mais des glandes. Hunter a surtout défendu l'opinion exclusive qu'elles sont des glandes seulement. Voici ses arguments : 1° Un homme est tué; il examine les vésicules séminales et y trouve un liquide qui diffère de celui qui est contenu dans le canal spermatique. Il a fait plusieurs fois cette remarque. 2° Un homme succombe ayant perdu depuis longtemps un testicule : l'examen attentif des deux vésicules ne montre pas de différence sensible entre elles. 3° Chez certains animaux la vésicule spermatique a un conduit spécial qui ne s'abouche point avec le canal déférent. 4° Chez les personnes faibles, chez les vieillards, les vésicules sont cependant pleines de liquide. 5° Hunter prend un cabiai, le fait coïter, et il trouve les vésicules pleines après le coït. 6° Enfin ce qui est fourni dans la copulation vient évidemment du testicule; car si l'acte n'est pas terminé, une douleur testiculaire se déclare, preuve qu'il n'y a pas de réservoir pour le liquide qui devait être éjaculé.

Rondelet, qui a découvert ces vésicules, et la plupart des physiologistes, ont professé qu'elles étaient exclusivement un réservoir pour le liquide spermatique. C'est là encore une erreur; elles sont à la fois des glandes et des réservoirs. Elles sont des glandes : parce que l'anatomie nous montre des follicules nombreux dans la membrane muqueuse; parce que les observations de Hunter, que nous avons rapportées, sont parfaitement concluantes en faveur de cette opinion; mais elles ont encore un autre usage aussi incontestable, celui d'être des réservoirs. Ces vésicules représentent, en effet, la vésicule biliaire, et le mécanisme en est identique.

Injectez un liquide dans le canal déférent, ce liquide passera dans les vésicules spermatiques. Examinez les vésicules séminales d'un animal qui aura été châtré de bonne heure, vous les trouverez beaucoup moins développées. Mais voici une preuve entre toutes la plus convaincante : le liquide contenu dans ces vésicules ressemble au sperme; il en a l'odeur et il contient comme lui des animalcules spermatiques. C'est à cette particularité que certains animaux que l'on a châtrés pendant le rut ont dû la faculté de pouvoir encore engendrer. Les recherches de M. E. Godard nous montrent aussi un argument pour cette dernière opinion. Cet observateur a vu en effet qu'à la suite de l'orchite les vésicules séminales étaient atrophiées.

3° *Influence d'organes glandulaires.* — La prostate, les glandes de Méry, le *vas aberrans* de Haller, déversent encore dans les canaux parcourus par le sperme des liquides spéciaux qui viennent le modifier, et nous venons de voir que les vésicules séminales remplissaient aussi cet usage. Nous ne parlerons ici que du *vas aberrans* de Haller.

On sait que du commencement du conduit déférent on voit naître une longue branche jaunâtre, découverte par Haller, qui s'élève de quelques pouces entre les cordons des vaisseaux spermatiques, et qui de là se termine en cul-de-sac; ce vaisseau a un pouce et demi à trois pouces de long. Il est plus étroit que le canal de l'épididyme, surtout à l'endroit de sa jonction avec celui-ci. De là il grossit peu à peu jusqu'à son extrémité en se dilatant de distance en distance. On ignore à quelle sécrétion il préside : toujours est-il qu'il doit déverser un liquide dans le canal déférent pour délayer probablement le sperme trop épais dans ce point, et en faciliter, par conséquent, la marche vers les vésicules séminales. Il résulte des recherches de M. Cl. Bernard que ni la salive, ni le suc pancréatique et la bile, au moment où ils agissent, ne sont purs; toujours ils sont mélangés au produit d'une ou de plusieurs espèces de glandes (deux espèces de glandes salivaires; bile et suc pancréatique).

Or le sperme, au moment où il sort, est aussi formé du mélange de plusieurs sortes de liquides. Ce sont : 1° le liquide testiculaire, représenté à peu près uniquement par des spermatozoïdes (Gosselin), et alors il est blanc, crémeux, non visqueux, et par un peu de liquide, quelques granulations moléculaires grisâtres ou graisseuses brunâtres qui donnent au sperme du canal une teinte brunâtre, si elles sont abondantes; 2° le liquide brunâtre des follicules de la portion aréolaire terminale du canal déférent; 3° le produit de la muqueuse des vésicules; 4° le liquide prostatique, qui donne au sperme sa couleur lactescente; 5° le liquide des glandes de Cowper, qui lui donne sa viscosité et son aspect filant. Le liquide des vésicules est une substance mucilagineuse renfermant souvent des grumeaux arrondis ou creusés d'aréoles d'une manière transparente demi-solide, réfractant faiblement la lumière, dans laquelle les spermatozoïdes sont englobés ; d'autres fois ce liquide est grisâtre ou brunâtre, contenant des granulations jaunâtres polyédriques, etc. (Ch. Robin.)

*Des obstacles qui s'opposent à la circulation du sperme.*— Ces obstacles sont extrêmement multipliés. C'est d'abord le réseau de Haller, plus loin c'est l'épididyme avec ses mille flexuosités, plus loin encore c'est le canal déférent, dont la longueur est si considérable et dont le calibre est si étroit. Une autre cause, c'est la viscosité du liquide ; aussi n'est-il pas rare de voir s'établir des obstructions qui arrêtent la marche de ce liquide, et les recherches récentes et ingénieuses de M. Gosselin ont montré que souvent les voies spermatiques s'oblitéraient. En voyant la difficulté que le sperme doit surmonter pour arriver jusqu'aux vésicules séminales, on devait s'étonner qu'il n'y eût pas plus souvent des oblitérations, surtout à la suite de certaines maladies, comme l'orchite blennorrhagique ; mais M. Gosselin vient encore de découvrir que cette oblitération arrivait, et il en fait voir toutes les conséquences au point de vue de la pratique.

*Des causes qui font circuler le sperme.* — Il y a d'abord la force *à tergo*. Elle est tellement grande, que si à l'époque du rut on lie le canal déférent, celui-ci se rompt au-dessus de la ligature, ou bien il se dilate seulement comme l'a vu A. Cooper ; mais la force principale nous paraît résider dans les parois de ce conduit. On y trouve, en effet, une tunique musculeuse d'un jaune brunâtre, composée de fibres longitudinales et de fibres circulaires.

D'autres causes secondaires viennent s'ajouter à la précédente. Ainsi la lumière étroite du canal déférent permet d'établir la comparaison avec un tube capillaire ; mais il faut avouer qu'il n'y a pas d'expérience qui permette de croire à l'intervention de cette force. On comprend que le crémaster, par des contractions alternatives, puisse activer la marche du sperme. Il en est de même de certaines positions. Ainsi, dans le décubitus horizontal, le sperme coulera plus facilement que dans la position verticale. Ajoutons à toutes ces causes le mouvement du testicule en rapport avec la respiration. Ce mouvement, qui est très marqué chez certaines personnes, consiste dans une élévation au moment de l'expiration et dans un abaissement pendant l'inspiration.

Il résulte de tout ce que nous venons de dire que l'œuf mâle est obligé de parcourir un canal étroit, qui est l'analogue de la trompe de Fallope, et que sa marche est très lente. Cette condition lui permet de s'entourer de produits adventices qui lui donnent une nouvelle ressemblance avec l'œuf femelle.

## SECTION IV.

### De l'acte de l'érection chez l'homme.

*Définition.* — C'est cet acte par lequel les organes génitaux externes acquièrent une certaine rigidité pour pouvoir pénétrer dans ceux de la femme.

L'appareil qui est destiné à l'accomplir est formé de divers organes, qui sont : 1° le gland, le corps spongieux et le bulbe de l'urèthre ; 2° les corps caverneux de la verge avec leurs muscles. Dans l'état de repos, tous ces organes sont dans le relâchement, et rien ne les distingue des autres organes qui sont sous l'influence de la vie végétative ; mais quand le besoin d'accomplir la copulation se fait sentir, ils changent bientôt d'état, ils deviennent turgides, ils s'érigent, et l'acte de l'érection s'accomplit.

L'érection peut être distinguée en naturelle, c'est-à-dire résultant de l'excitation au coït, et en factice, dépendant de causes étrangères à l'acte vénérien. Cette dernière peut se manifester sous l'influence d'actions mécaniques ou irritantes très variables : la plénitude de la vessie, par exemple, détermine généralement des érections le matin, avant le lever, même chez les jeunes enfants, mais elles cessent dès que l'urine a été évacuée ; la compression par toute autre cause, des varices qui rapportent le sang des organes génitaux, l'usage des cantharides, etc., peuvent aussi la provoquer.

L'érection naturelle peut être due à plusieurs causes : 1° l'imagination ; 2° l'odeur de certaines substances et en particulier de celle qui est propre au sexe ; 3° l'excitation de l'organe sexuel. Cependant la cause la plus active et la plus générale tient à la distension des vésicules séminales et des testicules par le fluide spermatique. Cette abondance, déterminant d'abord un sentiment incommode de pression et de douleur sourde, provoque l'érection très promptement, s'il s'y joint un aiguillon quelconque. Celle-ci, quelle que soit la nature de l'excitant, a toujours d'autant moins de force que les réservoirs de la semence sont moins pleins. M. Debrou pense que le sommeil a beaucoup d'influence sur l'érection.

*Phénomènes de l'érection.* — Quand l'érection est arrivée, les organes chez lesquels elle a lieu changent de forme, de volume, de direction et surtout de consistance. Il est inutile de décrire ces changements ; mais il y en a d'autres qui doivent nous intéresser. Aussi longtemps que l'érection dure, la sensibilité prend un autre caractère ; le moindre contact, la plus légère pression sur le gland et même sur les organes voisins fait naître des commotions qui parcourent l'organisme avec la rapidité de l'éclair. Ces secousses nerveuses sont intimement liées à la sensation qui a lieu sur le gland devenu organe nouveau. Comme une plus grande quantité de sang afflue pendant l'érection, on voit les organes devenir plus rouges, et leur surface se dessèche plus vite. Chaque battement artériel y retentit, et, chose remarquable, l'urine ne peut pas couler.

Il était intéressant de connaître la force de pression nécessaire pour donner de la roideur au pénis par l'accumulation d'un liquide dans l'intérieur des corps caverneux. Müller a fait l'expérience suivante. Il a pratiqué une ouverture au corps caverneux d'un pénis; il fixa, par le moyen d'une ligature, un tube de verre haut de six pieds, qui fut maintenu perpendiculaire et rempli d'eau. Une compression exercée dans le bassin empêcha l'eau de refluer dans les veines du bas-ventre. Une colonne d'eau de six pieds mit la verge dans un état complet d'érection et de roideur. Le sang qui s'accumule dans le corps caverneux pendant l'érection est donc soumis à une pression égale à celle d'une colonne d'eau haute de six pieds. C'est aussi à peu près celle qui agit sur lui pendant qu'il coule dans les artères.

*Mécanisme de l'érection.*—Nous allons l'examiner dans les divers organes qui y concourent.

A. *Du rôle du gland dans l'érection.* — Pour bien comprendre comment le gland s'érige, il est nécessaire de se rappeler les dispositions de ses vaisseaux.

1° Les rameaux antérieurs et les branches de la veine dorsale de la verge tirent leurs racines les plus ténues des ramifications les plus délicates du réseau veineux du gland, et surtout du bord postérieur de cet organe (1).

2° Si sur une préparation injectée on sépare le gland de l'extrémité conique des corps caverneux de la verge, on met à nu un réseau de veines considérables qui proviennent de la surface interne infundibuliforme du parenchyme du gland. De ce réseau naissent les veines qui reparaissent sous le bord postérieur du gland comme des rameaux plus considérables de la veine dorsale. Dans l'érection, on comprend que ces veines doivent éprouver pendant leur trajet une compression entre le gland à l'état rigide et l'extrémité antérieure du corps caverneux; mais lorsque le membre viril commence à se relâcher, elles rendent le retour du sang hors du gland beaucoup plus libre et plus facile que s'il avait lieu par les ramuscules très ténus de la veine dorsale que nous avons mentionnés d'abord.

3° Du réseau veineux lui-même, situé entre le gland et le corps

(1) Kobelt, *De l'appareil du sens génital des deux sexes*, trad. de Kaula. Paris, 1851.

de la verge, partent encore d'autres veines qui pénètrent dans l'intérieur du corps caverneux; elles établissent ainsi une communication entre le gland et l'extrémité antérieure des corps caverneux du pénis.

Le sang artériel est fourni au gland principalement par les artères dorsales de la verge; on parvient cependant à injecter le gland par les artères bulbo-uréthrales et même par les artères profondes de la verge. On trouve, quoique en petit nombre, des *artères hélicines* (Kobelt) dans le gland. Quoi qu'il en soit, ce ne sont pas ces artères, mais les veines du bulbe et du corps spongieux de l'urèthre, qui fournissent principalement au gland pendant l'érection.

B. *Du rôle du corps spongieux de l'urèthre dans l'érection.* — Le système vasculaire veineux si délicat du gland se continue en arrière et en bas dans les veines du corps spongieux qui entourent l'urèthre. Les veines de ce corps forment entre elles de nombreuses anastomoses; elles sont placées dans le sens de la longueur, immédiatement autour de la muqueuse de l'urèthre, et lui constituent une espèce de gaîne assez épaisse; leur direction principale, comme cela se voit clairement sur un pénis de cheval injecté, est d'arrière en avant, afin de mettre le bulbe en communication avec le gland.

De même que le gland, le corps spongieux de l'urèthre constitue un véritable *rete mirabile venosum*, avec cette différence toutefois que ses expansions vasculaires n'apparaissent pas comme dans le premier sur la peau extérieure, mais se dirigent vers le gland en conservant un calibre à peu près égal dans leur gaîne fibreuse commune; elles communiquent dans la profondeur avec les réseaux veineux très délicats qui se trouvent sous la muqueuse du canal. Quand ce système veineux est injecté, l'urèthre est toujours largement ouvert et béant dans toute sa longueur; cela se voit d'ailleurs déjà à l'orifice de l'urèthre, qui est entr'ouvert pendant l'érection. On ne trouve aucune communication vasculaire entre les deux portions latérales du corps spongieux de l'urèthre; les veines de ce corps communiquent avec les veines voisines de la manière suivante :

1° Immédiatement derrière le gland, dans le sillon des corps caverneux qui longe la portion spongieuse, on voit naître de la partie latérale du corps spongieux de l'urèthre, par des racines très déliées, les premiers rameaux de la veine dorsale; ils se rendent en entourant la convexité latérale de la verge sur le dos de l'organe, pour s'engager dans la partie antérieure du tronc de la veine dorsale.

2° Entre les trois corps spongieux, Kobelt décrit un nouveau réseau veineux communiquant avec la veine dorsale d'une part, et les veines inguinales cutanées, la veine obturatrice et le *plexus pudendalis* de l'autre.

3° Il existe une communication veineuse entre le corps spongieux de l'urèthre et les corps caverneux. Il est probable que ces deux ordres de vaisseaux sont comprimés entre les trois corps caverneux pendant l'érection, tandis que la turgescence venant à cesser, ils doivent ouvrir au sang un passage plus libre dans la veine dorsale au moyen des veines latérales.

4° Enfin les petits troncs qui émergent sur les côtés du corps spongieux de l'urèthre reçoivent encore plusieurs veines cutanées qui naissent du frein, du prépuce et de l'enveloppe cutanée externe de la surface antérieure et inférieure de la verge.

Le corps spongieux de l'urèthre reçoit principalement son sang artériel des artères bulbo-uréthrales, qui viennent du bulbe et ont des communications assez libres avec les rameaux des artères dorsales et profondes de la verge. Les artères hélicines sont peu développées dans ce point.

C. *Du rôle du bulbe de l'urèthre dans l'érection.* — Chez l'homme, chacun des hémisphères latéraux du bulbe est séparé par un sillon bien évident d'une troisième éminence située en travers, moins large que les autres, donnant passage à la portion membraneuse de l'urèthre. Ses veines sont :

1° Les troncs qui perforent la paroi supérieure du bulbe derrière la bifurcation des corps caverneux ; ces vaisseaux vont en haut derrière la symphyse du pubis, jusque dans le labyrinthe veineux de Santorini.

2° D'autres troncs naissent du renflement moyen, se dirigent sur les côtés et en arrière pour se jeter dans les veines honteuses.

Le sang artériel arrive au bulbe par deux paires d'artères, dont l'une est destinée surtout à la protubérance postérieure, l'autre appartient plutôt au corps spongieux de l'urèthre. Ici il y a un nombre immense d'artères hélicines, à tel point qu'un seul pédicule, lui-même très court et très mince, supporte jusqu'à vingt ampoules. De plus, le bulbe reçoit encore quelques rameaux des deux dorsales de la verge.

D. *Du rôle du bulbo-caverneux.* — Ce muscle se compose de deux couches :

1° La couche musculaire superficielle naît du raphé fibreux situé sur la ligne médiane. Cette couche se divise en deux portions dont les fibres, confondues à leur origine, s'insèrent cependant dans des points tout à fait différents.

Les fibres des trois quarts postérieurs de cette couche s'ajustent autour de la surface inférieure et latérale du bulbe, et se terminent par un feuillet tendineux qui se réunit sur la ligne médiane supérieure avec celui du côté opposé. Cette portion embrasse donc le bulbe et doit le comprimer d'arrière en avant. Le sphincter externe de l'anus et le muscle transverse superficiel du périnée s'unissent, en arrière, sur la ligne médiane, à cette première portion du bulbo-caverneux.

Le quart antérieur des fibres de cette couche musculaire superficielle contourne, de chaque côté, la racine de la verge logée dans une espèce d'étranglement; arrivé sur la face dorsale du pénis, il se termine avec les fibres du côté opposé dans un feuillet tendineux commun qui recouvre les vaisseaux et les nerfs dorsaux. Dans ce tendon sont quelquefois comprises des fibres musculaires très courtes. D'après cela, l'action de cette portion musculaire ne s'étend pas seulement à la partie antérieure du bulbe, mais encore en même temps, sur la racine, les vaisseaux et les nerfs de la verge.

2° La couche profonde se compose de deux moitiés latérales symétriques; mais elle ne s'étend que sur la protubérance postérieure des bulbes. Ses fibres naissent de l'étranglement tendineux longitudinal qui existe à la surface inférieure et postérieure du bulbe jusque vers la portion moyenne de ce bulbe : les fibres antérieures de cette couche se dirigent transversalement autour de l'hémisphère du côté correspondant, les fibres moyennes recouvrent la face convexe de cet hémisphère, et les fibres postérieures se rendent en avant, presque en ligne droite, dans le sillon qui sépare l'hémisphère du lobe moyen; enfin toutes ces fibres convergent et finissent ensemble par un tendon étroit, aplati, qui s'unit au tendon du côté opposé au-devant de l'entrée de la portion membraneuse de l'urèthre dans le bulbe. Ces deux moitiés embrassent donc, d'après cela, les deux hémisphères du bulbe à la manière d'une fronde ou d'une coiffure musculaire. Cette couche profonde, exclusivement destinée à comprimer les hémisphères, pourrait être désignée sous le nom de *muscle compresseur des hémisphères du bulbe*.

E. *Action simultanée des organes précédents.*—Les divers organes que nous venons d'examiner forment donc un appareil érectile spécial, dont diverses parties sont entre elles dans les rapports anatomiques les plus intimes. Aussi elles doivent avoir un mode d'action commun. Voyons comment l'érection va s'y accomplir. Ce phénomène ne se déclare dans le gland qu'en dernier lieu, lorsque déjà des phénomènes semblables se sont manifestés dans les autres parties érectiles. Aussitôt que la turgescence du membre commence, il s'éveille dans le gland une énergie spécifique en vertu de laquelle le moindre contact, la moindre pression, le plus léger frottement fait naître des commotions nerveuses dans tout l'organisme. La vie propre du gland a commencé, il est devenu un organe dans lequel l'éréthisme vénérien se développe par suite de changements survenus dans la sensibilité. Cette première période de l'exaltation vénérienne ne va pas plus loin: l'érection, jusqu'alors, peut-être considérée comme un état pénible, incommode, qui, dans le priapisme, par exemple, se transforme même en une véritable douleur. Toutefois cet état se dissipe sans autres suites.

Dans les circonstances ordinaires, sous l'influence de cet afflux graduel et constant du sang par les artères, le gland acquiert seulement le degré de turgescence nécessaire pour réveiller les nerfs et pour rendre possible l'introduction du membre viril: ce qui est visible chez certains animaux, le cheval, le chien, etc. Lorsqu'un étalon est au moment où le membre pénètre dans le vagin de la jument, le gland est petit, et sa couronne dépasse très peu le collet du membre; mais lorsque l'étalon retire la verge, on voit que le gland a doublé, triplé et même quadruplé de volume, et, pour nous servir d'une expression en usage dans les haras, il est devenu une véritable assiette. Le même phénomène s'observe aussi, quoique à un moindre degré, chez l'homme et chez tous les mammifères.

Ce n'est donc que sous l'influence excitante des frottemens extérieurs que le gland, particulièrement sa couronne, arrive à un développement complet; il entre seulement alors dans la seconde période de l'excitation vénérienne. Alors aussi commence à se faire sentir le chatouillement voluptueux. L'excitation continuant toujours à agir, l'organisme s'élève jusqu'à l'exaltation érotique la plus vive; celle-ci a pour suite immédiate l'émission de la liqueur séminale, et enfin, pour conséquence médiate, l'affaissement du membre viril. Cherchons donc l'explication de tous ces phénomènes.

En passant de l'état de relâchement à une turgescence complète le gland devient le siége d'une sensibilité toute nouvelle, spécifique, jusqu'alors assoupie, et tous ces phénomènes réagissent à leur tour sur les centres nerveux. Mais pour que les excitations nerveuses produisent un effet rapide, il faut qu'elles agissent avec autant de promptitude que d'énergie. C'est alors qu'intervient l'appareil musculaire du bulbe, phénomène réflexe qui a pour effet la participation involontaire de cet organe contractile. Sur des chiens récemment étranglés, Kobelt mettait à nu la racine de la verge depuis en bas jusque sur ce muscle bulbo-caverneux; chaque fois qu'il excitait le gland plus ou moins turgescent, le muscle bulbo-caverneux se contractait par saccades, sur le bulbe rempli de sang, et poussait, par coups rapides, le liquide à travers les conduits vasculaires du corps spongieux de l'urèthre, jusque dans le gland qui arrivait ainsi à un développement complet. Souvent une seule excitation était suivie de plusieurs de ces contractions régulières rhythmiques; durant ces alternatives de contraction et de dilatation, on voyait le sang affluer par les artères dans le bulbe, en être expulsé et porté vers le gland : on ne saurait méconnaître une ressemblance frappante de ce mode d'action avec la *systole et la diastole du cœur*. Lorsque les excitations étaient dirigées vers les corps caverneux de la verge ou de l'urèthre, sans toucher les nerfs dorsaux de l'organe, les contractions musculaires ne se produisaient pas. Chez un chien qui s'accouple, au moment de l'introduction de la verge, la main portée sur le bulbe, qui proémine d'une manière sensible entre l'anus et le scrotum, reconnaît que les contractions du bulbe correspondent aux frottements du coït.

Chez l'homme, aussitôt que le gland à l'état de turgescence est sous l'influence d'une excitation quelconque, les mouvements réflexes du bulbo-caverneux sont ressentis dans le périnée. Ces phénomènes ont aussi pour résultat immédiat un développement correspondant du gland, ainsi que des secousses qui parcourent tout l'organisme comme autant d'ébranlements voluptueux. Ce sont là les *contractions* et les *mouvements spasmodiques* dont Cuvier a parlé. Dans l'état de trouble où se trouve notre être, et dans ces conditions passagères où la conscience de l'individu est entièrement abolie, ce sont ces mouvements qui préparent et mènent à fin l'émission spermatique.

Ainsi donc, d'une part le gland doué de sensibilité, et de l'autre l'appareil musculaire irritable du bulbe, se comportent entre eux comme des excitateurs réciproques; en un mot, l'excitation de l'un devient une cause excitante de l'autre. Le gland excité réagit sur le bulbe qui lui envoie de plus en plus des matériaux excitants: en effet, chaque nouvelle impulsion de sang dans le gland exalte sa sensibilité; le muscle bulbo-caverneux, irrité à son tour, accélère progressivement ses contractions pour satisfaire à l'appel du gland, dont les besoins augmentent de plus en plus, jusqu'à ce qu'enfin par ces actions alternatives l'appareil entier arrive au plus haut degré d'exaltation. A ce moment se produit tout à coup une nouvelle série de phénomènes réflexes secondaires entre le gland et les muscles destinés à l'évacuation des vésicules séminales, de sorte qu'en définitive ces muscles excités amènent l'éjaculation spermatique. A ce point les rapports d'échange sont épuisés, la fonction spéciale est accomplie, et l'organe, après que la nature a rempli son but, rentre dans le repos de la vie végétative.

Il est encore d'autres circonstances concomitantes qui participent comme auxiliaires à cette série de phénomènes. A chaque propulsion de la verge introduite dans le vagin, le prépuce est ramené sur la couronne du gland, et le frein est tiré en arrière et en bas, de manière que la peau du gland, dont la sensibilité est déjà si fortement exaltée, se trouve tendue autant que possible par ce petit ligament et soumise à une friction immédiate avec les parois elles-mêmes turgescentes du vagin.

Mais ce n'est pas tout : malgré les mouvements de propulsion du muscle compresseur du bulbe, malgré l'augmentation de l'afflux du sang veineux et artériel dont nous venons de parler, l'érection serait encore impossible si le sang pouvait s'échapper de l'organe à chaque contraction du muscle bulbo-caverneux. Pour prévenir ce dégorgement trop rapide, la portion antérieure de ce muscle, c'est-à-dire le muscle compresseur de la racine de la verge, comprime la veine dorsale du pénis qui passe sous son tendon. En même temps, le bord supérieur du muscle compresseur des hémisphères embrasse, à la manière d'un sphincter, les veines bulbeuses qui naissent du lobe moyen. De telle sorte que, chez l'homme, le sang est retenu dans le gland d'une double façon, au moyen du même appareil musculaire qui y détermine un afflux sanguin plus considérable en même temps qu'il s'oppose à l'écoulement trop rapide de ce liquide. Le chien, le singe et le chat possèdent derrière la symphyse du pubis un muscle compresseur spécial de la veine dorsale. Il naît de la face interne de la tubérosité de l'ischion (chien), ou bien de la face postérieure du pilier de la verge (chat), se dirige en haut, en convergeant vers celui du côté opposé et en s'effilant vers le sommet de l'arcade pubienne, et se termine en cet endroit par un tendon étroit, rubané, qui se confond au-dessus de la veine dorsale avec le tendon du côté opposé. Mais immédiatement sous cette veine, qui paraît seulement impaire dans ce court trajet (chien), il y a un petit ligament roide, fibreux, tendu transversalement d'un côté à l'autre, contre lequel cette veine est comprimée par le tendon commun des deux muscles mentionnés.

F. *Du rôle des corps caverneux de la verge dans l'érection.*—Les corps caverneux prennent la part la plus grande dans l'acte que nous décrivons. La forme générale du corps de l'organe est plutôt fusiforme que cylindrique, et la plus grande ampleur existe dans son tiers antérieur. Dans un membre parfaitement injecté on remarque sur toute la longueur du pénis des sillons transversaux étroits ; ils servent à recevoir et à fixer les branches de la veine dorsale et à les protéger contre tout frottement, contre toute compression pendant le coït.

Quant à l'écoulement du sang provenant des deux corps caverneux du pénis, il se fait de la manière suivante :

1° De la gouttière inférieure du corps de la verge, à travers des fentes particulières, entre les fibres transversales de l'enveloppe fibreuse, naissent de nombreuses radicules qui montent vers la veine dorsale comme des vaisseaux distincts, ou se réunissent aux veines du corps spongieux de l'urèthre. Les veines provenant de la racine de la verge ne se rendent plus aux veines dorsales ; mais les unes se déversent dans le réseau veineux sur le côté opposé de la veine, et les autres remontent pour se joindre aux veines cutanées abdominales. Ces vaisseaux doivent avoir une destination particulière, car ils auraient pu, avec un trajet beaucoup moins long, se diriger du dos de la verge dans la veine dorsale.

2° Sur toute la surface dorsale de la verge, surtout le long de la cloison, de nombreux rameaux très courts émergent des corps caverneux, et s'abouchent avec les rameaux et le tronc de la veine dorsale. On constate le mieux leur existence et leur origine, en fendant le tronc et les rameaux de la veine dorsale ; une sonde introduite dans ces vaisseaux pénètre jusque dans le corps caverneux du pénis.

3° De l'angle formé par la bifurcation de la racine de la verge surgissent plusieurs gros troncs veineux placés sur les côtés de la veine dorsale, qui se dirigent sous l'arcade pubienne et se jettent derrière celle-ci dans les plexus prostatique et vésical. Ces veines profondes du pénis paraissent être les principaux vaisseaux efférents de l'organe de transmission.

4° Enfin, Kobelt a vu plusieurs veines sortir de la face interne des piliers de la verge, en passant entre les fibres du muscle ischio-caverneux ; en partie, elles donnaient leur sang à la veine honteuse ; en partie, elles contournaient les racines de la verge pour se rendre dans la veine obturatrice.

La distribution des artères doit nous arrêter un instant.

L'artère honteuse, après avoir fourni des deux côtés l'artère bulbo-uréthrale, se divise en dorsale et en profonde de la verge ; cette dernière envoie dans la profondeur un rameau de 1 millimètre d'épaisseur qui pénètre dans le renflement de la racine du corps caverneux, et s'y divise aussitôt en un lacis vasculaire très abondant aux ramifications ténues duquel répondent des *diverticules artériels* réunis en touffes comme les fleurs du chèvrefeuille. Un ramuscule distinct de ce lacis se dirige en arrière, dans l'extrémité inférieure du pilier; un autre rameau se rend en avant dans l'intérieur du corps caverneux, pour s'anastomoser en cet endroit avec l'artère caverneuse de la verge.

En effet, l'artère profonde s'unit dans l'angle de la racine de la verge, avec celle de l'autre côté, en une arcade vasculaire très courte, de la convexité de laquelle part de chaque côté une artère caverneuse du pénis, qui pénètre d'arrière en avant dans le corps caverneux correspondant et s'y prolonge jusqu'à son extrémité antérieure. De cette manière, elle fournit de nombreux rameaux au parenchyme des corps caverneux, et contracte des anastomoses fréquentes avec sa congénère, à travers la cloison des corps caverneux du pénis. Elle est aussi munie de diverticules artériels qui deviennent plus rares en avant. Enfin, des rameaux de diverses grandeurs, provenant de l'artère dorsale du pénis, pénètrent de haut en bas dans la profondeur des corps caverneux. On estime facilement que ces petites artères doivent apporter dans le corps si volumineux de la verge du sang artériel en bien moins grande quantité que ne le font les six artères assez considérable qui fournissent au bulbe, au corps spongieux et au gland. Dans ces derniers organes, c'est surtout du sang artériel qui arrive; dans les corps caverneux de la verge, c'est du sang véineux qui est retenu.

G. *Du rôle de l'ischio-caverneux dans l'érection.* — Au corps caverneux de la verge se trouve aussi annexé un muscle : c'est l'*ischio-caverneux*. Si l'on injecte la verge et si l'on enlève le bulbe, ce muscle répond à la forme générale des piliers des corps caverneux qu'il dépasse beaucoup en longueur en bas. Ses faisceaux musculaires proviennent de trois points différents, sans cependant être divisés en trois chefs distincts.

La partie moyenne ou principale prend son point de départ à 30 ou 40 millimètres sous l'extrémité arrondie du pilier de la face interne de la tubérosité de l'ischion, se dirige en haut, sort sous la branche de l'arcade pubienne pour se rendre sur le pilier de la verge, où elle se termine à peu près tout entière, dans un feuillet tendineux triangulaire : ce dernier recouvre le bulbe du pilier de la verge, de telle façon que sa base repose sur l'étranglement de la racine du pénis. D'autres fibres musculaires partent de la lèvre interne de l'arcade pubienne, et se dirigent obliquement en avant et en haut vers le bord interne de ce feuillet tendineux. Une troisième portion naît de la lèvre externe de l'arcade pubienne, se dirige en haut et en avant, et s'attache au bord externe de l'aponévrose triangulaire de la première portion.

Les corps caverneux de la verge, comme le corps spongieux de l'urèthre, se remplissent par la congestion et la rétention du sang;

et comme cet état de pléthore des corps caverneux du pénis commence et s'achève toujours avant la turgescence de ces derniers, malgré l'exiguïté des affluents artériels, les moyens d'empêcher son retour doivent l'emporter ici. Cependant on cherche en vain, chez l'homme et les animaux, un semblable appareil de rétention pour les grosses veines profondes, qui passent sous la symphyse des pubis, émergeant des corps caverneux de la verge.

Il fallait pour amener la rigidité extrême du pénis un appareil analogue à celui du bulbe de l'urèthre et du muscle bulbo-caverneux ; cet effet est réalisé par les bulbes des piliers péniens et par les muscles ischio-caverneux.

Au moyen des contractions volontaires des ischio-caverneux, le membre viril, déjà rempli de sang, peut acquérir une rigidité encore plus considérable. Ces contractions peuvent le redresser, le fixer et en même temps lui faire éprouver une certaine rétraction. Par contre, ce mécanisme musculaire ne produit sur le membre viril à l'état de relâchement d'autre effet qu'une légère rétraction ; mais pendant l'érection l'ischio-caverneux exerce une compression concentrique sur le bulbe gorgé de sang : il chasse tout le contenu de ce renflement dans le corps de la verge déjà turgescente et en augmente le développement ; puis lorsque les ondées sanguines ne trouvent plus à se loger dans les corps caverneux, lorsque les piliers de la verge et leur bulbe ne trouvent plus à se vider, alors les corps caverneux et les piliers du pénis ont atteint leur plus haut degré d'extension et de rigidité. Alors aussi, à chaque contraction des deux muscles ischio-caverneux, la forme générale de tout l'organe de transmission apparaît avec les contours les plus tranchés, et tout le membre est placé dans ses véritables conditions de rapport avec le bassin. Sa forme auparavant était telle que le corps de la verge pendait avec une légère courbure au-devant des piliers eux-mêmes dirigés de bas en haut. Cette courbure s'efface, les corps caverneux prenant la même direction que leurs piliers, c'est-à-dire d'arrière en avant et de bas en haut. dans cet état les piliers se prolongent en droite ligne dans le corps de l'organe, et la contraction du muscle fixe plus solidement la verge au bassin. Ainsi l'ischio-caverneux remplit deux effets : il concourt à l'érection de la verge et il fixe le membre viril contre les os du bassin. Outre ces usages, le muscle ischio-caverneux doit chez le lapin comprimer la veine dorsale et retenir ainsi le sang dans la verge.

Voyons maintenant comment ces muscles entrent en action. Ils ne peuvent exercer une compression quelconque sur la veine dorsale que lorsque l'état de plénitude des corps caverneux est déjà assez avancé pour lui offrir un appui solide. Une semblable compression de la veine dorsale serait même sans effet pour le redressement général du membre; elle s'oppose seulement au retour du sang hors du gland et du corps spongieux de l'urèthre, susceptibles de se remplir de sang pour leur propre compte, sans rigidité concomitante du corps de la verge, mais incapables de le redresser, car ils ne reposent pas immédiatement sur le bassin et manquent ainsi d'un point solide sur lequel ils puissent s'élever. Enfin, pendant le développement du membre, on ne remarque aucune contraction tonique dans le bulbo-caverneux ni dans l'ischio-caverneux : ces muscles au contraire demeurent tous les deux inactifs durant cette période de l'érection.

Si, au contraire, on met à nu l'ischio-caverneux, à chaque excitation pratiquée sur le gland le muscle se contracte brusquement. Ainsi, quoique appartenant à l'organe de transmission, ce muscle est par rapport au gland dans des conditions directes de réflectivité qui, de même que le bulbo-caverneux, se développent dans la première période de l'excitation vénérienne avec la turgescence du gland. En effet, une pression exercée sur le gland à l'état de flaccidité ne fait reconnaître au doigt porté sur le périnée aucune contraction de l'ischio-caverneux, tandis qu'on les perçoit immédiatement quand le gland est turgescent.

En résumé, il existe trois bulbes, le bulbe proprement dit et les deux autres décrits par Kobelt, faisant partie des piliers de la verge. Ces trois bulbes sont comprimés simultanément par leurs muscles à chaque excitation du gland. Cette coïncidence d'action était indispensable; sans elle le sang qui arrive en abondance aurait pu, au moyen des anastomoses qu'il y a entre les corps caverneux de l'urèthre et de la verge, par la compression de l'un passer dans les espaces moins remplis de l'autre et paralyser l'effet voulu Ainsi tous ces organes se prêtent mutuellement dans leur action un concours des plus fructueux. Les corps caverneux de la verge viennent en aide aux corps spongieux de l'urèthre par leur rigidité et leur fixité; et ceux-ci, par la sensibilité exquise dont ils sont doués surtout dans le gland, dominent l'ensemble des phénomènes qui constituent l'acte que nous décrivons.

*Historique des théories de l'érection.* — 1° On a d'abord pensé que la verge se remplissait d'esprits animaux, et que les muscles du périnée la redressaient comme un bâton qui serait soutenu par des cordes. Ce rôle, attribué aux muscles ischio-caverneux, fut consacré par Vésale, qui nomma ces muscles *erector penis*, nom qui fut maintenu jusqu'à Winslow, lequel lui substitua celui d'*ischio-caverneux*. R. de Graaf s'éleva vivement contre l'action érigeante de ces muscles ; mais, après lui, beaucoup d'auteurs continuèrent à adopter l'ancienne opinion.

2° R. de Graaf fut le premier qui démontra que l'érection résulte du sang accumulé dans la verge. Il pressentit aussi que la turgescence des corps caverneux pouvait tenir à un défaut d'équilibre entre la sortie et l'arrivée du sang, et il chercha quels obstacles pouvaient s'opposer à la sortie du sang veineux. Les muscles ischio-caverneux, dont il avait constaté l'action érigeante, furent pour lui la cause de cet obstacle.

3° M. Mercier remarque d'abord que toutes les veines de la verge vont aboutir aux sinus de Santorini, qui sont placés entre la face postérieure de la symphyse pubienne et la prostate ; que ces sinus se divisent bientôt pour se porter en arrière vers les parties latérales du bas fond de la vessie, et gagner enfin les veines hypogastriques : que dans ce trajet ces sinus forment des plexus très développés, principalement entre les faces latérales de la prostate, où les veines sont maintenues fixes par le feuillet descendant de l'aponévrose pelvienne. Cela posé, il admet que les portions verticales des muscles pelviens, en se contractant, compriment les veines contre les faces latérales de la prostate et produisent ainsi la stase du sang dans les tissus érectiles de la verge.

4° Chaussier et Adelon, comme Méry, n'hésitent point à regarder la turgescence de la verge comme dépendante d'une propriété *sui generis* dont est doué le tissu érectile. Ils appellent cette propriété l'*érectitité*. Mais ce n'est point là une théorie. Ils citent, à l'appui de leur manière de voir, l'érection du mamelon chez la femme et celle de la crête des gallinacés, érection qu'on ne saurait expliquer, en effet, par la compression des veines. On peut faire remarquer aux partisans de cette théorie, que Schwann a décrit, dans la caroncule du dindon, un faisceau musculaire qui rend suffisamment compte de la mobilité de ce prolongement ; que la prétendue érection du mamelon est plutôt analogue au froncement du dartos qu'à la turgescence du pénis.

5° Müller a annoncé que les capillaires artériels, répandus dans les corps caverneux, présentent de petits renflements contournés en forme de diverticules (*artères hélicines*) ; diverticules isolés ou réunis en grappes, qui sont des dilatations du système artériel, et qui, du reste, rampent dans l'épaisseur des cloisons et ne s'ouvrent point dans les cellules veineuses. D'après cet auteur, ces artères ou varicosités artérielles se rempliraient de sang, comme les cellules veineuses, pendant l'érection.

6° M. le professeur Bérard a émis dans ses leçons orales une opinion qui s'appuie sur des dispositions anatomiques. D'après lui, il y aurait, dans les parois des vacuoles, des fibres contractiles sur lesquelles reposerait le mécanisme de l'érection. Müller, en effet, a décrit dans les corps caverneux de l'éléphant et même de l'homme des fibres d'un rouge pâle, placées entre les veines, et qui seraient analogues à des fibres musculaires. Ce serait un tissu semblable au tissu contractile des artères.

## SECTION IV.

### De l'acte de l'expulsion, ou de l'éjaculation.

*Définition.* — L'acte de l'excrétion spermatique a pour but de porter la liqueur séminale depuis les vésicules jusqu'a l'extérieur.

Différents organes sont chargés de l'accomplir : ce sont les vésicules, les canaux éjaculateurs, le canal de l'urèthre, auquel sont annexés la prostate, les glandes de Méry et les follicules de Littre et enfin des muscles.

*Causes de l'éjaculation.* — L'éjaculation ne peut se faire que lorsque l'acte de l'érection a eu lieu préalablement. Dans ces conditions, les excitations sur les organes en érection et en particulier sur le gland produisent, au moyen d'une action réflexe, des contractions involontaires dans les muscles des bulbes et du périnée. A chaque excitation les contractions se répètent, et plus le frottement dure, plus les contractions deviennent fréquentes; de sorte qu'à la fin, il y a une espèce de détente; tous les muscles du périnée entrent synergiquement en action, et l'éjaculation se produit. Nous savons déjà que l'érection, loin de diminuer le calibre de l'urèthre, l'augmente au contraire et le dispose ainsi à recevoir le liquide spermatique. Toutes les causes qui provoquent l'érection sont aussi des causes de l'éjaculation. Le sperme, il est vrai, peut s'écouler sans que l'érection ait lieu; mais alors c'est un phénomène morbide.

*Phénomènes de l'éjaculation.* — *Le jet* de sperme a lieu par saccades qui se répètent trois ou quatre fois. Le liquide ainsi éjaculé est lancé à une distance plus ou moins éloignée et avec une force et une rapidité variables. Chez le chien, il y a une éjaculation rapide, instantanée; mais elle est peu abondante et sans doute elle serait insuffisante pour assurer la fécondation : aussi le sperme continue-t-il à couler goutte à goutte dans les organes de la femelle La *quantité* de sperme rendue à chaque éjaculation n'est guère susceptible d'être précisée. Il en est de même de la facilité avec laquelle cette liqueur peut se former de nouveau et fournir à une éjaculation. On peut dire, d'une manière générale, que plus l'acte se répète, plus la quantité diminue. D'ailleurs, il y a d'autres circonstances qui peuvent amener une diminution dans la quantité du sperme : par exemple la fatigue et la maladie. *La force* avec laquelle est lancé le sperme est susceptible aussi des mêmes variations : la faiblesse des contractions musculaires, un obstacle dans le canal de l'urèthre peuvent empêcher la liqueur séminale d'être dardée dans les organes génitaux femelles ; mais on sait que cette circonstance ne nuit pas à la fécondation, ou du moins n'entraîne pas son impossibilité.

Les frottements que le gland a éprouvés ont amené l'éjaculation, et, au moment où le sperme s'échappe après avoir traversé le canal de l'urèthre, il se passe dans tout l'organisme une sensation voluptueuse portée au plus haut degré. De là cette secousse universelle, de là ces mouvements involontaires, comme convulsifs ; de là cette espèce de délire nerveux provoqué dans le paroxysme de la jouissance Tout s'exalte dans l'organisme : le cœur bat plus vite, la respiration s'accélère. De cette généralité d'action résulte d'ordinaire un épuisement général et quelquefois définitif, puisque beaucoup d'insectes et d'arachnides, mâles surtout, ne survivent que peu à la copulation. Après l'éjaculation, l'homme, semblable en cela à la plupart des animaux, donne les signes d'un collapsus et une sorte de syncope ou de résolution des forces se manifeste. Les plus légers frottements sur les organes génitaux, et le gland entre autres, deviennent désagréables et même douloureux. Les oiseaux montrent en général peu d'abattement et souvent, au contraire, de la vivacité après le coït ; mais pendant sa courte durée le collapsus est marqué quelquefois par la chute du mâle, qui se relève à l'instant même. Il en est à peu près ainsi des mammifères ; aussi n'est-ce qu'à une répétition fréquente de l'acte qu'ils doivent l'épuisement, la faiblesse et la maigreur dans laquelle ils tombent quelquefois, surtout si un seul mâle a plusieurs femelles à sa disposition (cerf). Pour l'homme, on sait où peuvent conduire les excès en ce genre, et on les a attribués, à tort sans doute, pour beaucoup de cas, à une trop forte dépense de sperme ; car l'épuisement des enfants impubères ne saurait tenir à cette cause : mais l'excessive faiblesse qui accompagne aussi les pertes de semence non voluptueuses (Lallemand), prouve bien que ce fluide ne doit pas être comparé, masse pour masse, au simple produit de toute autre glande.

Il ne faudrait pas croire que l'éjaculation soit nécessaire à la production de tous ces phénomènes généraux ; car il y a de semblables sensations sans évacuation aucune, comme ne le prouve que trop la fâcheuse habitude de la masturbation chez les enfants.

D'un autre côté, ce que nous savons de l'éjaculation et de ses causes tout idéales, toutes d'imagination dans certaines espèces, qui n'ont besoin d'aucun frottement, même d'aucun contact avec la femelle ; et, d'une autre part, ce qui se passe chez nous-mêmes dans les rêves lubriques, dans certains écarts d'imagination, tout cela prouve assez que la volupté n'est point due à un toucher exalté dans les organes génitaux. Toutefois il est certain que la sensibilité du gland est considérablement exaltée, même quand l'éjaculation a lieu par la seule influence de l'imagination : ces parties ne supportent pas alors le plus léger frottement sans causer de nouvelles secousses, et l'on peut en dire autant de la sensibilité de l'urèthre et des autres canaux que traverse le sperme quand il jaillit avec rapidité. Il n'est pas douteux que des attouchements intimes, que des frottements réitérés sur ces organes, et quelques parties qui sont en relation avec eux, ne concourent puissamment à développer ces secousses nerveuses que les animaux ne recherchent pas moins vivement que l'homme et que plusieurs savent, aussi bien que lui se procurer solitairement ou par des rapprochements contre nature. On trouve dans Desmoulins quelques détails intéressants sur certains animaux. On sait combien les singes sont enclins à la masturbation ; on assure qu'il en est de même des chauves-souris. Les cabiais mâles se livrent à de rudes combats et le vainqueur fait, dit-on, subir au vaincu un traitement humiliant. Buffon a vu des canards, des coqs traiter en femelles des mâles plus faibles qu'eux. En mettant ensemble dans une cage des tourterelles mâles et dans une autre des tourterelles femelles, on les verra se joindre et s'accoupler comme s'ils étaient de sexe différent.

*Mécanisme de l'éjaculation.* — Nous savons que le sperme, partant des vésicules séminales, traverse les canaux éjaculateurs, arrive dans l'urèthre, qu'il évite d'entrer la vessie, qu'il se mélange dans ce canal avec le liquide prostatique, le liquide des glandes de Méry et de Littre, et que, lancé par des muscles spéciaux, il parcourt rapidement l'étendue du canal uréthral pour sortir, en bondissant avec secousses, par le méat urinaire. Il faut que nous cherchions à nous rendre compte de la manière dont tout cela s'accomplit, et quel est le rôle que chacun de ces organes remplit dans l'acte de l'éjaculation.

A. *Du rôle des vésicules séminales dans l'éjaculation.* — Ces vésicules se contractent d'une manière lente et chassent le liquide qu'elles contiennent jusque dans les canaux éjaculateurs. Cette contraction est effectuée au moyen d'une couche de tissu musculaire qui entre dans la composition de leurs parois. Ces fibres musculaires appartenant à la vie organique, ne se contractent pas d'une manière brusque et saccadée, comme s'il s'agissait d'un muscle de la vie animale. Pressé de toutes parts, le liquide s'échappe par l'orifice postérieur des canaux éjaculateurs dont la direction est parfaitement disposée pour cela. D'ailleurs, le sperme qui sort des vésicules ne peut pas refluer dans le canal déférent, parce qu'il aurait à surmonter la force de celui qui arrive probablement en plus grande abondance en ce même moment pour pénétrer directement dans les canaux éjaculateurs. Quand les vésicules sont très pleines, la moindre contraction, une pression extérieure quelconque suffit pour amener une évacuation involontaire du liquide spermatique. Il arrive alors que cet écoulement a lieu quelquefois en dehors de l'érection involontaire.

B. *Du rôle des conduits éjaculateurs.* — Ces conduits, dont la longueur est de sept à huit lignes, se terminent en cône par le bas, attendu que leur diamètre s'y réduit d'une ligne jusqu'à un quart de ligne. Ils descendent suivant la direction des vésicules séminales, c'est-à-dire de dehors en dedans, et ils ne tardent pas à pénétrer dans la substance de la prostate. Après avoir parcouru, dans un sillon profond, un trajet creusé entre le lobe moyen et les lobes de la prostate, ils se terminent dans la portion prostatique de l'urèthre par une ouverture allongée en manière de fente sur le sommet de la crête uréthrale, immédiatement auprès l'un de l'autre, séparés seulement par l'orifice de la cavité prostatique. Il résulte de là, comme aussi de l'étroitesse du conduit et de la direction oblique de son orifice, que dans l'état de tranquillité et de santé, ces parties éprouvent une compression assez forte pour empêcher le sperme de couler des vésicules séminales dans l'urèthre. Quand il est traversé par le sperme, le canal éjaculateur doit, au moyen de ses fibres contractées, contribuer à favoriser sa marche vers l'urèthre.

C. *Du rôle de l'urèthre dans l'éjaculation.* —Nous avons déjà dit qu'au moment de l'érection le calibre de ce conduit augmentait en dimension dans tous les sens ; par conséquent l'urèthre est parfaitement disposé à donner un libre passage à la semence. Mais est-ce là son unique rôle? n'est-il pas actif par lui-même?

Au niveau de la prostate, il se passe dans ce canal un phénomène très remarquable qui a pour but d'abord d'empêcher que le sperme n'arrive dans la vessie et que l'urine ne vienne souiller ce liquide par son mélange. Voici comment Kobelt a décrit cette particularité intéressante. Les circonvolutions veineuses du parenchyme du bulbe ne se terminent pas, comme on peut le croire, dans ces trois *collicules* (bulbe de l'urèthre) : une partie se dirige au point de sortie de la portion membraneuse de l'urèthre, en arrière et en haut, et abandonne le bulbe sous forme d'un tissu érectile veineux très ténu, pour se prolonger entre la couche muqueuse et la couche musculaire de la portion membraneuse de l'urèthre. Ce lacis veineux tubiforme se continue à travers la portion prostatique jusque dans le col vésical, envoie des ramifications rayonnantes dans les parois antérieure et inférieure du réservoir urinaire, et disparaît insensiblement entre les membranes vésicales en s'abouchant avec les veines extérieures. Ce prolongement vasculaire se déploie le plus richement dans le *caput gallinaginis* et donne à cette éminence toutes les propriétés d'une crête érectile. Lorsque sur le corps spongieux de l'urèthre injecté, on fend par en haut la portion membraneuse, on trouve celle-ci béante jusque dans la région du *vérumontanum*, par suite du redressement des vaisseaux de ses parois ; mais, par contre, la portion postérieure de la partie prostatique, inextensible à cause de la résistance du tissu de la prostate, est complétement obturée par le *caput gallinaginis*, alors qu'il est gonflé et érigé. L'entrée de la vessie est ainsi, pendant l'érection du pénis, complétement obstruée. Cette espèce d'obturateur que forme le vérumontanum au-devant de la vessie était indispensable pour que le sperme fût porté en avant, par-dessus le plan antérieur incliné du *caput gallinaginis*, dans la direction duquel sont placés les orifices des canaux éjaculateurs : sans cet obstacle la liqueur séminale, au lieu de sortir du canal de l'urèthre, aurait pu arriver par le canal urinaire. Voilà pourquoi il est si difficile à l'homme d'uriner pendant l'érection. Chez la femme, comme nous le verrons, les parois du canal sont aussi érectiles et se redressent de la même manière que chez l'homme : mais le canal lui-même est dépourvu d'un obturateur au *caput gallinaginis ;* ainsi s'explique comment, pendant l'excitation vénérienne, l'émission involontaire de l'urine n'est pas une chose rare chez elle. Bien plus, chez les femelles des mammifères, pendant la copulation, ce phénomène est très ordinaire. Ainsi, Günther rappelle que chez la jument, pendant qu'elle est couverte, il y a émission d'urine et écoulement de mucus par le vagin.

Une fois que le sperme est arrivé dans le canal uréthral, s'y accumule-t-il? ou bien est-il chassé immédiatement? On a souvent émis cette opinion erronée que le bulbe n'est autre chose qu'un élargissement de l'urèthre. Ainsi, on a avancé que pendant la copulation le sperme se rassemble dans cette portion élargie pour être ensuite éjaculé et lancé au dehors par le muscle bulbo-caverneux. Mais que l'on prenne, comme l'a fait Kobelt, une empreinte exacte de la lumière du canal, on restera alors convaincu qu'un semblable élargissement de l'urèthre n'existe pas dans le bulbe, ou du moins qu'il n'y a pas de cul-de-sac du bulbe, bien que les auteurs français l'aient décrit. Le canal de l'urèthre s'élargit dans sa portion spongieuse d'une manière régulière d'avant en arrière, puis il se rétrécit dans la portion membraneuse. Ainsi au moment où il traverse ce conduit, béant par suite de l'érection, le sperme ne peut se porter qu'en avant ; il arrive au niveau de la portion membraneuse qui se contracte et le fait marcher jusqu'au niveau du bulbe de l'urèthre. Là, sa seule présence suffit pour provoquer une contraction saccadée des muscles de l'urèthre qui lance violemment la liqueur séminale, lui fait parcourir le reste du canal et la projette avec plus ou moins de force au dehors.

On se demande alors comment il se fait que les canaux éjaculateurs, si petits, peuvent fournir dans un court espace de temps une quantité si grande de liquide. Mais nous répondrons que tout le liquide éjaculé ne vient pas des vésicules séminales. En effet, la prostate fournit une grande quantité de liquide ; les glandes de Méry, de Morgagni et de Littre donnent aussi leur contingent (voy. t. I, p. 346 et suiv.)

*Quel est l'agent actif qui produit l'éjaculation?*—On a cru jusqu'à aujourd'hui que le bulbo-caverneux était l'accélérateur du sperme, mais Kobelt a combattu cette opinion, et voici ses raisons : Si ce muscle possédait réellement cette attribution, pourquoi serait-il placé sur le bulbe dont l'épaisseur et le volume sont si considérables, au lieu d'être en rapport direct et immédiat avec la muqueuse uréthrale? Ne voyons-nous pas, au contraire, ce muscle placé tellement en avant, que la semence et l'urine sont obligées de parcourir dans la portion membraneuse de l'urèthre, chez l'homme, au delà de 13 centimètres; chez le taureau, 10 centimètres ; chez le cochon, 18 centimètres, avant d'entrer dans la sphère d'action de ce soi-disant accélérateur du sperme? Dans les cas de bifurcation du bulbe, chaque portion latérale du muscle bulbo-caverneux, également divisé comme le bulbe, embrasse de chaque côté le pilier correspondant de ce dernier par des couches concentriques, tout à fait à la manière d'un muscle distinct. Il a donc abandonné complétement l'urèthre pour s'attacher au bulbe, auquel, du reste, il appartient essentiellement en propre : il a cessé d'agir sur l'urèthre et reste uniquement un compresseur du bulbe. Rappelons encore, à l'appui de cette opinion, cette donnée anatomique que la force et le développement de ce muscle ne se mesurent pas d'après les dimensions de l'urèthre, mais d'après la difficulté que ce muscle éprouve à remplir le gland de sang. Dans le rat, où le gland est proportionnellement très développé, tandis que les corps caverneux de l'urèthre sont étroits, ce muscle est très volumineux et divisé en trois portions dont les deux latérales correspondent à notre muscle compresseur des hémisphères, et la partie moyenne à notre compresseur du bulbe. Le verrat, dont le gland a 18 à 20 centimètres de longueur, possède un muscle bulbo-caverneux de 8 centimètres de longueur et de 27 millimètres d'épaisseur. Chez le cheval, le gland à l'état de turgescence complète mesure 13 à 16 centimètres de diamètre (Hausmann, Günther); son bulbe est relativement trop petit; voilà aussi pourquoi son muscle bulbo-caverneux s'étend dans toute la longueur du corps spongieux de l'urèthre jusqu'au gland, qui est énorme, afin d'y amener, à la manière d'une pompe, le sang contenu dans le bulbe et dans les conduits veineux du corps spongieux de l'urèthre.

Dans certaines espèces d'animaux, et chez la femme, dont l'urèthre n'est pas conformé de manière à être comprimé par le bulbo-caverneux, l'émission urinaire, et chez les mâles des animaux mentionnés l'évacuation du sperme, se font néanmoins sans aucun obstacle. Nous ne pouvons donc, continue Kobelt, rapporter cette action qu'à un seul muscle de l'urèthre, c'est-à-dire à cette couche musculaire qui dans les deux sexes, chez l'homme comme chez les animaux, enveloppe dans toute son étendue la portion membraneuse de l'urèthre avec ses fibres circulaires. C'est aussi dans sa circonscription d'action que viennent se déverser, chez les mâles, les produits des canaux séminifères, des vésicules séminales accessoires, de la prostate; tous produits destinés à être portés au dehors.

*De la continence et de l'abolition de la fonction spermatique.* — Ce qui différencie cette fonction des précédentes, c'est que la mort ne survient pas quand elle est suspendue ou abolie. Quand elle est suspendue, si l'on ne satisfait pas aux premiers désirs qu'elle provoque, elle finit par se taire, et alors il se passe dans l'individu des phénomènes qui constituent la *continence*, phénomènes que Haller a décrits avec beaucoup de soin. Ainsi, le plus souvent, on éprouve un surcroît de force, d'énergie, soit physique, soit morale; les facultés intellectuelles s'exaltent légèrement et l'on devient plus apte aux travaux de l'esprit. Mais on a vu quelquefois des accidents nerveux très graves se déclarer à la suite d'une suspension trop prolongée de cette fonction.

Quand cette fonction est abolie, comme après une double castration, l'individu peut bien encore exécuter certains actes, comme l'érection, l'éjaculation, mais il n'est plus apte à féconder, et l'organe testiculaire n'étant plus une cause d'excitation, l'eunuque n'a plus que l'imagination et les attouchements pour lui rappeler qu'il était destiné à perpétuer l'espèce.

Ajoutons que les poils de la barbe et du corps tombent ou s'atrophient, que la voix devient grêle, que les caractères du mâle tendent enfin à disparaître.

## CHAPITRE II.

### DE LA FONCTION OVARIENNE.

*Définition.*—Produire un œuf, le déposer dans un milieu convenable, l'expulser après avoir subi son évolution, et lui fournir des moyens de protection et des matériaux de nutrition, voilà qu'elle est la fonction que nous allons étudier. Elle comprend deux actes qui sont : 1° *l'acte ovarien* ; 2° *l'acte vecteur.*

### SECTION I.

#### De l'acte ovarien.

*Définition.* — C'est cette partie de la fonction femelle dans laquelle il y a formation d'un produit qui doit donner naissance à un nouvel être, pourvu toutefois qu'il subisse l'influence de la liqueur du mâle. Cet acte a donc pour résultat la production d'un œuf, et cela a lieu dans un appareil simple qu'on appelle l'*ovaire.*

*Des vésicules de Graaf.* — Les vésicules de Graaf ont une double enveloppe. Entre ces deux membranes rampent des vaisseaux qui pénètrent la vésicule par sa face profonde et vont se terminer vers le point le plus culminant. En dedans de cette membrane vasculaire existe la *membrane épithéliale* ou *granuleuse* de Baër. Cette membrane est si fine, que si l'on ne dissèque la vésicule avec beaucoup de ménagement on la détruit. Cette membrane n'est pas égale partout : ainsi, dans le point le plus culminant, correspondant à la partie libre de la vésicule de Graaf, elle offre un épaississement discoïde auquel Baër avait donné le nom de *cumulus* ou *disque proligère*, par suite de la fausse analogie qu'il établissait entre ce disque granuleux et la cicatricule de l'œuf de l'oiseau. L'ovule se trouve logé au milieu de ce renflement de la membrane granuleuse avec laquelle il n'a aucun lieu vasculaire ou celluleux ; ce qui n'empêche pas les cellules environnantes d'adhérer assez fortement à la surface de l'ovule, pour que, du moment où celui-ci sort de la vésicule, elles lui forment une espèce de zone. Chez quelques animaux, le lapin entre autres, le dépôt granuleux n'est pas disposé seulement en membrane : il y a des tractus qui traversent la vésicule, tractus que Bischoff avait niés et que Barry désigne sous le nom de *retinacula*.

Le *liquide* renfermé dans la vésicule de Graaf est très abondant, clair, visqueux, ne contenant que de rares granulations moléculaires et des gouttes d'huile. Quand on ouvre la vésicule de Graaf, il s'en échappe avec force et entraîne avec lui le disque proligère ayant encore l'ovule dans son épaisseur.

### *De l'œuf.*

Il a la forme d'une petite sphère d'un diamètre de 1/10 à 1/7 de millimètre ; chez la lapine, chez la femme, il a 2/10 de millimètre Son volume augmente un peu après sa sortie de l'ovaire ; sa couleur est jaunâtre, claire, translucide.

La structure de l'ovule présente trois points à examiner : 1° la *membrane vitelline* ; 2° le *vitellus* ; 3° la *vésicule germinative*.

*De la membrane vitelline* (*zone transparente* de Baër, *oolemma pellucidum* de Krause, *chorion*). — C'est une membrane close de toutes parts, qui apparaît sous forme d'anneau fort clair et large dont les contours externe et interne sont accusés par deux lignes circulaires bien tranchées, tandis que l'intervalle est parfaitement transparent. Elle a une épaisseur de $0^{mm},030$ à $0^{mm},050$ ; elle a une grande solidité qui fait qu'elle supporte une assez grande pression sans se déchirer. C'est une enveloppe protectrice du vitellus. Elle est formée d'une substance tout à fait homogène, incolore, sans granulations.

*Du vitellus.* — C'est le contenu de la membrane vitelline. Il forme la partie la plus essentielle de l'ovule au point de vue physiologique. Il consiste en une quantité innombrable de très fins granules, unis ensemble par une humeur très visqueuse et susceptible d'éprouver un retrait en masse lorsque l'eau pénètre, par endosmose, entre lui et la membrane vitelline. Ce retrait est la principale cause de l'erreur commise par certains anatomistes qui supposaient la masse vitelline entourée par une membrane particulière d'une ténuité extrême. Pour se convaincre qu'il n'en est rien, il suffit de déchirer la membrane vitelline : on voit alors s'en échapper, non la masse du jaune, mais les granules qui la composent, plus ou moins dissociés.

*De la vésicule germinative.* — C'est une petite vésicule de $0^{mm},035$ à $0^{mm},040$, très fragile, transparente. Elle est située au milieu des granules du vitellus, qui peuvent la dissimuler. Elle est formée d'une enveloppe très délicate et d'un contenu liquide, variable suivant les animaux. Quelquefois ce liquide contient des corpuscules plus ou moins gros, signalés par Wagner, qui leur attribue une grande importance et leur donne par suite le nom de *taches germinatives*. Mais c'est là une erreur, car ces taches ne sont pas constantes. Nous admettrons donc que, malgré l'assertion de Wagner, de Barry, de Vogt, ces taches ne jouent aucun rôle dans la formation du germe. Elles paraissent liées aux premières époques du développement de l'œuf ovarique, car elles se détruisent à mesure que cet œuf arrive à la maturité.

La vésicule germinative a été découverte par M. Coste. Bernhardt l'étudia avec soin dans plusieurs mammifères, et Wharton Jones confirma les recherches de ses prédécesseurs. L'étude du développement de l'ovule montre manifestement qu'il commence sous forme de cellule, dont : 1° la paroi, en s'épaississant et s'agrandissant, constitue la membrane vitelline ; 2° le contenu compose le vitellus ; 3° le noyau forme la vésicule germinative et le nucléole de celui-ci constitue, quand il existe, la tache germinative.

*Comparaison de l'œuf humain avec l'œuf d'oiseau.* — En faisant abstraction de la coquille, de la membrane coquillière, des diverses couches de blanc et de chalazes qui se forment à mesure que l'œuf d'oiseau parcourt l'oviducte ; en d'autres termes, en observant un œuf d'oiseau au moment où il quitte la capsule ovarienne, nous y trouvons de dehors en dedans : 1° la *membrane vitelline ;* 2° un *dépôt granuleux ;* 3° la *cicatricule ;* 4° la *vésicule du germe ;* 5° la masse du *jaune* ou *vitellus ;* 6° une apparence de cavité en forme de bouteille à long goulot, à laquelle Purkinje a donné le nom de *latebra*, résultant de la transparence des vésicules et des globules vitellins qui occupent cette région.

M. Coste a prouvé que la ressemblance est parfaite entre l'œuf humain et l'œuf des oiseaux. En effet, un petit amas de granules constituant primitivement l'œuf d'oiseau, s'étale sur la face interne de la membrane vitelline. Bientôt cet amas se convertit en une couche granuleuse offrant un endroit plus épais, qui n'est autre chose que le futur *cumulus* ou la *cicatricule*, renfermant la vésicule de Purkinje dans son milieu. Dans ce moment, la cicatricule et la vésicule sont très volumineuses et remplissent presque entièrement la cavité de l'œuf.

Dès que la cicatricule et la vésicule sont formées, des globules moléculaires s'organisent au centre de l'œuf, aux dépens des liquides albumineux qui y pénètrent par endosmose ; ils se développent et refoulent vers la périphérie les granulations primitives qui constituent la membrane granuleuse et son noyau. Ces granules augmentent rapidement et sont pendant quelque temps transparents, avant d'avoir leur couleur jaune caractéristique. Plus tard, ils se convertissent en vésicules, au sein desquelles on découvre un premier noyau, puis deux, puis un plus grand nombre. Ces vésicules prennent rapidement un grand accroissement et, en même temps, leur contenu se modifie, et bientôt avec le noyau ces vésicules sont remplies d'innombrables globules moléculaires, solides, homogènes, qui sont jaunes. Ce travail marche plus vite à la périphérie qu'au centre, de sorte que là il y a des vésicules transparentes; d'où cette apparence de cavité appelée *latebra*.

D'après ce qui précède, on ne peut établir aucune analogie entre ce qu'on appelle le vitellus des mammifères et celui des oiseaux qui constitue le jaune. D'ailleurs, il n'y a rien là d'étonnant. En effet, le jaune de l'oiseau est une provision de nourriture destinée à satisfaire aux besoins de l'embryon futur, mais il n'est pas le germe. Chez les mammifères, l'œuf, ne portant pas avec lui sa matière nutritive, se réduit à l'élément germinateur. Si nous cherchons cet élément dans l'œuf d'oiseau, nous le voyons uniquement dans la cicatricule. Elle est constituée, en effet, par un amas granuleux, comme le contenu de l'œuf humain; et cet amas forme à lui seul la totalité de l'œuf pris, chez l'oiseau, au terme initial de son développement, comme il forme à lui seul tout l'œuf des mammifères, depuis une époque voisine de son origine jusqu'à sa complète maturité; enfin la vésicule de Purkinje, ou vésicule germinative des oiseaux, est logée dans son épaisseur, comme celle de M. Coste dans le vitellus de l'œuf humain.

*Époque à laquelle les œufs apparaissent dans les ovaires.* — Chez les oiseaux cette apparition est très précoce. Chez l'homme et les mammifères elle est difficile à savoir. Cependant Carus annonça, le premier, qu'on rencontre des œufs dans les ovaires des fœtus, de sorte qu'une femme enceinte porterait avec elle trois générations. Dans ces derniers temps, MM. Négrier, Bischoff, et M. Coste en particulier, ont fait des observations confirmatives de l'opinion avancée par Carus.

*Nombre des œufs dans l'ovaire.* — Extrêmement considérable eu égard à ceux qui seront fécondés. D'après M. Coste, l'ovaire de la femme, destiné à n'émettre qu'une petite quantité d'œufs, n'est pourtant pas moins richement pourvu que celui des mammifères les plus féconds. Un grand nombre de ces ovules doivent donc avorter de très bonne heure, périr et être résorbés. Quant aux autres, ils doivent parcourir les phases de leur évolution et être enfin expulsés de l'ovaire, en rompant les membranes de la vésicule de Graaf et le feuillet péritonéal qui la recouvre. Mais leur volume étant microscopique, à l'époque de leur maturité, ils seraient tout à fait dans l'impuissance d'effectuer cette rupture et de quitter l'ovaire, si l'accumulation d'un liquide dans la vésicule de Graaf, la distension de ses parois et l'accomplissement d'un travail physiologique particulier ne leur venaient en aide.

*De la chute de l'œuf ou ovulation. — Mécanisme de cette chute.* — Sous le rapport du mécanisme de cette chute, M. Coste établit deux divisions.

A. — Chez la poule, on voit que tous les œufs, depuis les plus jeunes jusqu'aux plus mûrs, sont étroitement embrassés par les capsules ovariennes. En effet, chaque œuf, après s'être formé une loge, la dilate peu à peu, la soulève, la repousse avec force, et bientôt celle-ci ne tient plus à l'ovaire que par un pédicule grêle par lequel pénètrent les vaisseaux. Par l'effet de cette dilatation toujours croissante, les parois de la capsule appelée aussi *calice* s'amincissent peu à peu ; bientôt toute la circulation se ralentit et finit par s'interrompre dans le point opposé au pédicule ; enfin la capsule se déchire dans ce point, et l'œuf, autant par son poids que par la rétractilité des parois de la capsule, tombe dans le pavillon de la trompe, qui s'ouvre d'ailleurs autour de l'ovaire pour le recevoir.

B. — Chez la femme, il n'en est pas de même ; car ici la vésicule de Graaf n'embasse pas l'œuf aussi étroitement. Cependant l'œuf est fixé au moyen de la couche granuleuse et du disque proligère. Tout le travail dont la vésicule de Graaf sera le siége aura pour résultat de la distendre, de la faire proéminer et enfin de la déchirer pour en chasser l'œuf. Nous savons que l'œuf est toujours ou presque toujours situé au sommet de la vésicule de Graaf, dans un point opposé à celui par lequel pénètrent les branches vasculaires qui viennent s'irradier autour de cette vésicule. L'œuf se trouve ainsi vers le côté libre et le plus superficiel, et, par conséquent, dans une position extrêmement favorable pour être expulsé. Cependant Pouchet admet un fait complétement opposé à celui-ci, c'est-à-dire que l'œuf est dans le point correspondant au pédicule ; mais son opinion n'est partagée par personne.

Voici maintenant comment l'œuf est expulsé. On sait que les vésicules de Graaf sont d'abord très petites et ensevelies dans le tissu même de l'ovaire. Elles s'arrêtent quelque temps à ce premier degré de développement pendant qu'il s'en forme de nouvelles, puis elles gagnent le bord libre de cet organe, apparaissent à sa surface, mais ne s'isolent et ne se pédiculent jamais comme chez l'oiseau. Dans toute la portion qui s'élève au-dessus de la surface de l'ovaire, elles deviennent minces et transparentes; tandis que leurs vaisseaux, comprimés par l'effet de la dilatation, s'atrophient, s'oblitèrent même, dans le point le plus saillant.

Parvenues ainsi au terme de leur accroissement, les vésicules semblent être stationnaires jusqu'au moment où une surexcitation provoquée, soit par la maturité de l'œuf, soit par le rapprochement des sexes, vient en déterminer la rupture. Sous l'influence de cette nouvelle stimulation, le liquide qui les remplit est sécrété en plus grande abondance et distend la cavité outre mesure; aussi ses parois se déchirent dans le point culminant et en se rétractant expriment avec violence le liquide qu'elles contenaient. On a comparé cette rupture à celle d'un abcès qui s'ouvre spontanément et par la pression du liquide et par la résorption des parois.

Le liquide exprimé par le retrait du follicule, rencontrant sur son passage le disque proligère et l'œuf qui y est enfermé, détache et entraîne celui-ci, pendant que, de son côté, le pavillon vient le saisir et le diriger vers la trompe.

La rupture de la vésicule de Graaf se fait d'ailleurs d'une manière lente et progressive : ses membranes propres se déchirent les premières, et il en résulte toujours une petite extravasation sanguine qui se manifeste à leur sommet; le péritoine ne cède qu'en second lieu. M. Négrier attribue les congestions générales des organes de la génération à la distension violente et souvent douloureuse dont les membranes et le parenchyme de l'ovaire sont le siége dans ces circonstances; mais cette opinion est exagérée.

Chez les mammifères qui pondent plusieurs œufs, la chute des œufs n'est jamais simultanée On peut trouver, en effet, des œufs dans la trompe à diverses hauteurs, d'autres retenus sur les bords des vésicules de Graaf et d'autres contenus encore dans les cavités closes.

*De l'ovaire après la chute de l'œuf. — Corps jaunes.* — Après la sortie du liquide et de l'ovule contenus dans la vésicule de Graaf, il se développe ce qu'on appelle un *corps jaune*. Voici comment ce phénomène s'accomplit. Le feuillet interne de la vésicule de Graaf, muqueux, épais, non rétractile, devient le siége d'une inflammation assez intense, laquelle se traduit par une sorte d'hypertrophie ou de tuméfaction et par la dilatation des vaisseaux qui se trouvent dans son épaisseur. Le feuillet externe, au contraire, fibreux, élastique, en rapport avec le stroma de l'ovaire, ne participe pas à l'inflammation et commence à se rétracter. La rétraction de ce second feuillet, coïncidant avec la tuméfaction du premier, qui est lié avec lui dans certains points par des brides fibreuses, détermine dans le feuillet interne la formation de plis, qui, croissant de plus en plus, arrivent bientôt au contact et donnent à l'intérieur de la vésicule ovarique l'aspect des circonvolutions cérébrales. Cet aspect est d'autant plus prononcé que le feuillet interne est boursouflé davantage et que le feuillet externe se rétracte plus fortement. Or, le corps jaune résulte précisément de cette hypertrophie du feuillet interne et de la rétraction du feuillet externe.

Ce travail inflammatoire commence peu après la sortie de l'œuf. Dans les cas où la grossesse se déclare, il détermine sur l'ovaire la formation d'une tumeur considérable qui peut durer plusieurs mois. Ainsi, d'après Haller, au dixième jour de la fécondation, le corps jaune occupe une grande partie de l'ovaire, la moitié et même au delà. La tuméfaction du feuillet interne augmente jusqu'à ce que la vésicule de Graaf soit comblée: les circonvolutions se touchent d'abord entre elles sans adhérer les unes aux autres, de sorte qu'on peut encore les déplisser. Quelquefois elles sont tellement nombreuses qu'elles dépassent la cavité, font saillie par la rupture de la vésicule de Graaf, qui a donné passage à l'ovule, et ressemblent à un véritable bourgeon charnu. Mais ces circonvolutions ne tardent pas à se souder pour amener une cicatrisation définitive du follicule. A dater de cette époque, leur volume diminue, leur couleur change et passe successivement du rouge vif à un rouge sombre, au gris, enfin, au jaune plus ou moins marqué chez la femme et chez la vache : ce qui leur a valu le nom de *corpus lutéum* ; mais chez la chienne, la truie, la lapine, il est rosé, *couleur de chair* ou grisâtre. Elles conservent d'abord ce volume et cette coloration, puis la résorption les réduit à un petit noyau fibreux qui ressemble à une ancienne cicatrice et qui, plus tard, perd sa coloration jaune ou grisâtre. Alors l'ouverture du corps jaune s'est complètement fermée : la surface de l'ovaire, à l'endroit où était située la déchirure, devient de plus en plus lisse ; le corps jaune lui-même rentre peu à peu dans le stroma, durcit et enfin disparaît complètement. Mais ce n'est pas là tout ce qui se passe pour produire le corps jaune.

*De l'épanchement sanguin.* — MM. Robin et Verdeil (*loc. cit.*, t. III, p. 215) disent que le caillot qui remplit la vésicule de Graaf après sa rupture, d'abord coloré par des globules de sang, se décolore assez vite. Il arrive quelquefois que vingt ou trente jours après sa coagulation, la fibrine est devenue grisâtre, demi-transparente, ordinairement un peu teintée en rouge par de la matière colorante devenue ocracée. Cette teinte s'observe plutôt dans les corps jaunes de la grossesse. Ces physiologistes ont montré aussi que la cause de cette coloration jaune était due à des globules ou granulations graisseuses éparses dans les cellules particulières de la membrane interne de la vésicule de Graaf.

*Variétés du corps jaune.* — Il y a deux sortes de corps jaunes. 1° *Corps jaune de la grossesse.* M. Coste a montré que, dans le cas où l'ovule sorti de la vésicule de Graaf a été fécondé, le corps jaune est volumineux; une matière amorphe, plastique, est interposée entre les grands plis de la membrane du jaune; il atteint son apogée vers le troisième mois de la grossesse; à partir du quatrième mois il s'atrophie et a perdu les deux tiers de son volume lors de l'accouchement. Au bout d'un à deux mois, ce n'est plus qu'un petit noyau dur qui persiste plus ou moins longtemps. 2° *Corps jaune de la menstruation.* Lorsque l'ovule n'a pas été fécondé, le corps jaune devient moins gros et décroît rapidement; trente à quarante jours suffisent pour qu'il soit réduit à l'état de petit tubercule cicatriciel (*Dictionn. de Nysten*, dixième édition, par Littré et Ch. Robin, 1855, p. 332).

Ce tubercule cicatriciel est formé de fibres de tissu cellulaire, d'éléments fibro-plastiques, de matière amorphe, granuleuse, avec ou sans coloration par l'hématoïdine. — Le tissu des corps jaunes est constitué essentiellement par des cellules spéciales (*cellules de l'ovariule*, Ch. Robin), très grandes, avec un gros noyau nucléolé. Ces cellules sont finement et abondamment granuleuses (chienne, truie) ; elles renferment, en outre, beaucoup de gouttes graisseuses jaunes ou orangées, quand le *corpus luteum* est réellement jaune (femme, vache) et non rosé.

*Durée des corps jaunes.* — Dans l'espèce humaine, cette durée est très longue. Cela tient à la relation qu'il y a entre l'ovaire et la matrice. Quand l'œuf arrive dans l'utérus, celui-ci est excité; l'excitation est renvoyée par sympathie à l'ovaire, et le développement du corps jaune sera plus grand et par conséquent sa durée plus longue. Chez les femmes, le corps jaune a atteint son apogée vers la fin du premier mois de la gestation. Au quarantième jour, il y a adhérence des plis de la membrane interne, et la tuméfaction est la plus grande possible. Il reste dans cet état jusqu'au troisième mois. Au quatrième, il diminue de volume, mais lentement. Vers le huitième mois, il a encore le tiers de son volume. Au moment de l'accouchement il a le volume d'une cerise ; un mois après, il ressemble à un tubercule lardacé et est gros comme un pois. Les corps jaunes sont identiques dans les dix premiers jours, après la menstruation, que la femme soit enceinte ou non.

Fallope, Volcher-Coïter, avaient observé l'existence de vésicules jaunes dans les ovaires. Ce fut Sténon et surtout R. de Graaf, qui en donnèrent les meilleures descriptions. Malpighi connut aussi des vésicules ovariennes, et ce fut lui qui proposa le nom de *corpus luteum*; mais ce nom n'est pas applicable à tous les animaux et a dû être changé en un qui le fût d'une manière générale; c'est celui d'*ovariule* qui a été choisi (de ωαριον, ovaire, et ουλη, cicatrice; Ch. Robin).

*Causes de la chute de l'œuf.* — Il n'est pas difficile de s'assurer que l'œuf se développe même chez les animaux qui sont séparés complétement du mâle. Aussi la spontanéité de la formation et de la chute des œufs n'était l'objet d'aucun doute à l'égard d'animaux très élevés en organisation; mais on était dans l'incertitude relativement à l'homme et aux mammifères. Quand Baër eut démontré l'existence des œufs chez ces derniers, et prouvé que ces œufs préexistent à la conception dans leurs ovaires, on ne douta plus qu'ils ne dussent arriver dans les ovaires mêmes jusqu'à leur complète maturation. Cependant, la science n'était pas encore fixée sur ce point. Dès 1837, M. Coste exprime nettement l'idée qu'à l'époque du rut les œufs tombent spontanément de l'ovaire, chez les mammifères. Mais de ce que l'œuf peut se détacher spontanément, faut-il en conclure que l'action du mâle est nulle? Non En effet, la présence constante du mâle hâte la maturation de l'œuf et favorise le retour du rut. D'un autre côté M. Coste a prouvé que l'accouplement, sans être la cause essentielle de la chute des œufs, a du moins le pouvoir de précipiter la réalisation de ce phénomène et souvent même d'empêcher qu'il n'avorte.

*Époques de la chute de l'œuf.* — *Rut.* — Bien que les vésicules de Graaf existent chez le fœtus, elles restent stationnaires jusqu'à l'âge de la puberté. A cette époque, elles se développent. En même temps, les oviductes, la matrice et les organes copulateurs se tuméfient, s'injectent, sécrètent certains liquides et subissent dans leur structure des changements qui les approprient au rôle qu'ils devront bientôt remplir. L'instinct de la reproduction s'éveille et devient si impérieux que les femelles, qui jusqu'alors évitaient les mâles, en recherchent au contraire les approches et cèdent avec empressement à leurs poursuites. Cet état ne persiste pas longtemps, surtout si l'accouplement vient en limiter la durée: car il cède presque toujours au coït. Lorsqu'il n'existe plus, la femelle perd son ardeur, fuit le mâle, ou lui résiste obstinément, jusqu'à ce que, après un temps plus ou moins long, les mêmes symptômes se manifestent de nouveau, pour revenir désormais après des intervalles de temps égaux dans chaque espèce et à des époques dont la périodicité régulière coïncide avec les saisons. Pour désigner l'ensemble des phénomènes que présentent alors les femelles, on dit qu'elles sont en *rut* ou en *chaleur*.

Les *signes* du rut sont variables suivant les espèces. Chez les poules, la crête se colore plus vivement en rouge; chez les lapines la vulve se gonfle et s'injecte fortement; chez la chienne, cette tuméfaction est accompagnée d'un écoulement muqueux odorant qui attire les mâles, et quelquefois d'un véritable écoulement sanguin; chez les singes, elle coïncide avec un écoulement sanguinolent et même sanguin assez abondant, surtout si l'on observe ces animaux à l'état sauvage.

La *périodicité* du rut est hors de doute pour plusieurs animaux, surtout pour nos espèces domestiques, chez lesquelles le retour de cet état physiologique est beaucoup plus fréquent que chez les espèces sauvages. Les brebis non fécondées deviennent en chaleur tous les quinze jours; les truies tous les quinze à dix-huit jours. Ce phénomène se reproduit toutes les trois ou quatre semaines chez les vaches; tous les mois chez les juments, et après le même laps de temps chez les buffles, les zèbres et les singes.

La femme est-elle soumise aux mêmes lois que les femelles des mammifères? Nous savons déjà que chez la femme, comme chez les femelles des mammifères, les vésicules de Graaf arrivent d'elles-mêmes à maturité; mais des phénomènes extérieurs généraux et locaux se manifestent aussi chez la femme comme chez les femelles des mammifères. Aristote en avait si bien senti l'analogie qu'il donne le nom de *menstrues* au flux cataménial de la femme et à l'écoulement périodique qui suinte par la vulve des mammifères en chaleur. Ces phénomènes présentent même chez la femme bien plus d'intensité sous quelques rapports: au lieu d'offrir une simple turgescence avec suintement sanguin, les organes génitaux sont le siége d'un véritable écoulement de sang, et, chez le plus grand nombre des femmes, ces signes ont une fréquence et une périodicité bien plus prononcées que chez la plupart des mammifères. Il reste à savoir si, entre les phénomènes extérieurs et intérieurs, il existe la même relation que nous avons reconnue chez les mammifères.

On savait depuis longtemps que les filles ne sont nubiles et fécondes qu'à dater du jour de leur première menstruation. On savait aussi que le coït exercé pendant les règles, ou immédiatement après, est suivi de conception bien plus souvent que le coït exercé pendant l'intervalle des règles. Mais ce qu'on ne savait pas encore et ce que M. Négrier a démontré, c'est la modification accomplie dans l'ovaire pendant que ces phénomènes se manifestent chez la femme. Il y a toujours coïncidence de la rupture de la vésicule ovarienne avec la période menstruelle.

Voici les modifications de l'ovaire pendant la menstruation. Une vésicule de Graaf, dont la maturation coïncide toujours avec les règles, poursuit son développement, et, selon que les circonstances sont plus ou moins favorables, elle peut se rompre dès le début, vers le milieu ou à la fin de la période menstruelle. Quelquefois une vésicule de Graaf peut demeurer stationnaire et être totalement résorbée. Les expériences de M. Coste prouvent donc que la menstruation est pour l'espèce humaine, comme le rut pour les animaux, l'époque naturelle de la chute des œufs et par conséquent la plus favorable à la conception.

Les époques de la menstruation et la chute naturelle de l'œuf se reproduisent-elles toujours et d'une manière régulière? En dehors du rut et de la menstruation n'existe-t-il pas des influences capables de hâter les époques de la maturation et de la chute des œufs? L'époque de la maturation des œufs n'est pas immuable: elle dépend de certaines circonstances qui peuvent la hâter ou la retarder. M. Coste distingue des époques naturelles pour cette maturation et cette chute, et des époques artificielles, parce qu'elles sont provoquées par des circonstances extérieures. Au nombre de celles-ci, on doit citer les conditions d'abri et de température, l'abondance et la qualité des aliments, la cohabitation des mâles et des femelles. Ainsi une lapine entre en rut tous les deux mois quand elle est isolée; au contraire, la met-on avec le mâle peu après la cessation du rut, cet état ne tarde pas à se manifester de nouveau et elle se laisse couvrir au bout de quelques jours. Si l'on considère que l'espèce humaine dispose à son gré de toutes ces conditions à l'égard d'elle-même et jouit du privilége d'une aptitude permanente au rapprochement des sexes, ne pourrait-on pas conclure qu'elle aussi est soumise à ces influences et que les phénomènes de la maturation et de la chute de l'œuf, chez la femme, ne sont pas toujours spontanées, ni invariablement fixées par la période menstruelle?

*De la menstruation.* — On a donné depuis longtemps le nom de *menstrues* (*purgatio menstrua*, *règles*, *mois*, etc.) à une excrétion de sang qui sort par la vulve, survient naturellement et presque sans exception chez toute femme bien constituée dès qu'elle a atteint l'âge de la puberté, se reproduit périodiquement tous les mois et se continue jusqu'aux approches de la vieillesse.

Le premier fait caractéristique de l'invasion des règles est la manifestation d'une *odeur spéciale* que contracte le mucus excrété par les organes sexuels. Cette odeur est physiologiquement comparable aux émanations qui naissent des parties génitales des femelles à l'époque du rut, et qui, impressionnant le mâle d'une manière remarquable, lui permettent de suivre la femelle à la piste.

Un deuxième phénomène, c'est le *changement de couleur* du mucus utéro-vaginal. Ce mucus, d'abord blanc, devient alors brunâtre; quelques globules sanguins, mêlés aux nombreux globules muqueux et aux fragments d'épithélium qui nagent dans ce liquide, sont la cause d'une pareille coloration.

Cette première période dure un ou deux jours : tantôt elle précède l'écoulement sanguin d'une manière immédiate, tantôt les symptômes qui la caractérisent disparaissent et le mucus devient normal; puis, après un jour, du sang presque pur s'échappe par la vulve. C'est la seconde période qui commence.

On voit, en effet, se manifester un écoulement sanguin rutilant. Ce liquide se compose de sang, qui ne diffère pas du sang artériel, mêlé à du mucus vaginal.

La quantité du liquide excrété devenant de moins en moins abondante, la couleur passe du rouge au brun, la proportion des globules sanguins diminue et celle du mucus augmente; enfin ce mucus devient lui-même plus épais et offre, pendant cette période de cessation, des caractères analogues mais inverses à ceux qu'il avait d'abord présentés. C'est surtout à la fin de cette période que les vésicules de Graaf peuvent s'ouvrir spontanément.

Quand l'écoulement menstruel a cessé, la surface interne de l'utérus et surtout celle du vagin se dépouillent de plaques épithéliales nombreuses, d'abord presque intactes, bientôt réduites en fragments plus ou moins ténus. Ces débris d'épithélium constituent alors la plus grande partie des éléments solides contenus dans les excréments de la vulve; le reste est composé d'un nombre variable de globules muqueux. A ce moment, c'est-à-dire le dixième jour environ après la cessation des règles, on verrait tomber constamment, d'après M. Pouchet, un flocon albumineux, élastique, d'une teinte opaline, produit par la surface utérine, et qui serait une véritable membrane caduque, se formant normalement dans la matrice après chaque période menstruelle, se détachant pendant chaque intervalle des règles, lorsqu'il n'y a pas eu conception. Un fait observé par M. Follin confirme cette manière de voir.

Le phénomène local de l'écoulement des règles, surtout aux premières époques, présente quelquefois une certaine gravité. Des douleurs plus ou moins vives, auxquelles s'ajoute un sentiment de pesanteur, se font sentir aux lombes, dans le bassin et dans les jambes. On observe en même temps une tuméfaction notable des mamelles; d'où l'on doit conclure que l'activité se trouve exaltée dans le système génital tout entier. Pendant la durée de l'évacuation l'intensité des battements du pouls diminue, les yeux se creusent et s'entourent d'un cercle livide; la femme éprouve un affaiblissement.

La *durée* de chaque écoulement menstruel est variable : tantôt elle est réduite à trois ou quatre jours, tantôt elle se prolonge au moins une semaine.

La *quantité de sang* rendue chaque fois varie aussi d'une femme à l'autre, et suivant diverses circonstances; elle peut être de 200 grammes (Burdach), de 300, 350, 500 et même au delà. En général, les femmes pauvres et mal nourries en ont moins que les femmes riches et vivant dans l'abondance, les femmes chastes que les femmes lascives. D'après Haller et Burdach, le flux menstruel se reproduit même plus souvent chez ces dernières, dont quelques-unes le présentent tous les quinze jours. Selon Parent-Duchâtelet, il est quelquefois immodéré chez les filles publiques.

Burdach et M. Brierre de Boismont ont constaté qu'il est plus considérable dans les pays chauds que dans les pays froids.

La *nature* du liquide excrété n'est ni vénéneuse ni fétide. Hippocrate et Aristote avaient déjà constaté ce fait. La fétidité du sang des règles ne peut être due qu'à la malpropreté, à la chaleur, ou à un long séjour dans les organes.

Quelle est l'*origine* du sang qui s'écoule par la vulve? Haller l'a placée dans les artères de la matrice. En effet, en examinant des femmes mortes au moment où commençait l'hémorrhagie, on a vu la muqueuse utérine engorgée, tatouée, pour ainsi dire, par un nombre infini de petits points rouges, et parsemée çà et là de petites ecchymoses. D'après M. Coste, le sang s'échappe des vaisseaux superficiels de la muqueuse utérine, par de petites gerçures microscopiques.

La menstruation se reproduit chez la femme tous les mois *périodiquement*. D'après M. Brierre de Boismont, trente jours s'écoulent entre le moment de l'apparition des règles et celui de leur retour. D'après Schwigs, ce serait seulement vingt-sept à vingt-huit jours. Il arrive assez souvent que les règles anticipent de plusieurs jours sur l'époque suivante, plus rarement elles retardent.

L'époque de la *première éruption* des règles varie suivant beaucoup de circonstances. Ainsi, les règles commencent à couler quand les mamelles se gonflent et que les poils se montrent aux parties génitales. Cet âge de la puberté est compris, dans nos climats, entre la treizième et la quinzième année; mais il y a sur ce point des variétés assez nombreuses. Ainsi, on a vu sortir du sang de la vulve de petites filles à l'instant de leur naissance, à trois mois, à deux ans, à sept ans, à neuf ans (Haller).

On cite des filles qui sont devenues mères à neuf, à dix et à douze ans. Quant à l'influence des climats, Haller dit que les filles sont nubiles plus tôt dans les pays méridionaux que dans les contrées septentrionales, dans les plaines que dans les montagnes. Les âges moyens de la menstruation dans les différents climats sont :

| | |
|---|---|
| A Varsovie. . . . . . . . . | 16 ans. |
| A Paris. . . . . . . . . . . | 14 |
| A Marseille . . . . . . . . | 13 |

La *cessation* de la menstruation offre quelque incertitude dans sa détermination.

A trente-six ans, des pertes blanches succèdent au flux menstruel, et les femmes deviennent stériles. Ordinairement, vers quarante ans, les règles ne sont plus périodiques, il y a des alternatives en plus ou en moins, et vers cinquante ans elles cessent entièrement. D'après M. Brierre de Boismont, c'est de quarante à cinquante ans que la cessation des règles est le plus fréquente.

On a observé quelquefois le retour des règles jusqu'à cinquante-cinq ans, soixante-huit et au delà, période pendant laquelle la femme peut recouvrer sa fécondité, et Haller a vu des femmes de soixante-dix ans avoir encore des enfants.

Le climat a-t-il une influence sur la disparition définitive des règles? Haller croyait que dans les pays chauds elles se supprimaient de bonne heure, et plus tard dans les pays froids. Cependant Frank, ayant observé dans la Lombardie et à Milan un grand nombre de filles réglées de bonne heure, a vu et a constaté que leurs règles ne cessaient que vers quarante-huit ans ou même plus tard.

Les règles peuvent être *suspendues* par la gestation : c'est même presque à ce seul signe que les femmes reconnaissent d'abord leur grossesse ; cependant Haller en a vu qui sont restées réglées jusqu'au huitième mois et même pendant toute la durée de la gestation dans plusieurs grossesses successives.

L'allaitement n'entraîne pas toujours la suppression des règles : aussi, dit Haller, la lactation n'empêche-t-elle pas la femme de devenir grosse, quoique l'opinion contraire soit généralement accréditée.

Enfin, on a vu des femmes qui, pendant toute leur vie ou pendant plusieurs années, n'ont pas été réglées, et néanmoins plusieurs d'entre elles ont eu des enfants. Mais c'est là tout simplement une exception apparente, qui peut dépendre d'un état tout particulier, soit des ovaires, soit de l'utérus.

Peut-il arriver que des femmes, qui n'ont jamais été réglées, le deviennent dans le seul temps de la grossesse? Maygrier en a cité un exemple, Désormeaux a nié les faits de cette nature. Négrier en donne l'explication suivante : La femme, à toutes les époques précédentes de la grossesse, offrirait les prodromes de la menstruation ; elle rendrait par la vulve un liquide blanchâtre rappelant l'écoulement menstruel, et elle pourrait par conséquent avoir fourni quelques exsudations sanguinolentes.

La *cause* de la menstruation doit aujourd'hui être attribuée à l'évolution de la vésicule de Graaf.

Il est, en effet, parfaitement démontré que l'évolution de cet organe entraîne une congestion de tout l'appareil et surtout de la muqueuse utérine. Il n'est pas moins démontré que la source du sang menstruel est le réseau superficiel des capillaires de la muqueuse qui se rompent lors de la congestion comme dans tous les écoulements de sang qui ont leur siége sur les membranes muqueuses. Ces capillaires se cicatrisent ensuite, l'épithélium du corps de l'utérus reprend sa continuité jusqu'à une nouvelle rupture.

## SECTION II.

### De l'acte vecteur ou marche de l'œuf.

*Définition.* — Conduire l'œuf depuis le point où il a été formé jusqu'à l'utérus ou au dehors, tel est l'acte que nous allons examiner.

L'œuf ne pouvait pas trouver dans l'ovaire les matériaux nécessaires à son développement ultérieur ; il fallait dès lors qu'il changeât de milieu et se mît en rapport avec de nouveaux organes, susceptibles de lui fournir à la fois des moyens de nutrition et des moyens de protection. Or ces conditions se trouvent remplies par l'utérus où nous allons voir arriver l'œuf fécondé.

*Trajet parcouru par l'œuf.* — Il y a des variétés extrêmement grandes sous ce rapport suivant les espèces animales. Ainsi les saumons, les lamproies, n'ont pas d'oviductes. Chez eux les ovules tombent de l'ovaire dans la cavité péritonéale et sont expulsés par un trou particulier que présente cette paroi. Une disposition semblable ne semble pas régulière, mais elle n'est qu'une exagération de ce que nous voyons dans les animaux supérieurs. L'oviducte peut, d'une manière générale, s'offrir sous deux conditions principales : ou bien, semblable à un conduit excréteur de glande, il est continu avec l'ovaire ; ou bien il n'est pas continu avec lui.

L'*oviducte est continu* avec l'ovaire dans les espèces animales inférieures. Cette seule conformation a encore une foule de variétés. Ainsi, chez les animaux où l'ovaire est tubuleux, il est difficile d'établir la séparation entre l'oviducte et l'ovaire. Il y a des animaux qui n'ont qu'un oviducte ; d'autres fois l'oviducte, unique, se fend pour arriver bifide en bas. Dans l'écrevisse, il est double de chaque côté, son extrémité se renfle comme chez le scorpion. Quand les deux oviductes se réunissent en un seul en bas, le nouveau conduit prend le nom d'*ovicanal*.

L'*oviducte non continu* avec les ovaires se trouve dans tous les animaux supérieurs : mammifères, oiseaux, poissons. L'oviducte peut être simple, double, dilaté en haut ou en bas ; la distance qui le sépare de l'ovaire plus ou moins grande ; mais, dans tous les cas, jamais l'oviducte n'est assez éloigné pour que, dans certains moments, les rapports entre ces deux organes ne puissent devenir plus immédiats.

L'oviducte présente, chez les animaux supérieurs, un renflement où l'œuf séjourne et qui prend le nom de *matrice*. La matrice peut avoir sept variétés principales : 1° *matrice multifide* : dans ce cas, le vagin est double. Cet accident, qui a été vu chez la femme, expliquerait la superfétation ; 2° *matrice biforée* (cochon) ; 3° *matrice à double col* (carnassiers) ; 4° *matrice à deux corps* (ruminants) ; 5° *matrice à deux fonds* (chevaux) ; 6° *matrice biangulaire* (édentés) ; 7° *matrice unique*, fusion complète (femme).

L'oviducte se termine chez la femme par le vagin s'ouvrant en avant du rectum. Chez les quadrupèdes cet orifice se trouve, au contraire, au-dessous du rectum. Le vagin forme avec l'utérus un angle plus ou moins grand, tandis que, chez les quadrupèdes, l'axe de ces deux organes est souvent une ligne droite. L'urèthre s'ouvre presque toujours en dehors de ce conduit ; chez la femme, il a son orifice en avant du vagin, tandis que chez les mammifères, il tend à occuper une position de plus en plus en arrière du vagin. Chez tous les oiseaux, l'orifice des oviductes a lieu dans le *cloaque*. On remarque, dans la tortue, que l'orifice des oviductes a lieu dans la vessie. L'œuf est donc obligé de passer dans l'urèthre avant d'arriver dans le cloaque.

*Mécanisme suivant lequel l'œuf parcourt l'oviducte.* — Le passage de l'œuf de l'ovaire dans l'oviducte se fait d'une manière bien simple quand il y a continuité entre ces deux organes ; mais, quand ils ne sont pas unis, voici le mécanisme suivant lequel il a lieu. L'extrémité de la trompe offre une expansion assez large, à laquelle on a donné le nom de *pavillon de la trompe*. Ce pavillon est formé d'une toile membraneuse dentelée qui peut couvrir une grande partie de l'ovaire et offre à son centre un orifice extrêmement fin qui conduit dans la trompe. Il existe quelquefois une disposition très remarquable de ce pavillon. Ce fait, qui a été signalé pour la première fois par mon ami Gustave Richard, dans sa *Thèse inaugurale* et à la *Société de biologie*, consiste dans l'existence d'un ou deux petits *pavillons supplémentaires* qui viendraient se greffer sur le trajet de la trompe. Le pavillon principal offre toujours un lien qui l'unit à l'ovaire : c'est le *corps frangé*. Au moyen de leurs fibres circulaires le pavillon et le corps frangé s'appliquent sur l'ovaire ; l'ouverture du pavillon se dilate, s'étale à la surface de ce dernier organe, et l'œuf, plus ou moins saillant, est embrassé par le pavillon qui exerce sur lui une sorte de succion. L'œuf est englouti et porté sous la trompe par une véritable déglutition.

C'est grâce à ce mécanisme que l'œuf ne tombe pas dans le péritoine. Mais il y a des circonstances où le pavillon n'exécute pas ce mouvement : alors l'œuf tombe dans la cavité abdominale. On voit ce phénomène se produire assez souvent chez les poules. Mais comme chez elles l'œuf ne trouve pas là les conditions nécessaires à son développement, il est progressivement résorbé. Quand cela arrive chez la femme, il peut se faire que l'œuf se dirige sur le péritoine : il y a alors une *grossesse intra-péritonéale*.

Chez les oiseaux, le pavillon s'applique sur une capsule pour l'engloutir, mais ne s'étale pas sur la surface de l'ovaire.

Voyons maintenant comment l'œuf peut être ainsi saisi et conduit dans la trompe. Quelle est la cause qui fait porter le pavillon sur l'ovaire ou sur la capsule ovarienne? Il y a évidemment, dans les parois du pavillon et dans les parties ambiantes, des fibres contractiles qui président à cet usage ; mais nous verrons bientôt que le tissu érectile de la trompe et du pavillon peut avoir une certaine influence.

*Marche de l'œuf à travers la trompe.* — Au moment où l'œuf arrive dans le pavillon, il marche vers l'orifice de la trompe au moyen des cils vibratiles. En même temps il s'exhale à la surface du pavillon un liquide qui vient se mêler à celui de la vésicule ovarienne.

Une fois engagé dans la trompe de Fallope, comment cet œuf marche-t-il ? Le mouvement des cils vibratiles peut certainement être invoqué ici, car le mouvement des cils doit produire une marche vers l'utérus. Il faut encore penser que les parois contractiles de la trompe le font cheminer vers l'utérus. Mais cette explication n'est acceptable que pour les oiseaux où l'œuf, ayant un certain volume, peut donner prise à la contraction des fibres musculaires ; chez les mammifères et chez la femme, où l'ovule est microscopique, il répugne de croire que les parois agissent directetement sur lui. Elles doivent se borner à exprimer le liquide qui alors sert de véhicule à l'œuf. C'est aussi suivant ce mécanisme que l'œuf traverse les cavités utérine et vaginale.

*Phénomènes qui se passent dans l'œuf en parcourant l'oviducte.* — A. *Chez les oiseaux.* Immédiatement après sa pénétration dans ce canal, l'œuf se revêt d'une première couche de liquide qui va former ce qu'on appelle la *membrane chalazifère.* Cette membrane, en contact avec le jaune, se prolonge en dessus et en dessous de l'œuf en une véritable queue. En même temps, l'œuf descend toujours, mais en subissant un mouvement de rotation au milieu de l'albumine, qui se coagule un peu à mesure que l'œuf s'avance vers l'utérus. A cette époque, l'*albumen* est très solide et il peut se dérouler comme une bande, ce qui prouve qu'il y a eu mouvement de rotation. C'est aussi ce mouvement qui produit les *chalazes*, ou *ligaments spiroïdes*, qui sont aux extrémités de l'albumen. Déjà l'œuf a la forme qu'il conservera plus tard ; on peut y distinguer deux bouts : le gros est du côté de l'ovaire et se trouve ainsi placé de la façon la plus convenable pour l'expulsion. Purkinje a cherché à expliquer pourquoi il y avait un gros bout et un petit; mais c'est un phénomène sans explication satisfaisante jusqu'ici. Quand l'œuf arrive dans le tiers inférieur de l'oviducte, la *coque* commence à se développer. Alors l'œuf a reçu ses limites et sa conformation définitives. Au bout de très peu de temps, cette enveloppe s'épaissit, s'obscurcit et se divise en deux feuillets. Pour que tous ces phénomènes s'accomplissent, il faut six heures. Mais ce n'est pas tout. L'œuf est arrivé dans la matrice. Celle-ci sécrète un liquide blanchâtre qui, au bout de quelques heures, se précipitera en cristaux calcaires, d'abord rares, puis très serrés; la membrane extérieure peut encore se fléchir, mais peu à peu les cristaux se réunissent et la *coque* se trouve complétement formée. On ne peut expliquer la formation de la coque que par une sorte d'attraction qu'il y aurait entre les cristaux et la membrane d'enveloppe. Dans ces conditions, l'œuf se trouve protégé contre les agents extérieurs. Cependant il ne faudrait pas croire que toute communication avec l'extérieur est interrompue; car la coque est très poreuse et permet ainsi l'accès de certains agents.

L'œuf reste beaucoup plus longtemps dans la matrice que dans l'oviducte; au bout de vingt-quatre heures, la matrice le chasse dans le cloaque, où l'œuf présente toujours le gros bout dirigé du côté de l'ovaire: la partie qui s'offre à la vulve est le petit bout.

Quand l'œuf se trouve ainsi en contact avec le monde extérieur, l'albumen, d'abord solide, se liquéfie. L'air a bien une influence, mais nuisible, car il corrompt les œufs ; aussi, pour les conserver, on a soin de les mettre dans l'eau de chaux.

Sitôt que l'œuf est arrivé au dehors, de l'air s'accumule dans un point particulier et forme ce que l'on appelle la *chambre à air*. Elle est placée entre les deux feuillets de l'enveloppe ; une demi-heure après la ponte elle commence à se faire. Ce gaz contenu dans la chambre à air n'est autre que de l'air atmosphérique.

Les chalazes n'existent que chez les oiseaux. Dans les raies et les squales, il y a une grosse glande qui verse autour de l'œuf une espèce de coque cornée dont le but est de permettre à l'œuf de séjourner au fond de l'eau. Quelquefois il n'y a qu'une coque pour 3, 4 et même 5 à 6 œufs. Cette circonstance, qui est assez fréquente chez les squales, se rencontre quelquefois chez les poules.

B. *Chez les mammifères*, l'ovule entraîne avec lui une portion de la membrane granuleuse. A cause de cette disposition, il n'est pas en contact immédiat avec la muqueuse du pavillon et de la trompe. Au bout de cinq à six heures, les cellules qui l'environnent sont résorbées, soit qu'elles aient servi de matériaux de nutrition à l'œuf, soit qu'elles aient disparu par l'action des cils vibratiles qui tapissent la muqueuse de la trompe. Dès lors, la membrane vitelline sera en contact immédiat avec la muqueuse. C'est alors qu'il reçoit, comme l'œuf d'oiseau, une couche albumineuse qui augmente à mesure que l'œuf s'avance vers l'utérus. Ce qu'il y a de remarquable c'est que cet albumen ne subit pas la transformation en liquide, comme celui des oiseaux ; il en diffère encore en ce qu'il n'a pas de membrane chalazifère, ni de chalazes. Dans le dernier quart de l'oviducte, l'albumine n'est plus sécrétée ; bien plus, celle qui avait jusqu'ici servi d'enveloppe à l'œuf disparaît peu à peu et l'œuf arrive à nu dans la cavité utérine. Pour parcourir ce trajet, il met un temps beaucoup plus long que chez les oiseaux. Chez les lapines il faut quatre jours, et cinq à six chez les chiennes et les brebis. Chez la femelle du chevreuil, l'œuf ne se développe dans l'utérus que plusieurs mois après l'accouplement. Dans l'espèce humaine, ce trajet paraît s'accomplir en cinq ou six jours. La formation de l'albumen n'est pas essentielle, car elle n'a pas lieu chez la truie. A-t-elle lieu dans l'espèce humaine? On ne saurait le dire, car on n'a jamais vu l'œuf dans la trompe.

L'œuf arrive ainsi dans l'utérus et, quand il n'est pas fécondé, il disparaît : soit que ses éléments se décomposent et se mêlent aux autres liquides de la cavité utérine, soit qu'il se trouve expulsé tout entier en dehors de l'organisme.

## SECTION III.

### De l'acte de l'érection chez la femme.

*Définition.* — Offrir au membre viril en érection une cavité où le sperme puisse être déposé dans le but de féconder, voilà le but de l'acte de l'érection chez la femme.

Cet acte est accompli au moyen d'un appareil composé de la vulve, du vagin, de glandes spéciales et des muscles. Cet acte a beaucoup de ressemblance avec l'acte correspondant de l'homme.

*Du rôle du clitoris dans l'acte de l'érection.* — C'est à tort que Müller a soutenu que le clitoris ne pouvait pas entrer en érection. L'anatomie qui nous montre la parfaite ressemblance entre la verge et le clitoris nous faisait prévoir des usages identiques. Mais les injections anatomiques nous ont démontré bien souvent que le clitoris pouvait acquérir un volume très considérable. Nous avons presque journellement l'occasion de nous convaincre de l'érection du clitoris chez les femelles des animaux. Le doigt introduit dans le vagin d'une chienne en folie, avant l'approche du mâle, sent un corps résistant qui n'est autre chose que le clitoris roide et libre, sorti de son fourreau et faisant saillie dans le canal du vestibule. Chez une jument en chaleur, les grandes lèvres se retroussent, et on voit le clitoris, érigé et à découvert, exécuter des mouvements brusques vers le centre du vestibule.

*Mécanisme de l'érection.* — Le parenchyme du gland du clitoris est constitué en majeure partie par un *rete mirabile venosum*, à mailles d'une extrême ténuité, intriquées, qui provient du *réseau intermédiaire*. De cette trame veineuse naissent les branches suivantes :

1° Du pourtour de la couronne du gland du clitoris émergent les radicules des branches antérieures de la veine dorsale du clitoris.

2° Sous le bord postérieur du gland du clitoris se dégagent des rameaux veineux plus considérables qui viennent de la profondeur du gland ; ils sont fournis par les vaisseaux qui embrassent l'extrémité conoïde des corps caverneux du clitoris.

3° Quant à une communication entre le gland et l'extrémité antérieure du corps du clitoris, Kobelt n'a jamais pu la reconnaître ; cependant Bichat l'admet.

Le sang artériel arrive au gland du clitoris par les deux artères dorsales. Il n'y a pas d'artères hélicines. En poursuivant avec soin vers en bas et en haut les petits lacis veineux si admirablement développés dans le gland du clitoris, on trouve, immédiatement derrière la partie inférieure du gland, les circonvolutions veineuses que Kobelt désigne sous le nom de *réseau intermédiaire*. Ces circonvolutions veineuses, dépourvues de valvules, forment les anastomoses suivantes : 1° Quelques veines naissent du bord supérieur du réseau intermédiaire et contournent la face latérale du corps du clitoris, vers la face dorsale, dont elles constituent les racines latérales. 2° Du réseau intermédiaire s'élève encore une double rangée symétrique de communications veineuses qui se dirigent vers la face inférieure du clitoris où elles pénètrent : ce sont les analogues des veines de communication entre le corps spongieux de l'urèthre et les corps caverneux de la verge chez l'homme. 3° Enfin le réseau intermédiaire reçoit par sa face inférieure des veines assez nombreuses dont les antérieures naissent du frein et des nymphes, et les postérieures des grandes lèvres.

Les artères du réseau intermédiaire sont des rameaux de la honteuse interne qui correspondent à l'artère bulbo-uréthrale chez l'homme. Il y a une analogie frappante entre le réseau intermédiaire et le corps spongieux de l'urèthre chez l'homme.

Il y a, en effet, chez la femme, comme chez l'homme, un bulbe qu'il faut bien connaître pour saisir le mécanisme de l'érection du clitoris. Ce bulbe prend le nom de *bulbe du vestibule* et n'est que la continuation et l'extension de l'extrémité postérieure du réseau intermédiaire.

Dans l'espèce humaine sa forme générale peut le mieux être comparée à une sangsue complétement gorgée de sang qui serait placée des deux côtés sous les branches de l'arcade pubienne, de manière que son extrémité caudale renflée, à bords mousses et arrondis, reposerait en arrière et en bas, tandis que son extrémité céphalique amincie s'avancerait en haut jusqu'à la racine du clitoris ; sa face dorsale convexe s'adosse contre les branches de l'arcade pubienne ; sa face ventrale concave embrasserait le vestibule.

Le bulbe du vestibule paraît entièrement constitué par un parenchyme cellulo-spongieux. Le diamètre des espaces celluleux est très variable ; en général, leurs dimensions augmentent avec l'âge.

Après l'injection, on voit que ce corps spongieux se compose d'un lacis très serré de masses veineuses anastomosées entre elles de mille manières, dont la direction principale répond au diamètre longitudinal de l'organe. Ce parenchyme vasculaire est enfermé de toute part dans une enveloppe fibreuse.

Chez les petites filles le bulbe se présente sous la forme d'un réseau veineux diffus montant le long de l'arcade pubienne vers le clitoris.

Les bulbes du clitoris ont avec le gland du clitoris des rapports anatomiques susceptibles d'être démontrés parfaitement semblables à ceux du bulbe de l'urèthre de l'homme avec le gland de la verge. Ainsi : 1° Le sang pénètre librement dans le réseau intermédiaire par l'extrémité supérieure amincie du bulbe. 2° Au point où les bulbes des deux côtés convergent ensemble il existe une libre communication entre eux. 3° Du bord postérieur de l'extrémité supérieure du bulbe sort une rangée de veines qui se déploient en un plexus veineux très abondant et très fin. Ces vaisseaux se rendent dans et sur la muqueuse du vestibule, dans la vulve et dans la portion membraneuse de l'urèthre : par là le vestibule et l'urèthre acquièrent pendant la turgescence une certaine tension élastique en même temps qu'ils deviennent plus solides. Les ramifications excentriques de ce lacis veineux se continuent jusque dans le col et même jusque dans les parois de la vessie. Cette disposition est constante dans l'espèce humaine, chez la jument, la chatte, la chienne, la truie et chez le rat. Ce prolongement est celui décrit chez l'homme, seulement il s'est étendu ici à une plus large surface. 4° Enfin, des troncs veineux plus considérables proviennent du renflement postérieur du bulbe. Ce sont les véritables vaisseaux efférents du bulbe du vestibule; en dehors de l'érection, ils paraissent chargés de verser le sang en partie dans la veine honteuse, en partie aussi dans les veines hémorrhoïdaires externes, tout comme les veines bulbeuses chez l'homme, dont ils sont les représentants.

Les *artères* se distribuent de la façon suivante : Après que l'artère honteuse interne a fourni la transverse du périnée, elle se divise en deux branches assez fortes dont l'une contourne l'extrémité inférieure du bulbe et se rend dans les grandes et petites lèvres; l'autre branche marche le long du bord postérieur de cet organe, vers en haut, dans la direction de la racine du clitoris. Durant le trajet, la honteuse donne 1° un rameau assez considérable dans la partie postérieure et inférieure du renflement du bulbe; 2° une artère plus ou moins forte à la paroi antérieure de la vessie, puis elle se divise en : 3° artère dorsale du clitoris; 4° artère profonde du clitoris Celle-ci donne à son tour, 5° un vaisseau plus petit qui passe sous la racine du clitoris et se rend en avant dans le réseau intermédiaire, afin d'entourer ses circonvolutions veineuses, et de plus elle envoie, 6° un ramuscule dans le pilier du clitoris; enfin, en se continuant avec le réseau correspondant de l'autre côté, elle forme, derrière la bifurcation du corps du clitoris, 7° une arcade anastomotique de laquelle, des deux côtés, il naît 8° un ramuscule qui s'enfonce dans le corps caverneux correspondant, *véritable artère profonde du clitoris*.

*Rôle du constricteur du vagin dans l'érection.* — Dans l'espèce humaine, ce muscle est toujours pair; il naît par une base large, aplatie, de l'aponévrose périnéale, à peu près sur le milieu, entre l'orifice de l'anus et la tubérosité ischiatique. En ce point, ses faisceaux sont souvent diposés en éventail, de telle sorte que les faisceaux extérieurs se rencontrent parfois avec ceux du sphincter de l'anus, ou que les faisceaux extérieurs atteignent la branche ascendante de l'ischion. De là le muscle s'élève en convergeant avec celui du côté opposé, en avant et en haut vers le clitoris, et embrasse comme un demi-cylindre le bulbe du vestibule dans toute sa longueur et sa largeur. La position, les rapports de ce muscle permettent à bon droit de le comparer au muscle bulbo-caverneux.

D'après la concordance de sa disposition anatomique, le mode d'action du clitoris ne saurait être différent de ce que nous avons vu chez l'homme. Une fois l'appareil érectile rempli jusqu'à un certain degré, les nerfs situés dans le gland du clitoris sont placés dans des conditions nouvelles; des excitations qui, dans d'autres moments, passent inaperçues, agissent maintenant avec énergie. Jusqu'alors la femme (nous supposons une jeune vierge) n'avait eu de ces impressions qu'un sentiment confus, qui se manifestait seulement par une agitation inconnue, un besoin vague : ce n'était autre chose que l'éveil de l'appétit vénérien. Si des excitations externes n'ont pas lieu, cet état d'exaltation érotique se dissipe sans laisser de traces; le sentiment voluptueux, deviné confusément, ne se développe pas en une sensation claire et complète; et cela, parce que la simple congestion artérielle ne suffit pas pour produire le degré nécessaire de compression sanguine sur les nerfs du gland du clitoris. Mais que ces excitations extérieures portent sur le gland du clitoris, alors le sang qui gonfle le bulbe sera poussé, au moyen des contractions réflexes du constricteur, à travers le réseau intermédiaire, dans le gland qui attend l'excitation; une fois l'orage passé, cet éréthisme vénérien fait place à une indifférence complète et ramène ces parties dans la sphère de la vie végétative.

D'un autre côté, ce mode d'action est encore favorisé par des moyens auxiliaires, analogues à ceux que nous avons vus chez l'homme. La peau du gland du clitoris, au moyen des piliers du frein, se trouve tendue plus fortement; en même temps aussi, dans les moments importants, le retour du sang dans la veine dorsale, hors du gland et du réseau intermédiaire, est empêché au moyen du tendon antérieur du constricteur du vagin; l'abord du sang dans le tissu érectile de la portion membraneuse du vestibule et du vagin est rendu impossible par le tendon postérieur: enfin le passage du sang ne peut se faire dans les veines bulbeuses, à cause du bord postérieur du compresseur du bulbe. Pour ce dernier effet, chez quelques femelles d'animaux, on trouve des dispositions particulières : dans la jument, la capsule musculeuse du bulbe ferme, en se contractant, toutes les issues, si ce n'est vers le réseau intermédiaire, et le sang est poussé dans l'intérieur du gland à travers ce seul passage.

*Rôle des corps caverneux du clitoris dans l'érection.* — En examinant le clitoris à l'état de flaccidité, on le voit pendre en avant du sommet de l'arcade pubienne, comme la verge chez l'homme. Qu'on essaie alors, sans exciter préalablement les parties sous-jacentes, de redresser le clitoris, on ne pourra y parvenir sans érailler fortement le frein et le prépuce. Il y a plus, lorsque le clitoris, le réseau intermédiaire et ses connexions vasculaires avec le frein, les nymphes et les grandes lèvres, lorsque toutes ces parties sont complétement distendues par l'injection et se trouvent dans un état de turgescence artificielle, on ne parvient pas à redresser le clitoris sans produire de rupture. En effet, l'injection donne au clitoris la position suivante : Les piliers du clitoris et le tiers postérieur de son corps se redressent sous le même angle que le pénis en érection en avant et en haut vers la symphyse des pubis ; mais la partie antérieure du clitoris vient se placer au-devant du bord supérieur de l'entrée du vagin.

La cloison du corps du clitoris est criblée de moins d'ouvertures que dans le pénis, et elle se continue jusque dans l'extrémité antérieure. Les piliers du clitoris, par rapport aux dimensions du corps de l'organe, sont très volumineux ; ils ont un renflement bulbiforme comme ceux du pénis, se terminent par une extrémité libre arrondie et n'adhèrent au bord antérieur de l'arcade pubienne que par une ligne étroite de leur face postérieure, de manière qu'ils se placent plutôt au-devant qu'au-dessous de ce bord. Le parenchyme du corps caverneux du clitoris ressemble parfaitement à celui du pénis ; seulement les interstices aréolaires et les ramifications vasculaires du *rete mirabile venosum* y sont encore plus délicats, plus fins que dans la verge. Le tout est environné d'une gaîne mince et fibreuse. Ses vaisseaux correspondent tout à fait à ceux du corps caverneux du pénis.

*Rôle du muscle ischio-caverneux dans l'érection.* — Ce muscle, chez la femme, coïncide parfaitement avec son analogue dans l'homme.

Il est inutile de répéter pour lui ce que nous avons dit de la verge, comme soutien et point d'appui du gland, et de revenir sur le mécanisme de sa réplétion.

*Du rôle du vagin dans l'érection.* — Le conduit vaginal, dans l'espèce humaine, est partout sensiblement plus large que l'entrée du vagin. Quant à la portion la plus étroite de tout le conduit copulateur, c'est à-dire cette partie de l'organe qui doit exercer la plus grande influence mécanique sur le membre viril, elle est toujours située à l'entrée de la vulve et dans la sphère d'action du bulbe et de son muscle compresseur. Chez les mammifères et surtout chez la chienne, où l'accouplement devait se prolonger un certain temps, ce muscle prend la forme d'un sphincter du vestibule plus ou moins complet et fort, derrière lequel seulement est placé le constricteur du vagin, muscle plus faible.

Les parois du vagin ne sont pas seulement environnées extérieurement par les masses volumineuses des circonvolutions du plexus veineux vaginal, mais elles sont aussi parcourues entre les diverses membranes qui les constituent, par un tissu érectile composé de lacis veineux, superposés en plusieurs couches. Ces réseaux appartiennent en propre au tissu cellulaire sous-muqueux, et leurs expansions les plus ténues pénètrent jusque dans la muqueuse elle-même; leur point de départ est dans le bulbe; leurs canaux efférents sont ces rameaux veineux qui, provenant de la face externe du conduit du vestibule et du vagin, passent dans le plexus vaginal. Ce véritable corps spongieux s'étend sans interruption dans toute l'étendue du vestibule et du vagin, et paraît se continuer jusque dans les parois de l'utérus et même plus loin encore.

En général, on néglige complétement ce corps érectile du vagin dans son expansion complète et sa signification. Cependant, M. le professeur Malgaigne a examiné cette partie avec le plus de soin.

Le petit nombre de nerfs sensitifs qui s'enfoncent isolément dans le conduit vaginal, placent, sous ce rapport, ce dernier tellement au-dessous du gland du clitoris, qu'on ne doit accorder au vagin qu'une participation très faible à la production du sentiment voluptueux dans l'organisme féminin.

Le vagin, en raison de son tissu érectile, doit aussi éprouver une espèce d'*érection* au moment de la congestion sanguine; les résultats des injections anatomiques le font d'ailleurs pressentir. R. de Graaf avait déjà exposé cette idée. Avec la tension et la rigidité de ses parois, ce canal tend à devenir béant, ce qui le transforme pour ainsi dire en une pompe aspirante. En comparant le tissu érectile veineux du vagin, si étendu, si riche, avec les artères vaginales, si grêles et si peu ramifiées, on reconnaît bientôt que ces dernières sont insuffisantes pour remplir promptement cette masse veineuse. Cette réplétion des parois du vagin s'effectue davantage au moyen du sang veineux contenu dans le bulbe, et au moyen des veines communicantes ci-dessus mentionnées, qui se remplissent de sang par les contractions expulsives du compresseur du bulbe. Il n'est pas impossible que l'action de cet appareil hydraulique ne s'étende aussi, dans certains moments, jusqu'aux trompes et à leurs pavillons. Cette doublure élastique et spongieuse du conduit vaginal, à laquelle viennent encore s'ajouter les deux bulbes situés à l'entrée du vagin, indique parfaitement le but principal de cet organe : on voit par là qu'il est destiné à embrasser d'une manière douce, quoique intime, le membre viril, d'ailleurs de proportions diverses, et à devenir le siége des frictions exercées sur la verge, action à laquelle le constricteur du vagin doit concourir pour quelque chose, surtout chez les animaux.

## CHAPITRE III.

### DE LA COPULATION ET DE LA FÉCONDATION.

*Définition.* — Étudier les modifications qui surviennent dans l'œuf et les organes génitaux femelles après que le mâle a déposé le sperme dans ces organes, voilà quel est l'objet de ce chapitre. C'est l'étude, si l'on veut, de la fonction ovarienne parcourant une nouvelle phase. Pour que ces phénomènes s'accomplissent il faut que les deux sexes se rapprochent et que le sperme de l'un se mette en contact avec l'œuf de l'autre.

### A. — *De la copulation ou du rapprochement des sexes.*

La copulation ne s'accomplit que lorsque les organes génitaux mâles et femelles sont en érection. Au moment du rapprochement, par suite des excitations antérieures, l'appareil génital est déjà le siége d'une sensibilité exaltée ; le gland et le corps spongieux de l'urèthre ont acquis un degré de replétion et de turgescence qui a éveillé les désirs érotiques dans l'individu ; les corps caverneux, distendus par l'afflux sanguin, ont atteint la rigidité nécessaire pour l'érection ; mais jusqu'à ce point l'organe sexuel n'est, chez l'homme et la femme, qu'à la période de préparation ; il attend une impulsion mécanique pour atteindre le second degré de l'exaltation érotique. Lorsque le membre viril pénètre dans le vestibule, les bulbes se rencontrent, le gland du pénis vient heurter le gland du clitoris, qui, placé à l'entrée du canal copulateur, peut céder et se fléchir. Une fois que la couronne du gland pénien, à bords saillants et tranchés, a franchi l'entrée du vagin, le membre viril glisse sur le bord des deux bulbes par un mouvement brusque et saccadé ; le collet et le corps du pénis sont embrassés par la saillie de ces bulbes. Le gland, au contraire, qui s'est avancé plus loin, est en contact avec la surface de la muqueuse vaginale rendue elle-même élastique par le lacis veineux qui tapisse ses parois. Cette disposition permet au vagin de s'accommoder au volume de la verge. Dans l'état de forte réplétion du vagin, le sang chassé des parois de cet organe se rendra, en partie du moins, au bulbe du vestibule à travers les veines émissaires, puis au clitoris, dont la turgescence et la sensibilité se trouvent augmentées.

Dès les premières approches, les nerfs du gland, dans les deux sexes, réagissent sur leurs appareils auxiliaires contractiles qui entrent en action et prêtent à l'organe principal un concours énergique. Le muscle bulbo-caverneux du mâle lance le sang du bulbe à travers les conduits de communication du corps spongieux de l'urèthre dans le gland déjà excité, et amène ainsi ce dernier au summum de rigidité ; en même temps le tendon du faisceau intérieur de ce muscle comprime le tronc de la veine dorsale contre la racine du pénis érigé, ce qui empêche le sang accumulé dans le gland d'être repoussé hors de cette grosse veine, lorsque le membre viril pénètre plus avant ; par contre, chaque fois qu'elle se retire, la verge serrée par le tissu vaginal de plus en plus turgescent doit subir une action compressive, à l'endroit surtout où elle offre son plus grand diamètre. Ce mécanisme refoule encore le sang dans le gland et y entretient la turgescence et la sensibilité.

Du côté de la femelle, les muscles du bulbe compriment les deux bulbes du vestibule contre la verge en érection et résistante, et poussent le sang qui les distend dans le gland du clitoris déjà turgescent ; de plus, celui-ci est abaissé fortement et porté à la rencontre de la face dorsale du gland et du corps de la verge par la portion antérieure du muscle compresseur. Cette action est soutenue par celle des muscles ischio-caverneux, qui donnent au levier brisé du corps du clitoris une élasticité et une résistance de plus en plus fortes. Ces divers phénomènes mécaniques réagissent à leur tour sur l'organe mâle, de sorte que chaque mouvement influe à la fois sur les deux sexes, et concourt, au point culminant de cette excitation mutuelle et réciproque, à amener l'éjaculation et la réception de la liqueur séminale.

Pendant l'acte de la copulation, on ne saurait mettre en doute que le clitoris ne soit soumis à des frottements par les mouvements de la verge.

Avec ces données anatomiques et physiologiques, si nous essayons de résoudre la question, controversée tant de fois, relativement à la somme de volupté ou d'orgasme qui revient à chacun des sexes dans la copulation, nous trouverons que la femme doit avoir la plus grande part, surtout si nous considérons les dimensions considérables de ses bulbes comparés au gland du clitoris, leur action immédiate sur cet organe, la compression énergique qu'ils éprouvent de la part de la verge, le grand nombre des nerfs concentrés dans un si petit espace, et enfin la grande sensibilité générale de la femme.

La copulation dépend, chez le mâle, de la sécrétion du sperme qui peut se faire dans toutes les saisons, à des intervalles assez rapprochés ; du moins n'observe-t-on pas, sous ce rapport, des intermittences forcées, comme nous en avons reconnu pour l'élaboration et l'expulsion de l'œuf. Si, parmi les animaux sauvages, les mâles ne sont pas continuellement en chaleur, cela tient à ce qu'ils ne se trouvent pas toujours dans les conditions de bien-être et de nourriture favorables à la sécrétion de la semence. Mais aussi, lorsqu'ils arrivent à cet état, ils peuvent suffire à plusieurs femelles, et, pendant un assez long temps, sont toujours prêts à leur fournir l'élément reproducteur élaboré dans leurs organes ; tandis que, chez les femelles, le rut passé avec l'expulsion des œufs ne se reproduit plus après que la fécondation est opérée.

La copulation excite dans tout le corps une irradiation sensitive indéfinissable : le pouls s'accélère, la respiration est entrecoupée, haletante. Après l'éjaculation, lorsque le calme se rétablit, la verge diminue de volume et reste un peu douloureuse, l'érection disparaît bientôt complétement ; enfin un sentiment de faiblesse, qui rend l'homme languissant, succède à cet état de spasme et se prolonge plus ou moins.

La femme participe à cette agitation, à ces sensations voluptueuses, mais il existe sous ce rapport quelques différences dans les deux sexes. En général, le sentiment voluptueux est plus prompt chez l'homme, mais plus vif chez la femme, pour les raisons exposées plus haut. La fatigue paraît être plus grande chez l'homme que chez la femme ; aussi celle-ci supporte-t-elle plus facilement la répétition du coït. On conçoit, en effet, que l'espèce d'érection du vagin, l'excrétion du mucus qui en lubrifie les parois, puissent entraîner peu d'épuisement.

### B. — *De la fécondation de l'œuf.*

*Définition.* — On donne le nom de fécondation à un phénomène physiologique dont les agents essentiels au point de vue anatomique sont l'ovule d'une part, les spermatozoïdes de l'autre. Il est caractérisé par la pénétration de toutes pièces de quelques spermatozoïdes entiers au travers de la membrane vitelline, jusqu'au vitellus, et par la liquéfaction de ceux-ci dont la substance s'unit matériellement molécule à molécule à celle du vitellus, de telle sorte qu'il l'*imprègne* par mélange de la substance du mâle avec celle de la femelle. Ce fait, qui détermine la production des cellules embryonnaires, a pour conséquence que ces dernières renferment de la matière du mâle comme de celle de la femelle et que le jeune être appartient matériellement à l'un comme à l'autre et non point seulement à ce dernier.

Le sperme et l'œuf, abandonnés à eux-mêmes d'une manière isolée, perdent toute aptitude à vivre et se désorganisent. Mais s'ils sont unis, on voit redoubler dans le composé organique de leur fusion l'activité qui animait isolément l'un et l'autre, et ce tout devenir, en peu de temps, un nouvel être qui participe des deux individus auxquels il doit naissance.

*Du lieu dans lequel s'opère la fécondation.* — M. Coste a résolu ce problème avec précision (*Comptes rendus de l'Institut*, août 1856, p. 339). L'œuf tombant spontanément de l'ovaire, il s'ensuit que la rencontre de cet œuf avec le sperme peut se faire soit à l'ovaire, soit dans l'oviducte, soit dans la matrice, mais il ne faudrait pas croire que partout la fécondation soit possible. Voici des expériences qui le démontrent :

M. Coste s'est assuré que les poules qui pondent régulièrement tous les jours, vers midi par exemple, ont un nouvel œuf qui se détache de l'ovaire le lendemain vers cinq heures du matin, c'est-à-dire dix heures environ après la dernière ponte.

M. Coste s'est également assuré que chez la poule les spermatozoïdes mettent douze heures pour arriver du col de l'utérus jusqu'à l'ovaire.

Ces deux faits étant constatés, M. Coste a pris soin que l'accouplement eût lieu de façon à ce que les spermatozoïdes n'arrivassent au haut de l'oviducte que deux ou trois heures après qu'un œuf s'y était engagé; et toutes les fois que l'opération a été faite dans ces conditions, le premier œuf pondu, c'est-à-dire celui que le fluide séminal a rencontré dans le haut de l'oviducte, était stérile, tandis que les cinq ou six suivants étaient féconds; d'où il suit que *chez les oiseaux c'est exclusivement à l'ovaire ou seulement à l'entrée du pavillon que se fait la fécondation*. M. Coste a fait ces expériences sur des lapins qui ont consenti à s'accoupler après l'époque du rut et lorsque les œufs étaient déjà dans l'oviducte, et il est arrivé à cette conclusion que *chez les mammifères la fécondation ne peut se faire ni dans la matrice, ni dans l'extrémité inférieure de l'oviducte, et qu'elle a lieu comme chez les oiseaux dans l'ovaire, dans le pavillon de la trompe et peut-être aussi à quelques millimètres au-dessous, mais pas plus bas.* M. Coste a démontré déjà depuis longtemps que l'œuf commençait à se décomposer avant d'avoir parcouru la moitié de la longueur de l'oviducte.

Quels sont les agents de *transport* de l'ovule et du sperme? Nous savons déjà comment l'œuf chemine à travers l'oviducte; voyons comment le sperme va à la rencontre de l'œuf. Le sperme marche plus vite que l'œuf. Nous ne pouvons, avec J. Mueller, compter au nombre de ces agents les cils vibratiles de l'oviducte, car leurs mouvements ont toujours lieu dans un sens inverse de celui que suit le sperme dans sa progression. Quant au mouvement propre des spermatozoïdes, quoique Henle ait mesuré le chemin qu'ils peuvent parcourir dans un temps donné, on ne saurait leur attribuer une aussi grande part que le fait cet observateur.

Il faut regarder comme contribuant puissamment à l'ascension du sperme, les mouvements propres de la matrice et des trompes, lesquels s'exécutent avec une grande rapidité chez des chiennes et des lapines vivantes ou récemment tuées. Ces mouvements ne seraient point, à proprement parler, péristaltiques, mais se dirigeraient immédiatement vers l'ovaire et ressembleraient à un élan de la trompe vers cet organe. M. Courty croit à la possibilité de contractions antipéristaltiques existant temporairement dans la trompe et l'emportant momentanément sur celles qui dirigent l'œuf vers la matrice.

*Union du sperme avec l'œuf.* — Nous avons prouvé que le spermatozoïde est l'agent essentiel de la fécondation, il nous reste à savoir comment il intervient. On avait admis d'abord qu'il suffisait du simple contact des deux éléments, œuf et sperme. Plus tard, M. Coste produisit la théorie de la dissolution du spermatozoïde, dissolution qui permettait à celui-ci de traverser par endosmose la membrane vitelline encore intacte. Cependant M. Coste avait déjà constaté dans l'ovule des spermatozoïdes non dissous, et il avait pensé que leur pénétration était due à la rupture de la membrane vitelline. Barry pourtant admettait cette pénétration de toutes pièces du spermatozoïde au travers de la membrane vitelline.

Tout récemment Kebert a fait des recherches sur ce point de physiologie et a démontré l'exactitude des observations de Barry, qui jusqu'alors avait toujours été contredit, mais d'après des vues théoriques. Selon cet auteur, l'ovule envoie un prolongement gemmacé auquel la membrane vitelline n'a d'abord aucune part : ce prolongement s'entr'ouvre, reçoit dans son intérieur le spermatozoïde, se resserre de façon que la membrane vitelline s'ouvre et que le spermatozoïde entre dans le sac du jaune. C'est à cette ouverture de l'œuf qu'on a donné le nom de *micropyle*.

M. Newport, dans des observations nombreuses, n'a pu saisir le moment où se faisait la pénétration du spermatozoïde, mais pour lui elle n'offre pas le moindre doute et s'il n'a pas décrit de micropyle, J. Mueller, Wittich, Carus ont admis un canal dans l'enveloppe de l'œuf, canal démontré par Newport chez les insectes.

M. Bischoff (*Archives générales de méd.*, janv. 1855, p. 76), qui avait d'abord combattu Barry, est venu se ranger de son opinion et confirme les recherches de Kebert et de M. Newport.

Voici le résumé de ses expériences : après avoir choisi une paire de grenouilles accouplées depuis un temps suffisamment long pour offrir des semences dans une parfaite maturité, on extrait les œufs de la matrice, le sperme des vésicules séminales où il est bien plus mûr, et après avoir délayé le sperme dans un peu d'eau, on y laisse tomber des œufs ; on porte un œuf sous un bon microscope ; aussitôt on voit des spermatozoïdes en grande quantité se précipiter sur l'albumen, le perforer avec une grande rapidité et le traverser dans la direction centripète de l'ovule. Bientôt l'animalcule pénètre dans la couche la plus interne et la plus dense de l'albumen, et, quoiqu'on le perde de vue, les mouvements actifs de son extrémité caudale restée libre, font supposer que la tête se meut en vrille. Au bout d'un temps assez court, l'eau rend tout l'albumen transparent et alors on y distingue deux couches. M. Ch. Robin a observé aussi la pénétration des spermatozoïdes au travers de la membrane vitelline chez les sangsues, dans un point spécial de cette enveloppe. Il pénètre ainsi plusieurs centaines de spermatozoïdes qui après s'être agités quelques minutes entre la membrane vitelline et le vitellus, ralentissent bientôt leurs mouvements, deviennent immobiles, puis disparaissent peu à peu par liquéfaction.

Ainsi, pour nous résumer, il résulte des travaux de ces observateurs qu'il n'y a pas de doute que les spermatozoïdes pénètrent dans l'ovule et qu'ils n'y peuvent pénétrer qu'à travers une ouverture, le micropyle, dont l'existence cependant n'est pas parfaitement démontrée. Il y a aussi ce fait bien constaté, c'est que les spermatozoïdes se liquéfient dans l'œuf après l'avoir pénétré.

*Historique.* — 1° Le spermatozoïde pénètre dans l'œuf et s'y dédéveloppe en miniature d'embryon. (Leeuwenhoeck, Hartsœker, Boerhaave, Keil, Wolff, Lieutaud, Andry, etc.)

2° Le spermatozoïde ne serait appelé qu'à former le système nerveux. (Prévost et Dumas, Lallemand.)

3° Les spermatozoïdes ne seraient que de simples colporteurs du sperme, servant à mettre en contact avec l'ovule la liqueur séminale. (Bory de Saint-Vincent.)

4° Les spermatozoïdes auraient pour usage de maintenir, par la rapidité de leurs mouvements, la composition chimique du sperme. (Vallisnieri, Valentin, Bischoff.)

## SECTION I.

### Développement de l'œuf fécondé.

Chez la plupart des poissons osseux et des batraciens anoures, dont les œufs sont fécondés seulement après la ponte, la vésicule germinative a toujours disparu plus ou moins longtemps avant que le sperme ait touché ces œufs.

La *segmentation* du vitellus commence dès que l'œuf a été fécondé. La sphère vitelline primitive se divise spontanément en deux moitiés à peu près égales, et chacune de ces moitiés, immédiatement ramenée à la forme sphérique, offre bientôt le même aspect et la même composition élémentaire que le tout dont elle émane. Bientôt il se passe dans chacune des deux nouvelles sphères les mêmes phénomènes que dans la primitive, et, ce travail se répétant pendant un certain temps sur chaque segment sphérique nouveau, le vitellus finit par se résoudre entièrement en un nombre plus ou moins considérable de sphères granuleuses, d'un volume progressivement décroissant, mais d'une nature toujours identique. Au milieu de chaque sphère vitelline existe un globule diaphane, homogène, semblable à une goutte d'huile et qui, d'après M. Coste, ne paraît pas sans influence sur la segmentation du jaune.

Chez les oiseaux, les reptiles écailleux, les poissons cartilagineux et les céphalopodes, la segmentation se fait sur la *cicatricule* et son effet n'est autre que celui du groupement des éléments du germe en masses plus ou moins petites, le passage de ces masses, de ces sphères organiques, à l'état de globules, et la transition de ces globules aux vésicules ou cellules qui ont pour destination de constituer le *blastoderme*.

*Formation du blastoderme.* — La segmentation amène la formation de cellules, d'où résulte une membrane sphérique, tapissant la face interne de la membrane vitelline au centre de laquelle il se trouve maintenant un liquide albumineux. C'est cette membrane qui doit former l'embryon, ses membranes, ses appendices, ses appareils de nutrition transitoires.

Peu de temps après que le blastoderme s'est organisé, une partie de sa surface s'obscurcit. Les cellules se condensent dans ce point et produisent la *tache embryonnaire*, ainsi nommée parce que c'est là que va bientôt se développer l'embryon.

A cette époque, l'œuf est ainsi constitué : plus d'albumen, membrane vitelline, membrane blastodermique et liquide au milieu de la vésicule. Il est environ cinq fois plus gros que dans l'ovaire et arrive ainsi vers le huitième jour de la conception dans la cavité utérine.

*Développement de l'œuf dans la matrice.* La tache embryonnaire, de circulaire, devient elliptique et plus ou moins allongée, s'éclaircit dans son milieu et offre dans ce point l'apparence d'une ligne longitudinale. Tout le développement du nouvel être va se passer autour de cette ligne. A son arrivée dans la matrice, l'œuf se met en contact avec elle au moyen de la membrane vitelline, et, comme il a besoin de beaucoup absorber pour se développer, des appendices plus ou moins ramifiés s'élèvent de sa surface extérieure et s'enfoncent, à mesure qu'ils se forment, dans le tissu de la muqueuse utérine, attachant ainsi l'œuf à la place qu'il occupera désormais.

D'après M. Coste, c'est de la membrane vitelline que naissent ces appendices ; aussi disparaissent-ils de très bonne heure avec cette membrane dont ils ne sont, pour ainsi dire, que des prolongements. Ils sont remplacés par de nouvelles villosités développées dans le feuillet externe du blastoderme.

*Du feuillet externe du blastoderme.* — Quand la tache embryonnaire s'est formée, on remarque dans le point même où elle est située et un peu au delà d'elle, que le blastoderme n'est plus simple : il se compose de deux feuillets adossés. Les cellules des feuillets externes sont plus avancées dans leur développement et plus serrées. Le feuillet externe porte le nom de *feuillet séreux* ou *animal*, parce que c'est de lui que procéderont les téguments et tous les organes de la vie de relation. Le feuillet interne s'appelle *muqueux* ou *végétatif*, parce qu'il deviendra tube intestinal et vésicule ombilicale. Plus tard, la séparation des deux feuillets a lieu partout, de sorte qu'alors l'œuf est formé de trois membranes.

*Amnios.* — Tandis que la portion centrale du feuillet séreux blastodermique se développe en embryon, la portion périphérique de ce feuillet commence à se soulever en plis tout autour de cette ébauche organique, surtout à ses extrémités céphalique et caudale. Ces plis se renversent bientôt en dehors et en bas, d'abord du côté de la tête où ils donnent naissance au *capuchon céphalique*, puis du côté de la queue, où ils forment le *capuchon caudal* ; et enfin, sur les bords latéraux, d'où allant à la rencontre les uns des autres, ils finissent par donner naissance à une sorte de poche connue sous le nom d'*amnios*. Ces plis partent, comme on le voit, de la face centrale de l'embryon et se dirigent les uns vers les autres du côté du dos, qu'ils enveloppent successivement, jusqu'à ce qu'ils soient réunis en ce point situé à peu près vers le milieu du dos, et qu'on a, par analogie, nommé *ombilic amniotique*. Ils s'appliquent d'abord d'une manière immédiate à l'embryon, mais plus tard un liquide s'amasse entre la nouvelle membrane et lui, les éloigne l'un de l'autre et distend son enveloppe. En même temps que l'amnios se fait, le reste du feuillet externe est éloigné du feuillet interne et devient de plus en plus indépendant. Le feuillet externe, se trouvant ainsi détaché de l'interne, s'applique partout à la face profonde de la membrane vitelline qui constituait jusqu'ici la membrane externe de l'œuf; des villosités naissent à la surface du feuillet externe, qui bientôt remplace complétement la membrane vitelline.

Dans l'espèce humaine cette formation doit s'accomplir en quatre ou cinq jours.

Le but immédiat de l'amnios est d'éloigner de l'embryon le feuillet externe du blastoderme, et de protéger le nouvel être par l'enveloppe membraneuse qu'il fournit et par le liquide qui s'accumule peu à peu dans sa cavité.

Ce liquide, connu sous le nom d'*eau de l'amnios*, limpide et hyalin au commencement de la gestation, devient plus tard un peu blanchâtre. Sa *quantité* varie non-seulement aux diverses époques de la vie embryonnaire, mais encore chez les divers individus. Dans l'espèce humaine son maximum ne dépasse pas 1 kilogramme, et plus tard elle se réduit à 500 grammes.

*Vésicule ombilicale*. — Le feuillet interne du blastoderme, qui se continue primitivement avec les parois futures de l'intestin, se sépare du feuillet externe peu à peu, pour former l'enveloppe d'une vésicule distincte à laquelle on a donné le nom de *vésicule ombilicale*. Celle-ci communique d'abord largement avec l'intestin; plus tard, le canal qui la mettait en communication avec lui finit par se réduire à un simple pédicule. Mais, durant toute la première période du développement, la vésicule ombilicale et l'intestin ne sont que deux compartiments d'une seule et même cavité

Des communications vasculaires s'établissent de très bonne heure entre l'embryon et la vésicule ombilicale. Les vaisseaux sont d'abord au nombre de quatre: deux veines qui pénètrent dans l'embryon et se jettent dans le vestibule du cœur, et deux artères qui sortent de l'embryon, après s'être séparées de l'aorte abdominale vers le milieu de sa longueur. Ils portent le nom de vaisseaux *omphalo-mésentériques*, et forment sur la vésicule ombilicale un réseau très riche.

La région par laquelle la vésicule ombilicale se continue avec l'intestin prend le nom d'*ombilic intestinal*, par analogie avec l'ombilic proprement dit, ou ombilic cutané, que forment les bords des parois thoraciques et ventrales de l'embryon. Enfin le canal qui fait communiquer la vésicule ombilicale avec l'intestin s'appelle *conduit omphalo-mésentérique*. Le tube digestif est d'abord droit de la bouche à l'anus, largement ouvert, à l'état de simple gouttière; plus tard, il s'allonge, s'infléchit et forme ce qu'on appelle l'*anse iléo-cæcale*. C'est sur cette anse que se trouve le pédicule de la vésicule ombilicale. Se formant de la même manière dans les oiseaux et les mammifères, la vésicule ombilicale a un but qui diffère chez les uns et chez les autres.

Chez les oiseaux, elle persiste jusqu'à la fin du développement, elle absorbe par sa face interne; la masse du jaune est contenue dans sa cavité pour nourrir le poulet, même après que celui-ci est sorti de la coquille; car, dans ce moment encore, la vésicule persiste, seulement elle est logée dans la cavité abdominale.

Chez les mammifères et chez l'homme, elle se développe peu et perd de bonne heure son importance. Dès la fin du premier mois, elle a parcouru toutes ses phases, et se trouve placée, par suite de l'allongement de son pédicule, à une assez grande distance de l'embryon, entre l'amnios et l'enveloppe extérieure de l'œuf. Du trente-cinquième au quarantième jour, elle ne communique plus avec l'intestin, ses vaisseaux s'atrophient; une veine, puis une artère du même côté disparaissent; enfin, on ne voit plus la vésicule elle-même. L'artère et la veine persistantes s'atrophient aussi, et il ne reste bientôt plus qu'une trame vasculaire refoulée, comprimée en dehors de l'amnios, où l'on continue de l'apercevoir encore jusqu'au quatrième ou cinquième mois et quelquefois jusque vers la fin de la grossesse.

*Allantoïde.* — Pendant que la vésicule ombilicale s'isole de l'intestin, on voit naître, de l'extrémité postérieure de ce même intestin, une petite vésicule d'abord ronde, puis piriforme, très vasculaire, destinée à jouer un rôle très important : c'est l'*allantoïde*. Elle présente bientôt à sa surface de nombreux vaisseaux (*vaisseaux allantoïdiens*). Ils sont au nombre de quatre : deux artères qui proviennent des aortes inférieures formant, plus tard, deux branches de l'iliaque; deux veines qui gagnent le vestibule du cœur, en traversant le foie.

La formation de l'ombilic cutané, formant les parois ventrales, divise bientôt l'allantoïde en deux portions, l'une interne, l'autre externe, séparées par une partie moyenne. La portion interne formera la *vessie urinaire*, la partie moyenne, l'*ouraque* ou le pédicule de l'allantoïde : elles concourent ainsi à la formation du cordon ombilical.

La portion externe devient très importante : elle constitue à elle seule l'allantoïde, et quoiqu'elle se comporte diversement chez les animaux, elle offre néanmoins, chez tous ceux qui la possèdent, un caractère commun.

Qu'elle doive servir à la respiration, comme chez les oiseaux, ou à l'absorption des sucs nutritifs, comme chez les mammifères et l'homme, elle prend un accroissement rapide auquel participent ses nombreux vaisseaux. Elle gagne l'enveloppe extérieure de l'œuf, s'applique à sa face interne, se déploie sur toute l'étendue de cette paroi, se soude à elle, et constitue dès lors, pour l'œuf, une nouvelle membrane située entre l'amnios et l'enveloppe externe dite *chorion de l'œuf*. Enfin des villosités croissent à sa surface, pénètrent dans celles qui existaient déjà sur l'enveloppe extérieure de l'œuf ou chorion, et donnent à ce nouvel organe le plus grand degré de développement auquel il doive atteindre.

On observe une allantoïde et un amnios chez les mammifères, les oiseaux et la plupart des reptiles ; il n'y en a pas chez les batraciens et les poissons.

*Formation du chorion, du placenta et du cordon ombilical.* — On entend par *chorion* la membrane la plus externe de l'œuf. Il existe trois espèces de *chorions*.

Le *premier chorion* est formé par la membrane vitelline qui se couvre de végétations à son arrivée dans l'utérus. Ces villosités établissent les premières relations de l'œuf avec ce qui l'entoure et apportent les matériaux nutritifs de l'embryon. Il n'y a pas encore de vaisseaux. Ces villosités disparaissent rapidement.

Le *deuxième chorion* est formé par le feuillet externe ou séreux du blastoderme, qui, refoulé peu à peu, ainsi que nous l'avons vu, contre la membrane vitelline, finit par la doubler dans toute son étendue. Quand celle-ci disparaît, le feuillet séreux, resté seul, devient à son tour l'enveloppe extérieure de l'œuf. Il n'y a pas encore de vaisseaux dans ce chorion qui est formé uniquement de cellules polyédriques à noyau sphérique ou ovoïde.

Le *troisième chorion* persiste jusqu'à la fin de la gestation en subissant des modifications plus ou moins profondes. Il est formé par l'allantoïde, qui, sortant du ventre, porte les vaisseaux allantoïdiens et s'ajoute au deuxième chorion en se soudant à lui. L'allantoïde prend un développement rapide, se réfléchit tout autour de l'embryon, s'applique contre la face fœtale du chorion précédent et se couvre bientôt de villosités. Ces dernières poussent au-devant d'elles le feuillet externe du blastoderme, et portent de nombreuses ramifications vasculaires dans ses villosités.

Le *placenta* se forme sur le troisième chorion rendu vasculaire par l'allantoïde dont les villosités s'atrophient dans la plus grande partie du chorion ; ou mieux elles cessent de grandir en ce point, parce que là *le tissu cellulaire mince interposé au chorion et à l'amnios* s'introduit dans la cavité des villosités vasculaires, et en fait disparaître les vaisseaux par suite de cette *oblitération fibreuse*. Ces villosités continuent à croître dans un point seulement du chorion, se ramifient comme les branches d'un arbre, pénètrent dans le tissu de la muqueuse utérine comme de véritables racines. Chacune de ces villosités ramifiées, distincte de celles qui l'environnent, a un pédicule principal et constitue par ses nombreuses ramifications une masse dite *cotylédon* qui, réunie à d'autres, forme l'ensemble du placenta.

Son parenchyme est constitué par des ramifications innombrables de chaque villosité. Celles-ci sont constituées des mêmes éléments que le chorion dont elles se détachent ou deuxième chorion, c'est-à-dire de cellules larges en moyenne de 2/100es de millimètre et finement granuleuses. Ces cellules restent distinctes les unes des autres (bien qu'adhérentes ensemble), jusqu'à l'époque du part chez la vache et beaucoup de mammifères ; mais chez la femme elles se soudent si intimement ensemble qu'elles donnent à la substance du chorion et de ses villosités l'aspect d'une couche homogène finement granuleuse parsemée de noyaux. Les rameaux des villosités sont tubuleux comme le tronc, épais de 1 à 2 centièmes de millimètre, et terminés en culs-de-sac. Elles sont enchevêtrées les unes aux autres pour former le parenchyme placentaire, simplement agglutinées par simple contiguïté et par un peu de substance amorphe granuleuse. Dans leur cavité s'avancent jusqu'à leur terminaison en cul-de-sac une anse vasculaire allantoïdienne pour chacune d'elles.

Les recherches de Weber, de M. Ch. Robin, etc., font voir la manière dont se comportent les vaisseaux sanguins dans les villosités. Chaque villosité reçoit un petit tronc des artères allantoïdiennes ; celui-ci fournit autant de branches qu'il y en a dans la villosité, aux extrémités terminales de laquelle il finit par s'infléchir en arcade pour devenir ramuscules veineux correspondants ; ces derniers se réunissent peu à peu en branches, et ramènent le sang dans un tronc unique. « Chaque villosité est ainsi parcourue d'un double vaisseau, l'un artériel, l'autre veineux ; chacun d'eux est flexueux, irrégulier, tantôt large, tantôt mince. Toute la vie durant du placenta, la substance propre des villosités, qui est la même que celle du chorion (voy. Cayla, *Thèse inaugurale*, 1849), est reconnaissable et sa simple vue montre l'absence de communications avec les vaisseaux maternels. » (Ch. Robin.)

S'il arrive que l'oblitération des villosités choriales décrite ci-dessus n'ait pas lieu le chorion reste vasculaire dans la totalité de son étendue, ou dans un certain nombre de points. Ce phénomène, exceptionnel chez l'homme, est permanent chez un certain nombre de mammifères. Chez les carnassiers, il n'y a qu'un placenta très grand, développé en zone autour de l'œuf, plus large chez les chiens que chez les chats; mais chez les singes il y en a deux, chez les herbivores cinquante à soixante disposés par plaques et appelés *cotylédons*. Chez le cheval, le porc, et un grand nombre de pachydermes, la surface de l'œuf reste comme environnée du chorion vasculaire, parce que les villosités, très petites mais très nombreuses, couvrent uniformément le chorion, sans que chacune d'elles développe ses ramifications au point de former des masses cotylédonaires. Quelquefois chez l'homme l'*oblitération fibreuse* décrite plus haut s'étend pathologiquement de la plus grande partie du chorion au placenta déjà formé, et en cause l'induration compliquée souvent d'hémorrhagies dans les points encore vasculaires ou de dépôts graisseux dans les portions où les villosités ou cotylédons sont oblitérés. Chez les oiseaux, enfin, il n'existe qu'un seul placenta, si l'on peut conserver encore ce nom à l'allantoïde; mais il est appliqué de toute part contre la coquille et destiné seulement à la respiration.

On voit donc que le but final de l'allantoïde est la formation du placenta ou mieux sa vascularisation.

*Cordon ombilical.* — Les parois abdominales sont primitivement largement ouvertes; peu à peu elles tendent à se fermer, et, comme une bourse dont on tirerait les cordons, elles se rapprochent vers un point central, qui est l'*ombilic*. De ce point part l'amnios qui se continue avec le bord des parois abdominales Par cette ouverture sortent la vésicule ombilicale, l'allantoïde et leurs vaisseaux. Comme ces deux formations, d'abord vésiculeuses, deviennent pédiculées, à mesure qu'elles s'éloignent de l'embryon, elles prennent bientôt la forme d'un cordon que l'amnios revêt d'une sorte de gaîne et qui porte le nom de *cordon ombilical*. Ce cordon apparaît vers la fin du premier mois. Il est primitivement formé de deux organes : l'ouraque, ou pédicule de l'allantoïde, et le pédicule de la vésicule ombilicale, accompagnés chacun de quatre vaisseaux. Puis l'intimité devient croissante entre l'ammnios et les pédicules; le canal que l'amnios leur fournit devient de moins en moins allongé, suivant l'allongement du cordon ombilical, et l'augmentation du liquide amniotique. Chez les oiseaux et dans certains mammifères (lapins), la réflexion de l'amnios autour du cordon est presque nulle. Dans l'espèce humaine, elle est très longue, et le cordon atteint 5 ou 6 décimètres de longueur. Le cordon se compose alors de trois parties : deux pédicules et le canal de l'amnios qui les revêt. Plus tard la gaîne amniotique se confond avec les parties qu'elle contient. Tant que son occlusion n'a pas eu lieu, une partie des viscères abdominaux trouvent à se loger dans la cavité du cordon ; plus tard la hernie normale des viscères tend à se réduire peu à peu et les anses intestinales finissent par rentrer dans la cavité abdominale, alors assez développée pour les recevoir. Le conduit vitello-intestinal disparaît de bonne heure : comme la vésicule ombilicale, il s'oblitère même bien avant de disparaître. Il en est ainsi, chez l'homme, de l'allantoïde et de l'ouraque ; mais, chez la brebis, la cavité de l'ouraque persiste longtemps, et il y a une communication entre la vessie et l'allantoïde. Le conduit vitello-intestinal et les vaisseaux omphalo-mésentériques ne laissent bientôt plus de vestiges, de même que l'allantoïde. Il ne reste donc plus dans le cordon que les vaisseaux ombilicaux, réduits eux-mêmes à une veine et à deux artères, le tissu de nature fibroïde qui les unit et la gaîne amniotique.

*Rapports de l'œuf avec l'utérus. Membrane caduque.*— Il existe une membrane qui sert non-seulement à retenir l'œuf, mais encore à le protéger. C'est cette membrane qui s'appelle *membrane caduque.* Elle n'est autre chose que la muqueuse de l'utérus développée, hypertrophiée et appropriée aux nouveaux usages qu'elle doit remplir pendant la gestation.

Quand l'œuf arrive dans l'utérus, la membrane muqueuse, préparée à le recevoir, présente les caractères qu'elle a dans la menstruation, mais exagérés. Elle est très vasculaire, gonflée par un abord de sang considérable et un excès de développement de tous ses éléments, molle, tomenteuse, offrant des saillies et des dépressions, des espèces de plis plus ou moins profonds destinés à recevoir l'œuf et à le retenir. Au vingtième ou au vingt-cinquième jour de la gestation, on voit la caduque utérine se continuer directement avec la caduque réfléchie ; la surface des deux membranes a un aspect pointillé et vasculaire identique ; les glandules utérines existent dans le tissu de l'une et de l'autre ; les vaisseaux de l'une se continuent en offrant absolument la même disposition avec les vaisseaux de l'autre. Voici par quel mécanisme cette caduque se forme. On voit d'abord un simple dédoublement de la muqueuse utérine ; tout autour de l'œuf la muqueuse se soulève en formant une espèce de bourrelet circulaire ; plus tard, ce bourrelet devient de plus en plus saillant et ses bords se rapprochent pour former un ombilic qu'on pourrait appeler *caducal*. Plus tard, cet ombilic se ferme et l'œuf se trouve enfermé de toute part dans un repli muqueux. Le petit volume de l'œuf, aux premiers jours de la gestation, rend facile son enveloppement complet. Les vaisseaux nombreux et volumineux de la caduque et de l'expansion de cette membrane d'où naît la caduque réfléchie permettent à celle-ci d'accroître facilement ses dimensions: à mesure que l'œuf grossit et la distend, on voit son tissu s'amincir et ses vaisseaux s'atrophier, à partir de l'ombilic ou point central opposé au placenta et en allant jusqu'à la périphérie ou portion adhérente où se font les points de réflexion de la caduque utérine en caduque réfléchie. Enfin, par l'augmentation continue du volume de l'œuf, la caduque réfléchie finit par devenir enkystée, et, vers la fin de la grossesse, il en est presque de même de la caduque utérine.

Quand à la *decidua serotina* de Bojanus, on comprend qu'elle n'est que la caduque utérine se trouvant placée entre la paroi de la matrice et la surface de l'œuf. Cette portion de muqueuse est destinée à former le placenta maternel et à tomber, dans l'espèce humaine, en même temps que l'œuf, ou du moins à peu près en même temps que la caduque et les autres enveloppes fœtales.

A la circonférence du placenta la caduque est très épaisse. Dans cette sorte de bourrelet circulaire on voit la veine coronaire décrite par Meckel et M. Jacquemier.

Le mécanisme par lequel les villosités du placenta fœtal pénètrent dans les vastes sinus veineux du placenta maternel n'est pas encore bien connu. D'après Sharpey, le placenta de la chienne est formé par la pénétration des villosités fœtales dans les canaux glandulaires ramifiés de l'utérus, qui sont entourés, comme chez la femme, d'un réseau vasculaire très riche. Les canaux et les villosités, croissant et se ramifiant sans cesse, s'engrènent de plus en plus les uns dans les autres, au point que la paroi des vaisseaux du fœtus arrive enfin à être en contact avec la paroi des vaisseaux de la mère. Il n'est pas certain qu'il en soit ainsi dans l'espèce humaine. Il est plus probable que les touffes de villosités fœtales s'enfoncent dans les espaces que forment à la surface de la caduque les plis dont cette membrane est partout soulevée, se creusent des espèces de loges dans ces cavités d'abord superficielles, en même temps que les plis s'accroissent autour d'elles et les embrassent dans toutes leurs divisions, de la même manière que la caduque réfléchie embrasse la totalité de l'œuf. Les vaisseaux prennent un développement considérable, tandis que les autres éléments de la muqueuse s'atrophient, et peu à peu les parois vasculaires très molles des deux systèmes fœtal et maternel arrivent au contact et contractent des adhérences. Les vaisseaux du fœtus conservent, relativement à ceux de la mère, un calibre plus considérable qui permet au sang de circuler rapidement des vaisseaux afférents aux vaisseaux efférents, tandis que ceux de la caduque se dilatent considérablement dans toute leur portion veineuse, de manière à former les vastes cavités dans lesquelles s'accumule le sang.

Pendant les premiers temps de la gestation, les deux caduques sont éloignées l'une de l'autre par une matière albumineuse, sanguinolente, plus ou moins fluide, qui baigne la cavité de l'utérus; mais, par suite du développement de l'œuf, elles arrivent au contact. L'espace qui les séparait a disparu vers la fin du quatrième mois. Bientôt, enfin, elles adhèrent tellement entre elles qu'il devient impossible de les séparer. La membrane unique résultant de l'accollement de ces deux feuillets s'amincit ensuite de plus en plus, tandis que la portion placentaire continue à croître avec les progrès de l'œuf; mais elle ne disparaît pas entièrement. Peu de temps après la naissance, elle sort avec l'arrière-faix, c'est-à-dire avec le placenta et les autres enveloppes de l'œuf. On peut même quelquefois la séparer de ces dernières (chorion et amnios), et l'on peut trouver encore sur la face adhérente au chorion les vestiges des cellules épithéliales dont elle est tapissée. Enfin, en même temps que la caduque utérine commence à s'atrophier, on voit paraître entre elle et la paroi musculaire de la matrice une membrane très fine, molle, homogène, feutrée. Cette membrane, de formation nouvelle, est la première trace de la muqueuse qui succédera à la caduque après l'accouchement. Elle s'épaissit peu à peu et, après la délivrance, elle tapisse la face interne de l'utérus, de manière que les fibres musculaires de cet organe ne restent pas à nu. Cette membrane, décrite par M. le docteur Colin comme un reste de l'ancienne caduque, a, d'après M. Ch. Robin, la même composition anatomique et la même texture que la caduque entraînée par le chorion et que la muqueuse dans l'état de vacuité de l'utérus. Après l'accouchement, elle commence à présenter l'aspect d'une muqueuse. La muqueuse du col ne subit pas les mêmes modifications que celle du corps, et surtout ne se détache pas comme la caduque; elle augmente seulement de volume.

En même temps que tous ces phénomènes se passent dans la muqueuse, les autres éléments de la matrice subissent aussi des modifications très importantes qui ont été décrites par M. Ch. Robin. Les glandes du col de l'utérus acquièrent jusqu'à 3 ou 4 millimètres de longueur et elles commencent à sécréter un liquide muqueux abondant, formant le *bouchon gélatineux* qui oblitère le col utérin pendant la grossesse. Ses fibres musculaires deviennent bien caractérisées et elles augmentent d'épaisseur. Les artères utérines et ovariennes deviennent trois à quatres fois plus grosses ; elles s'anastomosent souvent pour assurer la circulation utérine. Aussi quand, par accident, il arrive qu'une de ces artères vient à s'oblitérer, comme dans une pièce que j'ai déposée au musée Orfila, où l'artère ovarienne du côté gauche ne recevait plus de sang, la vie du fœtus n'est pas compromise. Les veines acquièrent des proportions énormes et forment les sinus dont nous avons parlé. Les lymphatiques participent aussi à ce travail d'accroissement et quelques-uns deviennent gros comme des plumes de corbeau. Les *nerfs* ne sont pas exempts de ce travail d'hypertrophie, quoique beaucoup d'anatomistes soutiennent le contraire. Les pièces que nous avons encore déposées au musée Orfila, en 1851, montrent cette vérité dans toute son évidence.

## De la grossesse.

L'œuf, en subissant les phases de son évolution, acquiert un volume considérable ; l'embryon devient fœtus et prend de son côté un développement qui augmente beaucoup le poids de l'œuf. Pour se prêter à ces augmentations de poids et de volume, pour suffire à la nutrition du fœtus, pour se préparer à son expulsion, la matrice se dilate, acquiert une texture musculaire plus prononcée, reçoit une plus grande quantité de sang. Les autres organes de la sphère génitale participent plus ou moins à ces modifications. Les seins se développent et se disposent à sécréter du lait ; l'économie entière éprouve le retentissement du travail formateur dont l'utérus est le siége.

La *durée* de la grossesse, chez la femme, est ordinairement de 270 jours ou 9 mois solaires. Cette durée varie suivant les espèces animales : éléphant 2 ans ; chameau 1 an ; zèbre, ânesse, jument, 11 mois ; baleine, cachalot, 9 à 10 mois ; vache, un peu plus de 9 mois ; biche, daim, un peu plus de 8 mois ; chevrette, 5 mois 1/2 ; brebis, chèvre, 5 mois ; truie, 4 mois ; louve, 3 mois 1/2 ; chienne, 9 semaines ; chatte, 8 semaines ; furet, 6 semaines ; lièvre, lapin, souris, 1 mois ; cabiai, 3 semaines.

Pendant la grossesse, il survient des changements dans les propriétés physiologiques de l'utérus. La sensibilité, qui était presque nulle, devient manifeste, surtout dans le col, et il y a une sorte de sympathie entre le corps et le col ; les excitations portées sur ce dernier réagissent sur les fibres du fond. En même temps, la contractilité du tissu se manifeste. Les ligaments larges sont étalés, les trompes et les ovaires rapprochés du corps de l'utérus. Le vagin se raccourcit d'abord, pour s'allonger plus tard; il sécrète beaucoup plus. Les symphyses se relâchent. La peau du ventre présente des vergetures brunes ou bleuâtres: la dépression ombilicale disparaît peu à peu. Le diaphragme est refoulé en haut; il y a quelquefois des infiltrations des membres inférieurs; quelquefois aussi des hémorrhoïdes et de la constipation. La vessie est refoulée peu à peu au-dessus du détroit supérieur. Quelquefois il y a du ténesme. La sécrétion urinaire est modifiée et il se produit ce qu'on appelle de la *kiestéine*, substance particulière qui par le repos se réunit à la surface du liquide sous forme de membrane assez épaisse; sa présence n'est peut-être pas un signe certain de grossesse. Ses mamelles se gonflent, se durcissent, et quelquefois sont douloureuses. Après le deuxième mois, le gonflement augmente, et la coloration est plus foncée. L'aréole prend une couleur de plus en plus brune, de petites glandules et des papilles proéminent à sa surface.

Du côté de l'appareil digestif, d'abord anorexie, nausées fréquentes, vomissements, salivation, pica. Plus tard, l'appétit augmente, la digestion se fait bien, quelquefois il y a pléthore. Le sang se modifie dans sa composition; il y a aussi des congestions et des hémorrhagies. Le moral peut s'affecter; il y a une susceptibilité plus grande; les femmes sont impatientes, irascibles, entraînées quelquefois par des désirs bizarres. En général aussi le caractère devient plus sérieux; l'amour qu'elles portent à leur fruit s'exprime par le soin le plus minutieux qu'elles prennent de leur propre corps; elles aiment le repos et le sommeil, elles évitent les mouvements et les efforts.

*Grossesses multiples.* — Quand l'utérus renferme deux ou un plus grand nombre de fœtus, on dit que la *grossesse* est *multiple*. Les grossesses doubles sont assez fréquentes (1 sur 70 à 80); les grossesses triples, plus rares (5 sur 35,441).

La grossesse double est ordinairement attribuée à ce que deux ovules se sont détachés à la fois de l'ovaire, ou bien à ce que le même œuf renferme deux vitellus. Quelquefois on trouve les œufs tout à fait séparés dans la matrice, ayant chacun sa caduque, son chorion, son placenta, son amnios. D'autres fois toutes les enveloppes sont doubles, à l'exception de la caduque, qui est unique. Il est probable que, dans ce dernier cas, les deux ovules sont arrivés dans la matrice en même temps et du même côté, tandis que dans le premier ils sont venus des deux ovaires. Dans d'autres cas, il n'existe autour des deux fœtus qu'un seul chorion, et même on cite des exemples d'embryons contenus dans un seul amnios. Dans les grossesses doubles il y a le plus ordinairement deux placentas en contact l'un avec l'autre, ou unis par une espèce de pont membraneux, mais il n'y a pas de communication vasculaire entre eux. Reynols rapporte l'observation d'une grossesse gémellaire dans laquelle un seul cordon, partant d'un placenta unique, se divisait plus loin en deux portions aboutissant chacune à un fœtus. Cette disposition ne peut s'expliquer que par une réunion précoce des deux allantoïdes. Les grossesses doubles peuvent simuler la *superfétation*.

Quand il y a conception et développement du fœtus hors de la matrice, on dit qu'il y a *grossesse extra-utérine*. De là les grossesses *ovarique*, *abdominale*, *tubaire*, *interstitielle*, etc. Ce qu'il y a de remarquable, c'est que dans toutes ces grossesses l'utérus prend un développement analogue à celui qu'il a pendant une grossesse normale. Il est vrai que c'est d'une manière incomplète que ces phénomènes s'accomplissent.

## SECTION II.

### Développement de l'embryon.

La tache embryonnaire est d'abord ronde et obscure, puis elle s'éclaircit à son milieu. Alors on distingue deux parties : la portion externe, obscure (*area obscura*) et la portion centrale, claire (*area lucida*). Elle change bientôt de forme, elle devient elliptique, puis le milieu de sa portion transparente se soulève en forme de bouclier : c'est l'embryon futur. Cette partie s'allonge rapidement, et dans sa partie médiane il se creuse un sillon dans le feuillet séreux qui présente en ce point une ténuité et une transparence extrêmes. Ce sillon marque l'axe de la tache germinative ; sa direction est transversale par rapport au grand axe de l'œuf si celui-ci est allongé ; elle porte le nom de *ligne primitive*. Les deux bords de ce sillon se prononçant davantage décrivent, du côté large de l'aire lucide, un petit arc pour se confondre l'un avec l'autre, tandis qu'à l'autre extrémité ils se réunissent à angle aigu. Ils embrassent ainsi entre eux en haut un sinus un peu arrondi, qui est l'*extrémité céphalique*, en bas un espace lancéolé, qui est l'*extrémité caudale*. Sur les côtés de cette ligne s'élèvent deux renflements formés aussi aux dépens du feuillet externe, considérés par Baër comme les deux moitiés du dos (*lames dorsales*), et par Reichert comme les deux moitiés primitives du système nerveux. Tandis que ces deux renflements s'élèvent sur les côtés de la gouttière ou ligne primitive, une ligne mince, composée de globules, se forme dans le milieu et au-dessous d'elle, destinée à former le centre des lames dorsales et des corps vertébraux : c'est la *corde dorsale*. Enfin, le pourtour de l'aire lucide soulevée en forme de bouclier, constitue des espèces de plaques membraneuses qui s'inclineront bientôt l'une vers l'autre, de la tête à la queue, du côté droit au côté gauche, pour former la paroi antérieure de l'embryon, de même que les lames dorsales en ont formé la paroi postérieure. De là le nom de *lames ventrales*. Les lames dorsales ont enfermé le cerveau et la moelle épinière ; les lames ventrales enferment les viscères déjà formés et ceux qui se formeront plus tard. A mesure que tous ces phénomènes se passent, l'embryon déjà élevé sous forme de bouclier sur la suface du blastoderme, se courbe sur lui-même, s'incline par ses deux extrémités sur la cavité de l'œuf, et semble creusé par le développement de ses lames ventrales, de sorte qu'il représente assez bien l'aspect d'une carène de vaisseau dont la convexité est en contact avec la membrane vitelline, et la concavité en regard de la partie centrale de l'œuf.

D'après Reichert, ce ne serait ni le feuillet interne, ni le feuillet externe du blastoderme qui donnerait naissance à l'embryon Pour lui, la vertu formatrice réside dans une partie moyenne, interposée à l'une et à l'autre de ces membranes, à laquelle il a donné le nom de *membrane intermédiaire* Une couche simple de cellules se sépare d'abord de la cicatricule continue de croître par sa périphérie. et s'étend peu à peu à toute la surface du jaune. Cette couche est destinée à former une membrane protectrice, sous l'abri de laquelle l'embryon se développera. Elle a reçu le nom de *membrane enveloppante*. De chaque côté d'une ligne qui parcourt la partie moyenne de l'aire transparente dans le sens de sa longueur, se dépose, au-dessous de cette enveloppe, une couche membraniforme de cellules. Cette dernière se continuant d'un côté à l'autre, tant devant que derrière, forme une surface ovale dont la ligne primitive constitue l'axe central. Comme ce dépôt celluleux membraniforme s'élève, à droite et à gauche, un peu au-dessus du niveau primitif de la membrane enveloppante, il en résulte sur celle-ci un étroit sillon séparant les deux côtés de cette nouvelle formation. Ce sillon, qui deviendra de plus en plus prononcé, constituera la *ligne primitive*. Les dépôts latéraux de cellules unies entre elles ne sont autre chose que les moitiés primitives du système nerveux. Dans la suite, ses bords externes s'élèveront, s'inclineront l'un vers l'autre, s'uniront ensemble et représenteront ainsi la masse tubuleuse du cerveau et de la moelle épinière, emprisonnant entre eux la portion de membrane enveloppante qui forme la gouttière primitive. Peu après le soulèvement de la membrane enveloppante, on distingue, au-dessous de la gouttière et dans toute sa longueur, la corde dorsale. Le système nerveux central est la première formation embryonnaire proprement dite. Dès que la couche de cellules destinée à constituer les moitiés primitives de cet important système s'est isolée, le second rudiment principal de l'embryon commence à paraître : c'est une membrane de forme circulaire et dont l'épaisseur surpasse celle des dépôts qui ont eu lieu jusqu'à ce moment. Cette membrane touche le système nerveux central par sa portion moyenne, et comme elle dépasse en largeur, elle touche la membrane enveloppante par sa portion périphérique. C'est cette membrane que Reichert a appelée *membrane intermédiaire* ou *moyenne*. On parvient souvent à la détacher dans les premiers temps de sa formation, excepté dans le point où elle touche la corde dorsale. Elle est d'une haute importance dans le développement de l'embryon Elle se trouve comprise entre le système nerveux central et la membrane muqueuse qui ne va pas tarder à paraître. Elle est le rudiment commun du système vertébral, du système cutané, du système sanguin et de tout le système intestinal, à l'exception de la membrane muqueuse.

### Développement du système nerveux.

Nous avons vu l'apparition précoce des rudiments de ce système dans l'aire germinative; nous avons montré les rapports qu'ils ont avec le sillon longitudinal médian, la corde dorsale et les autres productions blastodermiques. Peu de temps après leur formation, les deux moitiés primordiales de ce système se réunissent et représentent la moelle et le cerveau ; la gouttière primitive, au-dessus de laquelle se fait cette réunion, se transforme ainsi en canal de la moelle et ventricules du cerveau. Voici comment s'opère cette transformation : Bientôt après la clôture du tube médullaire, le canal contenu au milieu de ses parois s'élargit en haut et prend la forme de trois dilatations placées à la suite l'une de l'autre. De ces dilatations proviendront les principaux segments de l'encéphale, d'où le nom de *cellules cérébrales*. En même temps, le canal médullaire s'élargit en bas dans le point correspondant à la future origine des nerfs des membres inférieurs, de manière à former le renflement connu sous le nom de *sinus rhomboïdal*. Il conserve un diamètre égal dans le reste de son étendue correspondant au point de développement des corps vertébraux. Cette dernière partie et le renflement inférieur constitueront à eux seuls la *moelle épinière*.

*Cerveau.* — La première cellule qui apparaisse à l'extrémité céphalique du tube nerveux primitif est la cellule antérieure ; elle est bientôt suivie des deux autres. La dernière, ou postérieure, se termine peu à peu en pointe du côté de la moelle épinière. Dans les deux premières, la substance nerveuse se dépose de très bonne heure sur les parois, de manière à les clore. Dans la dernière, cette déposition de substance nerveuse manque à la partie supérieure, de sorte que cette cellule reste comme fendue en ce point.

Le premier phénomène qui se manifeste dans les cellules cérébrales est leur subdivision. Cette division porte sur la cellule antérieure et sur la postérieure, de sorte que leur nombre se trouve porté à cinq.

Quant à leur destination, on reconnaît que la portion antérieure de la première cellule, prenant chez l'homme un plus grand développement, forme la masse des *hémisphères cérébraux*. Sa portion postérieure, séparée d'abord de l'antérieure par un léger étranglement, plus tard recouverte par elle, formera la *couche optique*.

La seconde cellule primitive reste indivise et donne naissance aux *tubercules quadrijumeaux*.

La portion antérieure de la troisième cellule, plus courte, se développera considérablement, tant au milieu que sur les côtés, chez l'homme et les mammifères, et constituera le *cervelet ;* sa portion postérieure, plus longue, ouverte en arrière, finissant en pointe pour se continuer avec la moelle épinière, constituera *le bulbe rachidien et le pont de Varole.*

Tandis que les cellules cérébrales se subdivisent, elles s'incurvent dans leur ensemble pour s'accommoder à l'incurvation de l'extrémité céphalique de l'embryon, laquelle, ainsi que nous l'avons déjà dit, s'incline en avant en même temps qu'elle se soulève en totalité en arrière, au-dessus du plan du blastoderme. Cette incurvation imprime à trois points principaux des directions angulaires marquées : d'abord la seconde cellule primitive, futurs corps quadrijumeaux qui occupent en ce moment le sommet de l'angle, et par conséquent le point le plus élevé du système cérébro-spinal ; puis, en sens inverse, entre la moelle allongée et le cervelet ; puis, enfin, dans le même sens qu'en premier lieu, au point de jonction de la moelle épinière et de la moelle allongée.

Les parties principales du cerveau se trouvent ainsi formées. La partie antérieure de la première cellule croît des deux côtés de la ligne médiane plus rapidement qu'en haut et en arrière ; elle croît surtout plus rapidement que la partie postérieure de la même cellule dont elle tend tous les jours à être séparée davantage par l'interposition d'un pli de la pie-mère qui s'insinue entre elles deux. En même temps, une faible dépression médiane la divise en deux moitiés latérales et fait d'une vésicule d'abord simple une double vésicule. Cette double vésicule antérieure croissant de plus en plus en arrière, tandis qu'au contraire la couche optique tend de plus en plus à s'affaisser, forme peu à peu une sorte de voûte qui s'étend non-seulement au-dessus de la couche optique, mais encore au-dessus des tubercules quadrijumeaux et même du cervelet. La surface des hémisphères cérébraux est lisse jusqu'à la fin du quatrième mois. A cette époque, les plis de la pie-mère, y produisant de légères dépressions, forment les premières *circonvolutions cérébrales*. Celles-ci ne se développent plus d'une manière marquée qu'à dater du septième mois. A mesure que la dépression médiane se prononce davantage, la cavité commune aux hémisphères cérébraux tend à se dédoubler. Cette tendance est favorisée par un accroissement de matière nerveuse qui concourt au même but en s'élevant à partir du fond de cette cavité et formant la cloison moyenne connue sous le nom de *cloison transparente*. Il existe dès lors deux *ventricules lateraux* dans chacun desquels se développent de bonne heure les deux *corps striés*.

La première trace du *corps calleux* et de la *voûte à trois piliers* est une lame médullaire verticale placée en avant entre les deux vésicules des hémisphères cérébraux, et qui, s'infléchissant d'avant en arrière, sous forme de genou, se prolonge avec les hémisphères, vers la partie postérieure Arrivée là, elle forme par ses bords inférieurs et internes les *piliers postérieurs de la voûte* et les *cornes d'Ammon*.

La partie postérieure de la première cellule, d'abord creuse, finit par se remplir de matière médullaire et forme les *couches optiques*. En avant, cette masse nerveuse se fond et s'affaisse sur elle-même, ce qui la divise en deux portions; mais en arrière, elle demeure unie par la *commissure postérieure*. Le canal de la moelle se prolongeant jusque entre les deux couches optiques, et celles-ci se trouvant bientôt recouvertes par les productions des hémisphères cérébraux, il en résulte une cavité communiquant inférieurement avec le tube médullaire : c'est le *troisième ventricule*. Ce troisième ventricule s'insinue lui-même entre les deux lames du *septum lucidum*, les écarte légèrement et donne naissance au *cinquième ventricule*. Enfin, la *glande pinéale* apparaît sur le bord postérieur des couches optiques auxquelles elle se lie par ses pédoncules.

La base de la première cellule reste indivisée et se transforme de très bonne heure en *entonnoir*. Cet *infundibulum* est en ce moment l'extrémité antérieure proprement dite de la cavité du tube médullaire. Sa position, déclive par rapport à celle des autres parties du cerveau, tient à la formation des courbures que présente en trois points principaux l'extrémité supérieure de l'appareil cérébro-spinal. La *glande pituitaire*, qui tient à l'infundibulum, serait, d'après Rathke, une formation étrangère au cerveau, une sorte d'excroissance de la cavité pharyngienne se portant à la rencontre de l'entonnoir et finissant par se détacher de son point d'origine pour se mettre en connexion avec lui

La seconde cellule cérébrale est celle qui éprouve le moins de changements. Recouverte par les hémisphères qui se sont portés sur elle d'avant en arrière, elle se remplit presque en entier de substance médullaire qui se développe surtout de bas en haut. produit les *pédoncules cérébraux*, et laisse dans le milieu un canal étroit (*aqueduc de Sylvius*), qui mène dans le troisième ventricule entre les deux couches optiques. La partie supérieure reste indivise ; elle est seulement partagée en quatre régions plus saillantes par un sillon crucial, superficiel : ces quatre éminences sont les *tubercules quadrijumeaux*. La portion antérieure de la troisième cellule se sépare seulement assez tard de sa portion postérieure : l'une et l'autre forment d'abord en arrière une fosse unique. Une lamelle médullaire naissant vers le second mois sur les bords de cette fosse, dans le voisinage des tubercules quadrijumeaux, est la première origine du *cervelet*. Les sillons qui divisent cet organe ne paraissent pas avant le cinquième mois. La portion postérieure reste ouverte séparément et représente le *bulbe rachidien* avec le *quatrième ventricule*, sur lequel le cervelet finit par s'étendre. Ici la substance médullaire ne clôt jamais la partie supérieure du tube nerveux. Ce quatrième ventricule se continue avec l'aqueduc de Sylvius, qui mène dans le troisième ventricule. Vers le troisième mois, on voit paraître dans les deux côtés de la moelle allongée, d'abord les *corps restiformes*, puis les *corps pyramidaux*. Au quatrième mois, un nouveau dépôt de substance cérébrale produit le *pont de Varole*.

*De la moelle épinière.* — Elle forme d'abord un demi-canal ouvert en haut, qui ne tarde pas à se convertir en tube complet par l'accolement de ses bords supérieurs. La dilatation rhomboïdale inférieure de ce canal a été mentionnée plus haut. A l'endroit de ce sinus, chez les oiseaux, le canal ne se ferme pas en dessus chez les mammifères. C'est ainsi que se forme le canal central de la moelle épinière. dont j'ai démontré l'existence pendant toute la vie chez l'adulte (1) Le *calamus scriptorius* indique le point dans lequel le canal de la moelle se continue avec celui du cerveau. Vers la fin du troisième mois, on voit se renfler les régions qui correspondent

(1) Béraud, ***Note sur le canal central de la moelle épinière.*** (*Compte rendu des séances de la Société de biologie*, t. [illegible], p. 58.)

à la sortie des nerfs brachiaux et à celle des nerfs cruraux. A cette époque la moelle épinière descend jusqu'au bout du sacrum; mais, à partir du quatrième mois, les vertèbres croissant plus que la moelle, celle-ci semble se retirer vers la partie supérieure du rachis.

Les *méninges* sont simplement le résultat d'une séparation histologique de la substance qui forme le tube cérébro-spinal. Chez des embryons de la septième et de la huitième semaine, Tiedemann a pu distinguer la dure-mère, la pie-mère et leurs principales dépendances; mais il n'a pas découvert les premières traces d'arachnoïde avant le cinquième mois.

*Nerfs.* — Les nerfs ne naissent pas de l'axe cérébro-spinal pour se porter aux organes; ils ne se forment pas davantage dans ceux-ci, pour aller se joindre ensuite à la portion centrale du même appareil. On les voit toujours se produire à l'endroit même où on les rencontre.

L'époque à laquelle se développent les *nerfs rachidiens* n'est pas encore bien connue. Tiedemann n'en aperçut aucun sur un embryon âgé de sept semaines; mais il les décrit tous sur un embryon âgé de douze semaines.

Les *nerfs du grand sympathique* sont à leur tour indépendants du système cérébro-rachidien; ils se forment, comme toutes les parties de celui-ci, dans les points mêmes où ils apparaissent pour la première fois. Cette indépendance persiste chez les raies pendant toute la vie extra-utérine, ainsi que je l'ai démontré par de nombreuses dissections (1). Sur un embryon de onze semaines, Kiesselbach a vu toutes les portions du grand sympathique, sauf le ganglion cœliaque et le petit nerf splanchnique. La portion thoracique de ce dernier se développe la première.

*Nerf optique et œil.* — Les rudiments de l'*œil* paraissent de très bonne heure, et les métamorphoses de cet organe se font avec une très grande rapidité. Les yeux proviennent de deux prolongements creux se formant des deux côtés de la cellule cérébrale antérieure. Dès que la première cellule commence à se manifester, on remarque, sur ses parties latérales antérieures, deux saillies qui se séparent de plus en plus et deviennent plus latérales par rapport à la cellule du cerveau, dont elles s'isolent chaque jour davantage. De ces prolongements creux de la cellule antérieure, l'extrémité se dilate en forme de sphère pour constituer le *globe de l'œil*; le pédicule se solidifie pour devenir le *nerf optique*. Une couche correspondante à la dure-mère du cerveau s'organise autour du premier, et forme la *sclérotique* et la *cornée transparente*. Une seconde couche ana-

(1) Bérand. *Grand sympathique des raies.* (*Compte rendu des séances de la Société de biologie*, t. I, p. 31.)

logue à l'arachnoïde, paraissant beaucoup plus tard que la première, produit la membrane dont la *lamina fusca* et la *membrane de l'humeur aqueuse* sont les vestiges chez l'adulte. A la fin du premier mois, une troisième formation, analogue à la première, donne naissance à la *choroïde*.

Le *corps ciliaire* commence à paraître pendant la cinquième semaine, au bord antérieur de la choroïde. L'*iris* se développe beaucoup plus tard que cette dernière et peu avant la treizième semaine. Il représente en tout temps un anneau complétement clos, il n'a ni fente, ni raie, il est dépourvu de pigment, comme la choroïde; il faut donc chercher ailleurs que dans la persistance de cette fente l'explication du *coloboma*. Une formation intéressante et qui appartient probablement à la capsule du cristallin plus qu'a l'iris, se rattache à cette dernière membrane : c'est le sac capsulo-pupillaire dont la portion postérieure est la membrane *capsulo-pupillaire*, et la portion antérieure la *membrane pupillaire*. Elle forme la pupille pendant une grande partie de la vie intra-utérine, elle acquiert son plus grand développement au sixième mois, et disparaît au septième. Sa persistance chez l'enfant nouveau-né constitue l'*atrésie congénitale* de la pupille.

Nous n'avons rien à ajouter sur la formation de la *rétine*. Elle résulte seulement de l'organisation nerveuse de la partie du prolongement primitif de la première cellule cérébrale, qui constitue, en se renflant, le globe de l'œil.

Le *corps vitré*, dont le volume relatif est d'autant moindre que l'embryon est plus jeune, paraît dû à une métamorphose du liquide primitivement contenu dans la vésicule oculaire; le *cristallin* est une production du tégument : celui-ci s'enfoncerait au milieu de la partie antérieure de la vésicule oculaire pour y former un sac à ouverture d'abord largement béante; bientôt resserré de plus en plus et finissant par se séparer de la cornée transparente, ce sac s'unirait à la capsule dans laquelle se développe le cristallin. Dans le principe, les téguments couvrent la surface de l'œil en s'amincissant et prenant peu à peu le caractère de la *conjonctive*; pendant la dixième semaine, on voit se former, en haut et en bas, les replis cutanés qui constitueront les paupières. Au commencement du quatrième mois, ces replis deviennent adhérents par leurs bords libres, du moins chez les animaux; plus tard cette adhésion se détruit, et les paupières peuvent s'ouvrir chez l'homme au moment de la naissance.

*Oreille*. — *L'oreille interne* procède d'une vésicule qui est en relation directe avec le système nerveux. On admettait qu'elle provient d'un prolongement de la troisième cellule cérébrale, de même que l'œil se forme d'un prolongement de la première. Mais Bischoff regarde cet état comme secondaire et croit que, dans l'origine, la vésicule auditive n'a aucune connexion avec le canal médullaire. Un cas, cité par Nuhn, justifie l'opinion de cette indépendance primitive: c'est celui d'un sourd-muet de naissance chez lequel le nerf auditif manquait, bien que toutes les parties de l'oreille interne fussent dans un état parfait d'intégrité et sans nulle trace d'altération pathologique. Quoi qu'il en soit, on ne tarde pas à voir la vésicule auditive communiquer largement avec la troisième cellule cérébrale.

Ce développement est postérieur à celui de la vésicule oculaire. Le pédicule par lequel s'établit la communication devient le *nerf auditif*, la vésicule devient le *labyrinthe* de l'oreille. Les *canaux semi-circulaires* et le *limaçon* sont des diverticules de cette vésicule, qui forme elle-même la partie moyenne de l'oreille interne, le *vestibule*. Ils naissent chacun à une de ses extrémités par les plissements ou le prolongement spiroïde des parois du sac vestibulaire et sont de bonne heure recouverts par le rocher devenu cartilagineux, ce qui en rend l'observation très difficile. Les canaux semi-circulaires se forment avant le limaçon. Ces parties du labyrinthe sont complétement formées au troisième mois.

Le *nerf olfactif* naît un peu plus tard que l'œil et l'oreille, par un prolongement vésiculaire de la première cellule cérébrale, à la base des hémisphères cérébraux; il se loge dans les fossettes oblongues de la partie antérieure de la base du crâne et s'y ramifie.

## Développement des systèmes osseux, musculaire et tégumentaire.

Le squelette, le tégument externe, les muscles qui leur sont interposés, et quelques autres formations, telles que les ouvertures naturelles, les appendices destinés aux organes des sens et à ceux de la génération, la partie supérieure du tube digestif et les poumons, ont une origine commune dans les premières formations de l'embryon.

Le rudiment de la *colonne vertébrale* apparaît de très bonne heure au-dessous des moitiés primitives du système nerveux : c'est la *corde dorsale*. Cette corde, qui existe chez tous les vertébrés et persiste même chez quelques-uns pendant toute la vie, est un cylindre gélatineux terminé en pointe à son extrémité céphalique et à son extrémité caudale. Elle est formée d'un amas de cellules qu'entoure bientôt une gaîne transparente et hyaline. Elle est l'axe de formation de la colonne vertébrale, mais elle n'est pas le rachis, ni même le premier état de cette partie du squelette. Elle persiste, entourée pourtant d'une gaîne fibreuse, et tient lieu de rachis chez les myxinoïdes. Elle persiste encore comme axe vertébral, mais entourée de lames cartilagineuses qui correspondent aux arcs des vertèbres, chez la lamproie. Son enveloppement par les productions vertébrales devient un peu plus général chez les esturgeons. Enfin, cet enveloppement est complet chez la plupart des vertébrés d'un rang plus élevé : tout autour de la corde dorsale se dépose une matière plastique homogène, accumulée principalement des deux côtés et offrant de plus en plus des épaisseurs alternativement moindres et plus considérables Il en résulte la formation, de chaque côté de l'axe, de petites plaques séparées les unes des autres par un intervalle étroit. Les premières de ces petites plaques quadrilatères paraissent au milieu de l'embryon, vers le niveau de la future région thoracique; leur nombre croît rapidement vers le haut et vers le bas. Elles paraissent même, à une certaine époque, plus nombreuses que ne doivent l'être les pièces vertébrales du rachis, surtout vers l'extrémité inférieure de l'embryon ; ici, en effet, elles forment dans l'espèce humaine, comme chez les autres vertébrés, une véritable queue et proéminent fortement au-dessous du futur bassin. Cette queue disparaît dans la suite, principalement par l'effet de l'accroissement de la ceinture pelvienne et des membres inférieurs; mais aussi à ce qu'il paraît, par une résorption partielle de sa propre substance.

Peu à peu les plaques vertébrales, poussant à la rencontre les unes des autres, au-dessus comme au-dessous de la corde, finissent par se souder deux à deux et par représenter autant d'anneaux qu'il y avait de paires de plaques renfermant encore la corde dorsale à leur centre. Ces anneaux s'élargissent, s'épaississent, étranglent de plus en plus le cylindre gélatineux qu'ils entourent et déterminent sa disparition complète. Il n'en reste plus de traces qu'entre les anneaux (ligaments intervertébraux); les anneaux eux-mêmes ont constitué le *corps des vertèbres*.

Avant que cette formation se soit accomplie, les *lames* et *apophyses épineuses* et les *apophyses transverses*, avec leurs prolongements costaux ou autres, ont commencé à paraître. Le *sternum* lui-même se développe à l'extrémité inférieure de ces dernières, de deux parties qui se soudent ensemble.

Le *crâne* n'est qu'une dilatation de la colonne vertébrale. La gaîne de la corde dorsale, arrivée à une certaine distance au delà de l'extrémité antérieure de cette corde, s'étale, ainsi que ses deux ailes, en une table horizontale qui forme la base future du crâne et s'étend jusque derrière l'*infundibulum*. De là partent, en avant, plusieurs prolongements auxquels Rathke a donné le nom de *poutres du crâne*. Des trois principaux, l'un, qui est médian et impair, disparaît sans laisser de traces ; les deux pairs vont se rapprochant l'un de l'autre et chez les mammifères se soudent de très bonne heure. Ce sont les rudiments des os permanents de la base du crâne. Trois points d'ossification se produisent à la suite les uns des autres : le premier naît absolument de la même manière que le corps d'une vertèbre à l'extrémité de la corde dorsale, c'est l'*os basilaire* ou corps de l'*occipital* : les deux autres se forment dans la gaîne plastique qui prolonge la corde dorsale. ce sont le *corps postérieur* et le *corps antérieur du sphénoïde*. Ces sortes de vertèbres se composent, en outre, des parties latérales qui se développent plus tard dans la capsule cérébrale, et jouent, par rapport à elle, le même rôle que les lames et les apophyses par rapport aux corps vertébraux du rachis. Ce sont les *occipitaux latéraux*, les *sphénoïdaux postérieurs* ou *grandes ailes*, les *antérieurs* ou *petites ailes*, et au-dessus l'*occipital supérieur*, les *pariétaux* et le *frontal*. La *cloison* des fosses nasales, les *cornets* du nez, l'*ethmoïde* appartiennent à la même formation. (Pour le développement des os, voyez t. I, p. 106.)

### Développement de la face.

Le développement de *la face* se fait par des productions analogues à celles qui se déposent, dans toute l'étendue du tronc, en dedans des deux lames de la membrane réunissante inférieure, pour former les parois de la poitrine et du ventre

A la face et au cou, ces productions sont isolées ; elles croissent individuellement sous forme de lamelles qui se réunissent sur la ligne médiane, mais qui sont séparées les unes des autres par des fentes pendant un temps plus ou moins long. Elles portent le nom d'*arcs branchiaux* ou *viscéraux*.

Ces fentes transversales sont disposées régulièrement au-dessous les unes des autres, et comprennent entre elles des languettes de substance organique. L'idée que ces arcs et ces fentes étaient les représentants de l'organe respiratoire des poissons leur a fait donner le nom de *fentes branchiales*, d'*arcs branchiaux*. Reichert a substitué à cette dénomination celle d'*arcs viscéraux*, *fentes viscérales*, et il n'en admet jamais que trois, tandis que d'après Rathke et Baër, on en observe cinq chez l'oiseau et quatre chez les mammifères. Ces quatre lamelles procèdent de l'extrémité antérieure de la colonne vertébrale. Les trois premières correspondent aux cellules cérébrales, ou plutôt portent des corps vertébraux qui leur servent de support ; elles commencent sous forme de prolongements appliqués contre la face interne des parois latérales du capuchon céphalique, et s'avancent vers la ligne médiane de la même manière que les prolongements costaux. Le quatrième arc viscéral, chez les mammifères, le quatrième et le cinquième chez les oiseaux, ont les mêmes relations avec les vertèbres cervicales supérieures que les trois premiers avec les vertèbres céphaliques ; mais leurs métamorphoses, au lieu de donner naissance à des parties permanentes du squelette, ne servent à produire que des parties molles du cou.

La *bouche* et ses dépendances, le *nez*, les *deux mâchoires*, le *palais*, se produisent aux dépens du premier arc viscéral : mais avant il faut essayer comment apparaît l'ouverture buccale chez l'embryon. Un bourgeon frontal, descendant au-dessous de la cellule cérébrale antérieure, et deux bourgeons latéraux, convergent vers un point de la ligne médiane, laissant entre eux un intervalle. Cet intervalle derrière lequel le blastème contenu dans le capuchon céphalique se creuse pour former le pharynx et au-devant duquel le feuillet séreux qui forme le capuchon se détruit peu à peu, est le futur orifice buccal. Tout autour de cet orifice se développent ensuite plusieurs appendices qui, en se combinant ensemble, constitueront le nez et la bouche. Cette entrée est d'abord simple : elle ne se dédouble que plus tard, de manière à constituer supérieurement l'ouverture et la cavité nasales, inférieurement l'ouverture et la cavité buccales. Les appendices dépendant du premier arc viscéral, qui concourent à cette formation, sont au nombre de six et même de huit en y comprenant les ailes du nez : les deux appendices postérieurs ou inférieurs sont destinés à former, par leur réunion, la *mâchoire inférieure*. En avant et en dehors d'eux sont deux autres appendices plus éloignés l'un de l'autre et qui resteront plus longtemps séparés : ce sont les mandibules supérieures ou antérieures, destinées à former la *mâchoire supérieure*. Mais ils sont pendant quelque temps rejetés tout à fait sur le côté et si éloignés l'un de l'autre, que dans leur intervalle on voit se développer les bourgeons incisifs, sorte d'excroissance du bourgeon frontal primitif. Ces deux bourgeons incisifs et les deux mandibules supérieures sont tellement écartés de chaque côté de la ligne médiane, que l'œil est, à cette époque, refoulé tout à fait en arrière, et qu'en regardant l'embryon de face, il est impossible d'apercevoir cet organe. Enfin sur les côtés, entre la future narine et l'œil, se développent deux autres bourgeons qui donneront naissance aux *ailes du nez*.

Au-dessous de toutes ces parties, dans l'épaisseur du capuchon céphalique, s'est formée une vaste cavité communiquant avec l'extérieur de chaque côté par quatre fentes transversales. Ces fentes sont d'autant plus longues qu'elles sont plus antérieures; elles sont formées aussi par érosion du feuillet séreux, et font communiquer directement la surface extérieure de l'embryon avec la cavité nouvellement formée qui prend le nom de *pharynx*. En regardant cet appareil nouveau par sa partie postérieure, on ne peut s'empêcher d'y reconnaître l'aspect de l'os hyoïde et de l'appareil branchial des poissons. Voyons comment les arcs viscéraux supérieurs se comportent pour compléter la bouche. Les mandibules inférieures se réunissent; il en sera plus tard de même pour les supérieures; mais avant on remarque un sillon qui se porte de l'angle interne de l'œil sous l'appendice de l'aile du nez, vers l'ouverture buccale : c'est l'origine du canal nasal, lequel s'ouvre à cette époque dans la bouche aussi bien que la narine correspondante. A mesure que les mandibules supérieures marchent à la rencontre l'une de l'autre, les bourgeons incisifs diminuent de volume, à tel point qu'ils suffisent à peine à l'implantation de la dent incisive. Alors aussi les bourgeons de l'aile du nez se développent. Une suture se produit sur la joue, dont la ride interne est une trace, et complète le canal nasal. L'aile du nez n'est plus libre alors par son côté externe, mais repose par ce bord sur la mandibule supérieure : de sorte que, quand cette dernière se rapproche de la ligne médiane, elle entraîne avec elle l'aile du nez : celle-ci se réunit à celle du côté opposé et achève la formation de la face. Plus tard le bourrelet labial vient se surajouter aux diverses formations dont la fusion a formé l'orifice buccal. En même temps, se passent profondément des phénomènes analogues. Sur les bourgeons incisifs, dont les ailes du nez sont des sortes d'appendices, se creusent en dedans et en haut des dépressions qui finissent par donner naissance inférieurement à une demi-voûte palatine de chaque côté. Chacune de ces demi voûtes s'avance vers la ligne médiane, poussée, pour ainsi dire, par les mandibules supérieures; leur réunion détermine la séparation de la bouche et du nez. Quant à la cloison des fosses nasales, elle vient toujours de la voûte et descend jusqu'à la rencontre du plancher avec lequel elle se soude. L'arrêt de développement d'une ou de plusieurs de ces formations suffit pour donner naissance aux becs-de-lièvre simple ou double, à la division du voile du palais, de la voûte palatine

Vers la sixième semaine, chez l'embryon humain, la membrane muqueuse qui tapisse les mâchoires s'épaissit par l'effet d'un dépôt extérieur de masse grenue La gouttière dentaire primitive s'y développe d'arrière en avant sous forme de sillon. Du fond de cette gouttière s'élèvent bientôt de petites papilles ovalaires qui sont les germes des dents. Entre ces germes se développent les futures alvéoles, d'abord très petites par rapport à eux, mais croissant plus tard au point d'envelopper complétement les germes. Elles forment ainsi à ces derniers des espèces de sacs ou follicules. Entre le germe et le follicule s'amasse une substance gélatineuse grenue. Après la naissance, quand la dent se développe, elle se forme en partie du germe (ivoire), en partie du follicule (émail) qui s'érode pour la laisser sortir.

Il se passe simultanément d'autres phénomènes dans la *cavité pharyngienne*. Celle-ci est très évasée vers la bouche, très rétrécie au niveau de l'œsophage et de la cavité pulmonaire commençante, et communique à l'extérieur par les quatre fentes viscérales. Elle est limitée en haut par le premier arc converti en mâchoire, en bas par deux ouvertures, celle de l'œsophage et celle des voies aériennes se formant. Sur la ligne médiane, entre la mâchoire inférieure et le second arc viscéral, on voit se soulever du plancher même du pharynx un petit bourgeon médian qui grandit peu à peu et finit par former la *langue*. Le second et le troisième arc viscéral occupent par rapport à elle la position de l'*hyoïde* qu'ils vont bientôt former, en effet, l'un donnant naissance à ses petites cornes, l'autre à son corps et à ses grandes cornes. Le second va de plus former l'étrier et le ligament styloïdien. Quant au marteau et à l'enclume, ils sont des dépendances du premier arc viscéral. La fente située entre la mâchoire inférieure et le second arc viscéral s'oblitère, mais seulement à sa partie interne. La moitié externe se transforme extérieurement en *conduit auditif* et *oreille externe*, intérieurement en *caisse* du *tympan* et *trompe d'Eustache*. Cela se passe vers le deuxième mois.

Tandis que la langue se développe au-dessus des deux seconds arcs viscéraux, on voit naître au-dessus une petite élévation qui sera l'*épiglotte*. Au-dessous, la masse qui réunit entre eux les quatrièmes arcs viscéraux donne naissance au *larynx* en produisant d'abord les cartilages aryténoïdes.

Voilà tout ce qui reste de l'appareil branchial. Les autres portions des arcs viscéraux se fondent avec les parties molles de la région supérieure du cou, et le larynx, une fois formé, remonte vers l'os hyoïde pour contracter avec lui des rapports permanents. En effet, la troisième fente branchiale tarde peu, après la seconde, à se remplir de masse plastique sans donner naissance à rien de spécial. Il en est de même du quatrième arc et de la quatrième fente.

Entre la cavité pharyngienne et l'extrémité antérieure du tube intestinal, existe un intervalle très court. Il est rempli de blastème qui va former l'œsophage, la trachée et les poumons.

L'*œsophage*, en se formant au milieu de cette matière organisable, établit une communication entre le pharynx et le commencement de l'intestin. Cette communication se fait au niveau du cardia. L'œsophage, une fois formé, s'accroît en longueur, mais il ne change pas de direction et reste toujours à peu près rectiligne.

Les *poumons* se développent sur la face antérieure de ce conduit membraneux, au-dessus de la cavité du pharynx. Une petite ouverture apparaît dans ce point, en haut et en avant de la face interne de l'œsophage. Cette ouverture conduit, d'après Coste, dans un bourgeon médian où se creuse bientôt un cul-de-sac très court. C'est là un rudiment de l'appareil pulmonaire. Le bourgeon médian, en effet, se divise bientôt en deux bourgeons latéraux; chacun a sa cavité. Ces culs-de-sac constituent une disposition transitoire comparable à la disposition permanente des poumons de certains animaux. Tout le développement ultérieur des poumons consiste dans la dichotomisation successive de ces culs-de sac, dont l'ensemble forme à la fois une sorte d'arbre creux à extrémités terminales renflées. L'échancrure, marquant la division de la cavité pulmonaire primitive en deux, monte d'abord jusqu'au niveau de l'ouverture commune de ces cavités dans l'œsophage. Il n'y a pas alors, à proprement parler, de trachée-artère, mais seulement un intervalle creux de communication très court, et qui, s'allongeant peu à peu, donne naissance au tube aérifère. Rathke pense qu'ils sont d'abord solides et les considère comme une végétation de l'œsophage. Suivant Reichert, ils ne sont ni un cul-de-sac de la paroi de l'œsophage, ni un bourgeonnement de sa tunique externe, mais une masse claviforme de cellules, se formant comme tous les organes voisins de la membrane intermédiaire.

Le développement de la trachée est controversé. D'après Rathke, la trachée ne serait pas formée par l'allongement de la racine commune des deux rudiments de poumons, mais elle existerait de bonne heure entre eux et le larynx sous la forme d'une couche muqueuse. Suivant Reichert, on verrait, à partir des rudiments des poumons, deux languettes blanchâtres se portant en avant le long du tube intestinal et se réunissant bientôt pour produire la trachée.

Les *membres* se forment à cette époque sous la forme de deux languettes étroites qui s'élèvent le long des côtés de l'embryon et prennent plus d'accroissement en haut et en bas que dans le milieu, de manière à former de chaque côté deux saillies perpendiculaires aux parois latérales du corps. Ceci se passe ainsi chez tous les vertébrés; mais cette élévation primitive laisse bientôt distinguer une extrémité un peu plus large, aplatie, arrondie, et un pédicule plus rond qui est uni au corps. La plaque est le rudiment de la main et du pied : le pédicule, celui du bras et de l'avant-bras, ou de la cuisse et de la jambe. Bientôt après la plaque se divise et les doigts et les orteils se manifestent.

Dans les membres, comme dans les autres parties du corps, les muscles sont, ainsi que les os, les vaisseaux, les nerfs et tous les autres tissus, un produit de la séparation histologique qui s'opère par l'effet du développement dans la masse primordiale commune à tous les organes. On commence à les voir à la fin du troisième mois, et ils se développent dans l'ordre suivant : d'abord les deux couches profondes des muscles dorsaux ; puis, le long du cou, les grand et le petit droits antérieurs de la tête ; viennent ensuite le droit et le transverse du bas-ventre : en quatrième lieu, les muscles des extrémités, les deux couches supérieures de ceux du dos, le grand et le petit oblique ; enfin les muscles de la face ; un peu plus tard le diaphragme apparaît.

La *peau* se voit dès le second mois avec le derme et l'épiderme. Au quatrième mois les papilles sont très prononcées. L'épiderme se sépare du derme dans le courant du second mois. Le pannicule adipeux se montre à la plante du pied et au creux de la main vers la quatorzième semaine ; les glandes sébacées dans toutes les autres parties du corps vers le milieu du quatrième mois, et les glandes sudorifères au commencement du cinquième.

Le *poil* qui paraît chez l'embryon est d'une nature particulière ; il porte le nom de *duvet*, *poil follet*, *lanugo*. Il est très fin et très mou, tombe en partie durant les derniers mois de la vie intra-utérine et se mêle aux eaux de l'amnios ; le reste tombe après la naissance. La formation des poils commence vers le troisième mois. Elle s'annonce par l'apparition de petits grains de pigment dans le derme. Ces espèces de taches, d'abord globuleuses, prennent ensuite une forme pyramidale ou conique ; elles constituent de véritables follicules que leur enduit pigmentaire avait rendus visibles de bonne heure et dans lesquels existe déjà un petit poil. Ce petit poil s'est formé sur une papille conique qui s'est élevée du fond des follicules.

Dès le troisième mois, on reconnaît, à la dernière phalange, le pli circulaire qui formera la matrice de l'*ongle*.

## Développement de l'anus et des organes génitaux.

Les *organes génitaux externes* commencent à se développer vers le cinquième mois. Cet appareil se forme aux dépens du feuillet interne du blastoderme sous lequel s'accumule la matière plastique qui donne naissance d'abord à une éminence médiane, simple, d'où proviennent ensuite des bourgeons destinés à former une série d'appendices. Sur le milieu de l'éminence primitive et dans une direction longitudinale, se dessine une fente, d'abord de dehors en dedans, par corrosion du feuillet tégumentaire externe, puis de dedans en dehors, par érosion du feuillet intestinal, qui forme un cul-de-sac. Cette fente longitudinale est l'orifice commun de tous les appareils internes correspondants qui sont en voie de formation. C'est donc un véritable *cloaque* Plus tard, se développent deux éminences arrondies, placées une de chaque côté et un peu en avant de la saillie primitive. Ce sont les futurs *corps caverneux* qui serviront à constituer bientôt, chez l'homme, la *verge* ; chez la femme, le *clitoris* et les *petites lèvres*. Les deux éminences précédentes se réunissent d'abord par leur face supérieure ou dorsale, laissant entre les faces opposées une demi-gouttière inférieure. Dans la formation de l'appareil femelle, cette demi-gouttière persiste ; dans celle de l'appareil mâle, elle est fermée en dessous par une sorte de soudure qui convertit le demi-canal primitif en canal complet (l'urèthre). De l'arrêt de développement de cette soudure résulte le vice de conformation connu sous le nom d'*hypospadias*. En même temps se développe, en dedans aussi bien qu'en dehors, une cloison transversale destinée à séparer le rectum de l'appareil génital.

Le clitoris et les petites lèvres forment donc chez les femelles un système comparable à celui des corps caverneux chez les mâles. Le *scrotum* est assimilable aux grandes lèvres. Voici comment il se forme : dans les premiers temps de la production de l'appareil génital externe, se développent, au-dessous des futurs corps caverneux, deux corps sphéroïdaux saillants, qui se portent ensuite en dehors et ne présentent d'abord aucune différence quel que doive être le sexe. Mais plus tard, chez les mâles, les corps caverneux remontent vers l'ombilic. Les deux scrotums, sans changer de place, sont en arrière des corps caverneux ; c'est alors qu'ils se rapprochent et se confondent sur la ligne médiane. Chez les femelles, le clitoris et les petites lèvres descendent au lieu de monter, empêchent les grandes lèvres de se réunir à leur partie moyenne. On comprend, d'après cela, toutes les apparences d'hermaphrodisme que l'appareil génital externe peut présenter.

L'*appareil génital interne* se développe indépendamment de l'externe ; il peut se faire que l'un des deux se développe plus ou moins que l'autre et que cette différence donne lieu à des monstruosités.

*Des corps de Wolff.* — Avant de distinguer aucune trace des organes génitaux internes, on voit, dans la cavité du tronc, des glandes particulières situées sur les côtés de la colonne vertébrale et s'étendant de la poitrine au bassin. Ce sont là les *corps de Wolff* ou d'*Oken*.

Ils consistent d'abord en deux masses dans lesquelles on peut distinguer trois parties : une interne, allongée, fusiforme; une externe, sorte de canal étendu dans toute la longueur de l'organe; et une moyenne, qui est le corps de Wolff proprement dit. La partie interne deviendra le *testicule* chez le mâle, l'*ovaire* chez la femelle. Le filament blanc externe est complexe; il est composé de deux canaux placés l'un à côté de l'autre; le plus externe deviendra l'*épididyme* et le *canal déférent* chez le mâle, l'*oviducte* chez la femelle; l'interne est le *canal excréteur* du corps de Wolff. L'appareil urinaire se développe derrière le corps de Wolff.

Le corps de Wolff consiste donc dans un canal sur le côté interne duquel se trouve une série linéaire de cæcums simples communiquant avec lui et versant dans son intérieur un liquide qui est porté dans le cloaque.

Plus tard, le corps de Wolff se complique, les tubes creux et droits s'allongent et se replient en se courbant, mais sans se ramifier. Ces corps disparaissent vers le deuxième mois. D'abord ils se raccourcissent pour être ramenés dans l'abdomen ; une fois relégués dans cette cavité, ils décroissent de bas en haut: le rein devient plus saillant au-dessous d'eux. L'épididyme commence à se former par un enroulement de l'extrémité du spermiducte, ce qui a pu contribuer à faire croire qu'il provenait du corps de Wolff.

Leur *disparition* complète a lieu à une époque variable. Chez l'homme, c'est au cinquantième jour, chez le lapin, c'est au vingt-quatrième jour. Chez les ovipares, ils existent encore même après l'éclosion. Dans la brebis, ils laissent des traces; cela constitue le conduit de Gaertner. D'après M. Follin (*Recherches sur les corps de Wolff*, Paris, 1850), le corps de Rosenmuller et le *vas aberrans* de Haller en sont des vestiges chez l'homme.

*De la vessie.* — Dans le cloaque, au point qui est en communication avec l'ouraque, on voit arriver de chaque côté deux canaux descendants : en arrière, au niveau de la naissance de l'ouraque sur le rectum, le conduit excréteur du rein, ou *uretère*; en avant, et séparés l'un de l'autre par un petit espace, le canal excréteur du corps de Wolff et celui de l'appareil génital qui lui est contigu. A cette époque, les formes génitales sont identiques dans les deux sexes : l'appareil interne ressemble plus à celui qui sera permanent chez la femme qu'à celui qui lui succédera chez le mâle; car le canal ou la trompe se terminent alors l'un et l'autre par un pavillon évasé.

A une autre époque, les points d'insertion de l'uretère, du spermiducte ou de l'oviducte, s'écartent davantage; l'uretère s'abouche un peu plus haut, se déjette légèrement au-dessus du niveau qu'il occupait sur la région qui deviendra celle de la vessie; le canal déférent se forte un peu plus en avant; alors l'éperon situé entre l'ouraque et le rectum descend vers l'anus et divise le cloaque en deux cavités, l'une appartenant exclusivement au rectum, l'autre à l'appareil génito-urinaire.

Dans cette dernière cavité viennent déboucher, de chaque côté, trois canaux : le pédicule de l'allantoïde, l'uretère et l'oviducte ou le spermiducte. Au-devant d'elle se trouve le vestibule commun qui les met en relation avec l'extérieur et qui représente la portion *membraneuse* et *bulbeuse* de l'urèthre. Enfin, entre les points d'abouchement des deux canaux, uretère et spermiducte, se fait une légère constriction qui correspond au *col de la vessie*; dès lors l'uretère débouche en arrière ou en haut dans la vessie, et le spermiducte en avant ou en bas dans l'urèthre. La *vessie* se forme par une simple dilatation de l'allantoïde. Les oviductes ou spermiductes viennent déboucher de chaque côté du cloaque, chacun étant indépendant de celui du côté opposé. Cette indépendance persiste chez le mâle. Chez la femelle, au contraire, les deux trompes se réunissent et se confondent dans leur point de contact, par destruction de la portion intermédiaire ou par élévation successive de l'éperon qui les sépare: il en résulte une cavité commune et unique dans l'espèce humaine et les singes, dont la *matrice* est simple; ou une cavité double, un *utérus bicorne*, ce qui a lieu normalement chez les femelles des autres mammifères et accidentellement chez la femme.

Dans l'un et l'autre sexe, l'oviducte ou le spermiducte est d'abord ouvert, mais son orifice est peu évasé. Plus tard, chez la femelle, cet orifice s'évase davantage, forme le pavillon et reste complétement distinct de l'ovaire: chez le mâle, il se rapproche du testicule par le raccourcissement du ligament qui les tient adhérents l'un à l'autre et finit par s'aboucher avec les canaux séminifères qui se sont développés de leur côté. Au bout d'un certain temps, le spermiducte, s'allongeant considérablement, décrit près du testicule des circonvolutions qui deviennent l'épididyme. Le reste du canal déférent est l'analogue de la matrice.

Il existe encore dans les deux sexes d'autres parties dont nous n'avons pas parlé, le *ligament rond* et le *cremaster*. A une certaine hauteur de l'oviducte ou du spermiducte s'insère un ligament qui se porte par son autre extrémité à l'arcade pubienne, au niveau de l'anneau inguinal. Du côté opposé de ces canaux excréteurs s'insère un autre ligament qui fait suite au premier et qui se porte de là au testicule ou à l'ovaire. Dans ces derniers temps, M. Ch. Robin a étudié le crémaster dans son développement. Voici les idées qu'il professe sur ce point :

Il prouve que le *cremaster* ou *gubernaculum testis* est un véritable muscle. Ce muscle a deux portions distinctes par leur situation quoique continues: l'une est placée dans l'abdomen, étendue du testicule à l'orifice supérieur du canal inguinal, l'autre se continue à partir de ce point, traverse le canal inguinal qu'elle remplit pour se terminer en trois faisceaux. Par là se trouve démontrée l'opinion de R. Owen, à savoir que le *gubernaculum testis* est un muscle propre du testicule. Ainsi on ne doit plus tenir compte de l'hypothèse de Carus, qui veut que le crémaster soit formé par les fibres inférieures ou transverses de l'abdomen, chez les embryons du deuxième mois et même bien avant. M. Robin a reconnu que le ligament rond est l'analogue du *gubernaculum testis ;* il est seulement plus mince et plus long, mais ses insertions inférieures sont les mêmes, et, comme lui, il traverse le canal inguinal, bien plus étroit chez la femme que chez l'homme. Les recherches de G. Rainey sont venues confirmer l'opinion de M. Robin.

On ne connaît encore rien de précis sur le développement du *thymus*, du corps *thyroïde*, des *glandes salivaires* et *lacrymales*.

## Développement de la muqueuse intestinale et de ses annexes.

Pendant que les premiers rudiments de l'embryon commencent à se former, le feuillet muqueux est encore immédiatement appliqué au feuillet séreux et le futur intestin n'est qu'un petit segment de la future vésicule ombilicale. Nous avons vu que vers le capuchon céphalique la muqueuse intestinale formait un cul-de-sac qui devient l'estomac et s'évase à son extrémité supérieure pour s'aboucher avec l'œsophage. Wolff a désigné ce premier diverticulum de la vésicule blastodermique interne sous le nom de *fovea cardiaca*. A la partie moyenne de l'embryon, qui commence seulement à se creuser, le feuillet muqueux passe encore à plat sur la face antérieure du rachis et des parties voisines, se continuant directement par ses bords avec la vésicule ombilicale. Le feuillet muqueux et le feuillet vasculaire se soulèvent alors dans le sens de leur longueur, se séparent du feuillet séreux et s'avancent l'un vers l'autre de manière à former une *gouttière longitudinale* attachée au rachis, le long duquel ils sont demeurés adhérents. Le feuillet muqueux se soulève même dans le point correspondant à la colonne vertébrale et n'y reste attaché que par la partie qui lui est sous-jacente du feuillet vasculaire, dont les deux côtés se réunissent sur un plan médian formant par leur soudure le futur mésentère. Le *tube intestinal* se trouve formé par la réunion des bords de la gouttière longitudinale. Chaque jour la clôture de cette gouttière fait des progrès et bientôt l'intestin s'est séparé de la vésicule ombilicale. A mesure que cette séparation a lieu, l'intestin s'allonge, s'éloigne de la colonne vertébrale, sans pourtant s'en détacher, et forme une première anse dirigée vers l'ombilic, sortant même par cette ouverture. Dès ce moment on distingue à l'intestin trois parties : la partie stomacale, la partie rectale, et la partie moyenne de laquelle naîtront l'*intestin grêle* et le *côlon*.

Le *péritoine* se forme par le développement à la surface de tous les organes abdominaux d'une couche fibreuse revêtue elle-même d'une couche épidermique.

Le *foie* se produit sous la forme de deux bourgeons des parois intestinales. Il grandit rapidement, et il est très volumineux chez de jeunes embryons. On remarque d'abord une petite bosselure de la couche interne, à laquelle la couche externe ne prend encore aucune part. La membrane intestinale externe ne tarde pas à se développer aussi sur ce point et à y former un petit tubercule saillant au dehors, dans l'intérieur duquel pénètre la membrane intestinale interne La portion de la membrane externe qui concourt à la formation de ce tubercule est ce qu'on appelle le blastème de la glande, et celle de la membrane interne représente le rudiment du canal excréteur. Des bords du blastème en contact avec ce rudiment cæcal du canal excréteur et aux dépens des cellules qui composent ce blastème, poussent des bourgeons latéraux qui, après avoir acquis un certain volume, en produisent de nouveaux, de manière à former un petit tronc terminé par de légers renflements. Les bourgeons représentent les vésicules glandulaires, et le tronc avec ses ramifications, le canal excréteur.

Le *pancréas* se développe sur le côté gauche de l'intestin dans le point qui deviendra le duodénum, un peu plus tôt que les glandes salivaires. La *rate* naît de la grande courbure de l'estomac et se voit au deuxième mois.

### Développement du système vasculaire. — Formes diverses de la circulation.

Avant d'arriver à son dernier terme de développement ce système passe par trois phases.

*Première circulation.* — Elle se montre quelques heures après l'apparition de la ligne primitive. La formation du premier appareil circulatoire a lieu en même temps au centre et à la circonférence dans l'embryon et dans le blastoderme. Elle ne résulte pas d'un développement centrifuge partant du cœur vers les capillaires, comme les anciens le croyaient et comme Reichert le pense encore; ni d'un développement centripète, comme Serres le soutenait récemment.

Dans l'intérieur du capuchon céphalique, au niveau de la *fovea cardiaca*, on voit paraître dans l'épaisseur de la membrane intermédiaire, un cylindre oblong, d'abord droit, qui se distingue par une accumulation plus condensée de matériaux plastiques, c'est-à-dire des cellules qui constituent alors le fond commun de toutes les formations embryonnaires : c'est le *cœur*. Il subit en un court espace de temps de si grandes métamorphoses que l'on a été longtemps à les ignorer. Lebert et Prevost en ont donné la description complète. Le cœur consiste d'abord en un canal simple, terminé à chacune de ses extrémités par deux branches. Les branches antérieures ou supérieures se perdent en divergeant dans les parois latérales de la portion céphalique de l'embryon : ce sont les deux premiers *arcs aortiques*. Les branches inférieures ou postérieurs se continuent peu à peu, de chaque côté, avec le plan de la membrane blastodermique, qui vient précisément en cet endroit se joindre au corps de l'embryon entre la corde dorsale et la paroi future de l'intestin : ce sont les *veines omphalo-mésentériques*. Suivant Reichert le cœur n'est pas creux d'abord, de même que les artères qui en partent. Ils sont formés d'une masse plastique qui se condense à la périphérie et se liquéfie au centre pour former les parois des vaisseaux d'un côté et le sang de l'autre. Bientôt le canal cardiaque prend la forme d'un S et se dilate et se contracte avec un rhythme excessivement lent. Par ces mouvements il chasse vers les crosses aortiques les cellules, flottantes au milieu d'un liquide transparent, et il en fait affluer de nouvelles des veines omphalo-mésentériques.

En même temps les premiers vaisseaux apparaissent hors de l'embryon, entre les deux feuillets du blastoderme; ou, d'après Reichert, dans l'épaisseur de la membrane intermédiaire. Un liquide, d'abord incolore, semble s'interposer par un effet d'endosmose, entre ces deux feuillets, les décoller çà et là et former des lacs qui ont des anses s'anastomosant bientôt. Dans les intervalles et autour des canaux il s'organise des cellules. Ainsi se constituent et les parois vasculaires et cette sorte de membrane qu'on a considérée comme un troisième feuillet et appelée *vasculaire*.

Le champ blastodermique dans lequel cette organisation a lieu est limité par une ligne courbe circulaire, circonscrivant une aire au centre de laquelle s'étend, à une distance peu considérable, le reste de l'aire embryonnaire. Cet espace, bien caractérisé par les surfaces transparentes et obscures dont il est alternativement marqué, a reçu le nom d'*aire vasculaire*. Sur toute la limite de cette aire vasculaire, excepté seulement au niveau du capuchon céphalique, existe une lacune considérable qu'on désigne sous le nom de *sinus terminal, veine terminale*.

Ces vaisseaux, ainsi formés, tendent chez le poulet vers quatre points principaux, dont deux sont situés aux extrémités et deux sur les côtés. A ces derniers viennent deux artères omphalo-mésentériques : les deux premiers servent d'origine à deux veines, l'une supérieure, l'autre inférieure, venant du sinus terminal, recevant dans leur trajet les autres veines et convergeant dans le sinus ou la base du cœur. Ainsi s'établit chez le poulet le *premier mode de circulation*. Plus tard cela se modifie. Les deux veines blastodermiques supérieure et inférieure commencent à s'atrophier. Pour les remplacer, deux nouvelles veines blastodermiques ou omphalo-mésentériques se sont formées sur le trajet des artères du même nom. Alors il y a une véritable circulation. C'est un *second mode*.

Les choses sont un peu différentes chez les mammifères. Ici les veines omphalo-mésentériques sont au nombre de quatre, deux supérieures plus grosses, deux inférieures moins volumineuses partant du sinus terminal, recevant les autres veines dans leur trajet aboutissant à deux troncs très courts qui vont au sinus du cœur. Plus tard, les deux troncs se développent au point qu'il n'y a plus que deux veines vitellines.

D'un autre côté, les deux branches supérieures du cœur (aorte) se sont transformées en arc vasculaire. Ces deux arcs aortiques, arrivés à la base future du crâne, se recourbent suivant la colonne vertébrale, se réunissent, puis se divisent encore. Pendant ce trajet, elles fournissent sur les côtés des rameaux qui vont se distribuer dans la vésicule blastodermique.

Parmi ces artères latérales, il en est deux qui se développent davantage et constituent plus tard les artères *omphalo-mésentériques*. Pendant cette organisation le cœur a déjà pris la forme d'un fer à cheval, et les cellules se rapprochent plus des globules du sang.

Voici comment se fait la première circulation :

Les contractions plus fréquentes du cœur chassent le sang dans les artères aortiques, et les veines le ramènent. Cette forme de circulation dure autant que la vésicule ombilicale; aussi, dans l'espèce humaine, elle cesse de bonne heure. Cependant il y a une artère et une veine omphalo-mésentériques qui persistent et sont destinées à former l'*artère* et la *veine mésentériques*. Au contraire, chez les oiseaux et les reptiles écailleux qui se nourissent avec le jaune, on voit cet appareil vasculaire persister plus longtemps pour absorber les matériaux plastiques. Les veines qui sont chargées de l'absorption présentent des appendices dont Haller avait déjà deviné les fonctions, et que Courty a désignés sous le nom d'*appendices vitellins*.

*Seconde circulation.* — Le caractère de cette circulation est l'apparitition de l'allantoïde, la formation des vaisseaux ombilicaux et du placenta. A mesure que les organes de la première circulation s'atrophient et disparaissent, on voit naître des deux aortes inférieures deux artères volumineuses qui sont sur les parois de l'allantoïdes (*artères ombilicales*). Il se forme aussi deux veines correspondantes (*veines ombilicales*) qui rapportent le sang de ces vaisseaux dans le tronc de la veine omphalo-mésentérique et de là dans le cœur. La veine ombilicale gauche s'atrophie et s'oblitère ; la droite seule reste et servira à la circulation du placenta. Le cœur, courbé alors en fer à cheval, subit une courbure plus prononcée encore. Il se tord aussi sur lui-même, de manière que la courbure inférieure se place en arrière et à droite, la supérieure en avant et à gauche. Il se dilate aussi sur trois parties entre lesquelles il y a deux rétrécissements. Ces dilatations constituent : la première, les *oreillettes ;* la seconde, les *ventricules ;* la troisième, le *bulbe de l'aorte*, renflement qui est permanent chez certains animaux. Entre les oreillettes et les ventricules il y a un rétrécissement qui s'appelle *canal auriculaire ;* entre les ventricules et le bulbe de l'aorte existe le *détroit de Haller*. Bientôt arrivent les changements qui persisteront toute la vie. Sur la première dilatation on voit paraître les *auricules* ou *appendices auriculaires*. Ce renflement se dilate beaucoup, mais il restera longtemps une cavité simple. C'est seulement quand les ventricules sont séparés que la séparation s'établit ici entre les deux oreillettes. Une cloison s'élève vers le milieu de cette cavité, elle offre une échancrure semi-lunaire, ce qui tient à ce qu'elle s'allonge plus par les extrémités que par le milieu ; le tronc veineux s'abouche dans le sac vis-à-vis d'elle, au côté postérieur. Alors apparaît un sillon à l'extérieur. Les deux veines caves s'ouvrent d'abord par un tronc commun dans les oreillettes ; à mesure que celles-ci se dilatent, le tronc commun des veines caves est attiré de plus en plus dans les parois du sac veineux ; il disparaît et alors les veines caves s'ouvrent séparément dans cette cavité. A l'orifice de la veine cave inférieure s'élèvent deux valvules saillantes dans l'intérieur du sac veineux, et qui naissent l'une au bord antéro-inférieur, l'autre au bord postéro-supérieur. La première est la *valvule d'Eustache;* elle dirige le courant sanguin vers la moitié gauche de la partie postérieure du sac veineux. La seconde est la *valvule du trou ovale*, dont les travaux de Sabatier, de Wolff, de Kilian, ont fait connaître la formation : c'est une cloison venant du côté postérieur du sac veineux, de l'angle situé entre les embouchures des deux veines caves, à la rencontre de la cloison que nous avons vue se développer de haut en bas et d'avant en arrière ; le bord libre de ces deux cloisons étant concave, il en résulte, à leur point de rencontre, une ouverture ovale qui semble obturée, comme une valvule, lorsque la cloison qui vient de la partie postérieure a atteint tout son développement. La séparation devient ainsi de plus en plus complète non-seulement entre les deux oreillettes, mais encore entre les orifices des veines caves. L'une et l'autre s'ouvrent, il est vrai, dans l'oreillette droite ; mais l'inférieure s'ouvre en bas, et le sang qu'elle déverse se dirige vers l'oreillette gauche, tandis que la supérieure s'ouvre en haut et en avant, et dirige son contenu vers l'oreillette droite.

La séparation des ventricules est plus précoce. De très bonne heure la seconde dilatation se développe, ses parois s'épaississent ; un sillon prononcé se manifeste à sa surface. Cela annonce une séparation à l'intérieur, s'établissant au moyen d'une cloison. Celle-ci naît du sommet du ventricule et se dirige en haut vers sa base. Arrivé là, l'orifice auriculo-ventriculaire se trouve divisé en deux, ainsi que le détroit de Haller. Il y a alors deux orifices auriculo-ventriculaires, un droit et un gauche : le droit fait communiquer l'oreillette droite avec le ventricule droit : le gauche, l'oreillette gauche avec le ventricule correspondant. On ne sait pas comment se développent les valvules auriculo-ventriculaires. Il y a aussi deux orifices aortiques, l'un dans le ventricule droit, l'autre dans le ventricule gauche. Pendant la séparation des ventricules, les portions de tissu qui séparent cette seconde dilatation du cœur, du sac veineux et du bulbe se sont resserrées ; le canal auriculaire et le détroit de Haller sont ainsi attirés ; les divers segments du cœur se rapprochent et s'accolent plus intimement. La totalité de l'organe subit un nouveau mouvement de torsion ; les oreillettes se portent aussi un peu en arrière et à gauche, les ventricules en avant et à droite. Quant au *bulbe aortique*, il s'allonge en crosse de l'aorte, se tord en spirale et se divise dans son milieu en deux canaux, communiquant avec les deux ventricules. On ne connaît pas la formation des valvules sigmoïdes et celle du péricarde.

Nous savons d'abord qu'il existe deux arcs aortiques : à cette époque, il va s'en développer plusieurs autres; trois d'après Reichert, quatre d'après Rathke et Baër, et quelquefois cinq d'après ce dernier. Leur existence n'est pas simultanée; il n'y en a jamais plus de quatre paires; et lorsque le développement de cette portion est achevé, la plus ancienne des paires disparaît, il n'en reste plus que trois paires qui se métamorphosent ainsi : les deux paires supérieures ou antérieures se convertissent en *carotides* et *sous-clavières;* le second arc de gauche forme la *crosse de l'aorte;* le second de droite s'oblitère; enfin le troisième de chaque côté devient l'*artère pulmonaire*. Pendant ce temps le bulbe de l'aorte s'est divisé en aorte et en artère pulmonaire. Cette troisième paire d'arcs aortiques forme, à une certaine époque, les racines droite et gauche de l'aorte; les troncs des artères pulmonaires s'en détachent sous la forme de faibles ramuscules. La crosse de l'aorte est proportionnellement fort grêle; mais à mesure que les poumons grandissent la racine droite de l'aorte s'atrophie et disparaît; alors le deuxième arc aortique se dilate, se transforme en véritable crosse de l'aorte; en même temps la racine gauche de ce vaisseau s'atrophie dans la partie située entre l'artère pulmonaire et la crosse; et de branche principale qu'elle était, elle devient une simple anastomose entre la crosse et l'artère pulmonaire. C'est le *canal artériel* de Botal ou *canal artériel gauche;* tandis qu'on désigne sous le nom de *canal artériel droit* l'anastomose de l'artère pulmonaire droite avec l'aorte descendante.

Des modifications importantes se passent aussi dans les *veines*. D'abord elles se sont développées dans le cœur de l'embryon parallèlement à ses artères. Lorsque les artères vertébrales inférieures et supérieures sont arrivées aux extrémités, elles se continuent avec des veines qui sont parallèles et se continuent en sens inverse : ce sont les *veines cardinales* de Rathke. Ces veines débouchent dans la portion auriculaire du cœur par l'intermédiaire des *canaux de Cuvier*. Avant d'indiquer comment ce premier appareil veineux sera modifié, voyons les changements que subissent les veines qui mettent en communication l'embryon avec la vésicule ombilicale et l'allantoïde.

La *veine omphalo-mésentérique* aboutit d'abord à l'oreillette dans l'angle que laissent entre eux le deux canaux de Cuvier. De très bonne heure elle est embrassée par le foie, entre en connexion avec lui et s'y ramifie avant d'arriver au cœur. Première forme de la *veine porte* et des *veines sus-hépatiques*.

La *veine ombilicale*, venant de l'allantoïde et du placenta, arrive avec la précédente dans le foie. Mais pendant ce temps, la *veine mésentérique* s'est développée. D'abord elle n'est qu'un rameau de la veine vitelline ; elle devient, à une autre époque, un tronc dont la veine vitelline n'est qu'un rameau ; et, comme les relations qu'affecte celle-ci avec le foie n'ont pas changé, la veine mésentérique, en arrivant dans ce viscère, conserve avec lui les mêmes rapports. Plus tard, quand la veine cave sera développée, la veine ombilicale, qui se divisait d'abord dans le foie, s'anastomosera avec elle. Cette anastomose, appelée *canal veineux d'Aranzi*, se dilate de plus en plus et, par suite, le sang de la veine ombilicale s'écoule plus dans la veine cave que dans le foie. Par contre, cet organe reçoit plus de sang par la veine mésentérique, et bientôt cette dernière est seule à se ramifier dans son intérieur. Apres la naissance, les veines ombilicales et le canal veineux s'atrophient, s'oblitèrent ; leurs vestiges constituent le ligament rond du foie.

Enfin, la *veine cave inférieure* a dû prendre naissance, puisqu'elle devient elle-même le tronc commun par lequel arrivent au cœur les veines ombilicale et omphalo-mésentérique, ou plutôt hépatiques, qui y aboutissaient d'abord directement. Voici comment s'opère son développement : des quatre veines cardinales, les deux supérieures deviendront les *veines jugulaires externes* (Rathke), les deux inférieures, la *veine azygos* à droite et la *demi-azygos* à gauche (Coste, Courty). Mais un nouveau système va se former : il prend naissance aux veines iliaques, reçoit les veines rénales et spermatiques et aboutit au cœur par le tronc commun aux veines ombilicale et hépatique ; c'est la veine cave inférieure. Quant à la *veine cave supérieure*, elle est d'abord en quelque sorte double et représentée par les deux canaux de Cuvier. A une époque plus avancée, une anastomose transversale unissant la jugulaire et la sous-clavière gauche aux veines du même nom du côté opposé, le canal gauche de Cuvier s'atrophie, disparaît, et le droit représente la veine cave supérieure. On ne connaît pas le développement des veines pulmonaires.

Voici le mécanisme de cette circulation. La veine porte conduit au foie le sang de l'intestin et de la vésicule ombilicale. La veine ombilicale y apporte celui de l'allantoïde et du placenta. Au-dessus du foie, le tronc de la veine cave inférieure reçoit des veines sus-hépatiques le sang qui a traversé cet organe. Ce sang se mêle avec celui des extrémités inférieures et celui de la veine ombilicale pour arriver au cœur. Celui des parties supérieures arrive par la veine cave supérieure. Le cours du sang à travers le cœur varie suivant le degré du développement : si le cœur est tubuleux, le sang est chassé directement par la contraction des parois ; mais, s'il est cloisonné, ce fluide suit une marche plus complexe : le sang de la veine cave inférieure, à cause de la direction de cette veine et de la présence de la valvule d'Eustache, passe presque tout entier dans l'oreillette gauche. Celui de la veine cave supérieure coule, au contraire, dans l'oreillette droite ; ce qui n'empêche pas le sang de se mêler plus ou moins. Les deux oreillettes se contractant, chassent le sang dans les ventricules.

Ceux-ci étant séparés, quand le ventricule droit se contracte, le sang des parties supérieures du corps, qui s'y trouve contenu, ne passe qu'en très petite quantité dans les poumons rudimentaires; le reste de ce liquide arrive dans l'aorte descendante, et, par elle, dans les organes du bas-ventre, dans les artères ombilicales et au placenta. Quand le ventricule gauche se contracte, le sang des parties inférieures, du foie, de la veine ombilicale, qui y a été amené par la veine cave inférieure, passe presque en entier dans les carotides et les sous-clavières, c'est-à-dire dans la tête et les membres supérieurs. Ces contractions du cœur chez l'embryon et le fœtus sont d'ailleurs bien plus rapides que chez l'adulte. Elles sont, en général, perceptibles à l'auscultation sur le ventre de la mère au commencement de la seconde moitié de la grossesse. Nægele a trouvé que leur nombre est le terme moyen de 135 par minute. Cette différence dans la distribution du sang est d'autant plus grande que l'embryon est plus jeune et influe considérablement sur la nutrition relativement plus active des extrémités supérieures. Mais voyons comment le placenta peut concourir à la nutrition du fœtus. Nous savons quels rapports il a avec l'utérus. Quels sont ses usages? Absorbe-t-il? Il n'y a plus de doute aujourd'hui, les expériences de Mayer et de Magendie le démontrent d'une manière évidente. Mais il faut savoir comment se fait cette absorption et quelles sont les substances absorbées ; il faut aussi examiner si le placenta peut remplir des fonctions respiratoires, ainsi que l'ont avancé quelques embryologistes

D'après Eschricht, l'absorption, au lieu de s'exercer sur le sang, se ferait aux dépens d'un suc nutritif particulier, sécrété par les glandes de la matrice. Mais nous savons que ces glandes n'ont pas les mêmes rapports avec le placenta chez l'homme que chez les animaux ; en outre, nous savons aussi que les villosités placentaires plongent directement dans les sinus veineux : il faut donc admettre que l'absorption se fait sur le sang maternel.

Voyons maintenant si le placenta est un organe respiratoire. Il est incontestable que les œufs des ovipares respirent. Chez l'oiseau l'allantoïde sert aussi à la respiration, mais chez les mammifères les conditions sont changées. L'embryon se trouve suspendu dans un liquide et l'atmosphère n'a point d'accès direct sur ses enveloppes. Ne pouvant admettre chez lui une respiration aérienne, on a été réduit à lui supposer une respiration aquatique ou branchiale. Restait à déterminer dans quel organe elle s'opérait. Les uns l'ont attribuée à l'action des poumons sur l'eau de l'amnios avalée; mais, outre que la pénétration des eaux de l'amnios dans le fœtus est tout à fait fortuite, les poumons se trouvent dans un état trop rudimentaire pour qu'on puisse les supposer le siége de cette fonction. D'autres ont rapporté cette dernière fonction aux villosités du chorion, plongeant dans le prétendu liquide hydroperione; mais nous avons déjà dit ce qu'il faut penser de cette opinion et d'ailleurs l action du chorion se concentrerait bientôt, en même temps que les villosités de cette enveloppe, avec le gâteau placentaire.

On a encore supposé que la respiration s'accomplissait à la surface des membranes fœtales, par la peau de l'embryon ; hypothèse qui ne mérite pas un plus long examen, ces organes n'ayant aucun caractère des organes respiratoires et les liquides sur lesquels ils sont censés s'exercer n'ayant aucune propriété de fluides respirables. Quant aux prétendus arcs branchiaux et vaisseaux branchiaux, ils n'ont rien de commun avec les fonctions dont il s'agit: les arcs branchiaux se transforment en région de la tête et du cou; les arcs aortiques n'ont ni veines satellites, ni ramifications nécessaires à l'établissement d'un conflit quelconque entre le sang et le liquide amniotique. Le placenta seul peut réunir les conditions d'un organe respiratoire. Quelques physiologistes ont admis une différence de coloration entre le sang de la veine ombilicale et celui des artères du même nom; mais de nouvelles expériences ont prouvé que la couleur et la composition de ces deux liquides sont les mêmes. Un argument plus sérieux pourrait être tiré de la promptitude de la mort du fœtus, entraînée par la suspension de la circulation placentaire. Mais il faut faire observer que tant que le fœtus n'est pas né et que la respiration pulmonaire, qui provoque dans les poumons une sorte de diverticulum de la circulation générale, n'est pas établie, la suspension de la circulation placentaire doit produire une pléthore bien suffisante pour interrompre les fonctions du cœur et celles du cerveau.

*Troisième circulation.* — Lorsque le fœtus est sorti de la matrice, le passage du sang à travers les poumons entraîne un autre mode circulatoire, et quelques modifications par lesquelles l'appareil vasculaire se prête à cette troisième forme de circulation. La veine ombilicale se convertit en ligament rond du foie, et dès lors la veine cave inférieure n'amène dans l'oreillette droite que le sang veineux du corps et du foie. Par suite du changement de direction de cette veine et du développement de la cloison inter-auriculaire, le sang qu'elle apporte ne pénètre plus dans l'oreillette gauche, mais se mêle dans l'oreillette droite avec celui de la veine cave supérieure. De l'oreillette droite le sang veineux passe dans le ventricule du même côté, et de celui-ci dans l'ancienne subdivision droite du bulbe aortique (artère pulmonaire), qui le conduit dans les poumons. Une petite portion continue encore de couler, par le *canal artériel*, de l'artère pulmonaire dans l'aorte; mais cette anastomose ne tarde pas à s'oblitérer, ce qui fait que tout le sang chassé par le ventricule droit peut arriver aux poumons. C'est ainsi que se trouve définitivement établie la circulation qui durera toute la vie (1).

## SECTION III.

### De la naissance.

En neuf mois solaires ou dix mois lunaires, le fœtus humain a complété son développement. Une fois qu'il est arrivé à cette période, le fœtus devient un véritable corps étranger pour l'utérus, qui réagit contre lui par ses contractions Ce sont ces contractions qui déterminent l'accouchement. Elles ont lieu également dans les grossesses extra-utérines. Toujours douloureuses, et connues, en conséquence, sous le nom de *douleurs*, elles se répètent de temps en temps d'une manière rhythmique. Après la naissance, elles continuent encore quelque temps avec le même type. Il n'est pas rare que chez les femmes qui meurent sans accoucher elles s'établissent après la mort, et amènent ainsi l'expulsion du fœtus.

Les contractions utérines commencent à l'orifice de la matrice, se propagent vers le fond et reviennent à l'orifice extérieur, ce qui fait que le contenu, d'abord soulevé, se rapproche de plus en plus du col, dont les fibres cèdent peu à peu et qui finit par s'étendre sous forme de membrane. Lorsque ces efforts sont violents, les muscles des parois du tronc y prennent part. Quand les contractions s'accomplissent avec beaucoup d'énergie, les mouvements des muscles abdominaux et du diaphragme, soumis à la volonté, ont lieu sans le secours de cette dernière. Beaucoup d'autres muscles du tronc et des membres entrent aussi en action ; les membres inférieurs s'arc-boutent, la respiration se suspend et les mains saisissent tout ce qui peut fornir un point d'appui pour pousser.

Dans le dernier mois de la grossesse la matrice s'abaisse, la situation de l'enfant est telle, que son axe longitudinal correspond à celui

(1) Voir le *Traité élémentaire d'anatomie descriptive et de préparations anatomiques* de M. Jamain, 1853, 1 vol. gr. in-18 de 900 pages, avec 146 figures dans le texte.

du col utérin à l'orifice duquel se présente une de ses parties. Il a les genoux ramenés vers le ventre, les bras appliqués sur la poitrine et la tête inclinée sur cette dernière. Pendant l'accouchement, la partie qui s'engage dans le bassin met son plus grand diamètre en rapport avec celui des diverses régions pelviennes, de sorte qu'il décrit un mouvement de spirale. Dans l'accouchement par la tête, le grand diamètre de celle-ci s'engage dans le diamètre oblique du bassin; à mesure qu'elle descend, ce même diamètre vient correspondre au diamètre droit de la cavité pelvienne, de sorte que l'occiput arrive sous l'arcade pubienne, tandis que la face regarde la concavité du sacrum. La courbure du canal pelvien fait que la partie de l'enfant qui descend le long de la paroi antérieure a moins de chemin à parcourir que celle qui glisse le long de la paroi postérieure.

On divise l'accouchement en plusieurs *périodes*. La *première* s'étend depuis le commencement des douleurs jusqu'à l'ouverture du col utérin; et la *seconde*, depuis ce moment jusqu'à la rupture des membranes. En effet, lorsque le col s'est ouvert, une partie des membranes de l'œuf s'y engagent et forment une poche qui, en se déchirant, laisse échapper une certaine quantité des eaux de l'amnios. La *troisième* période comprend le temps qui s'écoule depuis la rupture de la poche jusqu'à l'apparition de la tête aux parties génitales externes. Pendant la *quatrième* période, l'occiput se dégage de la vulve et le reste de l'enfant vient après: les épaules présentent aussi leur diamètre oblique à l'entrée du bassin, dans la cavité duquel elles descendent également par leur diamètre droit. La *cinquième* et dernière période comprend l'expulsion du placenta et des membranes de l'œuf; ce qui donne lieu à un écoulement de sang causé par la déchirure des vaisseaux. L'arrière-faix sort une demi-heure ou une heure après l'enfant, de sorte que l'accouchement est terminé la plupart du temps dans l'espace de dix à douze heures. La matrice revient ensuite peu à peu sur elle-même. La parturition présente, en général, plus de facilité chez les animaux, à cause de la forme conique du museau que précèdent les pattes de devant, et de la mobilité plus grande des os du coccyx.

*De l'enfant et de la mère après la parturition.* — L'enfant crie et respire dès que ses organes respiratoires sont débarrassés de la pression qui accompagne l'accouchement. Le cordon ombilical est coupé et lié; chez les animaux, il se déchire presque toujours de lui-même, sur un point peu éloigné de l'ombilic, où sa mollesse est plus grande, parfois aussi la mère le coupe avec ses dents. Les vaisseaux ombilicaux se resserrent sur-le-champ et ne tardent pas à s'oblitérer. Le trou ovale et le conduit de Botal se ferment aussi dans les premières semaines qui suivent la naissance, de sorte que tout le sang est obligé de traverser les poumons. Il est cependant nécessaire de faire remarquer que le trou ovale persiste quelquefois pendant toute la vie extra-utérine. J'ai souvent constaté cette disposition : elle se trouve sur près du tiers des sujets, mais il ne faut pas croire pour cela que le sang passe dans l'oreillette gauche. Il y a alors, si je puis m'exprimer ainsi, une oblitération physiologique.

Les jeunes mammifères recherchent instinctivement les mamelles de la mère : l'enfant nouveau-né est poussé aussi par un penchant continuel à sucer. La sécrétion du lait, qui avait déjà commencé pendant la grossesse, prend un grand accroissement durant les premiers jours qui suivent la naissance : l'activité qui jusqu'à ce moment s'était portée dans la matrice se déploie dans les glandes mammaires, et la mère se consacre tout entière à nourrir et à protéger son enfant. Après l'accouchement, il survient par les parties génitales un écoulement modéré de sang qui constitue les *lochies*. Cet écoulement dure quelques jours, puis fait place à de la sérosité et prend enfin un caractère muqueux. Une fois provoquée, la sécrétion du lait peut souvent acquérir une durée presque illimitée, comme cela se voit chez les animaux et quelquefois dans l'espèce humaine; mais généralement, elle diminue au retour des règles, qui a lieu vers le neuvième mois. Chez les femmes qui n'allaitent pas, la menstruation reparaît vers la sixième semaine après l'accouchement.

M. Blot, chef de clinique d'accouchements à la Faculté, vient de faire une découverte d'une grande importance Il a démontré tout récemment, devant la Société de biologie, que du sucre se trouvait dans l'urine, physiologiquement, chez la moitié des femmes quelque temps avant l'accouchement, et chez toutes les femmes après l'accouchement : ses observations prouvent que les mêmes phénomènes ont lieu chez la femme, comme chez la vache pendant toute la durée de la lactation.

# LIVRE III.

## DES FONCTIONS DE LA VIE ANIMALE.

### PREMIÈRE DIVISION.

#### FONCTIONS DE RELATION REMPLIES PAR LES APPAREILS DES SENS.

---

Nous avons défini et classé plus haut, pages 3 à 5, les fonctions de la vie animale, ce qui nous permet d'aborder directement ici l'étude de celles qui s'accomplissent *du dehors au dedans*, c'est-à-dire à l'aide des *cinq appareils des sens*.

*Des sens en général.* — Les cinq fonctions de la vie animale accomplies par les appareils des sens ont pour résultat d'établir une relation entre les objets extérieurs et nous, ou de mettre en rapport telle partie de nous-même avec l'appareil cérébral interne. Cette relation s'établit au moyen d'une *impression* faite sur un organe particulier par ces objets, *transmise* par un autre organe continu avec le premier et *perçue* par une partie de l'encéphale.

Ainsi : 1° impression sur un de nos organes; 2° transmission au cerveau par un nerf conducteur; et 3° perception de cette impression par une portion du centre nerveux, tels sont les trois actes que dans chaque sensation spéciale nous aurons à étudier, comme dans toute autre sensation (voyez t. I, p. 138 et suiv.); car dans la constitution de chaque appareil des sens il entre : 1° un appareil extérieur plus ou moins complexe; 2° un nerf intermédiaire; 3° une petite portion de l'encéphale où aboutit ce dernier et où s'opère la perception : trois parties dont l'action est presque simultanée et instantanée dans chaque sensation, car les phénomènes simples et irréductibles de la physiologie générale doivent servir de guide pour établir les divisions intérieures de la physiologie spéciale, comme les données de l'anatomie générale devraient être la base des subdivisions de chacun des chapitres de l'anatomie descriptive qui en acquerrait ainsi une netteté qui est loin d'y exister.

Quelques auteurs y joignent l'examen de l'opération intellectuelle qui est consécutive à la perception : mais c'est là une erreur grave qui tient à l'omission de l'étude habituelle des fonctions cérébrales en physiologie (voyez t. I, p. 139 et 156).

### A. — *De l'impression dans chaque appareil des sens.*

1° *Chaque appareil des sens est impressionné par un agent spécial.* — La lumière ne peut impressionner que l'œil, le son n'a aucune influence sur la muqueuse nasale ou linguale et les odeurs ne peuvent pas être perçues par le nerf auditif. Aussi un sens ne peut être suppléé par un autre. Quelques physiologistes ont soutenu cependant une opinion contraire, mais il est facile de les réfuter. Qui pourrait dire aujourd'hui que les aveugles voient avec leurs doigts, parce que le toucher a pris chez eux un grand développement? On avait dit aussi que la taupe pouvait voir la lumière quoiqu'elle n'eût pas de nerf optique; mais tous les anatomistes ne peuvent-ils pas aujourd'hui trouver ce nerf avec facilité? Cette doctrine reposait sur des bases très précaires.

2° *Pour que l'impression ait lieu dans un nerf des sens il est nécessaire que les conditions physiques des tissus soient intactes.* — Ainsi les milieux de l'œil doivent être transparents, le conduit auditif externe ouvert, la muqueuse linguale non recouverte d'un enduit imperméable, etc.

3° *Les impressions propres à chaque sens peuvent être provoquées par plusieurs causes venues soit du dehors soit du dedans.* — Exemple: l'impression du son peut être provoquée: 1° par les ondes sonores; 2° par l'électricité; 3° par des influences mécaniques. L'impression visuelle peut avoir lieu: 1° par la lumière; 2° par l'irritation de la rétine, etc.

4° *L'impression ne peut avoir lieu dans divers points de l'appareil.* — C'est ainsi que la rétine seule est impressionnée par la lumière. Si cet agent tombe sur le nerf optique, il n'y a plus impression. Il en est de même pour tous les autres organes des sens; cependant la sensation de lumière peut avoir lieu par l'irritation du nerf optique ou des autres parties de l'appareil cérébral qui concourent à la vision.

5° *L'impression dans chaque organe des sens est susceptible d'être augmentée ou diminuée.* — En effet, nous trouvons dans l'œil des voiles nombreux qui diminuent ou facilitent l'accès de la lumière; divers muscles sont destinés à remplir des usages sous ce rapport dans l'organe de l'audition, de l'odorat, de la gustation.

6° *Durée de l'impression.* — Si une impression est trop fugace, elle ne donne pas lieu à une sensation, elle n'est pas transmise à l'encéphale.

### B. — *Transmission de l'impression.*

Quand l'impression est produite sur un point limité de l'appareil des sens, elle serait encore inefficace si elle n'était pas transmise jusqu'au centre cérébral. La rétine intacte peut bien être impressionnée par la lumière, mais nous n'en aurions pas conscience si le nerf optique était coupé ou comprimé par une tumeur. Cette transmission est donc absolument nécessaire, sans elle pas de sensation possible. M. Sagot a montré par des expériences que nous rapporterons plus tard que cette transmission se faisait avec une rapidité différente dans le sens de la vue et dans le sens de l'ouïe.

### C. — *De la perception de l'impression.*

L'impression est transmise dans un point circonscrit de l'encéphale et ce point diffère avec chaque organe. C'est ainsi que la perception de l'impression de la lumière se fait vers les tubercules quadrijumeaux, etc.; l'on trouve dans les appareils des sens la localisation la plus complète. Aussi la paralysie isolée de l'un d'eux est parfaitement réalisable. Cette perception de l'impression par un agent spécial donne lieu ensuite à des phénomènes dans l'encéphale, dont l'examen sera fait avec chaque sens en particulier.

## CHAPITRE PREMIER.

### FONCTION DE L'APPAREIL DU TOUCHER OU FONCTION TACTILE.

*Définition.* — Le sens du toucher est celui qui nous avertit du contact des objets extérieurs et nous donne des notions sur les propriétés physiques de ces corps.

Ce sens, qui s'exerce au moyen de la propriété de tissu dite sensibilité, semble confondu avec elle. Il établit la transition entre cette propriété et la spécialité qu'offrent les appareils des sens. Comme dans tous les appareils des sens nous trouvons ici un appareil constitué par la main principalement, un nerf ou plusieurs nerfs qui mettent cet appendice en communication avec le centre nerveux et un point circonscrit de ce centre nerveux où arrive le nerf conducteur. Delà la division naturelle de cette fonction tactile en trois autres secondaires qui sont : 1° l'acte d'impression; 2° l'acte de transmission, 3° l'acte de perception.

## SECTION I.

### De l'impression tactile.

Toutes les parties douées de la propriété de sensibilité sont susceptibles de recevoir l'impression tactile.

Les organes qui servent à ce sens sont : la peau entière, mais surtout les mains ; la langue, les lèvres, notamment chez les chats, les phoques, où ces appendices sont munis de longs poils ayant un germe auxquels de nombreux nerfs communiquent une grande sensibilité ; le nez chez les animaux pourvus d'une trompe, les tentacules des mollusques, les antennes et les palpes des insectes, les appendices digitiformes des nageoires pectorales des trigles dont les nerfs naissent même d'une série de lobules ou renflements particuliers de la moelle épinière.

Les muqueuses jouissent aussi de la propriété du tact, mais à un degré d'autant moindre qu'on s'éloigne davantage de la surface du corps. Ainsi les objets sur lesquels elle s'exerce sont encore fort appréciables dans la bouche et la cavité nasale ; ils le sont moins ou même ne le sont pas du tout dans le canal intestinal ; de même on les apprécie mieux dans les portions externes que dans les portions internes des appareils génital et urinaire. Cette différence est en rapport avec le degré de développement du derme et de son tissu propre auquel sa faculté de palper a valu le nom de *tissu papillaire*.

Il existe encore d'autres parties pourvues de la sensibilité tactile générale ; ce sont : certaines régions du système nerveux lui-même, les nerfs rachidiens et poreux, la plupart des organes. Dans les organes centraux, il y a des parties qui semblent être privées de toute sensibilité, comme la surface des hémisphères, dont une foule d'exemples attestent que les plaies ne causent aucune douleur, ni chez l'homme, ni chez les animaux. D'autres parties des organes centraux possèdent, au contraire, une très grande sensibilité. Cependant il y a des régions du cerveau qui sont sensibles. Certaines céphalalgies n'ont pas d'autres causes. La cornée et les dents ne sont pas des organes susceptibles de sentir ; il en est de même des tendons, des cartilages et des os à l'état sain et du périoste. La dure-mère fait exception. La sensibilité est bien moindre dans les muscles qu'à la peau.

La peau elle-même offre à cet égard de grandes différences, tenant vraisemblablement au nombre des fibres nerveuses qui se répandent dans ses diverses régions. Les expériences de L.-H. Weber offrent beaucoup d'intérêt. Ce physiologiste a démontré que les deux pointes mousses d'un compas, appliquées simultanément sur divers points de la périphérie du corps, doivent présenter des écartements très variables pour donner lieu à deux sensations distinctes et non à une; on conçoit d'ailleurs qu'ici, moindre sera le degré d'écartement, plus grande devra être la délicatesse du tact.

Les parties qui possèdent la sensibilité tactile au plus haut degré sont, d'après Weber ; 1° Le bout de la langue (écartement d'une demi-ligne); 2° la face palmaire de la phalangette des doigts (1 ligne); 3° la surface rouge des lèvres, la face palmaire de la deuxième phalange des doigts (2 lignes); 4° la face dorsale de la troisième phalange, le bout du nez, la face palmaire au-dessus des têtes des os métacarpiens (3 lignes); 5° le dos et le bord de la langue à un pouce de la pointe, la partie non rouge des lèvres, le métacarpe du pouce (4 lignes); 6° le bout du gros orteil, la face dorsale de la deuxième phalange des doigts, la face palmaire de la main. la peau de la joue, la face externe des paupières (5 lignes); 7° la muqueuse du palais (6 lignes); 8° la peau de la partie antérieure de la pommette, la face plantaire du métatarsien du gros orteil, la face dorsale de la première phalange des doigts (7 lignes); 9° la face dorsale des têtes des métacarpiens (8 lignes); 10° la membrane muqueuse des gencives (9 lignes); 11° la partie inférieure de l'occiput (12 lignes); 12° le dos de la main (14 lignes); 13° le cou au-dessous de la mâchoire (15 lignes); 14° la rotule (16 lignes); 15° au sacrum, à l'acromion, à la fesse, à l'avant-bras, au genou et au dos du pied près des orteils (18 lignes); 16° au sternum (20 lignes); 17° au rachis le long des cinq vertèbres dorsales supérieures. près de l'occiput, à la région lombaire (24 lignes); 18° au rachis dans le milieu du cou, dans le milieu du dos, au bras et à la cuisse à la partie moyenne (30 lignes).

D'après les expériences de Valentin la finesse du tact varie dans la même région suivant les individus, et certaines parties, comme le pénis, l'aréole du mamelon, etc., dont la titillation peut donner lieu à une sensation voluptueuse, se distingueraient par leur faible impressionnabilité au contact. Tout récemment M. Belfield Lefèvre a fait des expériences confirmatives de celles de Weber, expériences qui peuvent se résumer dans les propositions suivantes : 1° Une portion quelconque du tégument perçoit plus nettement l'intervalle qui existe entre deux points, lorsque la ligne qui unit ces deux points est perpendiculaire à l'axe du corps du membre que quand cette ligne est parallele à ce même axe; 2° Lorsque deux points amenés simultanément au contact d'une portion quelconque du tégument sont perçus comme nettement distincts, la distance qui sépare ces deux points paraît d'autant plus grande que le sens tactile est plus développé dans la portion du tégument que l'on explore. 3° Lorsque deux points sont amenés successivement au contact de la peau, la distance qui les sépare paraît plus grande que si le contact a lieu par les deux points en même temps : en général, la distance qui sépare les deux points paraîtra d'autant plus grande que le temps écoulé entre les deux contacts aura été plus considérable. 4° Deux points situés des deux côtés de la ligne médiane paraissent plus éloignés l'un de l'autre que deux points également distants, mais situés d'un seul et même côté de cette ligne. 5° Si l'on choisit sur la surface tégumentaire deux régions dont la position relative soit sujette à varier (les deux paupières, les deux lèvres, etc.), et qu'on appuie chacune des deux pointes d'un compas sur l'une de ces deux surfaces, la distance qui sépare les deux pointes l'une de l'autre, paraîtra beaucoup plus grande que si les deux pointes du compas reposaient en même temps sur l'une ou sur l'autre surface. 6° Le sens tactile est plus développé dans les téguments de la tête que dans ceux du tronc ; à la face, la délicatesse de ce sens décroît assez régulièrement à mesure que l'on s'éloigne de l'orifice buccal. 7° Dans les membres la délicatesse tactile s'accroît à mesure que l'on s'éloigne davantage de l'axe du corps. 8° Elle est moindre dans les téguments du tronc que dans ceux des membres.

*De la main.* — Par sa conformation et par la délicatesse de sa sensibilité, la main est l'organe principal du toucher. Ses papilles renfermant à leur centre un corpuscule nerveux particulier appelé *corpuscule du tact*, sont facilement excitées. Avec ses brisures nombreuses, ses prolongements articulés et mobiles, ses nerfs si volumineux, sa position à l'extrémité d'un long levier, mieux que toute autre partie, la main présente l'heureuse prérogative d'avoir plus de surface, d'embrasser un plus grand nombre d'objets, d'aller à leur rencontre, de multiplier et de varier les points de contact par lesquels elle peut être affectée. Aussi un appareil locomoteur des plus complets lui permet-il d'exercer les mouvements les plus variés, et, en prenant les formes, de s'appliquer immédiatement sur tous les objets, et d'en recevoir un nombre infini d'impressions.

C'est surtout à la faculté d'opposition du pouce que l'homme doit la perfection de son organe du toucher. Grâce à cet artifice et aux papilles concentriques des extrémités digitales, il n'est corps si ténu qu'il ne puisse palper ; en même temps que, par l'écartement considérable de ce doigt, il parvient à empoigner des corps très volumineux. Le derme sert de base à l'appareil tactile : couche à la fois solide et élastique, il permet aux corps extérieurs de s'appliquer médiatement sur les papilles sans les léser ou les paralyser par l'effet de leur pression. Sa souplesse est accrue par la présence d'un tissu cellulo-fibreux sous-jacent, qui, à l'extrémité des doigts, prend la forme d'un véritable coussinet élastique. L'épiderme s'interpose entre les agents extérieurs et les papilles, de manière à protéger ces dernières. Les ongles contribuent à l'exactitude de l'application des doigts.

Tout en reconnaissant l'avantage que l'homme retire de la propriété de ses doigts, Buffon n'admet pas que la structure de la main soit parfaite : « Si, dit-il, la main avait un plus grand nombre de parties, qu'elle fût, par exemple, divisée en vingt doigts, que ces doigts eussent un plus grand nombre d'articulations et de mouvements, il n'est pas douteux que le sentiment du toucher ne fût infiniment plus parfait dans cette conformation qu'il n'est, parceque cette main pourrait alors s'appliquer beaucoup plus immédiatement et plus précisément sur les différentes surfaces des corps ; et si nous supposions qu'elle fût divisée en une infinité de parties, toutes mobiles et flexibles, et qui pussent toutes s'appliquer en même temps sur tous les points de la surface du corps, un pareil organe serait une espèce de géométrie universelle (si je puis m'exprimer ainsi), par le secours de laquelle nous aurions, dans le moment même de l'attouchement, des idées exactes et précises de la figure de tous les corps et de la différence même infiniment petite de ces figures. »

Telle qu'elle est, la main seule ou les deux mains réunies suffisent pour recevoir les impressions tactiles les plus variées et les plus étendues ; placées à l'extrémité des membres supérieurs, elles peuvent comprendre entre elles un espace égal à la hauteur de notre corps, décrire des cercles dont le rayon peut être infiniment petit ou être de la grandeur du membre supérieur. Tantôt rapprochées du reste du corps, elles le touchent en un point quelconque, tantôt elles en sont éloignées, et quand nous marchons à tâtons dans l'obscurité, elles marchent, pour ainsi dire, devant nous.

C'est par elles que nous recevons les premières notions des corps extérieurs : aussi nous servent-elles à la préhension de ceux qui sont utiles, à la répulsion de ceux qui sont nuisibles. Aussi, par sa perfection, la main semble-t-elle être en rapport avec la perfection de l'intelligence. « Jamais la main du nègre, dit Guitton, ne nous a offert cette organisation, ce développement, cette régularité de lignes, cette harmonie qui constituent la supériorité et la beauté de celles que nous avons si souvent remarquées chez les blancs. » Le membre thoracique et la main de l'idiot et du crétin sont informes et atrophiés comme leur cerveau ; leur main petite, supportée par un large poignet, manque quelquefois de pouce ; et, quand il existe, il reste fléchi, comme adhérent à la paume de la main.

*Phénomènes de l'impression tactile.* — Quand chez l'homme les objets extérieurs touchent un point sensible, il se passe divers phénomènes. Le point excité perçoit trois choses : 1° la sensation de contact ; 2° la sensation de résistance ; 3° la sensation de température.

La *sensation de contact* est loin d'être appréciée avec la même précision et la même netteté dans les différentes régions du corps. Les expériences citées plus haut le prouvent suffisamment.

La *sensation de résistance* occasionnée par une pression de la surface tégumentaire peut, sans doute, dans certaines circonstances, s'obtenir par le moyen du seul sens tactile ; mais, dans d'autres où il s'agit d'appréciation d'un poids notable, la sensation est évidemment complexe et résulte de deux opérations intellectuelles différentes : l'une qui a pour but d'évaluer, au moyen du sens tactile, la pression exercée sur le tégument, et l'autre de juger le degré d'effort musculaire employé pour soulever la masse dont on cherche le poids.

Les différentes régions du tégument externe ne distinguent pas également bien les mêmes différences de pression : sous ce rapport, les lèvres, la face palmaire des doigts, la face plantaire des orteils, la peau du front, etc., l'emportent sur les autres parties du corps. En général, celles qui distinguent le mieux les minimes distances sont encore celles qui apprécient le mieux les minimes différences de pression. D'après Weber, cette dernière faculté d'appréciation serait plus prononcée dans la moitié gauche que dans la moitié droite de nos téguments, particularité qui n'a pu être expliquée jusqu'à présent par aucune hypothèse plausible.

Il faut ajouter que deux corps de même masse et de même substance, mais de formes différentes, ne déterminent pas, sur le même point du tégument, la même impression. En général, le poids apparent d'un corps est en raison inverse de la base sur laquelle il s'appuie. Ainsi, si l'on place un *tronc de cône* sur un point déterminé du tégument, le corps paraîtra plus lourd ou plus léger, suivant qu'il reposera sur la plus petite ou la plus grande de ses deux bases (Belfield-Lefèvre).

Quant à la *sensation de température*, elle ne peut se produire, dans le cas spécial qui nous occupe, que s'il y a une certaine quantité de calorique soustraite ou communiquée, pendant un temps déterminé, à l'organe tactile. Évidemment quand il y aura égalité de température entre celui-ci et les corps ambiants, la sensation sera nulle, tandis qu'un même degré de chaleur produira une sensation de chaud ou de froid, si l'organe est actuellement au-dessous ou au-dessus de ce degré. Un fait assez digne de remarque, c'est que l'impression due au contact d'un corps de température déterminée est proportionnelle à l'étendue des surfaces en contact. Une différence de température, imperceptible à une petite surface tégumentaire, pourra facilement être perçue par une surface tégumentaire plus large. Il semble, dit Belfield-Lefèvre, que les impressions différentielles, communiquées à chaque point distinct du tégument, s'additionnent en une somme totale, qui seule est transmise au cerveau.

Les différences de température ne sont point perçues avec la même netteté par les diverses régions de la surface tégumentaire externe ou interne, et les expériences prouvent que la peau de la face palmaire des doigts, la muqueuse de la pointe de la langue, etc., pourtant douées au plus haut degré de la sensibilité tactile, le cèdent à la peau des joues, des paupières et de l'olécrane sous le rapport de l'impressionnabilité aux températures différentes. On sait à quel point des liquides très chauds ou très froids impressionnent les papilles dentaires elles-mêmes. La muqueuse de l'œsophage et de l'estomac, celle du vagin et du rectum, sont loin d'être étrangères à ces impressions.

L'aptitude à discerner les températures pouvant appartenir à quelques surfaces évidemment dépourvues de sensibilité tactile, on conçoit que certains physiologistes aient pu voir là un phénomène de sensibilité générale. On sait que Darwin prétend avoir observé l'abolition du tact avec persistance de la sensibilité à l'action de la chaleur : il cite, en effet, des observations de paralytiques insensibles à l'action des irritants mécaniques, et qui ressentaient vivement l'impression de la flamme. Sa conclusion est que le tégument externe jouit d'une double sensibilité, l'une pour le tact, l'autre pour la perception de la chaleur. Mais l'observation n'a pas confirmé l'opinion de Darwin. M. Landry réduit les sensations en *primitives* ou *spéciales*, telles sont celles de température, de douleur et de contact, et en *dérivées*, telles que celles de consistance, d'humidité, etc.

*Divers modes de toucher.* — On sait que Gerdy regarde comme autant de sens spéciaux, la sensation du chatouillement et celle dite de la volupté ; nous nous sommes déjà expliqués à cet égard, t. I, p. 142.

Le *chatouillement* est une sensation de tact que tout le monde connaît pour l'avoir éprouvée. Cette sensation est due, d'après

Gerdy, à des causes particulières, à des mouvements légers qui ne font qu'effleurer les surfaces de la peau. On observe ces sensations sur la peau et sur les membranes muqueuses de la bouche, des narines. Cette sensibilité se montre plus ou moins développée chez le même individu, et à plus forte raison suivant les sexes et les individus. Ces sensations se manifestent au visage, dans les narines et même dans la gorge et au palais, sous l'influence des mouvements légers des barbes d'une plume, d'un pinceau, d'un morceau de papier passés légèrement sur ces divers points. Un cheveu, promené sur le visage, suffit pour y causer un chatouillement pénible. Ces sensations se développent encore aux flancs, aux genoux, au moindre attouchement. Elles éclairent peu l'intelligence et paraissent plutôt destinées à éveiller des mouvements instinctifs, involontaires ou volontaires, qu'à donner des idées à l'intelligence et à en augmenter les lumières.

La *sensation de la volupté*, qui a son siége dans les muqueuses des organes génitaux, diffère, par sa nature agréable, des sensations tactiles en général, qui sont indifférentes ou douloureuses. Mais ici encore c'est la sensibilité qui est mise en jeu et modifiée seulement par les frottements répétés et l'abord incessant du liquide sanguin, dont la présence à une grande influence sur le mode de sentir des nerfs de ces organes.

*Durée de l'impression tactile.* — Le toucher apprécie le contact successif de divers corps, cependant une succession de contacts extrêmement rapprochés ne sera plus perçue que comme un frottement continu. Il faut que cette impression dure environ 1/10[e] de seconde pour qu'elle offre une certaine netteté.

### De la transmission de l'impression tactile.

Quand l'impression a été produite suivant les conditions nécessaires, elle est transmise au centre nerveux au moyen des nerfs. Or ces nerfs sont très nombreux, ce sont tous les nerfs sensitifs et particulièrement les nerfs qui se distribuent à la face palmaire des doigts : le médian et le cubital. Quel est le point du centre nerveux qui reçoit cette communication ? Il est évident que ce n'est pas la moelle ; nous avons vu que cet organe n'est le siége que d'actions réflexes et nous avons prouvé qu'elle servait de conducteur aux impressions tactiles ; nous savons aussi que ces impressions arrivées à la moelle se dirigent en divers sens, que les unes montent vers le cerveau, que les autres s'en éloignent, que toutes passent en partie par les cordons postérieurs, en partie par les cornes grises postérieures et peut-être par les cordons latéraux.

Ces impressions tactiles vont donc se rendre dans le centre

nerveux encéphalique et plus particulièrement dans la substance grise (voy. t. I, p. 484 et p. 432).

La rapidité de cette transmission est très grande et l'on peut approximativement l'évaluer à 1/10$^{e}$ de seconde.

### De la perception de l'impression tactile.

Quand l'impression tactile a été transmise à la masse cérébrale, il peut se trouver deux cas. Ou bien le cerveau est attentif, préparé à cette réception, et alors la perception est nette, complète, la sensation est parfaite. Si, au contraire, le cerveau n'est point prêt, s'il est occupé d'un autre objet, la perception est faible, insignifiante. Dans le premier cas on exerce le toucher, dans le second c'est le tact seulement.

Par le concours de l'intelligence nous plaçons ce que nous touchons en dehors de nous-mêmes ; mais à proprement parler nous ne sentons que l'état de nos nerfs. Quand nous sentons quelque chose, ce n'est pas la chose extérieure elle-même, mais seulement la mise en contact avec l'objet ; l'idée de la cause extérieure fait que nous donnons à ce que nous sentons le nom du corps qui détermine en nous cet effet.

La notion d'objets tactiles repose sur la possibilité de distinguer les diverses parties de notre corps comme occupant une place différente dans l'espace. La distinction acquiert un tel degré de certitude chez l'adulte que, même dans les cas où les parties de notre corps ont une position forcée, si nous ne faisons pas attention à cette circonstance, nous nous représentons les sensations suivant le même ordre relatif que les parties d'où elles émanent conservent entre elles dans l'état normal. De là le phénomène, connu déjà d'Aristote, qu'une boule roulant entre les deux doigts superposés de la main procure la sensation de deux surfaces sphériques opposées, qui semblent appartenir à deux boules différentes.

*Sensations consécutives et contrastes du toucher.*—Les sensations consécutives du toucher sont très vives et persistent tant que dure l'état dans lequel le stimulus a mis l'organe ; les sensations tant douloureuses que voluptueuses en fournissent des exemples.

Lorsqu'on est demeuré pendant quelque temps à une température élevée, le moindre abaissement du thermomètre nous fait éprouver du froid, dans un lieu même qui en toute autre circonstance nous semblerait chaud. Une différence brusque de quelques degrés suffit, quand la chaleur a été soutenue auparavant, pour faire naître la sensation d'un froid glacial ; aussi l'homme est-il très sujet à se refroidir dans tous les climats, même les plus chauds. Le froid et le chaud sont purement relatifs. Le chaud est froid pour la sensation suivant l'état dans lequel se trouve l'organe. La diminution d'une douleur qui durait depuis longtemps nous semble un bienfait, quoique l'irritation continue encore à un degré qui nous paraîtrait insupportable dans l'état de santé.

### Sympathies de l'appareil du tact avec les autres appareils.

Si nous voulions ici mentionner toutes les sympathies de la peau, nous aurions à faire une longue liste, mais nous ne voulons parler que du toucher.

1° *Avec l'appareil de la digestion.* — On peut regarder comme un exemple de cette sympathie l'évacuation presque subite de l'urine et du méconium aussitôt après la naissance. On sait qu'en touchant quelque chose de froid après le repas, on s'expose à avoir une digestion pénible.

2° *Avec l'appareil de l'urination.* — Le contact d'un corps froid suffit pour éveiller la contraction de la vessie. Rayer le savait bien quand il conseillait à ses malades affectés de paralysie de vessie de mettre un corps froid entre leurs cuisses.

3° *Avec l'appareil de la respiration.* — Tout le monde a éprouvé cette sensation pénible, cette angoisse qui suit l'immersion dans le bain froid, la respiration est difficile pendant quelques secondes.

4° *Avec l'appareil de la circulation.* — Le chatouillement peut produire la syncope ; un pédiluve ou un manuluve excitent la circulation.

5° *Avec l'appareil de la reproduction.* — Nous trouverions de nombreux exemples de cette sympathie, mais il nous suffit de les mentionner.

### Des modifications du toucher.

L'*âge* apporte de grandes modifications dans l'exercice de ce sens. Le fœtus jouit-il du tact et du toucher? D'après Magendie, la négative est probable, au moins en prenant ces mots dans leur acception la plus rigoureuse. On dit que le premier contact de l'air sur la peau de l'enfant naissant est la cause d'une douleur très vive qui lui arrache les cris qu'il pousse ; cette idée paraît peu fondée. Le tact et le toucher se détériorent avec les années. Dans le vieillard, ils sont sensiblement altérés : mais à cet égard la peau a subi des changements désavantageux : l'épiderme n'est plus aussi souple ; la transpiration de la peau ne se fait plus qu'imparfaitement ; la graisse qui auparavant soutenait le chorion, ayant le plus souvent disparu, celle-ci devient flasque et se plisse. On conçoit que toutes ces causes doivent nuire à l'exercice du tact et du toucher, surtout lorsqu'on sait que la faculté de sentir elle-même a éprouvé chez le vieillard une diminution considérable.

Sous le rapport du *sexe*, on remarque que les femmes ont le toucher plus délicat, la peau plus fine et plus belle. Par l'exercice, ce sens peut arriver à un développement et à un degré de perfection très élevé, comme cela s'observe dans un grand nombre de professions. Un toucher très exercé est indispensable pour un chirurgien et pour un médecin.

Chez l'homme et chez la plupart des animaux, l'exposition du tégument externe aux intempéries de l'air donne à ce tégument plus d'épaisseur et de densité. Le froid, en particulier, diminue sa susceptibilité, son action perspiratoire, et détermine la végétation d'une plus grande quantité de poils à sa surface. Les hommes du Nord sont, pour cette raison, moins sensibles, et, en général plus velus que ceux du Midi.

Enfin il peut se faire que le sens du toucher soit perverti, ou augmenté ou diminué dans sa délicatesse, dans quelques affections morbides. Il faut consulter sur ce point l'intéressant mémoire de notre savant maître, M. Beau. (*Recherches cliniques sur l'anesthésie, suivies de quelques considérations physiologiques sur la sensibilité*; dans les *Archives générales de médecine*, t. XVI, p. 1, 4e série, 1848.)

### *Du sens du toucher dans les animaux.*

Chez les animaux, ce sens réside encore surtout dans la peau. Ainsi, chez les singes, les quatre extrémités offrent les caractères de la main, quoique avec des imperfections nombreuses. Chez les sapajous, il y a non-seulement les quatre mains, mais encore la queue qui servent d'organes de toucher. Chez les autres mammifères, les poils et l'épiderme trop épais doivent affaiblir ce sens. Cependant on voit quelques animaux trouver dans les poils un organe de perfectionnement très important. Ainsi, les moustaches des rats et des carnassiers sont très délicates pour le toucher. Le vulgaire pense que les chats, dont on a coupé ou brûlé les moustaches, perdent leur odorat. Chez d'autres, on voit les lèvres et le nez servir aux mêmes usages (éléphant, cheval). Mais il y a loin entre ces organes et celui de la chauve-souris qui, avec ses vastes ailes, peut aisément palper l'air, juger de la liberté des passages et de la proximité des obstacles. Dans les *oiseaux*, la sensibilité tactile est peu développée, parce que leur corps n'offre guère de surface libre et dénuée de plumes qu'aux pattes et au bec où, en effet, le toucher s'exerce presque exclusivement. Beaucoup de *reptiles* n'ont pas d'organe spécial du toucher; cependant les geckos ont ce sens assez développé. Chez les batraciens, il semble que la peau doit servir à toucher. On ne connaît qu'imparfaitement les organes du tact chez les *poissons*. D'après Dugès, chez les *articulés* qui ont une enveloppe cornée ou calcaire élastique et vibratile, le sens du toucher doit offrir un certain degré de développement. Chez les *insectes* et les *arachnides*, il existe des poils élastiques, raides et vibrants, dont les usages se rapportent à l'exercice du tact.

Chez les larves d'insectes, dans les *annélides*, la peau est plus flexible que dans les autres articulés ; aussi jouit-elle d'une sensibilité plus vive. La chenille morte offre des poils qui, étant touchés même légèrement, font rouler l'animal sur lui-même. Les organes que l'on désigne sous le nom de *palpes*, *d'antennes*, et qui existent chez la plupart des vertébrés, ne sont nullement conformés pour palper, selon Blainville, c'est-à-dire pour donner une idée de la forme des corps. D'après Dugès, ils servent à l'ingestion des aliments. La peau humide et souple des *mollusques* se montre aussi sensible que celle des batraciens et des annélides, là où elle n'est pas protégée par une coquille épaisse et tout à fait inorganique. Indépendamment de ce tact général, il y a sans doute exploration tactile chez tous ceux de ces animaux qui portent des expansions particulières de la peau, du corps, de la tête. Nul doute qu'il n'en soit ainsi des longs bras des céphalopodes. Les polypes et les hydres, les actinies, les holothuries ont aussi des appendices de ce genre. Enfin, quelques-uns de ces animaux ont la peau nue, mince et le corps généralement sensible ; mais on comprend qu'il y a loin des impressions qu'ils peuvent ressentir à celles qui sont procurées par un véritable organe de sens du toucher.

# CHAPITRE II.

## FONCTION DE LA VISION.

*Définition.* — Le sens de la vue est celui qui nous permet de percevoir les objets qui nous environnent.

Si nous apercevons les corps, si nous connaissons leur volume, leur couleur, leurs mouvements, quoiqu'ils soient éloignés de nous, il faut qu'il y ait entre ces corps et nous un agent intermédiaire. Cet agent n'est autre que la *lumière* dont l'étude est faite par les physiciens et auxquels nous renvoyons le lecteur.

L'appareil de la vision, comme tous les appareils des sens, présente trois parties bien distinctes : 1° un appareil pour l'impression ; 2° un appareil pour la transmission, et enfin, 3° un appareil pour la perception.

## SECTION I.

### De l'impression de la lumière.

Diverses conditions étaient nécessaires pour que la lumière arrivât au contact de la rétine. Des parties de l'appareil de la vision sont destinées à cette impression, d'autres ont pour usage de préparer et de faciliter cette impression.

#### A. — *Trajet des rayons lumineux dans les milieux de l'œil.*

Avant de rencontrer la rétine les rayons lumineux traversent successivement la cornée, la chambre antérieure, la pupille, le cristallin et ses capsules, et enfin le corps vitré. Comment s'accomplit ce passage, quelles sont les modifications physiques que subissent les rayons en traversant les milieux de l'œil?

La lumière passant de l'air dans la cornée est puissamment réfractée à cause de la différence de densité des deux milieux. Le rayon lumineux se rapproche de l'axe antéro-postérieur de l'œil.

Quelques rayons sont arrêtés et réfléchis; d'autres rayons, ayant reçu un degré suffisant de convergence, pénètrent dans la pupille et arrivent sur la face antérieure du cristallin où ils sont de nouveau réfractés. Quelle est la part des diverses parties de l'œil dans cet acte de convergence?

*Des orbites.* — Chez l'homme, la cavité orbitaire représente une pyramide à quatre pans, ayant sa base vers la face et son sommet en arrière. Sa base est obliquement dirigée d'avant en arrière et de dedans en dehors; d'où il résulte que la paroi externe de l'orbite a une longueur moindre que la paroi interne. Cela augmente la grandeur du champ visuel. Cette paroi externe offre une solidité très grande, tandis que celle de l'interne est très faible.

*Sourcils.* — Ils n'existent pas seulement chez l'homme, mais on les trouve encore chez les singes; les autres vertébrés n'en ont pas ou bien ils n'en présentent que des vestiges.

Chez l'homme, les sourcils offrent une série de poils qui sont dirigés en haut et en dehors. La couleur et le nombre de ces poils varient suivant les individus et suivant les peuples. Les peuples du Midi ont généralement des sourcils plus épais et plus colorés. Les sourcils abritent l'œil contre les agents extérieurs; ils retiennent en grande partie les corpuscules qui voltigent sans cesse dans l'atmosphère, et qui, portés par les courants d'air jusqu'à l'œil, pourraient entraver la vision. Ils servent aussi à absorber la sueur du front que la force de la pesanteur tendrait à faire arriver jusque sur la conjonctive. Enfin, les poils des sourcils recevant en grande partie les rayons lumineux qui tombent dans l'œil lorsque ces rayons viennent d'en haut, atténuent l'intensité d'une lumière trop vive.

*Des paupières.* — La peau des paupières offre une grande finesse, et le tissu cellulaire qui la double est d'une grande laxité, circonstance favorable à la rapidité de leurs mouvements. Les cartilages tarses qu'elles ont dans leur épaisseur sont propres à l'homme, et ont pour usage d'empêcher l'enroulement sur elle-même de la peau des paupières, et déterminent en grande partie la direction de la fente palpébrale. Ils renferment dans leur épaisseur un appareil glandulaire, formé de follicules agrégés et connu sous le nom de *glandes de Méibomius*.

Les paupières exécutent des mouvements de deux ordres: 1° mouvement d'occlusion; 2° mouvements de dilatation.

Les mouvements d'occlusion présentent une foule de degrés, depuis celui qui est presque insensible jusqu'à l'oblitération complète. C'est le muscle orbiculaire qui préside à ce mouvement. Le mouvement de dilatation est opéré par le releveur de la paupière supérieure. Il faut aussi tenir compte de la cessation d'action de l'orbiculaire qui entraîne un léger mouvement en bas de la paupière inférieure. Il y en a qui pensent que la paupière inférieure concourt à cette dilatation lorsque le globe oculaire se porte en bas, et l'expliquent par la pression que le globe exerce sur cette paupière.

D'après Bichat, l'occlusion de l'œil ne s'opère pas de la même manière pendant la veille et le sommeil. Dans le premier cas, le rapprochement des paupières est actif; dans le second, il est passif.

Les paupières exécutent encore des mouvements semi-volontaires désignés sous le nom de *clignement*. Le clignement est un phénomène assez complexe; il exige d'abord le relâchement du muscle élévateur de la paupière supérieure, puis la contraction du muscle orbiculaire des paupières, enfin la contraction de l'élévateur. Ces trois actions se succèdent avec une grande rapidité; elles exigent la sensation connue sous le nom de *besoin de cligner*. Cette sensation, qui a pour point de départ la conjonctive, réclame l'intervention des filets du trijumeau, comme le prouve la section intra-crânienne de ce nerf. La participation du nerf facial est démontrée par l'aspect des paupières chez les individus atteints de paralysie faciale. Dans les cas de ce genre, on observe un écartement constant des paupières; l'élévateur de la paupière supérieure reste contracté sous l'influence du moteur commun. Trois nerfs, le facial, le moteur commun, le trijumeau, doivent donc concourir à l'accomplissement d'un acte aussi rapide que la pensée.

Tous ces mouvements étaient nécessaires pour soustraire les yeux à l'action incessante de la lumière. Comme tous les autres sens, celui de la vue se fatigue sous l'impression continuelle du même excitant, et l'on peut se faire une idée de l'importance du rôle des paupières, sous ce rapport, en ayant égard aux résultats de l'ablation de ces organes, ou bien encore aux effets de la paralysie du nerf facial; dans ces différents cas, on observe généralement une inflammation aiguë ou chronique de la conjonctive ou de l'œil même. C'est également en s'abaissant au-devant du globe oculaire que les paupières le mettent à l'abri du contact des corps extérieurs. Enfin, les paupières étendent les larmes à la surface de la conjonctive.

Quant aux *cils* qui garnissent les bords des paupières, leur disposition est telle qu'ils se regardent par leur convexité, et que, lors du rapprochement des paupières, ils s'imbriquent les uns dans les autres sans se mêler. S'il fallait donner une preuve de leur utilité, on n'aurait qu'à invoquer l'exemple d'individus qui, les ayant perdus, sont atteints d'inflammation chronique. Les cils servent, en effet, à éloigner de la surface de l'œil les corpuscules qui pourraient blesser cet organe délicat; comme les sourcils, ils diminuent l'intensité d'une lumière trop grande. Lorsqu'ils sont humides, les petites gouttelettes déposées à leur surface décomposent la lumière à la manière d'un prisme, et le point d'où vient la lumière paraît irisé.

Le nombre des paupières varie dans les différentes espèces; en général, elles sont au nombre de trois; dans ce cas, il y en a deux de transversales et la troisième est verticale. On désigne cette dernière sous le nom de *membrane clignotante*. Cette dernière est à l'état de vestige chez l'homme et représentée par la *caroncule lacrymale*, qui offre quelquefois des cils à sa surface. Chez les poissons, il n'existe pas à proprement parler de paupières, la poissonnule fait seule exception. Mais chez tous les animaux de cette classe, la peau devenue transparente passe au-devant du globe oculaire. Dans les reptiles, cette dernière disposition se rencontre souvent. Chez les oiseaux, il existe manifestement trois paupières, et la paupière verticale peut à elle seule couvrir tout le globe oculaire.

*Sclérotique*.—Cette membrane fibreuse joue un grand rôle dans la vision en favorisant l'impression de la lumière. Imaginez à sa place une membrane molle, flexible et les conditions optiques de l'œil deviendront impossibles. Aussi, en donnant à l'œil une certaine résistance, elle maintient la rétine dans une tension suffisante, tout en la protégeant efficacement.

*Muscles de l'œil.* — En portant l'œil dans toutes les directions, ces muscles dont nous avons dit les usages (voir t. I, p. 253), favorisent puissamment l'impression lumineuse ; par eux, nous allons pour ainsi dire à la recherche de la lumière ; par eux, nous plaçons la rétine dans des conditions nécessaires pour la formation nette des images.

Il y a un caractère qui rapproche le sens de la vue de celui du toucher : c'est que, comme ce dernier, le sens de la vue va au-devant des objets et cela au moyen de mouvements très nombreux et d'une précision extrême. Le centre du globe oculaire est immobile, et tous les mouvements de cet organe ont pour axe l'un ou l'autre de ses diamètres. On peut rapporter ces mouvements à trois directions principales : l'élévation et l'abaissement dus à la rotation de l'œil autour de son diamètre transversal ; l'adduction et l'abduction, qui se font autour du diamètre vertical ; enfin les rotations en dedans et en dehors, qui se font sur l'axe antéro-postérieur. Six muscles groupés deux par deux président à ces trois ordres de mouvements, et leurs rapports avec les organes voisins expliquent pourquoi certains de ces organes se meuvent en même temps qu'eux : ainsi la paupière inférieure, qui n'a pas de muscle spécial, suit les mouvements du droit inférieur.

Tous ces mouvements du globe oculaire n'ont entre eux aucun antagonisme, ils sont complètement indépendants les uns des autres ; mais ils peuvent s'associer et se combiner de mille manières, soit pour diriger l'œil de différents côtés, la tête étant dans une position fixe, soit pour arrêter le regard sur un objet quand la tête ou le corps entier est en mouvement. Les mouvements combinés des yeux ont ceci de remarquable, qu'ils sont toujours de même espèce, c'est-à-dire qu'ils s'exécutent dans les deux yeux autour d'un axe de même nom. Ainsi les yeux tournent ensemble, tantôt autour de leur axe transversal ou vertical, tantôt autour de leur axe antéro-postérieur. Mais cette rotation peut se faire dans le même sens ou en sens inverse. Dans l'élévation ou l'abaissement, les deux yeux marchent ensemble avec une parfaite régularité. Lorsque nous portons la vue à droite ou à gauche, le mouvement est contrarié, car nous contractons l'adducteur d'un côté et l'abducteur de l'autre ; si l'on veut regarder un objet rapproché, les deux abducteurs se contractent ensemble pour porter la pupille en dedans. Il y a aussi un mouvement contrarié entre les deux obliques d'un côté et ceux de l'autre ; toujours l'oblique supérieur d'un côté se contracte avec l'oblique inférieur de l'autre.

*Cornée et humeur aqueuse.* — La cornée et l'humeur aqueuse ont un indice de réfraction identique, aussi leur usage est le même. Ces deux parties de l'œil vont rendre plus convergents les rayons lumineux qui arrivent à leur surface de tous les points de l'horizon. On s'explique facilement cette convergence des rayons lumineux, si l'on veut se rappeler cette loi démontrée en physique, que lorsque des rayons lumineux passent obliquement d'un milieu dans un autre qui est plus dense, ces rayons se rapprochent de la perpendiculaire élevée au point d'incidence.

Les rayons ainsi réfractés par la cornée se rapprochent de l'axe antéro-postérieur de l'œil, l'humeur aqueuse ne modifie plus cette marche, en vertu de ce principe que les milieux sont également denses et que leur indice de réfraction est le même.

Il faut reconnaître que cette réfraction est peu considérable ; aussi tous les rayons ne sont pas disposés pour traverser le centre de l'iris, c'est-à-dire l'ouverture pupillaire. Voyons comment cette membrane peut les modifier.

*Iris.* — L'iris est un diaphragme membraneux percé à son centre d'une ouverture appelée *pupille*. Cette membrane joue un très grand rôle dans l'impression visuelle ; elle est destinée, en effet, en agrandissant ou diminuant l'ouverture pupillaire, à laisser pénétrer plus ou moins de lumière. L'iris sert à graduer la quantité de lumière qui arrive sur la rétine. En effet, quand on examine des objets très éclairés, la pupille se rétrécit, et si, au contraire, on regarde des objets obscurs, la pupille se dilate.

L'iris modère encore l'abord des rayons lumineux en écartant ceux qui ne sont point suffisamment réfractés. En effet, tous les rayons lumineux qui ne sont pas assez voisins de l'axe antéro-postérieur de l'œil rencontrent cette membrane qui les réfléchit et les renvoie au-dehors ; de sorte que les rayons centraux seuls passent au delà. Ce sont ceux-là que nous allons suivre, mais avant disons comment l'iris peut remplir ce double usage. L'iris peut se dilater et se rétrécir : cette propriété lui est donnée par la disposition de fibres musculaires de la vie organique dont l'existence n'offre pas le moindre doute. Il y a des fibres longitudinales qui président à la dilatation ; les fibres circulaires occupant le bord papillaire, sont destinées à rétrécir cet orifice. C'est là un véritable sphincter.

Quant à la propriété que possède l'iris de réfléchir les rayons lumineux périphériques, elle est due à la présence de l'uvée ou membrane pigmentaire qui est située à sa face postérieure.

*Cristallin.* — Le cristallin a pour usage d'augmenter encore la convergence des rayons lumineux. Ce fait n'a pas lieu de nous surprendre si nous nous rappelons : 1° le passage des rayons lumineux à travers une lentille biconvexe, et 2° les lois de réfraction.

Quand les rayons arrivent à la partie postérieure du cristallin, ils rencontrent une surface qui est plus convexe que la face antérieure de la lentille cristalline où leur réfraction augmente, et le foyer principal est rapproché de cette surface.

*Corps vitré.* — L'indice de réfraction du corps vitré est moindre que celui du cristallin, la convergence des rayons lumineux est encore augmentée; car les rayons s'écartent alors de la normale du point d'émergence.

*Choroïde.* — La surface interne de la choroïde présente une couche de pigment qui se trouve située en arrière de la rétine. Cette couche pigmentaire joue dans l'œil le même rôle que l'enduit noir dont nous revêtons nos instruments d'optique. La lumière qui pénètre dans l'œil n'est perçue qu'autant que les rayons qui ont excité la rétine sont annulés. Si ces rayons, après avoir traversé la rétine qui est transparente, eussent rencontré une membrane qui les eût réfléchis, ils auraient de nouveau excité la rétine et auraient jeté une grande confusion dans les phénomènes de la vision.

*Rétine.* — La rétine reçoit les impressions de la lumière, c'est sur elle que se forment les images des objets qui nous environnent. Les expériences de Magendie prouvent ce fait d'une manière directe. Les observations pathologiques nous démontrent d'un autre côté que, si la membrane rétinienne est affectée, la vue est abolie, et si les autres membranes oculaires sont malades, la vue persiste.

Cependant Mariotte et Lecat ont contesté ce rôle à la rétine, et ont voulu que la choroïde fût chargée de recevoir les impressions lumineuses. Mariotte invoquait l'expérience suivante à l'appui de son opinion : Il traçait à la même hauteur, et à une distance de 15 centimètres, deux cercles blancs de 3 centimètres de rayon sur un tableau noir; il se plaçait ensuite en face du tableau, et, fermant l'œil gauche, il fixait le cercle du côté gauche avec l'œil droit; il voyait ainsi, non-seulement le cercle fixé, mais encore celui qui est placé à côté; mais s'il s'éloignait peu à peu du tableau, il arrivait un moment où il n'avait plus que la sensation d'un seul cercle, le cercle du côté gauche, sur lequel l'œil est fixé; le cercle droit avait disparu. Or, le point où il ne voyait plus qu'une seule image était précisément celui qui correspond à la projection des rayons de l'objet qui a disparu sur la partie de la rétine qui donne insertion au nerf optique. Ce qui le prouve, c'est qu'en s'éloignant de nouveau, la vision des deux cercles revenait à mesure que le foyer des images changeait de place sur la rétine. On a donné à ce point le nom de *punctum cœcum*. Comme dans ce point la choroïde n'existe pas, on s'expliquait ainsi le défaut d'impression. On disait encore que la rétine étant transparente, les rayons lumineux arrivaient sur la choroïde.

Mais on peut objecter que l'insensibilité spéciale de la rétine dans le *punctum cœcum* est loin d'être absolue. En effet, si les objets placés sur le fond noir sont très éclairés, il n'est plus possible de réussir l'expérience de Mariotte.

Si l'on veut se rappeler le rôle du pigment, on comprendra facilement pourquoi le *punctum cœcum* est moins sensible. Là, en effet, la choroïde n'existe pas, il n'y a donc pas de pigment, les rayons lumineux sont réfléchis par la membrane placée derrière la rétine : de là confusion dans l'impression visuelle.

Nous ne nous arrêterons pas à montrer par quelles lois physiques les objets viennent se peindre dans le fond de l'œil à la surface de la rétine. Il nous suffit de rappeler les lois des miroirs concaves et la loi du renversement des objets.

### *Renversement de l'image dans l'œil. — Centre optique.*

Pour comprendre pourquoi les images sont renversées au fond de l'œil, il est nécessaire de dire ce qu'on entend par *centre optique*. C'est le point de l'axe antéro-postérieur de l'œil, où s'entrecroisent tous les cônes lumineux qui traversent les milieux de l'œil. Or, le centre optique se trouve situé dans le cristallin, en un point voisin de sa face postérieure; c'est donc dans ce point que les rayons s'entrecroisent. De cet entrecroisement résulte que les rayons inférieurs vont se peindre en haut de la rétine et les supérieurs en bas, ceux de gauche à droite, et *vice versâ*. Ainsi s'explique l'image renversée. On peut d'ailleurs voir ce renversement par une expérience directe. Si devant un œil auquel on a enlevé la sclérotique en arrière, on place un objet fortement éclairé, et si l'on examine la face postérieure de l'œil, on constate directement la formation de l'image dans une position renversée.

### *Grandeur de l'image dans l'œil. — Angle visuel.*

Si l'œil était réduit à un point, les lignes droites menées des extrémités d'un objet à ce point formeraient un angle qui permettrait d'estimer la grandeur de cet objet, et l'on aurait ainsi très facilement la détermination de l'angle visuel. Mais pour l'œil, il n'en est point ainsi, et il faut chercher la définition de l'angle visuel dans les relations que présentent entre eux les axes des rayons émanés des différents points d'un corps lumineux.

Imaginons un objet placé devant l'œil: si des extrémité de cet objet nous menons deux droites passant par le centre optique, ces droites s'entrecroiseront et iront rencontrer la rétine en divergeant, c'est-à-dire en formant un angle qu'on appelle *angle visuel*, dont le sommet est au centre optique et la base à la surface de la rétine. Cette base représentera la grandeur apparente de l'objet. Ainsi la grandeur des images sur la rétine est en rapport avec la grandeur de l'angle visuel.

### *De la vision distincte. — Presbytie. — Myopie. — Optomètres. — Lunettes.*

En regardant une ligne noire très ténue, tracée sur une feuille de papier blanc, il arrivera un moment où la perception sera aussi parfaite que possible. Dès que ce point sera atteint, on dit que l'objet est situé à la distance de la vision distincte. Cette distance est en moyenne de $0^m,25$. Il est des individus chez lesquels la vue distincte dépasse d'une quantité notable $0^m,25$. Si les détails d'un objet de peu d'étendue ne sont saisis avec netteté que lorsqu'on le porte à $0^m,50$ ou $0^m,70$ de l'œil d'un tel observateur, sa vue cesse d'être normale, et l'on dit qu'il est atteint de *presbytie* ou *presbyopie*. On trouve, au contraire, des personnes chez lesquelles cette distance est beaucoup moindre que $0^m,25$. Cette portée peut être de $0^m,15$ et même de $0^m,1$. C'est ce qu'on appelle *myopie*.

Quelles sont les *causes* de ces imperfections ? On pense que la presbytie a son origine dans le défaut des courbures des surfaces qui terminent les milieux réfringents de l'œil. La cornée imprimant la plus grande déviation aux rayons qui arrivent à l'œil, c'est ordinairement à son aplatissement qu'on attribue ce phénomène, mais la forme du cristallin peut avoir la même influence. Cette opinion est justifiée par ce que l'on voit chez les vieillards : il est, en effet, très fréquent de voir des hommes doués d'une vue normale dans leur jeunesse devenir de plus en plus presbytes à mesure qu'ils avancent en âge. Cela tient à ce que l'œil subit un commencement d'atrophie. On conçoit qu'indépendamment de toute autre cause, la réaction des humeurs sur l'enveloppe extérieure, en diminuant, produise un aplatissement de la cornée qui suffit pour donner à l'œil le défaut que nous étudions. Si l'œil du presbyte ne présente pas des troubles du côté de la sensibilité, la vision est très nette. Le raisonnement rend bien compte de ce fait. On a déjà vu que les efforts d'adaptation ont leur maximum pour la perception des objets visibles les plus rapprochés ; qu'ils vont en décroissant à mesure que la distance augmente ; qu'ils sont nuls pour un foyer situé à l'infini. Pour voir un corps lumineux situé à une faible distance, le presbyte devra exercer toute son énergie d'adaptation, car il s'agira d'imprimer à des rayons trop divergents un degré de convergence suffisant pour que le foyer soit situé sur la rétine. Mais, à partir de ce point, les objets qui s'éloignent seront de plus en plus facilement perceptibles, puisque la condition de leur visibilité résidera dans la diminution successive d'un état actif de l'œil.

La *myopie* tient à une cause inverse de la précédente. Ici la courbure de la cornée et du cristallin est trop grande. La convergence imprimée aux rayons pénétrant dans l'œil est telle que ceux qui, avant d'y arriver, ont une faible divergence, reçoivent une déviation en vertu de laquelle leur foyer se trouve en avant de la vitrine. Ils divergent à partir du lieu d'entrecroisement, et l'image qui est au fond de l'œil est nébuleuse à cause de la superposition des cercles de diffusion.

On comprend dès lors comment la distance de la vue distincte se trouve diminuée. En effet, plus l'objet se rapprochera de l'œil, plus les rayons émanés de chacun de ces points seront divergents ; leur foyer s'éloignera de la face postérieure du cristallin, et la vision sera nette quand le sommet des cônes réfractés sera sur la rétine. La vision des objets éloignés ne résultant pas d'un effort d'adaptation, mais d'un relâchement général, d'une sorte d'inertie de l'appareil optique, le myope ne pourra pas réagir contre la trop grande puissance de son organe, et les objets placés à une trop grande distance, envoyant des rayons peu divergents, formeront successivement leur foyer en avant de la rétine et ne pourront être perçus avec netteté.

La myopie tient en général à une disproportion des éléments organiques de l'œil; elle peut néanmoins dépendre de certaines circonstances accidentelles. On prétend que les enfants qui lisent ou écrivent en regardant de très près deviennent souvent myopes ; cette induction paraît peu rigoureuse, et l'on a pris la cause pour l'effet. On attribue aussi le même effet à l'usage du microscope. Ce défaut de la vue appartient à la jeunesse et tend à se corriger à mesure qu'on avance en âge.

*Des optomètres.* — Voici comment on fait pour mesurer la distance de la vue distincte. On se sert d'une règle de bois bien dressée, longue de 80 centimètres environ, large de 5 centimètres; elle est recouverte de velours noir et couchée horizontalement. Sur le milieu de cette règle est tendu parallèlement à sa longueur un fil de soie blanche; à une distance de 2 ou 3 millimètres de ce fil et sur l'un de ses côtés, se trouve une tringle de bois graduée avec soin sur laquelle deux curseurs peuvent mouvoir. A l'une des extrémités de la règle et perpendiculairement à la direction du fil de soie, est une lame métallique noircie dans laquelle, à 3 centimètres environ de la règle, existent deux petits trous circulaires sur une même ligne horizontale, assez rapprochés l'un de l'autre pour que leur distance soit plus petite que le diamètre de la pupille; ces trous doivent être également éloignés l'un à droite, l'autre à gauche du plan qui passerait par le fil de soie et la verticale élevée en l'un de ses points.

Pour faire usage d'un optomètre ainsi construit, on place l'un des yeux vis-à-vis les deux trous et à une distance aussi petite que possible de la plaque, de manière à voir le fil de soie tendu sur la règle. Dans l'œil d'un observateur doué d'une bonne vue ce fil apparaît sous la forme de deux lignes blanches, dont le maximum d'écartement se trouve à la partie la plus rapprochée de l'œil et qui vont en convergeant l'une vers l'autre jusqu'à ce qu'elles se confondent. A partir de ce point on ne les voit plus se disjoindre, et la sensation est unique. Si l'on fait marcher le curseur jusqu'au sommet de l'angle que forment entre elles les deux lignes, le nombre de millimètres qui le sépare du 0 degré de la tringle graduée exprime précisément la distance de la vue distincte.

Pour concevoir l'apparence que prend le fil de soie dans cette expérience, il suffit de se rappeler qu'un point placé en avant de l'œil, en deçà de la limite de la vue distincte, et ayant son foyer plus loin que la rétine, peint sur cette membrane un cercle d'une étendue appréciable. Si, comme on le fait au moyen des deux trous de l'optomètre, on vient à arrêter une partie des rayons qui contribuent à la formation de ce cercle, les deux petits pinceaux lumineux qui arrivent à la rétine conservent leur direction respective et se peignent sur les éléments différents de cet écran. En faisant un raisonnement semblable pour chacun des points d'une ligne lumineuse disposée comme le fil de soie de l'optomètre, on concevra la perception des deux lignes et leur écartement de moins en moins sensible.

Le lieu de l'intersection est évidemment celui qui correspond au point lumineux qui a son foyer exactement sur la rétine; pour un tel point la netteté de l'image est conservée, malgré la diminution de l'intensité lumineuse.

Pour une bonne vue, et dans le cas de presbyopie, tous les points du fil situés au delà de celui qui est placé à la limite de la vue distincte ne donnent qu'une image ; c'est-à-dire qu'à partir du sommet de l'angle, les lignes se confondent de manière à n'en former qu'une seule. Si c'est un myope qui fait l'expérience, il en sera tout différemment : les lignes se confondront d'abord en une seule, comme dans les cas précédents ; à partir de ce point, la ligne paraîtra simple dans une portion de sa longueur ; puis elle commencera à diverger de nouveau d'une manière continue. Cette expérience démontre combien sont resserrées les limites de la vision nette chez le myope.

*Des lunettes.* — Dans le cas de presbytie, les yeux ne suffisant pas pour donner la convergence nécessaire aux rayons divergents qui émanent des objets rapprochés, on a placé, en avant de ces organes, des lentilles biconvexes dont les courbures sont telles que le foyer des objets placés à la distance de la vue distincte normale se trouve précisément sur la rétine. Cette courbure est plus ou moins grande suivant le degré de presbyopie, mais on ne peut arriver au choix des verres convenables que par des essais successifs.

La myopie tenant à un défaut inverse, on emploie des lentilles biconcaves pour la guérir.

Mais les lunettes vulgairement usitées présentent un inconvénient dû à l'aberration de courbure de leurs surfaces : les objets peu éloignés de l'axe visuel sont vus avec une netteté suffisante, tandis que ceux qui n'arrivent à l'œil qu'en traversant les bords de la lentille sont vus en confusion. Pour obvier à cela, Wollaston en a fait construire d'autres qu'il appelle *périscopiques*. Ce sont des lentilles dont la surface dirigée vers l'œil est concave et dont la surface tournée vers l'objet visible est convexe. Pour les presbytes, le rayon de concavité l'emporte sur celui de convexité ; pour les myopes c'est l'inverse.

*Chromatie et achromatie de l'œil.* — On sait qu'en physique il existe des lentilles appelées *achromatiques*, qui ont pour but de ramener à la convergence un rayon lumineux qui avait été séparé par un prisme. L'œil possède-t-il une pareille propriété ? en d'autres termes, est-il achromatique? Nous ne le pensons point : ainsi Arago a fait une expérience qui confirme cette opinion. Elle consiste à regarder une étoile brillante à travers un prisme tenu horizontalement, de manière que son arête soit en haut. Si l'œil était achromatique, l'étoile donnerait la sensation d'un spectre linéaire dans lequel le violet serait en haut et le rouge en bas. Or il n'en est pas ainsi, car si l'on fixe le violet, il apparaît comme un point, mais le spectre va se dilatant en une sorte de triangle jusqu'à la partie rouge : si l'on regarde le rouge, on a la sensation d'un point et tout le reste du spectre se dilate jusqu'au violet ; enfin, quand on regarde la teinte moyenne, le vert, les deux extrémités s'étendent comme précédemment. Cette expérience prouve donc que l'œil n'est pas achromatique, puisque les diverses couleurs ne se trouvent pas en même temps au foyer.

Cependant, si l'œil n'a pas un achromatisme absolu, il faut croire qu'il y a dans toutes ses parties une disposition suffisante pour remédier au défaut d'achromatisme dans les conditions ordinaires de la vision. Toutes les fois que nous fixons les objets qui nous environnent, en adaptant l'œil d'une manière convenable, on aperçoit une image dont les bords ne sont pas irisés. Si, au contraire, regardant un objet on emploie une adaptation pour un point imaginaire, en avant ou en arrière de lui, l'image est moins nette et les phénomènes chromatiques se manifestent.

### *Netteté de l'impression visuelle. — Aberration de sphéricité.*

Dans les lentilles, il existe une imperfection dans la netteté de l'image, résultant de ce que tous les cônes lumineux qui les traversent ne concourent point dans un même foyer. On appelle ce défaut *aberration de sphéricité*. On remédie à ce défaut jusqu'à un certain point, dans les instruments d'optique, en plaçant au-devant des lentilles des diaphragmes opaques percés d'un trou. Ces diaphragmes suppriment les rayons marginaux, et ne laissent pénétrer dans la lentille que les rayons centraux. Par ce moyen, on donne plus de netteté à l'image, mais il est aisé de voir qu'on diminue son éclat.

On avait d'abord cru que l'iris était destiné à remplir le même usage dans l'œil : mais il est bien reconnu aujourd'hui que le cristallin n'est pas une lentille, et qu'il a la propriété de faire converger tous les rayons sous un même foyer quel que soit le point qu'ils aient traversé. De cette manière, la netteté et l'éclat de l'image ne sont point compromises. Il faut donc chercher la netteté et la clarté des images dans d'autres conditions qui sont au nombre de trois.

La *première condition* dépend de ce que la rétine se trouve exactement à la distance focale de l'image. A elle se rattache le plus ou moins de portée de la vue distincte.

La *seconde condition* de la netteté de la vue est une quantité suffisante de lumière. L'excès et le défaut de lumière rendent également tous deux l'image confuse.

La *troisième condition* dépend des particules de la rétine qui sont susceptibles de percevoir isolément les unes des autres, comme si elles étaient séparées dans l'espace. Nous en avons un exemple dans les corps qui présentent des lignes très fines, alternativement blanches et noires. Quand on regarde une gravure d'une distance telle que les images des traits blancs et noirs tombent à la fois sur des parcelles de la rétine d'une certaine grandeur, on ne peut pas distinguer les limites de ces lignes et l'on n'a qu'une impression mixte de gris. La même chose arrive pour les lignes très fines, diversement colorées et dont les teintes alternent ensemble : si elles sont bleues et jaunes, par exemple, elles font naître l'impression mixte du vert. C'est cette cause enfin qui fait que tous les mélanges de deux couleurs différentes ne nous apparaissent pas comme un mélange, mais comme teinte intermédiaire homogène.

De là résulte donc qu'il y a dans la rétine des *minima* qui confondent en une seule toutes les impressions reçues par eux et ne peuvent plus les distinguer les unes des autres, quoiqu'elles soient réellement distinctes dans l'image. On peut donc présumer que des rayons différents qui tombent à côté les uns des autres sur ces minima de la membrane nerveuse ne sont plus sentis distincts, et que chaque papille n'obtient et ne transmet qu'une seule impression moyenne des influences qui l'affectent en même temps. De cette manière l'image ressemblerait à une mosaïque, dont chaque élément serait homogène en lui-même ; or les plus petites parcelles de la rétine coïncident assez bien avec les plus petits points sensibles de cette membrane. L'angle le moins ouvert sous lequel nous puissions distinguer deux points, est de 40 secondes. Smith a calculé, d'après cela, que le petit point sensible de la rétine avait 1/8000$^e$ de pouce. D'après les recherches de Treviranus, le diamètre transversal des papilles de cette membrane est de 0$^m$,0038 dans le lapin, et de 0$^m$,002 à 0$^m$,004 dans les oiseaux. Or ces 0$^m$,003 millimètres = 0,00011 pouce anglais, et 0$^m$,004 millimètres = 0,00015 pouce. Donc en évaluant le diamètre moyen des papilles de la rétine entre 0$^m$,003 et 0$^m$,004, c'est-à-dire, à peu près entre 1/6000$^e$ et 1/10000$^e$ de pouce, la plus petite partie sensible de cette membrane correspondrait très exactement à sa plus petite partie matérielle. Les mesures que L.-H. Weber avait déjà données de globules de la rétine, en les portant de 1/8000$^e$ à 1/8400$^e$ de pouce, s'accordent parfaitement aussi avec ces appréciations.

Cependant il n'y a plus de correspondance, lorsqu'on prend d'autres déterminations pour point de départ, et Volkmann croit très probable que la faculté de distinguer avec la rétine a plus de portée qu'elle n'en aurait si les fibres nerveuses étaient les derniers éléments. Munke admet que le plus petit angle visuel est de 30 secondes. Treviranus distinguait jusqu'à une distance de 48 lignes un point noir de 0,00753 ligne de diamètre sur un fond blanc, et Volkmann calcule d'après cela que le diamètre de la plus petite image sur la rétine est de 0,000060 ligne. Cette évaluation est trop forte encore, car un œil médiocre distingue, à la distance de 30 lignes, un cheveu qui n'a que 0,002 ligne de diamètre, ce qui donnerait une image sur la rétine ayant un diamètre de 0,000023 ligne. Un élève de Baer pouvait encore apercevoir à une distance de 28 lignes un poil de 1/60e de ligne, ce qui, selon Volkmann, donnerait une image sur la rétine de 0,0000014 ligne de diamètre. De là Volkmann conclut qu'en faisant abstraction du dernier cas, qui est tout à fait extraordinaire, les plus petites images sur la rétine sont inférieures aux moindres éléments de cette membrane dont nous connaissons la masse.

## SECTION II.

### Acte de la transmission de l'impression visuelle.

Quand l'impression de la lumière a eu lieu sur la rétine, il se passe une série de phénomènes qui ont pour but de transmettre à l'encéphale cette impression. Nous savons déjà que le nerf optique seul est chargé de cet acte (voy. t. I, p 490 et suiv.). Le nerf optique transporte l'image rétinienne jusqu'au voisinage des tubercules quadrijumeaux, et de là jusque aux lobes cérébraux, ainsi que les recherches savantes de M. Gratiolet l'ont prouvé.

#### § I. — *Conditions et vitesse de cette transmission.*

Diverses conditions sont nécessaires pour que cette transmission se produise. Il faut évidemment que le nerf optique soit intact, qu'il n'offre aucune solution de continuité, qu'il ne soit point comprimé ; mais la condition indispensable est celle de la durée de l'impression.

L'œil peut suivre un mouvement rapide ; il est cependant une vitesse, comme celle d'un projectile d'arme à feu, qui n'est pas transmise au centre nerveux ; cependant la rétine est un organe dont la sensibilité est extrêmement prompte. M. Sagot (*Archives génér. de médec.*, avril 1853, p. 204 et suiv.), s'est attaché à donner la mesure de cette durée.

Supposons un disque circulaire de carton, divisé du centre à la circonférence en un grand nombre de segments égaux, colorés alternativement de deux couleurs ; si ce disque est mis en rotation, sur chaque point de l'œil qui le fixe passera successivement la première couleur, puis la seconde ; si le cercle est divisé en 32 segments égaux alternativement colorés en bleu et en jaune, par exemple, et que le disque exécute deux tours de rotation en une seconde, 64 impressions successives auront passé sur le même point de la rétine.

L'expérience nous a fait voir que si un disque semblable tournait une fois en une seconde, on voyait très nettement les couleurs ; chaque impression a duré 1/32e.

S'il tourne trois fois, il y a confusion, chaque impression est de 1/96e de seconde. S'il tourne quatre fois la confusion est complète, les deux couleurs se sont combinées en une teinte uniforme, le passage de chaque segment devant le même point de la rétine est de 1/128e de seconde.

Supposons maintenant qu'un corps, une bille de billard, par exemple, passe avec une vitesse déterminée devant l'œil muni d'un écran dont la fente est assez étroite pour que par elle on ne puisse pas embrasser plus de champ de vision (à la distance où passe la bille) que la bille elle-même. Il est évident, si la direction du projectile est perpendiculaire à la direction de la fente de l'écran, qu'en un temps extrêmement court un premier bord paraîtra, puis la bille s'avancera jusqu'à ce qu'elle soit aperçue tout entière, remplissant le champ visuel de la fente, puis elle disparaîtra graduellement, jusqu'à ce que le bord opposé au premier s'efface. La durée du passage : la seconde : : le double diamètre de la bille : au nombre de mètres parcourus par elle dans une seconde.

Nous exécuterons cette expérience en laissant tomber de son poids une bille de billard, de telle manière qu'elle passe à la portée la plus nette de la vue (0m,3 par exemple), devant l'œil couvert de l'écran. Si la bille ne tombe que d'une petite hauteur, la résistance de l'air n'a altéré qu'insensiblement sa vitesse, qui nous est donnée par les formules connues de la chute des corps graves.

En opérant ainsi sur une bille de 5 centimètres de diamètre, nous suivons son passage, nous distinguons nettement son contour lorsqu'elle passe avec une vitesse de 1/2 mètre par seconde, ce qui donne 1/15e de seconde de sensation. Nous la voyons passer en saisissant sa forme générale, mais sans distinguer nettement le contour lorsqu'elle parcourt 2 mètres. Durée 1/20e de seconde.

## SECTION III.

### De la perception de l'impression lumineuse.

Cette perception se fait, ainsi que nous l'avons prouvé, dans les tubercules quadrijumeaux et les lobes cérébraux au moyen d'une communication directe l'élaborent, la raisonnent (voy. t I, p. 442). De là série de phénomènes intellectuels qui se reproduisent et dont il nous faut parler actuellement.

Le sens de la vue sert à nous faire percevoir les caractères physiques des objets, tels que leur nombre, leur situation, leur volume, leur couleur.

### § I. — *Perception du nombre des objets. — Vue simple avec deux yeux.*

Pour bien comprendre ce phénomène, il est utile que nous disions auparavant ce que l'on doit entendre par *points identiques* de la rétine.

Si, après s'être placé dans l'obscurité, en tenant les yeux fermés, on comprime avec le doigt un point déterminé de son œil, et par conséquent de sa rétine, on aperçoit un cercle de feu dans le champ visuel ; par des motifs qui ont été expliqués précédemment, le cercle correspondant au point comprimé apparaît sur le côté opposé du champ visuel. Si l'on appuie un doigt sur la partie supérieure de l'un des yeux, et un autre sur la partie inférieure de l'autre œil, on voit deux cercles de feu, l'un supérieur, l'autre inférieur, qui appartiennent, le premier à l'œil comprimé en bas, le second à l'œil comprimé en haut. Ces points des deux yeux ne sont donc pas identiques, puisqu'ils voient leurs affections dans des endroits tout à fait différents. Si l'on comprime le côté externe des deux yeux, il se produit aussi deux figures dont chacune appartient au point comprimé qui lui est opposé. Si l'on comprime le côté interne des deux yeux, il apparaît également deux cercles de feu aux côtés externes du champ visuel ; celui de droite appartient à l'œil gauche, et celui de gauche à l'œil droit. Ce qu'il y a de certain, c'est que ni la partie supérieure d'une rétine et l'inférieure de l'autre, ni les côtés internes ou externes des deux rétines ne sont identiques ensemble.

Au contraire, le côté externe d'un œil et le côté interne de l'autre sont identiques. Il y a aussi identité entre la partie supérieure d'un œil et la partie supérieure de l'autre, entre la partie inférieure de l'un et la partie inférieure de l'autre. On peut s'en convaincre en comprimant avec le doigt ces diverses parties. Alors il ne se produit plus qu'un cercle de feu. On prouve aussi que ce qui se trouve dans des points parfaitement correspondants est encore identique : or les points qui sont dans ce cas sur la rétine sont ceux qui occupent le même méridien, et le même parallèle, en considérant le milieu de la membrane comme pôle, ou ce qui se trouve dans une même direction, à une même distance du milieu de la rétine.

Faisons l'application de cette notion aux phénomènes de la vision. Si les yeux sont tellement placés par rapport à l'objet radieux que des images semblables du même objet tombent sur des parties identiques des deux rétines, l'objet ne peut être vu que *simple*. Mais, dans d'autres cas, il doit y avoir des images doubles. La position des deux yeux eu égard à l'objet, dans laquelle des points identiques des deux organes reçoivent de lui une image, est celle dans laquelle les axes des deux yeux se rencontrent sur un même point de l'objet, comme il arrive toujours quand on regarde celui-ci. Une ligne ou un plan qui passe par le point de convergence des deux axes oculaires, ou par le point de fixation, avait reçu des anciens le nom d'*horoptre*, et l'on se figurait que les objets situés sur le côté de l'horoptre étaient également simples. Une analyse rigoureuse démontre cependant, d'après Mueller, que l'horoptre n'est ni une ligne droite, ni un plan, mais qu'il représente une surface circulaire.

La vue simple, par des points identiques des deux rétines, doit avoir sa cause dans l'organisation des parties cérébrales de l'appareil visuel, et dans tous les cas une cause organique, car jamais les nerfs pairs ne rapportent leurs affections à un même lieu.

Il est fort invraisemblable aussi que l'habitude ou l'imagination produisent l'identité des points correspondants des rétines.

On a objecté contre la constante identité des points correspondants des deux rétines, que la vue double a lieu dans le vertige, dans l'ivresse, dans des maladies nerveuses, où l'harmonie des deux yeux ne semble pas troublée. Mais s'il doit se produire des images doubles dès qu'on ne regarde point un objet, ou dès qu'il ne se trouve pas compris dans l'horoptre, ce phénomène n'est jamais plus naturel et plus nécessaire que dans les cas cités plus haut.

Il n'est pas vrai non plus, comme l'ont prétendu Treviranus, Steinbach et d'autres, que l'identité des champs visuels soit acquise, et que, si la vue double a lieu au commencement du strabisme, il se produise plus tard, en proportion du déplacement des yeux, une nouvelle identité des rétines différente de la première, qui fait que, malgré le strabisme, la vue simple se trouve rétablie. En effet, des observations faites sur les personnes qui louchent prouvent seulement que l'œil strabique est en général inactif, et qu'alors il n'y a qu'un œil qui fonctionne.

Il faut donc croire que la congruence des point identiques des deux rétines est innée et qu'elle ne change jamais. On peut comparer les deux yeux à deux tiges sortant d'une même racine dont chacune des particules est en quelque sorte fendue en deux branches pour ces deux organes. Plusieurs expériences ont été faites pour expliquer ce remarquable enchaînement.

1° Comme les racines des nerfs optiques des deux côtés se croisent par la partie interne de leurs fibres qui va se rendre à l'œil opposé, tandis que l'externe marche vers celui qui lui correspond ; que par conséquent le côté gauche des deux yeux reçoit des filets d'une même racine, et qu'au contraire leur côté droit en reçoit de deux moins différentes, l'idée devait se présenter d'attribuer la vue simple à la distribution des racines des nerfs optiques dans les deux yeux : c'est la théorie de Newton et Wollaston. Ce dernier expliquait par là un phénomène assez fréquent, celui de l'*hémiopie*, dans laquelle tout un côté du champ visuel des deux yeux est inactif jusqu'au centre de ceux-ci. Il croyait pouvoir l'expliquer par l'inaction de la portion cérébrale d'un nerf optique.

2° Cette théorie est insuffisante. Pour qu'elle expliquât tout, il faudrait que chaque fibre d'une racine de nerf optique se partageât dans le chiasma en deux branches pour les points identiques des deux yeux. Mais il est bien constaté que la racine d'un côté se divise en deux parties dans le chiasma, que la partie interne se croise avec celle du côté opposé, et que l'externe continue sa marche du même côté.

3° D'après Rohault, chaque nerf optique contient exactement autant de fibres que l'autre, et les fibres correspondantes des deux nerfs sont unies dans le même point de l'encéphale. Cette théorie ne tient aucun compte du croisement partiel qui a lieu dans le chiasma.

4° Cette quatrième théorie résume les deux précédentes en tenant compte du chiasma. Les fibres, venant de points identiques des deux yeux, deviennent dans le chiasma partie intégrante de la racine du nerf optique d'un côté, et communiquent ensemble par une anse ou naissent du même point de l'encéphale. Il en est de même pour toutes les fibres identiques. L'image des deux moitiés gauches des yeux se représenterait dans la moitié gauche du cerveau, et celle des deux moitiés droites des deux yeux dans la moitié droite de l'encéphale.

3° Enfin on peut admettre une commissure transversale sur la ligne médiane du cerveau, entre les fibres identiques des yeux.

Porterfield prétend que la véritable cause de la vue simple avec deux yeux réside dans la faculté que nous avons, suivant lui, de voir les objets là où ils sont ; mais il est facile de renverser cette hypothèse. La cause de ce phénomène doit être organique. Chez les mammifères, le rapport des parties identiques et des parties différentes des deux rétines ne saurait être le même que chez l'homme, puisque les yeux de ces animaux sont souvent divergents et que leurs axes ne se réunissent jamais sur un même point d'un objet. Quand les mammifères contemplent un objet devant eux dans la direction de l'axe du corps, l'image tombe sur la partie externe de chaque œil. Ces points doivent donc être identiques. En effet, un chien meut ses yeux comme nous le faisons, suivant qu'un objet placé devant lui, dans l'axe de son corps, est proche ou lointain. Mais les axes visuels de cet animal ne sont pas, comme chez nous, identiques avec les axes oculaires. Pour que le chien voie clairement des objets situés devant lui et apercevables par ses deux yeux, et que des images doubles ne se produisent pas, il faut que les deux points des deux yeux impressionnés soient également identiques. Toutes les parties de l'un des yeux qui ne reçoivent que la lumière d'objets latéraux ne sauraient, au contraire, avoir des points identiques correspondants dans l'autre œil, car autrement un objet placé à droite et un autre situé à gauche seraient vus au même endroit subjectif. Donc tout porte à croire que dans les yeux des animaux il y a des points en partie identiques et en partie différents, sans points correspondants dans l'autre œil.

### *Vue double avec deux yeux.*

Toutes les fois qu'une image tombe sur des points différents des deux yeux, elle est vue double. On peut faire les expériences suivantes pour voir double. On tient deux doigts alignés devant les yeux, le premier tout proche de ces organes et l'autre à un certain éloignement. Si l'on regarde le premier le second paraît double; si l'on regarde le second, c'est le premier qu'on voit double. Plus la distance entre les deux doigts est considérable, plus celle entre les deux images devient grande.

Quant à ce qui concerne la situation des doubles images par rapport aux yeux auxquels elles appartiennent, lorsque les axes optiques se croisent entre l'objet et l'œil, la double image gauche appartient à l'œil gauche, et la droite à l'œil droit. Si, au contraire, les axes optiques se croisent au-devant de l'objet, la double image de l'œil droit se trouve au côté opposé et celle de l'œil gauche au côté droit. Les doubles images sont toujours confuses, car elles sont presque toujours placées sur les parties latérales du champ visuel, et alors même que l'image est vue dans l'axe, elle ne l'est jamais avec un état de réfraction convenable. Les phénomènes de la vue double dépendent si nécessairement de l'organisation des deux yeux et sont unis d'une manière si intime aux causes de la vue simple, qu'ils doivent se représenter à chaque instant dans l'usage habituel que nous faisons de nos yeux. Mais nous n'y faisons pas attention, parce que les images doubles sont confuses et parce que nous avons l'habitude de diriger les axes de nos yeux sur un seul objet.

*Rivalité entre les champs visuels des deux yeux.*

Si l'on contemple une feuille de papier blanc à travers deux verres diversement colorés, par exemble, un bleu et un jaune que l'on tient immédiatement devant les yeux, au lieu de voir le papier vert, on le voit en partie bleu et en partie jaune. Il se passe là un phénomène curieux, en ce que les impressions de couleurs différentes, faites sur des points identiques, ne se confondent point en une impression mixte, mais que l'une d'elles prédomine dans une partie ou dans la totalité du champ visuel et que l'état de l'autre œil ne se manifeste qu'en d'autres points de ce champ. Dans l'expérience précédente, quelquefois le bleu ou le jaune prédomine, parfois aussi on aperçoit, soit une image bleue ou des taches bleues sur un fond jaune, soit une image jaune ou des taches jaunes sur un fond bleu. Si l'on continue longtemps cette expérience, les deux impressions se confondent de plus en plus, ce à quoi elles n'ont pas d'abord la moindre tendance; mais, même alors, l'une des deux couleurs reprend de temps en temps la prédominance ou se manifeste sous la forme de taches.

Tous ces phénomènes nous prouvent :

1° Que les deux yeux agissent simultanément dans certains moments, puisqu'on voit des taches et des images d'une couleur sur l'autre;

2° Que, par moments, l'impression faite sur l'un des yeux s'éteint totalement ou à peu près, et que l'autre devient prédominante;

3° Que, par moments aussi, les impressions des deux yeux se confondent ensemble.

## § II. — *De la perception de la situation des objets.*

Pour percevoir les objets dans leur situation, il est nécessaire qu'il se passe dans l'œil certains phénomènes qui ont pour but soit de faire connaître cette situation dans tous les cas et à toutes les distances, soit de redresser l'image que nous avons vue renversée sur la rétine.

### A. — *De la vision distincte à diverses distances.*

Si l'on compare l'œil avec une chambre obscure, on est tenté de croire que les objets ne sont visibles que dans une position déterminée. Cependant tout le monde sait que l'œil a la faculté merveilleuse de donner des notions nettes sur des objets placés à des distances très différentes entre elles. Trois opinions ont été émises pour expliquer ce phénomène : 1° théorie de l'adaptation ; 2° théorie des milieux réfringents ; 3° théorie des mathématiciens.

1° *Théorie de l'adaptation.* — Olbers admet que l'image focale se rapproche d'autant plus de la face postérieure du cristallin que l'objet qu'elle reproduit est plus près de l'œil. La limite extrême de visibilité, pour les corps suffisamment lumineux, est l'infini ; le minimum de distance diffère suivant la vue individuelle. Ce minimum de distance est en moyenne de 0$^{m}$,25, mais pour les myopes et les presbytes on constate des nombres plus ou moins grands.

Dans le travail qu'il a publié en 1780, Olbers a déterminé par le calcul la distance de l'image à la cornée pour quatre distances de l'objet choisies à titre d'exemple :

| *Distance de l'objet.* | *Distance de l'image à la cornée.* |
|---|---|
| Infinie. | 0,8996 pouce. |
| 27 pouces. | 0,9189 |
| 8 | 0,9611 |
| 1 | 1,0426 |

Ces résultats prouvent que, pour les limites les plus diverses de la vision, les excursions de l'image sont comprises entre 0,8996 et 1,0426. La différence entre ces nombres, c'est-à-dire 0,143, exprime la série de positions que peut occuper l'image d'un corps lumineux situé entre une distance infinie et un pouce. En conséquence, si la cornée et le cristallin conservent leur convexité, la distance de la rétine au cristallin n'aurait besoin de changer qué d'une ligne environ pour toutes les distances des objets, ce qui pourrait être opéré, soit par l'allongement de l'œil, soit par le déplacement du cristallin. Young porte le changement à un sixième de l'axe de l'œil. On conçoit que le même but pourrait être atteint sans changement de la distance du cristallin à la rétine, si la convexité de la cornée ou du cristallin était susceptible de modifications.

Olbers a recherché aussi par le calcul quel serait le changement que la convexité de la cornée devrait subir pour la vision distincte à des distances diverses. Le rayon de la cornée pour les quatre cas précédents serait ainsi qu'il suit :

| *Distance de l'objet.* | *Rayon de la cornée.* |
|---|---|
| Infinie. | 0,333 pouce. |
| 27 pouces. | 0,321 |
| 8 | 0,303 |
| 1 | 0,273 |

S'il était possible que le rayon de la cornée changeât seulement de 0,333 à 0,300 pouce, et que la longueur de l'œil s'accrût d'une ligne, la vision distincte aurait lieu pour toutes les distances au delà de 4 pouces.

Il est évident qu'on pourrait se rendre compte de cette adaptation par le déplacement du cristallin.

Ces hypothèses admises pour expliquer un fait incontestable sont fort ingénieuses; mais il est difficile de donner la preuve des faits sur lesquels elles s'appuient. Aussi quelques savants les ont rejetées. Olbers croit que la vision distincte à des distances variables s'explique par des modifications internes de l'œil; il admet un changement de courbure de la cornée, mais il ne démontre pas le fait. Cependant Home partagea cette opinion, et crut avoir trouvé les changements de courbure de la cornée au moyen d'un instrument inventé par Ramsden. Mais, plus tard, il ne fut pas si convaincu et il ne fit plus jouer qu'un rôle secondaire à la cornée pour l'accommodation aux distances. Englefield et Ramsden furent aussi de l'opinion d'Olbers; mais beaucoup d'auteurs ont rejeté les grandes déformations de l'œil et ont avancé des preuves positives à l'appui de leurs arguments.

Th. Young, avant de mettre en avant l'explication que nous allons donner, cherche à démontrer que l'œil ne s'allonge pas, et que la courbure de la cornée est invariable. Voici comment : Au moyen d'une lunette microscopique d'une force amplificative convenable, il observe une image virtuelle bien nette, réfléchie à la surface convexe de la cornée, l'œil de la personne mise en expérience se fixant, sans se déplacer, sur des mires situées à des distances très différentes, mais dans une même direction. Si la courbure de la cornée ne subit aucune variation, l'image réfléchie ne changera pas de dimension ; dans le cas contraire, et en admettant les changements reconnus nécessaires par Olbers, la grandeur de l'image sera influencée d'une manière sensible et appréciable. Les résultats de Young ont toujours été négatifs, ce qui fait penser à l'invariabilité de la cornée. Un savant français, de Haldat, a confirmé les expériences de Th. Young. Ce dernier auteur fit encore une expérience bien connue pour prouver que la cornée ne change pas. Il prit une lentille biconvexe de 3/10$^{es}$ de pouce de rayon et de distance focale, montée dans un anneau profond de 3/5$^{es}$ de pouce; et, après avoir garni de cire les bords du verre, il remplit l'anneau aux trois quarts d'eau presque froide, puis appliqua son œil dessus de manière que la cornée fût en parfait contact avec l'eau qu'il contenait. L'œil devint immédiatement presbyte, et la force réfringente de la lentille, qui fut réduite par le contact de l'eau à un foyer d'environ 16/10es de pouce, ne suffit plus à remplacer la cornée, dont l'action fut annulée par le contact de l'eau à sa surface antérieure. Mais l'addition d'une autre lentille de 5 pouces 1/2 de foyer ramena l'œil à l'état normal, et cette disposition, dans laquelle la cornée se trouvait en contact, à ses deux surfaces, avec deux liquides de même densité, et par conséquent devenait nulle quant à la faculté réfringente, permit à l'œil de conserver la propriété de s'accommoder aux distances. Tels sont en résumé les arguments les plus puissants qui aient été dirigés contre la déformation de la cornée et contre les variations de longueur de l'axe de l'œil. Les auteurs qui ont admis ces variations les ont attribuées à l'action des muscles oculaires, mais ces moyens ont paru, aux antagonistes de cette théorie, tout à fait disproportionnés avec l'effet produit.

Olbers croyait à un *allongement de l'œil*, dans le sens de son axe antéro-postérieur, allongement dû à la pression des muscles droits. Treviranus a combattu cette opinion. Voici comment : les pressions latérales des muscles droits tendent bien à refouler le corps vitré en avant et en arrière ; mais la résultante générale tend à entraîner l'œil vers le fond de l'orbite où il trouve un appui dans le coussinet graisseux sur lequel il repose ; l'œil vient donc s'aplatir contre cet obstacle, la longueur de son axe antéro-postérieur est diminuée. Il est clair, d'après cela, que la vision des objets éloignés pourrait être facilitée par ce mécanisme ; mais chacun sait que les efforts de l'adaptation se font éprouver surtout lors de la vision d'objets placés à une petite distance. Quelques partisans des déformations totales du globe de l'œil ont proposé une explication plus rationnelle de ces effets, en admettant une compression exercée sur cet organe contre la paroi interne de l'orbite par les muscles obliques. Telle est l'opinion de J. Rohault, Lecamus et de Luchtman. Cette théorie a l'avantage, d'après ce dernier, de s'appliquer à deux effets dont la coexistence est constante : d'une part l'allongement de l'axe oculaire, et d'autre part l'augmentation de la convergence des axes optiques, phénomène nécessaire dans l'orientation des yeux, pour la vision d'objets peu éloignés.

Une expérience faite par Mueller montre que les muscles de l'œil ne servent pas à l'accommodation. L'extrait de belladone, appliqué en solution sur la conjonctive, dilate la pupille, et cet effet est constamment accompagné d'un état d'accommodation spéciale de l'œil.

Il est bon de noter que pendant l'influence de la belladone, la presbytie momentanée permet encore l'accommodation dans des limites différentes de l'état normal. Les mouvements généraux du globe oculaire ne subissent d'ailleurs aucune modification ; ce qui démontre, dans ce cas, la permanence de l'intégrité des usages des muscles oculaires.

L'explication des changements de courbure de la cornée, par la réaction des humeurs internes de l'œil soumis à la compression des muscles oculaires, a été également attaquée par de Haldat. Ce physicien a prouvé par des expériences directes, sur des yeux d'animaux récemment sacrifiés, qu'une compression méthodique suffisante pour changer la convexité de la cornée détermine constamment une opacité plus ou moins grande de cette membrane ; le calcul de la force nécessaire pour produire cet effet lui a également permis de conclure que les muscles oculaires peuvent à peine produire une multiplication trois ou quatre fois moindre.

Th. Young, partisan de l'adaptation, arriva par voie d'élimination à attribuer au *cristallin* la propriété de subir les modifications nécessaires pour la vision à des distances diverses. S'appuyant sur l'existence des fibres élémentaires, qui, par leur réunion, constituent cette lentille, il suppose que chaque couche dans la partie voisine de l'axe du cristallin possède une certaine contractilité. Lorsque la contraction se produit, le volume des parties situées suivant l'axe augmentant, la convexité des courbures se trouve accrue et la distance focale devient alors plus petite. D'après cela, l'axe du cristallin serait susceptible de s'allonger et de se raccourcir. Mais y a-t-il véritablement dans le cristallin des fibres contractiles ? Quel est le nerf qui préside à ce mouvement? Young répond que Hunter admettait cette contractilité, qui, d'ailleurs, serait spéciale. Mais objectons encore à Young que, le cristallin étant enlevé, l'accommodation aux distances n'abandonne pas l'œil.

Tout récemment Forbes est venu soutenir l'adaptation aux distances au moyen des changements de courbure du cristallin ; mais il rejette la contractilité de cet organe. Il ne considère pas la densité variable du cristallin comme un moyen de correction de l'aberration de sphéricité, puisque, d'après les mesures précises de Chossat, ses surfaces naturelles ne sont pas sphériques. Il regarde la décroissance de densité du cristallin du centre à la périphérie comme un moyen de rendre cette lentille plus élastique dans quelques sens que dans d'autres, et, par conséquent, plus propre à changer de courbure et de foyer sous une pression hydrostatique imprimée du dehors. Suivant le même physicien, une lentille à noyau ferme et à bords gélatineux, soumise à une pression hydrostatique uniforme sur toute sa périphérie, doit céder surtout par les bords : sa forme se modifie de telle sorte que son axe est moins raccourci que les diamètre situés dans une face perpendiculaire à cette direction. Dans le cas spécial dont il s'agit, la pression est produite primitivement, dit Forbes, par l'action des muscles moteurs du globe oculaire, puis communiquée à l'ensemble de la masse semi-fluide contenue dans l'enveloppe résistante que forment la sclérotique et la cornée. Le cristallin librement suspendu, embrassé, pour ainsi dire, par l'humeur aqueuse d'un côté et l'humeur vitrée de l'autre, est comprimé en tous sens par la force transmise, et, se rapprochant davantage de la forme sphérique, devient plus réfringent.

Cette théorie n'est pas plus susceptible de démonstration directe que celle de Th. Young. La question d'hydraulique qui vient la compliquer est d'ailleurs un problème dans lequel le *desideratum* est érigé en vérité. Ajoutons de plus que les expériences faites par Forbes sur le cristallin de bœuf n'ont pas été suivies de succès.

Divers auteurs ont soutenu que l'adaptation de l'œil est due à des déplacements antéro-postérieurs du cristallin. Ce sont Kepler, Lecat, Camper, Scheiner, Porterfield, et Jacobson, qui a cherché le mécanisme de cette progression antérieure. Suivant ce dernier, lorsque le cristallin doit se rapprocher de la cornée, l'humeur aqueuse passe de l'avant à l'arrière de cette lentille, au moyen d'orifices que cet anatomiste signale dans la paroi antérieure du *canal godronné de Petit* : la dilatation de ces orifices s'opère par l'action érectile des procès ciliaires.

Cette hypothèse est ingénieuse, mais elle n'est basée sur aucune expérience ; et Vallée a prouvé que la théorie des mouvements du cristallin par les déplacements de l'humeur aqueuse tombe, si l'on soumet au calcul les diverses conditions qu'il est nécessaire d'admettre, d'après Jacobson, pour se rendre compte de ce phénomène.

Si maintenant nous résumons les différentes opinions qui ont été émises sur les causes de l'adaptation, nous pouvons les formuler ainsi : 1° allongement et raccourcissement de l'axe du cristallin (Young, Hunter) : 2° convexité plus grande de la cornée (Home, Englefield, Ramsden) : 3° déplacement du cristallin par le cercle et les procès ciliaires (Kepler, Scheiner, Porterfield, Camper, etc.) ; 4° influence compressive des muscles sur la forme de l'œil (Olbers, Rohault, Bayle, Home, Schroeder van der Kolk).

2° *Théorie des milieux réfringents.* — Treviranus a cherché à démontrer que la distance focale d'une lentille dont la densité va croissant de la périphérie au centre est invariable, quelle que soit la distance de l'objet lumineux, pourvu qu'un diaphragme à orifice variable change le rapport des rayons marginaux aux rayons centraux, suivant une loi qu'il fait connaître. Appliquant les déductions de ses calculs au cristallin qui présente la structure de ces lentilles hypothétiques et aux variations de l'orifice pupillaire, il admet que le foyer de cet appareil est le même pour toutes les limites de la vision, et ne croit nullement à des changements de rapport entre les diverses parties de l'appareil oculaire. Ces principes ont été attaqués par Kohlrausch. On verra d'ailleurs bientôt qu'il est incontestable que des mouvements intérieurs se passent dans l'œil.

Pouillet a émis aussi une théorie basée sur la structure du cristallin et sur les mouvements de l'iris. L'étude anatomique du cristallin, dit-il, prouve que les couches centrales étant tout à la fois plus courbes et plus réfringentes que celles des bords, les rayons qui traversent ces dernières ne peuvent pas converger au même point que ceux qui ont traversé les premières. Le faisceau central converge plus près, et le faisceau des bords va converger plus loin. Ainsi le cristallin n'est pas une lentille à un seul foyer, mais une lentille à un nombre infini de foyers différents. Je vais essayer d'indiquer comment ce fait peut concourir à l'explication des phénomènes. D'abord, si l'on place au-devant de l'œil une lame opaque percée d'un trou dont le diamètre soit moindre que $0^{m},001$, on distingue nettement tous les objets jusqu'à des distances beaucoup plus petites qu'on ne le pourrait faire sans cette précaution ; c'est qu'alors le faisceau qui pénètre dans l'œil est si mince, qu'il est à peine nécessaire qu'il soit aminci par la convergence pour faire des images nettes. Aussi n'observe-t-on aucune différence lorsque le petit trou coïncide avec le bord ou avec le centre de la pupille. Avec un faisceau aminci, on peut donc voir nettement à toutes les distances et par toutes les zones du cristallin.

Quand on veut regarder, à la vue simple et sans diaphragme, un objet de plus en plus rapproché, on rétrécit de plus en plus l'ouverture de la pupille : c'est un fait facile à vérifier. Le but de ce rétrécissement est en effet d'arrêter les rayons qui tomberaient trop loin du centre du cristallin et dont la convergence ne pourrait avoir lieu qu'au delà de la rétine. Quand on veut regarder au loin, on ouvre, au contraire, la pupille autant qu'il est possible afin que le faisceau incident soit large et que ses bords extérieurs tombent près des bords du cristallin, pour converger ensuite sur la rétine. Alors, il est vrai, la partie centrale du faisceau converge trop tôt, mais l'épanouissement qu'elle peut prendre, en allant depuis son point de convergence jusqu'à la rétine, est toujours très petit, et peut d'autant moins troubler la vision que l'éclat de la lumière est toujours très faible par rapport à la lumière des bords.

Cette théorie se rapproche beaucoup de celle de Treviranus. Diverses expériences faites par de Haldat sont venues lui prêter leur appui. Déjà Magendie avait remarqué qu'en faisant varier par l'éloignement et le rapprochement de l'objet la grandeur de l'image peinte sur la rétine, on n'aperçoit pas de différence appréciable dans sa netteté. De Haldat a étudié les images produites par des cristallins isolés. Il a construit une petite chambre obscure dans laquelle le cristallin remplit le rôle d'objectif et avec laquelle on reconnaît sans difficulté, ajoute-t-il, l'invariabilité du foyer de cette lentille oculaire. L'appareil se compose d'un tube de laiton qui porte à sa face antérieure une capsule propre à contenir un cristallin de bœuf ; ce tube en reçoit un second qui est terminé par une lame de verre dépoli disposée perpendiculairement à l'axe.

Si l'on amène, dit de Haldat, le verre dépoli au foyer de la lentille oculaire, et qu'on présente l'instrument successivement vers des objets voisins et vers des objets éloignés placés dans la même direction, on observe des images d'une égale pureté. Le résultat est plus frappant encore lorsqu'on reçoit à la fois les images d'objets placés à des distances diverses, comme on l'a fait pour des mires placées, les unes à 3 et à 4 décimètres, et les autres à 20 et 30 mètres. Les résultats, comparés avec ceux qui ont été obtenus au moyen d'une petite lunette de Ramsden, ont montré que les mêmes objets, pour en obtenir des images distinctes, exigeaient un déplacement de l'oculaire de 10 à 12 millimètres. Un diaphragme est utile pour rendre les images plus pures et plus régulières.

Malgré l'autorité de Treviranus, de Pouillet, de de Haldat, nous ne pouvons partager ces opinions ; car il y a un fait incontestable : c'est qu'il se passe dans l'œil des phénomènes qui ont pour but de l'adapter aux distances. Voici comment Mueller prouve l'existence de ce phénomène. On place verticalement deux épingles noires sur une règle de bois horizontale, à une distance notablement différente. On ferme l'un des yeux, et l'on vise avec l'autre les extrémités alignées des deux épingles. Si, restant immobile, on cherche à voir l'épingle la plus rapprochée, son image se peint dans l'œil et on la perçoit avec une très grande netteté : les contours linéaires sont vifs et arrêtés, surtout lorsqu'on a soin de faire qu'elle se projette sur un écran blanc ; en même temps l'épingle la plus éloignée cesse d'être vue, et l'on n'a plus de sensation pour cette dernière que d'une trace nébuleuse. Lorsqu'au contraire, sans varier de position, on adapte son œil pour voir nettement l'épingle éloignée, on la perçoit parfaitement distincte, tandis que la plus rapprochée devient tout à fait confuse.

Voici des expériences qui prouvent que l'œil s'adapte, et qui par conséquent renversent encore les théories précédentes.

Scheiner perce une carte de deux petits trous distants entre eux d'une longueur moindre que le diamètre de l'orifice de la pupille. Il observe, en plaçant cette carte devant l'œil, un objet peu étendu, un point noir sur un fond blanc, par exemple. On constate que ce point n'est vu unique qu'à une distance déterminée ; en deçà et au delà on a une sensation double. Évidemment, l'œil une fois disposé pour l'expérience, la rétine se trouve au foyer de l'appareil réfringent de l'œil seulement pour les distances auxquelles le point paraît unique. Dans ce cas, en effet, un point lumineux extérieur envoie des rayons qui, traversant deux parties quelconques de l'appareil réfringent, concourent au même foyer et se rencontrent sur les mêmes éléments de la rétine. Si l'observateur voit deux points lumineux en deçà et au delà de la position précédente, c'est que dans l'un et l'autre cas les rayons ne forment plus leur foyer sur la rétine ; en deçà les rayons trop divergents auraient leur foyer derrière cette membrane, et chaque pinceau rencontre des points sensibles différents, d'où une sensation double ; au delà les rayons trop convergents se croisent en avant de la rétine, et, continuant leur marche au delà du foyer, vont encore déterminer un double ébranlement et une double sensation.

Pour être complet, mentionnons encore une théorie émise par Jean Mile. D'après lui c'est le bord de l'iris qui est la cause de l'accommodation. Cette théorie se base sur les phénomènes qui ont lieu quand des rayons lumineux rasent le bord des corps opaques : et que l'on désigne sous le nom de *phénomènes de diffraction*. Ce qui fait rejeter cette théorie, c'est qu'il faudrait supposer que les images nettes sont produites seulement par le nombre très petit de rayons qui rasent les bords de la pupille ; mais alors quel rôle jouent les rayons qui pénètrent dans l'œil en proportion énorme sans être diffractés?

*Théorie de Lehot.* — D'après ce physicien, l'impression lumineuse ne se produit ni sur la rétine ni sur la choroïde, mais dans l'épaisseur même du corps vitré. L'image d'un plan a deux dimensions dans ce milieu, mais celle d'un corps solide en a trois. La sensation pour un point lumineux extérieur correspond au sommet du cône réfracté qui se trouve dans le corps vitré, et là seulement. Suivant la distance des objets à l'œil, les sommets se rapprochent ou s'éloignent de la face postérieure du cristallin ; mais ils sont toujours dans le corps vitré tant que la perception est nette. De pareilles propositions ne sont pas soutenables.

3° *Théories des mathématiciens.* — Sturm et Vallée en sont les auteurs Nous ne croyons pas devoir les rapporter, parce que nous ne les comprenons pas d'abord, et ensuite parce que nous n'aurions pas grand profit à connaître des exercices de physique ou de mathématiques faits à propos de physiologie.

*Conclusion.* — D'après tout ce que nous venons de dire, il reste un fait incontestable, c'est la nécessité de changements dans l'œil pour expliquer la vue distincte d'objets placés à des distances différentes; c'est la nécessité de l'adaptation. Il n'y a pas le moindre doute à cet égard. L'expérience de Mueller et celle de Scheiner sont trop évidentes. Bien plus, ne sait-on pas que si l'on examine trop longtemps des objets rapprochés, l'œil devient momentanément myope? Ne sait-on pas aussi que si après avoir fixé quelque temps un objet éloigné, on regarde rapidement un autre objet plus rapproché, il faut un certain temps pour bien distinguer l'objet. Si ce fait de l'adaptation est bien établi, il faut reconnaître aussi que le mécanisme de ce phénomène nous est inconnu.

### *Vue renversée et vue droite.*

D'après les lois de l'optique, les images se présentent sur la rétine renversées par rapport aux objets. Mais voit-on réellement les images renversées comme elles le sont; ou bien les voit-on droites comme les objets? D'après Mueller, il faut penser que, quoique nous voyons les objets renversés, nous ne pouvons jamais en acquérir la conscience que par des recherches d'optique, et que, voyant tout de la même manière, l'ordre des objets ne se trouve nullement altéré.

Cependant on a donné de ce phénomène deux autres explications. Dans la première on attribue la vision droite à ce que nous voyons, non pas l'image de la rétine, mais la direction des rayons lumineux. Mais les rayons lumineux n'ont point de direction déterminée et à chaque point correspond un cône entier de lumière, et il nous est impossible de sentir autre chose que les particules de notre rétine. La deuxième hypothèse a été soutenue par Bartels. Dans celle-ci, on prétend que la rétine agit en dehors et qu'elle y reporte les objets en sens croisés, par exemple, suivant la direction de la perpendiculaire à la rétine. Mais alors comment expliquer pourquoi une direction aurait une prééminence sur l'autre?

### *Direction de la vue.*

Il y a sur ce point deux hypothèses :

1° La direction suivant laquelle on voit un objet dépend seulement de la particule affectée de la rétine, de la distance à laquelle cette particule se trouve du centre de la membrane, de la direction qu'elle affecte par rapport à lui, ou, en d'autres termes, de la place qu'elle occupe dans la rétine. Alors même que l'imagination agit au dehors, et y projette les affections de la rétine, la relation des petites images demeure la même, et la représentation visuelle peut être considérée jusqu'à un certain point comme un déplacement en avant du champ visuel entier de la membrane, déplacement qui n'en altère nullement les côtés, ce qui apparaît en haut étant représenté en haut, ce qui apparaît en bas l'étant en bas.

2° Les projections des images se croisent de manière que l'image de la rétine est projetée du côté opposé dans la représentation, ou vue dans la direction primitive. Cette seconde hypothèse est susceptible de varier beaucoup suivant le point d'entrecroisement qu'on admet pour les directions.

Les uns croient qu'on aperçoit la direction de la lumière, que par conséquent on voit dans la direction de la lumière elle-même. Mais on peut ojecter que dans la vision ordinaire, chaque point de l'image sur la rétine est déterminé par le sommet d'un cône lumineux ayant pour base la largeur de la rétine. Lequel de ces rayons du cône doit déterminer la direction? serait-ce le rayon parallèle à l'axe?

Portefield et Bartels supposent que chaque point de la rétine voit dans la direction d'une ligne perpendiculaire à la rétine ou à sa tangente. Cette hypothèse est complétement arbitraire.

Suivant Volkmann, la direction de la sensation dépend de la situation du point sentant par rapport au point d'entrecroisement des rayons visuels, qui, d'après ses propres observations, se trouve sur la même ligne que la petite image de la rétine et l'objet. Il ajoute que c'est la conséquence d'une loi innée et qu'on ne doit pas chercher à expliquer.

Toutes ces explications basées sur la seconde hypothèse sont affectées d'un vice commun. La vue des deux yeux à la fois les contredit toutes. Si la direction de la vue dépend d'une action de la rétine dans une direction quelconque, déterminée de dedans en dehors, il y a impossibilité de comprendre comment on voit les objets simples avec deux yeux.

### *Jugement sur la forme, la grandeur, la distance et le mouvement des objets.*

Le jugement que nous portons, d'après la vue, sur la *forme* des corps est la suite, en partie de la sensation et en partie de la représentation combinées. Comme la forme des images dépend absolument de l'étendue des points affectés de la rétine, la simple sensation suffit pour nous faire distinguer les unes des autres des formes bornées à de simples surfaces, par exemple, un carré d'un cercle ; mais la faculté de juger des différentes dimensions des corps d'après les images de la vue exige de l'exercice, parce que toutes les intuitions de la vue ne sont originairement que des surfaces, et que, pour procurer la représentation d'un corps, le jugement doit ajouter les différentes faces qu'on aperçoit à ce corps, quand on lui donne une autre situation. L'opéré de Cheselden voyait tout à plat, parce que c'est effectivement ainsi que tout se représente. Mais comme les images changent tandis que nous nous remuons dans l'espace, parce que nous passons en quelque sorte entre elles, il résulte de là en nous la représentation du champ visuel qui n'est qu'une simple idée et non une sensation.

La *grandeur* apparente des objets dépend immédiatement de celle de la partie affectée de la rétine, ou de la grandeur de l'angle sous lequel ils apparaissent à l'œil. Pour juger de leur grandeur réelle d'après leur grosseur apparente, il faut combiner des idées déjà acquises de proche, de lointain, etc.

Juger de la *proximité* et de l'*éloignement* est l'affaire de l'esprit et non de la sensation. Tout objet qui apparaît sous un angle plus petit que celui sous lequel on le voit dans un voisinage immédiat est jugé éloigné. On juge plus éloigné celui qu'un autre couvre en partie, ou qui paraît plus petit relativement qu'il ne devrait le sembler, s'il était placé à la même distance que les autres objets.

Ce jugement s'acquiert, et ce n'est point une faculté innée, du moins chez l'homme. Pour l'enfant, tout se trouve à la même distance, il cherche à saisir la lune aussi bien que le corps le plus rapproché de lui. La plupart des physiologistes prétendent que la situation des axes des yeux, qui est nécessaire pour regarderles objets, contribue aussi beaucoup à l'appréciation des distances, parce que les axes des yeux convergent d'autant plus que l'objet est plus rapproché. Cependant on s'exagère la valeur de ce moyen. Il peut sans doute avoir beaucoup d'efficacité pour des objets qui sont placés en droite ligne devant les yeux, mais il la perd toute pour ceux qui sont situés de côté.

Le jugement que nous portons sur le *mouvement* des objets vus dépend en partie du mouvement de l'image sur la rétine et en partie de celui des yeux qui suivent un corps quand il se meut. Si l'image se meut sur la rétine, tandis que l'œil et notre corps demeurent en repos, nous jugeons que l'objet vu change de position par rapport à nous. Son mouvement peut cependant n'être qu'apparent, quand le corps sur lequel nous nous trouvons, un bateau, par exemple, se meut. Si l'image reste en repos sur la rétine, si elle y demeure fixée au même point, et que les mouvements des yeux suivent le corps mû, nous jugeons que celui-ci se meut d'après la sensation de mouvement que nous éprouvons dans nos muscles oculaires. Lorsque l'image sur la rétine et les muscles des yeux se meuvent en même temps d'une manière correspondante, comme en lisant, nous jugeons que l'objet est tranquille et nous savons qu'il n'y a que nous qui changeons de situation par rapport à lui. Quelquefois il y a mouvement apparent des objets, bien que ceux-ci et les yeux soient tranquilles. Ainsi, après qu'on a tourné sur soi-même, on les voit tourner à leur tour, mais en sens inverse. Ces mouvements, d'après Purkinje, dépendent d'une impulsion communiquée au cerveau.

**États de la rétine consécutifs aux impressions visuelles, ou images subjectives consécutives aux impressions de la rétine par les objets extérieurs à elle.**

La durée des impressions sur la rétine est beaucoup plus longue que celle de la lumière. D'après Plateaux, la sensation dure 0,32 à 0,35 secondes au delà de cette action, et la durée de l'impression consécutive croît en raison directe de celle de l'impression première. Cette persistance nous rend compte de plusieurs phénomènes : de celui du cercle de feu qu'on aperçoit quand on tourne une lumière en rond devant les yeux, de celui encore du mélange des couleurs d'un disque coloré tournant, et de l'impossibilité de distinguer les unes des autres les raies d'une roue qui marche avec rapidité. C'est aussi par la persistance de l'impression consécutive que l'on s'explique certains mouvement apparents.

Toutes les fois que l'on a tenu ses regards fixés pendant longtemps sur les ondes d'une eau courante et qu'on les reporte tout à coup sur le sol, celui-ci semble se mouvoir, mais en sens inverse.

Les images consécutives peuvent être rapportées à trois classes :

1° Images consécutives incolores d'images dépourvues elles-mêmes de couleur.

2° Les images consécutives colorées d'images incolores.

3° Images consécutives colorées d'images également colorées.

1° *Images consécutives incolores après des images incolores.* — Les images consécutives pures d'objets blancs ou brillants sont aussi brillantes ou blanches ; celles des objets obscurs sont également obscures. Ainsi l'image consécutive d'une lumière mue avec rapidité est lumineuse : cependant l'éclairage des images peut, en certaines circonstances, se renverser dans l'image consécutive ; de telle sorte que ce qui est lumineux devient noir et réciproquement. Cette inversion a lieu toutes les fois que l'image consécutive d'un objet brillant a été vue sur un fond clair, lorsqu'on ne ferme pas les yeux, et que, pour observer l'image consécutive, on fixe ses regards sur une paroi blanche. De là vient qu'après avoir regardé le soleil, on aperçoit une tache noire ou grise sur un mur blanc, et une tache blanche sur un espace tout à fait obscur. Il est facile de donner l'explication de ce phénomène.

Le point de la rétine qui a vu de la clarté conserve encore de l'excitation, et celui qui a vu du noir est, au contraire, tranquille et beaucoup plus irritable. Si dans cet état on reporte l'œil sur une paroi blanche, la lumière de la paroi produit une impression bien plus faible sur les points irrités de la rétine que sur ceux qui étaient demeurés tranquilles et qui ont conservé plus d'irritabilité. De là vient que le point tranquille de cette membrane, qui avait vu du noir auparavant, aperçoit la paroi blanche beaucoup plus claire que le point qui avait vu de la lumière ; de là aussi le renversement des images consécutives. Des phénomènes analogues ont lieu par l'effet d'un changement subit de la clarté et de l'obscurité dans le champ visuel tout entier. En sortant des ténèbres, la grande irritabilité de la rétine fait que nous voyons tout très éclairé, et en passant d'un lieu très éclairé dans un autre médiocrement obscur, nous ne distinguons les objets que lorsque la rétine est mise en repos. Un caractère général et qui appartient à toutes les images consécutives, c'est que ces images apparaissent là où se trouve la rétine et changent de place à chaque mouvement de l'œil.

2° *Images consécutives colorées après des images incolores.* — Quand la rétine a été fortement impressionnée par une clarté comme la lumière du soleil, l'image consécutive ne paraît pas seulement claire sur un fond noir, ou noire sur un fond clair ; la rétine, en revenant à l'état de repos, passe par divers états successifs dont chacune donne lieu à des sensations de couleurs, comme si elle était impressionnée par un objet du dehors : seulement ces sensations sont subjectives, c'est-à-dire dues à un état de la rétine du sujet qui sent et non plus à un objet qui l'impressionne. Ces couleurs subjectives se continuent jusqu'à ce que la rétine soit revenue aux conditions ordinaires, et ces couleurs correspondent chacune aux divers états que la rétine parcourt depuis le moment de l'éblouissement jusqu'à son retour au repos. Dans l'image sombre du soleil sur un fond clair, les couleurs se succèdent de la plus foncée à la plus claire, dans l'ordre suivant : noir, bleu, vert, jaune, blanc. Leur apparition commence sur le bord ; quand l'image consécutive est devenue blanche, on ne la distingue plus de la paroi blanche, c'est-à-dire que ce point de la rétine voit alors la paroi blanche de la même manière que tous les autres points de la rétine qui n'ont pas été éblouis. Si l'œil se reporte du soleil dans l'obscurité, la succession des couleurs est du blanc au noir, des couleurs les plus claires aux plus sombres. Lorsque l'image consécutive a passé du blanc au noir, on ne la distingue plus du fond noir; c'est-à-dire que ce point de la rétine est devenu aussi tranquille que tous ceux qui n'avaient point été irrités auparavant. Ces phénomènes, qu'on ne saurait expliquer par des causes objectives, sont une preuve évidente que les couleurs ont leurs causes intérieures dans les états de la rétine elle-même; qu'elles sont dues à la *perception* d'un état particulier ou *impression* des éléments anatomiques de la rétine.

3° *Images consécutives colorées après des images colorées.*—Les images consécutives à des images objectives colorées sont toujours colorées elles-mêmes, mais jamais elles ne reproduisent la couleur objective. Elles offrent toujours la teinte complémentaire de la couleur primitive : ainsi l'image consécutive du rouge est verte; celle du vert, rouge; celle du jaune, violette; celle du violet, jaune; celle du bleu, orangée; celle de l'orangé, bleue. Si l'on regarde pendant longtemps un champ d'un rouge vif sur un fond blanc et qu'ensuite on détourne tout à coup le regard de côté sur le champ même, l'image consécutive du carré apparaît sous la même forme et les mêmes dimensions, mais verte. Si l'on ne détourne qu'un peu le regard, qu'on le fasse porter, par exemple, sur le côté de l'image objective, celle-ci et l'image consécutive se couvrent en partie; mais une partie de l'image objective est libre, de même qu'une partie de l'image consécutive : cette dernière apparaît comme une bordure verte sur un des côtés de l'image objective. Là où les deux images se superposent, la couleur de l'image objective existe, mais tirant sur le gris, parce qu'en cet endroit la rétine est plus émoussée pour le rouge par l'image consécutive verte, que ne l'est la portion libre de l'image objective reposant sur une partie de la rétine qui voyait le fond blanc avant qu'on détournât le regard. Ce phénomène peut s'expliquer par la physique et la physiologie.

*Explication physique.* — Cette explication est due à de Laplace, l'auteur de la *Mécanique céleste*. La lumière blanche renferme toutes les couleurs à la fois. Lorsque la rétine se détourne d'une image objective rouge, elle est émoussée par les sensations causées par la lumière rouge, mais susceptible encore de sentir les autres lumières colorées. La reporte-t-on ensuite sur une paroi blanche, son émoussement par le rouge ne lui permet plus de sentir le rouge contenu dans la lumière de la paroi, mais ne l'empêche pas d'apercevoir les autres couleurs, c'est-à-dire les couleurs complémentaires du rouge ou le vert. Suivant cette manière de concevoir les choses, dit de Laplace, la sensation du rouge décompose celle de la blancheur, et tandis que les actions des rayons homogènes rouges s'unissent ensemble, l'action des rayons hétérogènes, qui se trouve dégagée de la combinaison blanche, produit son effet séparément, c'est-à-dire la sensation du vert. Mais, ajoute M. Chevreul, cette explication pèche en ce qu'elle admet implicitement comme une nécessité, que la couleur sur laquelle on reporte la vue modifie l'impression ou couleur du premier temps de l'expérience et occupe une étendue plus grande que cette couleur qui est modifiée, ce qui n'est pas.

*Explication physiologique.* — La vue d'une des trois couleurs principales n'est qu'un des états auxquels la rétine tend dans l'état d'irritation. Si l'art excite cet état, la rétine se trouve au maximum de tendance à la couleur complémentaire qui, par conséquent, apparaît dans l'image consécutive. En d'autres termes, l'explication de Scherfer qui, le premier, en a donné une en 1754, est que la rétine fatiguée par la première impression ne sent point une impression plus faible de même espèce qui lui succède, et revient graduellement au repos, tandis que les parties non fatiguées la perçoivent ; ou encore la rétine fatiguée d'une couleur est disposée par là à recevoir une impression plus forte ; fatiguée du bleu elle est disposée à recevoir l'orangé qui est complémentaire.

Quant à l'explication physique, les faits lui ôtent sa probabilité, car si la paroi blanche est la cause de l'image consécutive colorée, la couleur complémentaire ne doit plus apparaître sur un fond obscur. Or l'image consécutive d'une couleur est toujours complémentaire dans ce cas, elle demeure telle quand on regarde dans un espace totalement obscur. Tous les hommes ne sont pas également accessibles aux phénomènes des images consécutives colorées ; il s'en trouve auxquels on a de la peine à les montrer, tandis que d'autres les voient sur-le-champ. Mais lorsqu'on les a une fois observées, on parvient à les faire renaître avec une grande facilité. La plupart des hommes connaissent peu les images consécutives, faute d'attention. Une fois cependant qu'on les connaît, on en est poursuivi jusqu'à la fatigue. Ici se rangent les bordures claires des objets pendant le crépuscule et les apparentes lueurs qui entourent quelquefois les objets et qui sont devenus un mystère pour certains hommes. Celui que le fanatisme fait tomber en extase devant une image peut en voir l'image consécutive partout où il tourne ses regards.

Il y a, comme on l'a vu, contraste entre les images subjectives ou états successifs de la rétine perçus après la disparition de l'objet qui a réellement impressionné celle-là, et les images dues à cette première impression objective. Aussi, M. Chevreul a-t-il donné le nom de *contraste successif des couleurs* à ces phénomènes. Buffon est le premier qui, en 1743, se soit occupé de cet ordre de faits en même temps que des *phosphènes*. Scherfer, en 1753, fut le premier qui donna de la précision à l'étude de ces phénomènes en démontrant qu'une couleur donnée produit une couleur subjective ou accidentelle consécutive, qui est la complémentaire de la première. Toutes ses expériences présentent ce résultat que la partie de la rétine qui dans le premier temps de l'expérience est frappée d'une couleur donnée, voit dans le second temps la complémentaire de cette couleur, et cette nouvelle vision est indépendante de l'étendue de l'objet coloré relativement à celle du fond sur lequel il est placé, ou plus généralement des objets qui peuvent entourer le premier. Mais M. Chevreul est le premier qui, en 1828, ait distingué le *contraste successif* du *contraste simultané* bien plus important, dont il va être question.

### *Influence réciproque des divers états de la rétine les uns sur les autres, ou physiologie du contraste des couleurs.*

Outre les modifications successives que présente sur un même point la rétine primitivement impressionnée par un objet, on peut reconnaître que les diverses parties ont entre elles certains liens en vertu desquels l'état d'une de ces parties influe sur celui d'une autre, et l'image qui se peint sur l'une peut être modifiée en plus ou en moins par celle qui se peint sur l'autre, ce qui constitue le contraste offert par ces deux couleurs. Beaucoup de phénomènes considérés jusqu'ici comme différents peuvent s'expliquer par la même cause. Lorsque deux impressions opposées ont lieu à la fois dans une image, l'une influe sur l'autre en certaines circonstances. Si l'image représente à moitié un de ces états et à moitié aussi l'autre, l'action n'a point lieu, car les deux moitiés se font pour ainsi dire équilibre l'une à l'autre. Mais si l'une des impressions n'occupe qu'une petite partie de la rétine, et que l'autre occupe la plus grande partie de cette membrane, il peut arriver, quand on contemple très longtemps la première, qu'elle se répande sur la membrane entière et fasse disparaître la petite image opposée, à la place de laquelle apparaît alors l'illumination du fond. Les parties latérales de la rétine placées hors de l'axe sont plus appropriées que son milieu à ces phénomènes, mais aucune n'en est exempte. C'est surtout à l'entrée du nerf optique qu'on les rencontre. (Mueller.)

*Disparition des objets visuels en dehors de l'entrée du nerf optique.* — Que l'on regarde jusqu'à la fatigue un morceau de papier sur un fond blanc, bientôt l'impression colorée disparaît entièrement et le fond blanc prend sa place. Ce phénomène se montre sur les portions latérales de la rétine surtout, sa partie moyenne peut aussi l'offrir. Purkinje pense que quand l'impression dure longtemps, les particules de la rétine se communiquent leurs états et que leur activité est susceptible d'un certain degré d'*irradiation* dans le sens de la largeur.

*Disparition des objets visuels à l'entrée même du nerf optique.* — Ce phénomène a été découvert par Mariotte. Si d'un œil on considère un objet de manière que ses rayons arrivent sur l'entrée du nerf optique, l'image disparaît subitement, ou du moins très vite. On a conclu à tort, de cette expérience, que l'entrée du nerf optique est tout à fait insensible; ce nerf y sent réellement, mais il y sent la couleur du fond ou l'impression qui prédomine, soit dans le reste de la rétine, soit dans les portions les plus rapprochées de l'étendue de cette membrane.

*Définition du contraste des couleurs.* — Ainsi, on donne le nom de *contraste des couleurs* aux différents états simultanés ou successifs de la rétine donnant lieu simultanément ou successivement aux sensations spéciales correspondantes; de telle sorte que la perception simultanée ou successive de ces états en est modifiée en plus ou en moins, et par là donne lieu à des notions diverses selon la nature de ces impressions.

C'est là un fait remarquable que cette communication, cette influence par entraînement, si l'on peut ainsi dire, dans lequel on voit une partie de la rétine impressionnée faire entrer en action la partie voisine qui était en repos, ou si deux portions contiguës agissent, influer l'une et l'autre sur leur propre activité et ainsi être réciproquement solidaires. Il y a dans le contraste envisagé d'une manière générale à distinguer :

1° Celui qui est subjectif, ou successif à une première impression, l'objet ayant cessé d'impressionner la rétine. C'est celui que M. Chevreul a nommé *contraste successif des couleurs.* Il comprend l'étude de tous les phénomènes qu'on observe lorsque les yeux, ayant regardé pendant un certain temps un ou plusieurs objets colorés, aperçoivent, après avoir cessé de les voir, des images de ces objets offrant la couleur complémentaire de celle qui est propre à chacun d'eux. C'est ce sujet que nous avons traité plus haut (p. 511 à 513); il ne nous reste donc à parler que des suivants.

2° Il faut décrire en outre le contraste qui est objectif, c'est-à-dire dû à ce qu'un objet polychrome ou deux objets différents placés à côté l'un de l'autre impressionnent simultanément la rétine; c'est le *contraste simultané des couleurs*, distingué pour la première fois du précédent par M. Chevreul en 1828. Il comprend l'étude de toutes les modifications que des objets diversement colorés paraissent éprouver dans la composition physique et la hauteur du ton de leurs couleurs respectives lorsqu'on les voit simultanément.

3° La distinction du *contraste simultané* et du *contraste successif* rend facile à comprendre le *contraste mixte*. Celui-ci résulte de ce que la rétine ayant vu pendant un temps une certaine couleur a une aptitude à voir dans un second temps la complémentaire de cette couleur; or, si une couleur nouvelle qu'un objet extérieur vient lui offrir l'impressionne en cet instant, la sensation perçue est alors la résultante de cette nouvelle couleur et de la complémentaire de la première (Chevreul).

Il y a ici, comme on le voit, une image objective ou impression de la rétine, s'ajoutant à un état subjectif ou consécutif à l'impression causée par un objet coloré.

Ce sont ces deux derniers ordres de phénomènes, dont le troisième tient à la fois du premier et du second, qu'il nous reste à étudier.

### A. — *Physiologie du contraste simultané des couleurs.*

Dans le cas où l'œil voit en même temps deux couleurs contiguës, il les voit les plus dissemblables possibles, *quant à leur composition optique et quant à la hauteur de ton* (1). Telle est la formule qui représente la loi du contraste simultané des couleurs, découverte et développée par M. Chevreul de la manière la plus remarquable, au point de vue de l'exactitude des recherches physiologiques, et au point de vue de l'importance et de la fécondité des applications qu'il en a tirées.

D'après cette loi, on voit que deux objets différents, placés l'un à côté de l'autre paraissent par la comparaison plus dissemblables qu'ils ne le sont réellement, ainsi que le montre ensuite l'examen de chacun d'eux fait isolément, de manière à ce que leurs deux images ne tombent pas simultanément sur la rétine.

(1) Chevreul, *De la loi du contraste simultané des couleurs et de ses applications*. Paris, 1839, in-8°, p. 14 et suiv.; et Atlas, in-4°.

Cela tient physiologiquement à ce que, en vertu de la solidarité existant anatomiquement entre toutes les parties de la rétine, lorsque deux portions voisines et continues agissent simultanément, elles influent l'une et l'autre sur leur propre activité ; et cela de telle sorte que toutes les fois que la rétine est impressionnée simultanément par deux objets différemment colorés, ce qu'il y a d'analogue dans la sensation causée par les deux couleurs éprouve une telle modification, que ce qu'il y a de différent devient plus sensible dans la perception simultanée de ces deux impressions (Chevreul).

C'est là une action toute spéciale et qui est entièrement le résultat de l'expérience. Elle n'est point due ici à une fatigue de la rétine, devenant incapable de percevoir dans les deux parties impressionnées différemment ce qu'il y a d'analogue dans les deux couleurs ; car M. Chevreul a démontré qu'en disposant quatre bandelettes colorées proche les unes des autres, dès qu'on est parvenu à les voir toutes les quatre ensemble, les couleurs sont vues modifiées avant qu'on éprouve la moindre fatigue, bien que pour certaines il faille quelques secondes pour bien saisir ces modifications, c'est-à-dire pour que solidarité d'action s'étende de l'une à l'autre des parties impressionnées. Ce temps très court est loin d'être cause de fatigue, il n'est autre que celui donné à l'emploi de chacun de nos sens lorsque nous voulons nous rendre un compte exact d'une impression qui les affecte et la bien percevoir. Dans bien des cas, l'influence de la lumière blanche réfléchie par le fond sur lequel sont placées les diverses couleurs, est assez vive pour affaiblir beaucoup le résultat de la modification réciproque qu'elles se font subir ; de là le temps nécessaire pour bien saisir celle-ci, et la plupart des précautions que l'on a proposées pour apercevoir les couleurs accidentelles du contraste simultané ont pour objet de diminuer l'influence de cette lumière blanche. C'est encore pour cette raison que les surfaces grises et noires, qui sont contiguës à des surfaces de couleurs très franches, telles que le bleu, le rouge, le jaune, sont modifiées par ce voisinage, plus que ne le serait une surface blanche (Chevreul).

*Manière d'observer les phénomènes du contraste simultané des couleurs.* — Si l'on regarde à la fois deux zones assez étroites pour être vues simultanément, inégalement formées et d'une même couleur, ou deux zones inégalement formées de couleurs différentes qui soient juxtaposées, c'est-à-dire contiguës par un de leurs bords, l'œil y apercevra des modifications ; dans le premier cas, elles porteront sur l'intensité de la couleur, et dans le second sur la composition optique des deux couleurs respectives juxtaposées.

M. Chevreul appelle *contraste de ton* la modification qui porte sur l'intensité de la couleur, et *contraste de couleur*, celle qui porte sur la composition optique ou plastique de chaque couleur juxtaposée.

1° On peut avec des zones de gris ou de couleurs proprement dites, démontrer que la *modification du ton* n'est pas également intense sur toute l'étendue des surfaces juxtaposées, mais qu'elle va en s'affaiblissant graduellement sur l'une et l'autre à partir de la ligne de juxtaposition. Lorsqu'on a plusieurs zones d'une même couleur, mais de tons gradués, on verra que les zones au lieu de présenter des teintes plates paraîtront chacune d'un ton parfaitement dégradé. En outre, pour les zones aux deux extrêmes, on voit lorsqu'on a les couleurs sous les yeux que le ton d'une des moitiés de chaque zone est élevé, tandis que le ton de l'autre moitié est abaissée. Une conséquence de ce contraste est que les zones vues d'une distance convenable, ressemblent plutôt à des cannelures qu'à des surfaces planes.

Enfin, pour que la modification de ton ait lieu, il n'est pas absolument nécessaire qu'il y ait contiguïté entre les bords voisins des zones.

2° Lorsqu'on prend deux surfaces colorées juxtaposées, l'œil qui les voit simultanément perçoit deux modifications, l'une relative à la hauteur des tons dont il vient d'être parlé, et l'*autre relative à la composition physique* de ces mêmes couleurs. Le rouge à côté du jaune tire sur le violet et le jaune sur le vert. Le rouge à côté du bleu tire sur le jaune et le second sur le vert, etc., etc. En outre, lorsque ces couleurs ne sont pas à la même hauteur, c'est-à-dire de même ton, celle qui est foncée paraît plus foncée, et celle qui est claire paraît plus claire : ce qui revient à dire que la première semble perdre de la lumière blanche, tandis que la seconde semble en réfléchir davantage. Dans tous les cas du reste, la modification des couleurs, comme celle du ton, va en s'affaiblissant à partir de la ligne de juxtaposition, et l'on peut l'observer aussi entre deux surfaces colorées sans qu'elles soient contiguës.

C'est dans la juxtaposition des corps colorés et des corps blancs que la modification est le plus faible, mais elle est pourtant réelle. Le rouge à côté du blanc paraît plus brillant, plus foncé, et le vert complémentaire du rouge s'ajoute au blanc. Le jaune à côté du blanc devient plus brillant, plus foncé, et le violet complémentaire du jaune s'ajoute au blanc. Le bleu à côté du blanc paraît plus brillant, plus foncé, et l'orangé complémentaire du bleu s'ajoute au blanc. Le noir et le blanc, complémentaires l'un de l'autre, deviennent plus différents que s'ils étaient vus isolément. Cela résulte de ce que l'effet de la petite portion de lumière naturelle ou blanche que réfléchit le noir est détruit plus ou moins par l'effet de la zone blanche. C'est par une action analogue que le blanc rehausse le ton des couleurs avec lesquelles on le juxtapose.

Lorsque des corps colorés sont juxtaposés au noir, celui-ci, plus foncé que l'autre, se fonce encore par contraste de ton, tandis qu'il abaisse le ton de la couleur juxtaposée par effet et raison inverse de ce qui a lieu par contact du blanc au lieu de noir. Les corps noirs réfléchissant une petite quantité de lumière blanche ou naturelle, il en résulte que les corps paraissent teints de la complémentaire de la lumière colorée qui frappe en même temps la rétine; seulement cette teinte est légère. Toutefois, si la couleur juxtaposée au noir est elle-même de ton foncé et de nature à donner une complémentaire lumineuse comme le jaune, l'orangé, etc., le ton du noir en est lui-même affaibli. Le rouge à côté du noir paraît plus clair, et le vert complémentaire du rouge s'ajoute au noir qui paraît moins rougeâtre. Le jaune paraît plus clair, plus verdâtre près du noir, lequel paraît violâtre. Le bleu à côté du noir paraît plus clair, plus verdâtre, et l'orangé complémentaire s'ajoute au noir qui en est éclairci.

Le rouge à côté du gris paraît plus pur, et le gris devient verdâtre par addition de vert complémentaire du rouge. Le jaune, dans ces conditions, paraît plus brillant, moins verdâtre, et le gris, par addition de rouge et de bleu complémentaires du jaune, paraît tirer sur le violâtre.

Le bleu à côté du gris paraît plus brillant, et l'orangé qui est sa couleur complémentaire s'ajoute au gris.

M. Chevreul a prouvé en outre que la nature chimique des matières colorées n'a aucune influence sur le phénomène du contraste simultané.

On voit d'après ce qui précède que les couleurs que les peintres appellent simples, le rouge, le jaune et le bleu passent insensiblement par la juxtaposition à l'état de couleurs composées, puisque alors, le même rouge est pourpre ou orangé, le même jaune est orangé ou vert, et le même bleu vert ou violet selon les conditions de voisinage.

### B. — *Physiologie du contraste mixte des couleurs.*

Nous avons dit plus haut (p. 513, 3°) en quoi il consiste.

Voici comment on l'observe : un œil étant fermé, le droit par exemple, l'œil gauche regarde fixement une feuille de papier rouge ; lorsque cette couleur lui paraît s'obscurcir l'œil a de l'aptitude à voir dans un deuxième temps du vert complémentaire du rouge d'après la loi du contraste successif (voyez plus haut, p. 511 à 513); si alors il se porte immédiatement sur une feuille de papier jaune, il perçoit une sensation pareille à celle que donne la couleur formée d'un mélange de jaune avec du vert complémentaire du rouge.

Pour avoir la certitude de cette sensation mixte, il suffit de fermer l'œil gauche et de regarder le jaune avec l'œil droit qui n'a point été modifié par la vision du rouge ; non-seulement la sensation perçue est alors celle du jaune, mais elle peut être modifiée en sens contraire de la sensation mixte du jaune mêlé de vert; c'est-à-dire que ce jaune paraît à la plupart des personnes plus orangé qu'il n'est réellement. En d'autres termes, l'impression objective et actuelle de la rétine droite est perçue comme teinte orangée et non jaune pur, par suite de l'état dans lequel l'œil gauche a mis la partie percevante en percevant le rouge dans un premier temps ; par suite de la superposition, si l'on peut dire ainsi, de la perception présente d'une impression de couleur jaune dans l'œil droit à la perception du rouge par l'œil droit qui se continue après cessation de l'impression réelle

Ce fait de la modification de ce qui se passe dans un œil par ce qui s'est passé antérieurement dans l'autre, prouve manifestement que si la solidarité d'action des parties de la rétine intervient comme cause des phénomènes de contraste, c'est plus encore à la solidarité d'action des parties de l'encéphale qui perçoivent que le phénomène doit être rapporté. C'est, en un mot, dans l'étude des phénomènes de *perception* des *impressions* visuelles et non dans l'étude de celles-ci que doit être classé et examiné le contraste des couleurs.

Le contraste, d'après ce qui précède, est dû principalement à la solidarité d'action des parties percevantes de l'encéphale voisines l'une de l'autre; solidarité qui est telle que l'activité d'une partie influe sur celle de l'autre et réciproquement. C'est-à-dire que : 1° lorsqu'une partie entre en action, elle détermine aussi l'activité de la portion voisine qui était en repos, de manière à déterminer en elle un changement subjectif qui est apprécié comme perception objective, et qui peut modifier lui-même la perception d'une impression ayant lieu en même temps ou immédiatement subséquente. 2° Lorsque deux portions percevantes contiguës de l'encéphale perçoivent en même temps, on voit encore qu'elles s'influent réciproquement dans leur propre activité, et de telle manière que les dissemblances entre les impressions perçues simultanément s'exagèrent, tandis que les analogies s'affaiblissent.

Si dans ce qui précède nous avons rapporté ces phénomènes à une solidarité d'action des parties de l'œil, siége de l'impression de la rétine en un mot, c'est uniquement pour répondre à la manière dont les auteurs classiques envisagent la question ; mais les expériences de M. Chevreul sont trop démonstratives pour qu'on puisse hésiter un instant à les reconnaître comme dus à un état particulier dans lequel se trouve amenée la partie de l'encéphale qui perçoit les impressions de couleurs et non point la rétine.

Si maintenant, pour revenir au côté expérimental de la question, l'on recommence à fermer l'œil droit et à regarder de nouveau la *couleur jaune* avec l'œil gauche et plusieurs fois de suite, on perçoit successivement des sensations différentes mais de plus en plus faibles, jusqu'à ce qu'enfin l'œil gauche soit revenu à l'état normal. Si au lieu de regarder la couleur *jaune* avec l'œil gauche qui vient d'être modifié par le *rouge*, on l'examine avec les deux yeux dont le droit était fermé et était resté à l'état normal, la modification représentée par le vert complémentaire du rouge plus du jaune se trouve très affaiblie, parce qu'elle est réellement alors du vert plus du jaune, plus encore du jaune.

Si l'œil gauche eût vu d'abord le papier jaune et ensuite le rouge, celui-ci lui aurait paru violet ; s'il voit d'abord du rouge, puis du bleu, ce dernier paraît verdâtre. S'il eût vu d'abord le bleu, puis le rouge, celui-ci eût paru rouge-orangé. Si l'œil gauche voit d'abord du jaune, puis du bleu, celui-ci paraît bleu-violet ; s'il eût vu le bleu, puis le jaune, celui-ci eût paru jaune-orangé. La hauteur du ton peut exercer de l'influence sur la modification ; car si après avoir vu de l'orangé on voit du bleu foncé, celui-ci paraîtra plutôt verdâtre que violâtre, résultat contraire de celui que présente un bleu plus clair.

*Applications de la loi du contraste à l'observation de plusieurs phénomènes naturels.* — Partout où une surface réfléchit uniformément une vive lumière sur un fond obscur, les bords de la première paraissent plus brillants que le centre, et les parties du fond coloré contiguës à ces bords paraissent plus obscures que le reste du fond ; dès lors le contraste tend à donner du relief à des surfaces unies. Un sentier grisâtre qui coupe un gazon paraît rougeâtre, parce que l'état d'activité des parties qui perçoivent la couleur verte de l'herbe détermine dans la portion qui perçoit le gris l'état subjectif correspondant au rouge complémentaire du vert.

Toutes les fois qu'on observe simultanément deux corps colorés pour en apprécier les couleurs respectives, il est nécessaire, surtout si ces couleurs sont mutuellement complémentaires et que l'une soit plus faible que l'autre, de les voir séparément ; autrement il pourrait arriver que la couleur la plus faible n'apparût que par la juxtaposition de la couleur la plus forte, déterminant dans la partie voisine de celle qui la perçoit un état subjectif correspondant à sa teinte complémentaire. Ainsi l'on ne peut affirmer que deux corps voisins, qui paraissent l'un vert et l'autre rouge, le soient réellement, qu'après avoir constaté qu'ils paraissent l'un et l'autre de ces couleurs lorsqu'on les voit séparément. Il n'est pas douteux que les couleurs de l'arc-en-ciel ne soient modifiées ainsi par suite de leur juxtaposition, de sorte qu'isolées elles apparaîtraient autrement nuancées que nous les voyons (Chevreul).

*Ombres colorées.* — Lorsque le soleil est à l'horizon et qu'il frappe des corps opaques de sa lumière orangée, les ombres que ces corps projettent, éclairées par la lumière qui vient des parties supérieures de l'atmosphère, paraissent bleues. Cette coloration n'est point due à la couleur bleue du ciel comme tant de physiologistes et de physiciens le répètent encore; car si les corps, au lieu d'être frappés par la lumière orangée du soleil à l'horizon, viennent à l'être par la lumière rouge ou la jaune claire qui se montrent dans certaines conditions atmosphériques, les ombres paraissent verdâtres ou violettes. La cause de ce phénomène est entièrement subjective, c'est-à-dire qu'il tient à ce que la perception de la couleur orangée détermine dans la partie voisine de l'encéphale qui perçoit la teinte grise de l'ombre l'état subjectif correspondant au bleu complémentaire de l'orangé, ou encore au vert complémentaire du rouge si l'objet est éclairé par une lumière de cette couleur; et enfin au violet complémentaire du jaune si c'est cette lumière qui éclaire le corps dont l'ombre est projetée.

On sait en effet qu'un objet qui est éclairé exclusivement par une lumière colorée paraît teint de la couleur de cette lumière. Mais si la figure en plâtre, par exemple, reçoit à la fois des rayons colorés et la lumière diffuse du ciel, il se produira aux yeux du spectateur un effet complexe résultant : 1° de ce qu'il y a des parties dans la figure blanche qui renvoient aux yeux du spectateur les rayons colorés qui tombent dessus; 2° de ce qu'il y a dans cette figure des parties qui renvoient de la lumière diffuse du jour en assez grande quantité pour rester blanches ou presque blanches aux yeux de l'observateur; 3° enfin de ce qu'il y a, surtout dans les points qui réfléchissent de la lumière colorée, des parties qui sont assez vivement éclairées pour déterminer l'apparition de l'état correspondant à leur couleur complémentaire, dans les parties de l'encéphale qui perçoivent les portions de la figure faiblement éclairées par la lumière diffuse du jour et celles en particulier sur lesquelles les ombres grisâtres et faibles sont projetées; de sorte qu'au lieu d'ombres on croit voir des reflets colorés sur les parties de la figure qui sont ombrées, lorsque de la lumière blanche la frappe comme à l'ordinaire. Or, c'est un effet analogue qui a lieu comme on vient de le voir dans le cas où l'ombre d'un objet éclairé par le soleil paraît elle-même colorée.

### De la vision dans les différents âges.

Chez l'*enfant*, l'œil à la naissance est bien conformé pour recevoir la lumière; des images se forment sur la rétine. Cependant, dans le premier mois de sa vie, l'enfant ne donne aucun signe qui indique qu'il jouisse de la vue, ses yeux ne se meuvent que lentement et d'une manière incertaine; ce n'est même que vers la septième semaine qu'il commence à exercer sa vue. Il n'y a d'abord qu'une lumière éclatante qui puisse le frapper et l'intéresser, il semble se complaire à regarder le soleil; bientôt il devient sensible à la simple clarté du jour; il ne distingue d'abord que les objets rouges, et en général ceux qui ont des couleurs vives. Ainsi sa vue est très imparfaite dans les premiers temps, mais par l'exercice et le jugement elle se perfectionne chaque jour. On a cru que les enfants voyaient les objets doubles et renversés, mais rien ne prouve cette assertion. On a dit aussi, sans plus de fondement, que les parties réfringentes de leur œil étant plus abondantes, ils devaient voir les objets plus petits qu'ils ne le sont réellement. Chez le vieillard, trois causes se réunissent pour altérer la vue: 1° la diminution de quantité des humeurs de l'œil, circonstance qui, diminuant la force réfringente de l'organe, rend la vue moins nette et oblige le vieillard d'employer des lunettes à verres convexes qui diminuent la divergence des rayons; 2° l'opacité commençante du cristallin, qui trouble la vue et tend par son accroissement à amener la cécité; 3° par la diminution de la sensibilité de la rétine.

### Du sens de la vue dans la série animale

Dans les *mammifères*, on remarque que les espèces nocturnes ont des yeux plus volumineux proportionnellement que les autres espèces du même groupe; de plus, la cornée transparente, ainsi que l'iris, est beaucoup plus large. Si l'animal est condamné à vivre dans un milieu obscur, l'organe de la vue disparaît presque tout entier: le zemmi, par exemple. Si l'animal vient quelquefois à la lumière comme la taupe, l'œil est plus développé, quoique rudimentaire. Les cétacés, comme d'ailleurs tous les mammifères qui vivent dans l'eau, ont le cristallin presque complétement sphérique. Beaucoup de mammifères ont une partie de la choroïde dépourvue de matières colorantes : cette portion située au fond de l'œil s'appelle *tapis;* elle est tantôt blanche, tantôt jaunâtre, bleuâtre et même quelquefois rougeâtre ; ses usages sont tout à fait inconnus. Quant à la direction des yeux des mammifères, elle est très variable; on remarque cependant que, à mesure que l'on descend vers des animaux inférieurs, les yeux tendent à devenir de plus en plus latéraux.

Chez les *oiseaux*, la vision est bien plus parfaite, surtout chez ceux qui se nourrissent de petits animaux ; on trouve chez ces derniers un appendice qu'on désigne sous le nom de *peigne*, organe qui consiste en des plis larges et multipliés de couleur noire et s'élevant de l'insertion du nerf optique pour se diriger vers la face postérieure du cristallin. Ses usages sont peu connus.

Chez les *reptiles*, l'organe de la vue n'offre pas le même degré de perfectionnement ; on n'y trouve que rarement un vestige du peigne ; dans les espèces aquatiques le cristallin devient très convexe, la pupille est losangique, circulaire ou transversale. Chez le protée et la cécilie, l'œil est rudimentaire.

Chez les *poissons*, qui vivent au sein d'un liquide facile à troubler, on remarque un développement considérable de l'organe de la vision. Ainsi Desmoulins a décrit des plis non-seulement dans la rétine, mais dans le nerf optique et dans le lobe encéphalique des poissons carnassiers. Tous les poissons ont le cristallin volumineux et sphérique, la cornée aplatie, la pupille très large avec très peu de contractilité. On trouve aussi chez eux une sorte de bride ou de peigne à la face postérieure du cristallin.

Les *articulés* possèdent presque tous le sens de la vue ; leurs yeux se divisent en *simples* et *composés*. Les *yeux composés*, qu'on nomme encore *yeux à facettes*, résultent de l'agglomération de tubes rayonnés ayant chacun une cornée transparente, un corps vitré, un enduit de matières colorantes et un filament nerveux particulier. Il est des insectes chez lesquels on compte jusqu'à 25,000 de ces tubes. Les *yeux simples*, appelés encore *yeux lisses*, *stemmates*, *ocelles*, se composent : 1° d'une cornée transparente très convexe ; 2° d'un cristallin dense, lenticulaire et sphérique ; 3° d'un corps vitré. On voit assez fréquemment ces deux sortes d'organes coexister chez un même animal. On a supposé que les stemmates sont destinés à la vision des objets les plus voisins, tandis que les yeux composés voient les objets éloignés.

Dans les *arachnides*, les yeux semblent être construits d'après le même principe que ceux des animaux vertébrés ; ils sont toujours simples et en assez grand nombre : on en compte ordinairement huit. L'œil des *mollusques* est le plus souvent rudimentaire, mais quelques espèces ont cet organe avec toutes ses parties essentielles ; aussi, chez eux, la vision est parfaite. Quelques *zoophytes* paraissent sensibles à l'action de la lumière, mais on n'a pas encore pu connaître quel est le point de leur corps destiné à recevoir l'impression lumineuse.

## CHAPITRE II.

### DE L'AUDITION, DE LA FONCTION DE L'APPAREIL AUDITIF.

*Définition.* — Le sens de l'ouïe est celui qui est destiné à nous faire connaître le son produit par le mouvement vibratoire des corps.

Le *son* est à l'ouïe ce que la lumière est à la vue. Le son est le résultat de l'impression que produit sur l'oreille un mouvement vibratoire d'un corps.

### SECTION I.

#### Acte de l'impression auditive.

Nous avons à examiner ici comment les diverses parties de l'appareil de l'ouïe concourent à favoriser cette impression.

#### A. — *De l'oreille externe.*

Le pavillon de l'oreille produit en partie la réflexion, en partie la condensation et la transmission des ondes sonores ; au premier point de vue, la *conque* mérite surtout de fixer notre attention, puisqu'elle rejette les ondes sonores de l'air vers le tragus, d'où elles parviennent dans le conduit auditif. Les autres irrégularités de l'oreille ne sont pas favorables à la réflexion. Mais on ne pourrait les regarder comme sans but qu'autant qu'on oublierait que le cartilage auriculaire est lui-même conducteur du son. Enfin, il reçoit des ébranlements de l'air, et, comme corps solide, il réfléchit les uns, transmet et condense les autres, ainsi que le ferait tout autre corps solide et élastique (Savart). Il reçoit les ondes sonores dans une grande largeur et les conduit à son point d'insertion. L'onde impulsive communiquée à ce cartilage n'en suit point les inflexions ; mais comme elle le traverse sans changer de direction primitive, les parties limitrophes du cartilage, quelque diversifiée qu'en puisse être la situation, sont chassées par le choc dans une direction absolument la même. Cet effet a lieu de molécule à molécule jusque dans l'intérieur de l'oreille, à la membrane du tympan et aux os de la tête. Mais en considérant le pavillon comme un conducteur, toutes ses inégalités vont avoir un but, si elles n'en avaient point par rapport à la réflexion du son. En effet, les élévations et les dépressions reçoivent perpendiculairement les ondes sonores, de quelque direction qu'elles viennent. De cette manière le son se trouve transmis par ébranlement, et l'on conçoit le but de cette singulière conformation du pavillon de l'oreille.

Le conduit auditif externe a de l'importance, pour la transmission du son à trois points de vue : 1° parce qu'au moyen de l'air qu'il renferme il conduit directement à la membrane du tympan les ondes sonores et les rassemble ; 2° parce que ses parois mènent les ondes communiquées au pavillon par le chemin le plus direct au point d'attache de la membrane du tympan ; 3° enfin parce que l'air qu'il contient peut résonner.

1° Comme conducteur aérien, il reçoit les ondes sonores directes qui doivent produire l'effet le plus puissant quand elles tombent dans son axe. Si elles parviennent obliquement au conduit, elles arrivent par réflexion à la membrane du tympan. Le conduit reçoit encore par réflexion les ondes qui choquent la conque, lorsque leur angle de réflexion les jette vers le tragus. Celles des ondes sonores qui ne parviennent dans le conduit ni immédiatement, ni par réflexion, peuvent encore s'y introduire par inflexion, en partie du moins : ainsi, par exemple, les ondes, dont la direction est celle de l'axe longitudinal de la tête et qui passent au-devant de l'oreille, doivent d'après les lois de l'inflexion sur les bords du conduit auditif, s'infléchir dans ce dernier. Cependant les ondes les plus fortes sont, dans tous les cas, celles qui arrivent directement ; ni les ondes réfléchies, ni les ondes infléchies ne les égalent à cet égard. De là vient qu'on peut juger de la direction du son en portant son conduit auditif externe dans des directions diverses.

2° Les parois du conduit auditif externe doivent encore être étudiées comme conducteur solide ; car, en les traversant, les ondes qui se communiquent au cartilage de l'oreille sans subir de réflexion arrivent à la membrane du tympan par la voie la plus courte. Les oreilles étant bien bouchées, le son d'un sifflet est plus fort lorsqu'on pose le bout de cet instrument fermé par une membrane sur le cartilage même de l'oreille que quand on l'applique sur la surface de la tête.

3° Enfin, l'air limité du conduit peut résonner. Tout espace limité d'air résonne. Il suffit d'allonger le tuyau du conduit auditif externe par un autre tuyau qu'on y implante pour se convaincre de cette influence : on entend alors avec beaucoup plus d'intensité tous les sons quels qu'ils soient, même sa propre voix. Si l'on ajoute des tuyaux plus longs, la colonne d'air rend même le son qui lui est propre en raison de sa longueur (Weber). Lorsque les colonnes d'air sont petites, cette consonnance n'a plus lieu, et l'on n'observe qu'un simple renforcement par résonnance.

Si nous envisageons maintenant d'une manière générale l'oreille externe des animaux, nous pouvons dire qu'elle ressemble tout à fait à un cornet acoustique dont la direction appartient à la volonté, où les ondes aériennes marchent condensées dans l'air, et dont les parois font en même temps l'office de conducteur. Elle allonge en outre la colonne d'air résonnante du conduit auditif externe, comme le fait un cornet acoustique.

### B. — *De l'oreille moyenne.*

L'oreille moyenne nous présente à étudier : la caisse du tympan, les osselets qu'elle contient, la membrane du tympan, les cellules mastoïdiennes, et enfin la trompe d'Eustache.

1° *De la caisse du tympan.* — La transmission du son avec une certaine intensité, depuis la surface du corps jusqu'à l'axe du labyrinthe, exige un appareil bien plus compliqué chez un animal qui vit dans l'air que chez les animaux aquatiques; car la propagation du son de l'air aux parties solides qui entourent l'organe auditif et l'eau du labyrinthe s'accomplit avec beaucoup plus de difficulté que celle du son de l'eau aux parties dures. Aussi la plupart des animaux aériens possèdent deux fenêtres fermées, l'une par une membrane, l'autre par un couvercle solide. Presque tous aussi ont une caisse du tympan, une trompe d'Eustache et deux conduits menant au labyrinthe : l'un dans lequel la transmission s'opère de la membrane du tympan à l'eau labyrinthique par des corps solides, les osselets; la seconde dans laquelle elle s'accomplit par l'intermédiaire de l'air. Les discussions dont nos ouvrages de physiologie sont pleins relativement à celle des deux voies par laquelle la transmission a lieu, n'ont aucun sens aux yeux du physicien. L'air conduit, les membranes conduisent, les osselets conduisent. Deux transmissions simultanées d'espèce différente doivent naturellement fortifier l'impression. Nous allons étudier chacune des parties de la caisse.

2° *De la membrane du tympan et des osselets comme conducteurs du son.* — Mueller a étudié avec beaucoup de soin cette question de physique. Nous allons reproduire ses idées.

Les vibrations aériennes se transmettent difficilement à des corps solides et elles ne le font jamais sans éprouver une diminution considérable dans leur intensité. Mais une membrane est facilement mise en mouvement par elles. Les expériences de Savart démontrent que de petites membranes tendues, celle du tympan elle-même, rejettent le sable lorsqu'un son fort vient à être excité dans leur voisinage. On peut également démontrer d'une manière directe qu'une membrane tendue conduit les ondes aériennes avec beaucoup plus de facilité que d'autres corps solides limités, et que, ce qui n'est pas moins essentiel, la transmission des vibrations d'une membrane tendue à des corps solides limités s'accomplit fort aisément. La membrane du tympan n'a point encore été considérée à ce point de vue, comme un intermédiaire entre l'air et les osselets de l'ouïe. Voici les expériences faites par Mueller.

Une membrane très mince de papier, tendue sur un gobelet, rejette facilement la poussière de lycopode à l'approche du diapason résonnant et par suite de la communication des vibrations aériennes, tandis qu'un corps solide de quelque épaisseur ne donne point lieu à ce phénomène. Mais la membrane tendue transmet aussi, avec plus de facilité ou de force, les vibrations que l'air lui communique à des corps solides qui ne la touchent qu'en un seul point. Si l'on pose une lame de bois sur la peau d'un tambour par un de ses bouts, et qu'on embrasse l'autre bout avec la main entière, celle-ci perçoit très distinctement les oscillations lorsque le diapason résonnant vient à être placé en liberté sur la peau. Mais, au milieu des mêmes conditions, la lame de bois, quand elle est isolée de la membrane, ne transmet que faiblement les vibrations reçues par l'air. Dans l'expérience suivante on évite la résonnance de l'air que renferme la caisse du tambour. En tendant un papier fort mince sur un anneau que l'on saisit d'une main, on perçoit les oscillations dès que l'on approche le diapason de la membrane ; la membrane étant enlevée, la main qui tient l'anneau ne sent plus les oscillations, même lorsqu'on approche beaucoup le diapason de ce dernier.

On peut, de la manière suivante, démontrer d'une manière plus péremptoire encore l'intensité de la transmission du son au moyen des osselets de l'ouïe, par l'intermédiaire d'une membrane recevant les vibrations aériennes. A l'extrémité d'un sifflet long d'un pied l'on tend une membrane mince, sur le milieu de laquelle on colle un petit morceau de liége supportant une tige mince de bois dont l'autre extrémité porte aussi un disque de liége. On plonge le bout de la tige dans l'eau, puis on fait rendre au sifflet le son le plus grave ou l'un des sons moyens. Le conducteur (un tube de verre large d'un demi-pouce) étant appliqué par un bout à l'oreille bouchée et plongé par l'autre bout dans l'eau, le son est entendu avec une force extraordinaire dans une direction perpendiculaire à la plaque de liége, mais beaucoup plus faible dans les autres points du liquide.

Les *osselets de l'ouïe* conduisent d'autant mieux les vibrations qui leur sont communiquées, que ce sont des parties solides limitées par de l'air et qui ne font pas corps avec les os du crâne. Les vibrations de la membrane du tympan parviennent donc, par la chaîne des osselets, à la fenêtre ovale et à l'eau du labyrinthe, toute dispersion des osselets à l'espace plein d'air de la caisse tympanique étant évitée par la difficulté avec laquelle la transmission se fait des corps solides aux fluides aériformes. Comme la membrane du tympan, en sa qualité de corps tendu et limité, réfléchit elle-même les ondes par ses limites et qu'ainsi il se produit sur elle des ondes de condensations croissantes, il faut aussi faire entrer en ligne de compte l'idée de résonnance. Les ondes fortifiées de cette manière agissent à leur tour sur la chaîne des osselets.

Il se présente maintenant une question, celle de savoir à quel *genre* appartiennent les vibrations de la membrane du tympan ; si ce sont des ondes d'inflexion, comme celles qui ont lieu dans les cordes vibrant en travers et dans les membranes, ou des ondes de condensation. La possibilité des *vibrations d'inflexion dans la membrane du tympan ne saurait être mise en doute*, quoique le peu d'étendue de cette membrane fasse que l'amplitude des excursions soit très peu considérable, même sous l'influence des sons les plus forts. Pour parler avec plus de précision, la membrane du tympan exécute des vibrations transversales toutes les fois que ses excursions, ou les mouvements progressifs communiqués à ses molécules par une onde condensante de l'air, sont plus considérables que sa propre épaisseur ; mais ce cas doit avoir lieu lorsque les chocs de l'air ont une certaine force. Comme les osselets de l'ouïe sont articulés et disposés de telle manière qu'un rapprochement est possible entre leurs extrémités les plus distantes, les excursions de la membrane du tympan ne sauraient être troublées par la chaîne de ces petits os. Même chez les animaux qui ne possèdent qu'un seul osselet, comme les oiseaux et les reptiles écailleux, l'extrémité de cet osselet, celle qui s'unit à la membrane du tympan, est mobile. De là il suit encore que l'articulation des osselets de l'ouïe n'est pas une simple conséquence des muscles qui s'y insèrent, ce que d'ailleurs l'anatomie comparée démontre, puisque les osselets de la grenouille, qui n'ont pas de muscles, ont des articulations comme chez l'homme.

Une étude plus approfondie de la propagation des ondes sonores dans le libre espace de l'air fait voir cependant qu'il n'y a que les forts ébranlements qui puissent déterminer des vibrations d'inflexion dans la membrane du tympan. En général, les ondes d'inflexion n'ont jamais lieu plus facilement dans la membrane du tympan que quand le son, accompagné de grandes excursions du corps qui le conduit, se propage avec la même force, par un tuyau, jusqu'à cette membrane.

La vibration d'inflexion, communiquée à la membrane du tympan par des ébranlements très considérables, embrasse toute la largeur de cette membrane lorsque les ondes de l'air rencontrent perpendiculairement celle-ci; si elles la rencontrent obliquement de manière à en toucher une partie avant les autres, le mouvement naîtra d'abord aussi sur ce point et s'étendra sur la membrane, de même que l'onde d'inflexion qui est excitée à l'extrémité d'une corde ou sur un seul point de la peau d'un tambour. Les ondes auront un mouvement de va-et-vient entre les bords. La disposition oblique de cette membrane fait que cet effet doit avoir lieu, même quand les ondes sonores traversent le conduit auditif externe en ligne droite, ou quand les rayons sonores sont parallèles à son axe. Dans d'autres directions des ondes, il faut avoir égard à la réflexion par les parois du conduit, de laquelle dépendent la manière dont il se forme d'abord des ondes sur la membrane, et le point où elles s'y produisent en premier lieu.

Les mêmes lois s'appliquent à la propagation de simples ondes condensantes au travers de la membrane du tympan. Ou les ondes de l'air rencontrent cette membrane dans toute sa largeur à la fois; ou elles en frappent d'abord un seul point, et courent ensuite sur sa largeur en suivant une direction déterminée par celle qu'elles avaient d'abord et reviennent sur elles-mêmes pour former des ondes de condensation croissante. Toutes les ondes qui sont amenées à la membrane du tympan par des parties solides telles que le cartilage de l'oreille, les parois du conduit auditif, les os de la tête, sont naturellement aussi des ondes condensantes. La membrane du tympan devient ainsi condensateur pour les ondes qui lui arrivent de parties quelconques. Si l'onde de l'air est complexe, de manière que pendant qu'elle marche elle jette çà et là le maximum de sa condensation ou le sommet de sa protubérance, de même qu'une onde qui reçoit un choc à l'une de ses extrémités exécute ce mouvement en même temps qu'elle fait une vibration transversale, la membrane du tympan, qui partagera le même mouvement, produira aussi la modification de son qui en dépend, ou le timbre. Les vibrations d'inflexion de la membrane ressembleraient parfaitement en cela à celles de la corde dont il vient d'être parlé; les ondes condensantes deviendraient une onde non condensante droite, s'avançant à travers la membrane avec un maximum de condensation et de raréfaction, flottant à droite et à gauche. Il est facile de voir que ces sortes d'ondes complexes doivent également être conduites sans changement par les osselets de l'ouïe.

La nécessité de la présence de l'air au côté interne de la membrane du tympan, ou celle d'une caisse tympanique, ressort d'elle-même. Sans cette condition, la membrane du tympan et les osselets de l'ouïe ne pourraient remplir la destination qui vient de leur être assignée. Sans elle, les vibrations de la membrane ne seraient pas libres et les osselets ne seraient pas isolés comme ils doivent l'être pour effectuer une transmission concentrée. Autant la membrane transmet avec facilité ses vibrations d'inflexion à l'air de la caisse du tympan, autant la substance solide des osselets les rend peu susceptibles d'abandonner leurs ondes à l'air de la cavité et de les y disperser. Mais il n'est pas moins nécessaire qu'une communication existe entre cet air de la caisse du tympan et l'air extérieur par le moyen de la trompe d'Eustache, afin d'établir l'équilibre de pression et de température entre l'air du dedans et celui du dehors.

La propagation des vibrations à travers des osselets de l'ouïe jusqu'au labyrinthe ne peut naturellement avoir lieu que par des ondes condensantes ; et alors même que la membrane du tympan fait des ondes d'inflexion, ce n'est pas l'étrier tout entier qui, dans cette transmission, se rapproche et s'éloigne du labyrinthe, car il faudrait pour cela que l'eau de celui-ci fût compressible. Les excursions des particules vibrantes à travers lesquelles l'onde passe, ne sont que de très petites fractions de la longueur de l'étrier.

Le manche du marteau reçoit les ondes de la membrane du tympan et de l'air dans une direction qui lui est presque perpendiculaire. Les ondes conservent aussi cette direction dans toute la chaîne des osselets, quelle que puisse être la situation relative de cette chaîne et de ses pièces constituantes. Du manche du marteau l'onde se propage d'abord dans sa tête qui fait angle avec lui ; puis elle passe dans l'enclume dont la longue apophyse est presque parallèle au manche du marteau, et de cette apophyse de l'enclume elle arrive à l'étrier dont la direction est perpendiculaire à la sienne. Toutes les inflexions dans la situation des osselets de l'ouïe ne changent point la direction du choc. Celui-ci conserve la même direction qu'il avait en passant du conduit auditif à la membrane du tympan et au manche du marteau, de sorte que l'étrier, qui est perpendiculaire à la membrane du tympan, éprouve des ébranlements longitudinaux, qu'il transmet à la fenêtre ovale. C'est ce qui devient évident par les recherches de Savart sur la transmission du son à travers des plaques solides qui se joignent à angle.

*De la tension de la membrane du tympan.* — La question de savoir si la membrane du tympan conduit mieux le son dans son état de relâchement que dans celui de tension, peut s'étendre à toutes les membranes en général.

Savart est le premier qui a fait des expériences pour résoudre ce problème. Il a observé qu'à l'approche d'un corps qui produit un bruit fort, une membrane sèche fait sauter plus haut le sable répandu à sa surface quand elle est lâche que quand elle est tendue, et il a conclu de là que l'ouïe s'émousse lorsque la tension de la membrane du tympan vient à augmenter. Il a remarqué le même effet lorsqu'il tendait davantage une membrane par le moyen d'un levier pesant sur elle. Mueller a produit ce phénomène en tendant du papier sur un gobelet. Cependant la force du mouvement donné au sable ne prouve pas avec certitude que l'intensité des ébranlements soit plus considérable. Muncke et Fichnes professent cette dernière opinion. Cependant, d'expériences faites par Mueller sur lui-même, il résulte que la transmission du son est beaucoup plus intense quand la membrane est lâche que quand elle est tendue.

On peut d'ailleurs s'assurer de l'effet de la tension de cette membrane sur soi-même. Il faut pour cela se boucher le nez et fermer la bouche, puis faire une expiration forte et soutenue, ou bien distendre la poitrine par une large inspiration. Dans le premier cas, l'air pénètre avec bruit dans la caisse du tympan et au moment même où on entend mal. La même dureté d'ouïe a lieu quand la membrane vient à être tendue de dehors en dedans par l'inspiration. Wollaston est le premier qui ait observé ce phénomène. La dureté d'ouïe, comme dans le second cas, persiste même après qu'on a ouvert la bouche, parce que le collapsus des parois des trompes d'Eustache qui a été déterminé par l'inspiration précédente ne permet pas à l'équilibre de se rétablir : on a aussi l'occasion d'observer que même sa propre voix est moins bien entendue lorsque la membrane du tympan éprouve une tension plus considérable.

Si l'air est condensé à l'extérieur, sans que celui de la caisse puisse se mettre en équilibre, la membrane du tympan est rejetée en dedans, elle éprouve une tension plus grande et il y a alors dureté de l'ouïe. C'est ainsi, selon Mueller, qué l'on doit expliquer l'énigmatique observation faite par Colladon, dans la cloche du plongeur, où il n'entendait que faiblement et la voix de ses compagnons et la sienne propre.

La dureté d'ouïe qui provient d'une plus grande tension de la membrane du tympan n'est pas générale pour les sons aigus et pour les sons graves en même temps. Wollaston a observé que quand il accroissait la tension de son tympan, en raréfiant l'air de la caisse, il ne devenait sourd que pour les sons graves. S'il frappait du bout du doigt sur une table, la planche donnait un son grave sourd ; mais, s'il se servait de l'ongle, il entendait un son plus aigu et plus pénétrant ; après avoir raréfié l'air dans la caisse de son tympan, il n'entendait que ce dernier son et ne percevait pas l'autre ; le bruit sourd et grave d'une voiture n'était plus perçu, tandis que celui des chaînes et des autres pièces de fer de l'attelage l'était parfaitement. Ces expériences sont exactes et chacun peut les faire soi-même. Du reste, il est à remarquer que la tension de la membrane du tympan par condensation de l'air produit le même résultat. Le bruit sourd d'une voiture qui passe sur un pont, celui d'un canon tiré au voisinage, celui enfin des tambours éloignés, s'effacent instantanément lorsque le tympan est tendu de l'une ou de l'autre manière, tandis qu'on entend très bien le piétinement des chevaux et le craquement du papier.

L'explication de ces phénomènes est facile : plus le tympan est tendu, plus le son fondamental et tous les tons qu'il pourrait donner avec des nœuds de vibration s'élèvent, mais plus aussi son pouvoir de consonnance, relativement aux sons graves, diminue. Plus un son est homologue au son propre du tympan très tendu, plus on l'entend facilement lorsque la tension de cette membrane augmente.

Ici se présente une application à la pathologie. Il n'est pas très rare que les personnes qui ont l'oreille dure n'aient perdu que la faculté d'entendre les sons graves, tandis qu'elles conservent la faculté d'entendre les sons aigus, quoique d'ailleurs elles perçoivent ceux-ci plus faiblement.

La part que prend le *muscle tenseur du tympan* aux modifications de l'ouïe se conçoit d'après les principes précédents. Si l'on peut admettre comme une chose très probable qu'à l'occasion d'un son très fort, ce muscle entre en action par l'effet d'un mouvement réflexe, de même que font l'iris et le muscle orbiculaire des paupières lors d'une impression de lumière très vive, attendu que l'irritation est transmise des nerfs sensoriels au cerveau et du cerveau aux nerfs moteurs ; il devient évident que, quand un bruit très intense frappe l'oreille, le muscle tenseur du tympan peut assourdir l'ouïe par son mouvement réflexe, puisqu'un son intense provoque déjà, par un effet de réflexion, le clignement des paupières et même la contraction convulsive d'un grand nombre de muscles chez les personnes nerveuses. L'hypothèse n'a donc rien que de probable. Quand, par une cause quelconque, le muscle tenseur du tympan imprime davantage de tension à cette membrane, l'aptitude à entendre les sons graves doit, en outre, diminuer plus que la faculté de percevoir les sons aigus.

La contraction de ce muscle est-elle *volontaire?* Fabrice d'Aquapendente enseignait déjà que le muscle interne du marteau obéit à la volonté. Il disait pouvoir agir à son gré sur ce muscle, parce qu'il avait la faculté d'exciter à volonté du bruit dans son oreille. Il ne lui était possible que de déterminer le mouvement dans les deux oreilles à la fois. Mayer connaissait un homme qui était tellement maître du mouvement de ses osselets de l'ouïe, qu'on entendait distinctement ces petits os crépiter lorsqu'on accolait l'oreille à la sienne. Mueller possède cette faculté dans les deux oreilles, mais plus prononcée dans la gauche, et il peut même restreindre l'influence de sa volonté à n'agir que du côté gauche. Le bruit consiste en un craquement semblable au pétillement de l'étincelle électrique. Ce bruit est produit par la contraction du muscle interne du marteau, et par l'action de ce muscle sur la membrane du tympan qu'il tire en dedans. Ce qui l'annonce déjà, c'est que quand on pousse de l'air par la trompe d'Eustache, on entend, outre le bruissement dû à l'effort de cet air contre la membrane, un craquement particulier qui se manifeste au moment où l'on cesse la pression.

La manière d'agir du *muscle de l'étrier* dans l'audition est bien connue. Il tire l'osselet de manière que sa plaque devienne oblique dans la fenêtre ovale; car elle s'enfonce un peu plus dans cette dernière du côté de la traction, et en sort d'autant de l'autre côté. Le seul effet qu'on pourrait lui attribuer d'après ce mode d'action serait, de l'avis de Mueller, de tendre la membrane qui unit la plaque de l'étrier avec la fenêtre.

3° *Du rôle de la fenêtre ovale et de la fenêtre ronde.* — La transmission par deux fenêtres n'est point une condition indispensable pour entendre, chez les animaux aériens pourvus d'une caisse tympanique; car le son peut se communiquer avec intensité à l'eau tant par une membrane tendue (tympan secondaire) que par un corps solide mobile qui se trouve uni à une membrane tendue. L'anatomie comparée nous en fournit évidemment la preuve; car les grenouilles, bien qu'elles soient pourvues d'un tympan complet d'ailleurs, n'ont point de fenêtre ronde, et chez elles la transmission ne s'accomplit que par la chaîne des osselets. Dans ce cas, l'air de la caisse tympanique entre à peine en ligne de compte comme conducteur, puisqu'il ne peut pas communiquer ses ondes avec quelque intensité aux parties solides de l'organe auditif. Il sert principalement à isoler les osselets et la membrane du tympan. Lorsque les deux fenêtres existent concurremment avec une cavité tympanique, elles occasionnent deux transmissions des ondes sonores à l'eau, l'une par des corps solides, l'autre par une membrane, et les expériences de Mueller prouvent que toutes deux ont de l'intensité. Cette disposition doit naturellement fortifier l'ouïe, et alors l'eau du labyrinthe reçoit de deux points placés l'un à côté de l'autre des ondes circulaires, qui de plus produisent par leur croisement des condensations plus considérables aux endroits de la décussation.

On se demande ici laquelle des deux transmissions est la plus forte, ou de celle qui va de la membrane du tympan à la fenêtre ovale par la chaîne des osselets, ou de celle qui va de la membrane du tympan à l'eau du labyrinthe par l'air de la cavité tympanique et la membrane de la fenêtre ronde. Jusqu'à présent ce problème n'a été résolu que par des hypothèses. Les uns disent qu'il n'y a point de transmission par les osselets de l'ouïe, et ils se fondent sur l'exemple de personnes qui ont continué d'entendre après avoir perdu ces petits os, comme l'ont observé A. Cooper, Caldani, Cheselden. D'autres nient la transmission par la fenêtre ronde, attendu qu'il résulte de faits nombreux que la destruction et la perte des osselets de l'ouïe abolissent la faculté d'entendre. Il ne faut pas admettre un mode exclusif de transmission, puisque chaque partie douée du pouvoir conducteur accomplit ce que les lois physiques lui permettent de faire. Il ne peut donc s'agir ici que d'une différence en plus ou en moins. Muncke, à qui l'on doit une revue critique des diverses opinions et de leurs fondements respectifs, admet une transmission plus énergique par les osselets de l'ouïe; mais la question doit être posée ainsi : Quel est le système qui, l'air étant le point de départ, diminue le moins l'excursion des parties vibrantes, ou de celui dans lequel la transmission a lieu de l'air à une membrane tendue, puis de cette membrane à un corps solide limité et mobile, enfin de ce corps à l'eau ; ou de celui qui a lieu de l'air à une membrane tendue, puis de celle-ci à de l'air, de cet air à une autre membrane tendue et de cette dernière membrane à de l'eau ? D'après des expériences faites par Mueller on peut formuler d'une manière positive la proposition suivante : des vibrations qui passent de l'air à une membrane tendue, de celle-ci à des parties solides, limitées, librement mobiles, et de ces parties à de l'eau, se communiquent avec beaucoup plus d'intensité au liquide que des vibrations qui passent de l'air à une membrane tendue, puis à de l'air, puis encore à une membrane tendue, et en dernier lieu à de l'eau. Ou, en appliquant cette proposition à la caisse du tympan, les mêmes ondes aériennes agissent avec beaucoup plus d'intensité sur l'eau du labyrinthe après avoir traversé la chaîne des osselets et la fenêtre ovale, qu'après avoir traversé l'air de la cavité tympanique et la membrane de la fenêtre ronde.

Il peut se faire que les ondes du même son transmises à travers les deux fenêtres diffèrent non-seulement eu égard à l'intensité, mais encore, jusqu'à un certain point, eu égard à la qualité ou au timbre. Les ondes qui parviennent à la fenêtre ronde demeurent des ondes aériennes jusqu'à la membrane de cette fenêtre ronde; celles des osselets de l'ouïe sont des ondes de corps solides. Or on sait qu'un même son varie de timbre suivant les corps qui résonnent.

Les ondes transmises par la fenêtre ovale agissent plus prochainement sur le vestibule et les canaux semi-circulaires; celles qui sont transmises par la fenêtre ronde portent principalement sur le limaçon; mais les ondes qui parviennent dans le vestibule et qui s'étendent circulairement arrivent aussi au limaçon. D'ailleurs, en général, le rapport de la fenêtre ronde avec le limaçon n'est pas un attribut constant de cette fenêtre, puisque les chéloniens ont l'une et l'autre fenêtre, bien qu'ils ne possèdent pas de limaçon proprement dit.

4° *Du rôle de la trompe d'Eustache.* — La trompe d'Eustache existe dans tous les cas où il y a une caisse du tympan. Les usages qu'on lui attribue sont:

*A*. Quelques-uns croient, mais à tort, qu'une masse d'air renfermée serait impropre à transmettre les vibrations.

*B*. Le contraire de cette hypothèse se concilierait mieux avec les lois de la physique; car si l'on fait abstraction de la chaîne des osselets et que l'on compare l'air compris dans le conduit auditif externe et la caisse du tympan à la colonne d'air de ce qu'on nomme un tuyau de communication, dans lequel les ondes sonores sont concentrées sans affaiblissement, il devrait y avoir ici comme un tuyau de communication, une ouverture latérale qui déterminât une extension partielle des ondes au dehors, et qui, dans le cas d'un ébranlement trop fort, modérât cette impression, en tant qu'elle agit de l'air sur la fenêtre ronde.

*C*. D'autres regardent l'inégalité de la densité de l'air dans la caisse du tympan et au dehors de cette cavité comme un obstacle à l'audition. Mueller ne peut partager cette opinion.

*D*. La trompe est destinée à empêcher la résonnance de l'air contenu dans la caisse du tympan. Cette hypothèse est la moins soutenable de toutes, car un espace plein d'air résonne, que le réservoir soit ouvert à l'une de ses deux extrémités seulement, ou à toutes les deux.

*E*. La trompe a pour usage d'accroître la résonnance. On peut envisager à ce point de vue l'opinion de Henle, qui compare l'ouverture de la trompe d'Eustache dans la caisse du tympan aux trous percés dans la table du violon, et qui sont si nécessaires pour la production d'un son bien plein. Cette hypothèse a pour elle les expériences directes sur l'effet résonnant de tuyaux latéraux qui sont posés sur un tuyau principal court avec lequel ils communiquent par une ouverture.

*F*. La trompe est destinée à débarrasser la transmission par l'appareil de la caisse tympanique, d'un obstacle qui présente une colonne d'air totalement renfermée, puisque, dans ce cas, ou la faculté conductrice de la membrane du tympan elle-même est trop faible, ou la résonnance de cette membrane et de l'air contenu dans la caisse est trop considérable. C'est là l'opinion la plus répandue. Itard compare la trompe au trou sans lequel une caisse militaire ne rendrait qu'un son sourd et étouffé. Mais cet exemple est peu probant, il n'a pas la moindre analogie avec les circonstances dont il s'agit ici; parce que si une caisse militaire a plus d'éclat lorsqu'elle est percée d'un trou, c'est qu'alors les vibrations aériennes excitées dans l'intérieur de la caisse traversent non plus seulement les parois de l'instrument et ses membranes, mais encore le meilleur conducteur qu'elles puissent trouver, l'air lui-même, pour se répandre dans l'atmosphère et arriver à l'oreille. En outre, on ne trouve qu'une différence extrêmement faible dans l'éclat du son lorsque le trou d'une petite caisse est bouché ou lorsqu'il est ouvert. Du reste on ne peut point songer à une augmentation de l'intensité du son au moyen des ondes qui arrivent à la caisse du tympan par l'air de la bouche et de la trompe d'Eustache; car un homme bien constitué entend tout aussi bien quand il ferme la bouche et le nez que quand il les ouvre.

*G*. La trompe d'Eustache est destinée à l'audition de la voix. Cette hypothèse paraît être déjà suffisamment réfutée par d'anciennes observations, notamment par une expérience que Schelhammer a faite. Cet auteur s'introduisit un diapason dans la bouche, il ne l'entendit presque pas; mais, tenu au-devant de la bouche médiocrement ouverte, l'instrument fit entendre un son très fort, à cause de la résonnance de l'air de la cavité orale, et l'effet fut alors le même que quand on place un diapason vibrant sur le goulot d'une bouteille. Nul doute cependant que le son résonnant ne soit produit en grande partie par la transmission de l'oreille externe au tympan.

*H*. La trompe sert à évacuer le mucus de la caisse du tympan par son mouvement vibratile. On ne saurait douter de cela, et la réplétion du tympan par des mucosités explique même, en partie, la dureté d'ouïe qui s'observe après l'oblitération des trompes. Cependant ce n'est pas là son unique usage.

*I*. La trompe est destinée à mettre l'air de la caisse en équilibre avec l'air extérieur, spécialement à éviter une trop grande tension de la membrane, qui serait la suite d'une condensation ou d'une raréfaction permanente de l'air et qui entraînerait la dureté de l'ouïe. Voilà ce qui paraît être le but principal de la trompe d'Eustache. Ce n'est pas de la condensation ou de la raréfaction qu'il s'agit surtout ici, mais de la tension de la membrane du tympan qui en est la conséquence nécessaire et qui ne manque jamais de rendre l'ouïe dure, car l'effet est le même dans l'une et dans l'autre hypothèse. C'est aussi à ce point de vue que, dans beaucoup de cas de surdité par occlusion chronique de la trompe, on doit juger l'utilité du cathétérisme de la perforation du tympan et de la térébration de l'apophyse mastoïde.

5° *Des cellules mastoïdiennes.*—Leur usage n'est pas bien connu : on soupçonne qu'elles concourent à augmenter l'intensité du son qui arrive dans la caisse. Si elles produisent cet effet, ce doit être plutôt par les vibrations des lames qui séparent les cellules que par celles de l'air qu'elles contiennent.

*De la conduction du son au labyrinthe par les os de la tête.* — Nous venons de voir comment les ondes sonores arrivent par la caisse jusqu'au labyrinthe ; mais quelquefois elles suivent une autre voie, c'est-à-dire les os de la tête. La transmission au labyrinthe par les os de la tête, qui est la seule chez les poissons osseux, amène les ondes sonores à ces derniers, de tous les côtés, avec la même facilité. Cette transmission de tous les côtés a lieu aussi chez les animaux aériens, mais elle ne peut être que très faible dans l'air, à cause de la difficulté avec laquelle les ondes aériennes se communiquent aux parties solides de la tête. Nous n'avons point occasion de sentir quelle intensité aurait la transmission des ondes aériennes par les os de la tête, si elle était la seule ; car lors même que nous bouchons nos oreilles, l'oreille n'en conduit pas moins les ondes avec plus de force que ne le font les os de la tête et les osselets de l'ouïe, qui, en leur qualité de corps limités, font une impression plus forte sur le labyrinthe que les os de la tête qui ne sont point isolés. Ce renforcement de la transmission par les osselets de l'ouïe peut avoir lieu aussi dans le cas où les ondes aériennes sont amenées en premier lieu par les os de la tête, puisqu'alors aussi elles sont directement conduites à la membrane du tympan et aux osselets de l'ouïe, et que l'appareil de la caisse du tympan résonne. Il en est de même pour les ondes communiquées par notre propre voix aux parties de la bouche, de la gorge et du nez. Elles déterminent également une résonnance de l'appareil de la caisse tympanique. Mais la même chose a lieu aussi pour les ondes que des parties solides transmettent aux os de la tête : il y a toujours résonnance dans ce cas. Si, après s'être bouché les oreilles, on se pose un diapason résonnant sur la tête, le son est extrêment faible ; il y a plus de force quand on fait l'application sur la tempe ; il devient de plus en plus fort à mesure que l'on rapproche l'instrument du conduit auditif, et il croît, non pas seulement en raison de la diminution de la distance entre le corps sonore et le labyrinthe, mais encore en raison du rapprochement existant entre les parties de la tête qui lui servent de conducteur et l'ouverture extérieure de l'oreille.

La seule transmission des ondes aériennes par les os de la tête ne pourrait être entendue que par une personne chez laquelle la caisse du tympan n'existerait pas et dont le conduit auditif externe serait bouché. Il est probable qu'alors ces ondes ne seraient point entendues, ou du moins qu'elles ne le seraient que très faiblement. Mais la faculté d'entendre des ébranlements de corps solides transmis aux os de la tête par d'autres corps solides devrait avoir lieu encore si le labyrinthe était intact. On peut employer ce moyen chez les sourds qui n'entendent pas les ondes sonores, pour reconnaître si leur labyrinthe et leur nerf auditif sont encore intacts. Un sourd qui ne peut entendre aucune onde de l'air, entend quelquefois un fort battement sur le sol, qui lui est transmis par les parties solides de son corps. Cependant il est difficile de distinguer ici ce qui appartient à la sensation de l'ébranlement par le toucher et ce qui appartient à l'ouïe. Tous les sons graves agissent aisément sur les nerfs du toucher, et l'on sent les ébranlements comme tact lorsqu'on applique la main sur la poitrine en parlant, ou quand on empoigne un corps solide qui rend un son. Les ondes sonores qu'un sifflet excite dans l'eau ne se sentent pas par le toucher lorsqu'on tient la main dans l'eau, mais on les sent très bien lorsqu'en même temps que la main on plonge un corps solide dans le liquide. Ces sensations tactiles des vibrations ont donné lieu à la fausse supposition qu'il est possible d'entendre par d'autres nerfs qne par le nerf auditif.

### C. — *De l'oreille interne.*

Elle se compose du limaçon, des canaux semi-circulaires et du vestibule, et de l'eau du labyrinthe.

*Du rôle de l'eau du labyrinthe.* — Parmi les dispositions acoustiques du labyrinthe, il en est une qui ne manque jamais, je veux parler de l'eau du labyrinthe. Dans tous les cas, en effet, les vibrations sont converties en vibrations de l'eau avant de rencontrer les nerfs auditifs. Le résultat de la mise en action de l'appareil auditif est une communication des plus complètes des ondes d'ébranlement aux tubes nerveux. Ceux-ci étant, comme tous les nerfs, mous et pénétrés d'eau, la transmission des ondes impulsives de parties solides à ces organes nous serait déjà en partie une réduction à des vibrations d'eau. Mais indépendamment de la mollesse dont les nerfs sont redevables à l'eau qui les imbibe, les interstices de leurs fibres, de même que tous ceux des parties molles, sont remplis de liquide, de sang ou de liquide du tissu cellulaire. Quand la propagation des ondes d'impulsion a lieu de l'eau du labyrinthe aux fibres du nerf auditif, le milieu de la plus prochaine transmission est homogène avec celui qui occupe toutes les porosités et tous les interstices du nerf lui-même. Il suit de là que la vibration des particules de ce dernier est beaucoup plus homogène qu'elle ne le serait si ses surfaces se trouvaient seulement en contact avec des parties solides : car alors celles de ces molécules qui toucheraient à des parties solides auraient une autre contiguïté que celles qui seraient placées plus avant dans l'intérieur même du nerf, et par cela même éloignées de la surface mise en rapport immédiat avec les parties solides.

Les *aqueducs* ne doivent occuper aucune place dans la physiologie de l'ouïe. Ils ne contiennent ni canaux membraneux, ni liquides, ni même aucun tronc veineux ; ce ne sont que de simples communications entre le périoste et la dure-mère d'une part, le périoste interne du labyrinthe de l'autre.

*Vestibule. — Canaux semi-circulaires.* — D'après Scarpa, les canaux semi-circulaires auraient pour usage de recueillir les ondes des os de la tête. Quand il s'agit de canaux, il faut considérer trois choses : 1° l'aptitude de leur contenu à résonner ; 2° la propagation condensée dans leur intérieur ; 3° la résonnance de leurs parois.

1° En ce qui concerne la résonnance du contenu d'un tuyau, il faut lui refuser toute importance, puisque l'eau étant limitrophe à des corps solides, ne possède vraisemblablement point en soi de résonnement notable provenant de la réflexion des vagues par des limites. Elle paraît également apte à rassembler les ondes sonores des corps solides.

2° Il résulte des expériences de Mueller qu'avec les canaux semi-circulaires on doit compter sur quelque peu d'intensité de plus de la transmission du son dans la direction de leur courbure, mais que cette propagation non affaiblie n'est pas à beaucoup près aussi parfaite dans des tuyaux remplis d'air. Une condensation, mais très légère seulement, résulte de ce qu'une même onde qui pénètre dans le vestibule par la branche de son canal, rebrousse chemin par la branche opposée avec une partie de son impulsion. T. Young a fait le calcul. Si l'impulsion arrive non par les fenêtres, mais par les os de la tête, comme chez les poissons, et en partie aussi chez nous, ce degré de condensation par les canaux semi-circulaires aura lieu aussi.

3° Enfin, il faut encore avoir égard dans les canaux semi-circulaires à la résonnance des os de la tête par les vibrations de l'eau du labyrinthe; car, au voisinage de parois solides plongées dans l'eau et auxquelles les ondes sonores sont communiquées, celles-ci sont toujours plus fortes qu'elles ne le sont, toutes choses égales d'ailleurs, dans le reste de l'eau. Il va sans dire que le conducteur ne doit pas toucher les parois elles-mêmes. Quand deux parois qui résonnent dans l'eau sont rapprochées l'une de l'autre, les ondes du liquide entre elles ont naturellement plus de force encore. Les expériences faites par Mueller le prouvent suffisamment.

Si maintenant on admet que les canaux *semi-circulaires membraneux* sont en état de rassembler la résonnance des os de la tête dans l'eau et de mieux conduire dans la direction de leur aqueduc que dans celle de l'ébranlement, le renforcement profitera aux ampoules et aux sinus communs où le nerf s'épanouit. Cet effet doit devenir beaucoup plus fort encore en raison du contact plus intime des canaux membraneux avec les canaux solides. Mais un fait important pour la physiologie de l'ouïe nous conduit aussi à assigner aux canaux semi-circulaires membraneux un concours indépendant des parties solides qui les entourent, et le fait est que les canaux semi-circulaires de la lamproie ne sont nullement isolés par des parties solides enveloppantes, qu'ils sont situés dans la même capsule solide que sinus commun.

Les *pierres auditives* contenues dans le labyrinthe des poissons et des reptiles ichthyomorphes, et la bouillie cristalline qu'on trouve dans celui des autres animaux, devraient fortifier le son par résonnance, même quand ces corps ne toucheraient pas les membranes sur lesquelles les nerfs s'épanouissent. Mais ces corps touchent les parties membraneuses du labyrinthe; les parties membraneuses et le nerf reçoivent donc de ces parties solides, et en raison de l'étendue des points de contact, des ondes impulsives qui ont plus d'intensité que celles de l'eau; car lorsqu'on plonge la main seule dans l'eau, on ne sent point les vibrations que celle-ci éprouve en conduisant le son, tandis qu'on les perçoit quand on tient un morceau de bois à la main.

*Limaçon.*— En étudiant l'acoustique du labyrinthe, il faut avoir égard à la direction que suit la propagation de l'ébranlement et des ondes dans l'eau et dans les parties solides de cette région de l'oreille. Les recherches de Savart sur la transmission des ondes impulsives de corps solides à l'eau, et de l'eau à des corps solides, peuvent être appliquées ici. Cette transmission paraît s'accomplir de la même manière absolument que dans d'autres milieux. En se basant sur les expériences de Savart, on peut dire que, dans quelque direction que des ondes sonores soient communiquées, à la columelle, ou à la lame spirale elle-même, la direction de l'ébranlement demeurera constamment la même, soit que l'impulsion ait été transmise des os de la tête à la columelle ou aux parois du limaçon, et de celles-ci à la lame spirale, soit qu'elle l'ait été de l'une de ces parties à l'eau du labyrinthe. Quant à ce qui concerne les vibrations partant de l'eau du labyrinthe, la fenêtre ovale est dirigée de manière qu'une ligne perpendiculaire tirée sur son champ marche presque parallèlement à la columelle du limaçon; d'où il suit que les ébranlements qui partent de cette fenêtre excitent vraisemblablement, dans les parties solides du limaçon, des secousses ayant la même direction que la columelle, c'est-à-dire que ce sera la lame spirale qui aura le plus de facilité à vibrer, dans toute son étendue, suivant une direction presque perpendiculaire à sa surface.

Nous venons de considérer les diverses parties du limaçon comme affectées simultanément par l'ébranlement. Il reste maintenant à savoir s'il ne pourrait pas aussi s'opérer une transmission successive de l'ébranlement le long des spires du limaçon, c'est-à-dire depuis le vestibule ou la fenêtre ronde jusque dans la cupule, de manière ou que l'eau la propageât successivement par les rampes, ou que cette succession eût lieu le long de la spirale.

La lame spirale du limaçon doit être considérée comme une plaque portant des fibres épanouies, sur laquelle toutes les fibres du nerf reçoivent presque simultanément l'onde sonore, et atteignent simultanément leur maximum de condensation, puis leur maximum de raréfaction. D'après cette théorie, il serait, en général, à peu près indifférent que les fibres nerveuses s'épanouissent sur plusieurs lames circulaires, disposées autour de la columelle ou même sur une plaque contournée en hélice. Cette dernière forme présente l'avantage que toutes les parties de la plaque font corps ensemble et se communiquent avec plus de facilité leurs ébranlements. Les tours du limaçon ont en même temps un autre avantage, celui de réaliser, sous le plus petit espace possible, la surface considérable qui était nécessaire pour l'expansion des fibres nerveuses.

L'union de la plaque avec les parois solides du labyrinthe rend le limaçon propre à l'audition des ondes sonores des parties solides de la tête et des parois du labyrinthe. Cet usage lui a déjà été assigné par E.-H. Weber. Le labyrinthe membraneux se trouve libre dans l'eau du labyrinthe, et évidemment l'audition des ébranlements communiqués à cette eau elle-même est mieux sentie si les ébranlements arrivent à celle-ci par les os de la tête, comme chez les poissons, et les dents, comme chez l'homme qui placerait une montre entre ses mâchoires, ou par la fenêtre. Sans doute, le labyrinthe membraneux est exposé à la résonnance des parois solides du labyrinthe; car les ondes sonores communiquées à l'eau sont toujours entendues avec plus de force dans le voisinage des parois. Cependant il ne reçoit jamais immédiatement ces ondes que de l'eau. Au contraire, la lame spirale du limaçon, faisant corps avec les parois solides du labyrinthe, reçoit immédiatement de ces derniers les ébranlements qui leur sont communiqués. Il y a là un avantage considérable, car les secousses transmises aux parties solides ont, toutes choses égales d'ailleurs, une force absolue plus grande que celle de l'eau.

Le limaçon a encore un usage. Sa lame spirale reçoit du vestibule et de la fenêtre ronde, tout aussi bien que le labyrinthe membraneux, les ondes impulsives de l'eau du labyrinthe. Elle est même mieux disposée pour cela, chez l'homme et les mammifères, que le labyrinthe membraneux, puisque la qualité de corps solide et limité la rend susceptible de résonnance. Mueller rapporte une expérience qui prouve ce fait.

Enfin, on entrevoit pourquoi les fibres du nerf auditif sont étalées les unes à côté des autres sur la lame spirale. Plus le nerf s'étendrait en couches épaisses sur les parties solides du limaçon, moins il recevrait les ébranlements de ces derniers, puisqu'il n'est pas homogène avec elles; mais plus les couches qu'il y forme sont minces, plus les ébranlements des parties solides se communiquent avec facilité à ses fibres qui sont en contact avec elles. L'intensité de la communication croît, en outre, avec la surface du corps que les ondes sonores touchent. Si, après s'être bouché les oreilles, on tient un conducteur dans l'eau où l'on excite un son, ce son augmente d'intensité à mesure qu'on enfonce le conducteur.

## SECTION II.

### De la transmission auditive à l'encéphale.

Quand l'impression auditive a eu lieu sur les ramifications des branches nerveuses qui se distribuent au limaçon, le nerf auditif les transmet au centre nerveux.

Nous ne reproduirons pas ici toutes les expériences qui prouvent que le nerf auditif, et spécialement la branche limacienne, sont destinés a présider à cette transmission (voy. t. I, p. 496).

La rapidité de cette transmission peut être appréciée par les expériences suivantes faites par M. Sagot.

Rien de plus facile que de prendre en face du pendule une mesure de musique qui soit en rapport avec ses oscillations et de chercher sur cette limite la mesure de promptitude de l'exécution. Prenons, par exemple, sur une oscillation du pendule ou sur une seconde un mouvement à deux temps, c'est un *allegro;* chaque temps vaut une demi-seconde. La croche est d'une exécution facile, la double croche est un jeu rapide, la triple croche semble l'extrême vitesse à laquelle l'exécution puisse atteindre dans un trait simple, comme un mouvement de gamme, un trille, une cadence; c'est la limite de l'audition distincte d'une succession de notes. La durée de chaque note n'est alors que de 1/16e de seconde, vitesse qui n'est pas très éloignée du nombre de vibrations par seconde de la note la plus grave employée en musique, 32. Les physiciens n'admettent pas que l'on puisse entendre distinctement plus de dix notes par seconde : pour la cadence au moins. Je crois que ce n'est pas tout à fait assez. Il est certain qu'en exécutant une cadence avec une vitesse très supérieure à seize notes par seconde, on arriverait à confondre les deux notes en un seul son discordant ou harmonique, suivant que les deux notes formeraient une seconde, une tierce, etc. Mais les mouvements du corps ne se prêtent pas à l'exécution sur les instruments de cadences pareilles ; je ne sais si, au moyen d'appareils mécaniques, des essais ont été tentés à ce sujet ; il faudrait aller certainement bien au delà de seize notes par seconde, pour que les deux notes fussent confondues en une seule. Quand le disque, partagé en segments colorés alternativement de deux couleurs, tourne devant l'œil, ce qui représente à la vue ce que la cadence est à l'ouïe, 32 couleurs peuvent sans confusion passer devant, peut-être même 47; mais les deux couleurs ne sont bien combinées en une seule teinte que s'il en passe 128.

Si nous cherchons non plus la plus grande vitesse de perception de l'ouïe, mais cette vitesse naturelle à laquelle nous entendons le plus distinctement, nous goûtons le mieux la musique, nous trouverons que la noire, qui a la couleur d'unité principale dans la mesure, vaut à peu près dans un allegro vivace, 1/4 de seconde; dans un mouvement modéré, 2/3 de seconde; dans un andanté, la seconde entière. La musique suivant son caractère est plus rapide ou plus lente que la parole.

## SECTION III.

### De la perception du son.

Nous percevons la direction, la distance et l'intensité du son.

*De la direction du son.* — On peut distinguer cette direction par le jugement porté d'après l'expérience acquise. En raison de la modification que l'ouïe éprouve suivant cette direction, la perception place le corps qui produit le son dans tel ou tel sens déterminé. Le seul guide certain à cet égard est l'impression plus vive que le son exerce sur l'une des deux oreilles. La direction du son peut être encore appréciée, au moyen de l'ouïe, en donnant des positions variées à la tête et à l'oreille, qui font que les ondes sonores tombent sur cette dernière tantôt perpendiculairement et tantôt obliquement. Les ventriloques profitent de l'incertitude que présente la distinction de la direction du son et du pouvoir de l'imagination sur le jugement, ils parlent dans une certaine direction et font comme s'ils entendaient le son venir de là.

Nous jugeons de la *distance* du son par son intensité. Le son lui-même occupe toujours la même place dans notre oreille, mais nous plaçons hors de nous le corps qui le produit. Il suffit d'assourdir la voix et de la rendre telle que nous l'entendons dans le lointain, pour faire croire à son éloignement; ce qui se pratique dans la ventriloquie.

Quant au siége où dans le centre nerveux se fait cette perception, nous renvoyons le lecteur à la page 433 du premier volume.

*Prolongation de la sensation auditive.* — Savart a pu se convaincre, en enlevant une ou plusieurs dents à une roue tournante, que la durée de l'impression auditive l'emporte sur celle des ébranlements : car l'enlèvement d'une dent ne produit pas d'interruption dans le son. Mais une longue durée ou une répétition fréquente du même son fait persister bien davantage la sensation consécutive dans le nerf et la maintient même au delà de dix à onze heures, comme le savent fort bien ceux qui ont passé plusieurs jours dans une voiture. Cela prouve que le son en tant que sensation tient à un état du nerf auditif.

*Audition double.* — A la double vue du même objet par les deux yeux correspond la double audition par les deux oreilles ; à la double vue avec un œil, à cause de l'inégalité dans la réfraction, la double audition avec une oreille, à cause de l'inégalité dans la transmission.

Le premier mode d'audition double est fort rare. Sauvages et Itard en citent des exemples : dans l'un des deux cas de Sauvages, outre le son fondamental, l'individu entendait encore son octave, ce qui serait difficile à expliquer, si le fait est exact. Chez le sujet dont parle Itard, des sons d'une acuité différente étaient entendus par les deux oreilles. Il est probable que les faits de cette nature deviendraient moins rares, si l'on observait avec plus d'attention.

Le second mode d'audition double dépend non de l'inégalité d'action des deux oreilles, mais du défaut d'uniformité dans la manière dont deux milieux différents transmettent un même son à l'organe auditif. On peut le produire en écoutant avec une oreille dans l'air le son d'une petite cloche qui tinte dans l'eau, pendant que, de l'autre oreille bouchée, on écoute les vibrations que ce liquide lui transmet à l'aide d'un conducteur. Les deux sons diffèrent l'un de l'autre eu égard à l'intensité et au timbre. Il en est de même lorsqu'au moyen d'un sifflet fermé par une membrane et plongé dans l'eau, on produit un son qui arrive à une oreille par l'air, et à l'autre oreille bouchée par le conducteur plongé dans l'eau.

*De la finesse de l'ouïe.* — Elle peut se manifester de deux manières : tantôt par la perception d'ébranlements extrêmement faibles, ou de bruits que leur éloignement rend presque imperceptibles ; tantôt par la facilité à distinguer un son parmi d'autres sons beaucoup plus forts, comme celui d'un seul instrument au milieu d'un grand orchestre.

### *De l'audition suivant les âges.*

A la *naissance*, tout ce qui appartient à l'oreille interne et moyenne est capable de remplir les usages relatifs à l'audition ; mais l'oreille externe n'est pas encore en état d'agir. Le pavillon est mou, petit, peu élastique ; les parois du conduit auditif externe sont dans ce cas ; la membrane du tympan est très oblique et fait en quelque sorte suite à la paroi supérieure du conduit ; elle est, en conséquence, mal disposée pour recevoir les ondes sonores. Toute l'oreille externe est recouverte d'une matière blanchâtre molle. La caisse du tympan est un peu plus petite, proportionnellement ; au lieu d'air, elle contient un mucus épais. Les cellules mastoïdiennes n'existent point. Par les progrès de l'âge, l'audition devient telle que nous l'avons décrite chez l'*adulte*. Dans la *vieillesse*, les changements que l'oreille éprouve sous les rapports physiques, loin d'être défavorables, comme cela arrive pour l'œil, semblent, au contraire, la perfectionner ; tout devient plus dur, plus élastique, et les cellules mastoïdiennes s'agrandissent au point d'envelopper de tous côtés l'oreille interne.

D'après ce que nous venons de dire, on peut deviner que l'audition sera modifiée suivant les âges. Ainsi les bruits les plus forts n'affectent pas sensiblement l'enfant qui vient de naître ; après quelque temps, il paraît reconnaître les sons aigus. Il se passe fort longtemps avant que l'enfant juge sainement de l'intensité, de la direction du son et surtout avant qu'il attache un sens aux différents sons articulés. De même qu'il affectionne une lumière vive, de même les sons les plus aigus, les plus intenses, sont ceux qu'il préfère pendant longtemps.

Quoique l'appareil auditif se perfectionne physiquement avec l'âge, il est certain cependant que l'ouïe devient dure avec la première vieillesse et qu'il est très peu de vieillards qui ne soient plus ou moins sourds. Cette circonstance paraît tenir à la diminution de l'eau du labyrinthe et à la diminution de la sensibilité du nerf.

### *De l'audition dans les principaux vertébrés.*

Chez les *poissons* il n'y a pas de limaçon, ni de caisse du tympan, mais il y a un labyrinthe membraneux. Les différences les plus essentielles chez les poissons sont les suivantes : 1° il n'y a qu'un canal semi-circulaire qui reçoit dans une partie le nerf auditif (*myxine*, *bdellostoma*) ; 2° il y a deux canaux semi-circulaires dont un a un appendice formé de sac (*pretomyzon*, *ammocetes*); 3° il y a trois canaux semi-circulaires disposés comme dans les animaux supérieurs, et dans tous il y a des pierres auditives osseuses et dures. La vessie natatoire des poissons concourt à l'audition, et Weber a découvert que le labyrinthe de plusieurs poissons communique d'une manière indirecte avec ce réservoir gazeux.

Chez les *reptiles*, l'organe auditif offre de grandes variétés. Dans les reptiles nus, comme chez ceux à peau écailleuse, il y a des familles totalement dépourvues de caisse du tympan, et d'autres qui en ont une, avec une membrane du tympan et une trompe d'Eustache ; mais les reptiles de ces deux catégories diffèrent absolument en ceci que les uns n'ont qu'une seule fenêtre au labyrinthe et manquent de limaçon.

Chez les *oiseaux*, l'organe auditif a à peu près le même développement que chez les reptiles. La caisse du tympan amène de l'air aux cavités de la tête, ce qui agrandit le volume des parties résonnantes. Le limaçon n'est point contourné, c'est un canal presque droit et terminé en cul-de-sac, qu'une cloison membraneuse très délicate partage en deux conduits ; le vestibule contient une poudre cristalline de carbonate calcaire.

L'organe auditif des *mammifères* ne diffère en rien d'essentiel de celui de l'homme.

## CHAPITRE III.

### DE L'OLFACTION, OU FONCTION DE L'APPAREIL OLFACTIF.

*Définition.* — Le sens de l'odorat est celui qui nous donne la notion des odeurs, et l'on appelle *olfaction* l'opération qui est accomplie pour la perception de cette notion.

Deux théories existent touchant la nature des odeurs ; nous allons les examiner rapidement.

Dans la première, on suppose que les odeurs sont produites par un mouvement vibratoire qui a lieu dans les molécules du corps et qui se transmet à un éther ambiant : elle s'appuie sur ce que le musc et l'ambre gris, entre autres, auraient excité pendant de longues années des impressions odorantes, sans diminuer de poids d'une manière apparente ; mais ces faits peuvent recevoir une autre explication, comme l'extrême divisibilité de ces corps. Aussi cette hypothèse est abandonnée.

Dans la seconde théorie, on pense que les odeurs sont dues à des particules dégagées de la substance même des corps odorants. Une expérience de Berthollet prouve cette volatilisation. Qu'on mette un morceau de camphre dans un tube barométrique rempli de mercure, on voit bientôt le métal descendre, le camphre diminuer de volume et être enfin remplacé par un gaz odorant. Prévost, de Genève, Volta, Brugnatelli, ont fait des expériences sur d'autres substances dans le même sens.

Nous devons dire que Boerhaave avait imaginé un principe particulier, impondérable, distinct du corps odorant, principe qu'il avait nommé *esprit recteur*, et qu'on désigna ensuite sous le nom d'*arome*. Cette hypothèse fut admise un certain temps, mais Fourcroy démontra que c'est à la plus ou moins grande volatilité des végétaux que sont dues leurs odeurs.

*Modifications des odeurs.* — Diverses circonstances peuvent apporter ces modifications ; nous les examinerons succinctement.

1° La *chaleur* peut augmenter ou diminuer l'intensité des odeurs. Ainsi, sous les tropiques, les plantes laissent échapper leurs parfums aux premiers rayons du soleil ; tandis que les plantes et les animaux ont d'autant moins d'odeur qu'ils vivent dans des contrées plus froides.

2° La *lumière* favorise le dégagement des odeurs de certaines plantes ; tandis que d'autres ne dégagent leurs parfums que dans l'obscurité.

3° On suppose que l'*électricité* peut favoriser ou suspendre les émanations odorantes ; mais n'y a-t-il pas une décomposition par cet agent ?

4° L'*état hygrométrique* de l'atmosphère influe sur l'intensité de nos sensations olfactives. Chacun sait que le matin les fleurs sont plus odorantes, à cause de la rosée ; mais chacun sait aussi qu'après la pluie les fleurs n'ont presque pas d'odeurs. Il est des plantes qui n'acquièrent de l'odeur que par la dessiccation.

5° Le choc, le frottement, le froissement, sont des moyens fréquemment employés pour développer des odeurs.

6° Sous l'action de l'eau, certaines substances inodores ou à peu près inodores contractent certaines propriétés odorantes : tels sont les sulfures alcalins, l'argile impure, etc.

*Classification des odeurs.* — Linné rapporte les odeurs à sept sections principales : 1° Les odeurs *aromatiques* (fleurs d'œillet, feuilles de laurier, etc.) ; 2° les odeurs *fragrantes* (lis, safran) ; 3° les odeurs *ambrosiaques* (ambre, musc) ; 4° les odeurs *alliacées* (ail, assa fœtida) ; 5° les odeurs *fétides* (bouc, valériane) ; 6° les odeurs *repoussantes* (œillet d'Inde, solanées) ; 7° les odeurs *nauséeuses* (courge, concombre).

Haller les divise en *agréables*, *désagréables* et *mixtes*. Mais cette classification ne peut être acceptée, parce qu'une odeur agréable pour une personne peut être désagréable ou indifférente pour une autre.

Lorry admettant qu'un certain nombre d'odeurs qu'il nomme *radicales* sont comme la base d'un grand nombre d'autres, en établit cinq classes, dans chacune desquelles devrait toujours se reconnaître, suivant lui, l'odeur primitive et simple. Ces cinq classes comprennent les odeurs *camphrées*, *narcotiques*, *éthérées*, *acides*, *volatiles* et *alcalines*. Mais combien d'odeurs qu'on ne pourrait rattacher à aucune de ces classes !

Fourcroy les a divisées ainsi : 1° *extractives* ou *muqueuses ;* 2° *huileuses fugaces ;* 3° *huileuses volatiles* ; 4° *aromatiques* et *acides;* 5° *hydro-sulfureuses*. Mais cette classification est évidemment incomplète, puisqu'elle ne s'applique qu'aux végétaux.

## SECTION I.

### De l'impression des odeurs.

L'appareil de l'olfaction représente une espèce de crible placé sur le chemin que l'air parcourt le plus souvent avant de s'indroduire dans la poitrine. Il est remarquable par sa simplicité et en cela il diffère essentiellement de celui de la vue et de l'ouïe. Il se compose uniquement d'une membrane muqueuse, revêtant les anfractuosités du nez et se continuant avec celle des sinus. Cette membrane reçoit deux nerfs : le nerf olfactif et le nerf de la cinquième paire. Disons tout de suite que c'est sans contredit le nerf olfactif qui préside à la perception de l'odorat. D ailleurs il ne serait pas difficile d'établir que les odeurs ne sont perçues que là où se distribue le nerf olfactif, c'est-à-dire dans la portion de la pituitaire qui revêt la voûte des fosses nasales, au niveau de la lame criblée, la surface supérieure de la cloison, le cornet supérieur et le cornet moyen avec le méat qui est entre eux. Faites pénétrer à une certaine profondeur, dans l'une de vos narines, un tube de verre que vous tiendrez horizontalement au-dessus d'une substance odorante, puis, la bouche et l'autre narine étant closes, aspirez : l'olfaction sera nulle à moins qu'il ne s'agisse d'une odeur très pénétrante. Rendez au contraire la direction du tube verticale, et la sensation sera vive, parce que l'air odorant ira impressionner la muqueuse là où se distribue le nerf olfactif.

Le *mécanisme* de l'odorat est fort simple ; il faut seulement que le mucus nasal s'imprègne des particules odorantes disséminées dans l'air qui traverse les fosses nasales, et que ces particules soient ainsi arrêtées sur la portion de membrane pituitaire qui reçoit les filets des nerfs olfactifs. L'inspiration de l'air odorant, son passage à travers les fosses nasales et son ascension vers les parties supérieures, la sécrétion normale de la pituitaire, sont donc les conditions fondamentales de toute impression olfactive. Aussi, d'après les expériences de Lower, admises par Cl. Perrault, les animaux dont la trachée artère est ouverte, et qui ne respirent plus par les narines, cessent-ils d'être impressionnés par les odeurs ; aussi encore, chez l'homme, la destruction du nez, organe qui sert à diriger les effluves odorants vers la voûte nasale, entraîne-t-elle l'anosmie, d'après Béclard. Aussi enfin, toute influence morbide qui modifie la sécrétion de la muqueuse réagit-elle d'une manière fâcheuse sur l'olfaction.

L'olfaction peut être *volontaire* ou *involontaire*. Le premier mode, qui a reçu le nom de *flairer*, est celui qu'on emploie pour rendre la sensation plus vive. Pour exécuter cette action, on ferme d'abord la bouche, et tantôt on fait une large inspiration, tantôt une série d'inspirations brèves et saccadées : c'est alors, d'après Ch. Bell et Diday, que le petit *appareil musculaire* qui borde l'orifice antérieur des narines et qui est animé par le nerf facial, intervient efficacement pour resserrer cet orifice et le mieux diriger en bas, dans le double but d'augmenter l'intensité du courant et de le porter vers la partie supérieure des fosses nasales.

Quand nous avons intérêt à amoindrir nos sensations olfactives, les choses ont lieu autrement et l'organe devient *passif*. Si nous nous observons attentivement au moment où une odeur désagréable vient nous impressionner, nous constatons qu'une forte expiration s'effectue d'abord, dans le but d'expulser l'air odorant, puisque l'inspiration, au lieu de se faire par les narines, a lieu instinctivement par la bouche ; le *voile du palais* s'élève pour devenir horizontal, tend à fermer en arrière les orifices des narines, empêche la circulation de l'air dans leur intérieur, et, par conséquent, prévient ainsi le retour de nouvelles impressions pénibles sur la membrane olfactive. C'est en se basant sur ces observations et sur une analogie dans le mode de répartition nerveuse, que M. Longet a été amené à faire un rapprochement physiologique entre l'iris et le voile du palais, c'est-à-dire à voir dans ce dernier un moyen propre à nous défendre contre l'action d'odeurs désagréables, ainsi que l'iris, en resserrant son ouverture, nous protége contre une lumière trop intense.

Peut-on percevoir les odeurs qui arrivent avec l'air expiré, ou *d'arrière en avant* dans les fosses nasales ? Haller, s'appuyant sur l'opinion de Galien, répond par la négative. Mais Cl. Perrault pense que « le mouvement et l'impulsion que l'air a dans la respiration servent aussi à porter les odeurs sur l'organe de l'odorat, et que cette impulsion se fait par les narines ou par l'*ouverture qui est au palais*. » Il rappelle ensuite que le cormoran ne peut recevoir les odeurs que par cette dernière ouverture, attendu que ses narines sont imperforées en avant De nos jours, M. P. Bérard a soutenu l'opinion de Galien et de Haller, en se fondant sur ce que les phthisiques ne sentent pas l'odeur de l'air venu des cavernes de leur poumon, et que l'air expiré se charge de l'odeur de l'alcool, de l'ail, etc., sans qu'il en résulte aucune impression sur la membrane pituitaire. Mais, dans sa *thèse inaugurale*, M. Debrou s'est rangé de l'opinion de Cl. Perrault. On ne voit pas, dit-il, pourquoi un air odorant, venu de la poitrine ou de l'estomac, ne ferait pas impression sur les nerfs olfactifs. Peut-être l'impression sera moins facile alors, parce que le chapiteau nasal, avec sa voûte, ses muscles et son ouverture inférieure, contribue à la perfection de l'odorat en dirigeant ces vapeurs odorantes vers la partie supérieure du nez, là où sont les ramifications du nerf; mais enfin il suffit que l'air chargé d'odeurs arrive sur le nerf olfactif pour que l'impression sensoriale ait lieu; rien n'étant modifié au nerf, ni à la matière odorante, une modification de courant peut seulement rendre le sens moins parfait mais non l'annuler. Si un phthisique, un individu qui a bu de l'alcool ou mangé de l'ail ne sentent pas des odeurs qu'ils portent en eux, bien que les odeurs soient senties par les assistants, cela doit s'expliquer par la durée de l'impression, durée qui, on le sait, diminue la perception et la rend inpercevable. A l'appui de son opinion, M. Debrou cite l'expérience suivante : Il fait choix d'une substance odorante qui ne peut pas impressionner le goût (eau affaiblie de fleur d'oranger), il avale une gorgée de ce liquide, et aussitôt, expirant par les narines, il en a perçu l'odeur. MM. Longet et Louis ont observé un fait qui vient corroborer cette dernière opinion.

*Du rôle des cornets et des sinus dans l'olfaction.* — On ne trouve que des opinions dissidentes à cet égard : les uns croient que les lames des cornets servent à retenir les émanations odorantes dans les fosses nasales; les autres supposent qu'elles forment des conduits propres à dirger l'air odorant vers les embouchures des sinus. Quant à ces dernières cavités, on en a fait le siége même du sens olfactif, ou bien des réservoirs dans lesquels les odeurs doivent séjourner, ou encore la source d'un liquide qui vient sans cesse humecter les méats et qui donne à la pituitaire l'humidité indispensable à son action. Suivant Blumenbach, qui a émis cette dernière opinion, les orifices des sinus sont dirigés de telle manière que, dans les différentes positions de la tête, le fluide sécrété peut toujours s'écouler des uns ou des autres dans les narines. Pour démontrer que le sens de l'odorat ne réside point dans les sinus, on a d'abord rappelé que la membrane qui les tapisse ne reçoit aucun filet du nerf évidemment destiné à transmettre les impressions olfactives : puis on a cité diverses expériences faites sur l'homme lui-même. Deschamps, chez un individu dont le sinus frontal communiquait avec l'extérieur, a poussé de l'air saturé de vapeurs de camphre dans cette cavité, dont il avait d'abord intercepté la communication avec les fosses nasales, et le malade ne perçut aucune odeur. Richerand a vu des injections odorantes faites dans l'antre d'Highmor, par une fistule du bord alvéolaire, ne produire aucune sensation olfactive. D'après M. P. Bérard, l'usage des sinus serait de faire pénétrer l'air chargé des émanations odorantes dans toutes les anfractuosités des fosses nasales. Lorsqu'une odeur nous revient après que nous avons cessé de la respirer, cela tient vraisemblablement à ce qu'il s'était introduit dans les sinus des molécules odorantes qui s'en échappent plus tard.

*Du rôle du nez.* — Le nez paraît destiné à diriger l'air chargé d'odeurs vers la partie supérieure des fosses nasales où s'accomplit l'impression. On prétend que chez ceux qui ont le nez épaté, les narines petites et trop dirigées en avant, l'olfaction est presque nulle. La privation de cet organe, par maladies ou par accidents, entraîne ordinairement l'anosmie, à laquelle on remédie jusqu'à un certain point par l'adaptation d'un nez artificiel. En tamisant l'air, les petits poils ou *vibrisses* qui se trouvent à l'orifice antérieur des narines peuvent y prévenir l'introduction de corpuscules étrangers.

## SECTION II.

### De la transmission de l'impression des odeurs.

Cette transmission se fait par le nerf olfactif (voy. t. I, p. 487). Nous ne connaissons pas d'expériences directes sur la rapidité de cette transmission au cerveau.

## SECTION III.

### De la perception de l'impression des odeurs.

Le nerf olfactif présente des conditions de structure qui font supposer qu'il sert non-seulement de conducteur aux impressions, mais qu'il les perçoit aussi. Il est probable que le point d'émergence des racines du nerf olfactif est celui qui est chargé de la perception des odeurs.

*De la finesse et de l'étendue de l'odorat.* — Il y a sous ce rapport des différences entre les individus. En effet, si l'on a vu des individus privés presque complétement de ce sens, il a été constaté aussi que certains autres possédaient un odorat d'une rare perfection. Sloodwort cite une femme qui pouvait prédire un orage plusieurs heures d'avance, par une odeur sulfureuse qu'elle reconnaissait alors dans l'air. Un religieux de Prague, non-seulement reconnaissait par l'odorat les différentes personnes, mais encore distinguait une fille ou une femme chaste d'avec celles qui ne l'étaient point. Au dire des voyageurs, les Indiens de l'Amérique du Nord poursuivent leurs ennemis ou leur proie à la piste. La race mongole et la race nègre paraissent, en raison de l'amplitude des cavités nasales, avoir l'odorat plus parfait et plus étendu que les peuples d'Europe; les Kalmouks sont cités, entre tous les Asiatiques, par la finesse extraordinaire de l'odorat. On rapporte aussi que les nègres ont ce sens très délicat: quelques-uns peuvent distinguer les traces d'un blanc de celles d'un noir.

*Usages de l'odorat.* — On peut les considérer sous le point de vue de la conservation de l'individu et sous celui de la conservation de l'espèce. Dans le premier cas, l'odorat garde l'entrée des voies respiratoires et nous révèle les qualités nuisibles de certains gaz. Il est aussi le premier explorateur des aliments nouveaux : souvent la seule odeur qu'ils exhalent, au moment où on les porte à la bouche, suffit pour les faire rejeter ou admettre. Ces usages sont bien plus évidents chez les animaux que chez l'homme. L'odeur d'un aliment qui plaît provoque la salivation et excite l'appétit; mais quand celui-ci est satisfait, la même odeur n'excite plus que du dégoût. D'après Gerdy, cette dernière impression est une sentinelle vigilante que la nature semble avoir préposée à l'entrée des organes digestifs pour mettre un terme à la gloutonnerie, et il est parfois dangereux et toujours imprudent de désobéir à sa voix. Dans le second cas, l'odorat peut éveiller des désirs vénériens chez certaines personnes : il est des hommes, dit Longet, qui trouvent, dans l'influence exercée par l'odeur de la vulve sur la pituitaire, le principe de dispositions très érotiques; l'odeur de l'homme lui-même réveille, chez quelques femmes ardentes, le besoin du plaisir. Mais le souvenir et l'imagination doivent avoir ici une large part; n'en est-il pas ainsi pour l'impression électrique que produit, surtout dans la jeunesse, l'atmosphère exhalée de certaines femmes et que la volupté ressaisit même dans les vêtements qu'elles ont quittés? Quoi qu'il en soit, chez les animaux, la liaison entre l'odorat et la génération est aussi incontestable qu'elle est intime : à l'époque du rut, les individus d'une même espèce peuvent se rencontrer rien que par les émanations d'odeurs spéciales entraînées au loin par l'atmosphère.

Comparé à la vue, à l'ouïe et au tact, l'odorat ne sert pas autant qu'eux à l'intelligence; mais, chez les animaux, l'odorat est le sens qui donne le plus de connaissances. Chez eux, dit Buffon, l'odorat est un organe universel de sentiment; c'est un œil qui voit les objets, non-seulement où ils sont, mais partout où ils ont été. C'est le sens par lequel l'animal est le plus tôt, le plus souvent et le plus sûrement averti, par lequel il agit et se détermine, par lequel il reconnaît ce qui est convenable ou contraire à sa nature, par lequel enfin il aperçoit, sent et choisit ce qui peut satisfaire son appétit.

*De l'odorat suivant les âges.* — L'appareil de l'odorat est peu développé à la naissance ; les cavités nasales, les divers cornets et les sinus existent à peine, et cependant il paraît que l'olfaction a lieu. Magendie croit avoir reconnu que les enfants, peu après leur naissance, exercent l'odorat sur les aliments qu'on leur présente. Avec les progrès de l'âge, les cavités nasales se développent, les sinus se forment et, sous ce rapport, l'appareil se perfectionne jusqu'à la vieillesse. L'odorat se maintient jusque dans les derniers moments de la vie, à moins de lésions de l'appareil, telles que des modifications dans la sécrétion du mucus, modifications qui surviennent assez souvent.

*De l'odorat dans les principaux vertébrés.* — Les mammifères quadrupèdes l'emportent de beaucoup sur l'homme pour la finesse de l'odorat. Tout le monde connaît la sagacité olfactive du chien ; la vache, la chèvre, le mouton, ne broutent pas les herbes vénéneuses, parce que l'odorat leur révèle leurs qualités nuisibles. Cette perfection de ce sens tient-elle à un organe particulier que posséderaient ces animaux, à l'*organe de Jacobson* par exemple? D'après les recherches de M. Gratiolet il faudrait croire que cet organe ne se distingue pas sous le rapport de ses usages d'un simple cornet nasal, et que les sensations qu'il procure doivent rentrer dans la classe des sensations olfactives. Quant aux cétacés, tout ce qui se rapporte à l'odorat est incertain.

Chez les *oiseaux*, la sensibilité olfactive paraît moindre que chez les mammifères : Scarpa a reconnu que chez eux les nerfs olfactifs varient beaucoup de volume. Ils sont grêles relativement, dans les gallinacés et les passereaux, plus forts dans les rapaces et les palmipèdes, mais très gros chez les échassiers. Ainsi, on reconnaît que la finesse de l'odorat suit cette gradation proportionnelle.

Chez les *reptiles*, l'odorat est peu développé, toutefois Scarpa a vu que toutes les fois qu'il plongeait ses mains dans l'eau après les avoir imprégnées de l'odeur de grenouilles, les mâles s'empressaient d'accourir de loin et les embrassaient étroitement.

Malgré un nerf volumineux destiné à l'odorat, on peut dire des *poissons* qu'ils ont, en général, ce sens peu développé. Cependant, on ne peut contester que certains poissons possèdent ce sens à un très haut degré de développement.

# CHAPITRE IV.

## DE LA GUSTATION, OU FONCTION DE L'APPAREIL DE GUSTATION,

*Définition.* — Ce sens est celui auquel nous devons la notion des saveurs.

Physiologiquement parlant, la *saveur* est une sensation qui résulte de l'action des corps sapides sur l'organe du goût. On dit que la saveur est une qualité inhérente à ces corps eux-mêmes.

La *classification* des saveurs est aussi imparfaite que celle des odeurs. Galien les avait divisées en *austères*, *amères*, *acerbes*, *salées*, *âcres*, *acides*, *douces et grasses*. Boerhaave les distinguait en *primitives* et en *composées*. Linné les partageait en *salées* et *visqueuses*, *sèches* et *aqueuses*, *styptiques* et *grasses*, *âcres* et *douces*. Haller admet l'*acide*, le *doux*, l'*amer*, le *salé*, le *spiritueux*, l'*acerbe*, l'*austère*, l'*urineux*, l'*ammoniaque*, le *nauséeux*, le *putride*. On pourrait, plus logiquement peut-être, les diviser en *agréables* et *désagréables*; mais combien cette division présente d'incertitude : ce qui est agréable à l'un est désagréable à l'autre ; ce qui plaît au goût de telle espèce est détesté de telle autre. Ne sait-on pas aussi que les aliments les plus délicats sont souvent sans saveur agréable quand notre estomac n'est pas bien disposé, ou quand on n'a pas faim?

## SECTION I.

### De l'impression gustative.

Le goût siége dans la cavité buccale, mais il n'est pas facile de bien le limiter et en cela il se rapproche du sens du toucher. Cherchons à déterminer quels sont les points de la cavité buccale qui jouissent de la faculté de goûter. Quand on introduit une substance sapide dans la bouche, il semble que l'impression a lieu dans tous les points; mais en prenant les précautions convenables on arrive avec de l'attention à reconnaître que certains points ne sont pas sensibles aux saveurs. Voici les expériences qui ont été faites pour déterminer d'une manière précise le siége du goût.

Vernière, qui se servait d'une petite éponge pour porter la saveur sur un point de la bouche, a reconnu que la muqueuse de la voûte palatine (portion osseuse), des gencives, des joues, des lèvres, de la région moyenne et dorsale de la langue était totalement insensible aux saveurs ; mais qu'au contraire, la sensibilité gustative se trouvait dans la muqueuse qui tapisse les glandes sublinguales, la face inférieure, la pointe, les bords et la base de la langue, les piliers et les deux faces du voile du palais, les amygdales et enfin le pharynx lui-même.

D'autres expériences ont été faites un peu plus tard que celles-ci par J. Guyot et Admirauld. Ces derniers avaient soin d'isoler des parties environnantes la partie antérieure de la langue, en l'engageant dans un sac de parchemin souple et ramolli. Ils ont reconnu : 1° que les lèvres, la partie interne des joues, la voûte palatine, les piliers du voile du palais, la face dorsale et la face inférieure de la langue, le pharynx, sont étrangers à la perception des saveurs ; 2° que l'exercice du sens du goût n'a lieu que dans la partie postérieure et profonde de la langue au delà d'une ligne courbe à concavité antérieure, passant par le trou borgne et joignant les deux bords de l'organe en avant des piliers ; sur les bords de la langue, dans toute leur épaisseur et sur une surface d'environ deux lignes qui les prolonge et les unit à la face dorsale ; sur sa pointe avec un prolongement de 4 à 5 lignes sur la face dorsale et de 1 à 2 sur la face inférieure ; enfin, sur une petite surface du voile du palais située à peu près au centre de sa face antérieure.

D'après M. Longet, qui a répété ces expériences, on ne doit pas admettre la sensibilité gustative ni pour la muqueuse qui revêt la face supérieure du voile du palais, ni pour celle qui recouvre les glandes sublinguales et la face inférieure de la langue. On ne doit pas non plus regarder comme absolument dépourvue de sensibilité gustative, la région supérieure et moyenne de la langue. En résumé, d'après ces expériences, l'impressionnabilité aux saveurs se rencontre exclusivement dans les points où le glosso-pharyngien et le lingual distribuent leurs filets.

*Les surfaces gustatives perçoivent-elles les saveurs avec la même énergie dans toute leur étendue?* — J. Guyot et Admirauld répondent non, et ils assignent aux diverses parties gustatives le rang suivant, fondé sur leur degré de finesse et d'aptitude à être impressionnées par les saveurs : la base ou partie postérieure de la langue, sa pointe, ses bords, le voile du palais.

*Ces surfaces perçoivent-elles indifféremment toutes les saveurs? Un corps sapide donne-t-il dans toute l'étendue de l'organe du goût une saveur identique?* — Pour résoudre ces questions nous devons encore consulter les expériences de J. Guyot et Admirauld. D'après elles, il paraît que certains corps (lait, beurre, huile, etc.) ne font éprouver à la partie antérieure de la langue qu'une impression de tact, et que c'est seulement en arrière que leur saveur caractéristique se manifeste. On pourrait penser que le défaut d'action de ces corps sapides sur les parties antérieures de la bouche tient à leur peu de sapidité ou au peu de finesse de l'une de ces parties. La solution de la deuxième question prouverait, d'après ces auteurs, qu'il n'en est pas toujours ainsi. Un très grand nombre de corps, disent-ils, et particulièrement les sels, présentent ce fait très remarquable que la sensation produite par eux sur les parties antérieures de la langue est entièrement différente de celles qu'ils donnent à la partie postérieure : ainsi, l'acétate de potasse solide, d'une acidité brûlante à la partie antérieure de la bouche, est amer, fade et nauséeux à la partie postérieure où il n'est plus du tout acide ni piquant.

L'hydrochlorate de potasse, simplement frais et salé en avant, devient douceâtre en arrière. Le nitrate de potasse, frais et piquant en avant, est en arrière légèrement amer et fade, etc. Du reste, les saveurs acides sont, en général, mieux appréciées par la pointe et par les bords de la langue, les saveurs basiques sont mieux reconnues par la base de cet organe, et le plus grand nombre des corps sans acidité ni alcalinité donnent une saveur unique. Toutefois, dit M. Longet, il ne faudrait pas aller trop loin dans cette voie et croire qu'il en est ainsi pour tous les sels : il existe un grand nombre d'exceptions. L'hydrochlorate de soude, d'après M. Longet, n'a qu'une saveur. Toutes ces généralités ne doivent donc être adoptées que comme un point de vue sur lequel W. Horn, un des premiers, a fixé l'attention des physiologistes ; c'est en essayant une foule de substances qu'il est arrivé à reconnaître que les unes donnaient une même saveur dans tous les points de l'organe du goût ; et que les autres en déterminaient une fort différente suivant leur application à la base ou au sommet de la langue.

Si la langue est l'organe principal de l'appareil du goût, il est d'autres parties qui viennent lui prêter leur concours plus ou moins actif. Ces parties sont les glandes salivaires, grosses et petites, ou sous-muqueuses, le palais, les dents, les joues et les lèvres. Examinons-les chacune en particulier.

Les corps solides ne sont sapides qu'autant que leurs molécules sont mises en rapport avec la salive et l'humeur folliculeuse qui lubrifient la bouche. Si la langue est sèche, il est difficile de percevoir la saveur des corps solides. Certaines substances n'ont de sapidité que lorsqu'elles ont été triturées par les dents. Pour bien apprécier la qualité et l'intensité d'une saveur, on presse le corps solide contre le point sur lequel on veut expérimenter. Or, la voûte palatine, en agissant d'une manière purement mécanique, fournit à la langue une surface solide contre laquelle cet organe multiplie ses points de contact avec la substance savoureuse. C'est bien sans raison que souvent nous rapportons au palais la moitié de l'impression gustative ; car les choses se passent absolument de la même manière, quand on a recouvert le palais avec une pellicule imperméable et insipide, tandis que si la pellicule est appliquée sur la langue et qu'on y dépose le corps sapide, on a beau ensuite le porter vers le palais et répéter les frottements, on ne perçoit aucune saveur. Quant aux lèvres et aux joues, elles concourent évidemment à retenir dans la bouche les corps sapides durant le temps nécessaire à l'impression sapide ; aussi dans les hémiplégies faciales on voit, pendant la mastication, les aliments sortir par la commissure labiale paralysée ou s'accumuler entre les arcades dentaires et les joues.

Il n'y a pas de doute que les organes de la préhension, de la mastication et de la déglutition ne soient favorablement disposés pour goûter les saveurs. En effet, disent J. Guyot et Admirauld, les corps à peine humectés par le contact des lèvres, sont appréciés par l'extrémité de la langue qui n'ayant point, pour l'aider dans cet usage, les ressources de ses autres parties, jouit d'une extrême sensibilité. L'aliment introduit dans les arcades dentaires est écrasé par elles, et ses parties les plus ténues, mêlées à la salive, tombent sans cesse en dedans et en dehors de ces arcades ; la première partie est immédiatement reçue par les bords de la langue, et entretient la sensation pendant tout le temps que dure la mastication ; lorsqu'elle a cessé, la seconde est également rejetée sur ces bords par la contraction des joues et vient produire une saveur analogue. Mais bientôt toutes les portions d'aliments réduites en pulpe, réunies sur la surface dorsale de la langue, sont pressées contre la voûte palatine et les sucs exprimés vont encore se rendre naturellement sur ces bords. Enfin, le bol alimentaire, poussé vers l'arrière-bouche, se trouve d'abord pressé par la partie solide du voile du palais et glisse ensuite sur la base de la langue, où il produit une sensation vive, d'autant plus prononcée qu'il offre plus de mollesse et de points de contact, et où il laisse une impression plus ou moins durable, qu'augmente encore, comme on le sait, l'odeur qui, dans la plupart des cas, s'exhale des aliments.

Il y aurait beaucoup d'inconvénients à ce que, chez l'homme, les principales jouissances du goût eussent leur siége dans la bouche ; avec une telle disposition nous aurions pu manger sans cesse en rejetant toujours ce que nous venions de manger. Mais ce sens étant ce qu'il est, nous sommes intéressés à avaler, parce que ce sont surtout les impressions qui ont leur siége dans l'arrière-bouche que nous aimons à nous procurer.

Pour qu'une sensation sapide ait lieu d'une manière complète, il importe que la substance savoureuse ne glisse pas trop rapidement sur la surface gustative ; cette substance fût elle-même liquide, il faut qu'elle coule en nappe dans la bouche avec une certaine lenteur et qu'elle y soit retenue assez de temps pour donner lieu à l'imbibition nécessaire à l'exercice du sens. Aussi le gourmet qui déguste des vins et des liqueurs se garde-t-il de les avaler avec précipitation : par l'application répétée de la langue à la voûte palatine, il force ces fluides à se répandre à plusieurs reprises sur les bords et la pointe de l'organe, et renouvelle ainsi les mêmes sensations ; alors les saveurs, qui avaient échappé à son attention pendant les premiers contacts, finissent par être perçues aux contacts suivants (Longet).

Les *papilles* de la langue ne paraissent pas jouer un rôle actif dans la gustation. Elles la favorisent en retenant mécaniquement les substances sapides. Les papilles fungiformes sont des organes tactiles.

Si le goût et l'odorat combinent souvent leur action, ils peuvent aussi agir isolément. Des expériences fort simples et faciles à répéter sur soi-même démontrent que, parmi les sensations produites par des corps sapides appliqués sur la langue, il en est qu'on rapporte à tort à cet organe, puisqu'en réalité elles appartiennent à la membrane pituitaire. De ce nombre sont les sensations dues au *fumet*, c'est-à-dire aux odeurs qui peuvent se manifester pendant l'exercice du goût. Aussi, pour les faire cesser, suffit-il d'empêcher l'expiration de l'air par le nez.

*Séparation du goût et de l'odorat.*—M. Chevreul a divisé les corps en quatre classes suivant l'impression qu'ils produisent dans la bouche : 1° Corps qui n'agissent que sur le tact de la langue (cristal de roche, glace, saphir) ; 2° corps qui agissent sur le tact de la langue et sur l'odorat (étain) ; 3° corps qui mettent en exercice le tact de la langue et le goût (sucre candi, chlorure de sodium pur) ; 4° corps qui influencent à la fois le tact de la langue, le goût et l'odorat (huiles volatiles, pastilles de menthe, de chocolat). La cause qui provoque des nausées lorsqu'on goûte de la bile, de la manne, etc., réside suivant le même observateur dans le principe odorant de ces matières ; les butyrates, les sulfites, etc., mis dans la bouche, laissent dégager une portion de leur acide, qui produit sur la pituitaire la sensation que nous éprouvons en flairant les acides butyrique, sulfureux, etc. La saveur urineuse qu'on attribue aux bases alcalines fixes n'appartient point à ces substances, mais bien à l'ammoniaque qui est mise en liberté par l'action des bases alcalines fines sur les sels ammoniacaux de la salive. Les preuves en sont : 1° dans la disparition de la sensation précédente quand on presse les narines; 2° dans la perception de la même sensation lorsqu'on flaire un mélange analogue de salive fraîche et d'alcali, qu'on opère dans une capsule de porcelaine ou de verre (Longet.)

Depuis les recherches de M. Chevreul, Vernière s'est appliqué à démontrer que beaucoup d'impressions réputées sapides sont uniquement tactiles. Du reste, quoique la sensibilité tactile et la sensibilité gustative soient dans un rapport assez exact, et que les parties qui jouissent d'un goût plus vif soient aussi douées d'un tact plus délicat, ces deux modes de sentir n'en sont pas moins distincts, comme tend à l'établir la pathologie mieux que l'expérimentation : en effet, la science possède aujourd'hui plusieurs observations de lésion de sensibilité tactile de la langue avec conservation du goût.

## SECTION II.

### De la transmission de l'impression gustative.

Le lingual et le glosso-pharyngien sont chargés de transmettre au cerveau les impressions du goût. Nous ne reviendrons point sur les expériences qui établissent cette vérité (voy. t. I, p. 500 et 510). Nous ne connaissons point d'expériences sur la rapidité de cette transmission.

## SECTION III.

### De la perception des impressions gustatives.

Il serait difficile de préciser quel est le point du centre nerveux qui est le siége de cette perception. Nous devons renvoyer le lecteur à ce que nous avons déjà dit sur ce point à la page 434 de notre premier volume.

*Des modifications du goût.* — La délicatesse du goût varie beaucoup suivant les individus, et l'on sait aussi que l'exercice peut développer ce sens à un très haut degré de perfection ; mais le goût peut aussi s'affaiblir par l'impression trop prolongée ou trop souvent répétée des corps vivement sapides. Dans l'enfance le goût est faiblement développé; dans la jeunesse il se développe; mais il n'acquiert son évolution complète que dans l'âge mûr, époque à laquelle naissent les gastronomes, dont les dispositions particulières vont se perfectionnant encore avec l'âge pour ne s'éteindre qu'avec la vie.

*Des usages du goût.* — Le goût, puissamment aidé par l'odorat, est pour nous un moyen de choisir nos aliments. Combiné avec l'appétit, le goût rend la mastication agréable et nous invite, par l'attrait du plaisir, à réparer les pertes continuelles que nous faisons. Toutefois, quand l'appétit est trop vif, nous ne songeons pas à goûter les aliments. Ce sens est celui qui fournit le moins à l'intelligence.

*Du goût dans les principaux vertébrés.* — Il existe peu d'animaux mieux favorisés que l'homme pour goûter ; la plupart des carnassiers qui ont des papilles avec des étuis cornés ne doivent pas avoir le sens du goût très développé. Chez les oiseaux qui ont une langue dépourvue de tissu musculaire, sèche et cartilagineuse, le goût est en général plus ou moins obtus. Les reptiles ont une langue moins sèche et moins mince, aussi le goût chez eux doit avoir un degré de plus que chez les oiseaux. Le sens du goût est à son minimum chez les poissons.

# DEUXIÈME DIVISION.

## FONCTIONS DES RELATIONS DU DEDANS A L'EXTÉRIEUR, OU PAR LOCOMOTION ET PHONATION.

Les deux fonctions de la vie animale accomplies par les appareils locomoteur et vocal ont pour résultat de mettre en rapport l'animal agissant avec les objets extérieurs ; de lui permettre de réagir sur eux dans tel ou tel but sous l'impulsion d'une impression perçue et raisonnée (mouvements volontaires). Cette relation s'établit au moyen : 1° d'une *incitation* motrice partie de la portion de l'encéphale douée de la motricité (voy. t. I, p. 162 et 434) ; 2° transmise par un *nerf* continu avec elle, dit nerf moteur ; 3° d'une *contraction* que cette incitation suscite dans un muscle. L'étude de ces deux fonctions suppose donc connue parfaitement la *motricité* (p. 162), la *transmissibilité motrice* (t. I, p. 45), et la *contractilité* du tissu auquel se rend le nerf moteur volontaire (page 40).

## CHAPITRE PREMIER.

### DE LA FONCTION DE LA LOCOMOTION.

*Definition.* — La locomotion est cette fonction par laquelle l'homme se tient debout, assis ou à genoux ; par laquelle il rend fixes et stables ou bien meut les diverses parties de son corps ou de ses membres les unes sur les autres ; par laquelle enfin il peut se déplacer et se porter d'un lieu à un autre.

L'appareil de la locomotion consiste dans l'ensemble des muscles, des os et des articulations. Les os servent de leviers, les muscles sont les agents actifs, et l'effet de leur contraction se fait sentir au niveau de la réunion des os, c'est-à-dire dans les articulations.

Cette fonction comprend l'examen : 1° de la *station;* 2° des *mouvements;* 3° et indirectement de l'*effort*.

## SECTION I.

### De la station.

*Définition.* — Toute attitude dans laquelle nous nous plaçons, malgré la pesanteur de notre corps ou d'une partie de notre corps, est un acte de station.

*Des diverses attitudes.* — Ces attitudes sont assez nombreuses mais nous ne décrirons que les plus communes. L'homme peut se tenir debout, assis, à genoux, sur la pointe des pieds, etc.

Dans toutes ces attitudes, il y a des muscles qui agissent, et le nombre de ces muscles actifs varie autant que l'intensité de leur action. Dans toutes, le centre de gravité se trouve soutenu, et, par conséquent, la ligne de gravité aboutit à la base de sustentation. Dans toutes, d'ailleurs, le centre de gravité reste invariable et se trouve entre le pubis et le sacrum, suivant les observations de Borelli. La colonne vertébrale, qui porte la tête et soutient le poids des parties suspendues autour d'elle, résiste par son peu de compressibilité à la compression qui tend à la raccourcir, et, par la cohésion de ses particules osseuses et de ses ligaments, aux efforts que fait pour les séparer et les diviser le poids des parties qui pèsent sur elle. Néanmoins le rachis ne résiste pas tellement à la compression, qu'il ne se raccourcisse d'une manière sensible. Ainsi l'homme est toujours moins grand quand il est debout que quand il est couché. Ce raccourcissement est plus sensible chez celui qui a porté pendant plusieurs heures ou qui supporte encore un fardeau, et il peut aller jusqu'à 4 centimètres, peut-être 6 centimètres. Il est dû à ce que les corps intervertébraux se laissent facilement comprimer, pour reprendre toute leur épaisseur quand on est couché. Le tissu cellulaire du talon peut y contribuer aussi en se comprimant. La colonne vertébrale, au lieu de résister seulement comme un, résiste d'ailleurs comme le carré du nombre de ses courbures plus un, c'est-à-dire comme seize, qui est le carré de quatre, nombre de ses courbures plus une. Sa résistance est même encore augmentée par une légère courbure latérale, que Gerdy ne compte pas au nombre des précédentes. Elle l'est beaucoup encore par la cavité dont elle est intérieurement creusée, car on démontre en mécanique qu'une colonne creuse résiste plus qu'une colonne massive, composée de la même quantité de matière et tout étant égal d'ailleurs.

Le bassin résiste aussi, dans le sacrum, par son incompressibilité et par sa cohésion, et dans les symphyses sacro-iliaques, par la cohésion de ses ligaments.

Lorsqu'on est debout ou à genoux, le bassin résiste dans les cavités cotyloïdes, à la réaction des fémurs, par l'incompressibilité et la cohésion de l'os coxal, et par la cohésion des ligaments de l'articulation de la hanche. Dans ces attitudes, le fémur résiste au poids du corps par sa cohésion et son incompressibilité. Sa résistance est d'ailleurs augmentée par sa courbure, par son canal médullaire et par les aréoles de son tissu spongieux. Le tibia présente les mêmes modes de résistance. Pour le péroné, il soutient à peine le pied en dehors, quoiqu'on ait souvent enseigné le contraire. Dans l'attitude debout, les os du pied résistent par leur incompressibilité et leur cohésion, comme le font les pièces d'une voûte. Dans toutes les attitudes enfin, les formes de la surface extérieure du corps se modifient par la contraction des muscles sous-cutanés et la tension de leurs parties ligamenteuses.

### *De la station verticale.*

Cette attitude est des plus majestueuses ; elle n'appartient qu'à l'homme, et si quelques animaux la prennent ce n'est que pour un instant. Pour l'homme, cette station est le plus en harmonie avec son organisation, et c'est celle qu'il a toujours, quoi qu'en aient dit certains philosophes.

Où est la *ligne de gravité* dans la station verticale? Elle aboutit toujours à la base de sustentation, c'est-à-dire l'espace couvert et intercepté par les pieds. Toutes les fois que la ligne de gravité sort de cette base, l'équilibre est rompu. Comme la base de sustentation est proportionnelle à l'écartement des pieds, l'équilibre est plus stable, au moins dans le sens de l'écartement des pieds, par suite de l'augmentation de cette base, et par suite de l'abaissement du centre de gravité.

*Du mécanisme et des conditions de la station verticale.* — La station verticale est fort complexe : elle résulte de la station du pied sur le sol, et puis de celle de la jambe sur le pied, de la cuisse sur la jambe, du tronc sur la cuisse, des vertèbres les unes sur les autres, et de la tête sur le rachis.

Dans tout phénomène de station, il y a ordinairement : 1° Des *résistances* qui s'opposent à l'équilibre ; 2° des *puissances essentielles* qui les combattent; 3° des *puissances modératrices ;* 4° des *actions coopératrices auxiliaires ;* 5° enfin des *résistances mécaniques*

*Station de la tête sur le cou.* — Nous avons démontré (voy. t. I, p. 216), que la tête ne repose point comme on l'a cru jusqu'ici, sur un plan horizontal. Ce plan est légèrement oblique de haut en bas et de droite à gauche, et en même temps d'avant en arrière. Or, si dans ces conditions la tête était abandonnée à elle-même, elle tomberait à gauche et en arrière. Si l'on veut se rappeler la prédominance des forces musculaires du côté droit sur celles du côté gauche, on comprendra facilement pourquoi il en est ainsi. Autrement la tête se serait toujours inclinée du côté droit, en vertu de cette prédominance d'action qui est très prononcée et dont on peut se faire une idée par l'expérience suivante. L'on sait que la force d'un muscle est en rapport avec son volume et son poids, de sorte que le poids d'un muscle étant connu on peut savoir sa force. Or, sur un sujet adulte, bien constitué, j'ai pesé les deux sterno-cléido-mastoïdiens avec une balance de précision : celui du côté droit pesait 40 grammes et 75 centigrammes ; celui du côté gauche pesait seulement 37 grammes.

Donc, si la tête ne s'incline point à gauche et en arrière, il faut l'attribuer à la prédominance d'action des muscles du côté droit du cou.

Mais pourquoi la tête ne se porte-t-elle ni en arrière ni en avant?

Les *puissances essentielles*, qui empêcheront la tête de se pencher en avant, sont les muscles trapèzes, grands et petits complexus, splénius de la tête, grands et petits droits postérieurs, obliques supérieurs et enfin les sterno-mastoïdiens eux-mêmes, les droits latéraux de la tête.

Les *puissances modératrices* sont les grands et petits droits antérieurs de la tête, les masséters, les temporaux, les ptérygoïdiens, le peaucier, les digastriques, les mylo-hyoïdiens, les génio-hyoïdiens, les constricteurs supérieurs et moyens du pharynx, et même les hyo-glosses et les glosso-staphylins ; on peut encore y joindre les scapulo et sterno-hyoïdiens, les sterno-thyroïdiens et les thyro-hyoïdiens.

La tête se trouve ainsi maintenue entre des puissances antérieures et postérieures, dont l'action, peu énergique dans l'état habituel, devient sensible lorsqu'un poids considérable charge cette partie. Tous les muscles du cou se contractent alors avec énergie pour modérer les oscillations de la tête et n'être pas surpris en quelque sorte par des ébranlements qui pourraient rompre l'équilibre.

Le *point d'appui* se trouve dans l'articulation de l'occipital avec l'atlas, entre les deux ordres de puissances que nous venons de nommer. La tête forme donc un *levier du premier genre*, mais dans lequel les forces, au lieu d'être appliquées à ses deux extrémités, le sont sur divers points de sa longueur, en sorte qu'elles ont toutes des bras de leviers d'inégales longueurs.

Nous allons ici parler, une fois pour toutes, des puissances *coopératrices* ou *auxiliaires*, persuadé que ce que nous en dirons mettra à même de les déterminer ailleurs. Dans la station ordinaire de la tête, comme celle-ci se tient presque en équilibre et que ses muscles n'ont que fort peu d'efforts à faire, si des muscles coopérateurs leur prêtent leur secours, le fait est réellement insensible ; il n'en est plus de même quand la tête est chargée d'un pesant fardeau, alors tous les muscles placés au-dessous des puissances essentielles ou modératrices, c'est-à-dire tous les muscles du tronc et des membres inférieurs se prêtent pour ainsi dire les mains pour se secourir et s'appuyer les uns les autres ; le raisonnement et l'observation le prouvent également.

*Station des vertèbres entre elles.* — Les vertèbres peuvent être considérées comme des leviers prolongés jusqu'à la surface antérieure du corps, parce que les côtes, articulées avec elles, s'étendent ainsi fort loin en avant, ou parce que les résistances qui agissent sur celles-ci se prolongent jusqu'à la surface antérieure de la poitrine et du ventre. Au-devant des vertèbres pèsent les parois des grandes cavités de la poitrine et du ventre, avec tous les organes qu'elles renferment ; or, la ligne de gravité de ce système doit passer quelque part entre la surface antérieure du tronc et le corps des vertèbres, plus ou moins loin de celles-ci, suivant l'embonpoint des sujets, et tendre à incliner les os en avant et à fléchir la colonne vertébrale. Voilà la principale *résistance* qui s'oppose à l'équilibre des vertèbres ; mais les muscles antérieurs du tronc s'y opposent aussi par leur ressort.

Les *puissances essentielles* sont en arrière : ce sont tous les muscles postérieurs du tronc ; parmi ces muscles, il y en a plusieurs qui tendent à fléchir latéralement les vertèbres, mais qui, agissant avec ceux du côté opposé, ont une résultante dont l'effet est le même que pour un muscle situé sur les côtés de la ligne médiane. Les *puissances modératrices*, qui ajoutent leur action à celle de la résistance, sont les muscles sterno-mastoïdiens, tous les muscles sous-maxillaires, et les longs du cou, les scalènes, les intercostaux, et enfin les muscles du ventre et les psoas.

Or, les résistances se trouvent en avant, les puissances essentielles en arrière, et l'*appui* se trouvant entre ces deux points, quelque part, sur le corps des vertèbres qui se soutiennent les unes les autres, nous trouvons dans ces os un *levier du premier genre*, mais à bras fort inégaux. Ce point d'appui se trouve à peu près à l'union des deux tiers antérieurs du corps des vertèbres avec le postérieur, et très près des puissances essentielles qui agissent ainsi sur un bras de levier fort court. La colonne vertébrale forme donc une série de leviers du premier genre, appuyés les uns sur les autres jusqu'au sacrum qui sert d'appui à tout le reste.

*Station du tronc sur le bassin et les membres inférieurs.* — La colonne vertébrale est attachée au sacrum par des ligaments robustes et surtout par un fibro-cartilage très tenace. On peut donc par conséquent la considérer comme ne formant qu'un seul levier avec le bassin dans la station du tronc sur les cuisses.

La station du bassin sur le fémur représente encore un levier du premier genre. Si le bassin était placé horizontalement, comme on l'a souvent écrit, on croirait que la résistance est en arrière ; mais, d'après la planche d'Albinus, le bassin est fortement incliné en avant. Les frères Weber l'ont incliné encore plus ; de sorte que le poids de la colonne vertébrale est transmis au fémur par un arc osseux représenté par le détroit supérieur, et l'articulation coxo-fémorale se trouve à peu près sur la même ligne verticale que la dernière vertèbre lombaire. Il en résulte qu'il y a plus de parties pesantes en avant qu'en arrière du point d'appui sur la tête du fémur, et que le poids de ces parties doit nécessairement tendre à fléchir le tronc en avant sur les cuisses. D'autres actions favorisent encore cette tendance : ce sont celles des muscles antérieurs qui servent de *puissances modératrices* et qui sont le psoas et l'iliaque, le pectiné, les premier et deuxième adducteurs, le grêle interne, le couturier, la longue portion du triceps, le tenseur de l'aponévrose fascia lata : voilà la somme des *résistances* qui s'opposent à l'équilibre du tronc sur les fémurs. Les *puissances essentielles* sont tous les muscles qui passent derrière l'articulation coxo-fémorale, grand, moyen et petit fessiers, etc.

*Station de la cuisse sur la jambe.* — Le fémur appuie par ses condyles sur les surfaces presque planes de ceux du tibia auxquelles il transmet le poids du corps. Dans ce cas, la ligne de gravité passe entre les deux genoux, et le poids du corps, en apparence du moins, ne tend pas à renverser la machine dans un sens plutôt que dans un autre. Mais par suite de la disposition des surfaces articulaires et du mode de rapport des os, le fémur, pressé supérieurement, tend à se fléchir en arrière sur le tibia. Cela est bien plus sensible quand la ligne de gravité se rapproche du côté postérieure des genoux. Ainsi, la *résistance*, c'est cette tendance de la cuisse à se fléchir sur la jambe. Elle est favorisée encore par les muscles postérieurs ou les fléchisseurs de l'articulation du genou. La résistance agit donc derrière la jointure et le point d'appui. Les puissances essentielles sont le muscle triceps, y compris le droit antérieur. Les puissances modératrices sont les muscles biceps, demi-tendineux, demi-membraneux, couturier, grêle interne, jumeaux, poplité et plantaire grêle. Nous rencontrons encore ici un *levier du premier genre.*

*Station de la jambe sur le pied.* — Le tibia repose à peu près perpendiculairement sur la poulie de l'astragale ; mais comme incessamment il tend, sous le poids dont il est chargé, à se fléchir en avant ou en arrière, parce que le corps ne reste point immobile et présente sans cesse un léger mouvement d'oscillation sur l'étroit appui de l'astragale, il en résulte encore que la ligne de gravité passe tantôt par toute la longueur du tibia, tantôt par devant cet os, et tombe devant le cou-de-pied, tantôt par derrière et tombe sur le talon. Lorsqu'elle passe par le tibia, cet os n'est qu'une colonne d'appui. Lorsque la ligne de gravité tombe, au contraire, devant ou derrière l'articulation du cou-de-pied, le tibia forme alors un *levier du premier genre* qui a sa résistance du côté de la ligne de gravité, *puissances essentielles* du côté opposé, et son *appui* entre ces deux ordres de forces. Il en résulte que les muscles antérieurs et postérieurs de la jambe sont tour à tour et successivement comme à la cuisse, puissances essentielles et puissances modératrices. (Gerdy.)

*Station du pied.* — Le pied forme, en s'articulant avec la jambe, un angle saillant en dedans et rentrant en dehors. Il tend à se renverser en dedans, en se fléchissant en dehors, et à s'écraser sous le poids du corps. Cette double tendance embrasse deux ordres de résistances qui s'opposent à la station du pied sur le sol, et le pied joue à la fois le rôle d'un *levier du premier genre* et d'une *voûte.* Le pied joue le rôle d'un levier dans sa tendance à se fléchir en dehors, parce que le jambier antérieur s'y opposant, le pied est soumis à l'action d'une *puissance essentielle* qui agit sur son bord interne ; parce que ne reposant que sur le sol par ce bord, tandis qu'il y repose par l'externe, il en résulte que le poids du corps, combiné avec la résistance de la base de sustentation, repousse en haut le bord externe du pied et agit sur ce bord comme *résistance*; parce qu'enfin, dans le cas d'équilibre, l'extrémité inférieure du tibia peut être regardée comme un point d'*appui* intermédiaire à ces deux ordres de forces opposées.

Le pied joue le rôle d'une voûte, parce qu'il en a tout à la fois la forme et la structure; mais cette voûte est demi-ovalaire, et n'appuie sur le sol que par ses deux extrémités et un de ses côtés, c'est-à-dire sur le talon, l'extrémité antérieure et le bord externe du pied. Cet organe ne pouvant point s'appuyer en dedans sur le sol, présente là un bord cintré fort épais et capable d'une grande résistance, à son extrémité postérieure formée par la tubérosité interne du calcanéum qui est très grosse, et à l'antérieure formée par l'articulation métatarso-phalangienne du pouce.

Pendant que dans la station le poids du corps qui presse sur le pied tend à disjoindre ses os et à écraser sa voûte, deux sortes de puissances s'opposent à cet écrasement, des ligaments et des aponévroses qui résistent mécaniquement, des muscles qui le font par une activité toute vitale. Les ligaments sont tous ceux qui, par en bas, unissent entre eux les os du tarse ou du métartase, et qui résistent à leur séparation. Les aponévroses sont la grande aponévrose plantaire, et les gaînes ligamentaires qu'elle concourt à former. Les muscles sont tous les muscles plantaires, moins peut-être le transverse, et puis la couche profonde des muscles postérieurs de la jambe, et plus spécialement le long péronier latéral, ainsi que l'a démontré M. Duchenne (de Boulogne).

La station du pied n'est donc pas inactive, comme on pourrait le croire. Elle exige, au contraire, des actions fort énergiques et continuelles ; et si le pied se tient mécaniquement sur le sol où il repose sur une assez large surface, ce n'est qu'après que tous ses os ont été fortement fixés par les muscles. On remarque surtout leur effort, lorsque le corps, pesamment chargé, a besoin d'être soutenu très solidement : c'est alors qu'on voit, en quelque sorte, le pied se cramponner par les orteils sur le plan qui le supporte.

*Durée de la station verticale.* — Cette attitude ne peut jamais se prolonger pendant longtemps ; mais comme on se tient debout sur les deux jambes à la fois, ou sur une seule alternativement, on peut rester debout pendant plusieurs heures sans conserver précisément la même attitude, mais en se portant alternativement sur l'une et l'autre jambe. Dans ce cas, la jambe qui travaille repousse en haut la hanche correspondante, tandis que la hanche opposée s'abaisse et que le membre, sans abandonner le sol, se fléchit dans les articulations de la hanche, du genou et du pied. Enfin, le tronc lui-même se penche du côté de la jambe qui supporte plus particulièrement le poids du corps.

*Attitude assise.* — Dans cette attitude, si l'homme repose sur un siége sans dossier, la station est la même pour la tête, et à peu près la même pour le tronc que si l'on se tenait debout, mais les cuisses et les jambes ne fatiguent pas. L'équilibre est d'ailleurs plus facile que lorsqu'on se tient debout, parce que le centre de gravité est moins élevé et la base de sustentation plus étendue d'avant en arrière. Si l'homme repose dans un fauteuil sur un dossier plus élevé que la tête, il n'a plus rien à soutenir, il repose sans effort, comme s'il était couché : seulement les parties inférieures du tronc se fatiguent un peu sous la pression des parties supérieures.

*Attitude à genoux.* — Le tronc, la tête et les cuisses sont disposés comme dans la station debout ; mais comme la base de sustentation ne se prolonge pas en avant où le corps a beaucoup de tendance à tomber, comme d'ailleurs le poids du cops porte surtout sur les genoux, mal disposés pour le soutenir, il résulte que cette attitude est extrêmement fatigante.

*De la station sur une seule jambe.* — M. Maissiat a fait voir que, dans cette dernière attitude, on pouvait rester plus longtemps debout, parce que la contraction musculaire n'entrait pas en jeu. Le centre de gravité passe alors du côté de la jambe fixée au sol, et cette jambe, arc-boutée contre la bandelette ilio-fémorale et le *fascia lata*, résiste passivement, aussi peut-on conserver cette attitude pendant longtemps. M. Maissiat a fait voir que l'homme seul possédait cette bandelette et que c'est à elle qu'il devait de pouvoir rester longtemps debout, sans faire intervenir la contraction musculaire. Le singe, ne possédant pas cette bande fibreuse, peut bien se mettre debout, mais seulement dans les limites de la contraction des muscles, limites qui, on le sait, sont très courtes.

*Station sur la pointe des pieds.* — Quand nous sommes debout sur la pointe des pieds, il n'y a rien de changé à l'attitude debout, si ce n'est l'articulation du cou-de-pied plus ouverte et la base de sustentation, qui est plus étroite d'avant en arrière.

Elle est, au contraire, plus étroite d'un côté à l'autre, lorsqu'on se tient sur un seul pied ; le corps s'incline alors du côté du pied qui le supporte, pour reporter de ce côté une partie de son poids et conserver l'équilibre qui est fort peu stable. Ces attitudes sont fatigantes et l'on ne peut les conserver que très peu de temps sans se mouvoir.

*Différences de la station suivant les âges.* — Dans les premiers mois, la station debout est impossible, parce que les conditions pour que cet acte s'accomplisse sont trop difficiles. En effet, la tête est relativement très grosse, les vertèbres n'ont pas encore d'apophyses épineuses pour les insertions des muscles des gouttières vertébrales, les côtes n'ont point encore d'angles en arrière, le corps des vertèbres n'est pas encore plat, le bassin est petit et ne transmet pas bien le poids du corps à des membres inférieurs dont la faiblesse est encore trop considérable. Dans le vieillard, les muscles s'affaiblissent, les organes tendent à suivre les lois de la pesanteur et alors la colonne vertébrale se courbe en avant. Le centre de gravité se déplace beaucoup : ce qui fait que souvent le vieillard est obligé d'emprunter un appui étranger pour se garantir contre une chute imminente.

## SECTION II.

### Des mouvements.

On reconnaît deux espèces de mouvements : les premiers ont pour but de changer la position réciproque des parties du corps ; les seconds changent les rapports du corps avec le sol ; les premiers sont appelés *partiels*, les seconds sont les mouvements de *locomotion* proprement dite ou de *progression*.

#### § I. — *Des mouvements partiels.*

Dans tous ces mouvements il y a des os qui se meuvent et d'autres qui restent immobiles. Ces derniers servent alors de point d'appui ou de *points fixes* aux muscles, les autres en sont les points mobiles. Ces mouvements peuvent se faire dans divers sens comme la *flexion*, l'*extension*, l'*adduction* et l'*abduction*, la *circumduction* et la *rotation*. Ils ont pour but de favoriser l'exercice des sens ou d'une fonction, comme la digestion, etc.

#### § II. — *Des mouvements de progression.*

Ce sont les mouvements par lesquels nous nous transportons d'un lieu dans un autre. Nous en décrirons cinq principaux : 1° la marche, 2° le saut, 3° la course, 4° le grimper, 5° la natation.

### De la marche.

C'est l'acte par lequel l'homme se transporte d'un lieu dans un autre par suite de mouvements exécutés dans les jambes, sans se détacher complétement du sol. Tout l'appareil locomoteur agit dans cet acte ; mais les membres inférieurs en sont les principaux agents.

*Mécanisme*. — Nous l'examinerons d'abord dans les membres inférieurs, puis dans le tronc et les membres supérieurs.

#### A. — *Des membres inférieurs pendant la marche.*

Ils sont le siége des cinq phénomènes suivants : 1° Ils s'étendent et poussent le centre de gravité en haut, en avant et de côté ; 2° ils se détachent du sol ; 3° ils se portent en avant ; 4° ils se réappliquent sur le sol; 5° ils reçoivent la plus grande partie du poids du corps au moment où ils vont s'y reposer.

1° *Extension.* — Lorsqu'un membre s'étend, c'est par suite de l'extension de la cuisse sur le bassin, de la jambe sur la cuisse, et de la flexion du pied en bas. Alors il s'allonge et s'efforce de repousser la terre sur laquelle il repose et le bassin qu'il supporte, mais le sol résistant à cet effort, le membre se déploie par en haut, réagit sur le tronc et lui donne une impulsion qui le rejette sur le côté opposé.

*Quelle est l'augmentation de la longueur des jambes pendant l'extension?* — Les frères Weber ont mesuré avec un mètre tenu verticalement la hauteur du sommet du grand trochanter dans la station droite, tandis que la jambe touchait le sol par la surface entière du pied; puis ils mesurèrent le bout des pieds quand le tronc était soulevé. Dans le premier cas, 860 millimètres; dans le second, 949 à 980 millimètres. D'où il suit que l'allongement de la jambe va jusqu'à un septième de sa longueur totale.

2° *Élévation.* — La jambe abandonne le sol et s'en sépare par le pied, et en se repliant de bas en haut dans leurs jointures. Le pied se sépare du sol en s'étendant en bas et en se détachant successivement du talon vers la pointe. Il tourne alors d'arrière en avant sur un axe qui traverse la tête des os du métatarse et se place à peu près à angle droit sur le dos des orteils appuyés sur le sol.

Le bord postérieur du pied se détache du sol par l'effet d'une flexion du genou, pendant laquelle les pieds et les orteils demeurent étendus. De cette manière le pied ne tourne pas d'arrière en avant, mais se soulève presque verticalement, d'où il suit que son soulèvement du sol a lieu sans frottement et instantanément. Si le pied éprouvait une flexion sur la jambe, par le moyen de ses muscles fléchisseurs, les orteils glisseraient sur le sol, car, en ce moment, l'articulation du pied se trouve verticalement au-dessus du bout du pied, auquel une rotation dans l'articulation tarsienne imprimerait un mouvement de translation horizontal. Au contraire, la jambe a, dans ce moment, une position très inclinée qui se rapproche de l'horizontalité, et une rotation dans l'articulation du genou soulève presque perpendiculairement la jambe avec le pied entier, surtout parce qu'en même temps le genou se porte aussi en avant, entraînant à sa suite la jambe et le pied. Cette élévation est de 0m,178 pour le talon et de 0m,092 pour la pointe du pied.

3° *Projection en avant.* — Quand la jambe a été détachée du sol, elle se porte en avant et elle tend à former un angle plus ou moins ouvert en bas avec celle qui reste attachée sur le sol. Comment se fait cette projection? Quelles sont les conditions qui la fournissent.

Nous avons déjà dit (voy. t. I, p. 233), que les frères Weber avaient démontré expérimentalement l'influence de la pression atmosphérique sur l'articulation coxo-fémorale. Or, le membre inférieur attaché au bassin peut osciller comme un pendule, mais c'est un pendule brisé; le segment supérieur représenté par le fémur étant plus court, parcourt un espace plus long que le segment inférieur qui, alors, reste en arrière; ainsi se produit une flexion dans l'articulation du genou, flexion qui est due uniquement à un fait physique et qui a pour effet d'empêcher que le pied touche le sol pendant l'oscillation. Il répugne toujours un peu de croire que la contraction musculaire n'est pour rien dans un acte où quelques physiologistes la regardaient comme la base, mais les recherches des frères Weber et de M. Maissiat sont si précises qu'il faut leur attribuer une grande valeur; néanmoins nous voyons avec plaisir un physiologiste réclamer en faveur de l'action des muscles dans la marche.

M. Duchenne (de Boulogne) pense que les mouvements oscillatoires des membres inférieurs ne peuvent être produits sans l'intervention de la contraction musculaire. Ses arguments sont tirés de l'observation des faits pathogéniques. Il a remarqué que consécutivement à la paralysie ou à l'affaiblissement des muscles fléchisseurs de la cuisse sur le bassin, ou des muscles fléchisseurs de la jambe sur la cuisse, ou des membres fléchisseurs du pied sur la jambe, il survient un grand trouble dans le second temps de la marche. Mais, à supposer que la paralysie soit bien nettement localisée dans les muscles fléchisseurs, est-ce bien nécessairement le défaut de contraction musculaire qui rend difficile le transport du membre d'arrière en avant? Dans l'état normal, quand le membre placé en arrière est arrivé à l'extension maximum et qu'il se détache du sol, les extenseurs cessent d'agir; le membre inférieur a donc une tendance à prendre la position moyenne d'équilibre qui s'accommode le mieux avec le relâchement des extenseurs et des fléchisseurs. En d'autres termes, la tonicité des fléchisseurs qui avait été portée à ses dernières limites par l'extension des muscles, ne suffit-elle pas quand l'extension cesse (aidée qu'elle est d'ailleurs par le mouvement pendulaire du levier brisé qui représente le membre), pour fléchir légèrement le membre inférieur dans ses articulations mobiles, et pour faire éviter au pied la rencontre du sol?

Pendant que la jambe se détache du sol et pendant qu'elle oscille le pied se fléchit sur la jambe, c'est-à-dire que sa face dorsale se rapproche un peu de la face antérieure de la jambe; ce mouvement de flexion, qui était nécessaire pour que la pointe du pied ne rencontrât pas le sol, a été démontré par M. Duchenne (de Boulogne). Cet auteur pense même qu'un simple affaiblissement dans l'action des muscles de la partie antérieure de la jambe peut amener un trouble notable dans la marche.

4° *Du poser du pied sur le sol.* — Le pied rencontre le sol tantôt par toute sa face inférieure à la fois, tantôt par la pointe et c'est le cas le plus ordinaire, tantôt par le talon.

5° Les membres reçoivent et supportent le centre de gravité un peu différemment au premier pas et dans les pas suivants. Dans le premier pas, le membre qui reste immobile reçoit le centre de gravité, chassé doucement sur lui par le membre qui se porte en avant. Cette impulsion douce fait qu'il a moins de tendance à se porter au delà des limites de la base du pied immobile et qu'il est plus tranquillement soutenu. Néanmoins le membre cède et s'incline en avant et à gauche en s'infléchissant légèrement dans ce sens-là, sur le cou-de-pied. Dans les pas suivants, chaque membre reçoit la plus grande partie du corps au moment même où il s'applique sur le sol, parce que la ligne de gravité, qui se porte alors rapidement en avant, sort au moment même, ou vient de sortir immédiatement auparavant des limites de la base de sustentation que lui offrait le pied immobile resté en arrière. (Gerdy.)

Cette coïncidence de l'arrivée du pied antérieur sur le sol au moment même où la ligne de gravité abandonne le pied immobile, est admirable, parce que, sans autre moyen de mesurer la force des actions musculaires que le sentiment obscur qui nous décèle directement ces actions et leur énergie, même sans que nous y pensions, nous donnons au poids du corps, ou si l'on veut au centre de gravité d'une part, et à l'un des membres inférieurs, d'autre part, une impulsion tellement proportionnée à leur résistance et au chemin qu'ils ont à parcourir pour se porter en avant, que la ligne de gravité sort des limites de la base de sustentation que lui offrait le pied de derrière à l'instant même où celui de devant va s'appliquer sur le sol. C'est pour cela qu'il tombe toujours pesamment et que le corps éprouve à chaque pas un ébranlement, très sensible, par exemple, au panache qui orne la tête d'un militaire. En voulez-vous d'autres preuves? voyez ce qui se passe chez l'homme qui, montant un escalier dans l'obscurité, franchit le dernier degré et croit en avoir encore un à franchir.

Mais nous avons dit que le pied qui s'applique sur le sol y tombe surchargé de la plus grande partie du poids du corps qu'il vient de recevoir immédiatement, et non de sa totalité. Vous pouvez vous en assurer aisément : marchez quelques pas avec attention, et vous remarquerez que le pied de derrière touche encore le sol par sa pointe et supporte par conséquent une petite partie du poids du corps, à l'instant où le pied opposé tombe pesamment sur la terre. Mais ce moment est court : à peine le pied de devant repose-t-il que celui de derrière se détache, en achevant de pousser le poids du corps sur le pied immobile ; et le membre correspondant, cédant à ce mouvement, d'oblique en bas et en avant qu'il était, devient perpendiculaire et, quand il chasse aussitôt à son tour le centre de gravité en avant, il devient oblique en bas et en arrière, en se mouvant comme un rayon sur un axe qui traverserait horizontalement l'astragale d'un côté à l'autre, et entraîné par l'impulsion même qu'il a servi à communiquer au corps.

### B. — *Du tronc dans la marche.*

On peut trouver plusieurs phénomènes dans le tronc :

1° Le corps se porte alternativement à droite et à gauche sur le membre qui s'applique et reste immobile un instant sur le sol. Cependant, quoique à chaque pas il se porte alternativement en avant et de côté sous l'influence des impulsions obliques des membres inférieurs, il s'avance, en définitive, directement, parce qu'en général les impulsions sont égales. Le calcul démontre que la ligne droite qu'il suit alors est la résultante d'une série de parallélogrammes construits sur ces impulsions obliques.

2° Le tronc s'élève et s'abaisse alternativement ; il s'élève chaque fois que l'un des pieds, s'élevant lui-même sur la pointe, communique une nouvelle impulsion et se détache du sol : il s'abaisse, au contraire, aussitôt après, tandis que le membre détaché se replie sur lui-même et se porte en avant.

Dans la marche, le tronc est incliné en avant et cette disposition est nécessaire pour marcher aisément. En effet, il est impossible de mouvoir en avant, sans qu'elle tombe, une verge perpendiculaire qu'on balance sur ses doigts. Si l'on voulait marcher le corps droit, il faudrait qu'à chaque instant la force musculaire rétablît l'équilibre dérangé par la résistance de l'air. Dans la marche rapide l'inclinaison du tronc est augmentée.

Dans la marche sur un plan horizontal, le tronc est transporté presque en ligne droite : les frères Weber ont montré que les oscillations par lesquelles il se rapproche et s'éloigne du sol s'élèvent à environ 32 millimètres.

Il résulte de là, qu'à chaque pas, le tronc prend par rapport au sol une situation plus basse que dans la station. Il s'abaisse d'autant plus que la marche est plus rapide.

3° Le bassin se porte en avant, en tournant horizontalement sur le fémur immobile de la jambe qui reste en arrière, et il suit en même temps le membre qui se dirige en avant par le côté correspondant à ce membre.

4° La poitrine, les épaules surtout, et particulièrement lorsque nous balançons les bras, tournent horizontalement autour d'un axe vertical qui semble passer par la colonne vertébrale; et, dans ce mouvement, les épaules se portent alternativement en avant et en sens inverse des côtés du bassin et des membres inférieurs correspondants. Ainsi, il se passe habituellement et simultanément un mouvement de rotation inverse à chaque extrémité du tronc, et le corps en est pour ainsi dire tordu. Celui du bassin est très évident; celui de la poitrine et des épaules l'est un peu moins; mais il le sera, j'ose l'assurer, pour tous les hommes attentifs, au moins dans les épaules et, pour tout le monde, dans la poitrine même, si on l'observe, soit chez certains hommes où il est très prononcé, soit dans la course où il devient très sensible encore et où il est accompagné d'un balancement très étendu des bras. La rotation de la poitrine est due aux muscles obliques du ventre, agissant pour soutenir le côté du bassin et le membre qui se portent en avant.

5° Chacun des côtés du bassin s'élève et s'abaisse alternativement, et c'est toujours du côté correspondant au pied sur lequel se décharge et s'appuie le poids du corps que s'observe l'élévation. Dans cette inclinaison, le bassin se meut en bascule de haut en bas, sur la tête du fémur immobile et autour d'un axe qui la traverserait horizontalement d'avant en arrière.

6° Pendant ce temps-là, le corps se balance au-dessus du bassin par un mouvement d'inclinaison qui, se faisant en sens inverse de celui du bassin, infléchit latéralement l'axe du tronc sur l'axe de cette cavité. A chaque pas, en effet, le corps se penche du côté du bassin qui s'élève et l'épaule correspondante s'abaisse. Ce mouvement, qui part des vertèbres lombaires, se propage et devient de plus en plus frappant de bas en haut, parce qu'alors on l'observe plus loin de son origine et à l'extrémité d'un bras de levier ou d'un rayon plus étendu. C'est pour cela qu'on le distingue plus aisément en jetant les yeux par derrière, sur la tête ou les épaules d'un homme qui marche. On est alors frappé des grandes oscillations latérales du corps et particulièrement de celles des épaules et de la tête. Ainsi la simultanéité de ces mouvements d'inclinaison du bassin et du rachis produit la flexion alternative du corps à droite et à gauche, et ce phénomène se répète à chaque pas.

7° Il se passe dans le tronc et particulièrement dans les gouttières vertébrales, de continuels efforts, sensibles à la main chez un homme recouvert de ses vêtements, sensibles à l'œil chez un homme nu. Le premier de ces efforts produit un gonflement et une augmentation manifeste de consistance dans les muscles vertébraux correspondants au côté dont le pied se détache du sol, s'élève et reste suspendu; l'autre gonfle aussi, mais beaucoup moins, les mêmes muscles du côté correspondant au pied immobile. Ces deux efforts succèdent immédiatement l'un à l'autre et celui de droite alterne avec celui de gauche, comme les pas de nos membres. Je nomme le premier *effort d'élévation*, parce qu'il est dû à la contraction des muscles sacro-spinaux qui font effort pour élever ou pour fixer le bassin, et par suite pour détacher le membre du sol et le maintenir suspendu en l'air. Le second agit pour modérer l'impulsion communiquée au tronc par le pied qui se trouve en arrière et prévenir la chute du corps en avant ; on le nomme *effort de station*, parce que c'est le même qui, dans la station, s'oppose au renversement du tronc en avant et qu'il est le principal agent de l'équilibre de la marche.

Par suite de tant de mouvements, le tronc est dans une agitation continuelle pendant la marche; mais par suite du transport alternatif du corps sur l'une et l'autre jambe, par suite de ses inflexions latérales, et même par suite de la rotation des épaules, il oscille latéralement à chaque pas.

### G. — *Des membres supérieurs dans la marche.*

Leurs mouvements se font habituellement en sens inverse de ceux des membres inférieurs. Ils sont les analogues de ceux des membres antérieurs des quadrupèdes et particulièrement du cheval, dans la marche ordinaire. Ils disparaissent lorsque nous marchons les bras croisés sur la poitrine, derrière le dos, ou les mains dans les poches de nos vêtements, en un mot toutes les fois que les bras restent attachés au tronc et perdent leur liberté ; et alors les mouvements de rotation du bassin se propagent jusqu'aux épaules qui se portent en avant, chacune en même temps que la jambe correspondante s'y porte elle-même. Dans ce cas, il n'y a qu'un seul mouvement de rotation dans le tronc, et la marche de l'homme rappelle, pour ainsi dire, la marche des animaux connue sous le nom d'*amble*. Ainsi l'homme, dans son marcher, ressemble plus aux bêtes qu'il ne s'en doute.

Le balancement des bras, lorsqu'ils sont libres, est dû à la rotation des épaules et de la poitrine, que nous avons décrite avec les mouvements du tronc, et en définitive, vous le savez, à l'action de plusieurs muscles obliques du tronc, mais particulièrement de ceux du ventre, qui sont les principaux rotateurs du corps.

**Du pas.** — Le pas est produit par l'écartement des deux membres inférieurs, auquel on ajoute la longueur du pied. Aussi plus le pied et le membre inférieur sont longs, plus le pas est large. La longueur ordinaire du pas, chez une personne de taille moyenne, est de 0m,8656. La durée d'un pas est de 10'',33, dans la marche la plus rapide Cette durée dans la marche habituelle peut varier, suivant les personnes, entre 0'',33 et 0'',38. Les frères Weber ont démontré aussi que la durée du pas dans la marche la plus rapide est un peu moindre, quand nous appuyons, non le talon, mais le bout du pied.

*Variétés de la marche.* — *Dans la marche en arrière*, l'une des cuisses se fléchit sur le bassin en même temps que la jambe se fléchit sur la cuisse, l'extension de la cuisse sur le bassin succède, et la totalité du membre est portée en arrière; ensuite la jambe s'étend sur la cuisse, la pointe du pied touche le sol et bientôt toute sa surface inférieure. Au moment où le pied dirigé en arrière s'applique sur le sol, celui qui est demeuré en avant s'élève sur la pointe : le membre correspondant se trouve allongé : le bassin, poussé en arrière, fait une rotation sur le fémur du membre dirigé en arrière : le membre qui est en avant quitte entièrement le sol, et se porte lui-même en arrière, afin de fournir un point fixe à une nouvelle rotation du bassin qui sera produite par le membre opposé.

*Dans la marche latérale*, nous fléchissons d'abord légèrement l'une des cuisses sur le bassin, afin de détacher le pied du sol; nous portons ensuite tout le membre dans l'abduction, puis nous l'appuyons sur le sol; nous rapprochons immédiatement l'autre membre de celui qui a été d'abord déplacé, et ainsi de suite. Dans ce cas, il ne peut y avoir rotation du bassin sur les fémurs.

*Quand on marche sur un plan ascendant*, la fatigue se fait bientôt sentir, parce que dans ce genre de progression, la flexion du membre porté d'abord en avant doit être plus considérable et que le membre resté en arrière doit non-seulement faire exécuter au bassin le mouvement de rotation dont il vient d'être question, mais il faut encore qu'il soulève le poids total du corps, afin de le transporter sur le membre qui est en avant. La contraction des muscles antérieurs de la cuisse portée en avant est la cause principale de ce transport du corps; aussi ces muscles se fatiguent-ils plus en montant un escalier ou un autre plan ascendant.

Pour une raison opposée, *la marche sur un plan descendant* doit être moins fatigante. Ici, ce sont les muscles postérieurs du tronc qui doivent se contracter avec force pour s'opposer à la chute du corps en avant.

**Du saut.** — Le saut est un mouvement par lequel l'homme se projette lui même en l'air, et retombe sur le sol aussitôt que l'impulsion est détruite.

*Dans le saut vertical*, la tête est un peu fléchie sur le cou, la colonne vertébrale est courbée en avant, le bassin est fléchi sur la cuisse, la cuisse sur la jambe et celle-ci sur le pied ; le talon presse légèrement le sol ou l'abandonne entièrement. A cet état succède brusquement une extension de toutes les articulations fléchies, les diverses parties du corps sont rapidement élevées avec une force qui surpasse leur pesanteur d'une quantité variable. De l'extension de toutes ces articulations, résulte une force de projection en haut. Après que cette force a agi, le corps tombe sur le sol en suivant les lois de la pesanteur.

Dans cette détente générale qui produit le saut, les muscles de la jambe sont ceux qui déploient la plus grande énergie ; ces muscles d'ailleurs présentent des dispositions favorables à ce but.

Il est à remarquer aussi que le saut ne résulte d'aucune impulsion directe, mais d'une moyenne dépendant de plusieurs autres. En effet, le redressement de la tête, de la colonne vertébrale et du bassin, porte autant le tronc en arrière qu'en haut ; le mouvement de rotation du fémur sur les tibias porte, au contraire, le tronc autant en avant qu'en haut. C'est l'opposé pour le mouvement de la jambe, qui tend à diriger le tronc en haut et en arrière ; quand le saut doit être vertical, les efforts qui portent le tronc en avant ou en arrière se détruisent les uns les autres ; l'effort en haut est le seul qui ait son effet.

Quand le saut doit avoir lieu *en avant (saut tangentiel)*, le mouvement de rotation de la cuisse prédomine sur les impulsions en arrière et le corps est transporté dans ce sens ; le saut se fait-il *en arrière*, c'est le mouvement d'extension de la colonne vertébrale qui prédomine, etc.

La longueur des os des membres inférieurs est avantageuse pour l'étendue du saut. Le saut en avant, par lequel on franchit des espaces plus considérables qu'avec aucune des autres manières de sauter, doit cet avantage à la longueur du fémur.

Quelquefois on fait précéder le saut d'une course plus ou moins longue, on *prend son élan*, comme on dit ; l'impulsion qu'acquiert le corps par cette course préliminaire s'ajoute à celle qu'il reçoit à l'instant du saut, d'où il résulte que celui-ci a plus d'étendue.

*Usage des membres supérieurs dans le saut.* — Les bras ne sont point inutiles dans le saut ; ils sont rapprochés du corps dans le moment où les articulations sont fléchies ; ils s'en écartent, au contraire, dans le moment où le corps abandonne le sol. La résistance qu'ils présentent aux muscles qui les élèvent donne occasion à ces muscles d'exercer sur le tronc une traction en haut, qui concourt au développement du saut. Les bras rempliront d'autant mieux cet usage, qu'ils présenteront une certaine résistance à la contraction des muscles qui les élèvent. Par le balancement préliminaire des bras, on peut aussi favoriser la production du saut horizontal, en imprimant une impulsion en avant ou en arrière de la partie supérieure du tronc.

*Du saut sur un seul membre inférieur.* — On peut sauter sur un seul membre, comme quand on joue à *cloche-pied*. Dans ce cas, le saut doit nécessairement être moins étendu que lorsqu'il est exercé simultanément par les deux membres inférieurs. Tantôt on saute les deux pieds rapprochés et parallèles, ou à *pieds joints*; tantôt l'un des pieds se porte en avant, pendant la projection du corps : c'est alors ce pied qui reçoit le poids du corps au moment où il touche le sol.

**De la course.** — Pour bien comprendre le mécanisme de la course, nous étudierons avec M. M. Weber la marche sur l'extrémité antérieure des métatarsiens. Or, il résulte des expériences de ces physiologistes, que la marche sur les extrémités antérieures des orteils diffère de celle-ci, en ce que le pied ne s'y déroule pas sur le sol que par une portion beaucoup plus petite de la surface, et qu'en général la longueur du pas y est moindre de toute l'étendue de la surface du pied qui ne se déroule point sur le sol.

Dans la marche, le corps est constamment soutenu soit par une jambe, soit par les deux à la fois. Dans la course, au contraire, le corps n'est pas toujours soutenu : périodiquement il se détache du sol et flotte librement en l'air pendant un court espace de temps. Ici, de même que dans la marche, l'état dans lequel la jambe s'arc-boute et celui dans lequel elle se trouve suspendue en l'air, alternent ensemble par chaque membre, et l'on observe une succession de temps égaux, les pas, dans lesquels les jambes exécutent alternativement les mêmes mouvements. Comme dans la marche, c'est également après la durée de deux pas que la même jambe recommence les mêmes mouvements.

Dans la course, le corps lancé de bas en haut flotte quelque temps dans l'air entre l'appui d'une jambe et celui de l'autre, de sorte qu'on peut donner aux pas qui se font le nom de *sauts* et diviser chacun d'eux en un temps pendant lequel le corps est soutenu par une jambe, et un temps pendant lequel il n'est soutenu ni par l'une ni par l'autre, c'est-à-dire flotte en l'air.

Il suit de là que la loi d'après laquelle la force d'extension opère la progression dans la marche, ne saurait s'appliquer à la course et qu'elle doit y subir une modification essentielle. Dans la marche, la force était modérée autant que possible, de telle manière que sa portion verticale soulevât bien le poids du corps, mais ne lui imprimât pas un mouvement ascensionnel. Dans la course, le corps n'a aucun soutien pendant une partie de chaque saut, et rien, durant ce laps de temps, n'agit en sens inverse de la pesanteur; il doit alors tomber. Mais, pour qu'il ne s'abaisse pas de plus en plus pendant les sauts successifs, ce qui finirait par le faire tomber à terre, il doit, durant le premier moment, quant il est soutenu par l'une des jambes, s'élever d'autant que la pesanteur le fera baisser dans le suivant, afin qu'il ne descende pas au-dessous de la ligne horizontale par-dessus laquelle il s'était élevé d'abord. La force d'extension diffère donc, dans la course, de ce qu'elle est dans la marche, en ce qu'elle n'agit pas d'une manière continue sur le corps, mais ne fait que lui communiquer périodiquement un élan.

**Du grimper.** — C'est un mode de progression aussi complexe que les précédents. Dans un premier acte, nous saisissons au-dessus de notre tête les branches d'un arbre, par exemple, avec nos mains, ou bien son tronc avec nos bras. Par un second mouvement, nous portons nos cuisses aussi près que possible de nos bras, pour embrasser l'arbre avec nos cuisses et nos jambes; et puis, reportant nos bras ou nos mains plus haut, nous y amenons encore les parties inférieures de notre corps, et ainsi de suite, jusqu'à ce que la fatigue nous arrête ou que nous ayons atteint le but où nous voulons arriver. Nous grimpons quelquefois comme les singes, en saisissant des branches peu élevées et en y sautant avec nos pieds, tandis que nous attirons notre corps avec nos mains.

**De la natation.** — Le corps de l'homme est en général spécifiquement plus pesant que l'eau (1,010), par conséquent, abandonné au milieu d'une masse considérable de liquide, il tendra à aller se placer à sa partie inférieure; ce transport se fera d'autant plus facilement que la surface par laquelle il pressera l'eau sera moins étendue. Si, par exemple, le corps est placé verticalement, les pieds en bas et la tête en haut, il arrivera beaucoup plus vite au fond que si le corps était placé horizontalement à la surface de l'eau.

Quelques nageurs, à large thorax, parviennent cependant à se rendre plus légers que l'eau, et par conséquent à rester sans aucun effort à sa surface. Leur procédé consiste à inspirer une grande quantité d'air dont la légèreté comparative contre-balance la tendance de leur corps à plonger dans le liquide.

Ce n'est pas en suivant cette pratique que les nageurs se maintiennent ou se meuvent à la surface de l'eau, mais par les mouvements qu'ils font exécuter à leurs membres. Ces mouvements ont le double but de maintenir le corps à la surface de l'eau et de déterminer sa progression.

Ce double but est atteint par un seul ordre de mouvements, mais simultanés. Plus grande est la partie du corps qui plonge dans l'eau plus petit est l'effort à faire pour le mouvoir, parce qu'il perd davantage de son poids spécifique, en déplaçant plus d'eau, aussi nage-t-on plus vite sous l'eau qu'à sa surface lorsqu'on a l'habitude de l'effort sans respirer. La natation consiste essentiellement en ce que, à l'aide des membres antérieurs tendus en avant, des postérieurs repliés près du tronc, l'animal prend un point d'appui incessamment variable (d'où la difficulté de cette locomotion) sur l'eau contre laquelle il presse en ramenant les quatre membres en arrière. L'eau cède à cette pression, mais par une réaction proportionnée à sa résistance, bien qu'inégale à l'action et transmise au tronc, celui-ci cède en sens inverse, est porté en avant et entraîne avec lui les organes locomoteurs. Ce dernier fait retarde d'autant sa progression, surtout dans la pression sur l'eau en direction opposée à la précédente, exécutée par les membres qui se reportent en avant après leur détente en arrière. Ce retard est diminué chez les bons nageurs, reconnus tels lorsqu'ils ont l'habitude de n'exécuter ce mouvement-là qu'alors que le glissement du tronc est achevé. Dans la natation à la *brassée*, l'avantage tient à ce qu'un seul bras est porté en avant à la fois, qu'il alterne avec l'autre et à ce qu'il est porté au plus haut degré possible d'extension, ce qui augmente d'autant le point d'appui sur l'eau. Ces données sont suffisantes pour se rendre compte par la réflexion des autres variétés de la natation.

**Mouvements partiels de l'homme dans la projection des corps et dans les chocs.** — Le corps est établi sur une base assez large, les pieds écartés d'avant en arrière, les genoux légèrement fléchis : le tronc porté en arrière et surtout aussi l'épaule du bras qui frappe ou qui lance : son avant-bras fléchi sur le bras ; la main fléchie ou au contraire en extension forcée et renversée selon le mouvement. S'il arrive alors que la main se redresse ou soit ramenée dans la ligne de l'avant-bras (selon qu'il y a choc ou projection), que l'avant-bras s'étende sur le bras et que celui-ci soit porté en avant, tandis qu'en même temps le tronc se tourne subitement de manière à porter l'épaule en avant : alors l'exécution rapide et simultanée de tous ces mouvements donne une grande force au poing ou au contenu de la main, comme en font juger les effets produits, tant choc que projection. Les corps trop petits ou trop légers ne sont pas lancés aussi loin que ceux de masse moyenne, parce que les surfaces ne varient que comme le carré des dimensions, et les solides comme le cube de ces dimensions; d'où plus de résistance de la part de l'air pour le petit comparé au second. Tant que le corps qui communique le mouvement offre moins de masse que celui qui le reçoit, il partage avec lui toute sa quantité de mouvement, et ce dernier ne va pas plus vite que la main ; mais quand la masse de celui-là est prépondérante, le bras et la main ne lui communiquent pas leur quantité de mouvement, mais seulement la vitesse *finale de la main* à la fin de l'extension. L'étendue possible de la projection est toujours *limitée par la vitesse* finale de l'extension, *de la contraction*, bien plus que par son énergie, sa quantité. Une contraction rapide de petits muscles l'emporte sur une contraction ordinaire de gros muscles.

## SECTION III.

### De l'effort.

*Définition.* — L'effort consiste dans un ensemble de contractions musculaires très intenses effectuées dans le but de surmonter une résistance extérieure ou d'accomplir une fonction qui est naturellement laborieuse, ou qui l'est devenue accidentellement.

L'effort, ainsi qu'on le voit, consiste en la mise en jeu de la presque totalité de l'*appareil locomoteur* par un animal qui veut se mouvoir ou *mouvoir* un corps, qui lui est extérieur ou intérieur (défécation, accouchement, phonation, etc.). Son étude se rattache donc à la fonction de locomotion.

M. Verneuil a distingué trois variétés d'efforts : 1° L'effort qu'il appelle *général* ou *thoraco-abdominal*, et dans lequel il y a contraction des quatre sphincters qui servent à l'écoulement de l'air, des matières alimentaires et fécales et de l'urine, ou autrement dit occlusion de la glotte, du cardia, de l'anus et du col de la vessie. Cet effort, qui répond bien à celui que M. Cloquet a décrit, s'opère fréquemment dans l'action de lever un fardeau, par exemple. Mais il n'est pas durable, car la respiration ne peut être longtemps suspendue. Les muscles expirateurs sont surtout ici énergiquement contractés.

2° L'effort *abdominal* ou *expulsif*, dans lequel les muscles expirateurs jouent encore le rôle le plus considérable pour rétrécir la cavité abdominale ou thoracique dans tous ses diamètres. Ici, une partie des sphincters est fermée, tandis que les autres, au contraire, s'ouvrent où sont vaincus pour laisser passer l'air, l'urine, les matières vomies, les fèces, l'enfant pendant l'accouchement.

3° L'effort *thoracique*, dans lequel la respiration n'est pas suspendue, et qui consiste surtout, non-seulement dans la contraction énergique et brusque des muscles dilatateurs externes du thorax, mais dans la continuation, dans la persistance de cette contraction, qui ne cesse que par la fatigue de ces muscles, ou parce que la dilatation forcée qu'ils amènent dans le thorax est surmontée par une pression supérieure.

4° Nous croyons devoir ajouter une quatrième variété, qu'on doit désigner sous le nom d'*effort facial*. Dans cet effort, en effet, l'occlusion des voies aériennes est au niveau des narines et de la bouche. Ainsi, quand on veut se moucher avec force, la contraction de l'orbiculaire des lèvres ferme la bouche, tandis qu'un pincement exercé par le pouce et l'index sur les ailes du nez adapte celles-ci sur la cloison. La pression excentrique des gaz comprimés par la contraction des muscles expirateurs se fait alors sur une plus grande étendue ; elle ralentit dans les canaux qui s'abouchent avec la partie supérieure des voies aériennes, la trompe d'Eustache et le canal nasal.

La distinction que nous venons d'établir est très féconde en déductions pathologiques ; elle est de nature à montrer toute la lumière que la physiologie, même minutieuse, peut jeter sur la connaissance exacte des maladies.

Selon les ordres de muscles qui se contractent plus spécialement, il peut y avoir comme résultat de l'effort, soit locomotion, soit résistance, soit resserrement des parois thoraciques et abdominales. De là certains phénomènes qui se passent dans des réservoirs qui se vident (vessie, utérus, rectum) ; de là des congestions du côté de la face, etc., par suite de compression des veines. De là aussi une série de ruptures d'organes et autres phénomènes morbides qui peuvent être la conséquence de l'effort (voir Gerdy, *Physiologie médicale*).

*Théorie de l'effort.* — Depuis les travaux de M. J. Cloquet et de M. Is. Bourdon, on pensait généralement que pendant l'effort la glotte était fermée, que l'air enfermé dans les bronches servait de point d'appui aux parois du thorax et du ventre et qu'ainsi tous les muscles qui s'inséraient sur le tronc, trouvant des points fixes, se contractaient plus efficacement. En effet, disait-on, quand on accomplit un effort intense et d'une certaine durée, on entend dans le larynx un petit bruit qui est dû au passage de l'air à travers cette ouverture rétrécie. De plus, on a la conscience de la contraction des muscles de la glotte. Si l'on observe le larynx on voit qu'il monte, phénomène facile à expliquer, car cet organe se continue avec la trachée dont les parois sont élastiques et se trouve au milieu d'un tissu cellulaire lâche, qui en facilite les glissements. Or, la force élastique des gaz enfermés dans les voies aériennes réagit sur tous les points des parties qui les contiennent ; elle doit donc pousser en haut le larynx.

Mais le fait présenté à la Société de chirurgie par M. Larrey, fait dans lequel un malade ayant une hernie du poumon on ne voyait pas la tumeur se dilater pendant l'effort, est venu porter une grave atteinte à cette théorie de l'oblitération de la glotte. Il est bien permis d'admettre qu'il y a resserrement, peut-être oblitération complète de la glotte dans l'effort général, mais non dans l'effort thoracique; elle n'est point fermée non plus dans l'effort abdominal, ni dans l'effort facial. Le propre de l'effort est en effet de faire de la cage thoracique et du tronc un tout rigide, afin d'en faire un point fixe pour la contraction des muscles qui doivent servir à l'animal à se mouvoir ou à mouvoir un corps. Ce sont les contractions des muscles inspirateurs qui font de la cage thoracique une masse immobile, mais non la compression des gaz qu'elle renferme ; elle est tenue suspendue en quelque sorte par les muscles inspirateurs, et sert ainsi de point d'appui aux insertions de divers muscles, en laissant la respiration arrêtée, sans que pour cela la glotte soit fermée. D'aures fois celle-ci reste ouverte et l'air n'est expulsé que graduellement du thorax se resserrant peu à peu. De ces modifications de la respiration découlent naturellement des changements dans le nombre des battements du cœur, et par suite de la déplétion des grosses veines, etc. C'est dans cette suspension de la respiration qu'on peut voir des hernies pulmonaires ne point se distendre pendant un effort qu'on fait faire alors.

## CHAPITRE II.

### DE LA PHONATION.

*Définition.* — La phonation est une fonction par laquelle l'homme et les animaux manifestent au-dehors, au moyen de la voix, leurs propres impressions. La voix est le son produit par le larynx au moment où l'air le traverse pendant que certaines parties élastiques ou non sont tendues.

Pour que la voix se produise, il est nécessaire qu'un courant d'air soit établi ; aussi les poissons qui respirent par des branchies n'ont pas de voix, tandis que les reptiles, les oiseaux, les mammifères la possèdent. Les cétacés ne font pas exception. Il faut de plus que le courant d'air soit de dedans au dehors ; c'est donc dans l'expiration que la voix est produite. Mais, est-ce à dire pour cela qu'elle ne pourra jamais se former dans l'inspiration? Haller pense que dans cette dernière condition la voix peut encore se produire, et l'*engastrimisme* n'aurait pas d'autre cause. M. Segond a beaucoup étudié cette voix inspiratoire. Il prétend, avec raison, que les enfants en criant parlent cette voix, que dans le commencement du rire on s'en sert généralement. Chez le chat, le frémissement qu'on appelle *cataire* est produit par la voix inspiratoire ; il en est de même du hennissement à son commencement. Il faut reconnaître toutefois que cette sorte de voix exige un tour de force un peu difficile, car dans l'inspiration il y a un mouvement automatique de la glotte qui la fait se dilater ; il faut dès lors beaucoup d'habitude pour contrarier cette dilatation.

*Du siége et de l'organe de la voix.* — Où la voix se forme-t-elle? Dans le larynx, mais ni au-dessous ni au-dessus.

1° *La voix ne se fait pas au-dessous du larynx.* — Lorsqu'il existe une plaie accidentelle à la trachée-artère d'un homme, ou qu'on en pratique une à celle d'un animal, la voix cesse, et elle reparaît dès qu'on bouche l'ouverture. Homère avait déjà connaissance de ce fait, comme l'a fait voir M. le professeur Malgaigne. Vous connaissez tous celui rapporté par Amb. Paré. Le malade pouvait parler quand il fléchissait le cou. Les mêmes phénomènes s'observeront tant qu'on ne sera pas arrivé jusque sur les cordes vocales. Il n'y a qu'une exception, c'est chez les oiseaux qui ont un appareil vocal vers la bifurcation de la trachée en bronches.

2° *La voix ne se produit pas au-dessus du larynx.* — Une ouverture pratiquée au-dessus de la glotte ne supprime pas la voix. De plus Magendie et Longet se sont assurés que la voix persiste malgré la lésion de l'épiglotte, des ligaments supérieurs de la glotte et du sommet des cartilages aryténoïdes.

3° *La voix se produit dans le larynx.* — Les maladies le prouvent suffisamment. Ainsi l'inflammation, le croup, la paralysie des nerfs du larynx abolissent la voix. Mais localisons davantage et disons tout de suite que *la voix se produit dans la glotte.*

Magendie n'a-t-il pas reconnu que sur des animaux vivants,

dont la glotte avait été mise à découvert, les ligaments qui entourent cette dernière entrent en vibration, lorsque l'animal laisse échapper des sons? Ceci nous amène naturellement à dire ce que c'est que la glotte.

*Définition de la glotte.* — C'est une ouverture triangulaire placée au-dessus de l'anneau du cartilage cricoïde, ouverture dont les bords sont formés aux deux tiers antérieurs par un ligament qui se porte du cartilage thyroïde à l'aryténoïde, et le premier tiers postérieur par le cartilage aryténoïde. Quelques personnes entendent par glotte l'espace compris entre les cordes vocales inférieure et supérieure, d'un côté, et les mêmes parties du côté opposé; ce serait une opinion admissible.

*Du mécanisme de la glotte.* — Fabrice d'Aquapendente reconnaît quatre états dans la glotte : 1° état statique; 2° dilatation; 3° resserrement; 4° occlusion.

1° *De l'état statique de la glotte.* — Dans cet état, la glotte a une forme lancéolée ou triangulaire à base postérieure. On sait qu'elle s'élargit pendant l'inspiration et qu'elle se rétrécit dans l'expiration.

2° *De la dilatation de la glotte.* — Lorsque la glotte est aussi élargie que possible, elle représente un losange dont l'angle postérieur est tronqué. Les angles latéraux correspondent aux apophyses des cartilages aryténoïdes dont la distance de l'un à l'autre peut être portée jusqu'à 5 lignes 3/4. Le mécanisme de cette dilatation se fait au moyen du cartilage aryténoïde, qui tourne comme un pivot par la contraction du muscle crico-aryténoïdien postérieur.

3° *Du resserrement de la glotte.* — Dans l'état d'étroitesse, la glotte peut affecter trois formes : ou il y a seulement rapprochement des apophyses antérieures des bases des cartilages aryténoïdes par l'effet des muscles crico-aryténoïdiens latéraux, et quand ces apophyses se touchent, la glotte est double, il y a réellement deux glottes : l'une antérieure, circonscrite par l'écartement des cordes vocales, et l'autre postérieure, formée par l'écartement des cartilages aryténoïdes. L'antérieure est celle qu'on désigne sous le nom de *glotte inter-musculaire* ou *vocale*, et la postérieure s'appelle *glotte inter-cartilagineuse* ou *inter-aryténoïdienne* ou *respiratoire*; mais cette distinction n'est pas juste, parce que nous ne respirons jamais ainsi.

4° *De l'occlusion de la glotte.* — Cet état de la glotte, qui ne permet plus le passage de l'air, ne peut durer longtemps; nous venons de voir qu'elle pouvait être incomplète, nous devons parler de l'occlusion complète. Elle est produite par la contraction du muscle thyro-aryténoïdien et celle du muscle crico-aryténoïdien latéral et de l'aryténoïdien, et le crico-thyroïdien.

*De la forme de la glotte pendant la formation des sons chez l'homme vivant.* — On sait seulement qu'alors la glotte est rétrécie. Comme il n'y a que sa partie antérieure, entourée de bords élastiques et tranchants, qui soit susceptible d'entrer primitivement en vibration, et que par conséquent on n'a point à s'occuper de sa partie postérieure, en ce qui concerne la voix, l'ouverture de cette partie ne pourrait être qu'une occasion de trouble en agrandissant considérablement l'étendue de la glotte en surface. Mayo a observé la glotte chez un homme qui, dans une tentative de suicide, s'était coupé la gorge immédiatement au-dessus des cordes vocales ; la plaie, dirigée obliquement, intéressait l'une des cordes et l'un des cartilages aryténoïdes ; quand le sujet respirait tranquillement, la glotte était triangulaire ; dès qu'il cherchait à former un son, les ligaments devenaient presque parallèles et la glotte linéaire. Si l'on en juge d'après la figure, il paraît que la partie postérieure de cette fente n'était point fermée. Un autre individu s'était coupé le cou au-dessus du cartilage thyroïde, de manière qu'on pouvait apercevoir la partie supérieure des cartilages aryténoïdes : quand il produisait un son, ces cartilages se trouvaient placés absolument comme si la glotte eût été fermée en totalité. Kemplen dit qu'il suffit que la glotte soit ouverte d'un douzième ou tout au plus d'un dixième pour que la voix puisse encore sortir, et Rudolphi confirme cette assertion d'après le fait d'un homme chez lequel la perte du nez rendait la cavité pharyngienne tellement accessible à la vue qu'on pouvait très bien voir la glotte s'ouvrir et se fermer.

Magendie ne comprend pas dans la glotte l'espace intercepté entre les cartilages aryténoïdes, qui, d'après ses observations sur les animaux, sont appliqués immédiatement l'un contre l'autre pendant la production du son. M. Malgaigne dit aussi que la partie postérieure de la glotte est fermée quand des sons se produisent. Il est possible que ce soit là, en effet, la règle : car, d'après Mueller, sur le larynx humain séparé du corps, les sons ont de la peine à sortir quand la partie postérieure de la glotte n'est point fermée. Cependant cette occlusion n'est pas indispensable et bien que Mueller tînt la glotte ouverte dans toute son étendue, il n'en a pas moins obtenu quelquefois des sons en ayant soin de tendre un peu les ligaments et de rétrécir l'ouverture. Ainsi voici les phénomènes qui ont lieu pendant la production du son : 1° la glotte est resserrée ; 2° l'espace aryténoïdien est fermé.

Que se passe-t-il dans les cordes vocales ainsi resserrées ? Haller a déjà dit qu'il y avait des vibrations ; cependant quelques physiologistes les ont niées en s'appuyant sur ce que les oiseaux n'ont pas de cordes vocales souples, mais qu'ils ont au contraire des replis cartilagineux, que le mucus empêche les vibrations ; mais sont-ce là de bonnes raisons ? D'ailleurs l'observation a démontré que ces vibrations existent réellement. Non-seulement les cordes vocales vibrent, mais encore elles propagent leurs vibrations aux organes voisins. C'est qu'en effet, il y a des conditions très favorables à la propagation de ces vibrations, le tissu élastique abonde dans le larynx. L'ensemble de ce tissu élastique représente un entonnoir membraneux très susceptible de vibrer et dont la tension varie suivant que le larynx monte ou descend. Non-seulement ces vibrations se propagent par les solides, ainsi qu'on peut s'en assurer en appliquant la main sur le larynx, mais encore par l'air ; le phénomène de la bronchophonie et la pectoriloquie n'ont pas d'autres causes.

*Du souffle glottique.* — M. Beau (*Traité expér. clinique d'auscultation*, Paris, 1856), démontre que si l'on ouvre largement la bouche en continuant de respirer, on produit un bruit doux, moelleux, prolongé, qu'il appelle glottique à cause de son siége. C'est ce bruit qui, étant parlé, constitue la voix basse ou le chuchottement. Ce bruit se fait entendre pendant l'inspiration et pendant l'expiration.

*De la voix artificielle.*—Nous venons de dire que pour produire des sons dans la glotte, il fallait tendre un peu les cordes vocales. Sur l'homme vivant cette tension a lieu par l'effet de la contraction musculaire ; mais on peut facilement réaliser ces conditions sur un larynx de cadavre et produire des sons. De nombreuses expériences l'ont prouvé. Fabrice d'Aquapendente fit le premier cette expérience et obtint des sons avec la trachée-artère d'une oie. Perrault répéta ces expériences sur des larynx et obtint un véritable son. Schelhammer en fit de même ; mais celui qui est arrivé aux plus beaux résultats est Ferrein, qui examina les larynx de chiens, de cochons, etc. Après lui, plusieurs physiologistes, tels que Montagnat, Hérissant, Malouet, Runge et Haller, entrèrent dans la la même voie et obtinrent des résultats plus ou moins satisfaisants. Dans ces dernières années, Mueller a poussé plus loin encore ce genre d'expériences qui sont certainement très intéressantes au point de vue physique, mais au point de vue physiologique, le seul qui doive nous occuper ici, elles n'ont qu'un intérêt très secondaire. D'ailleurs ne voit-on pas qu'avec toutes les mutilations qu'il a éprouvées et malgré toutes les précautions prises, on n'a jamais un véritable larynx? Aussi nous croyons devoir nous dispenser de rapporter tous les résultats mentionnés par Mueller.

*Des conditions physiologiques nécessaires à la production du son.* —On fait d'abord une large inspiration, puis on expire lentement et la glotte se rétrécit d'une manière plus ou moins notable. Les muscles expirateurs chassent lentement l'air contenu dans les poumons, l'air arrive au-dessous du larynx, rencontre la glotte qui lui offre un obstacle, et son passage est difficile dans ce point. Aussi l'air se condense dans la trachée, et les expériences de Cagniard-Latour et de Mueller ont pu faire connaître ce degré de tension. M. Cl. Bernard a prouvé que le spinal est là pour modérer l'expiration ; ce nerf serait pour lui destiné à la phonation. Nous avons déjà parlé de l'état de la glotte au moment de la production du son.

## Caractères de la voix.

*De l'intensité de la voix.* — L'intensité plus ou moins grande de la voix produit la voix forte et la voix faible.

*Des tons de la voix.* — Quelle que soit son intensité, la voix peut avoir un ton aigu ou grave. Dans les tons aigus, le larynx monte, ainsi qu'on peut s'en convaincre par une expérience facile sur soi-même. Cela est si vrai, que les ténors, après avoir atteint le degré d'ascension ordinaire, renversent encore la tête en arrière pour faire monter davantage leur larynx. Les agents de cette ascension sont : tous les muscles de la région sus-hyoïdienne, les constricteurs du pharynx, etc. Pendant ce mouvement, le cartilage thyroïde se rapproche de l'os hyoïde au moyen du muscle thyro-hyoïdien. De plus, la base de la langue, le voile du palais montent, le pharynx se resserre. Dans le larynx il se passe aussi des phénomènes importants. L'épiglotte s'abaisse, la glotte se ferme de plus en plus, soit par la contraction des muscles intrinsèques du larynx, soit par la contraction du constricteur inférieur du pharynx, qui rapproche l'une de l'autre les lames du thyroïde.

Si les sons deviennent graves, des phénomènes inverses s'observent : le larynx descend, le cartilage thyroïde s'éloigne un peu de l'os hyoïde. La corde vocale inférieure peut encore être tendue par l'écartement des cartilages auxquels elle s'insère. Si le muscle crico-thyroïdien se contracte, il rapproche les deux cartilages. L'excursion totale du larynx est de deux pouces environ.

Quelles sont les *causes* qui font varier les tons de la voix ?

1° Le *porte-vent* peut-il avoir cette influence ? Si le larynx monte pendant l'élévation des sons, le porte-vent, c'est-à-dire toute la partie des voies aériennes située au-dessous du larynx, s'allonge ; ce seul allongement suffisait à Fabrice d'Aquapendente pour se rendre compte de la production d'une quinte, d'une octave ou d'une double quinte ; mais Schelhammer a réfuté cette opinion en prouvant qu'il n'y avait qu'une pure coïncidence.

2° *Serait-ce le resserrement de la glotte?* — D'après Dodart, on peut considérer la glotte comme formée par l'intersection de deux cercles et une simple modification de cette glotte de la 1/380e partie d'un cheveu peut changer le ton. Cette explication s'appuie sur les faits suivants : 1° dans la basse-taille la glotte est plus large que chez les ténors ; 2° chez l'homme elle est plus large que chez la femme. Cette doctrine a été abandonnée.

3° *Serait-ce une tension plus ou moins grande?* — Dodart a aussi professé cette opinion, mais c'est Ferrein qui a le plus contribué à la faire prévaloir et cette opinion d'ailleurs est celle de M. le professeur Bérard (Leçons orales). Voici les expériences faites par Ferrein. Avec un larynx d'une tension et d'une ouverture déterminées il obtient un ton, puis il dilate la glotte, sans diminuer la tension des cordes vocales, et le ton ne change pas. Il assure qu'ayant arrangé les cordes vocales de manière qu'elles ne vibrent que dans une moitié, il a obtenu une octave au-dessus.

4° *Serait-ce l'intensité du courant d'air?* — Cette influence ne peut jouer qu'un rôle dans l'intensité de la voix : quant à pouvoir varier le ton, le courant d'air ne pourra jamais le faire. Quelque intense que soit un courant, les vibrations sont toujours les mêmes.

**Du timbre de la voix.** — Nous devons à M. Segond un mémoire fort savant sur ce sujet. Le timbre, en général, dépend de la nature de la matière qui produit le son, du mode de génération du son, de la manière dont le son est excité et des conditions au milieu desquelles le son se produit. Les variétés de timbre dans la voix humaine sont très grandes si on les étudie chez des individus différents. Quoique le timbre de la voix soit plus uniforme chez un même individu, il peut encore varier sous l'influence des différentes parties de l'appareil vocal

1° *Influence du soufflet et du porte-vent.* — Nous avons dit que le mode d'excitation du son pouvait agir sur le timbre. Cette remarque s'applique à l'action du soufflet sur les cordes vocales ; la vitesse du courant ne fait pas seulement varier l'intensité du son rendu par ces cordes ; elle exerce encore une influence sur le timbre. Dans les phénomènes ordinaires du chant, on peut découvrir facilement cette différence en faisant intervenir des changements dans le tuyau vocal ; ainsi quand le soufflet agit seul pour exciter la glotte à produire un son fort ou un son faible, on peut déjà noter une différence dans le timbre. La trachée-artère ne sert pas seulement à porter le vent sur les cordes vocales ; les vibrations rendues par ces cordes se communiquent à ses parois et retentissent dans sa cavité. Galien faisait jouer à son amplitude un rôle essentiel dans l'intensité du son. Enfin les changements notables qui arrivent dans la voix lorsque certaines maladies changent la résistance des parois de la trachée-artère montrent assez qu'elle n'est pas étrangère au caractère du timbre. (Segond.)

2° *Influence de la glotte sur le timbre.* — Le changement le plus profond que puisse subir le timbre résulte du mode de vibration des cordes vocales. On a depuis longtemps distingué deux séries de sons qui dépendent chacun d'un mode particulier de vibration : l'une constitue le registre de poitrine, l'autre le registre de fausset ; la différence entre les timbres des sons de ces deux registres est trop sensible pour qu'il soit nécessaire d'entrer ici dans de plus grands détails. Il est une autre influence sur laquelle je veux appeler l'attention et qui est moins bien appréciée. Beaucoup de physiologistes pensent que lorsque le larynx rend un son, la glotte inter-aryténoïdienne est nécessairement fermée. C'est, en effet, comme nous l'avons vu, une condition favorable ; mais, comme nous l'avons dit aussi et comme l'ont démontré les expériences de M. Gavarret, elle n'est pas indispensable pour que la vibration se forme dans la glotte vocale. Dans ce cas, d'après M. Segond, le son n'est pas aussi pur, car le bruit expiratoire formé par l'air qui s'échappe par la glotte respiratoire s'ajoute au son rendu par les cordes vocales et lui donne un caractère particulier.

3° *Influence du tuyau vocal sur le timbre.* — Nous allons examiner successivement sous ce rapport, le pharynx, la bouche et les cavités nasales.

A. *Pharynx.* — Il est difficile d'isoler le pharynx dans les phénomènes de la voix ; cependant, si l'on suppose que le larynx est fixé aussi bas que possible par rapport au pharynx et que la bouche est extrêmement ouverte, on pourra considérer la glotte comme vibrant à l'extrémité d'un porte-voix dont le corps sera formé par le pharynx et dont le pavillon sera constitué par la bouche. Dans ces conditions on peut donner au son plusieurs caractères ; si, au niveau de l'isthme du gosier, le son se réfléchit entièrement vers l'orifice buccal ou le pavillon, on obtient un son clair qui n'a rien de criard et qui ne manque pas d'un certain volume. Si maintenant, pendant que l'on maintient l'écartement complet des mâchoires et des lèvres, on rapproche légèrement le voile du palais et la base de la langue, le son va retentir dans la partie supérieure du pharynx. Dès lors le timbre est plus couvert, et tandis que dans le premier cas on avait le son *a*, dans le second on a presque celui de *o*. L'ouverture de l'isthme du gosier peut contribuer à opérer cette modification, mais la différence essentielle tient à ce que, pour le premier timbre, c'est la portion inférieure du pharynx qui agit, et pour le second c'est le pharynx entier qui modifie le son. Les maladies de la muqueuse, d'après Bennati, enlèvent au son l'éclat et la pureté. Quand la distance des piliers postérieurs du voile du palais à la paroi postérieure du pharynx est très grande, on est sûr que l'individu doit avoir un volume de voix considérable.

B. *Cavité buccale.* — Nous pouvons nous rendre compte des qualités que cette partie du tuyau vocal peut communiquer au timbre si nous supposons que le larynx est situé aussi haut que possible, et qu'il vient s'ouvrir en quelque sorte à l'isthme du gosier. Dans ces conditions, si la mâchoire et les lèvres sont complétement écartées, on obtient un son criard et désagréable qu'on a appelé *voix de gorge* : il est facile de comprendre combien cette dénomination est impropre. Si l'on avait voulu dire seulement que cette voix se forme à l'isthme du gosier, nous accepterions l'expression de voix de gorge ou timbre guttural ; mais on a cru que le caractère spécial de ce timbre dépendait du gosier ou de l'arrière-bouche : c'est là qu'est l'erreur. Le son que la glotte rend dans ces cas-là est presque celui qu'on obtient avec le larynx détaché de l'individu : c'est la glotte vibrant sans tuyau vocal, sans porte-voix ou du moins avec un tuyau très court. Si, tandis que le larynx est maintenu dans la position que nous venons de déterminer, on rapproche à la fois et progressivement les mâchoires et les lèvres, on couvre de plus en plus le son criard dont nous parlions plus haut, et l'on forme une série de sons dont le caractère est bien déterminé et qu'on nomme, dans le langage écrit, par les lettres *a*, *à*, *â*, *o*, *ô*, *eu*, *ou*, *u*. (Segond.)

Si, au lieu de rapprocher les mâchoires et les lèvres, on porte le dos de la langue vers le palais, de manière à rétrécir graduellement l'espace qui est compris entre ces deux parties, la voix, en s'y engageant, fera entendre successivement les sons *é*, *è*, *ê*, *i*. Ce dernier mécanisme tend plutôt à étouffer le son qu'à lui donner plus de volume. Ces détails sont en rapport avec l'opinion de Dugès, qui considère les voyelles comme des timbres particuliers imprimés à la voix brute par des élargissements de divers points du porte-voix. Les dimensions générales de la cavité buccale rendent bien souvent compte des différences individuelles qu'on remarque dans la nature de la voix. Une personne, par exemple, qui, avec des mâchoires très développées, a un orifice buccal médiocre, parle presque toujours avec une voix sourde à cause de l'allongement de cette partie du tuyau vocal. Si, au contraire, les os maxillaires sont peu développés et la bouche bien fendue, la voix est ordinairement claire.

Les maladies de la cavité buccale et particulièrement de l'isthme du gosier auront évidemment une influence sur le timbre. Ce sont la stomatite, l'amygdalite et l'allongement de la luette.

C. *Cavités nasales.* — Nous arrivons à une partie qui a été l'occasion de nombreuses discussions. Lorsque le son s'engage dans les fosses nasales, trois cas principaux peuvent se présenter, d'après M. Segond. Dans le premier, la bouche est entièrement oblitérée, et le son traversant les anfractuosités de la mâchoire supérieure, s'écoule par l'orifice extérieur des fosses nasales. La voix, dans ce cas, est sourde, puisque la glotte vibre avec un tuyau d'une certaine dimension, et de plus elle revêt un caractère qui dépend de la forme particulière des parties qu'elle traverse. Ce caractère n'a rien de bien désagréable pour l'oreille, et il arrive bien souvent, pendant les phénomènes de la parole et du chant, que le son s'engage ainsi dans ces cavités, sans que nous en ressentions une impression fâcheuse. J'appellerai, si l'on veut, ce timbre le *premier degré du nasonnement.*

Dans le second cas, nous supposons que la bouche est ouverte, pour servir de tuyau d'écoulement, et que le son va retentir *entièrement* dans les cavités nasales, tandis que leur orifice extérieur est oblitéré. Dans ces conditions, le son a une physionomie bien caractéristique et qui constitue le véritable timbre nasillard : c'est pour nous le *dernier degré du nasonnement*; et en vérité il y a entre les deux degrés que nous venons d'établir une différence énorme.

Il arrive un troisième cas dans lequel se trouve, si je ne me trompe, l'explication de toutes les dissidences sur le timbre nasonné. La bouche étant ouverte, pendant que les orifices des fosses nasales sont libres, le son, dirigé dans les fosses nasales, va retentir dans la partie postérieure de ces cavités seulement et s'écoule à la fois par la bouche et le nez. Dans ce troisième cas, le timbre est nasonné, bien plus que dans le premier, moins que dans le second. C'est le *deuxième degré du nasonnement.*

Dodart ayant observé que dans certains cas d'obstruction complète des fosses nasales la voix avait le caractère nasonné, en conclut que l'expression vulgaire *parlez du nez* est fausse; mais il est probable qu'il avait eu affaire à des obstructions incomplètes.

Magendie a soutenu que lorsque le son passe par le nez, il y a nasonnement; nous avons dit que cela ne suffit pas : il faut pour que le son soit nasonné qu'il s'y arrête et qu'il y retentisse.

M. Malgaigne croit que si l'on bouche l'orifice des fosses nasales seulement avec la pulpe du doigt, on peut chanter clair, tandis que l'on nasonne si l'on comprime les cartilages.

Eh bien ! précisément dans le premier cas, on nasonne plus que dans le second ; la différence est à la vérité médiocre, mais elle existe. Il est infiniment probable que lorsque M. Malgaigne opérait en oblitérant avec la pulpe du doigt seulement, il ne dirigeait plus le son dans les cavités nasales, car, dans les deux cas, si le son va y retentir, on nasonne nécessairement ; et, comme lorsqu'on pince les cartilages, la partie qui avoisine les orifices ne sert plus au retentissement, il s'ensuit que le nasonnement est très légèrement diminué. C'est à la même cause d'erreur qu'il faut rapporter les distinctions que M. Valleix a voulu établir entre le degré de nasonnement propre aux divers sons de la parole.

D'après Gerdy, le timbre de la voix devient nasillard quand le son retentit dans les fosses nasales, soit parce qu'il s'écoule en grande partie par leur cavité, soit par ce que leur rétrécissement ou leur oblitération le retenant, comme dans une caisse, il en fait alors résonner les parois. M. Segond n'adopte pas complétement cette opinion, et il se refuse à croire que l'écoulement de l'air soit une cause de nasonnement. Il ne croit pas non plus que les parois osseuses qui vibrent aient une influence sur ce phénomène.

### *De la voix sombrée.*

C'est, d'après M. Segond, dans l'histoire du timbre qu'il faut traiter de la voix *sombrée*. Un phénomène caractéristique de cette voix est la fixité du larynx. Ce phénomène est entièrement indépendant de la voix, il se produit toutes les fois qu'il y a effort. Quant au caractère de cette voix qui lui a valu le nom de *sombrée*, c'est-à-dire couverte, il tient à ce que le larynx vibre avec la plus grande dimension du tuyau vocal. On conçoit qu'en disposant la cavité buccale, comme dans la prononciation de *o* ou *u*, et en fixant par un effort le larynx aussi bas que possible, on doit mieux réaliser les conditions de ce timbre, tandis qu'en ouvrant largement la bouche et en portant le larynx à l'isthme du gosier, on produit des sons criards et très éclatants. Entre ces deux limites, dont l'une constitue le *timbre sombre*, l'autre le *timbre clair*, la voix peut subir dans le timbre des nuances infinies. Mais, je le répète, la fixité du larynx est un phénomène si indépendant de la voix, qu'on peut, en combinant cette fixité de l'organe avec un degré suffisant d'ouverture buccale, chanter en timbre clair pendant que le larynx est sans mouvement. Et de même on peut, par d'autres combinaisons de l'ouverture buccale, chanter en timbre sombre, tandis que le larynx est mobile. (Segond.)

## Étendue de la voix.

Elle est de une, deux ou trois octaves ; chez les chanteurs, il y a deux à trois octaves qui conviennent au chant. Le son le plus grave de la voix de femme est d'une octave environ plus élevé que le son le plus grave de la voix de l'homme, et le son le plus élevé de la voix de la femme se trouve à peu près d'une octave au-dessus de celui de la voix d'homme. Le tableau suivant donne l'échelle entière de la voix humaine et indique l'étendue moyenne des différentes voix :

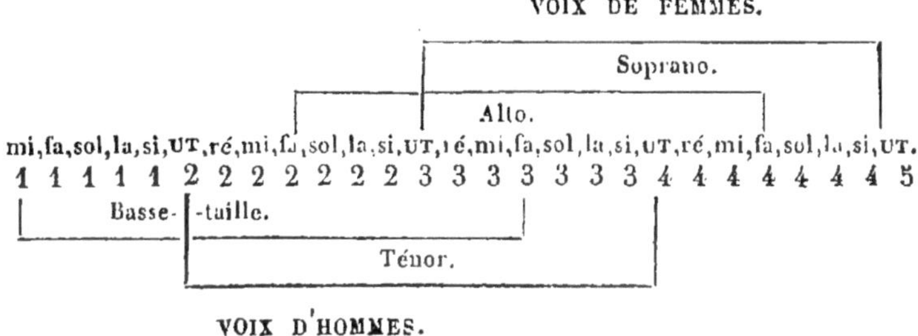


On cite des cas rares : ainsi Flischer atteignait le *fa* de l'octave au-dessus d'*ut*, la plus jeune des sœurs Sessi embrassait trois octaves et trois tons, de $ut^2$ à $fa^4$, la Zelter trois octaves, la Catalani trois et demie.

**Variétés de voix suivant les individus et les sexes et les âges.**—Les voix d'homme et de femme diffèrent non-seulement par l'élévation, mais encore par le timbre. Celui d'hommes est plus dur. Mais il y a encore des nuances particulières pour le timbre : on en compte deux pour les voix d'hommes et autant pour les voix de femmes. Les timbres de voix d'homme sont la *basse-taille* et le *ténor* ; ceux des voix de femmes l'*alto* et le *soprano*. La basse-taille chante communément sur un ton plus grave que le ténor, et déploie toute sa force dans les tons graves : le ténor chante sur un ton plus élevé que la basse-taille avec la voix de poitrine. L'alto est en général une voix plus grave que celle du soprano, et sa force est dans les sons graves de la voix de femme. Mais ces différences ne sont point essentielles ; car il y a des basses-tailles qui peuvent chanter des notes très hautes; l'alto est quelque fois aussi dans le même cas, ainsi que le soprano. La différence essentielle entre la basse-taille et le ténor, entre l'alto et le soprano, tient au timbre qui, pour les premiers comme pour les seconds, varie alors même qu'ils chantent les mêmes sons. Le baryton et le mezzo-soprano sont caractérisés par un timbre moins prononcé ; ils ont aussi des hauteurs moyennes dans l'échelle des voix d'homme et de femme. La différence entre la voix des deux sexes, quant à l'élévation des sons, dépend de la longueur diverse des cordes vocales chez l'homme et chez la femme, dont la proportion est : : 3 : 2.

L'*âge* apporte aussi des modifications profondes dans la voix. Le larynx des jeunes garçons ressemble plus à celui de la femme qu'à celui de l'homme ; avant la puberté, ses cordes vocales n'ont point encore les deux tiers de la longueur qu'elles atteignent à cette époque ; l'angle du cartilage thyroïde est aussi peu saillant que chez la femme. Le jeune garçon est alto ou soprano ; après le changement de forme que son larynx subit de quatorze à quinze ans, il devient basse-taille ou ténor. Tant que cette métamorphose dure, la voix est sans netteté, souvent rauque et criarde, et impropre au chant, jusqu'à ce que l'individu ait contracté l'habitude de mettre en exercice les nouvelles qualités qu'il a acquises. Chez les castrats, auxquels les testicules ont été enlevés avant la puberté, la voix ne mue point et elle ressemble à celle de la femme. Les voix d'alto et de soprano des jeunes garçons et des castrats ressemblent à celles des femmes eu égard à l'élévation, mais elles en diffèrent jusqu'à un certain point pour le timbre et sont plus perçantes. Liscovius fait remarquer que la voix des castrats n'a pas non plus le même timbre que celle des jeunes garçons, ce qu'il attribue à ce que les parois résonnantes des cavités orale et nasales deviennent aussi spacieuses que chez l'homme, tandis que l'organe vocal reste au même degré que dans l'enfance. Cependant les parois sont également amples chez la femme. Peut-être faut-il attribuer une influence plus réelle au changement que les cartilages et les ligaments subissent eu égard à leur solidité.

**Espèces de voix d'un même individu**. — *Voix de poitrine et voix de tête*. — La plupart des individus de l'espèce humaine, l'homme surtout, outre que leur voix appartient plus ou moins à l'une des classes qui viennent d'être examinées, peuvent encore, à moins qu'ils ne soient tout à fait incapables de chanter, modifier leur voix de manière à lui faire parcourir deux registres de sons, celui des sons de *poitrine*, et celui des *sons de tête* ou de *fausset*. La voix de poitrine est plus pleine que celle du fausset, et lorsqu'on l'entend, on sent très distinctement qu'elle vibre avec plus de force et qu'elle a aussi plus de résonnance. Les sons les plus graves de la voix humaine ne sont possibles qu'avec la voix de poitrine et les plus élevés ne le sont qu'avec la voix de fausset ; les moyens sortent avec l'une comme avec l'autre. Ainsi les deux registres ne sont point placés bout à bout, de manière que l'un commence où l'autre finit, ils marchent en partie l'un à côté de l'autre. Chez les femmes, il y a rarement une différence bien prononcée entre la voix de poitrine et la voix de tête. Ce qu'il faut bien remarquer, c'est qu'il y a indépendance complète entre les deux voix, si bien que certains individus peuvent simultanément produire la voix de poitrine et la voix de fausset.

*Théorie de Bennati.* — Ce médecin crut trouver dans les formes particulières qu'affecte l'isthme du gosier, pendant la production des sons de fausset, des dispositions essentielles à ce registre. La seule objection qu'on puisse faire à cette idée, c'est qu'on peut chanter en voix de fausset sans voile du palais. M. Segond a vu, dans le service de Blandin, un malade qui n'avait plus de voile du palais chanter en fausset avec beaucoup de netteté.

2° *Théorie de Colombat.* — Celui-ci a fait ce que Bennati n'avait pas osé faire : il a mis de côté les cordes vocales, et a dit que les sons de fausset sont produits par une autre espèce de glotte supérieure formée par l'élévation du larynx et la contraction des muscles du pharynx, du voile du palais, de la base de la langue, etc.

3° *Théorie de Mueller.* — Il admet que la différence essentielle des deux registres consiste en ce que les bords des cordes vocales vibrent seuls dans les sons de fausset, tandis que, dans ceux de poitrine, les cordes entières exécutent des vibrations vives et à grandes excursions. Mais on peut objecter que chez un grand nombre de soprani la voix de fausset présente souvent plus de puissance que la voix de poitrine. Les replis inférieurs peuvent vibrer seulement par leurs bords, sans que pour cela en entende la voix de fausset.

4° *Théorie de Diday et Pétrequin.* — Pour donner les sons de fausset, la glotte se place dans un état tel, que les cordes vocales ne puissent plus vibrer à la manière d'une anche. Son contour représente alors l'embouchure d'une flûte, et, comme dans les instruments de ce genre, ce n'est plus par les vibrations de l'ouverture ,mais par celles de l'air lui-même que le son est produit. Dans ce cas, vous observerez un changement complet dans la nature du son ; de plein et vibrant, il devient tout à coup aigu, doux et sifflant. C'est le passage des sons anchés aux sons flûtés, de la voix de poitrine au fausset. Avec cette théorie, on ne peut pas s'expliquer le fait irrévocable de l'enjambement des deux registres et la possibilité de produire ces deux registres à la fois.

5° *Théorie de M. Segond.* — Il considère les *cordes vocales supérieures* comme l'organe de la voix de fausset, et les cordes vocales inférieures comme l'organe de la voix de poitrine. Il trouve entre ces deux paires de replis des différences anatomiques qui expliquent suffisamment les différences des deux registres. Le changement dans la nature du son tient à la constitution des replis. Or, dans les inférieurs et les supérieurs, on ne trouve pas la même proportion, soit dans le tissu musculaire, soit dans le tissu élastique. Quant à la différence dans le diapason, elle tient à la dimension des replis. Chez les chiens dont les replis supérieurs sont beaucoup plus petits que les inférieurs, le diapason du fausset est très aigu par rapport à celui des sons des replis inférieurs. Chez l'homme, la différence est également très sensible; cependant les deux paires de replis sont dans des rapports tels, que l'enjambement des registres peut se faire. Il est bon de remarquer que bien que le caractère propre à chaque registre soit parfaitement déterminé, il existe cependant entre les deux instruments une certaine relation qui tient à l'analogie dans le mode de production du son. On comprend que si le mécanisme des deux instruments différait essentiellement, il y aurait quelque chose de choquant dans l'exécution d'une mélodie qui nécessiterait l'emploi des deux registres; car il n'y aurait plus possibilité d'établir une véritable suite dans l'expression. Loin de là, pour peu qu'un chanteur soit habile, il fait entendre dans une même phrase musicale des sons appartenant à la voix de poitrine et à la voix de fausset, sans que l'expression dramatique en souffre. Cette harmonie dépend à la fois du mode de production du son et du mécanisme de la modification des tons, qui sont analogues pour les deux instruments.

En comparant les deux registres on reconnaît que l'exercice appliqué à l'un des deux n'agit en aucune façon sur le développement de l'autre. Nous voulons parler du perfectionnement des sons et de l'extension du registre, car les exercices relatifs au timbre, à l'agilité, etc., servent aux deux voix. Cette particularité trouve dans les dispositions anatomiques une démonstration parfaite. Un même appareil sert à la modification des tons; mais s'il s'agit de produire un perfectionnement dans le son ou dans l'étendue du registre, c'est sur le repli même, qui est l'organe du son, qu'il faut faire porter l'exercice. Aussi, il est tout naturel de rencontrer des personnes qui ayant exclusivement exercé l'une des deux voix, ont à côté d'une voix de poitrine, par exemple, très belle et très étendue, un registre de fausset très médiocre; l'inverse peut également se présenter.

La différence dans la dépense d'air, si bien appréciée chez l'homme par Garcia, résulte de ce que les replis inférieurs, plus larges que les supérieurs, se touchent plus facilement et peuvent mieux modérer la dépense de l'air. Cette théorie peut encore parfaitement expliquer le passage d'un registre dans un autre et la modification des tons dans les replis supérieurs. M. Segond donne ensuite des exemples relatifs à la production simultanée des deux registres chez un même individu. Il s'appuie ensuite sur des expériences faites sur les animaux et particulièrement chez les chats, dont les replis supérieurs sont très développés. Après avoir opéré plusieurs fois la destruction de la glotte inférieure, la voix du miaulement s'est rétablie après huit à dix jours. Si, au contraire, il coupait les replis supérieurs, ces derniers cris étaient abolis.

*De la pureté des sons.* — D'après M. Segond, la pureté des sons dépend de la disposition de la glotte, quand la partie inter-aryténoïdienne est exactement fermée par les muscles aryténoïdiens et crico-aryténoïdiens postérieurs. Les expériences de Mueller sur des larynx de cadavres l'établissent déjà jusqu'à un certain point, mais on peut surtout s'en assurer dans l'observation des phénomènes vocaux : lorsque tout l'air chassé par le poumon est employé à mettre les replis de la glotte en vibration, la voix est pure : quand une partie de l'air est expiré à travers la glotte inter-aryténoïdienne mal fermée, la voix perd ce caractère. L'art du chanteur consiste en grande partie dans la propriété de faire nettement vibrer les cordes vocales, sans que l'air expiré s'ajoute au phénomène fondamental de la production du son.

*Historique des théories de la voix.* — On a cherché dans les arts musicaux un instrument auquel on pût comparer la glotte, afin d'étudier sur cet instrument les phénomènes qui se passent dans celle-ci. Mais les nombreux essais qu'on a tentés dans ce sens prouvent que la glotte est un instrument à part et que toute comparaison est inexacte. Cependant voyons les principales théories.

1° *Théorie d'Aristote et de Galien.* — Le larynx est comparé à une flûte et la trachée-artère est le corps de l'instrument. Dans le XVIe siècle, Fabrice d'Aquapendente et Casserius admirent cette doctrine, mais en soutenant que la trachée-artère n'était qu'un porte-vent.

2° *Théorie de Dodart.* — En 1700, ce physicien compara la glotte à un cor ou à une trompette; selon lui, la glotte est le point qui répond aux lèvres du musicien ; le corps de l'instrument s'étend de la glotte à l'orifice externe du conduit vocal, c'est-à-dire à la bouche. Cette théorie, bien accueillie à cette époque et admise, selon l'expression de Haller, *magno cum plausu*, est depuis longtemps abandonnée.

3° *Theorie de Ferrein* (1742). — Le larynx est un violon. Cette opinion fit beaucoup de bruit et reçut un assentiment général. Ce savant comparait les ligaments de la glotte aux cordes du violon, et leur donna le nom de *cordes vocales*. Le courant d'air était l'archet ; les cartilages thyroïdes le point d'appui ; les aryténoïdes les chevilles, et enfin les muscles qui s'y unissent, les puissances destinées à tendre ou à relâcher les cordes. Une pareille théorie ne peut être admise, parce que les cordes pour vibrer doivent être sèches, fixes, libres, élastiques, tendues suffisamment, d'une certaine longueur et d'une certaine résistance. Or cela n'existe pas dans les ligaments de la glotte.

4° *Théorie de Magendie et Biot*. — D'après cette théorie le larynx est une anche. Tout instrument à anche présente quatre parties distinctes : 1° le réservoir d'air ; 2° le tuyau porte-vent ; 3° l'anche ; 4° le tuyau porte-voix. Ces quatre parties se voient dans l'appareil vocal. Les poumons et les bronches sont le réservoir d'air ; la trachée, le porte-vent ; le larynx, l'anche ; le pharynx, la bouche ; et les cavités nasales, le porte-voix. La similitude est complète avec une anche. Telle est aussi l'opinion de Cagniard-Latour, Muncke, Weber, M. Malgaigne. Savart, qui avait attaqué cette théorie, convint que, lorsqu'on fait sortir des sons en soufflant dans la trachée-artère dont toute la partie antérieure a été retranchée jusqu'aux ligaments inférieurs de la glotte, ils sont produits de la même manière que ceux des anches. A la vérité, il regardait les sons des anches comme ne ressemblant pas à ceux de la voix humaine, mais Mueller a prouvé par ses expériences qu'il était impossible de trouver entre eux aucune différence essentielle. Il obtenait les sons de poitrine et ceux de fausset avec tout l'éclat dont ils sont susceptibles.

5° *Théorie de Savart*. — Savart pensait que le corps, à proprement parler sonore, est l'air des ventricules compris entre les ligaments inférieurs et les ligaments supérieurs de la glotte ; il comparait cet appareil à l'appeau des oiseleurs, petite anche à colonne d'air vibrante. Cependant l'appareil élastique des ligaments inférieurs de la glotte et les moyens d'organisation employés pour amener la tension, sont trop évidemment calculés dans la vue d'un instrument à anche, pour qu'on puisse ajouter une grande valeur à cette théorie. Les mammifères auxquels manquent les ligaments supérieurs de la glotte, les ruminants, s'élèvent contre cette opinion.

6° *Théorie de Liscovius.* — C'est de la glotte elle-même et de sa différente largeur que dépendent principalement, et la production de la voix et ses caractères divers d'acuité ou de gravité. En passant avec une certaine violence et avec rapidité à travers cette ouverture étroite, l'air éprouve une compression et un ébranlement tels que toutes ses molécules subissent un mouvement de va-et-vient. Quelque chose d'analogue arrive toutes les fois que l'air traverse une ouverture étroite quelconque. Plus l'ouverture de la glotte est grande, plus le son est grave, parce qu'il résulte de là des ondes aériennes plus grandes et par conséquent plus lentes. Cette théorie, comme toutes les précédentes, est insuffisante pour expliquer tout ce qui a rapport à la voix humaine.

### Des sons buccaux produits par l'homme.

1° *Sons buccaux produits par des membranes vibrantes.* — Ici se rangent les sons ronflants qui s'engendrent au voile du palais et aux lèvres. Les véritables sons du voile palatin sont ceux qui caractérisent l'excréation et le ronflement. Dans ces deux cas, les piliers sont mis en mouvement par le courant d'air, à la façon de languettes membraneuses. Les sons sortent d'autant plus facilement, que les piliers sont plus contractés, et ils peuvent avoir lieu, soit quand la bouche est ouverte et le nez bouché, soit quand le nez est libre et la bouche close. L'air comprimé, en traversant les lèvres, produit, en faisant vibrer, ou la totalité de ces appendices, ou seulement leur bord, des sons dont l'élévation varie selon le degré de tension. Si je place un tuyau au-devant de la bouche et que je l'allonge, l'élévation du son labial subit une modification, de même qu'il arrive, en pareille circonstance, au son des languettes de caoutchouc.

2° *Sons produits dans la bouche par la résonnance de l'air.* — Le sifflement avec les lèvres est de ce nombre. Mais on peut se convaincre facilement que celles-ci demeurent en repos pendant qu'il s'exécute, car non-seulement on peut les toucher du doigt et les couvrir, mais encore, comme l'a fait Cagniard-Latour, on peut produire les mêmes sons avec un disque de carton percé dans le milieu, qu'on tient entre les lèvres. Mueller obtenait aussi un son grave en prenant entre ses lèvres un disque d'ivoire et aspirant l'air à travers une ouverture d'un diamètre de 4 lignes qu'il présente à sa partie moyenne. L'agent producteur du son est l'air qui frotte contre les parois du canal.

### *Du cri ou voix native.*

Le cri est un son appréciable qui, comme tous les sons produits par le larynx, est susceptible de varier de ton, d'intensité et de timbre. Le cri se distingue aisément de tous les autres sons vocaux, mais, comme son caractère principal appartient au timbre, il est impossible de se rendre physiquement raison de la différence qui existe entre ceux-ci et le cri. Quelle que soit la condition dans laquelle se trouve l'homme, quel que soit son âge, il peut crier. L'enfant naissant, l'idiot, l'homme sauvage, le sourd de naissance, l'homme civilisé, le vieillard décrépit, peuvent pousser des cris. Le cri est donc étroitement lié à l'organisation. Par le cri nous exprimons les sensations vives, agréables ou douloureuses. Il y a des cris de joie, des cris de douleur. Par le même langage nous faisons connaître nos besoins instinctifs les plus simples, ainsi que les passions naturelles. La fureur, la crainte, l'effroi, s'expriment par le cri. Les besoins sociaux et les passions sociales n'étant pas une suite indispensable de l'organisation et nécessitant pour en développer l'état de civilisation, n'ont point de cris qui leur soient propres. Le cri comprend ordinairement les sons les plus intenses que l'organe de la voix puisse former; le plus souvent son timbre a quelque chose qui blesse l'oreille et qui agit fortement sur ceux qui sont à portée de l'entendre.

### *De la parole et de la prononciation.*

La parole est la voix articulée : elle se produit pendant l'expiration. La parole, abstraction faite des conditions cérébrales et sociales qui tendent à l'instituer, résulte du concours de la voix et des modifications que peuvent lui faire subir les différentes parties du tuyau vocal, constitué par le pharynx, la bouche et les fosses nasales. La glotte elle-même peut déjà imprimer au son une signification spéciale, et lorsque la voix se produit par un brusque détachement des replis vocaux, il y a une espèce d'articulation qui forme, avec le son et des modifications accessoires du tuyau vocal, la base du langage imité de certains oiseaux. Chez l'homme, le petit cri de surprise qu'on entend sur la voyellle *a* se fait par une véritable explosion du son à travers les lèvres de la glotte. C'est encore essentiellement à travers la glotte que s'opère le phénomène de l'aspiration. Les pathologistes sont aujourd'hui suffisamment prévenus sur les bruits qui peuvent ainsi se produire dans le larynx, pour ne pas les confondre avec les bruits du parenchyme pulmonaire.

La prononciation, d'après Gerdy, est la modification que le pharynx, la bouche et les fosses nasales impriment simultanément à la voix produite par le larynx. En analysant la prononciation on y trouve deux choses à examiner : la production des sons et leur conjugaison.

*Des sons de la parole et de leur production.* — La parole se compose de deux ordres de sons distincts que l'on désigne sous le nom de *voyelles* et de *consonnes*. Pour suivre la dectrine que nous allons exposer il faut oublier celle des grammaires, où un même son est reconnu, dans un mot, pour un son voyelle : tel est le son *o* de *pot*; et dans *peau* il est pris pour un son d'une autre nature et rendu par deux voyelles que l'on nomme diphthongues.

Les sons *voyelles* sont : 1° *a*, *é*; 2° *e*, *i*; 3° *o*, *ou*, *eu*, *u*; 4° *in*, *an*, *on*, *un*. Dans la prononciation des voyelles, l'appareil qui en est chargé prend une forme déterminée, et, aussitôt que le larynx donne la voix, le son voyelle se fait entendre ; on peut ensuite le prolonger indéfiniment, et aussi longtemps qu'il dure les organes conservent la même disposition : s'ils en prennent une autre le son change aussitôt. Les voyelles sont donc des *sons stables*; ces sons, d'ailleurs, sont uniques et simples et ne peuvent se confondre en s'alliant à d'autres. On s'abuse si l'on croit que deux voyelles peuêtre prononcées à la fois, il n'y a réellement point de sons diphthongues. En effet, les syllabes *eau* de *perdreau*, *uei* d'orgueil, etc., ne sont point des sons voyelles doubles, on n'entend jamais qu'un son frapper l'oreille dans leur prononciation et il n'y a que la multiplicité des lettres qui les expriment qui ait pu donner une idée contraire (Gerdy).

Gerdy divise les voyelles en *distinctes* et *confuses*. Les premières frappent clairement l'oreille : comme *a*, *é*, *i*, *o*, *ou*, *eu*, *u*, *an*, *in*, *on*, *un*. Les autres ne sont que des sons obscurs prononcés à demi parce que les organes de la prononciation se meuvent à peine. L'*e* muet est de ce genre. Nous ne dirons rien de la prononciation de ces dernières voyelles parce qu'elles sont sans intérêt ; nous parlerons seulement des voyelles distinctes, que nous divisons en quatre groupes :

1° Les voyelles du premier groupe sont : *a*, *é*. En les prononçant l'isthme du gosier figure une fente verticale, un peu plus large en bas qu'en haut ; le voile du palais s'étend en voûte et la luette se raccourcit.

2° Les voyelles du second groupe sont : *e*, *i*. Ici l'isthme du gosier forme une ouverture plus large qui est bornée, en bas, par la surface soulevée de la base de la langue, en haut, par le voile du palais, en dehors par ses piliers écartés.

3° Le troisième groupe comprend : *o*, *ou*, *eu*, *u* ; elles résultent de la combinaison des mouvements qui produisent celles des deux premiers groupes avec des mouvements particuliers dans les lèvres. Dans les deux premières, l'isthme du gosier prend la forme qu'il affecte dans *a* ; dans les deux dernières, celle qu'il affecte dans *é*, et dans toutes l'ouverture des lèvres se fronce en rond.

4° Les voyelles *an*, *in*, *on*, *un*, se produisent par le retentissement des sons vocaux dans les fosses nasales, par suite de l'abaissement simultané du voile du palais.

Dans *a*, la bouche est librement ouverte et la langue abaissée, surtout vers la pointe.

Dans *é*, de *fête*, la langue est un peu plus élevée, plus avancée et touche les incisives inférieures qu'elle dépasse ainsi que les dents molaires.

Dans *e*, la bouche s'ouvre en fente transversale, le corps de la langue se tient élevé contre le palais et touche aux dents inférieures.

Dans *i*, la langue s'approche davantage du palais, dans plusieurs endroits, par ses côtés, ainsi que de la surface antérieure du voile du palais.

Dans *o*, les lèvres se froncent en rond, s'allongent en canal et la pointe de la base abaissée se retire en arrière des incisives inférieures jusque vis-à-vis des grosses molaires, en laissant voir le plancher de la bouche. Dans *ou*, les lèvres se froncent ou s'allongent un peu plus que dans *o*, l'ouverture de la bouche devient plus étroite et la langue se relève en s'avançant un peu.

Dans *eu*, les lèvres se froncent de manière à former une ouverture ovalaire et transversale, à peu près comme dans *é* ; mais la langue s'élève et s'avance plus que dans cette voyelle.

Dans *u*, l'ouverture de la bouche devient plus étroite et la langue se rapproche encore davantage du palais.

La nature des sons *an*, *in*, *on*, *un*, a été méconnue surtout dans notre langue ; ils sont toujours représentés par deux lettres, et néanmoins ce sont des sons simples et des sons voyelles ; produits par le retentissement plus entier des sons du larynx dans les fosses nasales que dans la bouche, ils en reçoivent un caractère particulier. Ce phénomène provient de l'abaissement du voile du palais vers la base de la langue et du rétrécissement vertical de l'isthme du gosier.

Dans la voyelle *an*, le voile du palais est fort abaissé, la luette paraît même reposer sur la base de la langue, en sorte que le son ne passe qu'en très faible quantité dans la bouche, par les deux ouvertures que ce prolongement laisse de chaque côté ; les lèvres s'ouvrent librement et la langue est retirée vis-à-vis de la première des grosses molaires.

Dans la son *in*, le voile du palais se relève un peu, la langue se porte légèrement en avant contre les incisives et la bouche s'ouvre davantage en travers; dans *on*, le voile du palais et la langue affectent la même position que dans *au*, mais l'ouverture de la bouche s'arrondit.

Dans *un*, le voile du palais s'élève, la langue s'avance légèrement contre les dents incisives, comme dans *in*, et l'ouverture de la bouche s'arrondit encore (Gerdy).

Suivant M. Segond, le tuyau vocal donne aux sons trois ordres de modifications auxquels se rapportent trois catégories de lettres: les *voyelles*, les *consonnes soutenues*, et les *consonnes* proprement dites. Tous les sons produits par le larynx et traversant librement le tuyau vocal sont des voyelles. Tous les sons produits par le larynx et s'accompagnant d'un rétrécissement très notable d'une partie du tuyau vocal, rentrent dans les consonnes soutenues; pour que, dans ces cas, la prononciation de la consonne soit complète, il faut que le rétrécissement du tuyau vocal cesse brusquement, en même temps que la voix elle-même est suspendue. Enfin, lorsque la voix s'accompagne de phénomènes d'occlusion complète, au niveau de certains points du tuyau, il y a véritablement *articulation* ou formation d'une consonne proprement dite. D'après ces trois modes de génération des phénomènes de la parole, on peut se rendre compte de la formation de presque toutes les lettres. Il ne reste plus, pour les distinguer, qu'à déterminer, pour les voyelles la forme du tuyau vocal, pour les consonnes soutenues le point du rétrécissement, pour les consonnes proprement dites les organes qui opèrent l'occlusion. Enfin, pour les subdivisions entre les deux dernières catégories, il faut remarquer les différents modes suivant lesquels la voix se combine avec le rétrécissement ou avec l'articulation. La bouche étant largement ouverte, ainsi que l'isthme du gosier, la voix émise à travers la cavité buccale, tandis que les lèvres et les mâchoires sont moyennement écartées, fait entendre le son de l'*a*. Cette voyelle n'entraînant la contraction d'aucune partie, est la plus favorable à la vocalisation dans le chant. Si, tandis que la mâchoire reste dans la même position, on ramène progressivement les lèvres en avant, de manière à allonger la cavité buccale, on forme successivement *à*, *â*, *o*, *ô*; si, à partir de l'*ô*, on joint au mouvement des lèvres le rapprochement des mâchoires, on forme *eu*, *ou* et *u*. Ce mécanisme est le plus simple et le plus ordinaire dans la formation de ces voyelles; quant aux différents *e*, et à l'*i*, ils sont engendrés par un mécanisme analogue.

La bouche étant disposée pour la formation de l'*a*, si l'on porte le dos de la langue vers le palais, de manière à rétrécir de plus en plus l'espace qui est compris entre ces deux parties, la voix en s'y engageant fera entendre successivement *e*, *è*, *é*, *i*.

D'après ces faits, M. Segond range les voyelles simples en deux groupes très naturels :

1° *a*, *à*, *â*, *o*, *ô*, *eu*, *ou*, *u*.

2° *e*, *è*, *é*, *i*.

*Des consonnes*. — La prononciation des consonnes, toujours plus compliquée que celle des voyelles, se compose : 1° d'un ou deux mouvements préliminaires à l'articulation du son ; 2° d'un mouvement d'articulation. Ainsi, lorsqu'on prononce *b* les lèvres se rapprochent d'abord et la consonne est articulée au moment où elles s'ouvrent sous l'effort de l'air qui s'échappe. Dans d'autres cas, comme dans la prononciation du *d*, du *t*, il n'y a qu'interruption du canal ; enfin, dans d'autres cas, il n'y a que rétrécissement, comme dans le *j*, etc. Mais toujours il y a ouverture subite du canal de la prononciation. Aussitôt après cette prononciation, le canal prend la forme qu'il affecte dans les voyelles et c'est aussi le son d'une voyelle qu'on entend alors. Prononcez *ma*, *me*, *mo*, *mon*, etc., et vous en aurez un exemple. Nous pourrions aussi articuler la consonne en commençant par le son voyelle, mais jamais nous ne pourrions prononcer la consonne sans la revêtir immédiatement d'une voyelle distincte ou obscure qui la rende sensible à l'oreille. C'est même ce qui a mérité à ces sons le nom de *consonnes*. Enfin, la prononciation des consonnes est instantanée, et il est impossible de la prolonger comme celle des voyelles.

Il faut nécessairement diviser les consonnes en *simples* et *composées*. Les premières ne font entendre qu'un son consonne uni à un son voyelle ; les secondes en font entendre deux qui naissent tous deux du même mouvement essentiel d'ouverture de la bouche. Ces sons paraissent prononcés en même temps et à la fois, quoiqu'ils se prononcent l'un après l'autre, en s'unissant, tantôt au moyen de notre *e muet*, comme dans le mot *contempteur* les consonnes *p* et *t* ; tantôt dans un son intermédiaire sensible, comme dans les mots *blâmer*, *trahir*, les consonnes *b* et *l*, *t* et *r*.

Elles peuvent aussi s'unir toutes, deux à deux, les unes avec les autres, excepté pourtant une consonne *rude* avec sa *douce*. Ainsi on ne peut jamais articuler ensemble *b* et *p*, *v* et *f*, *d* et *t*, *z* et *s*, qui sont des consonnes douces et rudes l'une de l'autre (Gerdy.)

*Des consonnes simples*. — On peut les diviser en neuf genres. Dans chacun de ces genres, on trouve une consonne douce et une consonne rude de même nature. Les consonnes douces sont produites par une expiration douce, à travers la cavité et l'ouverture de la bouche; les rudes, par une expiration brusque, à travers la bouche, qui s'ouvre soudainement, après avoir retenu l'air qui y était accumulé. Dans le premier cas, les vibrations du son retentissent dans la bouche et la gorge, comme on peut s'en assurer en plaçant la main sur cette région et sous la mâchoire. Elles paraissent y retentir moins dans le second cas, comme si cela tenait à ce que le son, ou l'air vibrant, s'est échappé brusquement et à la fois au dehors.

Nous allons maintenant indiquer, d'après la situation de plus en plus profonde des organes qui les produisent, les neuf genres de consonnes dont nous venons de parler.

Au premier genre est le *b* consonne douce, *p* consonne rude. Gerdy les nomme *labiales*, parce qu'elles sont le résultat de l'occlusion des lèvres, de leur écartement subit, etc.

Le second genre comprend le *v* et l'*f* que Gerdy nomme *dento-labiales*, parce que, dans le mouvement préliminaire, les dents supérieures s'appliquent à la lèvre inferieure et articulent ces consonnes en s'écartant brusquement.

Au troisième genre se rapportent le *z* des Espagnols dans *zona* qui est une douce; le *c* du même peuple dans *cinco* et le *θ* des Grecs, toutes consonnes que l'on prononce en portant la pointe de la langue entre les dents incisives par un mouvement préliminaire et en la retirant subitement pour laisser échapper la consonne articulée. C'est aussi à ces consonnes qu'il faut rapporter le *th* anglais : *that*, cela.

*Les linguales antérieures sifflantes forment le quatrième genre.* Ce sont le *z* français et *s* qui en est la rude; notre *j* consonne douce et notre *ch* du mot *char*. Lorsqu'on articule ces sons, la bouche paraît exécuter trois espèces de mouvements, savoir : un premier mouvement préliminaire, par lequel la langue rétrécit le canal de la prononciation en s'appliquant à la voûte du palais, par ses côtés, ne faisant passer l'air que sur la ligne médiane et le dirigeant contre les dents incisives où il se brise et produit soit un sifflement, soit un chantement; un second mouvement préliminaire, par lequel la pointe ou la partie antérieure de la langue paraît fermer momentanément le canal de la prononciation, ou au moins le rétrécir beaucoup en s'appliquant à la voûte palatine, ou en s'en rapprochant pour s'en écarter aussitôt; par un troisième mouvement, celui d'articulation qui ouvre le canal et permet à la consonne de se faire entendre.

Dans *z* et *s*, la pointe de la langue dirige l'air contre les dents supérieures et s'applique à la partie antérieure de la voûte du palais pour articuler ces consonnes. Dans *j* et *ch*, la pointe de la langue élargie s'approche du palais en se recourbant en haut, se recule un peu plus que dans les consonnes précédentes, et offre une voie plus large à l'air qui vient se briser contre les dents inférieures et supérieures.

Gerdy forme un cinquième genre des consonnes *l*, *r*, *d*, *t*, sous le nom de *linguales antérieures muettes*, parce qu'elles sont articulées par la pointe de la langue et qu'elles ne sont pas sifflantes.

L'*r* se rapproche un peu des linguales sifflantes : la pointe de la langue se porte vers le palais, rétrécit le canal de la prononciation par un premier mouvement; l'air, passant alors sur la langue comme un archet sur la corde d'un violon, l'agite et lui imprime des mouvements vibratoires, diminutifs du roulement par lequel les enfants imitent le bruit du tambour; ensuite la pointe de la langue, s'appliquant au palais par un second mouvement préliminaire, s'en détache aussitôt pour articuler la consonne.

Dans *l*, *d*, *t*, la pointe de la langue s'applique au palais par un mouvement préliminaire. Dans *l*, le canal de la prononciation n'est pas complétement fermé et l'air s'échappe sur les côtés. Dans le *d* et le *t*, le canal est entièrement fermé et la langue en s'appliquant au palais, touche aux dents; mais ce contact n'est pas nécessaire pour l'articulation de la consonne, et par conséquent, c'est mal à propos que, d'après ce caractère, on les a nommées *dentales*. En effet, on les articule très distinctement l'une de l'autre, en ne touchant le palais avec la langue qu'assez loin derrière les dents.

Dans le sixième genre, Gerdy place les *linguales y*, *dieu*, *thieu*, *ch* (dans le mot allemand licht), *ll*, *g*, *q*. Ces consonnes sont articulées par le corps de la langue. Dans toutes, excepté dans *ch*, la langue s'applique au palais par un premier mouvement et s'en écarte pour articuler la consonne. Dans *lle*, les deux tiers antérieurs de la langue s'appliquent aux palais et au voile abaissé en même temps sur sa surface, et l'air s'échappe par les côtés entre les dents molaires. Le mécanisme des autres consonnes se rapproche des précédentes du groupe.

Le septième genre comprend un son qui nous manque, le *j* des Espagnols et le *ch* des Allemands.

Le huitième genre comprend les consonnes nasales *m*, *n*, que l'on prononce en abaissant le voile du palais et dirigeant le son dans les fosses nasales, tandis que d'ailleurs les lèvres agissent comme dans le *b* et dans le *d*. Il faut y joindre le *gn*.

Enfin le neuvième genre est formé par l'*h* aspiré. Dans cette consonne, le pharynx et l'isthme du gosier sont resserrés par une première action ; ensuite il s'y fait un relâchement subit qui coïncide avec l'expiration et fait résonner la consonne.

M. Segond divise les consonnes en *soutenues* et *non soutenues*. Elles vont également varier selon le point où se fait l'articulation. L'occlusion s'opérant entre le milieu de la langue et la voûte palatine, on forme *q*, *g*, *gn* ; entre la pointe de la langue et la voûte palatine, *c*, *g*, des Italiens ; entre la pointe de la langue et la partie postérieure des incisives, *t*, *d*, *n* ; entre les deux lèvres, *p*, *b*, *m*. Pour une même articulation, on a l'explosion *q*, *c*, des Italiens ; *t*, *p*, si la voix, comme emprisonnée derrière l'obstacle, se fait entendre au moment où les parties se séparent. Si la séparation des parties est précédée d'un grognement ou murmure vocal, s'opérant derrière les parties qui font obstacle, au moment de l'explosion on forme les douces *g*, *g*, des Italiens, *d*, *b*. Enfin, si ce murmure préalable à l'explosion va spécialement retentir dans les fosses nasales, on a *gn*, *n*, *m*. Une disposition spéciale se rapporte à *l* et *ll* : pour *l*, la pointe de la langue s'applique au palais pendant que la voix passe de chaque côte entre les bords de la langue et les bords alvéolaires ; pour *ll*, ce n'est plus la pointe seulement, mais la moitié antérieure de la langue qui est fixée au palais.

*De la prononciation des mots avec absence de la langue, la voix existant, et de leur articulation sans production de sons laryngiens.* — Il n'est pas absolument besoin de la voix laryngienne pour articuler des sons. Un exemple remarquable a été produit par M. Renault, de Toulon. Il s'agissait d'un forçat respirant par une canule trachéale, qui ayant un larynx oblitéré pouvait néanmoins parler. Il se faisait entendre à une certaine distance. Il commençait par avaler de l'air, le faisait pénétrer dans le pharynx et ensuite il l'articulait. D'autres cas analogues ont été cités par les chirurgiens.

Enfin la langue elle-même n'est point nécessaire pour l'articulation des sons ; les chirurgiens voient souvent des malades qui ont subi l'amputation de cet organe pouvoir articuler des sons parfaitement distincts.

## TROISIÈME DIVISION.

### DES FONCTIONS CÉRÉBRALES OU FACULTÉS MORALES ET INTELLECTUELLES.

*Définition.* — On donne ce nom aux actes accomplis par les portions de l'encéphale intermédiaires à ses régions perceptives et motrices, qui, succédant aux sensations perçues ou précédant l'incitation motrice, constituent leur lien nécessaire.

*Caractères généraux et division.*—Percevoir n'est point penser, non plus que susciter un mouvement. La perception, non plus que la faculté d'exciter un mouvement, sont des actes qui se passent dans l'encéphale, mais qui ne sont ni moraux ni intellectuels, qui ne peuvent être confondus ni avec l'instinct ni avec l'intelligence. La perception ni la motricité ne sont des actes analogues à la pensée instinctive ou intellectuelle, bien qu'habituellement l'une la précède et l'autre la suive d'une manière immédiate et presque nécessaire.

Ce sont ces côtés différents de l'innervation encéphalique, perception, pensée et motricité, mais surtout les deux premiers, qui ont reçu les noms de *sens interne* et de *sensorium commune ;* c'est quelquefois la perception seule, comme par exemple lorsqu'on dit que le propre du nerf lié avec le *sensorium* est de sentir.

L'énergie ou le mode spécial d'action encéphalique ayant pour résultat ce qu'on appelle les idées instinctives ou intellectuelles, la vie intellectuelle, constitue ce qu'on nomme *conscience*, pris dans un sens restreint, comme par exemple lorsqu'on dit qu'on a conscience de telle ou telle chose. Nous verrons plus loin que les actes de conscience proprement dite sont des actes à la fois moraux et intellectuels, mais se rattachant plus spécialement aux instincts sociaux dont ils constituent un mode particulier d'émotion qui suscite diverses opérations intellectuelles proprement dites.

Le *moi* est une personnification, une idée d'indépendance, qu'on se forme des actes intellectuels et instinctifs, de ce qu'on appelle la vie intellectuelle et morale, par rapport aux autres actes de l'économie animale ; personnification et indépendance qui n'existent pas, qui sont de pures suppositions que l'observation de la réalité montre être inexactes.

Les actes affectifs et intellectuels sont des modes de l'activité spéciale de l'encéphale, et c'est faute d'en connaître les lois qu'on cherche encore à s'en rendre compte par des suppositions empruntées à la physique, par des fluides ou par des créations de l'esprit lui-même, par de pures entités. D'autres fois ils sont attribués aux viscères, tels que le cœur, le foie, etc., parce que l'état dans lequel ces derniers se trouvent influence facilement ces portions de l'encéphale.

L'obligation de se nourrir d'êtres organisés suppose chez les animaux d'une part la faculté de les discerner et de l'autre le pouvoir de les saisir ; aussi la *sensibilité* et la *contractilité* ont-elles toujours été reconnues par les physiologistes comme des conditions nécessaires de l'existence animale, et comme inhérentes à ces êtres. Par là, l'être vivant (entièrement solitaire à l'état de végétal) établit des rapports habituels avec ce qui l'entoure. Cette vie de relation, si elle était bornée à ces seuls actes de sensation et d'incitation motrice (ce qui est chez les animaux les plus simples), n'offrirait qu'un caractère purement individuel ayant pour but essentiel la vie de nutrition seulement. Mais entre ces deux ordres d'actes il en est d'autres qui établissent entr'eux une liaison : ce sont les actes dits *réflexes* (voy. t. I, p. 168) et sympathiques (voy. t. I, p. 194) ; jamais l'incitation motrice ne succède d'une manière directe à la sensibilité : toujours des actes de la pensée établissent une liaison intérieure et cachée entre ces actions extérieures.

Avant Gall, les physiologistes n'étudiaient dans le cerveau que les actes immédiatement liés avec deux ordres les plus simples de relations extérieures passives pour sentir, actives pour mouvoir.

1° La complication naturelle de ces actes ; 2° la complication surajoutée à la première par leur facile modification sous les influences sociales mêmes auxquelles ils servent de condition d'existence ; 3° la nécessité de connaître préalablement d'une manière exacte : *a*, la contractilité et la sensibilité ; *b*, les propriétés corrélatives de l'encéphale de *susciter les contractions*, et de *percevoir les impressions* par l'intermédiaire des nerfs moteurs et sensitifs : tels sont les motifs qui ont fait n'attribuer au cerveau d'autres usages que ceux qui se rapportent aux fonctions de relations proprement dites, c'est-à-dire la *perceptivité* et la *motricité* seulement.

Beaucoup de médecins considèrent encore avec les gens du monde les phénomènes de la vie morale et intellectuelle comme hétérogènes à ceux du reste de la physiologie, et n'étant pas susceptibles d'être ramenés à des lois régulières pouvant servir à formuler des règles applicables à la pratique de la morale dans les sociétés. Cette erreur n'a plus besoin d'être discutée, longtemps on en a dit autant des autres modes d'innervation ; on l'a dit de la sensibilité et de la motricité tant que l'on ne connaissait pas les lois de leur manifestation dans les nerfs qui jouissent de l'une ou de l'autre de ces propriétés. C'est alors qu'on cherchait à se rendre compte de ces phénomènes par des hypothèses empruntées aux fluides électrique ou autres de la physique, parce qu'on ne les connaissait pas comme propriétés élémentaires ou irréductibles de tels ou tels nerfs. Or, lorsqu'on a étudié ces propriétés sur les nerfs qui en jouissent, il reste une partie considérable de l'encéphale qui ne jouit ni de l'une ni de l'autre de ces propriétés, et qui resterait comme une masse inerte de substance organisée si l'observation ne faisait pas connaître qu'elle est douée de la propriété de pensée (voy. t. I, p. 44 et 175), propriété irréductible à d'autres, comme le sont les autres modes de l'innervation. Penser, signifie mettre en jeu cette propriété-là dans tout le tissu qui en jouit ou seulement dans telle ou telle partie; comme contracter ou sentir, indique la mise en jeu de la propriété qui jouit de la contractilité ou de la sensibilité. Le mot volition (*volo*, je veux, pour *pensatio*, examen, jugement), indique la manifestation de cette propriété; il est aux mots penser et pensée ce que contraction est aux mots contractilité et contracter, sensation à sensibilité et sentir.

Ce mode d'*activité* ou *innervation cérébrale*, se distingue, par conséquent, d'une manière nette : 1° de la faculté qu'a le cerveau de percevoir des impressions; 2° de celle qu'il a de réagir sur les muscles de la vie animale, afin de transmettre et manifester le *résultat de la pensée*, qui est ce qu'on nomme *idée*. « Une fois que l'esprit est naturellement disposé à voir les choses telles qu'elles sont, et qu'il se les assimile sans effort, de manière à en acquérir la connaissance, la méthode est telle qu'elle doit être; elle répond à la fois aux besoins de l'esprit et à la nature de l'objet. Les hommes qui procèdent de la sorte, obéissant aux inspirations du génie, marchent droit dans le chemin de la vérité; leurs recherches aboutissent toujours à un résultat certain. Huarte a le mérite d'avoir procédé de la sorte dans l'étude de l'intelligence qui est l'objet principal de ses investigations. Le travail de recherche et d'investigation serait sans doute plus facile si l'intelligence n'était qu'une, c'est-à-dire si elle n'avait qu'une seule manière d'être; il ne s'agirait alors que de comparer entre eux les individus. La vie intellectuelle est une, sans contredit, aussi bien que la vie animale; mais, comme celle-ci, elle a un certain nombre de fonctions et se manifeste par plusieurs actes. Huarte distingue ces facultés, mais ne les *sépare pas* (1) ». Elles sont, en effet, distinctes, mais non indépendantes.

*Classifications des facultés morales et intellectuelles.* — L'ensemble des dispositions spéciales du tissu de l'encéphale en organes constitue l'appareil cérébral, leur manifestation coordonnée et harmonique caractérise l'accomplissement des *fonctions cérébrales*, *facultés morales et intellectuelles.*

Ces actes ou usages des organes de l'encéphale, tant affectifs qu'intellectuels, envisagés isolément (bien qu'en général c'est plusieurs à la fois qu'ils entrent en jeu), sont au nombre de dix-huit qui, d'après les trois divisions indiquées ci-dessus (t. I, p. 176), seront décrits dans trois chapitres correspondants.

Ils se classent ainsi qu'il suit dans le tableau qu'en a publié M. A. Comte.

(1) Guardia, *Essai sur l'ouvrage de* HUARTE : *Examen des aptitudes diverses pour les sciences* (*Examen de ingenios para las ciencias*, 1580). Paris, 1855, in-8°, p. 175-176.

# FONCTIONS CÉRÉBRALES.

- **CHAP. I. — AFFECTIONS.** *Sentiments* ou *instincts* dans l'état passif, d'où *Besoins*; *Émotions* ou *Penchants* dans l'état actif, d'où *Impulsion* ou *Passion*
  - **ART. I.** Instincts personnels, ou égoïstes.
    - **A.** Intérêt. . . .
      - *a.* Instincts de la conservation.
        - de l'individu, ou — 1° ***Instinct nutritif.***
        - de l'espèce . . . . . — 2° ***Instinct sexuel.*** — 3° ***Instinct maternel.***
      - *b.* Instincts de perfectionnement.
        - par destruction, ou — 4° ***Instinct militaire.***
        - par construction, ou. . . . . . . . . — 5° ***Instinct industriel.***
    - **B.** Ambition. . .
      - temporelle : besoin de domination, ou — 6° ***Orgueil.***
      - spirituelle : besoin d'approbation, ou — 7° ***Vanité.***
  - **ART. II.** sociaux, ou altruistes. (*facultés morales.*)
    - Affection individuelle, désintéressée, amicale. . . . . . . — 8° ***Attachement.***
    - Soumission, respect, ou . . . . . . . . . . . . . . . . . — 9° ***Vénération.***
    - Amour universel. Sympathie. Humanité. . . . . . . . — 10° ***Bonté.***
- **CHAP. II. — INTELLIGENCE.** d'où *Raison* et *Conseil* dans l'état passif, et *Esprit* dans l'état actif. (*Facultés intellectuelles.*)
  - **A.** Conception
    - *a.* passive, ou observation :
      - concrète, ou relative aux êtres. . . . . . — 11° ***Esprit de synthèse.***
      - abstraite ou relative aux événements. — 12° ***Esprit d'analyse.***
    - *b.* active, ou méditation :
      - inductive . . . . . . . — 13° ***Esprit de comparaison,*** d'où *généralisation.*
      - déductive . . . . . . . — 14° ***Esprit de coordination,*** d'où *systématisation.*
  - **A.** Expression : mimique, orale, écrite ; d'où. . . . . . . — 15° ***Esprit de communication.***
- **CHAP. III. — ACTIVITÉ,** d'où *Caractère* et *qualités pratiques* ou *d'exécution.*
  - Conduisant à entreprendre . . . . . . . . . . . . . . . . — 16° ***Courage.***
  - Conduisant à diriger. . . . . . . . . . . . . . . . . . . . — 17° ***Prudence.***
  - Conduisant à accomplir ou achever . . . . . . . . . . . — 18° ***Fermeté,*** d'où *persévérance.*

*Solidarité des organes encéphaliques dans leur action.* — L'ensemble de ces dix-huit organes cérébraux constitue l'appareil nerveux central qui, d'une part, stimule la vie de nutrition et, d'une autre part, coordonne la vie de relation, en liant ses deux sortes de fonctions extérieures. Sa région spéculative communique directement avec les nerfs sensitifs et sa région active avec les nerfs moteurs. Mais sa région affective n'a de connexités nerveuses qu'avec ces viscères végétatifs, sans aucune correspondance immédiate avec le monde extérieur qui ne se lie qu'à l'aide des deux autres régions. Ce centre essentiel de toute existence humaine fonctionne continuellement, d'après le repos alternatif des deux moitiés symétriques de chacun de ces organes. Envers le reste du cerveau, l'intermittence périodique est aussi complète que celle des sens et des muscles. Ainsi l'harmonie vitale dépend de la principale région cérébrale, sous l'impulsion de laquelle les deux autres dirigent les relations, passives et actives, de l'animal avec le milieu.

L'étude de chacun des usages particuliers de l'encéphale, relatifs aux facultés intellectuelles et affectives fait en s'appuyant sur l'examen du développement individuel, sur la comparaison des animaux entre eux et sur l'observation des cas morbides et accidentels d'atrophie ou de développement exagéré, conduit à reconnaître que chacun d'eux est rempli par une portion ou organe distinct. Mais de même que la plupart des organes divers qui, par leur réunion intime composent le cerveau, ne peuvent être nettement isolés et séparés les uns des autres à l'égard des organes formés par d'autres tissus, on observe que le plus souvent plusieurs de ces organes agissent ensemble, simultanément; il y a seulement une différence notable d'intensité dans l'action de l'un d'eux. On donne le nom d'*idée* au résultat exprimé ou non de l'action d'un des organes du cerveau ou de plusieurs, agissant alors solidairement, soit qu'ils président aux instincts, soit qu'ils appartiennent à l'intelligence ou au caractère. C'est par suite de cette solidarité habituelle d'action des parties de l'encéphale que le mot *pensée* est pris souvent comme synonyme d'*idée*, qui a un sens plus restreint. Celui-ci désigne en effet ce résultat auquel peut conduire l'action d'un seul organe cérébral, où le résultat commande l'action d'un certain nombre d'organes; le premier, au contraire, comme on l'a vu plus haut, indique plus particulièrement une activité élémentaire propre à la portion de l'encéphale qui préside aux facultés affectives et intellectuelles sans désignation spéciale. Mais il est à remarquer qu'il n'est pris ainsi comme synonyme d'idée, qu'autant qu'il s'agit de celles qui sont grandes ou peu connues; qui exigent en réalité pour être obtenues, l'emploi de toutes les facultés tant instinctives qu'intellectuelles.

*Des divers modes de production des idées.* — Ayant montré comment (t. I, p. 176) la pensée est inhérente à la substance cérébrale tant que celle-ci se nourrit, il devient évident que les *idées* simples ou fondamentales, qui sont le résultat de la mise en jeu de chaque organe cérébral, sont *innées*, comme la substance même de ces organes.

C'est pour n'avoir pas fondé l'étude de cette partie de la physiologie sur celle des autres actes élémentaires et complexes des êtres vivants, que le contraire a été admis quelquefois. C'est pour n'avoir par suite pas pu comparer les actes affectifs et intellectuels: 1° chez les différents animaux; 2° chez ceux de même espèce qui sont modifiés par la domesticité et la civilisation et chez ceux qui ne le sont pas, qu'on a pu croire que le point de départ des idées n'était pas l'être même qui les manifeste.

*a.* La pensée dans telle ou telle partie du cerveau peut être *spontanée* (volition spontanée), c'est-à-dire que tel ou tel organe peut entrer en action spontanément et avoir pour résultat une ou plusieurs idées, sans être stimulé par aucune sensation intérieure venue des viscères, ni extérieure, venue du dehors par l'intermédiaire des organes des sens. Ce cas est le plus rare, il dépend uniquement de l'état dans lequel se trouve la substance cérébrale. Il est analogue à celui dans lequel des contractions se manifestent spontanément dans les muscles sans excitant extérieur, ni influence de la volonté. Beaucoup d'auteurs ont étendu le nom d'instinct jusqu'aux idées intellectuelles qui naissent ainsi, et ont appelé à tort *idées instinctives* toutes celles qui se manifestent spontanément, lors même qu'elles n'appartiennent pas aux instincts, ce qui est une erreur dont il faut se garder.

*b.* Mais tous les modes des idées de même espèce ne sont pas spontanés. Le plus ordinairement l'activité des organes affectifs est suscitée par la *perception* d'une impression venue des viscères internes, transmise par le grand sympathique et la moelle. Le plus souvent encore l'activité des organes cérébraux intellectuels est déterminée par la perception des impressions venues des cinq organes des sens, ou est entraînée par l'action même des organes affectifs. Les divers modes d'activité naturelle, inhérents à chaque organe cérébral, varient ainsi selon la nature des impressions habituellement ou accidentellement reçues; et à la longue, les idées innées ou quelques-unes d'entre elles peuvent être considérablement modifiées ou remplacées par d'autres. C'est ce que montrent les idées de même ordre, par action des organes cérébraux correspondants, comparées dans l'animal sauvage et le domestique, chez l'homme aux divers degrés de civilisation ou encore sauvage.

Ainsi activité spontanée d'une ou plusieurs parties de l'encéphale, par ce fait même qu'il existe, ou idées innées, tel est un des modes d'agir du cerveau.

Mise en jeu d'une ou de plusieurs parties de l'encéphale, soit par suite d'une modification des viscères internes perçue ou non, soit par suite d'une sensation spéciale perçue : tel est, pour le cerveau, un second mode d'agir; telle est une des sources d'idées les plus variées, selon le mode d'agir de chaque organe, seul ou en même temps que d'autres.

*c*. Un troisième mode des plus remarquables, très analogue au précédent, est celui par lequel l'activité d'une partie du cerveau, spontanée ou consécutive à une sensation interne ou extérieure, suscite l'activité d'autres organes jusqu'alors stationnaires. L'action d'un organe détermine ainsi, plus ou moins rapidement et facilement, suivant les individus, le passage d'une idée à une autre, indépendamment ou même contre la volonté; de là un courant d'idées et de déterminations qui nous font hésiter ou nous dominent et nous entraînent, selon l'intensité des unes ou des autres. Ou bien, comme dans la rétine, à un état en succède un autre, qui cause une autre sensation de couleur; on voit à un mode d'agir d'une partie du cerveau, succéder un autre mode, à une idée succéder plus ou moins rapidement une autre idée. Toute idée qui se produit ne conserve sa vivacité que pendant un court espace de temps. Elle ne tarde pas à être supplantée par d'autres qui la surpassent ou non en intensité et qui à leur tour éprouvent le même sort, ce qu'on exprime en disant que lorsqu'une idée a été effacée de cette manière, nous n'en avons plus conscience.

En général nous ne pouvons avoir qu'une idée à la fois, ou tout au plus peut-on voir l'action simultanée de plusieurs organes liés les uns aux autres. C'est quelque chose de semblable à ce qui a lieu pour les sensations, lorsque plusieurs sens étant simultanément impressionnés, nous désirons fixer notre attention sur celles qui ont entraîné plus spécialement l'activité intellectuelle; toutes ces sensations passent même inaperçues, lorsque très occupé d'une idée étrangère à ces impressions, elles n'entraînent aucune action cérébrale ou idée correspondante. L'état actif d'une idée consiste en ce qu'elle passe d'un minimum à un maximum d'intensité ou de lucidité et décroît ensuite (Mueller). Pendant que ce phénomène a lieu, l'idée réelle agit sur la masse du cerveau présidant à l'intelligence et, encore à l'état latent, rompt en quelque sorte l'équilibre et oblige les parties voisines à entrer en jeu avec elle ou leur communique le mouvement. L'idée dominante ou primitive ne persiste pas, elle est refoulée par la nouvelle idée, par une nouvelle impression faite sur les sens et par l'idée à laquelle cette impression donne lieu. La première idée s'efface de l'esprit à proportion que la nouvelle l'affecte davantage. Mais même dans le cas où il ne survient pas de nouvelles impressions sur les organes des sens, le cerveau ne peut rester longtemps occupé de la même idée. En sa qualité de manifestation d'une activité, celle-ci entraîne une activité analogue, d'où production d'idées qui ont de l'affinité avec elle, et c'est ainsi qu'il ne tarde pas à se former une série d'idées qui exercent en quelque sorte de l'attraction l'une sur l'autre. De l'idée d'un arbre, je me trouve bientôt conduit à celle d'une forêt, qui conduit à celle d'arbre ou de bois qu'on en tire, des colonnes d'un édifice, qui peut être en marbre ou en pierre, orné ou non de statues, etc. Tous les anneaux de cette chaîne tiennent les uns aux autres par affinité d'action d'une partie sur l'autre, mais il n'y a bientôt plus relation entre le premier et le dernier anneau (Mueller). Chaque nouvelle idée devient un nouveau centre d'action, tandis que les parties précédemment en jeu passent au repos. C'est cet entraînement de l'activité d'un organe cérébral par celle de l'autre, c'est l'enchaînement des idées qui en sont le résultat, qui est le mode d'agir de l'encéphale étudié sous le nom d'*associations d'idées* par l'école écossaise, et, depuis, par la plupart des idéologues et des physiologistes. D'autres l'appellent association des faits de conscience.

*d.* La *réflexion* ou *volition réfléchie* est ce mode de l'association des idées dans lequel sous l'influence de la volonté (voyez plus loin), nous déterminons par l'action d'un organe cérébral l'activité d'autres organes ou faisons succéder tel mode d'activité à tel autre d'une manière réglée pour obtenir tel ou tel résultat, telle ou telle idée nouvelle ou déjà connue ; ce fait est alors un des modes de souvenir.

*Réfléchir*, c'est donc susciter à l'aide d'une idée ou action d'un ou de plusieurs organes cérébraux, la production d'autres modes d'activité du même organe ou l'exercice d'autres organes, afin d'en voir surgir comme résultat des idées nouvelles, ou le retour d'idées déjà connues. L'habitude a, comme nous le verrons, une grande influence sur la réflexion. Celle-ci est, en effet, plus ou moins facile suivant les individus et plus ou moins rapide.

La volonté a aussi une grande influence sur elle, surtout lorsqu'il s'agit de l'action des organes intellectuels, qui est toujours plus ou moins subordonnée à celle des organes affectifs. Réfléchir est donc enfin modérer et diriger l'association des idées en ce qui concerne l'enchaînement de celles-ci ; c'est là surtout que l'exercice répété est nécessaire pour conduire au perfectionnement; car nous voyons naturellement et d'une manière involontaire, s'opérer un enchaînement rapide d'idées, une association ou entraînement d'un ordre d'actions cérébrales par un autre qui nous place bientôt loin du point de départ, en nous conduisant à des idées ou résultats très différents de ceux dont nous étions partis ou de ceux auxquels nous voulions arriver.

Réfléchir est, au point de vue de la durée, maintenir longtemps en action un même organe ou un même groupe d'organes, sans que cette activité entraîne celle des parties cérébrales voisines; c'est penser longtemps à un sujet, ou mettre une idée en rapport avec les autres ordres d'idées ou d'action des divers organes encéphaliques. Pour qu'une idée dure longtemps, il faut que l'activité de la partie qui est en jeu conduise à des idées qui ont de l'affinité entre elles; comme lorsqu'on passe du tout à une partie, puis aux relations existantes entre ces parties, et que de temps en temps on revient à l'idée du tout. Deux idées similaires se fortifient l'une l'autre; deux idées hétérogènes s'affaiblissent mutuellement.

On dit incapables de réflexion ceux que l'association rapide des idées entraîne facilement de l'une à l'autre, ainsi que ceux chez lesquels il y a impossibilité de s'arrêter longtemps à l'une d'elles, impossibilité de maintenir longtemps en action un même organe ou un même groupe d'organes.

C'est pour avoir admis que le point de départ des idées n'était pas l'être même qui les manifeste, mais un principe existant hors de lui, mais agissant en lui et pouvant s'en séparer, que divers métaphysiciens et des physiologistes avec eux ont admis que : 1° du moment où l'âme existe elle ne peut être inactive, car autrement elle n'existerait pas; 2° que par suite nous ne pouvions pendant la veille rester sans penser à rien, ni dormir sans rêver. Mais ce sont là deux assertions contraires à l'observation, que l'hypothèse de l'âme comme principe indépendant a conduit à émettre, et qui ne peuvent soutenir le contrôle de l'expérience la plus élémentaire pour tout observateur impartial. Le cerveau en un mot peut, dans l'état de veille, rester inactif partiellement, et même se placer momentanément, même hors de l'état de fatigue, dans un état de repos complet, voisin de celui qui porte le nom de sommeil, et n'en différant que par sa profondeur, et parce que les autres appareils de la vie animale ne sont pas dans un état correspondant.

# CHAPITRE PREMIER.

## DES AFFECTIONS, OU DES PENCHANTS ET DES INSTINCTS.

*Définition.* — On donne ce nom à des modes de la pensée qui s'accomplissent spontanément ou à la suite de *sensations internes*, et nous portent à diverses actions ou à diverses idées par des moyens toujours les mêmes, sans prévoyance du résultat, ni connaissance du rapport qu'il y a entre les moyens et le but. (Voy. t. I, p. 144 à 155.)

De là vient qu'on dit souvent le *naturel* au lieu d'*instinct* comme indication de l'ensemble des actes de cette nature, parce qu'ils s'accomplissent sans éducation ni sensation venue du dehors d'une manière plus précise que les actes de nature plus élevée; parce qu'ils semblent par là dépendre d'une manière plus immédiate de l'organisation, lui être plus immédiatement inhérents, et parce qu'ils sont moins modifiables que les autres par les sensations externes, tandis qu'ils le sont beaucoup plus par les modifications de l'économie elle même.

Ces actes peuvent être : 1° *spontanés*, cas où ils reçoivent particulièrement le nom d'instinct ; ce cas est le plus ordinaire, surtout chez les animaux, ce qui fait que beaucoup d'auteurs ont étendu le nom d'actes instinctifs à la désignation de tous les actes intellectuels proprement dits et moteurs qui se manifestent *spontanément*, erreur qui est souvent cause de confusions fâcheuses ; 2° d'autres fois les organes cérébraux siéges des parties instinctives sont mis en jeu par une impression des viscères internes, qui est transmise par les cordons sympathiques, et dont nous n'avons pas d'autre notion normalement que celle que fournit habituellement l'acte cérébral ; dans ce cas ils reçoivent plus spécialement le nom de *besoins*, d'*appétits*, ou de *goûts* ; 3° enfin, ils peuvent être mis en jeu indirectement par une sensation venue du dehors, soit spéciale, soit générale, cas où ils reçoivent plus particulièrement le nom d'*émotions*.

Toutes les fois que l'acte s'accomplit sans pousser encore l'être à aucun acte, tant qu'il le laisse passif à l'égard des êtres extérieurs, il porte le nom de *sentiment*, quel que soit celui des trois modes précédents d'après lequel l'organe a été mis en jeu. Il prend au contraire le nom d'*inclination* ou de *penchant* dès l'instant où de passif l'animal devient actif et manifeste cet acte par les fonctions d'expression ou de locomotion.

Tous les actes cérébraux instinctifs, toutes les pensées instinctives déterminent en nous un état particulier plus vif que tout autre acte cérébral, lors même que nous restons passifs, ainsi que l'indique le mot *sentiment*, et nous conduit plus immédiatement à agir ainsi que l'exprime le mot *penchant*. Or cet état particulier, ce sentiment reçoit à son tour les noms de *désir* ou de *crainte*, d'affection ou de répugnance, sympathie ou antipathie selon le penchant qu'il détermine. Ce dernier à son tour reçoit le nom d'*impulsion* lorsqu'il va jusqu'à déterminer des actions; d'où le nom d'*actes affectifs* comme synonyme d'actes instinctifs, tant en ce qui concerne les actes intellectuels que les mouvements eux-mêmes.

L'impulsion ou le penchant sont des causes de *mouvements*, tantôt directement et dits alors *spontanés ou instinctifs*, ou bien ils déterminent d'abord une série d'actes intellectuels proprement dits, c'est-à-dire un certain degré de raisonnement, ce sont alors des actes ou mouvements réfléchis. C'est ainsi que les sentiments de crainte et de désir deviennent souvent la cause de mouvements opposés aux besoins, aux appétits; c'est ainsi que jusqu'à ce que ces besoins soient extrêmes, l'animal, même doué d'une faible intelligence, sait pourtant s'abstenir lorsqu'un péril évident s'attache à leur satisfaction.

L'activité des instincts, soit spontanée, soit suscitée par une sensation interne (besoin) ou externe, est, comme on le voit, le stimulant ou le solliciteur de nos actions, soit d'une manière directe, soit d'une manière indirecte, par suite de son action préalable sur la région intellectuelle de l'encéphale.

Cette succession de pensées constitue ce que les métaphysiciens ont désigné sous les noms de *mobiles de nos actions ou de nos déterminations*, qui sont *directs et nécessaires* ou raisonnés, selon que le mouvement est sollicité directement ou après intervention de la raison; qui sont *intéressés* ou *désintéressés* selon qu'il s'agit de l'activité des instincts *égoïstes* ou *sociaux*, *réguliers* ou *passionnés* selon que leur activité est normale ou exagérée.

Tout ce qui vient modifier les sensations externes, d'une part, tout ce qui, d'autre part, modifiant la constitution de l'animal, modifie par suite les sensations internes transmises aux organes des instincts, modifie ceux-ci, ou en un mot vient influencer les mobiles de nos actions. C'est ainsi que le *physique* réagit sur le *moral*.

On donne le nom de *moral* à l'ensemble des actes dont l'encéphale est le siége, à l'ensemble de nos pensées, et plus particulièrement à l'ensemble des pensées instinctives, par suite de ce fait qu'elles sont les solliciteurs ordinaires des idées intellectuelles.

C'est dans ce sens que Condillac a dit avec raison que la diversité des esprits dépend surtout du moral.

Sous le nom de *physique* on entend toutes les autres parties du corps, toutes celles qui accomplissent des actes autres que ceux de perception, de volition et de motricité.

On ne peut accorder aux organes affectifs ou présidant aux instincts, ni le jugement, ni l'imagination ; on doit encore leur refuser, malgré leur vive sensibilité, la sensation proprement dite. On a, depuis longtemps, justement qualifié d'*aveugles* tous les *penchants* quelconques. Sentir et désirer, tels sont leurs usages propres et exclusifs, tant actifs que passifs. Ainsi, leur activité consiste en *émotions*, d'où résultent les *impulsions*, mais sans comporter jamais la *notion*, ni par suite le jugement. Dans leur plus haute énergie, même maladive, ils ignorent entièrement leur propre état, qui ne peut être connu que des organes intellectuels, si ceux-ci restent assez libres pour procéder à cette appréciation intérieure comme envers un spectacle extérieur. L'opinion de Gall, qui leur accorde mémoire et imagination, rendrait inexplicable la croyance erronée, mais trop prolongée, qui rapportait les penchants aux *viscères végétatifs*, évidemment étrangers à toute connaissance. Les organes affectifs ne peuvent être doués ni de mémoire ni d'imagination. Toute leur apparente efficacité à cet égard résulte, au fond, de leur réaction nécessaire sur la région intellectuelle dont ils stimulent l'exercice. Leur impuissance propre se vérifie dans les cas très pénibles où, malgré les plus vifs désirs, nous ne pouvons reproduire d'intimes émotions antérieures, si elles ne laissent aucune trace qui permette à l'esprit de rappeler les images ou les signes qui s'y rapportent.

En qualifiant d'*aveugles* les instincts, il importe de spécifier ce que l'on entend par là. Les instincts sont le type de la clairvoyance en ce qui concerne le but qu'ils poursuivent, en ce qu'ils ne voient que ce but et suscitent tous les actes nécessaires pour qu'ils l'atteignent ; mais ils sont aveugles en ce qu'ils empêchent de voir tout ce qui ne se rapporte pas à ce but, en ce qu'ils font taire dans l'intelligence et le caractère tout ce qui ne conduit pas vers lui, au point que souvent l'instinct sexuel ou maternel empêche de percevoir des faits qui se rapportent directement à la conservation personnelle. Rien n'égale la clairvoyance des instincts en ce qui concerne la conservation personnelle et la satisfaction des besoins et des impulsions individuelles ; mais ils sont aveugles lorsqu'ils font agir, alors qu'au contraire devrait fonctionner l'intelligence.

Parmi les anciens attributs intellectuels, un seul a été justement appliqué par Gall aux organes affectifs : c'est la *volonté*, qu'il aurait dû même leur rapporter exclusivement. Car la volonté proprement dite ne constitue que le dernier état du désir, quand la délibération intellectuelle que le sentiment a entraînée par association d'activité a reconnu la convenance d'une impulsion dominante, dite *détermination*. Il est vrai que les organes intellectuels inspirent aussi des désirs spéciaux, relatifs, comme en tout autre cas, au besoin de leur propre *exercice*, suivant la première loi de l'animalité. Mais leur énergie est trop faible pour qu'il en résulte jamais une véritable volonté, capable de déterminer la conduite, laquelle se dirige toujours par des impulsions affectives.

La *volonté* est, comme on voit, un acte complexe qui ne se manifeste que là où il y a intelligence, ou du moins que là où les organes intellectuels proprement dits sont mis en jeu durant une action régulière des instincts; sinon l'on dit que les actes sont involontaires, qu'il n'y a pas libre arbitre, et cela se peut manifester ou pathologiquement ou dans l'état normal des organes comme suite d'une action trop énergique et exclusive des parties de l'encéphale présidant aux instincts. On donne le nom de *libre arbitre* à ce mode de la pensée instinctive, qui a pour résultat la volonté d'accomplir telle ou telle action, de conduire à exprimer telle ou telle idée utile ou nuisible à soi ou aux autres. Toutes les fois qu'un homme sain et normalement organisé a voulu et fait, ou dit une chose, il aurait pu en vouloir une autre, non pas sans motif, ce qui serait absurde, mais d'après l'activité prépondérante de telle ou telle de ses facultés ou fonctions cérébrales autre que celle qui l'a emporté. Cet homme est dit jouir de son libre arbitre, de sa liberté morale et intellectuelle. Souvent il est des conditions organiques individuelles, morbides ou de naissance, dans lesquelles l'homme n'est pas le maître d'empêcher que l'un de ses organes n'agisse avec violence; dans ce cas, il n'est plus libre de vouloir telle ou telle chose, le penchant est involontaire. Cet homme est dit ne pas jouir de son libre arbitre, ou de sa liberté morale. C'est là ce que le médecin légiste est appelé souvent à constater dans les accusations de meurtre, d'incendie, de viol, etc., et il ne le peut faire que d'après ses connaissances sur la physiologie du cerveau; car les instincts, les jugements et les déterminations de l'homme et des animaux sont soumis à des lois régulières, susceptibles de certaines variations, de la connaissance desquelles découle l'application des soins moraux ou des peines, etc. En métaphysique, on définit le libre arbitre : une faculté de l'âme qui se détermine à une chose plutôt qu'à une autre; personnification de l'activité cérébrale qui est vicieuse, étant contraire à la physiologie. Il n'y a pas de libre arbitre sans harmonie nerveuse (Broussais).

On donne le nom de *passion* à tout penchant porté au degré d'extrême activité, et exagéré par rapport aux autres sentiments de l'individu ou aux penchants des autres individus. Le point d'appui habituel des passions est l'instinct de conservation personnelle, ou l'idée de soi-même, de sa propre existence. Mais les idées qui ont trait au *moi* ne sont pourtant pas les seules qui puissent susciter les passions. Tant que nos idées ne concernent ni des êtres ayant des rapports avec nous, ni des objets ayant de l'affinité avec la sensation que nous éprouvons nous-mêmes, ces idées passent en nous sans provoquer aucune passion. Mais dès que l'idée de nous-mêmes entre en jeu directement ou par l'intermédiaire d'un être ou d'un objet ayant suscité en nous quelque sentiment, alors la passion se manifeste sous la forme de désir ou de crainte exagérée, de joie ou de tristesse, d'accablement ou de colère qui est une réaction poussée à l'extrême.

Nous nous passionnons aussi pour d'autres, pour ce qui arrive à d'autres, mais en tant seulement que nous y trouvons un intérêt quelconque, soit que notre sort se lie au leur, soit qu'il y ait une liaison entre eux et nous. Une controverse perd tout caractère de passion et se renferme dans l'objet de la discussion, dès que nous parvenons à en considérer l'objet sans qu'il ait le moindre rapport avec nous-même.

De simples changements dans l'état des organes peuvent faire qu'on soit plus ou moins disposé aux passions, à la joie, à la tristesse, aux désirs en raison de la communication des viscères, par l'intermédiaire du grand sympathique, avec la partie de l'encéphale qui préside aux instincts. Les désirs de l'amour ne surviennent quelquefois pas malgré la présence d'une cause extérieure en rapport avec eux, lorsque l'organisme est affaibli, tandis que la moindre occasion suffit pour les provoquer quand l'appareil génital est dans un état prononcé de réplétion. Une passion comme l'amitié poussée jusqu'à la tendresse, ou chez d'autres la colère, qui ne serait pas possible ou peu habituelle chez telle personne à jeun, le devient par suite des modifications que le vin apporte dans l'état du cerveau ; l'état dans lequel il met les viscères mêmes, étant transmis à l'encéphale il prédispose à une passion l'organe encéphalique qui communique l'impulsion et concourt à la rendre plus ou moins violente.

Les penchants produisent à leur tour des effets organiques dans toutes les parties qui reçoivent des branches du grand sympathique. Par la transmission de leur activité aux parties qui président à la perception et aux mouvements, ils ont également des effets plus indirects il est vrai, mais tout aussi réels par la production des mouvements sur la perception des sensations, comme sur les idées aussi. Quant aux effets relatifs à la nutrition, les idées même qui n'ont rien de passionné déterminent, lorsqu'elles ont assez d'intensité, des effets analogues à ceux des sentiments. Mais les effets des penchants sur l'organisme sont, toute proportion gardée, bien plus forts et beaucoup plus étendus.

Tout ce qui, par exemple, est contraire à l'instinct de la conservation personnelle ou de l'espèce même, exerce une influence déprimante sur l'esprit et sur les mouvements, rend les sensations plus faibles ou désagréables, tandis que tout ce qui favorise cette tendance agit comme excitant de la pensée, des sensations et des mouvements. Mais c'est surtout dans la nutrition et les sécrétions que surviennent des changements favorables ou défavorables, par l'intermédiaire des nerfs sympathiques qui se rendent de l'encéphale aux vaisseaux. Ces effets locaux se réalisent plus particulièrement dans les viscères des appareils qui correspondent aux instincts trop actifs ou n'agissant pas; par exemple, vers les testicules ou les ovaires dans l'appétit vénérien, vers les glandes salivaires, l'appareil urinaire ou la respiration dans les passions relatives à l'instinct nutritif. C'est ce fait qui avait conduit à croire que le siége des actes instinctifs, sentiments et passions, était dans les divers organes périphériques, sans qu'on songeât encore aux parties de l'encéphale que le grand sympathique met en relation avec ces viscères. (Voy. t. I, p. 105, 194, 554 et 558.)

Dans les divers instincts, tels que l'ambition, à la satisfaction desquels ne sont point assignés des organes extérieurs spéciaux comparables à ceux de la génération, autres que ceux d'impression et de locomotion, l'influence qu'exerce la passion sur l'organisme se réduit à une influence sur la nutrition en général, ou sur les viscères digestifs et circulatoires, et à modifier les pensées, les mouvements et les perceptions. Cette influence est fortifiante lorsque la passion est agréable, excitante; elle est, au contraire, débilitante dans les passions déprimantes et pénibles.

Le sentiment du pénible, du déplaisant, du désagréable, est chez l'homme et les animaux toute sensation physique contraire à celles qui sont habituelles ou allant jusqu'à troubler le jeu d'un appareil; la gêne, le trouble de l'instinct de conservation, de reproduction, etc., constitue la tristesse. Comme les idées succèdent aux sensations et en prennent la place, le désagréable est aussi l'idée suscitée par une sensation pénible, ou le souvenir de cette sensation, sans qu'il y ait sensation actuelle. Le temps guérit les peines morales, parce que le souvenir, comme nous le verrons, devient de moins en moins net et moins complet.

L'inverse des états précédents constitue les sentiments d'agréable, de bien-être, de plaisir, de joie, et la seule idée ou le souvenir de cet état est lui-même agréable et procure la joie. Il en est de même de tout ce qui procure une pleine liberté des actions organiques, en agrandit le champ, écarte les obstacles qu'elles peuvent rencontrer.

Le désir est le penchant vers l'état précédent que nous pensons être agréable et que nous ne possédons pas encore, ou qui doit remplacer un état pénible, ou encore c'est le penchant à conserver ce qui est agréable et que nous possédons. La crainte est le sentiment inverse.

Les instincts étant le point de départ de nos idées intellectuelles les plus importantes, sinon les plus nombreuses, les passions ont souvent pour effet les idées que nous nous faisons des choses ou de leurs relations. Dès que des objets situés hors de nous et même des notions se présentent à notre esprit comme ayant des relations avec l'intégrité de notre intérêt, de notre ambition, etc., nous sommes conduits ou exposés, d'après ce qui précède, à juger *avec passion* la valeur relative des choses ; c'est-à-dire que l'esprit est soumis par les instincts à une impulsion telle qu'il juge ou exprime seulement ce qui est favorable à la conservation ou à l'ambition de l'individu. La pensée se trouve par là bornée à un champ étroit, mais l'énergie de l'esprit dans ce champ est augmentée d'autant; c'est ainsi que la passion rend les opinions opiniâtres, c'est-à-dire intenses, tenaces, persistantes à l'exclusion de toute autre idée. Plus le sentiment agréable ou pénible qui a provoqué les idées est vif, plus le penchant ou la passion est intense dans le même sens. En même temps ce sentiment se reproduit incessamment, l'idée de la nature des choses est ramenée continuellement et celle de l'obstacle rencontré revient à son tour au sentiment primitif, de là le développement incessant de la passion à mesure de sa durée. Voilà pourquoi, quand un homme est entraîné par la passion, il ne parvient à se former des idées nettes sur le véritable état des choses qu'après le repos des instincts surexcités, qui est le calme des passions, ou en développant un autre ordre d'activité intellectuelle, qui peut ramener ce calme de près ou de loin.

Aux passions, ou tout au moins à l'activité des instincts, succèdent nos pensées en bien comme en mal, et partout elles communiquent aux idées l'intensité pour agir. Le but le plus élevé de l'éducation des êtres réunis en société est de subordonner les plus nobles des instincts aux sentiments personnels qui sont les plus nombreux et les plus énergiques.

Cabanis, le premier, a bien montré que les différents systèmes d'organes et les besoins qui leur sont relatifs ne se développent pas tous à la fois, mais d'une manière successive et graduelle; que les *appétits* nés de ces besoins, ou qui ne sont que ces mêmes besoins en action, se développent dans un ordre successif ainsi que chaque tendance instinctive avec le système d'organes auquel elle appartient plus particulièrement, fait qui confirme bien leur existence comme autant de facultés distinctes. Les premières tendances instinctives suivent les mêmes lois que celles du développement des organes. Elles se rattachent particulièrement aux impressions internes et aux déterminations que ces dernières occasionnent dans tout le système animal. Les tendances instinctives qui se développent aux époques subséquentes de la vie se ressentent beaucoup plus que celles-là, du moins chez l'homme, du mélange et de l'influence des impressions reçues par les organes des sens. Mais c'est toujours par les modifications des viscères qu'elles sont modifiées le plus et dont elles dépendent essentiellement. (Voy. t. I, p. 144.)

La direction des idées et même leur nature, dit Cabanis, sont toujours, jusqu'à un certain point, subordonnées aux penchants intérieurs, et c'est ainsi que des classes nombreuses de jugements dépendent uniquement des appétits. En un mot, les opérations de l'organe pensant sont toutes nécessairement modifiées par les déterminations générales ou particulières de l'instinct. En d'autres termes, ainsi que l'a dit Broussais, il n'y a pas de liberté morale sans harmonie nerveuse.

Le caractère pathognomonique des modifications morbides des instincts est l'absence de la volonté, du libre arbitre, de la conscience. Dans les aberrations des penchants, le caractère constant, invariable, est dans les troubles du sentiment. La faculté de connaître subit ces actes, elle les apprécie même sans pouvoir les modifier, ou bien elle est atteinte consécutivement : aussi peut-on se convaincre aisément que les individus malades apprécient plus ou moins leurs actes, en ont conscience, en rougissent même le plus souvent, et font alors des efforts pour s'y soustraire, sans toutefois réussir toujours. Combien n'y a-t-il pas, dans le monde, de personnes dans un hideux état de vices et de débauches, qui, émues sans doute de l'horreur de leur situation, ont trouvé assez d'énergie pour en sortir et qu'on retrouve à leur place dans la société? L'aliénation mentale a bien plus souvent son origine dans les sentiments que dans les idées, dans la partie affective que dans la partie intellectuelle de notre nature

Par l'intelligence et l'activité l'animal se trouve mis en relation directe avec les corps extérieurs qu'il doit apprendre à connaître et à modifier. A cet effet, les deux régions du cerveau sont liées par les nerfs sensitifs aux divers appareils des sens, et par les nerfs moteurs aux appareils de la voix et locomoteur. La région de l'encéphale qui préside aux instincts ne communique qu'avec les deux portions précédentes de cet appareil et avec les seuls viscères internes par le grand sympathique. Ce n'est pas seulement par ses relations avec les deux autres parties de l'encéphale qu'elle reçoit les impressions d'où dépendent son activité, ses émotions; c'est par les mêmes moyens de communication qu'elle transmet à l'intelligence les impulsions résultant de son activité spontanée ou suscitée, ou bien qu'elle est réexcitée par les actes intellectuels dépendant du caractère.

La vie affective domine et coordonne ainsi toute l'existence en reliant entre elles les diverses parties de l'encéphale, puis celles-ci avec les viscères internes et de la sorte le dehors avec le dedans. C'est ce qui a fait dire depuis longtemps à Bacon, que les pensées dépendent des inclinations et des goûts et les discours des lumières de l'esprit.

La région affective se décompose en deux groupes principaux d'actes, dont l'étude va être l'objet des deux articles suivants. Le premier embrasse l'étude de la personnalité, c'est-à-dire des actes personnels ou égoïstes: le second traitera des instincts sociaux, altruistes, ou facultés morales, dont le développement est la condition essentielle de la sociabilité.

Ainsi qu'on le voit, l'instinct n'est pas un acte unique, ne comprend pas un seul ordre d'idées comme souvent on pourrait le croire d'après ce qu'ont écrit beaucoup d'auteurs. Il y a au contraire un certain nombre d'*instincts* bien déterminés, dont l'activité isolée ou associée détermine les idées et les actes que nous appelons instinctifs d'après ce fait qu'ils sont plus constamment les mêmes, moins modifiables par l'intelligence: souvent au contraire cette dernière leur est subordonnée et ils sont accomplis avec une persistance de volonté plus grande que tous les autres.

### ARTICLE I. — Des instincts personnels.

On désigne par ces mots et par celui d'*égoïsme* un ensemble de penchants ou d'instincts dirigeant l'entendement et la conduite d'après des motifs qui sont, les uns d'*intérêt direct* et personnel propre à l'individu isolé, les autres d'intérêt indirect, connus sous le nom d'*ambition*, qui sans cesser d'être personnels, se rapportent aux relations de chacun avec les autres êtres pour en tirer des satisfactions individuelles. Parmi les premiers se rangent les plus énergiques de tous les instincts : tels que le nutritif ou de conservation de l'individu, ceux de conservation de l'espèce, l'instinct de destruction ou instinct militaire, et celui de construction ou industriel. Parmi les derniers se placent ceux d'orgueil et de vanité, qui sont personnels d'après leur source et leur but, mais sociaux quant à leurs moyens de satisfaction ; ce qui fait qu'ils se compliquent constamment d'actes intellectuels proprement dits qui en modifient la tendance et en masquent plus ou moins le côté individuel. Aussi très souvent les manifestations de l'*instinct de conservation individuelle* ou de l'intérêt propre et direct, qui constituent en effet l'égoïsme fondamental, reçoivent-elles seules le nom d'*égoïsme*. La *ruse* n'est point un instinct spécial, mais un ensemble d'actes qui se rattachent aux instincts personnels parce qu'ils sont suscités soit successivement par un seul d'entre eux, soit simultanément par plusieurs réunis. Les animaux emploient d'innombrables ruses pour se procurer leur nourriture et pour échapper à leurs ennemis (Gall, *Sur les fonctions du cerveau*, 1823, t. IV, p. 185-200). Chez l'homme la ruse se manifeste de différentes manières dès l'enfance, tant pour satisfaire aux instincts de conservation, qu'aux instincts militaire et industriel ou à ceux d'ambition.

Tout le monde, dit Gall, sait qu'il n'y a que certaines personnes qui trouvent du plaisir à l'astuce, à la dissimulation, à la perfidie, à la fausseté, à la duplicité et au mensonge, et que d'autres agissent avec droiture et parlent avec franchise. Ce qu'il importe de savoir en cette matière, c'est que ces dispositions résultent absolument d'une organisation particulière, que l'exercice répété des bons instincts par suite de l'éducation ne peut pas toujours vaincre. L'exercice habituel de la ruse conduit au vol.

Le vol est comme actes ce que la *ruse* est comme moyens, et il se rattache comme celle-ci à l'ensemble des instincts égoïstes ; c'est un ensemble d'actes qui, ainsi que Gall l'a remarqué, ont principalement pour but d'assurer la conservation personnelle et sont plus ordinairement suscités par ce dernier instinct. On observe d'autant plus de tendance à ces actes que cet instinct est plus développé ; aussi le vol s'observe chez presque tous les enfants alors que l'instinct de conservation personnelle est encore ou presque seul développé. Mais il suffit de jeter un coup d'œil sur les noms des autres instincts égoïstes pour voir que chacun d'eux suscite tant chez les animaux que surtout chez l'homme ces mêmes actes, surtout l'instinct maternel chez les animaux, l'instinct destructeur chez l'homme, celui de vanité chez les hommes et les femmes. C'est donc avec raison que l'on dit que la tendance au vol est instinctive, quelquefois même est invincible comme divers instincts, et que Gall l'a décrite comme telle. Mais cette tendance ne se confond pas avec le seul instinct nutritif ou de conservation personnelle, et ne se rattache pas à lui seul. C'est dans la nature animale un des côtés nuisibles et mauvais pour les autres, mais quelquefois nécessaire pour l'individu et propre à tous les instincts, mais de ceux que nous devons tendre a réprimer en développant les instincts sociaux.

D'après le commencement des généralités précédentes on peut voir que les instincts personnels se divisent eux-mêmes en deux groupes relatifs soit à l'intérêt direct, soit à l'ambition.

### A. — **De l'intérêt.**

On désigne sous ce nom l'activité de ceux des instincts personnels qui déterminent des actes dont l'accomplissement satisfait aux besoins du seul individu, sans utilité pour les autres ou même au contraire.

Sans détruire ni neutraliser la sociabilité, l'intérêt tend ordinairement à la dominer, même chez notre espèce, quand l'être puise en lui seul ses principes de conduite. Mais cette prépondérance est nécessaire pour que la vie animale atteigne sa destination individuelle qui se rapporte aux fonctions nutritives et reproductrices, dont les besoins continus et irrésistibles impriment une direction déterminée aux facultés morales et intellectuelles. Ces exigences dominent le genre humain comme les autres, mais plus indirectement, et l'état social tend de plus en plus à subordonner l'intérêt personnel à l'ambition qui sert toujours à plusieurs, et celle-ci à la sociabilité en rapportant tout au plus grand nombre. De là ce conflit permanent (que notre organisation animale ne permettra jamais de faire disparaître entièrement) entre l'individu et la société, entre l'intérêt et les facultés morales, sociales ou affectives proprement dites. C'est ainsi que la physiologie montre la cause naturelle et l'ébauche des principales questions dont la science sociale réclame une solution vainement poursuivie tant qu'on en méconnaît la source.

L'intérêt propre comprend lui-même deux sortes d'instincts, les uns relatifs à la conservation, les autres au perfectionnement ou amélioration de l'état dans lequel nous sommes.

#### *a. — Instincts de la conservation.*

Les instincts de conservation sont les seuls qui existent chez les animaux inférieurs jusqu'au degré zoologique où commence l'entière séparation des sexes. Ce sont les moins nobles de tous, mais pourtant les plus indispensables de tous, les plus énergiques et les plus universels ; ils existent chez tous les animaux, dont ils sont le condition d'existence au point de vue matériel et dont ils suscitent aussi l'activité cérébrale. Mais à cet égard on voit cette activité rester plus souvent stérile et ne conduire à aucun résultat effectif, si les instincts égoïstes supérieurs, et surtout altruistes, ne viennent s'y joindre ou même prendre peu à peu une activité prépondérante. Leurs attributions sont toutes les pensées concernant ce qui intéresse immédiatement la conservation matérielle de l'individu. Mais son activité entraîne toujours celle des instincts de conservation de l'espèce, surtout chez les animaux dont les sexes sont séparés et celle des instincts de perfectionnement, partout où les êtres sont réunis en société.

Les instincts de conservation ont été souvent considérés comme n'en formant qu'un ; mais on ne peut s'en former ainsi que des notions vagues et confuses. Il existe, en effet, un instinct de la conservation individuelle qui se montre seul pendant une certaine période de la vie même chez l'homme et surtout chez beaucoup d'invertébrés, tant que les organes de la génération ne sont pas encore développés.

Il existe, en outre, un instinct de la conservation de l'espèce qui est simple chez tous les animaux dont les deux sexes sont portés par un même individu, et porte le nom d'instinct sexuel ou de rapprochement sexuel ; il peut être borné à une tendance au rapprochement des sexes sans aucune sollicitude pour les petits. Il est même unique dans certaines espèces animales où les deux sexes sont séparés, et où les parents, après rapprochement sexuel, ne s'occupent plus des petits ou des œufs, comme on le voit chez certains invertébrés et quelques poissons. Dans certaines espèces, chez le mâle seul l'instinct de conservation de l'espèce est borné à l'instinct sexuel : mais dans la plupart des espèces, où les deux sexes sont séparés, chez la femelle au moins et souvent chez le mâle aussi, on observe deux instincts relatifs à la conservation de l'espèce, l'un *sexuel*, l'autre *maternel*. Ce dernier est celui qui après le rapprochement sexuel porte les parents à des actes plus ou moins variés dans le but de la conservation des produits de la fécondation, soit œufs, soit petits.

Dans cet ensemble complexe de phénomènes cérébraux et d'actes désignés par le mot d'amour prédominent, suivant les sexes, suivant les âges et selon les conditions physiologiques des individus, soit l'instinct sexuel, soit l'instinct maternel ; mais aussi, quoique accessoirement, ceux d'orgueil et de vanité. Ils deviennent eux-mêmes le point de départ d'actes intellectuels et d'actions nombreuses, variant suivant les individus, les conditions sociales, etc. Ils rendent très complexe cet ensemble de phénomènes, et souvent alors ils sont la source d'aberrations nombreuses que l'hygiéniste, le médecin légiste et le législateur même sont appelés à prévenir ou à interpréter, afin de savoir si elles ont été accomplies dans des conditions normales ou d'aliénation mentale. Chez la plupart des mammifères et même quelquefois chez l'homme, l'instinct de destruction entre en jeu en même temps que le penchant sexuel, et cet ensemble de phénomènes porte, appliqué à eux, le nom de *rut*. Chez les oiseaux, c'est l'instinct constructeur qui se trouve stimulé.

## § I. — *De l'instinct de conservation personnelle, individuelle, ou nutritif.*

Cet instinct est certainement le plus énergique et le plus universel, comme étant le plus indispensable. Il existe, sous un mode quelconque, chez les moindres animaux qui sans lui disparaîtraient bientôt. Cet instinct, dit *nutritif d'après sa principale attribution*, comprend, en général, tout ce qui intéresse immédiatement la conservation matérielle de l'individu et se manifeste sous un grand nombre de formes.

Son *siége*, d'après M. Aug. Comte, doit être la partie médiane du cervelet. Le lecteur ne se méprendra certainement pas sur la portée qu'il faut donner à cette localisation que nous faisons. Il n'y a rien là qui ressemble à la doctrine de phrénologique sur les bosses. (Voir, pour plus de détails, Gall, *Fonctions du cerveau*, Paris. 1823, t. IV; Sentiment de la propriété, p. 201 et 248.)

Cet instinct a été distingué, pour la première fois, par Cabanis, sous le nom de détermination instinctive, tendance instinctive et *instinct de conservation* ou *conservateur* et de *nutrition* (Cabanis, *Dixième mémoire. De l'instinct*, § I). C'est à cet instinct existant seul encore ou à peu près, que se rattachent les déterminations qui se manifestent au moment où l'animal voit le jour. C'est ainsi que le cailleteau ou le perdreau, traînant encore l'œuf dont ils viennent de sortir, courent après les grains et les insectes; que le canneton court à l'eau, que le chat et le chien, les yeux encore clos, cherchent la mamelle de leur mère; que les petites tortues, au sortir de l'œuf, se dirigent sur-le-champ vers la mer, quels que soient les obstacles qui les détournent, parce que la liaison et la communauté d'activité qui existent entre les parties du cerveau et les organes extérieurs est telle que le besoin et l'action, tendance à une chose et le mouvement pour l'accomplir, sont des actes simultanés et n'ayant pas lieu l'un sans l'autre.

D'autre part, comment serait-il possible, dit Cabanis (*Dixième mémoire*, § XI), que les penchants, même les plus automatiques, de *l'instinct conservateur* n'influassent pas sur notre manière de considérer les objets, sur la direction de nos recherches à leur égard, sur les jugements que nous en portons? Comment les appétits et les répugnances qu'ils nous inspirent relativement à tels ou tels aliments, n'auraient-ils aucune part soit à la production, soit à la tournure de toute une classe d'idées qui, surtout dans le premier âge, a certainement un degré remarquable d'importance? Enfin comment les habitudes des viscères et leurs sympathies avec le centre cérébral demeureraient-elles étrangères à la formation des idées?

Si maintenant nous quittons les considérations qui, dans l'instinct de conservation personnelle, concernent directement la nutrition même pour examiner les actes qu'il suscite relativement à ce qui peut l'assurer indirectement ou servir à la protection de l'organisme dont cet instinct nous conduit à apprécier l'état, nous verrons un ensemble important de faits qui s'y rattachent. Les lois et les conventions sociales relatives à la propriété ne sont que la réglementation de l'instinct de possession. Les animaux en ont le sentiment le plus vif, non-seulement en ce qui concerne les aliments qu'ils se sont procurés, cas dans lequel le fait est on ne peut plus évident, pour le chien, le renard, le chat, divers rongeurs, etc., mais encore pour leur demeure et le terrain qu'ils occupent habituellement. C'est ce qu'on voit pour divers carnassiers, comme le loup, le renard, la martre; certains herbivores, comme le chamois, le lièvre et plusieurs oiseaux, qui chassent, autant qu'ils le peuvent, tout animal de même espèce qui tend à s'établir dans le canton où ils se sont fixés.

Henri Horn a prouvé que la propriété ne repose nullement sur une convention sociale, mais sur un sentiment particulier intérieur et que tout empiétement sur la propriété d'autrui est contraire à un autre sentiment également inné de justice et d'équité. L'homme n'est pas dans le cas des animaux carnassiers qui lorsque leur faim est assouvie se livrent au repos. Indépendamment de l'instinct qui le pousse à chercher sa nourriture, il a, comme suite naturelle, le désir de se procurer la possession de ce qui pourra lui éviter de chercher à se la procurer, afin d'avoir le calme qu'exige l'exercice des facultés intellectuelles. Il fait des provisions pour les différentes saisons, de même que beaucoup d'animaux. En cela il agit d'après le même penchant naturel et inné, qui est le même que celui de la propriété, car posséder les aliments ou ce qui assure l'alimentation en les produisant est tout un. L'instinct de la conservation personnelle et le sentiment de la propriété ne sont donc que les différentes faces d'un même penchant, qui conduisent au respect de la propriété et à toutes les institutions sociales qui se rapportent à son extension comme à sa défense; car les lois naissent des sentiments ou des besoins correspondants et point les sentiments des lois. L'homme qui amasse des provisions, comme celui qui les ravit, prouvent également que le penchant à la propriété est instinctif ou inné.

### § II. — *De l'instinct sexuel.*

C'est un instinct qui préside à la conservation de l'espèce comme le précédent préside à la conservation de l'individu. Gall l'appelait l'*instinct de la propagation*, de la *reproduction*, de la *génération* ou *instinct vénérien*. Après qu'il a démontré d'une manière évidente que cet instinct n'appartient nullement aux parties sexuelles, Gall arrive à cette conclusion que cet instinct a pour *siége* le cervelet. (Voy. t. I, p. 448.)

*Manifestations de cet instinct.* — Il est certain que cet instinct fait discerner à chaque animal le mâle et la femelle de son espèce. On serait même tenté, dit Gall, dans certains cas, d'admettre qu'il établit dans la nature une paix générale entre tout ce qui est mâle avec tout ce qui est femelle. On sait que beaucoup d'animaux mâles, surtout les singes, les chiens, les étalons, les perroquets, déposent leur méchanceté habituelle et oublient même leur colère devant les femmes. Les animaux femelles, au contraire, paraissent avoir des préférences pour les hommes. Gall a vu les taureaux les plus furieux qui ne pouvaient être domptés, ni par des chiens, ni par des hommes, céder à une servante qui accourait le fouet à la main. Cet instinct est susceptible d'avoir une plus grande force suivant les saisons et suivant les âges. (Voy. du reste, pour plus de détails, Gall, *Fonctions du cerveau*, 1823, t. IV, INSTINCTS DE LA GÉNÉRATION, p. 225.)

Le caractère du commencement de toute étude physiologique a toujours été d'attribuer tout à un organe à l'exclusion de tout autre, jusqu'à ce que par la connaissance du tout, la corrélation et la solidarité des parties entre elles soient devenues manifestes. C'est de la sorte que les naturalistes ont toujours été conduits à attribuer d'abord aux instruments exécuteurs, ce qui est dû aux organes législateurs. On attribuait la construction de la cabane du castor à sa queue, l'intelligence de l'éléphant à sa trompe, la peinture, la sculpture et toutes les facultés intellectuelles de l'homme à ses cinq sens, à ses mains en particulier. On cherchait le siége de l'instinct sexuel dans les ganglions du grand sympathique, du bas-ventre et les organes génitaux. Pourtant des faits pathologiques ou accidentels nombreux auraient dû montrer que normalement il fallait rapporter à l'activité d'une partie du cerveau tous les actes relatifs à l'instinct sexuel; partie du cerveau dont les organes génitaux peuvent bien susciter l'action lorsqu'ils sont dans un état déterminé, mais qui détermine elle-même l'action spéciale de ces organes, par suite de pensées suscitées par la vue d'objets ou l'audition de paroles qui s'y rapportent.

Il n'est pas très rare de voir des enfants portés impérieusement aux rapprochements sexuels avant la menstruation chez les filles, avant l'époque de la production du sperme chez les garçons. Les désirs sexuels et toutes les pensées qui s'y rapportent persistent souvent chez les vieillards alors que les organes génitaux sont dans l'impossibilité d'y satisfaire. Le fait est encore plus frappant chez les eunuques. C'est par suite de l'influence que les idées dues à l'activité de cet instinct ont sur les autres pensées que le garçon et la fille changent de caractère, cessent d'être enfants, lorsque la partie correspondante du cerveau se développe. Bien qu'en général il y ait corrélation ou solidarité dans le développement de cette partie et les organes génitaux externes, il n'est pas très rare de rencontrer l'un développé sans l'autre, de voir surtout les organes extérieurs développés et les idées de rapprochement sexuel ne pas se manifester, malgré divers genres d'excitation qui pourtant suffisent pour la majorité des individus, et qui, à un moment donné, lorsque l'instinct se développe, suffisent après avoir été insuffisants jusque là. De peur de sortir des bornes qui nous sont imposées nous renverrons à Gall et à Georget pour l'étude des différents ordres d'idées relatives à cet instinct et pour celle de l'influence de ces idées sur les organes ou des organes sur celles-ci.

## § III. — *De l'instinct maternel.*

Cet instinct, que Gall appelait *instinct de l'amour de la progéniture*, est celui qui fait aimer et protéger les enfants par leurs parents. Son *siége* n'est pas encore précisé, malgré l'opinion de Gall qui le place à la partie postérieure des hémisphères cérébraux. C'est en vertu de cet instinct que la nature s'assure de l'existence et de la prospérité des êtres procréés; il concourt donc comme le précédent à la conservation de l'espèce. Il se manifeste dans tous les animaux (voy. Gall, t. III, p. 417-423), seulement il a une énergie plus ou moins grande suivant les espèces et suivant les sexes, et presque toujours la femelle le possède à un degré plus élevé que le mâle. Dans l'espèce humaine, dès l'âge le plus tendre, la nature fait préluder la femme au rôle de mère et la fait passer par différents degrés d'instruction, pour la préparer à sa destination future. Certaines femmes éprouvent une joie inexprimable au moment où elles sentent les premiers mouvements de leur fruit. Plus tard, quand elle a mis au monde son enfant, la mère ne dévoue-t-elle pas sa vie entière au bonheur de celui à qui elle a donné le jour? (Voy. Gall, *ibid.*, t. III, AMOUR DE LA PROGÉNITURE, p. 415.)

Gall a manifestement démontré que cet instinct est absolument différent de l'instinct de la propagation ou instinct sexuel, bien qu'inné comme lui. Partout où il existe, il se développe même avant ce dernier; il est en pleine activité avant qu'il soit survenu le moindre changement dans les parties sexuelles. L'instinct de la propagation est extrêmement ardent chez les mâles de certaines espèces, tels que le coq, le chien, le sanglier, le cerf, sans que ces mâles prennent le moindre intérêt aux petits. Chez l'homme, l'instinct de la propagation est d'ordinaire plus actif que chez la femme, et l'amour des enfants est au contraire moindre chez lui que chez la femme. Ce fait est habituel dans le règne animal, bien qu'on observe des exceptions. Il est des exemples fréquents de femmes extrêmement voluptueuses qui sont de très mauvaises mères et réciproquement. C'est du reste dans Gall qu'il faut chercher la description des idées qui se rapportent à cet instinct chez l'homme et chez les animaux, ainsi que les différences frappantes qu'il offre dans ses manifestations d'un sens à l'autre et d'une espèce à l'autre. Ce n'est point, comme on l'a pensé quelquefois, un acte de l'ordre des *habitudes*, volontaire ou factice, mais un instinct résultant de l'organisation, variant comme elle, mais toujours naturel ou inné, qui devient chez les animaux, surtout chez l'homme, un besoin et une passion qui en même temps qu'il leur procure les plus grandes jouissances ou les plus grandes peines, comme tout ce qui se rattache aux instincts, conduit à la conservation de l'espèce. Comme pour les autres instincts aussi, tant chez les animaux que chez l'homme, il y a des exemples, où par défaut de développement de son organe, ce penchant ne se manifeste pas ou presque pas, tant chez la femme que chez l'homme. L'instinct maternel a souvent été considéré comme faisant partie des instincts altruistes ou sociaux, parce qu'on l'a confondu avec les manifestations de l'attachement et de la bonté qu'il suscite, mais qui ne lui sont pas inhérentes, puisqu'elles manquent souvent.

En outre, l'observation des animaux montre l'instinct de la maternité chez des animaux qui ne possèdent aucun des instincts sociaux. Quelque perfectionnement que cet instinct reçoive de la civilisation, l'influence de plus en plus croissante de la société sur la famille fait reconnaître souvent que l'enfant constitue pour la mère, comme pour le père, une simple possession personnelle, objet de domination et souvent de cupidité plus que d'affection désintéressée. En comparant les divers états sociaux du globe, on saisit encore mieux le caractère égoïste de cet instinct, qui avant d'être perfectionné par la société, conduit souvent à vendre les enfants ou même à les tuer pour de simples motifs personnels, comme dans les sociétés plus avancées on voit ces mêmes motifs déterminer habituellement les professions ou les mariages.

L'instinct maternel se développe de bonne heure du moins chez les filles, mais d'une manière peu intense dans l'enfance, de telle sorte qu'à cet âge celui d'attachement qui lie les enfants à leurs parents l'emporte de beaucoup sur lui. Mais après que s'est développé l'instinct sexuel, l'instinct maternel prend une grande énergie aux dépens des instincts d'attachement et de vénération même, de manière à l'emporter de beaucoup sur eux ; ce qui lie la mère et le père à leurs enfants plus qu'à tout individu et en fait le lien le plus profond de la famille, base elle-même de la société ; en même temps il assure l'existence de ces derniers.

### *b. — Instincts de perfectionnement.*

Plus élevés et généralement moins énergiques que les précédents, ces instincts se rapportent plus particulièrement à la vie animale, tandis que les précédents concernent au fond la vie végétative. Bien que ne se manifestant ordinairement que là où il y a déjà réunion en société, du moins à l'état d'ébauche, ils se rattachent comme les précédents à l'égoïsme, parce qu'ils ne poussent l'être à améliorer sa condition que pour sa satisfaction personnelle. Cette amélioration s'obtient de deux manières très différentes, mais quelquefois nécessairement coexistantes : 1° par la destruction des obstacles vivants ou inanimés ; 2° par la construction des moyens. L'instinct destructeur accompagne l'instinct nutritif chez tous les carnassiers et les omnivores. Aucun animal même herbivore ne saurait exister si le besoin de détruire n'accompagnait celui de se nourrir et de se défendre ; c'est par là que se procurent des aliments tous ceux qui se nourrissent d'êtres vivants. Cet instinct en particulier est souvent surexcité par l'action normale ou exagérée des instincts précédents, tels que le nutritif et le sexuel, ainsi qu'on en voit souvent des exemples chez l'homme et beaucoup de mammifères et d'oiseaux. L'instinct de construction s'observe dans un plus grand nombre d'espèces qu'on ne semble l'indiquer habituellement. Il se rencontre jusque dans les larves aquatiques ou terrestres d'un grand nombre d'insectes, chez un grand nombre d'insectes parfaits, chez certains poissons même et beaucoup de vertébrés plus élevés, tant oiseaux que mammifères, mais à des degrés très variés d'une espèce et d'un sexe à l'autre. C'est surtout chez les femelles, lors de l'activité de l'instinct maternel, que cet instinct entre en jeu, tandis que l'action de l'instinct destructeur coïncide habituellement avec celle du sentiment de conservation, ce qui les a souvent fait confondre ensemble. Ces deux instincts, celui de destruction et celui de construction ou industriel se développent surtout chez les êtres réunis en société, et c'est là principalement que leur utilité devient manifeste; ils siégent tous deux dans la partie postérieure et inférieure des lobes du cerveau, près de l'instinct maternel.

### § IV. — *De l'instinct militaire ou destructeur.*

Nous comprenons sous ce titre ce que Gall décrit sous le nom d'*instinct carnassier*, de *penchant au meurtre.* Il y a dans l'homme, dit Gall, une inclination qui va par gradation, depuis la simple indifférence à voir souffrir les animaux et depuis le simple plaisir de voir tuer, jusqu'au désir le plus impérieux de tuer. On observe que parmi les enfants, comme parmi les adultes, parmi les hommes grossiers et parmi ceux qui ont reçu de l'éducation, les uns sont sensibles et les autres sont indifférents aux souffrances d'autrui. Quelques-uns même goûtent du plaisir à tourmenter les animaux, à les voir torturer et tuer sans qu'on puisse en accuser l'habitude ou une mauvaise éducation.

Gall cite des exemples où ce penchant est porté à un très haut degré. Il montre ensuite combien l'instinct de la guerre s'est manifesté chez tous les peuples à toutes les époques, et que cet instinct est le même chez l'homme que l'*instinct carnassier* proprement dit, qui, chez les animaux, porte à tuer pour tuer. Que l'on songe aux meurtres qui se commettent tous les jours, que l'on se rappelle le duel et l'on sera persuadé qu'il y a dans l'homme un penchant inné qui le porte à la destruction de sa propre espèce? Où est l'animal qui exerce plus de fureur que l'homme contre tous les animaux et contre ses semblables? Cet instinct, dans l'aliénation mentale, peut porter les individus à se détruire eux-mêmes ou bien leurs semblables, d'où le suicide et l'homicide. (Voir Gall, 1823, *ibid.*, t. IV : INSTINCT CARNASSIER, PENCHANT AU MEURTRE, p. 64, et ALIÉNATION DU PENCHANT POUR LES RIXES, p. 15.)

### § V. — *De l'instinct industriel ou de construction.*

Sous cette dénomination, on désigne le penchant qui porte l'homme et les animaux à la construction de tout ce qui peut améliorer leur sort. Gall avait bien pensé à cet instinct, mais il l'avait un peu restreint en le désignant sous le nom de *sens de mécanique, sens de construction, talent d'architecture.* Cet instinct, qui se trouve surtout chez l'homme, mais aussi chez un assez grand nombre de vertébrés et d'articulés, tend à acquérir une activité de plus en plus grande, à mesure que la civilisation fait des progrès, tandis que l'instinct militaire diminue dans la même proportion.

Chez l'homme, l'instinct industriel se manifeste à chaque moment de la vie.

On ne peut pas dire que si l'homme se construit des maisons, des palais, que s'il s'abrite contre l'inclémence de l'air, c'est par une impulsion de besoin : non, c'est en vertu d'un instinct qui est dû à une organisation particulière.

Si les impressions antérieurement reçues, nos besoins, la réflexion, la raison, étaient les sources de nos arts, leurs progrès devraient être en proportion directe avec le nombre des impressions reçues, l'urgence de nos besoins, et avec le degré d'activité de nos facultés intellectuelles. Mais que l'on considère les arts chez des individus ou chez des nations entières, on trouvera que ces circonstances peuvent bien déterminer la nature, la direction de nos arts et de nos inventions, en favoriser les progrès, mais nullement en faire naître le talent.

Que l'on observe les enfants, même ceux d'une même famille, ceux rassemblés dans la même école, qui sont environnés des mêmes objets et voient les mêmes exemples : tandis que les uns se livrent à leurs divers penchants, les autres sont constamment occupés à dessiner avec du charbon, de la craie, du crayon, différents objets sur les murs, sur le parquet, sur les tables, sur du papier, à découper ou à façonner en cire différents objets. A peine le jeune Vaucanson a-t-il regardé le mouvement d'une pendule à travers une fente de son étui, qu'il fait une pendule de bois sans autres outils qu'un mauvais couteau. (Voir Gall, *ibid.*, Paris, 1823, t. V, Sens de construction, p. 159.)

## B. — Instincts d'intérêt indirect ou d'ambition.

Entre l'intérêt direct propre à l'individu isolé et le vrai sentiment social, il existe un intérêt indirect qui, sans cesser d'être personnel, se rapporte aux liaisons de chacun avec les autres, pour en tirer des satisfactions individuelles. Ce sont l'orgueil ou le besoin de domination, et la vanité ou le besoin d'approbation. Ces deux penchants deviennent sociaux sous le point de vue de leurs moyens de satisfaction qui rendent leurs tendances beaucoup plus modifiables que celle des instincts précédents ; la vanité surtout est dans ce cas. Ce fait a même conduit à une grossière erreur, consistant à croire que la réunion en société est due à la vanité, tandis que celle-ci suppose la société.

L'envie est un sentiment égoïste qui se rattache à l'ambition et à la vanité ; mais plus particulièrement à l'ambition qu'à tout autre instinct. Il est suscité habituellement par l'orgueil ou la vanité qui par association d'idées mettent souvent en jeu tel ou tel des autres instincts égoïstes. C'est par là que se vérifie l'assertion de Bacon ; que de toutes les affections humaines c'est la plus constante et la plus opiniâtre, au lieu que les autres passions ne se font sentir que de temps en temps et à raison des causes individuelles et accidentelles qui les excitent et les provoquent. C'est par cette continuité aussi qu'elle réagit sur les viscères digestifs et détermine une altération de la constitution et une lividité ictérique (*livor*) du teint que les autres passions ne produisent point parce qu'elles sont moins continues (Bacon, Descartes).

### § VI. — *De l'orgueil, ambition temporelle ou besoin de domination.*

Fierté, orgueil, arrogance, dédain, suffisance, présomption, insolence, etc., dérivent de la même source. Les hommes ont tous une tendance au despotisme, mais comme il n'y a guère de vœux durables sans espérance, la tendance au despotisme est limitée dans la plupart d'entre eux par le sentiment de l'impuissance, et elle se borne à acquérir la supériorité dans la classe où l'on peut espérer de s'élever.

Il en résulte seulement dans chaque homme un désir inquiet d'élévation qui l'éveille, le tourmente et le tient souvent agité pendant toute sa vie. L'idée de distinction étant une fois établie, elle devient dominante et cette passion subséquente anéantit celle qui lui a donné naissance. Dès qu'un homme s'est comparé à ceux qui l'environnent et qu'il a attaché de l'importance à s'en faire regarder, ses véritables besoins ne sont plus l'objet de son attention et de ses démarches. S'il ne peut pas être, il veut au moins paraître ; et de là, dans la plupart, le goût de la décoration extérieure et de tout ce qui peut donner aux autres l'idée du pouvoir.

Ce sentiment intérieur, dit Gall, suivant qu'il coexiste avec des qualités différentes, se manifeste de tant de manières diverses qu'il semble quelquefois en contradiction avec lui-même, et cependant, quelque forme qu'il revête, c'est toujours l'orgueil, la hauteur.

Quelques formes variées que revêtent l'orgueil et la hauteur, ils n'en sont pas moins indispensables. Dès que l'homme était destiné à vivre en société, les uns devaient naître pour obéir et les autres pour dominer.

Si l'on considère ce besoin dans l'état de maladie, on voit qu'il peut être porté à un degré extrême. Ainsi on trouve des aliénés qui se croient Dieu, le soleil, Mahomet, Charlemagne, Napoléon, etc. (Voir Gall, *ibid.*, 823, t. IV, Orgueil, p. 248.)

### § VII. — *De la vanité, ambition spirituelle ou besoin d'approbation.*

Il ne faudrait pas croire que ce besoin est le même que celui de l'orgueil. Ainsi l'orgueilleux est pénétré de son mérite supérieur et traite du haut de sa grandeur, soit avec mépris, soit avec indifférence, tous les autres mortels. L'homme vain attache la plus grande importance au jugement des autres et recherche avec empressement leur approbation. L'orgueilleux compte que l'on viendra rechercher son mérite; l'homme vain frappe à toutes les portes pour attirer sur lui l'attention.

La vanité, l'amour de la gloire, peuvent se porter sur divers objets. Ainsi, la femme place sa vanité dans sa parure, l'homme d'État la place dans les emplois, le soldat dans les distinctions de pure convention qui peuvent lui faire croire qu'il est au-dessus de ses semblables. Ce sentiment est aussi général qu'il est bienfaisant et pour l'individu et pour la société; c'est un des ressorts les plus puissants, les plus désintéressés qui déterminent le choix de nos actions. De combien de faits éclatants, de généreux dévouements, d'efforts admirables, l'histoire de l'espèce humaine serait-elle privée sans l'influence de cette qualité ! (Gall).

La vanité est un mobile d'une grande importance, elle donne naissance au luxe et à l'ostentation qui, loin d'être la source de la corruption et de la ruine des peuples, deviennent l'appui des arts, des sciences, l'âme du commerce, l'agent de la grandeur et de l'opulence d'une nation.

La vanité existe aussi à des degrés différents dans les différents individus et suivant les sexes et même chez certains animaux; mais il est inutile d'entrer dans des détails à cet égard.

## ARTICLE II. — Des instincts sociaux ou facultés morales.

On donne ce nom à un ensemble de *penchants* ou d'*instincts* qui ont reçu aussi le nom d'*instincts sympathiques* ou *altruistes*, tels que l'attachement ou l'amitié, la vénération, la bonté qui dirigent l'entendement et la conduite, non plus seulement d'après des motifs et des impressions venues du dedans, de nos propres viscères, c'est-à-dire purement individuels, mais aussi d'après des sentiments que suggèrent les choses ou les êtres du dehors. Ce sont eux qui nous conduisent à subordonner notre existence, nos actions à celle d'*autrui* et à les accomplir pour autrui autant ou plus que pour soi. Ils ont pour conséquence de stimuler notre activité et de la mettre en harmonie avec celle des autres, ce qui l'empêche d'être stérile. Ces penchants existent non-seulement chez l'homme, mais dans beaucoup d'espèces animales, ainsi que Gall l'a démontré physiologiquement. Ils sont la source de l'état de domesticité et de sociabilité de plusieurs d'entre elles, chez es ruminants en particulier, bien plus que l'instinct de conservation ou de nutrition et que l'impossibilité de fuir, de se défendre, etc. L'existence et le grand développement de ces penchants n'indique point chez l'homme et les animaux une faiblesse des facultés intellectuelles, comme souvent on semble le croire. Il est au contraire fréquemment associé à des facultés intellectuelles très élevées. Le but final de toute éducation, de toute société ou association humaine, est de subordonner autant que possible les instincts personnels aux instincts sociaux, en rapportant toutes les actions qui nous concernent individuellement à l'humanité. L'état social tend toujours à cette inversion de l'économie individuelle, puisqu'il conduit incessamment à faire sentir la nécessité de développer les instincts les moins puissants naturellement, c'est-à-dire les facultés morales, aux dépens des instincts égoïstes qui sont les plus énergiques et qu'il tend toujours à comprimer et à amoindrir.

L'infériorité de puissance des instincts sociaux pris en eux-mêmes et comparés aux instincts égoïstes trouve cependant une certaine compensation dans leur aptitude naturelle à un essor plus complet, dans la possibilité de les mettre en jeu plus longtemps sans fatigue, avec une plénitude de satisfaction et une absence d'obstacles de la part des autres êtres qu'on n'éprouve pas quand il s'agit des autres instincts. Sous ce rapport ce n'est que chez les êtres réunis en société que ces particularités dernières se réalisent complétement; mais il est incontestable que ces penchants se rencontrent dans un grand nombre d'espèces animales et y offrent parfois plus d'intensité que chez l'homme.

Les instincts étudiés précédemment dirigent la conduite d'après des motifs résultant uniquement des impressions venues des viscères internes; or, la multiplicité et la variation de celles-ci sous un nombre d'influences extérieures infini ne lui permettent aucune direction constante, aucun caractère habituel, en dehors de la courte durée des exigences plus ou moins régulièrement périodiques des principaux appétits. Il faut que l'animal se subordonne aux lois plus régulières, plus fixes, plus durables de quelque être existant hors de lui, s'il veut trouver quelque part la source d'une certaine stabilité dans ses pensées et ses actions. Aussi la mobilité d'esprit et d'action des individus qui n'observent pas ce qui existe autour d'eux ou qui sont ignorants est-elle proverbiale. Or cette condition, de se subordonner à quelque chose existant hors de nous, ne se réalise au fond que sous l'impulsion des penchants qui disposent chacun à vivre lui-même pour les autres. De là vient que tout animal ne songeant à rien de ce qui est hors de lui, ne vivant que pour lui-même, se trouve pour cela seul, amené à une alternative de torpeur dite stupidité et d'agitation déréglée ; or ces deux caractères, dont certaines espèces animales nous offrent naturellement des exemples, deviennent des points de comparaison habituels et très exacts pour qualifier certains hommes.

Le principal progrès de chaque être vivant consiste donc à perfectionner l'accord à établir entre les actes dus à l'influence nécessaire des instincts égoïstes et des besoins, et ceux dus à l'influence des *facultés morales*, et surtout à subordonner les premiers à ces dernières. La morale, en tant qu'actions, consiste précisément dans l'accomplissement de plus en plus prononcé de cet accord et de cette subordination ; par *monde moral* on entend toutes les idées qui s'y rattachent et ont pour point de départ ou pour solliciteur les instincts sociaux.

Sous un autre point de vue la *morale* comprend l'ensemble des règles que dans les sociétés l'observation et l'expérience conduisent à formuler pour atteindre cet accord et cette subordination. Ces règles se rapportent, comme on sait, à chacun des modes d'agir de chaque instinct tant égoïste que social et varient sous quelques rapports d'un point du globe à l'autre selon que les sensations habituelles et la constitution des hommes qui les habitent exagèrent ou diminuent l'action des divers instincts.

On donne le nom de *facultés morales* à l'ensemble des instincts altruistes, parce que leur exercice naturel est la base de la *morale spontanée*, en ce qu'elles tendent constamment à nous faire agir pour les autres et ainsi à nous perfectionner individuellement.

On leur donne aussi le nom de *sens moral*, parce que nos facultés intellectuelles jugent dans tel ou tel sens les choses perçues, selon la nature de l'émotion que cette perception fait éprouver à ces instincts; et cette émotion varie selon leur développement naturel, ou acquis par l'exercice habituel.

La *conscience*, dans l'acception ordinaire du mot, est un mode d'émotion ou de modification de l'ensemble des instincts altruistes (dit ordinairement *sens moral*), entraînant une activité correspondante des facultés de l'entendement ou raison. De même qu'une sensation agréable ou douloureuse n'est autre chose qu'une modification des organes des sens qui en sont le siége, plus ou moins prononcée selon leur développement (naturel ou acquis par l'éducation); de même nous jugeons telle action comme bonne ou mauvaise avec plus ou moins de délicatesse, d'énergie et de spontanéité, selon le degré de développement ou d'abaissement (naturel ou dû à l'éducation) du *sens moral* qui donne l'impulsion ou des facultés intellectuelles qui la reçoivent et la pèsent. Ou ce sont nos dispositions naturelles, ou ce sont les idées reçues de la société où nous vivons qui nous font juger une action comme bonne ou mauvaise. Dans le premier cas, c'est la *conscience naturelle;* dans le second, c'est la *conscience d'éducation*.

D'après ce qui a été dit plus haut, on voit que c'est sur le plus ou moins de développement des facultés morales que doit essentiellement reposer toute classification des natures individuelles dans les sociétés humaines. Un classement de ce genre doit en effet surtout dépendre des impulsions qui dirigent habituellement la conduite, et la valeur des moyens intellectuels et d'exécution qui sont mis en jeu par ces impulsions ne doit venir qu'en dernier lieu.

L'ensemble des dix penchants élémentaires en comprend cinq qui sont purement personnels et égoïstes, et trois qui sont pleinement sociaux. Or, suivant le genre des penchants bien tranchés qui dominent plus exclusivement la conduite ordinaire, on voit surgir naturellement la distinction vulgaire et si exacte entre les bons et les méchants, applicable et appliquée habituellement aux animaux comme aux hommes. Ces deux classes sont les seules nettement caractérisables et sont peu nombreuses en individus, sauf quelques ordres d'animaux. Dans la plupart on trouve une majorité considérable d'individus, dont la conduite flotte constamment entre les impulsions égoïstes et celle des facultés morales, sans aucune tendance à laisser beaucoup dominer l'une plutôt que l'autre de ces tendances instinctives. Dans ce nombre d'êtres intermédiaires il faut pourtant distinguer dans le genre humain surtout un troisième type qui comprend les individus qui sont dirigés surtout par les deux penchants intermédiaires aux autres : l'orgueil et la vanité, qui sont égoïstes par le but et le point du départ, mais sociaux par les moyens employés pour atteindre le but.

Nous avons déjà indiqué que les diverses fonctions cérébrales deviennent plus élevées quant au but et au résultat et moins énergiques à mesure que du cervelet on s'avance vers la partie antéro-supérieure du cerveau. C'est vers la partie moyenne et supérieure des lobes du cerveau que se trouve le siége anatomique des instincts sociaux, acquis et en continuité de tissu avec les organes intellectuels. Il existe en effet une harmonie intime entre ces deux ordres de facultés; car on remarque que les facultés morales, quand elles sont énergiques, sont bien plus propres à stimuler l'intelligence et à la diriger vers de grands résultats que les instincts personnels, même chez les animaux. Les instincts égoïstes même n'ont besoin d'aucune intelligence pour apprécier l'objet de leur inclination, mais seulement pour découvrir les moyens d'y satisfaire. Les facultés morales au contraire exigent une participation et une assistance nécessaire des facultés intellectuelles pour connaître les êtres extérieurs vers lesquels elles tendent.

## § VIII. — *De l'attachement.*

On ne peut douter que le penchant à l'amitié ne soit une qualité essentielle à l'homme. Il n'est personne qui, fort du témoignage de son cœur, ne rejette avec dédain l'idée abjecte que c'est le seul besoin de secours mutuels qui attache les hommes les uns aux autres; que l'état de société n'est dû qu'à l'intérêt et à l'instinct de la propagation. L'histoire ne nous offre-t-elle pas des exemples du plus noble dévouement, d'amis se livrant en otages pour leurs amis? La fidélité inviolable dans l'amitié commande quelquefois notre admiration pour les criminels même les plus dépravés. On en a vu supporter les tortures et braver la mort plutôt que de trahir la foi qu'ils avaient jurée à leurs complices.

Celui qui connaît l'amitié s'épanouit dans le monde extérieur. Il ne se sent heureux que dans un cercle d'amis, son ami est pour lui le bien suprême, il est prêt à chaque instant à tout faire, à tout sacrifier pour lui, mais il en attend les mêmes sacrifices; le bonheur de son ami est le sien propre et ses chagrins deviennent ceux de son ami; son cœur est inaccessible à l'envie, à la malignité.

Ce penchant est bien différent suivant les individus et même d'un pays à l'autre. Il est des hommes qui ne l'ont jamais éprouvé et qui trouvent mille prétextes pour excuser leur indifférence. Ainsi, il est des égoïstes pour qui leur *moi* est tout l'univers, qui appréhendent même l'union conjugale pour ne pas s'imposer quelque obligation assujettissante et préjudiciable à leur intérêt exclusif. Ce sentiment existe chez les animaux aussi bien que chez l'homme.

Le développement de cette qualité peut amener la manie ; Gall et Pinel en citent des exemples. (Voir Gall, 1823, t. III : Attachement, Amitié, p. 473.)

Il est rare que cet instinct lie profondément plus de deux êtres à la fois : aussi la vie domestique lui convient mieux que toute autre; il est très développé chez un grand nombre d'animaux, davantage même que chez l'homme, et offre chez eux de grandes diversités d'un individu à l'autre et d'une espèce à l'autre. L'attachement ou amitié, d'après Gall, n'est point un sentiment fondé uniquement sur les calculs de l'intérêt ou sur des rapports dans la manière de penser et de sentir; mais il a pour point de départ une faculté ou fonction fondamentale. L'attachement, puis plus tard l'amour de la progéniture, seraient le point de départ, la cause du mariage, et non exclusivement les institutions sociales, qui ne sont venues que le formuler et le régler. Cet instinct concourt avec celui de vénération, de bonté et avec les penchants égoïstes, au résultat physiologique qui porte le nom de *sociabilité*.

## § IX. — *De la vénération.*

Cet instinct est essentiellement caractérisé par la soumission volontaire de quelques êtres envers d'autres. Il se rencontre chez un grand nombre d'animaux, quoique plus rarement que l'instinct précédent. Cet instinct paraît avoir été reconnu comme distinct de tout autre pour la première fois par Descartes. (*Des passions de l'âme*. Amsterdam 1649, liv. III, des passions particulières, art. CLXII. De la vénération). La vénération ou le respect, dit-il, est une inclination de l'âme, qui nous conduit non-seulement à estimer l'objet révéré, mais aussi à nous soumettre à lui avec quelque crainte pour tâcher de se le rendre favorable. Cet instinct ne s'exerce qu'envers des êtres libres de nous faire du bien ou du mal, sans que nous sachions lequel des deux elles feront ; car nous avons de la sympathie et de l'attachement, plutôt qu'une simple vénération, pour celles dont nous n'attendons que du bien, et nous avons de la haine pour celles dont nous n'attendons que du mal. Si nous ne jugeons point que la cause de ce bien ou de ce mal soit libre. nous ne nous soumettons point à elle, nous ne la reconnaissons point comme chef capable de diriger nos actions. La vénération peut s'exercer sur les objets inanimés, lorsqu'ils nous rappellent les êtres que nous avons vénérés ; par là comme lorsqu'il s'applique aux êtres vivants eux-mêmes, ou même à des êtres fictifs, cet instinct devient un des principaux mobiles de la sociabilité, une des principales conditions d'existence des sociétés. C'est ainsi encore, dit Descartes, que lorsque les païens avaient de la vénération pour des bois, des fontaines ou des montagnes, ce n'était pas à proprement parler ces choses mortes qu'ils révéraient, mais les divinités qu'ils pensaient y présider. Descartes observe avec raison qu'à l'émotion qui excite la vénération se rattache le sentiment dit d'admiration et celui de dédain. La première est le plus haut degré de la vénération, s'appliquant à des êtres inanimés ou à ceux qui les ont produits, comme aussi directement à des êtres animés.

Le dédain est le contraire de la vénération, qui nous porte à considérer comme au-dessous de nous un être qui par sa nature peut cependant être capable de nous faire du bien ou du mal.

C'est l'instinct de vénération, dit Descartes, qui nous fait rendre sans répugnance tout le respect qui est dû aux hommes dans la société, chacun selon l'autorité que lui donnent les services qu'il rend aux autres et à ne mépriser rien que les vices. Les hommes qui manquent de caractère sont sujets à pécher par excès, en ce qu'ils révèrent des choses qui ne sont dignes que de mépris, et quelquefois en ce qu'ils dédaignent celles qui méritent le plus d'être révérées ; il n'y a aucun vice ni aucun déréglement d'esprit dont ces hommes ne soient capables (Descartes).

Comme tous les penchants peuvent devenir la source du mal, de même le penchant le plus élevé du genre humain n'est pas exempt de cet inconvénient. Dans tous les états on voit des hommes qui se croient beaucoup plus obligés de remplir scrupuleusement les devoirs qu'ils s'imposent envers les idoles de leur imagination que de remplir les devoirs d'une pure morale. Il en coûte bien plus d'être vertueux que dévot.

Ce penchant peut aussi dégénérer en manie. Rien n'est plus ordinaire dans les hospices que des cas d'une aliénation produite par une dévotion trop exaltée, des scrupules portés à un excès destructeur, ou des terreurs religieuses. Gall cite plusieurs exemples de cette manie.

### § X. — *De la bonté, sympathie ou humanité.*

Si les souffrances de nos semblables excitaient en nous de l'aversion, la première chose que nous ferions, à l'aspect d'un malheureux, serait de l'éloigner de nous au lieu de courir à son secours. Ce sentiment de bonté est donc le lien de la société humaine. Dans chaque famille on trouve toujours quelques individus qui se distinguent par leur bonté tandis que d'autres sont remarquables par leur méchanceté et leur indifférence aux maux de leurs semblables. L'homme est plus naturellement bon, juste et bienveillant que méchant et injuste, surtout quand il est calme. On remarque aussi que les gens de mœurs simples, le peuple, le paysan, sont très bienfaisants. C'est ce penchant à la bonté qui porte les hommes à prendre des mesures pour soulager l'indigence et la misère, et qui institue ces vastes établissements hospitaliers où le pauvre trouve un asile. Quand ce besoin est peu développé, l'homme devient méchant, cruel, et, si le pouvoir tombe entre ses mains, il n'est pas d'atrocités dont il ne se rende coupable. (Voir Gall, *Ibid.*, 1823, t. V, Bonté, 254.)

La bonté ne se manifeste pas seulement par une inclination à fournir aux autres ce qui est nécessaire à la satisfaction de leurs besoins. Ainsi que le remarque Cabanis (qui désigne cette faculté sous le nom de *sympathie morale*), elle consiste aussi dans la faculté de partager les affections des autres ; dans le désir de leur faire partager ses propres idées et ses affections, dans le besoin d'agir sur leurs déterminations volontaires. Sous ce point de vue les tendances sympathiques sont déjà bien loin des instincts égoïstes primitifs, sans la satisfaction préalable desquels pourtant elles ne peuvent s'exercer. La grande difficulté d'en rapporter les effets à leur véritable cause a pu faire penser que des facultés inconnues étaient nécessaires pour faire concevoir de tels phénomènes (Cabanis).

Sitôt qu'on observe ou même qu'on imagine un être, on lui prête nécessairement des perceptions, des jugements, des désirs et l'on cherche à les deviner. Sitôt qu'on les a reconnus, ou qu'on se le persuade, on veut y prendre part.

La sympathie morale exerce son action par les regards, par la physionomie, par les mouvements extérieurs, par le langage articulé, par tous les signes en un mot. Nul instinct ne stimule plus que celui-là l'esprit de communication sous ses différentes formes ; aussi les personnes chez lesquelles cet instinct est le plus développé sont-elles en même temps celles qui tracent ou reproduisent avec le plus de force et de talent la peinture des passions. Car en effet lorsqu'on s'associe aux affections morales d'un homme on répète au moins sommairement les opérations cérébrales qui leur ont donné naissance (Cabanis).

## CHAPITRE II.

### DES FACULTÉS INTELLECTUELLES OU DE L'ESPRIT.

*Définition.* — On donne le nom de *facultés intellectuelles* à ces modes d'activité cérébrale ou de la pensée qui ont pour résultat l'état de nous-même que l'on appelle la notion ou connaissance des rapports existant entre l'organe de la pensée et les objets placés hors de lui.

Ce qu'on nomme le *vrai* n'est autre chose que ce rapport lui-même, qui varie par conséquent pour chaque individu selon l'état naturel ou acquis de l'organe pensant, selon le degré de perfection de nos sensations.

## Des facultés intellectuelles en général.

Par *intelligence* on entend les facultés intellectuelles prises dans leur ensemble, considérées comme ne formant qu'une faculté unique, ou bien la partie du cerveau qui en est le siége, considérée comme formant un tout unique, agissant simultanément.

*De l'entendement.* — Le mot *entendement* est souvent pris comme synonyme d'*intellect* ou *intelligence*. Pourtant il sert à désigner en particulier un phénomène physiologique complexe qui est un *résultat* de l'activité simultanée de plusieurs organes cérébraux, des organes surtout qui ont pour attribut : 1° l'observation concrète ou synthétique et abstraite ou analytique ; 2° la méditation inductive ou comparative et déductive ou coordinatrice, abstraction faite de toute expression et surtout de toute exécution. Lorsqu'au contraire on dit *intelligence* ou *esprit*, on désigne à la fois l'action des facultés précédentes, de l'esprit de communication, et souvent même la prudence, le courage et la persévérance. Gall a prouvé que l'entendement existe chez les animaux et l'homme, comme les instincts chez l'homme et les animaux, et qu'il n'est pas exact de dire que la différence entre ces êtres est que : « l'animal agit poussé par l'instinct, l'homme agit conduit par l'entendement. » Si les animaux n'agissaient que par un instinct aveugle, leur manière d'agir serait uniforme; l'expérience ne les ferait pas dévier de leur manière habituelle, l'influence des objets extérieurs ne les modifierait que mécaniquement; leurs actes se succéderaient comme ceux d'une machine qui sont soumis à un calcul mathématique. C'est, en effet, ce que l'on a soutenu; mais l'observation montre qu'ils ont des facultés qui leur font modifier la manifestation de leurs instincts naturels ou impulsions d'après des circonstances accidentelles. Il s'ensuit qu'il y a une dose d'entendement propre à chaque espèce, différente selon chacune d'elles, plus ou moins grande même dans chaque individu d'une espèce, aussi bien que dans chaque homme.

L'entendement, considéré comme mode simple d'innervation, présente de nombreuses différences d'un individu à l'autre, qui pourtant, comme le note Huarte, se rapportent à deux variétés principales, savoir : la spontanéité et la docilité. La spontanéité caractérise ce qu'on nomme les intelligences d'élite, que la méditation ou exercice de leurs facultés intellectuelles conduit à la connaissance de relations inconnues au moins à eux. Ce sont ceux dont on dit qu'ils ont une vive intelligence, parce que, saisissant nettement les notions qu'on leur expose, ils les fécondent en les développant et établissant leur liaison exacte avec d'autres.

La docilité est une excellente qualité de l'entendement, mais elle est fort inférieure à la spontanéité qui donne l'initiative et fait dire d'un esprit qu'il est supérieur (Huarte). Par elle aussi, on peut arriver à la connaissance ; mais les esprits qui ne sont que dociles n'entrent pas de leur propre mouvement dans le chemin de la vérité, ils ont besoin d'un guide qui leur apprenne. Ils savent plus qu'ils ne connaissent et n'atteignent jamais à l'invention. Ils sont bien disposés pour recevoir les enseignements qu'on leur donne, mais en général ils les conservent tels qu'ils les ont reçus et ne peuvent les féconder. Ils présentent des différences sans nombre et des degrés très variés de docilité selon les sujets qu'on leur enseigne ; ce qui, joint à l'absence de cette même docilité chez beaucoup d'individus, est une des causes des différents degrés d'aptitudes diverses qu'on rencontre d'un homme à l'autre.

Dans les organes cérébraux, siége de ce mode d'innervation, l'état appelé *notion* correspond à celui qui dans les instincts est dit *émotion*. (Voy. p. 619, 3°). La notion est vague, confuse, ou nette et précise, selon le degré d'activité des facultés intellectuelles.

*De la raison*.—La *raison* est cet acte dans lequel, à l'aide de notions exprimées ou non, l'esprit réagit sur les impulsions données par les instincts et régularise l'action de l'ensemble des facultés cérébrales, d'après la nature et la netteté de ces notions. Par *raisonnement*, on indique soit l'accomplissement de ces actes intellectuels, soit l'exposé oral ou écrit du résultat auquel ils ont conduit.

La raison n'est pas l'apanage exclusif de l'homme, on observe chez beaucoup d'animaux une appréciation judicieuse des circonstances qui ne peut être que le fait d'une raison réelle ; d'ailleurs les animaux mammifères ont un cerveau fondamentalement disposé comme celui de l'homme. Mais ce qui distingue la raison humaine de la raison animale, et ce qui lui donne une supériorité très considérable, c'est le pouvoir d'abstraire et de généraliser. Ce qui montre le passage entre les deux raisons, c'est que l'homme sauvage ne possède qu'à un degré infiniment petit ce pouvoir. Il faut beaucoup de temps pour que l'abstraction et la généralisation se développent. On a la trace de ce développement graduel dans les langues, qui d'abord n'ont que des termes concrets, et qui peu à peu gagnent des termes abstraits. Et les termes abstraits eux-mêmes montrent par leur étymologie et leur origine qu'ils ne sont nés que postérieurement.

*Du jugement.* —Le jugement est comme le raisonnement un des modes d'action de l'ensemble des facultés intellectuelles dans lequel plusieurs idées remémorées ou des notions nouvellement acquises, étant comparées ou coordonnées, conduisent à la production d'une ou de plusieurs idées nouvelles ou déterminent telle ou telle action. L'indépendance du jugement par rapport à la volonté est le fait qui prouve le mieux l'indépendance des instincts et de l'intelligence (bien que celle-ci soit habituellement stimulée par les premiers), qui montre le mieux que la volonté est un phénomène de la pensée qui se rattache aux penchants, bien qu'il se peut faire qu'une détermination ne soit prise qu'après réaction de l'intelligence sur les instincts.

« Le jugement est indépendant de la volonté en ce sens qu'il ne nous est pas libre, quand nous apercevons un rapport réel entre deux de nos perceptions, de ne pas le sentir tel qu'il est, c'est-à-dire tel qu'il nous paraît en vertu de notre organisation, et tel qu'il paraîtrait à tous les êtres organisés comme nous, s'ils étaient exactement dans la même position. C'est cette nécessité qui constitue la *certitude* et la réalité de tout ce que nous connaissons. Car s'il ne dépendait que de notre fantaisie d'être affecté d'une chose grande comme si elle était petite, d'une chose bonne comme si elle était mauvaise, il n'existerait plus rien de réel, du moins pour nous. » (Destutt de Tracy, *Idéologie*, Paris, 1801, in-8°, p. 208.)

*Solidarité d'action des organes qui président aux facultés intellectuelles.*—Nous avons vu plus haut (p. 615-616), comment l'activité d'une partie du cerveau entraîne celle des parties voisines qui étaient en repos. Ce phénomène est de même ordre que celui qui se passe dans la rétine lorsque l'on constate qu'une partie de la rétine qui est impressionnée par un objet fait entrer en action la portion voisine qui était en repos, de manière à déterminer en elle un changement qui est perçu comme sensation de couleur (voyez p. 513). On observe aussi une solidarité dans l'action de deux parties voisines de l'encéphale, de telle sorte que l'activité de l'une influe sur celle de l'autre et réciproquement. Ce fait est analogue à ce qui se passe dans la rétine lorsque deux de ses portions contiguës agissant, elles influent l'une et l'autre sur leur propre activité, d'où l'on voit résulter ce phénomène important que deux objets différents placés l'un à côté de l'autre paraissent, par la comparaison, plus dissemblables qu'ils ne le sont réellement, lorsqu'au lieu de faire tomber simultanément leurs deux images sur la rétine, on vient à les regarder isolément chacun à son tour (voyez p. 513, 3°, et 518, B.). Ce phénomène a été signalé par un célèbre observateur. « En effet, dit M. Chevreul (1), les personnes peu habituées à réfléchir sur les actes de l'esprit, s'arrêtant au jugement qu'elles ont porté d'abord, conservent toujours des idées inexactes qu'elles auraient pu rectifier en envisageant les choses sous de nouveaux rapports propres à contrôler leur premier jugement ; car on constate qu'en jugeant la nature de deux objets différents, la différence s'exagère à notre insu, précisément comme cela arrive dans la vue de deux couleurs juxtaposées, où ce qu'il y a d'analogue entre les couleurs disparaît plus ou moins ; comme cela arrive lorsque plaçant à côté l'un de l'autre une règle d'un mètre et une de deux mètres, la première semble avoir moins d'un mètre et la seconde un peu plus de deux mètres, aux personnes que leur profession a le plus exercées à juger des longueurs. Ainsi, dans la comparaison que nous établissons entre des objets sous des rapports de grandeur que nous ne mesurons pas, sous d'autres rapports dans lesquels l'intelligence intervient seule, il peut y avoir souvent une exagération de la différence qui réellement les distingue, surtout si nous avons déjà avant la comparaison quelque tendance à voir cette différence, et si nous ne recourons pas avant de l'avoir établie à tous les moyens de contrôler le jugement qui résulte d'une manière immédiate d'une première comparaison. »

Selon M. Chevreul encore : « Dans les jugements où il y a exagération d'une différence, *les organes qui concourent à ces actes de la pensée* se trouvent dans un état physique *correspondant à celui des organes qui sont affectés dans les phenomènes du contraste simultané de vision*, de sorte qu'il est difficile, tant que cet état dure, de percevoir des idées différentes de celles auxquelles cet état se rapporte. Les conséquences qui se déduisent de là font que tout bon esprit, qui vient d'apercevoir un rapport de différence non mesuré entre des objets, doit, avant de l'arrêter dans la pensée comme un fait exactement circonscrit, attendre que son cerveau soit parvenu à un état qui lui permette de contrôler le fait en le soumettant froidement à une vérification dirigée sous des points de vue différents de celui où il était lorsqu'en premier lieu ce fait a fixé son attention. » (Pag. 714-715.)

Il est bien constaté, par l'expérience répétée sous toutes les faces possibles, que le rouge isolé est vu autrement que lorsqu'il est jux-

(1) Chevreul, *Jour que l'étude du contraste paraît susceptible de répandre sur plusieurs phénomènes de l'entendement* (dans *De la loi du contraste simultané des couleurs*). Paris, 1839, in-8°, p. 705-721.

taposé avec une surface blanche ou une surface noire, avec une surface bleue ou une surface jaune, et que dans ces circonstances cinq échantillons identiques de corps rouge paraissent cinq échantillons différents. Ce fait est important comme terme d'une comparaison propre à faire sentir clairement comment un même objet peut donner lieu à des jugements divers, lorsque ceux qui les portent jugent d'une manière absolue, sans égard à l'influence possible de quelque circonstance relative, telle que l'influence de la partie du cerveau qui avoisine celle qui est en action sur celle-ci même.

Cinq personnes savent qu'un même rouge a été placé dans les cinq circonstances indiquées plus haut; mais *elles ignorent les influences de juxtaposition des couleurs*. Les cinq personnes qui ont vu chacune un même rouge dans une circonstance différente de juxtaposition diront qu'*elles le voient de telle manière*, et chacune a raison de soutenir son opinion : mais chacune a évidemment tort si elle prétend que les quatre autres doivent voir comme elle.

La conséquence à déduire de là, est que dans une discussion de bonne foi où ni l'intérêt ni l'amour propre ne sont en jeu, si l'on veut arriver à une conclusion positive, il faut d'abord connaître les principes sur lesquels chacun appuie ses raisonnements, les termes de comparaison qui entrent dans le jugement ; enfin rechercher si l'état intellectuel de chacun est le même, si les organes qui président aux actes de l'esprit sont au même point de calme ou d'excitation. Souvent, lorsqu'on pourrait croire à l'intervention d'une passion dans un jugement différent de celui que nous portons nous même en y regardant de près, on peut trouver qu'il n'y a qu'une simple différence de position.

En considérant : 1° que l'œil ne voit à la fois qu'un petit nombre de choses qui composent un ensemble lorsqu'il veut pénétrer dans les détails de ce tout ; 2° que plusieurs individus peuvent voir la même partie modifiée différemment, parce qu'ils la voient en rapport avec des parties différentes ; 3° en considérant que ces différences dans les modifications d'une même partie peuvent être observées par le même individu : on est conduit à se faire une image claire de la manière dont l'esprit humain procède dans l'étude de la nature. Ne pouvant voir ni juger à la fois l'ensemble des choses qu'il doit connaître à fond, il doit recourir à l'analyse ; ne fixant son attention que sur un fait à la fois, il ne peut arriver à son but que par des efforts successifs, après avoir étudié tour à tour chaque élément de l'ensemble qu'il examine, et en tenant compte à chaque fois de l'état antérieur d'activité des organes qui président à l'intelligence et de l'influence exercée sur eux par les autres parties de l'encéphale. Si nous considérons maintenant que la science est la produit des efforts d'intelligences qui loin d'êtres identiques présentent la même diversité que les corps qu'elles animent, nous comprendrons comment des esprits divers qui étudient une même matière l'envisageront sous des rapports très différents, lorsque le fait qui frappera chacun d'eux en particulier ne sera pas le même ou étant le même sera examiné par une intelligence dont l'activité est préalablement dirigée vers un autre but.

*De l'esprit.* — De l'idée du souffle ou de la respiration (*spiritus*) qui manifeste au dehors l'existence de la vie, on a tiré l'expression toute matérielle, mais heureusement trouvée d'*esprit* pour désigner la vie, pour exprimer la cause qui anime l'organisme vivant. Par assimilation on en a tiré la cause des phénomènes cosmiques qui paraissent offrir intelligence et volonté, ces deux grands attributs de toute vie humaine. De là, dans les doctrines *spiritualistes*, la supposition d'*esprits*, c'est-à-dire d'êtres immatériels, liés ou non liés à la matière, dont ils déterminent les mouvements. Il est évident, aujourd'hui, que l'admission de ces esprits est une hypothèse, à la vérité naturellement suggérée à l'intelligence dans les époques antérieures, mais dont la nature purement hypothétique doit être remplacée par la conception positive du monde et de l'homme. De là aussi on a donné le nom d'*esprit* à l'ensemble des facultés intellectuelles, mais intellectuelles seulement; car il faut réserver le nom d'*âme* à l'ensemble des facultés du système nerveux central, en sa totalité.

On peut donc le définir physiologiquement, la faculté qu'a le cerveau de connaître le vrai et le faux et de l'exprimer. Sous le nom d'*esprit de saillie*, Gall a fait connaître la qualité intellectuelle qui reçoit vulgairement le nom d'*esprit*. Ce n'est pas une faculté intellectuelle simple, c'est une qualité résultant de l'emploi facile, naturel ou acquis par l'éducation, de la faculté de comparaison, bornée à une opposition établie entre les notions relatives aux êtres, et celles qui se rapportent aux événements, sans être poussée jusqu'à la généralisation. Cette qualité ne reçoit, même ordinairement, le nom d'*esprit* que lorsqu'elle s'accompagne d'un grand développement de la faculté d'expression qui, souvent, est seule développée aux dépens des autres plus importantes; mais son existence suffit souvent au vulgaire pour faire croire aux facultés fondamentales.

*De l'imagination.* — On donne le nom d'*imagination* à ce mode d'action des facultés intellectuelles qui a pour résultat la production d'idées nouvelles ordinairement complexes à l'aide des idées innées et surtout de celles qui sont acquises. Ce mode d'action de l'intelligence a généralement pour point de départ un grand développement de tel ou tel ordre de sentiments ; mais elles sont particulièrement le résultat de l'activité propre des facultés de conception synthétique et comparative ou de généralisation, activité naturellement en rapport avec le développement des organes cérébraux correspondants. Mise en jeu isolément, l'imagination porte le trouble dans les actes qu'elle conduit à exécuter, et reste stérile, cas très fréquent. Jointe à une grande profondeur d'analyse, mais surtout de méditation déductive ou de systématisation, elle fait le véritable poëte, lorsque s'y joint toutefois un haut développement de l'un au moins des différents modes de la faculté d'*expression* et les qualités nécessaires à toute exécution.

La mémoire (comme nous le verrons dans la VI^e^ partie de cet ouvrage) et l'imagination sont donc, autant que la connaissance et le jugement, des attributs purement intellectuels, comme on l'avait toujours pensé. Mais il n'y faut pas voir davantage des fonctions spéciales que des attributs communs à toutes les fonctions cérébrales. Ils constituent seulement divers résultats composés, dus au concours de vraies fonctions élémentaires de l'esprit. Toutes les études positives montrent l'inanité radicale de la séparation classique entre l'observation et le raisonnement. Nos opérations intellectuelles ne sont jamais que le prolongement direct ou indirect de nos impressions extérieures ; réciproquement, celles-ci se compliquent toujours des autres, même dans les moindres cas. Comme Kant l'a bien senti, chacune de nos opinions est à la fois subjective et objective, notre esprit y étant à la fois actif et passif. Au fond, cette grande notion logique revient, dans la doctrine positive, à étendre convenablement aux fonctions intellectuelles le principe fondamental de la biologie sur le concours nécessaire entre l'organisme et le milieu pour tout phénomène vital. Longtemps avant les philosophes, les poëtes avaient reconnu avec le public, dont ils sont les meilleurs interprètes, que la plus vulgaire appréciation extérieure résulte souvent d'une combinaison très complexe entre les facultés d'observation et de raisonnement que sépare vainement l'analyse métaphysique. Ce mélange serait, au besoin, assez constaté par une seule réflexion aisément vérifiable : il n'y a jamais de notions efficaces que d'après une suffisante réitération des impressions extérieures. Or l'esprit ne pourrait être purement passif que dans la première perception. Dès la seconde, il se trouve déjà préparé par la précédente, combinée avec l'ensemble des notions antérieures. Même au début, il n'offre jamais l'isolement contemplatif des docteurs métaphysiques qui négligeaient entièrement la réaction mentale des instincts, principale source de l'activité intellectuelle. En insistant ainsi sur la participation habituelle du raisonnement dans les opérations attribuées à la seule sensation, il devient inutile de donner une appréciation analogue envers la mémoire et surtout l'imagination, car leur difficulté supérieure permet encore moins de les regarder comme des fonctions vraiment élémentaires. Un souvenir intérieur exige souvent la même élaboration intellectuelle qu'une découverte extérieure, par une suite d'inductions et de déductions fondées sur les relations mutuelles. Il n'y a de vraiment spontané que la reproduction immédiate de chaque volition. A plus forte raison, le concours habituel de toutes les fonctions spéculatives existe-t-il dans l'imagination, dont les tableaux supposent fréquemment des combinaisons aussi profondes, quoique moins abstraites, que les méditations scientifiques, et il n'y a de vraiment spécial pour l'imagination que la mémoire proprement dite.

*De l'attention.* — L'attention est un phénomène physiologique complexe, bien étudié par Gall, un *résultat* de l'activité de plusieurs des fonctions cérébrales élémentaires, auquel, en un mot, concourent généralement un ou plusieurs instincts et une ou plusieurs facultés intellectuelles. Bien que dans ce phénomène concourent habituellement un ou plusieurs penchants, il ne s'observe que chez les animaux où avec la partie cérébrale présidant aux instincts coexiste celle qui est le siége des facultés intellectuelles, et toujours ces facultés y jouent le principal rôle.

L'attention en un mot est essentiellement un phénomène intellectuel, mais toujours stimulé et soutenu dans toute sa durée par tel ou tel instinct. Aussi observe-t-on que parmi les individus incapables d'attention, les uns sont doués d'esprit, au moins de l'esprit de communication, et sont dépourvus de penchants bien prononcés; tandis que d'autres sont inattentifs par manque d'intelligence, par faiblesse des facultés intellectuelles, bien qu'ils manifestent des instincts plus ou moins violents.

Il existe une relation intime entre les viscères des fonctions de la vie organique ou végétative et les parties du cerveau qui président aux instincts; or, selon la nature des besoins suscités par l'état des viscères réagissant sur le cerveau, l'animal établit, à l'aide de ses facultés intellectuelles et des *appareils de la vie animale* qui leur correspondent, des rapports déterminés entre lui et le monde extérieur. L'ensemble des actes cérébraux qui précèdent l'*action* de ces *appareils* (l'ensemble des actes intellectuels proprement dits en particulier) caractérise le phénomène cérébral appelé *attention*. Plus l'instinct et le penchant sont énergiques, plus est énergique l'action des facultés intellectuelles: plus est intime, profond, le rapport entre l'intelligence et l'objet extérieur, plus est grande ou profonde l'attention. Le renard affamé évente le lièvre, le faucon dans les airs entrevoit l'alouette, ils deviennent *attentifs*. L'attention peut aussi avoir pour point de départ l'activité d'une fonction intellectuelle en particulier : l'esprit d'analyse ou de synthèse conduit le philosophe à une idée belle, l'artiste à une idée heureuse : toutes les autres facultés entrant aussitôt en rapport avec la précédente, l'homme se trouve dans l'acte d'attention. Suivant le degré de développement des instincts ou des facultés intellectuelles, le résultat appelé attention sera plus ou moins grand. Le chevreuil et le pigeon regardent sans attention le serpent et la grenouille, objets de l'attention de la cigogne L'enfant fixe son attention sur les jouets, la femme sur les enfants et la parure ; les hommes, selon leurs dispositions individuelles, sur les femmes, les produits de l'art, les phénomènes naturels : le musicien est indifférent à ce qui absorbe l'attention du médecin. L'attention est un résultat de l'activité des facultés innées, mais n'est rien moins que la *source*, la *cause*, le *principe générateur* de ces facultés. Une pareille idée n'est qu'un résultat de la manie de vouloir faire dériver d'un seul principe tous les phénomènes de la vie animale, sans prendre pour point de départ une base fournie par l'étude préalable des organes qui accomplissent les actes. D'autres ont dit : « L'attention est l'activité en exercice, concentrant toute son énergie et toute sa force pour arriver à la connaissance d'un fait interne ou externe ; mais elle n'est pas l'activité tout entière, car l'attention n'a lieu que lorsque l'activité se concentre, se contient, se domine et se règle elle-même. » Cette définition n'est, au fond, comme les précédentes, que la personnification du phénomène qu'on étudie, supposé agir sur lui-même comme un être indépendant, personnification ontologique qui devient inévitable lorsqu'on ne part pas d'une base objective dans l'étude des phénomènes physiologiques. En effet, pour les auteurs de cette définition, l'*activité est la faculté en vertu de laquelle l'âme* (principe indépendant) *a l'initiative de ses actes, est cause et libre ; l'activité est cette faculté qui constitue le moi.* Elle est cause des opérations de l'âme, et se subdivise en plusisurs causes partielles qui sont autant de formes ou modes de l'activité : l'*attention* est un de ces modes ; la *mémoire*, l'*imagination*, etc., en sont d'autres. Cette série de suppositions vagues, et variant avec chaque auteur qui les fait, tient à ce que les phénomènes du cerveau agissant ne sont pas subordonnés par eux, dans leur interprétation, à ceux du corps, et ceux-ci à ceux du monde extérieur.

Les fonctions intellectuelles se divisent en deux groupes : les unes relatives à la conception et les autres à l'expression. Celles-ci, bien que subordonnées aux premières, en sont pourtant très distinctes et offrent souvent une inégalité marquée de développement relativement aux autres. L'expression est du reste à la fois un complément et un moyen de perfectionnement de la conception.

### A. — De la conception intellectuelle.

On donne le nom de *conception*, dans la physiologie du cerveau, à ce mode d'activité de certaines facultés intellectuelles qui fait connaître certains rapports entre les idées et les objets uuxquels elles se rapportent et conduit ainsi à des idées nouvelles. Elle appartient, anatomiquement, à la partie supérieure et antérieure du cerveau, et, physiologiquement, à la raison. La *conception* est bien distincte de la *perception*, qui est un état du cerveau résultant d'une impression reçue par les nerfs périphériques, ou par leurs extrémités.

La conception peut être *passive* ou *active*. Chez l'homme, la conception passive est qualifiée de *contemplation*, et l'active, de *méditation*. Par l'une, l'esprit reçoit du dehors les matériaux primitifs de toutes les constructions : par l'autre il construit les combinaisons plus ou moins générales. Malgré les préjugés qui font considérer ces facultés comme le privilége exclusif de notre race, toutes deux existent certainement à divers degrés d'infériorité dans la meilleure partie du règne animal. Car elles y sont, comme pour nous, plus ou moins nécessaire à la vie personnelle, domestique et surtout sociale, non-seulement chez les carnassiers, mais aussi parmi les herbivores. Les besoins nutritifs, les rapports sexuels et les soins des petits, y suscitent journellement beaucoup d'observations et de réflexions trop méconnues.

#### *a. — Des facultés d'observation.*

Ce sont celles des faculiés intelllectuelles à l'aide desquelles l'animal acquiert la notion de toutes les particularités d'un être ou d'un phénomène, envisagés en eux-mêmes et dans toutes les modifications naturelles ou accidentelles.

L'observation n'est pas, comme la *comparaison* et la *systématisation*, un acte dans lequel interviennent ces données *subjectives*, c'est-à-dire fournies par le cerveau : c'est un acte qui est borné à une appréciation des faits venus du dehors par l'intermédiaire des organes des sens, d'où le nom de *contemplation* ou de *conception passive* qui lui est donné quelquefois. Il est nécessaire de compléter toute observation par l'examen et la méditation de la *filiations des faits* correspondants ; car les données fournies par l'observation sont tellement contingentes, que chacun est porté à considérer comme nouveaux, comme n'ayant jamais été vus, les faits qu'il voit ou apprend pour la première fois, et se trouve enclin à les communiquer comme tels. D'autre part, l'étude de l'histoire ou l'examen de la filiation des faits ne suffit pas, et l'observation est indispensable; car on peut constater que nous ne sommes pas moins enclins à regarder comme n'existant pas les faits que nous n'avons jamais observés, et que nous éprouvons les plus grandes difficultés, dans le principe, à nous en faire une idée nette, à porter sur eux un jugement en rapport avec la réalité : c'est même là un des plus grands obstacles qui s'opposent aux progrès des masses, à leur émancipation intellectuelle. Aussi on ne saurait donner trop d'extension au côté de l'éducation qui concerne l'observation des faits de tous les ordres, tant mécaniques, astronomiques, physiques, que biologiques et sociaux. En biologie surtout, les faits sont tellement contingents, qu'il est d'observation que jamais, une fois observés, ils ne se sont trouvés être exactement ce qu'on les avait supposés, et habituellement la réalité est fort différente de ce que l'on croyait. Il en résulte qu'ici la méditation, les idées, doivent suivre l'observation : que c'est par induction que l'on doit procéder; qu'il faut se garder de prendre pour la réalité ce que l'on suppose être, ainsi qu'il arrive habituellement de le faire dans les premières études biologiques, par suite de la nécessité de posséder des notions générales destinées à relier et à coordonner le nombre des faits qui s'offrent à l'observation.

Les organes cérébraux qui président aux divers modes de contemplation siégent à la partie inférieure et moyenne des lobes cérébraux antérieurs, tandis qu'à la partie supérieure siégent les organes qui président à la méditation.

La conception passive ou contemplation n'est point une faculté simple; elle comprend deux facultés distinctes. Par l'une d'elles, nous concevons les choses *telles qu'elles sont* naturellement, c'est-à-dire *composées ou concrètes*, réductibles à d'autres par conséquent; c'est ainsi que par l'intermédiaire des sens les choses s'offrent à nous primitivement avec leur caractère d'ensemble ou de liaison et de simultanéité ou de coexistence. Par l'autre faculté nous concevons les choses perçues comme étant isolées, distinctes, *simples* ou *abstraites*, irréductibles à d'autres en un mot; ce n'est qu'à la suite du mode précédent d'activité intellectuelle que nous parvenons à concevoir ainsi les choses isolées, distinctes les unes des autres, se succédant les unes aux autres ou comme si elles n'étaient pas simultanées. Par la première de ces facultés nous apprécions le *concret*, c'est-à-dire ce qui est le particulier, ce qui exige description pour être comparé, le synthétique ou réductible. Par la seconde, nous apprécions l'*abstrait*, c'est-à-dire le général, ce qui peut être défini sans description ; l'analytique ou irréductible.

La première est dite *esprit de synthèse* et se manifeste toujours avant la seconde dite *esprit d'analyse ;* et ce n'est que par l'éducation que nous sommes conduits, forcés à user nécessairement de la seconde avant la première, pour passer ensuite de l'abstrait au concret afin d'établir une relation précise entre ce qui est hors du cerveau qui pense et l'esprit.

« La synthèse est la voie de la spontanéité : » c'est celle de la poésie et de l'art en général ; l'esprit d'analyse, celui de l'expérience auquel conduit la répétition des sensations par la comparaison, pour arriver à la science et remonter ensuite à l'ensemble, à la synthèse guidée par la systématisation. Tel est l'ordre habituel des opérations de l'entendement qui se répètent et se lient l'une à l'autre incessamment dans tout ce qu'on nomme travail intellectuel.

Quoique les corps réels ne nous deviennent appréciables intellectuellement que par l'*ensemble des phénomènes* qu'ils nous offrent, nous pourrons : ou contempler d'une *manière abstraite et analytique* chaque sorte de caractères et de phénomènes, sous un aspect général, commun à tous les êtres qui nous la présentent ; ou bien nous pouvons faire l'examen *concret et synthétique* des diverses sortes de caractères et de phénomènes réunis en un groupe qui caractérise chaque être individuellement, brut ou vivant. C'est dans ce sens qu'on dit avec raison que l'esprit de synthèse nous fait connaître les êtres comme individus, c'est-à-dire au point de vue concret, et l'esprit d'analyse, les caractères et les phénomènes en eux-mêmes, indépendamment en quelque sorte des êtres qui les manifestent, c'est-à-dire d'une manière abstraite.

### § I. — *Esprit de synthèse ou conception synthétique.*

On donne ce nom, comme on vient de le voir, à cette faculté intellectuelle par laquelle nous apprécions tels qu'ils sont les êtres et les phénomènes dont ils sont le siége, qui leur sont inhérents, ou à l'aide de laquelle, après l'exercice des facultés suivantes, nous revenons de l'étude isolée des phénomènes et des corps à l'examen des choses telles qu'elles sont et à la création des corps nouveaux. C'est même particulièrement à cette dernière opération intellectuelle que l'usage a fait réserver le nom de *synthèse*, qui s'est ensuite étendu à la pratique des sciences et des arts, toutes les fois que l'on produit, construit, reconstruit ou répare au lieu de séparer.

L'exercice de cette faculté procure donc des notions réelles ou pratiques techniques, mais particulières à chaque individu ou concrètes, tandis que de la suivante émanent des notions abstraites, générales, mais plus ou moins artificielles et dites théoriques ou scientifiques.

L'activité de la conception synthétique ou contemplation concrète est plus liée aux impressions extérieures que l'observation analytique ou abstraite ; quoique cette dernière ait souvent besoin du jeu des organes des sens pour pouvoir arriver à quelque résultat, elle s'opère quelquefois par une décomposition intérieure des idées par celle qui est étudiée ici.

Toute véritable *image intellectuelle* représente un être quelconque et jamais un pur phénomène : aussi les idées proprement dites dérivent plus spécialement de l'observation concrète que de toute autre faculté, et elle concourt nécessairement à la production de toute volition portant le nom d'*idée*. Aussi l'organe qui y préside est-il particulièrement en continuité de substance dans la partie moyenne et inférieure de chaque lobe cérébral antérieur avec la partie où s'opèrent les perceptions visuelles et tactiles ; tandis que l'organe de la faculté d'analyse est plus en dedans.

Lorsque les manières d'être et les propriétés des êtres ont été séparées, divisées et décomposées par l'analyse ; lorsque leurs rapports, tant semblables que différents, ont été jugés et coordonnés par la méditation (actes tout intellectuels à l'égard desquels nos sens et nos moyens artificiels d'investigation ne sont que des agents préparateurs), il faut les recomposer et les replacer soit mentalement, soit physiquement et moléculairement, tels qu'ils étaient dans le sujet de l'analyse ou avec des rapports nouveaux. C'est alors la faculté de synthèse qui intervient. C'est ce qui constitue la preuve ou contre-épreuve, car il est facile de concevoir que si l'analyse n'est pas exacte ou si par la synthèse les parties ne sont pas remises en nombre et en quantité et au rang qu'elles occupaient, la synthèse, tant intellectuelle que matérielle, est inexacte ; cela tient à ce que l'on n'a pas tout vu (observation incomplète), ou qu'ayant tout vu, chaque chose n'a pas été examinée dans tous ses ordres de caractères (analyse mal faite), ou que l'on reproduit mal ce que l'on a vu (synthèse ou expressions mauvaises).

### § II. — *De l'esprit d'analyse ou d'abstraction.*

On donne ce nom à cette faculté intellectuelle à l'aide de laquelle nous poursuivons par la pensée, pour les apprécier exclusivement, une propriété d'un ou de plusieurs individus, ou ses manières d'être que l'esprit de synthèse a fait apercevoir.

La notion qui résulte de cette opération a reçu le nom d'idée abstraite et même d'*abstraction*. Cette idée fait connaître une ou plusieurs propriétés isolées de toutes celles avec lesquelles elles existent dans l'ordre des réalités. Ainsi l'abstraction détache pour ainsi dire les propriétés des êtres et les tire les unes des autres; de là le mot abstraction (*ab trahere*), appliqué soit à l'opération, soit au résultat de cette opération. L'abstraction ne s'arrête pas à ce premier travail; après avoir isolé les propriétés d'un être les unes des autres pour les observer exclusivement, elle considère les divers points de vue, les divers aspects de chaque propriété; elle fait ensuite sur chacun de ces points de vue de nouvelles distinctions, de nouvelles abstractions. C'est ainsi que de la notion de *surface* elle passe à celle de *ligne*, de celle-ci au *point;* c'est ainsi que de la notion de cristal en chimie, elle passe à l'idée abstraite et purement subjective d'atome et de molécule. C'est aussi par un travail de cette faculté, plus ou moins développée chez les divers individus, que chaque image fournie primitivement par l'observation concrète donne lieu à une multitude de nouvelles idées abstraites, qui conduisent l'esprit sans le secours des sens à découvrir les réalités phénoménales avant même que l'expérience se soit prononcée, ce qui constitue la *prévoyance*.

Mais c'est à tort que quelques auteurs avancent que l'on découvre ainsi des réalités substantielles dépassant la sphère de l'expérience; car en ce qui concerne l'état des substances, comme par exemple ce qu'on dit des atomes et des molécules, la réalité n'est pas connue; les idées qu'on s'en fait sont purement subjectives, et on n'a pas encore pu découvrir le rapport existant entre ces idées et la réalité substantielle extérieure; rapport qui caractérise la certitude et la notion du vrai, et qui ne s'établit que par une synthèse succédant à l'analyse. Car l'analyse est l'*épreuve* et la synthèse est la *contre-épreuve* ou *preuve*, sans laquelle il n'y a pas de certitude dans les sciences, ainsi que l'a montré M. Chevreul; bien que pendant longtemps, pour chaque individu et pour les sociétés, on soit obligé de marcher avec la première seule, privé des lumières de la seconde, parce que dans les sciences l'analyse doit précéder la synthèse qui pourtant est le premier ordre d'idées qui se présente à l'esprit et qui pour lui est le plus facile; mais toute synthèse est nulle sans une analyse préalable suffisante.

L'abstraction, comme on le voit, est le principe générateur de toute science: sans elle nulle théorie n'aurait jamais existé.

Toute clarté dans les idées dérive de cette opération ; plus les idées sont abstraites, plus elles sont simples et par conséquent plus elles sont claires. La Romiguière a remarqué avec raison qu'on avait tort de regarder les sciences abstraites comme des sciences obscures ; il fallait ajouter que les idées abstraites ne sont claires que pour ceux qui les possèdent, et qu'on ne les possède qu'autant qu'on fait le travail sans lequel ces idées ne peuvent exister.

» Si les abstractions sont la source de toute lumière et de toute vérité scientifique, il faut ajouter aussi qu'elles sont pour bien des personnes la source des plus grossières erreurs dans l'ordre des connaissances scientifiques. Les abstractions prises pour des êtres réels, puis personnifiées, puis enfin déifiées, ont été les sources d'une foule d'erreurs célèbres. Les créations abstraites de l'esprit humain se retrouvent pour le premier cas dans les sciences. Il n'en est aucune de ces dernières, même aujourd'hui, où l'on ne prenne encore pour des réalités ce qui n'a aucune existence hors de l'ordre idéal » (Noirot). Pour le second cas elles sont particulières à l'esprit poétique qui a peuplé le monde d'êtres imaginaires. Enfin pour le troisième cas elles ont été l'erreur générale du genre humain ; elles ont donné naissance à tous les systèmes religieux. Rien ne peut nous soustraire à cette marche de l'esprit ; elle est commandée par la nature pour tout ce que nous voulons savoir. Rien de plus vrai que cette remarque, et il en est ainsi, parce que rien ne peut nous soustraire au jeu des organes qui existent ; c'est là un fait commun à tous les organes de la vie animale comme de la vie végétative.

### b. — *Des facultés de méditation.*

Ce sont celles des facultés de l'esprit à l'aide desquelles l'animal, par élaboration des idées qu'à suscitées en lui l'observation, arrive à de nouvelles idées plus ou moins générales qu'il construit en quelque sorte aux dépens des autres, et qui dirigent sa conduite habituelle ou doivent la diriger. Par les facultés d'observation, le cerveau reçoit du dehors les matériaux primitifs de toutes les constructions intellectuelles proprement dites, qui ne sont pas suscitées exclusivement par les instincts. Aussi les actions qu'on nomme communément les *idées*, c'est-à-dire les *images*, sont-elles indiquées à juste titre comme fournies essentiellement par l'une des ces dernières facultés, celle de synthèse, tandis que la méditation produit seule les *pensées* proprement dites où du moins intervient nécessairement dans leur production.

Un ordre immuable au fond s'observe dans les phénomènes de

l'entendement les plus élevés, qui sont ceux dont nous parlons, comme dans ceux du reste de l'organisme et du milieu ambiant. Cet ordre est, en un mot, à la fois *objectif* et *subjectif*, c'est-à-dire concerne également l'*objet* contemplé, placé hors de l'organisme ou seulement du cerveau qui pense et le *sujet* contemplateur ou pensant. Si, en effet, notre entendement n'était naturellement soumis à aucune loi, à aucun ordre, il ne pourrait jamais lui-même apprécier l'ordre extérieur. Or, cette appréciation est surtout un résultat de la méditation, et ce sont surtout ces facultés qui nous fournissent les notions subjectives, tandis que la conception passive ou contemplation nous conduit essentiellement aux notions objectives ou relatives à ce qui est ou se passe hors de nous. Sur celle-ci repose essentiellement la *raison*, sur la méditation le mode de la pensée dit *imagination*. On donne en effet le nom de *subjectives* aux conceptions qui émanent directement de l'âme humaine sans mélange notable des conceptions *objectives*. Moins les conceptions objectives sont développées, c'est-à-dire moins le monde extérieur est connu, plus les conceptions subjectives tiennent de place et ont d'autorité: c'est ce que montre l'histoire de l'esprit humain. Les unes et les autres sont indispensables à la véritable science et à la philosophie définitive. Ce n'est que par l'incorporation des notions objectives que les notions subjectives prennent de la réalité ; et ce n'est que par l'incorporation des notions subjectives que les notions objectives prennent le caractère général, scientifique et abstrait.

Malgré les préjugés qui érigent en privilége exclusif du genre humain la méditation et les facultés intellectuelles d'analyse et de synthèse, toutes existent certainement à divers degrés moindres dans tous les vertébrés et beaucoup des animaux invertébrés. Les besoins de conservation, nutritifs et autres, des rapports sexuels, le besoin de petits, etc., suscitent journellement chez eux beaucoup d'observations et de comparaisons que les anciens naturalistes ont moins méconnues qu'on ne le fait de nos jours.

### § III. — *Esprit de comparaison ou faculté de méditation inductive et généralisatrice.*

C'est par le moyen de cette faculté de l'esprit que l'homme peut trouver la raison d'être de tout ce qu'il voit; c'est par elle qu'il arrive à découvrir les rapports qui existent entre un effet, un phénomène et sa cause. Cet esprit donne à l'homme le pouvoir de poursuivre une longue série de données, d'embrasser un vaste champ d'observations, de comparer entre eux les faits, d'en élaguer ce qui est accidentel et d'y reconnaître ce qui est constant, de déterminer les lois des phénomènes, d'établir des principes, de remonter des faits particuliers aux lois générales, aux principes, des effets aux causes. C'est le grand développement de cette faculté qui distingue le plus l'homme de la brute et qui constitue l'essence de l'homme. Quoique certains animaux tirent parti de la combinaison des événements, jamais ils ne s'élèvent à la découverte des lois fondamentales, jamais ils n'acquièrent des principes généraux. Cette faculté peut être plus ou moins développée suivant les individus ; elle l'est en général moins chez la femme que chez l'homme, d'après Gall et Cabanis. (Voir Gall, *ibid.*, t. V, *esprit d'induction ;* p. 218.) Désignée aussi par Gall sous le nom de *sagacité comparative*, cette faculté nous permet de bien saisir et de bien juger les rapports des choses, des circonstances et des événements, de bien conduire les affaires. Les poëtes se servent souvent de cette faculté; avec elle tout devient image, comparaison ; les savants l'emploient aussi dans leurs démonstrations pour se mettre davantage à la portée des intelligences auxquelles ils s'adressent. C'est aussi par la comparaison (voir Gall, *ibid.*, t. V, p. 195) que l'on acquiert sur les objets des idées communes à plusieurs de ces objets et qui conduisent à la généralisation.

En effet, lorsque d'après les opérations précédentes un phénomène ou un rapport ont été constatés, l'esprit produit comme suite de cette opération une extension de l'idée de ce phénomène ou de ce rapport à des êtres qui ne sont plus ou qui ne sont pas encore, ou qui existent, mais qu'il n'a pas observés. Généraliser, c'est donc affirmer d'un nombre indéterminé d'individus ce qui a été découvert dans un seul ou dans quelques-uns seulement. Il est facile de se convaincre que l'homme ne peut jamais observer qu'un petit nombre d'individus ou de phénomènes quel que soit l'objet de son étude ; et cependant, l'homme affirme ce qu'il a découvert d'une manière générale et absolue. L'idée qui résulte de cette opération a reçu le nom d'idée générale ; s'il n'existait point d'idées abstraites il n'y aurait point d'idées générales. Dans tout cerveau bien organisé l'analyse conduit en effet à la comparaison. Les idées générales deviennent une source d'erreurs, toutes les fois que la généralisation n'est point fondée sur une exacte analyse ; mais on peut dire que l'extension d'un jugement, relatif à un être, faite à plusieurs autres êtres, a sa cause dans la raison ; c'est là que réside la faculté généralisatrice inhérente à l'organisation de nombre d'animaux.

## § IV. — *Esprit de coordination.*

Gall décrit cette faculté sous le nom d'*esprit métaphysique.* Voici ses caractères.

Les hommes qui la possèdent ne la portent pas tous vers les mêmes objets. Le domaine de l'un est le monde matériel : le domaine de l'autre, le monde spirituel. L'un veut connaître ce qui est, tâche de découvrir les conditions sous lesquelles ce qui est existe, et recherche les rapports des causes et des effets ; l'autre, dédaignant le monde matériel, s'élève dans le monde des esprits et, se créant un univers d'êtres idéaux, contemple l'esprit dans ses effets comme esprit et ne tient aucun compte des conditions matérielles de ses fonctions ; il est à la recherche des vérités générales, de principes généraux, et, selon lui, tout ce qui existe ici-bas doit être conforme à ses idées générales. (Voir Gall, *ibid.*, t. V, p. 208.)

Ainsi, on médite de deux manières très distinctes, comme on vient de le voir, mais également nécessaires : en posant des principes, ce qui caractérise l'*induction*, et par *déduction*, c'est-à-dire en tirant des conséquences. D'une part on *compare*, de l'autre an *coordonne*. Le premier mode aboutit à la *généralisation*, et l'autre à la *systématisation*. Tout classement régulier manifeste nettement leurs différences en exigeant d'abord l'*appréciation des rapports propres à former des groupes*, et ensuite la détermination de l'ordre hiérarchique. Sous un aspect plus étendu, on doit surtout rattacher à la méditation inductive, ou par *comparaison*, l'étude des relations statiques ou de similitude, et à la méditation déductive, ou par *coordination*, celle des relations dynamiques ou de succession. C'est par cette faculté que l'on subordonne les uns aux autres les résultats de l'observation et que l'on arrive du connu à l'inconnu, des causes aux effets, des lois générales ou principes aux conséquences.

## B. — **Facultés d'expression.**

Parmi les fonctions intellectuelles il en existe une qui, par son action, satisfait au besoin spontané chez la plupart des animaux : 1° de faire connaître les sentiments et les pensées ou projets qu'ils peuvent avoir conçu avant d'agir ; 2° de manifester la douleur qui en résulte pour eux s'ils ne peuvent agir ; 3° de manifester leur bien-être après l'accomplissement de leur volonté ou leurs douleurs physiques et morales.

Une seule faculté suffit à ces diverses manifestations, un seu organe cerébral en est le siége. Mais les deux appareils de la vie animale qui servent aux relations du dedans au dehors, ceux de phonation et de locomotion, peuvent sous son impulsion être mis en jeu ; d'après la manière dont cette faculté est stimulée par les facultés de l'entendement, elle peut faire produire à ces derniers un grand nombre de signes, qui selon leur nature sont dits *oraux*, *mimiques* ou *écrits* ; d'où *communication* avec les autres êtres qui les perçoivent par l'intermédiaire des organes de la vue et de l'ouïe. Ainsi qu'on le voit, ce n'est point dans l'appareil phonateur spécialement, ni dans celui de la locomotion qu'il faut chercher le point de départ des actes d'expression orale, mimique ou écrite. Ces divers appareils ne sont que des instruments que dirige la faculté intellectuelle d'expression et qui lui sont subordonnés.

### § V. — *Esprit de communication.*

Chez les animaux des classes inférieures la faculté d'expression est peu développée, mais partout ailleurs le concert habituel de divers individus exige une transmission plus claire et plus directe des idées et des pensées. Il faut, avant d'agir, que chacun fasse distinctement connaître ses émotions et ses projets, afin d'obtenir la sympathie ou l'assistance d'autrui. L'organe cérébral de ces communications se borne d'abord à y employer une simple imitation des signes naturels qui indique l'accomplissement ordinaire de chaque fonction. Quand des relations plus complètes et plus fréquentes en constatent l'insuffisance, il y joint un *langage* plus ou moins artificiel dont les premiers éléments résultent de la décomposition des gestes ou des cris naturels. Chez les espèces sociables et surtout chez l'homme, l'institution d'un langage s'étend et se consolide à mesure que se développent les notions sur notre propre constitution organique, sur celle des objets extérieurs, et nos rapports avec les autres espèces et les corps bruts que nos sens atteignent. Tous les mouvements volontaires peuvent servir au langage, car l'organe cérébral ne change pas avec les instruments employés, du moins dans les relations simples. Il préfére d'abord, comme plus faciles, et même moins équivoques, les moyens d'expression qui se lient directement aux actes et aux passions. Mais les sons vocaux deviennent bientôt, chez tous les animaux supérieurs, la principale base de l'institution des signes. Ce choix naturel repose sur une propriété inaperçue, qui pourtant contribue beaucoup à son universalité : il résulte de la correspondance spontanée entre la voix et l'ouïe, qui permet à chacun de s'adresser à lui-même, et, par suite, de développer directement sa propre éducation. L'*expression mimi-*

*que* ne participe nullement à ce privilége naturel de l'*expression orale*, qui rend celle-ci bien susceptible d'un perfectionnement continu. Quoique toutes deux soient principalement destinées aux relations mutuelles, elles servent aussi à l'existence personnelle, soit pour l'exercice direct des muscles correspondants, soit même pour l'expression solitaire des émotions. Cette faculté peut se traduire au dehors : *a.* par l'*appareil de la phonation; b.* par celui *de la locomotion*, de trois manières : 1° par la *voix*, 2° par la *mimique*, 3° par l'*écriture*. D'abord cette faculté met en jeu des signes simples, mais quand les relations deviennent plus complètes et plus fréquentes, ces signes ne suffisant plus, on y joint un langage plus ou moins artificiel dont les premiers éléments se trouvent dans les gestes et les cris. Chez les espèces sociables et surtout parmi nous, cette institution s'étend à mesure que s'étendent les notions et les rapports. Le langage devient ainsi le dépositaire continu de la sagesse collective. La transmission domestique constitue partout, même dans notre race, la plus précieuse partie de chaque héritage et la première base d'une instruction quelconque.

*Nature de cette faculté.* — L'expression constitue toujours une fonction intellectuelle, mais plus liée qu'aucune autre aux fonctions affectives, et même aux fonctions actives, en sorte qu'elle représente le mieux l'ensemble de chaque existence. Toutefois l'office propre de son organe cérébral se borne à apprendre et inventer des signes quelconques. Pour qu'ils constituent un véritable langage, il faut que chaque fonction mentale soit convenablement subordonnée aux quatre autres qui contrôlent ou dirigent ses diverses opérations. Quand cette harmonie n'existe pas, cet organe complémentaire ne produit qu'un vain verbiage, au lieu d'un vrai discours, propre à manifester le sentiment, développer la pensée et assister l'activité. Il lui faut d'abord des relations spéciales avec les deux parties de l'appareil contemplatif pour les noms respectifs des substances et des propriétés. Mais la double région méditative doit aussi ensuite lui fournir les moyens de comparaison et enfin des procédés de coordination. Le langage proprement dit exige donc le concours de toutes les fonctions intellectuelles avec l'activité directe de son organe spécial, auquel appartient seulement l'initiative des signes, mais nullement leur appréciation finale. On explique ainsi les cas maladifs où l'altération du discours se borne à certains éléments grammaticaux, sans qu'il faille créer des structures partielles pour les différentes classes de mots.

Le siége de l'organe qui préside à l'expression est la partie antérieure et inférieure du lobe cérébral antérieur, d'où il s'étend un peu vers les tempes.

*Modes de manifestation extérieure de cette faculté et manifestation des autres facultés par celle-ci.*—Un phénomène extérieur tel qu'un mouvement, un son, une couleur, n'est point essentiellement un signe par lui-même; il n'acquiert ce caractère qu'en raison de l'association des sentiments aux fonctions intellectuelles proprement dites, de celles-ci à à la faculté d'expression et de cette dernière aux organes cérébraux doués de la motricité qui président aux mouvements de phonation et de locomotion. (Voyez VIe partie, chapitre III. Deuxième et troisième sections.)

Par langage ou par signe il faut entendre tout phénomène extérieur qui par son association avec un sentiment et particulièrement avec une idée, est propre à faire renaître cette idée; ou, comme on dit vulgairement, à la rendre présente à l'esprit, à la représenter.

L'exercice de l'esprit de communication a conduit à la création de trois sortes de signes.

Deux d'entre eux sont naturels et fréquemment associés; il est difficile même qu'ils ne le soient pas involontairement toutes les fois qu'il s'agit de transmettre ses idées et de communiquer sa pensée à d'autres êtres, le premier s'adressant à l'ouïe, le second aux yeux.

Ce sont: 1° les *signes articulés* que manifeste à l'extérieur dans chaque individu l'appareil de la phonation, et qui dans les divers corps sociaux s'est fixé sous diverses formes dites *langage chanté et parlé* ou *expression orale*.

2° Les *signes-mouvements*, manifestés au-dehors dans chaque individu par l'appareil de la locomotion et qui dans les divers corps sociaux sont établis sous diverses formes qui sont le *langage d'action* ou *expression mimique*.

3° Une troisième sorte de signes n'existe pas naturellement et ne se manifeste pas chez les animaux; elle est de création humaine sociale, mais non individuelle; c'est-à-dire qu'elle a été le résultat de la réunion des hommes en société et créée par des efforts intellectuels collectifs. Elle comprend les *signes-formes* qui se manifestent au-dehors à l'aide de la partie de l'organe locomoteur qui préside spécialement à la préhension, et qui constituent le *langage figuré* ou *expression par les formes et les couleurs*, parlées écrites ou peintes.

### *a. — De l'expression orale.*

Cette faculté de rendre sa pensée par des sons vocaux avait déjà fixé l'attention de Gall qui l'a décrite sous le nom de *sens des mots, sens des noms, mémoire des mots, mémoire verbale*. Très développée, elle conduit à apprendre par cœur avec une grande facilité, même des choses que l'on ne comprend pas. On voit souvent des exemples d'une mémoire prodigieuse; cette faculté peut se manifester quelquefois dès l'âge le plus tendre; les personnes qui la possèdent à un très haut degré récitent par cœur sans avoir besoin de le comprendre un passage très long, un grand nombre de vers, un rôle tout entier, après l'avoir lu une ou deux fois. (Voy. Gall, loc. cit., 1823, t. V, pag. 12, et *sens du langage, de la parole*, ibid., pag. 30 à 74, et *sens du rapport des tons, talent de la musique*, ibid., pag. 96 à 129.)

Le cri conduit au chant, le chant au langage articulé ou parole, qui lui succède sous l'impulsion de l'esprit de communication à mesure du développement de l'intelligence, tant sur chaque être examiné individuellement à partir de la naissance que dans les sociétés suivant l'ordre des temps.

A l'origine, la parole était l'expression complète de la pensée, c'est-à-dire des sentiments, des émotions et des idées qu'ils suscitent; par suite elle était musicale, comme le sont encore aujourd'hui les langues des peuples du midi, chez lesquels le sentiment domine davantage l'intelligence, et comme on le voit chez les enfants. A cette époque, comme chez les enfants aussi, les langues se composaient en général de *voyelles*, la consonne qui appuye et précise la voyelle n'existait encore qu'imparfaitement. Mais à mesure que l'intelligence s'est distinguée du sentiment, les langues ont changé de caractère; l'élément musical qui correspond au sentiment s'est affaibli peu à peu et a fini par disparaître presque entièrement.

La parole est devenue l'expression pure et simple des idées proprement dites, et la musique s'est constituée à part, a formé un langage spécial, le langage des sentiments, comme la parole est devenue le langage spécial de l'entendement.

La parole et le chant, comme le cri, relèvent de la voix que manifeste l'appareil de la phonation. L'expression relève d'une des facultés intellectuelles en particulier, stimulées ou non par les instincts; c'est par cet intermédiaire que la parole est physiologiquement l'interprète de la pensée et peut revêtir deux formes : l'une, esthétique, le vers et l'harmonie musicale; l'autre, technique, la prose.

Par l'expression orale, l'individu peut développer directement sa propre éducation, en raison de la correspondance naturelle entre la voix et l'ouïe. L'expression mimique ne participe nullement à ce privilége de l'expression orale, qui rend celle-ci bien plus susceptible de développement et lui a donné une grande prépondérance sur celle-là; ce même motif a conduit à en donner une plus grande encore au langage figuré, ou aux *signes formés* qui ont l'avantage de s'adresser tout à la fois directement aux yeux par leur fixation à l'aide de l'appareil locomoteur sur des objets extérieurs et directement à l'ouïe par l'appareil de la phonation.

*b. — Expression mimique (faculté d'imiter, mimique* de Gall.)

Les personnes qui ont cette faculté très développée imitent les autres personnes dans la perfection. Non-seulement elles reproduisent leur marche, leur maintien, mais encore les traits et le caractère de leur physionomie. Cette faculté très développée fait les bons comédiens (Voy. Gall, *ibid.*, t. V, p. 327.)

Le langage d'action, comme moyen d'expression des sentiments, est chez les individus comme chez les peuples associé à celui de la parole et se développe en même temps, l'un s'adressant aux yeux, l'autre à l'audition : aussi n'est-il pas exact que dans l'enfance des sociétés il ait précédé le langage oral et se soit manifesté le premier de tous ; chez les individus en particulier, le cri, comme expression des sentiments, se manifeste avant les gestes. Pourtant, dans l'échelle des êtres, il existe déjà chez certains d'entre eux où la voix, ni la production d'aucun bruit, ne peut encore être manifestée.

Le langage d'action est celui par lequel nous traduisons nos pensées et nos sentiments au moyen des gestes, des attitudes et des mouvements du visage. Ce langage n'a aucun caractère de permanence ; il est individuel, mais spontané. Il sert ordinairement à exprimer l'étonnement, la douleur, l'admiration, toutes les passions vives.

Chez l'homme, c'est un art tout entier que celui de la mimique, et si, dit Dugès, les pièces de théâtre nommées pantomimes ne prouvent point que les gestes, les attitudes, joints aux mouvements du visage, peuvent exprimer tout ce qui se passe dans l'esprit, du moins on y trouve la preuve que ce moyen d'expression convient à un grand nombre d'idées. Les gestes peuvent devenir plus expressifs encore s'ils représentent des mots et des lettres ; mais c'est alors une sorte d'écriture plutôt qu'un véritable *langage d'action*, comme l'appelle Condillac. Nous sortirions de notre plan si nous voulions entrer ici dans des détails *artistiques* sur les différentes sortes d'attitudes et de gestes et sur leur signification ; parler successivement de la pose, de la direction du corps, de la démarche, du mouvement des bras, des mains, des épaules, de la tête ; ce serait répéter des choses connues.

La face est parfaitement organisée pour cette expression mimique, et elle donne à chaque individu un caractère spécial qui constitue ce qu'on appelle sa *physionomie*. La peau très vasculaire de cette région, les muscles nombreux qui s'y insèrent, la mobilité très grande des yeux avec les larmes qui peuvent s'en échapper, les mouvements des lèvres et des sourcils sont tout autant de conditions qui nous expliquent pourquoi les impressions de l'âme se traduisent si facilement sur le visage.

### c. — *Expression écrite ou langage figuré.*

On donne ce nom à un mode d'expression dans lequel les signes sont permanents et durables et non fugitifs et passagers comme dans les deux autres modes. Il résulte de l'association des premières facultés de l'entendement à celle d'expression ; il est de création humaine, dû à l'éducation, et n'est point naturel, involontaire en quelque sorte, comme les précédents, ni associé à eux comme ils le sont entre eux ; mais il a pour condition physiologique d'existence l'exercice répété de la faculté d'expression sous l'impulsion de l'entendement.

L'idée est une opération, un mouvement rapide comparé à une ondulation traversant la partie qui en est le siége et qui disparaît aussitôt. Comme toute réalité phénoménale et non substantielle, l'idée en soi est quelque chose que nous ne pouvons bien saisir qu'en la circonscrivant, la limitant, la terminant. De là l'expression *terme* pour désigner une *parole* ou signe oral ; comme aussi *expression* pour indiquer que de phénomène intérieur ou cérébral elle est émise au dehors. Mais le terme, l'expression doivent être *saisis*, *fixés*, concrétés, sinon ils sont fugitifs et passagers comme le phénomène qui les a suscités : c'est en *fixant les mouvements* servant à l'expression ou *par des signes convenus rappelant les sons*, que les hommes réunis en société sont parvenus à créer un troisième mode d'expression qui implique toujours mouvement (*motus*), d'où le nom de *mot* pour désigner chaque signe, mais particulièrement ceux qui rappellent les sons.

C'est en fixant les mouvements servant à l'expression, c'est-à-dire en représentant sur des objets extérieurs à l'aide du trait des signes ou mouvements individuels par des signes, qu'est né le *langage figuré* ou *écriture symbolique*, d'où est sorti le dessin, c'est-à-dire le trait ou contour, sans relief, ni couleur.

L'écriture symbolique a conduit à *l'écriture hiéroglyphique* ou système de figures et de peintures emblématiques, d'où est dérivée la peinture ou emploi des couleurs ajoutées au trait en teinte plate d'abord et postérieurement complétée par le relief. (Voy. Gall, *ibid.*, *Talent de la peinture*, t. V, p. 75.)

L'écriture hiéroglyphique était plus compliquée que la symbolique, et comme l'écriture alphabétique, la signification des signes ne pouvait être reconnue que par l'enseignement traditionnel.

La décomposition de l'écriture symbolique ou signes représentant des mouvements a conduit graduellement à la création de l'écriture phonographique, tant syllabique qu'alphabétique, comme en sens inverse l'addition aux hiéroglyphes de couleur et d'ombre pour le relief conduisit à créer la peinture. L'écriture syllabique est celle dont les signes ou *lettres* sont isolés et représentent des sons simples qui sont les éléments du langage écrit; ces éléments, classés d'après un ordre de convention suivant les peuples, constituent l'alphabet, et combinés entre eux de diverses manières ils composent l'*écriture alphabétique* qui représente des sens composés.

L'alphabet et l'écriture alphabétique qu'il sert à composer remplissent l'important office de fixer les termes et de leur donner de la permanence, de les rendre à jamais durables. Le perfectionnement de ce système de signes a toujours été parallèle au perfectionnement de la civilisation.

De l'écriture symbolique ont encore dérivé physiologiquement la statuaire et l'architecture, qui ont précédé les hiéroglyphes et la peinture. Les deux premières sont, en effet, des modes symboliques d'expression, mais qui ne fixent pas et ne limitent pas les idées, comme l'ecriture, ni comme les hiéroglyphes et la peinture. Ils laissent toujours prise davantage au vague des idées, ou suivant le langage des écoles, expriment mieux l'infini, tandis que les autres modes d'expression précisent et fixent les idées exprimant le fini.

## CHAPITRE III.

### DU CARACTÈRE OU DES FACULTÉS D'EXÉCUTION.

Nous venons d'analyser les fonctions cérébrales qui donnent l'*impulsion* et le *conseil;* pour finir l'étude que nous faisons, il nous reste à parler du caractère proprement dit, d'où dépend immédiatement la réalisation finale de tout ce qui a été voulu d'après l'impulsion des instincts et préparé par le *conseil* qui résulte des opérations de l'entendement.

*Définition.* — On donne le nom de *caractère* aux facultés cérébrales qui ont pour résultat la réalisation de ce que le sentiment nous a conduits à vouloir et l'esprit à concevoir.

C'est par suite de l'inégal développement entre le caractère d'une part, le sentiment et l'esprit de l'autre, que si souvent on est amené à reconnaître qu'il y a chez l'homme un abîme entre la conception et l'exécution. Il est très commun d'observer chez l'homme un grand développement des instincts qui nous font désirer une chose, des facultés intellectuelles qui font concevoir le plan le plus élevé de ce qui devrait être fait, avec absence de *courage* pour entreprendre, de *prudence* pour exécuter, et de *fermeté* pour accomplir. Il n'y a jamais eu de succès pratique sans un suffisant concours de ces trois qualités. Chacun de ces attributs est en lui-même aussi indépendant du *cœur*, ou ensemble des sentiments qui donnent l'impulsion, que de l'*esprit*, quoique son efficacité dépende beaucoup de tous deux. Son exercice direct est essentiellement aveugle et non moins disposé à assister les mauvais instincts que les bons, sous l'impulsion de la volonté qu'ils déterminent. Aussi beaucoup d'animaux nous surpassent en énergie, en circonspection ou en persévérance, et peut-être même pour l'ensemble de ces qualités, sans toutefois les utiliser autant que le permet notre supériorité intellectuelle et affective. La partie du cerveau dont ces facultés sont l'attribut est sa partie inférieure moyenne et latérale, en rapport surtout avec les nerfs des appareils de locomotion, en avant, et sur les côtés des organes des instincts de perfectionnement, d'ambition et sociaux, au-dessous des organes de l'intelligence. Le mot *caractère* est souvent aussi employé en physiologie pour désigner la manière d'être habituelle de l'ensemble des facultés cérébrales chez les différents individus, qui se résume (si l'on peut ainsi dire) en quelque sorte toujours par l'accomplissement des actes. C'est à ce point de vue que le médecin est appelé souvent à constater l'influence du physique sur le moral, de l'état normal ou morbide des viscères sur le *caractère*, c'est-à-dire sur les instincts avec lesquels ils sont en relation, et de là sur les manifestations extérieures auxquelles ils conduisent, d'une manière différente suivant les individus, et même d'une manière variable chez un même individu suivant les variations de l'état de l'organisme.

*Connexité des parties du cerveau qui président aux facultés d'exécution avec les autres organes.* — Il existe une intime connexité par l'intermédiaire des nerfs entre l'état des tissus et l'encéphale, puis surtout entre toutes les parties de celui-ci. Cette connexité ne se manifeste pas seulement par l'appareil d'expression qui fait dire que le caractère est triste ou gai selon les cas; mais encore par l'activité d'où émane l'entreprise des actions, puis la prudence et la persévérance qui seule en assure le succès et qui font dire que le caractère est bon ou mauvais selon les cas et le but de ces actions. Quoique chacune des diverses facultés cérébrales soit susceptible d'agir séparément, la plupart des actes réels exigent le concours de plusieurs facultés, concours qui n'est guère méconnu actuellement qu'envers les facultés intellectuelles. Pourtant, il est manifeste que l'esprit n'est guidé que par les penchants personnels ou par les penchants sociaux ; quant il se croit libre il obéit seulement à l'égoïsme dont l'ascendant est plus naturel et plus facile que celui de ces derniers. En second lieu, l'esprit ne dépend pas moins du *caractère* que du cœur, car on voit tout aussi souvent l'avortement des facultés intellectuelles dépendre de l'impuissance du caractère (courage, prudence et persévérance), que de la mauvaise direction des sentiments et de l'insuffisance de l'esprit. Cette réaction des sentiments et du caractère sur l'intelligence est tout aussi prononcée que celle des fonctions végétatives ou de conservation individuelle et de l'espèce. Or on sait combien cette influence est directe, combien chacun se sent profondément ému et troublé intellectuellement par toute suspension ou trouble de l'ordre naturel de l'économie, tandis que d'immenses événements relatifs aux autres êtres (bruts ou organisés) s'accomplissent sans attirer les regards de la plupart des hommes et des animaux, tant qu'ils n'offrent pas de relation directe ou indirecte avec leur vie réelle.

Tandis que la partie du cerveau qui préside à l'intelligence est en rapport par les nerfs sensitifs avec les organes des sens qui permettent d'apprécier les objets extérieurs, la partie qui préside directement aux actes est en rapport par les nerfs moteurs avec l'appareil de la locomotion, qui permet d'agir ainsi sur les objets extérieurs et de les modifier. L'action de ces parties du cerveau participe ainsi aux vicissitudes et à la périodicité du jeu des appareils externes de la vie animale. Les instincts au contraire qui relient les deux autres parties de l'encéphale offrent une continuité d'action bien plus prononcée et qui se rattache à celle des appareils de la vie végétative tant nutritifs que reproducteurs, par l'intermédiaire du grand sympathique et des autres nerfs viscéraux, comme le pneumogastrique.

## § I. — *Du courage.*

Cette qualité offre de grandes différences suivant les individus. L'expérience journalière montre qu'elle se manifeste souvent dès le bas âge, sans être animée par l'exemple et même en dépit de l'éducation par laquelle on s'efforce souvent de la comprimer. Qu l'on ne dise pas que tous les soldats d'une même armée ont le même courage, et que l'on peut faire naître à volonté cette qualité ; quand elle est peu développée, il en résulte la *poltronnerie*.

Descartes définit le courage une opération qui dispose l'âme à l'*exécution* des choses qu'elle *veut* faire, de quelque nature qu'elles soient ; elle devient hardiesse ou témérité lorsqu'elle dispose à l'exécution des choses qui sont les plus dangereuses. Il y a autant d'espèces de courage, dit-il, qu'il y a d'objets sur lesquels on veut agir et autant qu'il y a de sentiments qui nous conduisent à vouloir. C'est à ce dernier groupe que se rattache le courage dit émulation, inspiré par l'orgueil ou la vanité.

L'objet de la hardiesse est la difficulté à vaincre, qui peut conduire à la crainte et au désespoir, par affaiblissement de la faculté de courage; la cause en est le sentiment de la conservation personnelle ou l'espérance du succès, mode particulier d'émotion des instincts qui conduit à s'opposer avec vigueur, dit Descartes, aux difficultés qu'on rencontre.

La lâcheté est directement opposée au courage ; c'en est une langueur, une insuffisance qui empêche de se porter à l'exécution des choses qu'on ferait dans le cas de développement normal de cette faculté.

La peur ou l'épouvante, qui est contraire aussi à la hardiesse, diffère de la lâcheté en ce que ce n'est point seulement une insuffisance naturelle ou un affaiblissement momentané du courage, mais un trouble, une émotion, dite étonnement ou surprise, qui enlève aux instincts toute régularité d'action et leur enlève le pouvoir de donner une impulsion régulière aux facultés intellectuelles et au caractère.

## § II. — *De la prudence.*

Cette qualité (*circonspection*, *prévoyance* de Gall) était nécessaire à l'homme pour prévoir certains événements, pour pressentir certaines circonstances et pour se prémunir contre les dangers. Sans elle, l'homme et l'animal ne vivraient jamais que dans le présent, sans être capables de prendre aucune mesure dans l'avenir. Mais cette disposition est dispensée d'une manière très inégale aux différents individus qui composent notre espèce. C'est du reste dans l'ouvrage de Gall qu'il faut rechercher les caractères de cette faculté (t. IV, pag. 316-332 et pag. 366-373) dont la description nous entraînerait trop loin, malgré tout l'intérêt qu'elle offre à être observée soit dans le cas où elle est très développée (*circonspection*), soit dans les cas où elle est naturellement insuffisante (légèreté dans les actions, *imprudence*, caractère sans consistance).

## § III. — *De la fermeté.*

Gall a donné à cette qualité d'autres noms tels que *constance*, *fermeté*, *persévérance*, *opiniâtreté*. C'est cette manière d'être qui donne à l'homme une empreinte particulière que l'on appelle le *caractère;* celui qui en manque est le jouet des circonstances extérieures et des impressions qu'il reçoit : c'est une girouette qui tourne au gré de tout vent. L'homme qui a une grande fermeté est immuable dans sa manière de voir ; on pourra calculer d'avance quelle sera sa ligne de conduite, si tel événement a lieu ; c'est un homme en qui l'on peut avoir confiance ; les choses difficiles sont celles qu'il entreprend de préférence : les difficultés, les obstacles, qui rebuteraient les âmes faibles, ne sont que des encouragements qui doublent son ardeur. *Tu ne cede malis sed contra audacior ito*, est sa devise. Il fait ce qu'il croit devoir faire, les exemples ne sont rien pour lui ; il est aussi difficile de le séduire que de le corriger; les menaces et les dangers, d'inébranlable qu'il était, le rendent audacieux.

La fermeté et l'opiniâtreté découlent de la même source. L'homme borné dans le développement des facultés de l'esprit, l'enfant, sont entêtés; l'homme raisonnable et intelligent est constant, inébranlable, persévérant, ferme (*Tenax propositi vir*), mais recourt à la prudence et aux autres facultés dès qu'il est besoin. (Voir Gall, *ibid.*, t. V, p. 399 à 406).

# SIXIÈME PARTIE.

## PHYSIOLOGIE DE L'ORGANISME CONSIDÉRÉ DANS SON ENSEMBLE OU DES RÉSULTATS.

---

*Définition.* — On donne en physiologie le nom de *résultats* à des phénomènes ou actes que manifestent les êtres organisés, qui ne sont accomplis ni par des espèces d'éléments anatomiques, de tissus ou d'appareils en particulier, mais qui sont l'attribut physiologique de l'organisme considéré dans son ensemble, comme un tout.

Ces actes ne sont pas inhérents à telle ou telle partie du corps spécialement, comme la contractilité aux fibres musculaires, la reproduction à l'appareil générateur ; mais ils sont le *résultat* de l'activité dont jouissent les éléments, tissus, organes, etc. Ils sont le résultat commun de la mise en jeu de leurs propriétés, usages, etc. Les résultats peuvent être spéciaux ou généraux. Les résultats spéciaux, dit M. Robin (*Tableaux d'anatomie*, 1850), sont : la *production de chaleur* en rapport spécialement avec la propriété élémentaire de nutrition ou actes de combinaison et de décombinaison que présente dans certaines conditions toute substance organisée, et qui est dite alors vivante ; l'*hérédité*, qui se rattache aux fonctions de reproduction, et en particulier à ce fait, que les éléments organiques les plus simples ont généralement la propriété d'en reproduire un semblable à eux par segmentation, et la *production de l'électricité* en rapport surtout avec les fonctions animales. Les résultats généraux sont la *vitalité*, qui diffère dans chaque individu plus ou moins selon l'état de l'ensemble des actes simples dont celui-ci représente l'expression commune ; puis la *mort* ou la *mortalité*. Nous allons commencer l'étude de ces résultats par les plus généraux. Les premiers, comme on peut le voir facilement, se rattachent à ceux-ci comme cas particuliers ou phénomènes placés sous leur dépendance.

Or, le résultat commun de l'activité de l'économie entière, ou résumé de toutes les parties (éléments, tissus et humeurs, systèmes, organes et appareils) formées de substance organisée, est appelé *vitalité*.

### De la vitalité.

*Définition.* — On donne le nom de *vitalité* à l'ensemble des modes d'activité propres aux corps organisés ; comme on a appelé *mouvement en masse ou mécanique*, et *mouvement moléculaire ou chimique*, les modes principaux d'activité des corps bruts.

Ainsi les corps organisés sont soumis aux lois qui régissent les corps inorganisés, mais ils possèdent de plus qu'eux une activité spéciale qui doit toujours établir entre eux une grande différence. Le nom de vitalité donné aux modes d'activité spéciale des corps organisés fait dire d'eux qu'ils sont *vivants* quand ils la manifestent. D'où les expressions de *corps organisés vivants* ou simplement *corps vivants*. On donne le nom de *vital* à tout ce qui se rattache à l'étude de la vitalité. On appelle *phénomène vital* et *phénomènes vitaux* chacun de ceux que présentent les corps vivants.

Le plus général des actes manifestés par les corps organisés est celui qui a reçu le nom de *nutrition* quand il est envisagé dans les éléments anatomiques et les tissus. Quand il est envisagé dans l'ensemble de l'organisme, il est appelé *vie*, parce qu'il est la condition d'existence de tous les autres actes, même élémentaires. En effet, sans *nutrition* pas de développement, ni reproduction, ni contraction, ni sensibilité, et leur ensemble porte le nom de *vitalité*.

C'est pour avoir considéré la vie indépendamment de la *substance organisée*, qui en est le siége, qu'on a posé la question de savoir si la vie est un *principe* ou un *résultat* : question mal posée, puisque la vie n'est ni l'un ni l'autre.

*Définition de la vie.* — La vie est la manifestation de l'une ou de l'ensemble des propriétés inhérentes à la *substance organisée*, et que ne possède pas la matière brute.

Ces propriétés pouvant du reste être réduites à une : la nutrition, il en est résulté qu'on a donné quelquefois la définition de la nutrition pour celle de la vie. Elle est inhérente à la substance organisée placée dans certaines conditions de milieu, comme l'acidité ou l'alcalinité sont inhérentes à l'acide sulfurique ou à certains oxydes ; mais elle n'est pas plus un principe que l'*acidité* et l'*alcalinité*, autrefois admises comme principes distincts de la matière brute, ne sont des principes. Elle n'est pas plus un résultat que l'*alcalinité*, etc., n'est dans l'ammoniaque, les oxydes, les alcaloïdes, etc., un résultat susceptible d'être déduit de leur composition. Il y a coexistence de la propriété de nutrition et de cette composition, comme coexistent la vie et la substance organisée placée dans certaines conditions de milieu. Seulement il y a autant de différence entre la vie et les propriétés des corps bruts, qu'entre la substance organisée et les corps inorganiques. La liaison minutieuse et intime qui existe entre la constitution des parties liquides et solides de l'économie, qui naissent et se développent d'une manière simultanée et corrélative, est la seule cause qui fait que les propriétés vitales ou la vie cesse de se manifester dès que les liquides ont subi des modifications, même légères, sans que les solides soient détruits ; tandis que les corps inorganiques, plus indépendants des conditions extérieures, ne perdent leurs propriétés qu'autant qu'ils sont décomposés. C'est là ce qui a fait croire à une indépendance et à une séparation qui n'existent pas entre la substance organisée et ses propriétés. C'est enfin l'ignorance de la nature de cette liaison intime qui a fait se demander si les propriétés n'étaient pas une cause, un principe séparable, ou le produit, le résultat de l'action d'un principe subtil susceptible de s'échapper.

La notion de *vie* est donc représentée par le phénomène le plus général qui se passe dans la matière organisée en action, par le phénomène que manifeste toujours et sans interruption tout être organisé agissant. C'est là tout ce que nous pouvons savoir de réel à cet égard ; toute idée métaphysique sur la nature intime, sur les causes premières, sur l'essence du phénomène, toute idée d'entité se trouve et doit être tout à fait éloignée. La vie peut être bornée à la nutrition. Tel est le cas de l'œuf et de la graine pendant un temps plus ou moins long. Ce sont des corps organisés, ordinairement très simples, chez lesquels tout se borne à un échange avec les parties gazeuses seulement du milieu ambiant. Il peut même se faire que tout phénomène de nutrition, et par suite que toute vitalité soit suspendue, pendant un temps plus ou moins long, soit dans les graines, soit chez les larves de quelques animaux placées dans certaines conditions de température, de sécheresse ou d'humidité. Mais si ces conditions n'ont pas amené de lésion dans l'organisation, la nutrition, et par suite le développement, pourront reparaître et continuer jusqu'à la période de reproduction. Ainsi, dans ces cas-là, l'organisme est conservé à l'état statique, c'est-à-dire apte à agir, mais sans manifester les actes propres à la substance organisée ; c'est un état de *mort apparente*, mais non réelle, puisque l'organisme n'est point lésé, et manque seulement des conditions extérieures physico-chimiques nécessaires à l'accomplissement des actions qui caractérisent la vie, et qui reprennent dès que celles-ci lui sont rendues. Ce fait s'observe sur beaucoup de graines, sur beaucoup de larves d'insectes, libres ou contenues dans des graines, comme le montrent beaucoup de légumineuses, etc. ; il s'observe même sur des animaux parfaits (Rotifères). Ce sont des êtres à organisation très simple seulement qui offrent des exemp de ce genre. Les animaux ou les larves d'un grand volume, ou ont un appareil respirateur développé, ne peuvent être placés da cet état que pendant un temps très court, même dans les anima à température variable. Mais quelles que soient les précauti prises, on ne peut réussir à susprendre la vie sans amener la m sur les animaux à température fixe. Ce qui s'y oppose surtout, c' la facile altérabilité des substances organiques qui composent partie fondamentale de leurs éléments anatomiques.

Ainsi le mot *vitalité* est employé, tantôt pour désigner l'ensem des propriétes inhérentes à la substance organisée, il est alors syn nyme de vie : c'est dans ce sens qu'on dit la *vitalité d'un tissu* po désigner l'ensemble de ses propriétés végétatives ou animale Tantôt il est pris dans un sens plus élevé, plus large et désig l'ensemble des actions accomplies par un être vivant, et c'est da ce sens qu'on dit d'un être qu'il est doué d'une *grande vitalit* d'une *vie active*, *énergique*, etc. ; ou bien même il désigne l'ensemb des actions accomplies par un grand nombre ou par tous l êtres vivants, les *résultats* de leur activité commune : c'est en sens qu'on dit la *vitalité des végétaux*, *vitalité des animaux*, *vie de la société*.

Ainsi qu'on le voit, le résultat commun de l'activité des corp organisés, la vie ou vitalité, présente trois modes ou résultats gén raux et fondamentaux ; elle est végétale, animale ou sociale.

J'ai emprunté à un manuscrit de M. Robin la presque totalit de la *troisième section* de la Ve PARTIE de cet ouvrage ; j'ai eu re cours à ce même manuscrit jusque-là inédit pour la rédaction d toute la VIe PARTIE, à peu de chose près, y compris le tableau sui vant qui résume les lois de la vitalité :

TABLEAU SYNOPTIQUE RÉSUMANT LA COORDINATION DES LOIS FONDAMENTALES DE LA BIOLOGIE DYNAMIQUE, OU PHYSIOLOGIE.

VITALITÉ PRÉSENTANT TROIS DEGRÉS, ASSUJET. CHACUN A TROIS LOIS.

- I. VÉGÉTALITÉ.
  - 1re LOI. *Loi de rénovation moléculaire ou matérielle*, résultant de la nutrition de chacun des tissus en particulier, d'où chaleur et peut-être électricité.
  - 2e LOI. *Loi d'accroissement* reposant sur la propriété de développement, d'où les âges et la mort.
  - 3e LOI. *Loi de propagation* ou de multiplication reposant sur la propriété élémentaire de reproduction, d'où hérédité.
- II. ANIMALITÉ.
  - 1re LOI. *Loi d'intermittence d'action* (l'observation montre que par cela seul qu'un appareil animal existe, il a besoin d'exercice et de repos alternatifs), d'où influence sur les êtres extérieurs.
  - 2e LOI. *Loi d'habitude et d'imitation.*
  - 3e LOI. *Loi de perfectionnement*, résultat des deux autres, d'où progrès.
- III. SOCIABILITÉ.
  - 1re LOI. *Lois des trois états* : théologique ou fictif, métaphysique ou oiseux, positif ou réel.
  - 2e LOI. *Loi de classement* ou de coordination et de filiation des faits.
  - 3e LOI. *Loi d'activité pratique*, résultat complémentaire des deux autres lois.

*L'être végétal* est caractérisé physiologiquement par la *végétalité seule*, ou 1er degré de vitalité ; il n'a que ses trois lois.

*L'être animal* est caractérisé par la végétalité, plus l'*animalité*, ou 2e degré de la vitalité reposant sur le précédent ; il en a les trois lois, plus les trois qui lui sont propres.

*L'être social* est caractérisé par la *sociabilité*, ou 3e degré de vitalité, qui repose immédiatement sur le précédent, comme celui-ci sur le premier ; il est doué des trois degrés de vitalité et assujetti aux trois lois de chacun d'eux.

Ces trois *résultats* généraux de l'organisation en action ou de la vitalité seront chacun ici le sujet d'un chapitre distinct.

# CHAPITRE PREMIER.

## DE LA VÉGÉTALITÉ.

On donne ce nom à l'ensemble des phénomènes physiologiques qui sont communs aux plantes et aux animaux, et qui existent seuls chez les végétaux. Tels sont : 1° la *rénovation matérielle* de l'organisme considéré dans son ensemble, qui est un résultat de la propriété et des fonctions de nutrition ; 2° l'accroissement total du corps qui se rattache à la propriété de développement ; et 3° la *multiplication et propagation* de l'espèce, qui se rattache aux propriétés et fonctions de naissance. Par la réunion d'un grand nombre de principes appartenant à trois groupes de composés très distincts est formée la *substance organisée*, et il n'y a pas de substance organisée qui soit constituée par des principes appartenant à un seul, ni à deux groupes ; mais il y en a toujours des trois classes, même dans l'urine. Maintenant cette substance, outre qu'elle jouit de l'activité générale propre à tous les corps, nous avons vu qu'elle jouit d'une activité particulière qui prend le nom de *vie*. De même que l'activité générale des corps bruts peut présenter un mode mécanique, un mode physique et un mode chimique, l'activité spéciale des corps organisés peut présenter plusieurs modes d'activité qui sont la vie végétative ou végétalité, la vie animale ou animalité, la vie sociale ou sociabilité. Le mode de la vie appelé *végétalité* embrasse l'étude des trois lois, qui sont un résultat des seules propriétés vitales dont jouissent les végétaux (d'où le nom de ce mode de vitalité). Ce sont les lois de la rénovation matérielle ou nutritive, celles du développement du corps des plantes et des animaux, celles de la reproduction. Sans vie nutritive ou nutrition, pas de développement ; sans développement, pas de reproduction ; sans végétalité, pas d'animalité.

On voit d'après ce qui précède que ce premier chapitre se divise en trois sections, embrassant l'étude d'autant de résultats spéciaux, indiqués dans le tableau précédent comme autant de lois de la végétalité, d'où en découlent d'autres qui le sont davantage encore.

## SECTION I.

### De la loi de rénovation matérielle ou rénovation moléculaire organique. (Renouvellement de la substance du corps.)

Cette loi est caractérisée par le double mouvement de combinaison et de décombinaison que présente, d'une manière continue et sans se détruire, toute substance organisée, placée dans des conditions ou milieux convenables. Il n'y a rénovation moléculaire ou nutritive que là où il y a *organisation*, mais il n'y a pas nécessairement vie partout où il y a organisation : il faut pour cela un ensemble de conditions extérieures à l'être organisé.

Tout être qui présente une organisation, quelque simple qu'elle soit, est doué d'une au moins des propriétés vitales, la plus simple d'abord, la nutrition. Partout où il y a *nutrition*, il y a vie, c'est-à-dire manifestation d'une au moins, ou d'un certain nombre de propriétés que ne présentent pas les corps bruts, savoir : nutrition, développement, reproduction, et même chez certains êtres, contractilité et sensibilité.

« Un double mouvement, dit Bichat, s'exerce dans la vie organique ; l'un compose sans cesse, l'autre décompose l'animal. Son organisation reste toujours la même, mais ses éléments varient à chaque instant. Les molécules nutritives, tour à tour absorbées et rejetées, passent de l'animal à la plante, de celle-ci au corps brut, reviennent à l'animal et en ressortent ensuite. La vie organique est accommodée à cette circulation continuelle de la matière. Un ordre de fonctions assimile à l'animal les substances qui doivent le nourrir; un autre lui enlève ses substances devenues hétérogènes à son organisation, après en avoir fait quelque temps partie. »

Puisque tous les tissus sont sans cesse détruits et reformés, il doit arriver un moment que les éléments qui constituent un tissu ont complétement disparu pour céder la place à d'autres. Ce qui a lieu pour le tissu, doit se produire aussi pour l'organe et au bout d'un certain temps pour l'organisme tout entier. Aussi l'organisme est réellement comparable au vaisseau des Argonautes, dont les avaries continuelles étaient réparées à mesure.

Peut-on savoir au bout de combien de temps s'achève la rénovation complète de tout le corps ? On a voulu donner des évaluations, on a dit qu'au bout de 7 ans le corps était changé. Tout ce qu'on a dit à cet égard ne repose que sur des conjectures, et il est probable qu'ici l'expérimentation fera défaut longtemps encore (voir t. I, p. 64 et suiv.).

Y a-t-il des principes alimentaires qui puissent activer ou retarder cette rénovation. L'alcool paraît jouir de la propriété de diminuer ce travail. Vierordt a observé qu'après l'ingestion d'une certaine quantité d'alcool, l'acide carbonique exhalé par le poumon est moindre au bout de quelques instants. Cette diminution dure deux ou trois heures.

Duchek a fait à ce sujet d'intéressantes recherches. Il a vu que la diminution de l'acide carbonique dans les produits de la respiration coïncide avec le temps que l'alcool met à disparaître du sang. Voici ce qui a lieu : aussitôt après son arrivée dans le sang, l'alcool se change en aldéhyde qui est très facilement détruit. Ce corps s'empare dès lors de l'oxygène contenu dans le sang, et il produit beaucoup d'eau et moins d'acide carbonique. Pendant ce temps les autres principes immédiats du sang, par exemple les matières grasses, ne sont pas détruites, et l'on s'explique ainsi que le travail de rénovation soit un peu suspendu et que les buveurs prennent de l'embonpoint.

### De la calorification.

*Définition.* — On donne le nom de *calorification* à ce *résultat* des actes intimes de l'assimilation et de la désassimilation nutritives, de la rénovation matérielle en un mot que caractérise la production incessante de chaleur, l'élévation ou l'abaissement de la température du corps, selon la nature de ces actes et pendant toute leur durée.

Au fait capital de la rénovation organique se rattache comme résultat, non point secondaire, mais consécutif, la *production de chaleur*. Elle est un résultat de tous les actes moléculaires de composition assimilatrice et de décomposition désassimilatrice qui se passent dans tout l'organisme, et c'est à ce titre que nous en traitons ici. Elle se produit dans ce mouvement de composition et de décomposition qui constitue le travail de la nutrition. Bien qu'il s'en produise pendant la contraction musculaire, bien que le frottement ou autres actes physiques se passant pendant le jeu des organes et des appareils en dégagent, probablement cette quantité n'est pas comparable à celle produite par les actes de composition et de décomposition nutritives signalés plus haut. Et c'est là où ils sont le plus nombreux (foie, etc.), que se dégage la plus grande quantité de calorique, qui est distribué ensuite dans l'économie par le sang qui s'en est chargé dans les organes. Aussi nous sommes parfaitement de l'avis de M. Regnault, quand il dit : *Il est très probable que la chaleur animale est produite entièrement par les réactions chimiques* qui se passent dans l'économie; mais le phénomène est trop complexe pour qu'on puisse le calculer d'après la quantité d'oxygène absorbé. Contrairement à ce qu'on a cru d'après les vicieuses hypothèses physico-chimiques admises sans examen par les physiologistes, les actes propres de l'économie ou actes vitaux étudiés jusqu'à présent ne sont point les résultats de la quantité de chaleur produite dans l'organisme, et il n'est point vrai qu'ils soient en rapport avec l'intensité de sa production. C'est l'inverse qui est la vérité ; c'est-à-dire que la quantité de chaleur produite est la conséquence de l'énergie des actes propres à la matière organisée, de l'intensité de la rénovation matérielle en particulier (Robin).

Or, nous trouvons, pour l'organisme total, correspondants à ces actes élémentaires de rénovation moléculaire organique, l'appareil digestif qui *introduit* des solides et des liquides, et l'appareil urinaire, qui rejette des corps analogues. Par là se trouve établie une relation physico-chimique entre le milieu ambiant et l'organisme.

Nous trouvons, d'autre part, l'appareil respirateur qui introduit des aliments gazeux, et qui, en raison des propriétés physiques endosmotiques des gaz, qui ne traversent les membranes que par échange, le poumon, disons-nous, rejette aussi les gaz formés à l'intérieur, c'est-à-dire qu'il fait à lui seul pour les gaz ce que les deux appareils ci-dessus font pour les solides et les liquides. Nous trouvons enfin l'appareil de circulation qui transporte. Tous ces appareils sont autant de conditions d'existence des organismes un peu compliqués.

De tous ces actes résulte la production de chaleur ayant surtout lieu dans le sang ,en effet, c'est là surtout que se réunissent, molécule par molécule, tous les principes introduits ou devant être rejetés, par suite même de l'état liquide du sang et de la fonction mécanique de transport en toutes régions accomplie par l'appareil circulatoire.

*Différence entre la production de chaleur chez les êtres vivants et la combustion.* — Ces notions d'ensemble méconnues par les chimistes et quelquefois par les médecins, ont fait croire que le *résultat* était le but, que tout est disposé pour la production de chaleur, de telle sorte que la plus grande partie des matières introduites doit être, non pas assimilée, mais brûlée. C'est ce qui a fait voir aux chimistes, dans les appareils de respiration et de circulation, des appareils de production de chaleur, sans laquelle les *fonctions de la vie* cessent bientôt, comme le foyer de la machine à vapeur, sans lequel tout le mécanisme s'arrête. Mais, dans l'organisme, la production de chaleur *est un résultat* de l'accomplissement de tous les actes propres aux êtres organisés, et non la cause ; tandis que dans la machine c'est l'inverse ; car il n'y a d'actes chimiques moléculaires que dans le foyer, tout le reste est mécanico-physique, et ces actes mécaniques sont le résultat de la production de chaleur, et non la cause. Dans les deux cas il y a bien relation entre l'une et l'autre de ces deux sortes d'actes, entre la production de chaleur et les effets mécaniques, etc. ; mais dans la machine les actes mécaniques sont résultat direct de la production de chaleur, tout est mécanique, rien de moléculaire. Dans l'homme, au contraire, tout est moléculaire, et la production de chaleur en est un résultat ; si la nutrition est active, tous les autres actes, qui n'ont pas lieu sans elle, sont actifs aussi et le résultat total, la production de chaleur est grande. Dans la machine, ôtez la chaleur, plus d'actes ; dans l'organisme, ôtez les actes (dont le plus simple est la nutrition), plus de chaleur. Si dans l'organisme, comme dans la machine, il y a relation entre la quantité de chaleur produite et celle de l'oxygène absorbé, c'est que là tout est en relation, tout se tient, tout se lie, et en même temps qu'il y a plus de chaleur produite, plus d'oxygène consommé, il y a davantage de tous les autres principes éliminés et réciproquement. (Robin et Verdeil, loc. cit., t. II, 1853). Par conséquent, il importe de ne pas confondre les causes de la production de chaleur *chez les êtres vivants* avec les causes de la production de chaleur dans le foyer des machines, etc., car elle n'est point la même. La calorification chez les premiers résulte en effet des actes moléculaires de la *nutrition* (voy. t. I, p. 63), qui ne sont point de ceux dits *combustion*, tandis qu'en physique c'est par la combustion d'un corps à l'aide de l'oxygène qu'on obtient en général l'élévation de température. Ainsi la cause de la *calorification* chez les animaux n'est pas une combustion, et il faut se garder de le répéter avec les auteurs qui le disent à tort. Ces faits étant connus, nous devons faire voir actuellement quel est l'état de la température dans l'organisme entier des divers animaux d'une part, puis de l'état de la température dans les organes en particulier.

### *De la température moyenne de l'organisme envisagé comme un tout unique.*

*Homme.* — M. le professeur Gavarret (1), après avoir discuté les résultats obtenus par ses devanciers, est arrivé par ses expériences à admettre que dans l'état physiologique la température de l'homme adulte prise dans l'aisselle peut, dans nos climats tempérés, osciller entre 36°,50 et 37°,50. M. Depretz et J. Davy avaient indiqué des chiffres à peu près semblables.

*Mammifères.* — Les résultats nombreux, dont la science s'est successivement enrichie, nous permettent d'établir que la température de ces animaux oscille entre 35°,50 et 40°,50. Les cétacés ne font pas exception à cette règle. Il n'en est pas de même des mammifères hibernants qui se rapprochent par leurs phénomènes de calorification des animaux inférieurs. Citons quelques exemples de la chaleur dans les mammifères : le tigre a 37°,20; le cheval arabe 37°,50; le chat commun 38°,90; le chien 39°; le mouton 37°,30 à 40°,00 (Davy); le lapin 39°,60 à 40°,00 (Delaroche); le bœuf 37°,50 (Hunter); la chèvre 39°,20 (Prévost et Dumas).

*Oiseaux.* — Ils produisent plus de chaleur que les mammifères.

(1) *De la chaleur produite par les êtres vivants*, 1855, p. 98.

De tous les êtres organisés, les oiseaux sont ceux dont la température est la plus élevée. Il résulte des travaux de Martine, de J. Hunter, de J. Davy, de M. Despretz, de MM. Prévost et Dumas et de M. Martins que, à l'âge adulte et sous l'influence d'une alimentation suffisante, la température des oiseaux ne s'abaisse pas normalement au-dessous de 39°,44 et ne s'élève pas au-dessus de 43°,90.

Entre ces limites, la température peut varier suivant que l'oiseau appartient à telle famille, à tel genre, ou à telle espèce ; elle varie même suivant les divers individus d'une même espèce.

Les animaux dont nous venons de parler appartiennent sans exception à la classe des animaux à *sang chaud*. Les animaux à *sang froid* comprennent les autres vertébrés et tous les invertébrés. Ce qui caractérise les animaux à sang froid ce n'est pas une température propre et peu élevée, c'est uniquement la faculté qu'ils ont de suivre, à quelques degrés près, les changements de température du milieu dans lequel ils respirent. S'ils nous paraissent froids, c'est que la chaleur de l'air et de l'eau est presque constamment et de beaucoup inférieure à celle de notre sang. Aussi les expressions d'animaux à *sang froid* et à *sang chaud* sont elles actuellement remplacées par celles plus exactes d'animaux à *température variable* et à *température fixe*.

*Reptiles*. — Dans les circonstances ordinaires, leur température ne s'élève, en moyenne, qu'à un degré au-dessus de celle que possède le milieu ambiant. Il faut dire pourtant qu'à cet égard il existe diverses opinions. Czermak et John Davy attribuent aux reptiles une chaleur propre assez notable et assez grande, dans certains cas, pour élever leur température à 3, 4 et même 7°,34 (*lacerta viridis*) au-dessus de celle de l'air. Dutrochet a fait des expériences où il n'a trouvé que 1/10 à 2/10 de degré. Berthold a été plus loin en affirmant que les reptiles à peau humide possèdent toujours une température inférieure à celle de l'air. Cette proposition peut être vraie, dans certains cas, dit M. Wurtz dans sa *Thèse d'agrégation ;* mais en somme elle se trouve contredite par un trop grand nombre d'observations pour qu'il soit possible de l'admettre dans toute sa généralité.

*Poissons*. — La température des poissons surpasse de 0°,5 à 1 degré celle de l'eau dans laquelle ils vivent. Pour la carpe on a trouvé 0°,5 (Becquerel et Breschet), quelquefois 0°,86 et 0°,71 (Despretz). Pour les raies, les squales, les thons, la différence est de 3 à 4 degrés.

Les travaux de M. Martins, de Krafft, de Hunter, de J. Davy, viennent confirmer ces résultats.

*Insectes.* — Leur température est tant soit peu supérieure à celle de l'air (Melloni et Nobili). John Davy, Becquerel et Breschet, Newport, sont arrivés au même résultat. Si l'on examine les insectes réunis en grand nombre, on trouvera une température plus considérable que celle qui appartient à l'insecte isolé.

*Mollusques, crustacés, annélides.* — Leur chaleur propre est à peine de quelques dixièmes de degré au-dessus de la température de l'air ambiant (Spallanzani, Valentin). Si Berthold et Davy sont arrivés à croire que certains crustacés et mollusques ont une température égale ou inférieure à celle de l'eau dans laquelle ils vivent, c'est qu'ils n'ont pas tenu compte de l'évaporation au moment où on les retire de l'eau.

*Zoophytes.*—Valentin et M. Martins ont prouvé par leurs recherches que la température propre de ces animaux est sensiblement supérieure à celle de l'eau dans laquelle ils vivent, et que leur faculté de produire de la chaleur est d'autant plus considérable que leur organisation est plus parfaite.

*Végétaux.* — Il est prouvé aujourd'hui que les végétaux produisent de la chaleur. Des expériences déjà anciennes, dues à Hunter, paraissent établir que les troncs d'arbres ont une température de 1 à 2 degrés au-dessus de celle de l'air ambiant. Dutrochet a confirmé cette opinion.

D'après les considérations qui précèdent il est évident que les animaux possèdent nettement un excès de température sur le milieu ambiant. Cependant nous devons remarquer avec M. le professeur Gavarret que les recueils renferment des faits bien constatés montrant les animaux *inférieurs* en équilibre de température avec les corps environnants, et même à une température inférieure au milieu ambiant. Mais cette contradiction n'est pas réelle et on se l'explique facilement par l'évaporation continuelle qui a lieu quand on examine l'animal dans l'air. Aussi, en tenant compte de ces conditions, il reste bien démontré que la production de chaleur est un fait général et sans exception.

« Puisque, dit M. Gavarret, dans l'état de vie, depuis l'homme jusqu'aux derniers des zoophytes, tout animal produit de la chaleur, il serait temps de faire disparaître ces expressions *d'animaux à sang chaud* et *d'animaux à sang froid*, qui tendent à établir que la production de chaleur est l'apanage exclusif des oiseaux et des mammifères, et à perpétuer dans la science des idées fausses et en contradiction avec les données de la physiologie expérimentale. Sans doute, il y a bien loin du lagopède ou de ce renard observés par le capitaine Black et le capitaine Parry, dont la température surpassait celle du milieu ambiant de 79°,50 pour le premier, et de 76°,70 pour le second, à cette grenouille dont la *température* propre ne dépassait pas 0°,04 ; mais malgré cette énorme différence d'intensité, le phénomène de production de chaleur existe chez le batracien comme chez le mammifère et chez l'oiseau. » Pour traduire la faculté dont jouissent les animaux supérieurs de maintenir leur température sensiblement invariable au milieu des conditions extérieures les plus diverses, M. le professeur Gavarret a proposé de désigner les oiseaux et les mammifères sous la dénomination *d'animaux à température constante*. La dénomination *d'animaux à température variable* pourrait être appliquée aux animaux inférieurs.

*Température des diverses parties du corps et du sang.*

Davy, Martine, Hunter et M. Becquerel ont mis hors de doute que les diverses parties d'un animal n'ont pas la même température. On peut conclure de leurs recherches que : 1° la température va croissant à mesure que de la peau on pénètre dans l'intérieur de l'animal et qu'on s'avance des extrémités des membres vers leurs racines; 2° les parties contenues dans l'intérieur du crâne ont une température inférieure à celle des viscères du bassin; 3° la température du tronc va croissant de ses deux extrémités vers le diaphrâgme.

Les recherches de M. Cl. Bernard (1854-1855-1856) ont jeté un jour tout nouveau sur la question de la température du sang dans les diverses régions.

*Première proposition.* — Dans la veine cave supérieure et dans toutes les veines qui y aboutissent, (39°,20 à 39°,25 chez les chiens); dans la crosse de l'aorte et dans toutes les artères qui en émanent, lorsque l'observation porte sur des portions de vaisseaux situés à la même distance du cœur, la température du sang veineux est *constamment inférieure* à celle du sang artériel (39°,30 à 39°,40).

*Deuxième proposition.* — Dans les artères et les veines abdominales, dans la veine cave ascendante et les veines qui y aboutissent, dans l'aorte descendante et toutes les artères qui en émanent, les résultats varient suivant les régions :

1° Le sang de la veine rénale est plus chaud (39°,30) que celui de l'artère rénale (38°,70);

2° Le sang de la veine porte est moins chaud (39°,35 à 39°,40) que celui des veines sus-hépatiques (39°,60 à 39°,80) et plus chaud que celui de l'aorte descendante immédiatement en dessous du diaphragme (38°,70).

3° Le sang des veines des membres inférieurs est moins chaud que celui des artères correspondantes; il en est de même du sang des veines et des artères iliaques; le sang de la veine cave ascendante, jusqu'à l'abouchement de la veine rénale, est aussi moins chaud que celui de l'aorte descendante au-dessous de l'origine des artères rénales.

4° Le mélange du sang de la veine rénale avec celui qui revient des membres inférieurs entraîne ce résultat que, dans toute la portion de la veine cave comprise entre l'abouchement des veines rénales et le foie, le sang est plus chaud (39°,20) que dans la partie de l'aorte descendante qui s'étend du diaphragme à l'origine des artères rénales (38°,70).

5° Au moment où les veines sus-hépatiques (39°,80) se dégorgent dans la veine cave ascendante, la température du sang de cette dernière veine s'élève encore (39°,40 à 39°,65) et l'emporte de beaucoup sur celle du sang de la partie correspondante de l'aorte (38°,70). Le confluent des sus-hépatiques et de la veine cave est le lieu le plus chaud de l'économie (39°,80): c'est là que le sang atteint le maximum de température.

*Troisième proposition. — Cavités du cœur.* — Dans l'oreillette droite, le sang très chaud de la veine cave inférieure (39°,50 à 39°,65) se mêle au sang de la veine cave supérieure (39°,20); sa température tombe (à 39°,25 environ) au-dessous de ce qu'elle était au niveau du diaphragme (39°,50), mais reste cependant supérieure à celle du sang de l'aorte descendante (38°.70). Il était curieux de constater l'influence du passage du sang dans les capillaires pulmonaires sur la température de ce liquide; à cet effet, M. Bernard a entrepris une très belle série d'expériences comparatives sur les cavités droites et les cavités gauches du cœur.

Sans ouvrir la poitrine, il introduit successivement le même thermomètre dans le ventricule droit et le ventricule gauche, en faisant pénétrer l'instrument par la veine jugulaire, et par le tronc brachio-céphalique. Cette opération a été pratiquée sur quinze moutons *vivants*. Sept fois le thermomètre fut introduit d'abord dans le ventricule droit et puis dans le ventricule gauche; huit fois l'exploration fut tentée dans l'ordre inverse. Pendant la digestion, la température du sang des deux cœurs conserve sa différence relative, à peu de choses près: mais elle s'élève d'environ 1 degré dans tous les deux. (Cl. Bernard, 1856.)

Constamment le sang du ventricule droit du cœur (40°,32), chez les animaux vivants, a été plus chaud que le sang du ventricule gauche (40°,07); ce qui donne en faveur du ventricule droit 0°,25. Déjà M. le professeur Malgaigne, en 1839, avait constaté ce fait que les vicieuses hypothèses sur la combustion respiratoire avaient fait à tort repousser (1). Ainsi la température du sang s'abaisse au contact de l'air pulmonaire et lorsque de veineux il devient artériel. (Cl. Bernard, 1856.)

M. Bernard a aussi opéré directement sur le cœur des animaux morts. Quand la poitrine est ouverte très rapidement et que les cavités du cœur sont explorées avec des instruments très sensibles, de manière qu'il s'écoule très peu de temps entre la mort de l'animal et l'indication thermométrique, les résultats sont les mêmes que sur le vivant, et la température du cœur droit est supérieure à celle du cœur gauche. Mais si le cœur est resté exposé quelque temps au contact de l'air, si l'opération n'est pas faite très vite, les résultats sont inverses et le cœur droit est moins chaud que le cœur gauche. Les expériences directes de M. Cl. Bernard sur la vitesse relative du refroidissement des liquides contenus dans le ventricule droit et dans le ventricule gauche du cœur exposé au contact de l'air, donnent la clé de cette apparente contradiction. Il a plongé un cœur dans de l'eau légèrement échauffée après avoir introduit un thermomètre dans chacun de ses ventricules, et il a attendu que l'équilibre s'établît entre l'eau extérieure et les cavités de l'organe : les deux thermomètres marquaient la même température. Il a alors retiré le cœur de l'eau, il l'a laissé au contact de l'air, il a étudié la marche descendante des deux thermomètres, et il a vu que, en raison de la moindre épaisseur de ses parois, le ventricule droit se refroidit plus vite que le ventricule gauche. Ceci nous explique pourquoi les observateurs qui, comme J. Davy, ont opéré sur des animaux morts, ont pu être induits en erreur et assigner au ventricule gauche une température supérieure à celle du ventricule droit.

*Quantité de chaleur produite dans le corps humain pendant vingt-quatre heures.* — Cette évaluation ne repose pas sur des expériences directes, elle se fonde sur les données que l'on acquiert indirectement, d'après le calcul, en partant de la quantité d'acide carbonique rejetée par la respiration.

(1) C'est donc le sang qui sort de l'appareil digestif d'une part, du foie en particulier par les veines sus-hépatiques, puis d'autre part celui qui sort du rein par la veine rénale, qui sont une source constante de calorification pour le sang qui entre dans le cœur. Ce sont donc les appareils digestif et urinaire qui par chacun de leurs organes les plus volumineux sont la source constante et principale de la chaleur des animaux, et c'est l'appareil circulatoire qui la distribue dans l'économie, grâce à la fluidité du sang qui en permet la distribution sous forme de courants infiniment petits. Or, comme ni l'urée, ni la créatine, ni l'acide urique et autres composés qu'on a regardés comme produits par la combustion ou oxydation des substances albumineuses ou fibrineuses ne se forment dans le foie ou le rein, ce n'est plus dans cette oxydation supposée qu'on doit rechercher la cause moléculaire principale de la production de chaleur, ni dans les tissus où ces principes-là se forment, ni dans les actes qui caractérisent la respiration, mais bien dans ceux de nutrition des divers tissus en général, de sécrétion du foie et d'élimination urinaire en particulier.

La chaleur produite par un homme pendant vingt-quatre heures serait, dit-on, suffisante pour élever de 1 degré la température de 2,627, ou, en nombre rond, de 2,500 kilogrammes d'eau, ou pour porter à 100 degrés 25 kilogrammes d'eau à zéro.

*Des conditions qui modifient la production de chaleur chez les animaux.* — Pour nous restreindre, nous devons laisser de côté les animaux à température variable, dont la température, comme nous l'avons dit, est surtout en rapport avec celle du dehors. Nous nous occuperons seulement des animaux supérieurs, et de l'homme en particulier. Nous examinerons successivement les causes physiologiques et pathologiques d'une part, et l'influence du milieu et des agents physiques de l'autre.

1° *Influences physiologiques et pathologiques.*—*Age.* —W. Edwards (1) a prouvé que l'âge exerce une notable influence sur la production de chaleur. Chez les nouveau-nés elle est moins grande que chez les adultes. Trois enfants mâles, âgés d'un à deux jours, n'ont fait monter le thermomètre qu'à 36°,26 centigrades (Despretz). Les résultats contradictoires fournis par les expériences de Davy ne sont que des exceptions.

La température des vieillards est aussi moins élevée que celle des adultes. Elle est de 35 à 36 degrés chez les sexagénaires, et de 34 à 35 degrés chez les octogénaires (Edwards).

Les recherches de M. Roger et de M. Mignot prouvent que les enfants, dans les premiers temps qui suivent leur naissance, ont une température moins élevée que celle qu'ils atteindront plus tard. Il en résulte aussi que la température des enfants est d'autant plus influencée par celle du milieu ambiant, et que leur puissance de calorification est d'autant plus faible, qu'on les observe à une époque plus rapprochée de leur naissance. Les efforts de l'accouchement élèvent la température de 1/2° à 1° (Ecker).

*Régime.* — La *nature* des aliments paraît avoir peu d'influence sur la production de chaleur. Ainsi Davy n'a pas remarqué de différences, sous ce rapport, entre les Vaidas qui se nourrissent presque exclusivement de chair, et les prêtres de Boodha, qui ne vivent que de légumes. La *quantité* a une très grande influence. Hunter a vu qu'une souris affaiblie par l'abstinence a 2 degrés de moins. Les expériences de Chossat sur les poules, les tourterelles, les lapins et les cochons d'Inde, prouvent que l'abstinence complète amène chaque jour un décroissement régulier et égal de 0°,3 dans la production de chaleur.

*Sommeil.*— D'après Hunter, la température de l'homme s'abaisse

(1) *De l'influence des agents physiques sur la vie.* Paris, 1828, p. 152.

de 1°,5. Tout le monde sait d'ailleurs que pendant le sommeil on est plus accessible au froid que pendant la veille.

*Maladies.* — Pour constater cette chaleur, il ne faut pas s'en rapporter aux malades, rien n'est plus trompeur. On peut dire d'une manière générale que dans une phlegmasie la température s'élève dans l'organe affecté (Hunter, Becquerel et Breschet). Cette élévation peut être de 2°,5.

On a beaucoup discuté sur la température des membres paralysés. Vingt-cinq observations, recueillies à l'hôpital de Bath, paraissaient prouver que la chaleur diminue dans les cas de paralysie, quand les expériences de MM. Becquerel et Breschet sont venues jeter quelques doutes sur ces résultats. M. le professeur Gavarret (1) a trouvé la clef de ces contradictions, en observant qu'à l'entrée des malades à l'hôpital, la température du membre paralysé est toujours inférieure de 1 à 2 degrés à celle du membre sain, et que cette différence tend à disparaître quand la chaleur du lit et le repos permettent une répartition plus uniforme de la température. On peut admettre, d'après cela, que les membres paralysés opposent dans tous les cas une résistance moins grande au refroidissement que le membre sain.

Ce qui prouve les erreurs auxquelles peuvent donner lieu les sensations des malades, c'est le fait observé par M. Gavarret dans la fièvre intermittente. Dans le premier stade, quand les malades grelottent, il existe une augmentation de température de 3 à 4 degrés. Dans le stade de chaleur, la température des malades peut s'élever jusqu'à 42 degrés. Dans la fièvre jaune, le thermomètre marque 38°,89; dans une fièvre intermittente, 41°,11, et 42°,22; dans une fièvre continue, 42°,8 (Haller). Dans le choléra, au contraire, notable diminution de chaleur. MM. Girardin et Guimard ont trouvé sur la langue 28°,75, aux pieds 24°,69. Dans la phthisie pulmonaire on observe une augmentation de chaleur (Donné).

*Influence sur la production de chaleur de certains états du système nerveux.* — Outre les cas de paralysie dont nous avons parlé, le système nerveux, en agissant sur les vaisseaux dont il modifie le degré de réplétion, influe ainsi sur la température des organes ou sur le fait de la production de chaleur dans leur profondeur. Nous avons déjà traité ce sujet (t. I, p. 548 à 550). Une section complète de la moitié du bulbe à 1 millimètre en avant du *nœud vital*, dit M. Flourens, détermine promptement un abaissement de température dans les membres du côté opposé à la moitié du bulbe

(1) Gavarret, *Recherches sur la température du corps humain dans la fièvre intermittente*, broch. Paris, 1843. — L'*Expérience*, 11 juillet 1839.

coupée (Philipeaux et Vulpian, *Essai sur l'origine des nerfs crâniens*, 1853, p. 55). De plus, suivant ces auteurs, après cette section, on observe une conservation très remarquable de la sensibilité et de la motilité dans le tronc et les membres tant antérieurs que postérieurs, tant gauches que droits (p. 54 et suiv.). MM. Philipeaux et Vulpian ont trouvé aussi que le nerf facial du côté droit et celui du côté gauche s'entrecroisent dans la protubérance, très profondément, au-dessous de la surface de la paroi antérieure du quatrième ventricule, et sur la ligne médiane. Ils ont, avec M. le professeur Jobert (de Lamballe), tiré de cette disposition la raison pour laquelle l'hémiplégie faciale, dans les hémorrhagies cérébrales, se produit du même côté que l'hémiplégie du tronc et des membres.

2° *Influences du milieu et des agents extérieurs sur la production de chaleur.— Influence de la température basse.* — Les observations faites par Delisle à Kirenga, en Sibérie, en 1738, nous apprennent que l'homme et les animaux y supportèrent un froid de 70 degrés. A Jeniseik, le 16 janvier 1735, le froid fut porté à ce point, et en 1760 à 71°,5. Dans tous ces cas, la température animale s'est maintenue. Le capitaine Parry a inséré dans la relation de son voyage aux régions polaires une table de la température de plusieurs animaux, comparée à celle de l'air. Le thermomètre marquait 35 degrés au-dessus de zéro : la chaleur d'un renard arctique était de 41°,1 centigrades; un loup avait 40°,2 centigrades au-dessus de zéro, l'air étant à 33°,8. Dans ce cas-là, le mouvement est nécessaire, un animal immobile gèle comme une statue, et l'homme périt infailliblement s'il s'abandonne à ce sommeil trompeur, dont le besoin devient presque irrésistible sous l'influence d'un froid très rigoureux. Ainsi périrent, dit-on, 2,000 soldats de l'armée de Charles XII, dans l'hiver de 1709. L'expédition de Moscou a été terrible sous ce rapport.

L'influence du froid est variable, suivant qu'elle s'exerce sur telle ou telle espèce animale à telle ou telle époque de l'année.

Edwards s'est assuré qu'un chien nouveau-né, exposé à un air un peu froid, perd successivement 10, 15, 20 degrés de chaleur, et parvient peu à peu à une température qui ne diffère guère de celle de l'air ambiant. L'expérience, répétée sur des chats et des lapins, a donné les mêmes résultats. On avait eu soin cependant d'entourer ces animaux de tissus peu conducteurs du calorique. Ils développent donc moins de chaleur dans un temps donné que les adultes. Mais il est un groupe de mammifères dont les nouveau-nés ne se rapprochent pas autant que les précédents des animaux à sang froid. Ce sont ceux qui, comme le cochon d'Inde, naissent avec la membrane pupillaire détruite et les paupières ouvertes. Le fœtus humain appartient à ce dernier groupe et jouit déjà, mais à un degré plus faible que l'adulte, de la faculté d'entretenir une température propre.

*Influence du sommeil hibernal.*— Rien ne démontre mieux l'inégalité de puissance des animaux à résister au froid que les phénomènes observés sur les mammifères hibernants. Le hérisson, la chauve-souris, le loir, le muscardin, la marmotte, examinés pendant la belle saison, nous offrent une température de beaucoup supérieure à celle de l'atmosphère; ils sont dans les conditions des animaux à sang chaud. Tout change aussitôt que l'air se refroidit autour d'eux : leur chaleur se dissipe peu à peu, leurs mouvements deviennent languissants, leur respiration plus rare, et lorsque la léthargie est complète ils paraissent presque privés de la faculté de dégager de la chaleur (1).

Les reptiles et les poissons, soumis à un froid artificiel, perdent rapidement leur chaleur et finissent même par devenir rigides. On dit assez généralement que des poissons, des serpents, des sangsues, des grenouilles, peuvent reprendre la vie après avoir été gelés. Cependant Hunter a vu constamment, dans ses expériences, ces animaux perdre la vie avant d'arriver au terme de la congélation. Au reste, les animaux inférieurs eux-mêmes font preuve d'une certaine force de résistance au froid. Une vipère fut plus difficile à geler qu'une grenouille (Hunter), et les carpes entretiennent longtemps l'eau liquide autour d'elles avant de devenir rigides (Bérard).

Suivant Hunter, les œufs fécondés ont une force de résistance égale à celle des animaux inférieurs ; ils se gèlent plus difficilement que les œufs dont on a fait périr le germe, et descendent plus bas que ces derniers avant de se solidifier.

Les animaux à sang chaud, non hibernants, développent plus de chaleur pendant l'hiver que pendant l'été. Le fait même du maintien de leur température pendant la saison rigoureuse eût pu le faire soupçonner. Edwards l'a démontré de la manière suivante : des moineaux, soumis pendant l'été à un froid artificiel, perdent de 3 à 6 degrés centigrades ; la même expérience faite pendant l'hiver les refroidit à peine. Cette force de résistance ne se développe pas

(1) On voit, en effet, qu'ils rentrent dans le cas des animaux à température variable, car la leur suit alors l'élévation et l'abaissement de celle du milieu ambiant, en conservant toutefois quelques degrés de plus. Cependant ils consomment encore de l'oxygène, mais à peu près un tiers de moins seulement que la quantité absorbée durant leur réveil. La quantité d'acide carbonique exhalé est moindre que celle que donnerait l'oxygène absorbé en se combinant au carbone; aussi l'animal augmente de poids par la respiration, mais non d'une manière continue, parce que, au bout de quelques jours, il éprouve un réveil partiel et expulse un poids d'urine qui dépasse celui de l'augmentation. Au moment du réveil la respiration devient plus active que lorsque l'animal est éveillé depuis longtemps et la température s'élève rapidement ; mais avant il tremble du froid qu'il ne sentait pas pendant le sommeil.

tout d'un coup, car l'application momentanée d'un froid vif diminue plutôt qu'elle n'augmente la faculté de produire de la chaleur. Les premiers froids nous paraissent piquants, parce que notre économie n'a pas encore acquis ce surcroît de capacité pour le développement de calorique.

Il serait difficile de dire d'une manière précise le nombre de degrés qu'un animal peut perdre sans que sa vie soit nécessairement compromise: elle est de 8 à 10 degrés environ. Cela varie suivant chaque espèce, et il est à remarquer que les animaux dont la force de résistance est peu considérable sont aussi ceux qui souffrent le moins de l'abaissement de température : un reptile, une marmotte, que le froid a engourdis, reprennent leur activité avec la chaleur. Les jeunes animaux qu'Edwards laissait refroidir à l'air n'en étaient incommodés que pendant l'expérience; mais que l'homme adulte perde un certain nombre de degrés, ce sera une circonstance grave.

Tout ce qui précède s'entend de la température générale, de celle du sang dans les gros vaisseaux du tronc; mais les parties périphériques du corps peuvent être considérablement refroidies, gelées même, sans que la vie soit compromise. Une expérience de Hunter prouve que la congélation d'une partie n'entraîne pas nécessairement sa mortification chez un animal à sang chaud. Il introduisit l'oreille d'un lapin dans un mélange réfrigérant, elle devint rigide comme un glaçon; coupée avec des ciseaux, elle ne laissa pas couler une seule goutte de sang. Cette oreille s'enflamma franchement quand on la fit dégeler.

On pense bien que l'application d'un froid artificiel sur une des parties périphériques du corps abaisse moins rapidement sa température sur le vivant que sur le cadavre. Hunter a étudié les progrès du refroidissement dans les deux cas. Un homme ayant bien voulu se prêter à l'expérience, on s'assura que le thermomètre, introduit dans son urèthre, à un pouce et demi de l'orifice, marquait 92 degrés F. (33°,33 centigr.). Un pénis mort fut porté à la même température, après quoi les deux furent tenus plongés dans de l'eau à 50 degrés F. (10° centigr.). Le pénis mort arriva promptement à 50 F. (10° centigr.); le pénis vivant perdit sa chaleur plus lentement et ne put être refroidi au-dessous de 58 degrés F. (14°,44 centigr.). Cette expérience a été répétée plusieurs fois avec le même résultat.

L'habitude a de l'influence sur la force de résistance au froid. Les moindres variations de l'atmosphère affectent ceux qui demeurent trop chaudement vêtus et dans des appartements dont la température est maintenue à un degré trop élevé.

*Influence de la température élevée.* — C'était une croyance accréditée avant Haller, que la chaleur du sang est toujours supérieure à celle du milieu dans lequel respirent les animaux. Haller a réfuté lui-même cette opinion que Sanctorius avait émise et que Boerhaave avait professée. Malgré la protestation de Haller et les observations de Linning, en 1748, d'Adanson en 1749 et d'Ellis, en 1758, qui prouvaient que la température extérieure peut s'élever de plusieurs degrés au-dessus de celle de l'homme sans qu'il en résulte d'accidents fâcheux; malgré les expériences dans lesquelles Duntze avait soumis des chiens à l'action d'étuves chauffées à 42°,24, l'opinion de Boerhaave continuait à prévaloir, lorsque, en 1760, les académiciens Tillet et Duhamel virent entrer une fille dans un four dont ils évaluèrent la température à 128 degrés centigrades. Elle resta pendant douze minutes soumise à cette influence sans en être beaucoup incommodée. Cette observation ne tarda pas à être confirmée par Fordyce, Banks, Blagden et Solander, Dobson, et plus récemment par MM. Delaroche et Berger. Il resta donc bien démontré que les animaux jouissent de la faculté de supporter une température très notablement supérieure à celle de leur sang.

Comment se comporte, dans tous ces cas, la chaleur propre à l'individu? Elle ne s'accroît que d'une manière très faible. Ainsi Delaroche a constaté que sa température a augmenté de 5 degrés centigrades par un séjour de huit minutes dans une étuve dont l'air était à 80 degrés, et des expériences faites sur des mammifères et des oiseaux ont montré que leur température peut s'accroître de 6°,25 à 7°,18 avant que la mort survienne.

Quelle peut être la cause de cette résistance à la chaleur? La voici : Franklin l'avait déjà invoquée. Quand les animaux sont soumis à l'influence d'une température élevée, leur corps se couvre d'une sueur abondante et se trouve refroidi par évaporation continuelle d'eau. Une expérience de Delaroche et Berger prouve la valeur de cette explication. Introduisez dans une étuve un alcarazas, deux éponges mouillées et une grenouille, en ayant soin d'élever leur température au niveau de celle des animaux à sang chaud. La chaleur de l'étuve variera entre 52°,5 et 61°,55 centigrades. Au bout d'un quart d'heure, vous verrez le vase, les éponges et la grenouille avoir une température presque uniforme et sensiblement égale à celle des animaux à sang chaud. Ce qu'il y a de frappant dans cette expérience, c'est que la grenouille, dont la température primitive était de 21°,25, après s'être échauffée à 37°,25, n'a plus dépassé ce terme, mais s'est maintenue, avec le vase et les éponges, de 15° à 21°,5 au-dessous de la température de l'étuve.

Il ne faut pas s'exagérer, dit M. le professeur Bérard, la faculté qu'ont les animaux de maintenir leur température dans un milieu très chaud. Les animaux à sang chaud ont cette faculté plus énergique ; elle est moins développée chez les reptiles (Hunter). Les poissons s'échauffent avec l'eau dans laquelle ils respirent, et ils succombent si l'on élève rapidement la température de celle-ci (Broussonnet). Le résultat ne serait peut-être pas le même si la chaleur était augmentée graduellement. Un bon nombre d'auteurs affirment que des poissons vivent dans des eaux thermales à 30 et 37 degrés centigrades. Mais, peut-on croire, avec Sonnerat, qu'à Manille des sources capables de faire monter le thermomètre de Réaumur au 69e degré renferment des poissons vivants?

*Théorie de la production de chaleur.* — Dès les premiers mots concernant la calorification, nous avons exposé qu'elles en étaient les causes (p.684 ), nous n'y reviendrons donc pas. Là aussi nous avons montré que ce n'est pas à l'étude de la fonction de respiration que se rattacherait comme conséquence de ses phénomènes, la *calorification*, ainsi qu'on le fait encore habituellement ; mais qu'elle reconnaît pour condition d'existence l'ensemble des phénomènes de rénovation moléculaire ou nutritifs. Or ces actes sont principalement des actes *catalytiques* ou de contact (voy. t. I, p. 63 à 67), mais nullement de ceux dits de *combustion*. Il n'y a d'analogue à cette dernière que l'assimilation graduelle de l'oxygène absorbé par les globules du sang, d'après le fait de la fixation de l'oxygène à certains principes immédiats ; mais ce phénomène est peu de chose à côté des actes nombreux de formation ou de décomposition des principes pendant la rénovation nutritive de tous les tissus et dans les sécrétions comme le prouvent encore les faits de M. Bernard, cités plus haut (p. 690-691). Il importe aussi de rappeler que la calorification n'est point une *fonction*, c'est-à-dire un acte accompli par un *appareil*, puisqu'elle est un *résultat*, à la fois des actes nutritifs et sécréteurs, ainsi que du jeu de l'ensemble des appareils. Enfin il n'y a pas d'appareil ni d'organe spécial chargé de l'accomplir.

*Historique.* — Hippocrate, Arétée, Galien, admettent la doctrine de la chaleur innée dans le cœur, *calor innatus*, *calor insitus*. D'après cette théorie, le sang s'échauffait en traversant le cœur. Plus tard, on a discuté pour savoir si c'était dans le cœur droit ou gauche que ce phénomène s'accomplissait. Pour Aristote, c'était dans le droit ; pour Galien, c'était dans le ventricule gauche.

Van Helmont, Sylvius, firent accepter à leurs contemporains la doctrine de la *fermentation*. Il ne faut pas oublier que ce mot avait une tout autre acception qu'aujourd'hui.

Willis avait adopté une théorie à peu près semblable. Il pensait que le chyle, en entrant dans le cœur, sous l'influence du *sel* et du *soufre*, prenait feu et donnait naissance à la flamme vitale.

La *mécanique* a été aussi invoquée pour expliquer la chaleur animale. Ceux qui l'ont proposée portent le nom de *iatro-mécaniciens*, à la tête desquels se trouve Boerhaave.

Ces physiologistes, s'appuyant sur ce que le frottement développe de la chaleur, pensaient que, dans le mouvement par lequel le sang était lancé du cœur dans les artères, ce liquide éprouvait un frottement contre les parois des ventricules et ensuite contre les parois artérielles. Repoussés par celles-ci et entraînés dans un tourbillon rapide, les globules du sang se frottaient les uns contre les autres, et de nouveau contre les parois subdivisées des vaisseaux, jusqu'au moment où, reçus un à un dans les dernières subdivisions du système circulatoire, ils pressaient par toute leur circonférence la face interne des vaisseaux capillaires. Cependant tous les iatro-mécaniciens n'étaient pas d'accord sur l'application des lois mécaniques. Ainsi Goster invoquait l'expansion et le resserrement alternatif des vaisseaux; Robert Douglas invoquait seulement le frottement des globules rouges dans les capillaires.

Les chimistes ont prétendu à leur tour que la source de la chaleur animale était dans la respiration. Nous ne reviendrons pas sur les motifs qui nous ont fait rejeter cette hypothèse (1) (voy. t. II, p. 248).

Le système nerveux cérébro-spinal ou ganglionnaire a été regardé aussi comme la cause de la production de chaleur. Brodie a fait des expériences pour prouver cette influence.

(1) Nous devons faire remarquer seulement que quoiqu'elle soit admise par des chimistes du plus grand mérite et crue sur parole par la plupart des médecins, elle n'en est pas plus fondée pour cela. En effet, les fauteurs de cette hypothèse raisonnent exactement comme chimistes, mais nullement comme physiologistes, parce qu'ils ne tiennent aucun compte de l'organisation des êtres et des conditions autres que celles du laboratoire qu'elle représente à l'égard de tous ces phénomènes. Aussi ne faut-il pas croire que parce que l'on répète incessamment que la respiration est une combustion, que l'urée est un produit de la combustion, cette erreur soit devenue vérité. La manière dont raisonnent ces auteurs est en effet vicieuse. C'est ainsi que parce que M. Béchamp vient démontrer qu'on obtient de l'urée en chauffant à 40 degrés dix parties d'albumine dans 30 parties d'eau, 75 de permanganate de potasse avec addition d'un peu d'acide sulfurique de temps en temps, ils en concluent que: « M. Béchamp vient de donner à la théorie chimique de la respiration son dernier et indispensable complément, en prouvant que l'urée dérive de l'albumine ou des produits azotés analogues, par oxydation, et que l'albumine peut être transformée directement en urée, etc. » La physiologie ainsi faite ne mérite plus discussion de nos jours, surtout lorsqu'on voit des médecins avoir si peu de notions précises sur ces ordres de faits, qu'ils admettent en même temps que l'urée est un produit de combustion et de dédoublement par action de contact et de certains principes du sang, dernier fait qui est seul vrai. Nous avons déjà dit (p. 248 et suiv.), que, en outre, les expériences de M. Bernard (*Leçons de physiologie*, 1855), contredisent formellement l'hypothèse de la combustion.

Il a trouvé qu'après la décapitation, la section de la moelle allongée, la destruction du cerveau ou l'empoisonnement par le wourara, on pouvait en soufflant de l'air dans la poitrine, entretenir la respiration sans qu'il y eût production de chaleur ; bien plus, l'animal se refroidissait plus vite, parce que l'air que l'on introduisait ainsi amenait ce refroidissement. Cependant ce dernier point a trouvé des contradicteurs dans Hall et Legallois. Voici l'expérience de ce dernier physiologiste. « Toutes les fois, dit-il, que la respiration vient à être gênée, qu'on tient les animaux sur le dos et qu'on leur fait respirer de l'air raréfié ou mêlé soit d'azote, soit d'acide carbonique, leur température baisse ; le même effet a lieu quand on insuffle de l'air dans le poumon, parce qu'alors la respiration s'accomplit avec gêne, et le plus fort refroidissement correspond toujours à la moindre consommation de gaz oxygène. » Emmert, Wilson Philip, ont aussi combattu la doctrine de Brodie.

## SECTION II.

### Loi d'accroissement, ou d'évolution de l'organisme.

Cette loi est caractérisée par ce fait que tout organisme chez lequel a lieu la rénovation matérielle s'accroît dans les trois dimensions (ce qu'on exprime par le mot se développer) en passant par une série de périodes sans limites précises, connues sous le nom *d'âges*, et a une fin ou *mort*. De là deux *articles* dans cette *section*.

Ainsi qu'on le voit, de même qu'à la rénovation matérielle se rattache la production de chaleur, de même à l'accroissement se lie la mort ; de même que la rénovation matérielle se rattache à la propriété de nutrition, de même l'accroissement ou évolution a pour condition d'existence la propriété de développement et toutes ses formes que présentent les éléments anatomiques.

#### ARTICLE I. — Périodes de l'évolution de l'organisme, ou des ages.

A partir de l'instant de la fécondation, l'être nouveau qui se développe dans l'ovule à l'aide et aux dépens du vitellus offre une série continue de changements graduels, nullement brusques ni interrompus pourtant, que l'on appelle *phases* ou *périodes de l'évolution*, ou *âges*.

Au point de vue anatomique ou statique, ces périodes n'offrent rien qui les délimite parfaitement, parce que nul organe, rien de visible à l'œil nu n'apparaît subitement au sein de l'économie ou à sa surface de manière à servir de point fixe de délimitation.

Au point de vue physiologique ou dynamique, il en est à peu près de même. Pourtant sous ce rapport les limites des âges sont un peu moins arbitraires que sous le premier, parce que les *organes* existent déjà anatomiquement, représentés par des éléments anatomiques groupés ensemble d'une manière déterminée, sans pourtant manifester encore leur action propre; 2° parce que, pour cela, il faut que ces éléments soient arrivés à un degré déterminé de développement. Jusque-là ils existaient matériellement, mais ne montraient que les propriétés de nutrition et de développement sans montrer encore celle de *sécrétion* par exemple, s'ils appartiennent à une glande; sans manifester de *contractilité* ou d'*innervation*, s'ils appartiennent aux tissus doués de propriétés de la vie animale. Mais une fois assez volumineux et arrivés à un certain état de structure on les voit entrer en jeu, manifester leur activité propre ou spéciale, qu'ils conserveront ensuite toute la vie ou seulement un certain temps, comme certains organes de l'appareil reproducteur. Cette manifestation de leur activité propre est toujours plus brusque dans les organes que leur première apparition anatomique même; c'est elle qui pendant la vie fœtale reçoit quelquefois le nom d'*animation*, lorsqu'il s'agit des phénomènes de contractilité et de sensibilité en particulier.

La manifestation ou la cessation de cette activité de certains organes peut, comme on voit, servir à délimiter les périodes ou phases de la vie d'une manière un peu plus précise que l'anatomie, et c'est elle qui est le plus habituellement prise en considération.

Chez tous les mammifères la vie offre d'abord deux phases principales bien tranchées, elle est *intra-utérine* ou *extra-utérine*.

Chacune d'elles à son tour se subdivise en plusieurs autres *périodes* ou *âges*, la première en trois, la seconde en quatre, ainsi que nous le verrons plus loin.

### I. — *Périodes ou âges de la vie intra-utérine.*

La vie intra-utérine compte du moment de la fécondation, phénomène physiologique bien tranché; le nouvel être date de cette époque, comme organisme indépendant, détaché réellement de tout lien direct par continuité de substance avec les tissus de la mère; à partir de cette époque, il présente *trois âges* dans le sein de la mère.

Ce sont: 1° L'*âge ovulaire*, *période* ou *état de germe*, dans lequel il reçoit seulement le nom de *germe*.

2° L'*âge* ou *état embryonnaire*, pendant lequel il reçoit le nom d'*embryon*.

3° L'*âge ou état fœtal*, pendant lequel il porte le nom de *fœtus*.

Pendant le premier il n'est représenté que par la masse des *sphères vitellines*, puis par le *blastoderme*. Cet état cesse lorsque l'embryon se soulève un peu à la surface du reste du blastoderme, de manière à se distinguer à peine de la vésicule ombilicale, c'est-à-dire à l'époque où se ferme la ligne primitive pour devenir canal contenant le système nerveux central, époque à laquelle paraissent le canal cardiaque et les vaisseaux de l'aire vasculaire. Alors commence l'âge embryonnaire, et l'animal reçoit le nom d'*embryon* jusqu'à l'époque où apparaissent les premiers points d'ossification dans la clavicule ou le fémur suivant quelques auteurs, c'est-à-dire jusqu'au quarante-cinquième ou cinquantième jour. La plupart étendent cette période, à tort peut-être, jusqu'au quatrième mois, époque à laquelle l'embryon a 16 centimètres au moins; d'autres se servent du nom d'embryon tant que la distinction des sexes n'est pas encore possible d'après les organes génitaux externes, c'est-à-dire jusque vers le milieu ou la fin du troisième mois. A partir de l'une de ces époques choisie plus ou moins arbitrairement, l'être nouveau reçoit le nom de fœtus et le conserve jusqu'à la naissance, et dès qu'il a respiré, il prend le nom d'*enfant*.

Ainsi les divisions des périodes intra-utérines sont fondées surtout sur des notions anatomiques, sur la présence de tel ou tel organe, plus que sur des notions d'usages ou de fonctions, parce que ces derniers ne peuvent alors être bien observés. C'est le contraire après la naissance comme nous venons de le voir plus haut.

## § I. — *Évolution ou manifestation de la vitalité durant l'état ovulaire ou de germe.*

Véritable élément anatomique jusqu'à l'instant de la fécondation, l'ovule n'offrait d'autres manifestations de la vitalité que la *propriété de nutrition* et celle de *développement*. Mais à partir de ce moment l'état de germe se caractérise par la manifestation énergique de la *propriété de reproduction* par le mode dit de segmentation d'abord, puis par ceux de métamorphose et de substitution ou genèse par substitution. De là résulte, comme nous l'avons vu, la production successive des globes vitellins, puis le blastoderme et la tache embryonnaire, le sillon ou ligne primitif, et les amas de cellules qui les limitent.

Tout dans cette période, comme nous voyons, se borne à des phénomènes de végétalité.

Cette période s'étend environ jusqu'au 10e jour après la fécondation.

§ II. — *Évolution ou manifestation de la vitalité pendant l'âge embryonnaire ou état d'embryon.*

Du neuvième au dixième jour après la fécondation chez les lapins, un jour ou deux après chez beaucoup d'autres mammifères, on voit apparaître les *lames dorsales*, le *sillon ou canal primitif* qu'elles limitent, puis les cellules disposées en tube qui dans ce canal renflé en avant représentent les premiers rudiments de l'axe nerveux central. Quelques heures après, c'est-à-dire vers le milieu du neuvième jour environ, se montrent simultanément le canal cardiaque, rudiment du cœur un peu recourbé, et les vaisseaux de l'*aire obscure ou vasculaire* qui communiquent avec lui par deux troncs. Les mouvements commencent chez l'embryon peu après l'apparition de ce canal, par des contractions de celui-ci, lorsqu'il ne contient encore qu'un liquide sans globules. Car les globules du sang apparaissent dans le sérum des vaisseaux périphériques de l'aire vasculaire avant de se montrer dans le cœur.

Le mouvement est d'abord une simple oscillation, et peu à peu les contractions deviennent de plus en plus rapides après n'avoir été dans le principe que de 12 à 15 par minute.

Jusque là, ce n'avaient été que des phénomènes de nutrition, de développement et de genèse de ses éléments anatomiques qu'on observait chez le nouvel être, tout se bornait encore à des phénomènes de végétalité.

C'est donc vers le dixième jour environ après la fécondation chez les lapins et de deux à trois jours, ou plutôt plus tard, chez les autres mammifères que commence l'*animation*, c'est-à-dire la première manifestation de *propriétés de la vie animale*. Elle se manifeste d'abord par des phénomènes de contractilité dont le tissu du cœur est le siége. Dès cet instant la vie animale commence et ajoute ces phénomènes à ceux de la vie végétative qui existaient seuls jusqu'alors. Dès cette époque déjà commencent à se montrer des faisceaux striés musculaires dans le cœur, bien que ses parois soient encore composées principalement de cellules.

La sensibilité ni l'incitation motrice, non plus qu'aucune autre manifestation de l'action propre des tissus nerveux, n'existe à cette époque; car on ne voit encore aucun élément nerveux périphérique en voie d'évolution et ce n'est que postérieurement aux éléments des muscles volontaires qui alors n'existent point non plus, qu'ils apparaissent. Quant aux éléments nerveux de l'axe cérébro-rachidien, ils ne sont encore représentés que par des noyaux libres et des cellules disposés en forme de tube dans le canal succédant à la gouttière primitive; ce rudiment de centre nerveux n'a manifestement encore aucune communication avec les organes périphériques et ne présente nulle trace des racines des nerfs. Ceux-ci n'apparaîtront qu'alors qu'à ces noyaux et cellules, dans le canal cérébro-rachidien, commenceront à succéder de véritables éléments nerveux définitifs. Dans le cerveau des cylindraxes nerveux ne commencent à se montrer qu'à l'époque où chez l'homme l'embryon atteint 6 à 8 millimètres de long. Les faisceaux striés des muscles ou mieux leur myolemme se montrent en même temps sur les côtés des vertèbres en arrière. C'est un peu plus tard, pour les nerfs périphériques, que les tubes commencent à naître par apparition de la gaîne propre. Nous avons vu plus haut qu'à ce moment le cœur bat déjà depuis longtemps; que le foie, l'intestin, les poumons existent aussi et se sont formés avant les organes de la vie animale. Ce n'est donc qu'à partir de l'époque qui vient d'être indiquée que l'on peut songer à étudier les conditions dans lesquelles se manifestent pour la première fois la sensibilité, la motricité et la transmissibilité motrice ou toute autre manifestation de l'innervation.

Or les tubes nerveux centraux et périphériques, les éléments des muscles volontaires encore à l'état rudimentaire, continuent pendant toute la durée de l'âge embryonnaire à ne présenter que des phénomènes de végétalité, c'est-à-dire ne font que se nourrir et se développer après être nés comme il vient d'être dit. Ce n'est que plus tard, dans l'âge fœtal, qu'ils commencent à présenter le degré de développement, le degré de complication de leur structure avec l'apparition duquel commence aussi la manifestation de leur mode spécial d'activité, contractilité ou innervation. Nulle part, en effet, ne se montre d'une manière plus nette ce fait, que: 1° les actions de la vie animale, comme celles de sécrétion ou autres de la vie organique, sont liées à certaines conditions de structure des éléments anatomiques qui sont le siége de ces phénomènes, tant relatifs à tous les modes d'innervation qu'à la contractilité; 2° que ces phénomènes ne se montrent pas tant que ces conditions n'existent pas encore, ne sont pas encore apparues, et cessent de se montrer quand ces conditions n'existent plus; 3° que, d'autre part, toutes les fois que ce phénomène physiologique se manifeste, on peut en conclure à l'existence des conditions anatomiques ci-dessus rappelées, des éléments anatomiques et des organes auxquels elles sont inhérentes (voy. t. I, p. 76-77).

Ainsi, de même que: 1° le développement des éléments anatomiques et des organes ne se fait pas subitement d'une manière brusque à une époque déterminée; 2° que des éléments anatomiques en certain nombre à la fois, mais imparfaitement constitués encore, naissent d'abord, puis forment peu à peu les organes les uns après les autres en se multipliant et grandissant peu à peu ; de même aussi les phénomènes propres relatifs à la végétalité et à l'animalité ne se montrent que les uns après les autres, sur chaque organe successivement à mesure qu'il arrive à un certain degré d'évolution anatomique. Il en résulte que les sécrétions, par exemple, comme l'animation, ne se montrent que d'une manière rudimentaire relativement à ce qui existe plus tard, lorsque tous les organes sont en jeu et, ayant tout leur développement, produisent des effets très évidents. C'est ainsi que l'*animation* commence dans l'âge embryonnaire, mais par l'apparition des contractions du cœur seulement, tandis que ce n'est que plus tard que se montrent la contractilité des muscles volontaires, la sensibilité, etc. C'est encore ainsi que, dans l'âge embryonnaire, les phénomènes végétatifs spéciaux autres que ceux de nutrition, développement et reproduction, tels que la sécrétion et l'absorption, sont d'abord très restreints et ne se manifestent que peu à peu. L'absorption est bornée dans le commencement de cet âge aux parois de la vésicule ombilicale devenue vasculaire : peu à peu elle se montre à toute la surface du chorion, puis du placenta qu'il formera bientôt, lorsque l'allantoïde l'aura rendu vasculaire. C'est quelques heures après le commencement des battements du cœur que se montre l'allantoïde qui grandit et s'étale ensuite rapidement. C'est à quelques heures près à partir de cette même époque également que les phénomènes de sécrétions commencent par la production du liquide amniotique d'une part, du liquide allantoïdien de l'autre.

Enfin, c'est environ un jour après le commencement des battements du cœur qu'apparaissent les corps de Wolf : ils naissent peu d'heures après l'apparition de l'intestin et ils sécrètent un liquide versé dans l'allantoïde. Or l'intestin naît chez le lapin vers la fin du dixième jour, douze ou dix-huit heures après le cœur et quatre ou cinq jours environ plus tard chez l'homme. On peut dire que ces divers phénomènes d'absorption et de sécrétion restent bornés aux organes précédents pendant toute la durée de la vie embryonnaire ; car bien que les reins apparaissent dans la première moitié de cet âge, ils n'ont un développement convenable à la production de l'urine que dans le commencement de l'âge fœtal. Le foie, qui est apparu trois ou quatre jours environ après l'intestin, ne commence pourtant à sécréter que beaucoup plus tard encore.

L'absorption reste bornée au placenta, ou peut-être se montre déjà un peu dans l'intestin. Après l'apparition de la sécrétion urinaire dans le deuxième mois, on voit le foie sécréter de la bile vers le commencement du troisième mois seulement ou peu après, et la verser bientôt dans l'intestin. C'est également à partir de la fin de cet âge que se montre successivement la propriété de sécrétion de toutes les glandes vasculaires, en commençant par la rate, puis la thyroïde, le thymus, les capsules surrénales, et plus tard les glandes lymphatiques ; car c'est d'après mes observations, de la cinquième à la sixième semaine de la vie intra-utérine et non de la septième à la huitième, qu'elles commencent à apparaître. Le pancréas qui naît en même temps que la rate, les glandes salivaires qui apparaissent peu après, n'entrent certainement en action que vers la fin de la vie intra-utérine, sinon après la naissance seulement.

§ III. — *Évolution ou manifestation de la vitalité durant l'âge fœtal.*

Il existe une solidarité intime entre le développement des organes et des nerfs correspondants, de telle sorte que lorsqu'un muscle, par exemple, ne s'est pas développé, le nerf correspondant ne se développe point et *vice versâ*. Cette solidarité n'est telle que pour les nerfs périphériques et les organes auxquels ils se rendent, car la moelle épinière peut manquer et les nerfs périphériques exister néanmoins.

Mais il n'est point vrai que le développement des organes soit sous la dépendance de l'influence du système nerveux. Il n'est pas vrai non plus que, dès l'origine de l'âge embryonnaire, puis durant l'état fœtal, l'*animalité* se manifeste déjà par une action nerveuse relative à la nutrition. Nous avons vu à la vérité apparaître les rudiments du système nerveux central avant le cœur, l'intestin, etc.; mais nous avons vu aussi que ce n'étaient pas des éléments nerveux qui la composaient alors, que ce n'étaient que des noyaux et des cellules embryoplastiques.

Ce n'est qu'après l'apparition de ces viscères et autres qu'apparaissent simultanément les rudiments des tubes nerveux périphériques spinaux et sympathiques, ainsi que les rudiments des faisceaux musculaires striés. Or ce n'est que dans le troisième mois que les fibres de Remak atteignent dans le grand sympathique à peu près l'état de développement qu'elles conservent toujours ; ce n'est que quelques jours plus tard que dans les nerfs périphériques la gaîne ou membrane tubulaire devient manifestement creuse dans quelques éléments et pourvue du contenu graisseux ou médullaire propre ; ce n'est qu'à cette même époque que les faisceaux primitifs des muscles offrent l'état strié bien manifeste et tel à peu près qu'il se conservera toujours. Ce n'est que dans le quatrième mois qu'autour du cylindraxe des tubes nerveux centraux se montre la substance médullaire propre, et que la substance grise se distingue manifestement de la substance blanche dans le cerveau. Ce n'est, en un mot, qu'aux époques ci-dessus que les éléments nerveux commencent à offrir les principaux caractères qu'ils conserveront toujours et qui se montrent partout où leur action propre existe.

Or, c'est peu après cette époque qu'on peut constater dans l'âge fœtal des phénomènes d'innervation et de contractilité des muscles volontaires, s'ajoutant aux premiers signes d'animation donnés depuis longtemps déjà par le cœur.

M. Cazeaux cite, en effet, un fœtus ayant à peine quatre mois, sur lequel il observa des mouvements des membres, des mains et des pieds, mouvements lents, mais manifestes. Il observa aussi des mouvements des lèvres, surtout des mouvements d'inspiration et d'expiration. Ces mouvements et les signes de sensibilité cutanée se conservèrent pendant quatre heures.

Déjà à une époque un peu moins avancée de la grossesse on peut, d'après le même auteur, sentir les mouvements du fœtus, lorsqu'on vient à placer la main étendue sur l'hypogastre relâché et à saisir le globe utérin.

Ces faits prouvent que lors même qu'il n'y aurait là que des phénomènes d'action réflexe, c'est-à-dire dans lesquels une impression n'est pas perçue (voy. t. I, p. 168), il y a au moins transmission de cette dernière jusqu'à la moelle, puis l'incitation motrice qui de la moelle est transmise aux muscles. Il y a donc là *innervation* d'une part, *contraction* de l'autre. Ce n'est que vers le 4$^e$ mois que les mouvements semblent être volontaires, ou du moins qu'ils sont assez forts pour être ressentis par la mère, sont exécutés sans cause connue, et se manifestent énergiquement lors de l'application d'un corps froid sur les parois abdominales ou sur le col utérin.

Ce n'est également qu'à la fin du 4$^e$ mois ou dans le 5$^e$ qu'on voit la bile chassée du duodénum dans les autres parties de l'intestin, par contractions du tissu musculaire de la vie organique, manifestement sous l'influence d'actions réflexes. M. Cl. Bernard a fait connaître, en 1850, la présence du sucre dans l'urine, et dans les liquides amniotique et allantoïdien des fœtus ; tant qu'il s'en forme dans les muscles et les poumons, il ne s'en forme pas encore dans le foie, c'est-à-dire jusqu'au 5$^e$ mois de la grossesse. Ces faits semblent montrer manifestement que des phénomènes d'action réflexe et de contraction de la vessie expulsant du sucre avec l'urine dans l'amnios, se sont produits à compter même de la vie embryonnaire.

C'est à partir du milieu du 6$^e$ mois que le fœtus expulsé commence à pouvoir exécuter des mouvements d'inspiration et d'expiration; ce n'est aussi qu'à partir de cette époque et au contact de l'air qu'il commence à expulser le méconium. Il ne le fait pas avant cette époque, autrement que par une action physique de compression, etc.

C'est à partir du 7e mois que le fœtus, s'il a été expulsé vivant et a commencé à respirer, peut produire des sons, qui consistent simplement en gémissements interrompus par des sons rauques. Ce n'est qu'à partir de la même époque qu'ils commencent à teter; ils ne le peuvent faire avant le 7e mois; ceux de six mois ne prennent que ce qu'on leur verse dans la bouche, et encore ils ne déglutissent qu'avec peine dans les premiers jours, après avoir gardé quelques instants le liquide dans leur bouche. Ils ne le font, suivant la remarque de Wrisberg, qu'en exécutant de forts mouvements de déglutition. Les cris se produisent alors dans les cas où un corps froid, ou trop dur, etc., les touche, ce qui indique le développement à cette époque de la sensibilité générale cutanée, dite tactile; l'action de teter la démontre très nettement. Peut-être même y a-t-il déjà toucher proprement dit par les lèvres, et de plus sensation de gustation.

Les mouvements respiratoires, tels que, écartement et occlusion alternatifs des narines, avec 3 ou 4 mouvements des côtes et des muscles abdominaux, recommençant bientôt après une pause, ont été vus par Winslow sur des fœtus de chiens et de chats encore dans l'eau de l'amnios et dans la matrice, à partir de l'époque où ces mouvements peuvent s'exécuter à l'air libre. Le fait a lieu lorsque la circulation placentaire, et par suite l'échange des principes du sang fœtal avec ceux du milieu extérieur, représenté par le sang maternel, sont gênés, toutes les autres conditions ordinaires restant les mêmes. Suivant la remarque de Burdach, ils ne peuvent être déterminés que par une cause interne et par des changements survenus dans l'état intérieur de l'économie, dans le sang et par suite dans les centres nerveux. Quant aux centres nerveux, ce changement ne peut résider que dans la portion de la moelle allongée et de la protubérance où prennent origine les nerfs respiratoires, avec alternative d'action entre l'origine des nerfs inspirateurs et celle des nerfs expirateurs. Ils semblent indiquer manifestement l'existence chez le fœtus, avant même qu'il soit viable, d'une sensation analogue au *besoin de respirer*, ou peut-être des *angoisses circulatoires* (voy. t. I, p. 153 et 155), tel qu'il est après la naissance à terme. D'autre part, les mouvements des membres du fœtus, que sent la mère à peu près à cette même époque de 4 mois et demi à 5 mois, ne sont point uniformes, ni rhythmiques; ils affectent des degrés différents d'énergie d'un moment à l'autre; ils se manifestent à des époques indéterminées, avec des intervalles de repos plus ou moins longs, et durent eux-mêmes tantôt plus, tantôt moins longtemps. Ils diffèrent ou manquent dans des circonstances qui sont les mêmes et se ressemblent dans des circonstances qui sont différentes, en sorte qu'on ne peut, ni en calculer l'énergie ou la durée, ni en prévoir la manifestation. Or, il est certain que ce ne sont point là des caractères des mouvements réflexes, ou contractions involontaires des muscles habituellement soumis à la volonté. Il est donc difficile de ne pas reconnaître avec Burdach, qu'ils reconnaissent pour cause une détermination animale spontanée, ou un *penchant*, qui se manifeste comme volonté, c'est-à-dire comme variant malgré l'identité des circonstances et n'étant point calculable. Mais le *penchant* lui-même, dit Burdach, repose sur le *sentiment* (voy. plus haut, p. 619), c'est-à-dire sur un état intérieur presque continuellement variable. Maintenant le fœtus humain se meut avec plus de force sous l'empire de certaines influences extérieures qui dérangent plus ou moins l'état habituel dans lequel il se trouve et qui se modifient graduellement à mesure que le fœtus se développe lui-même. Tel est le cas par exemple dans lequel on pose brusquement la main froide sur le ventre de la mère, ou lorsqu'il survient chez celle-ci des affections morales ou des troubles digestifs, etc., qui modifient sa circulation et par suite l'état ordinaire du placenta. Donc le fœtus *sent*, *est impressionné*, *perçoit* l'état dans lequel il se trouve, et réagit déjà par des mouvements tels que l'animal les produit après l'accouchement afin de fuir des impressions défavorables. Mais comme il se meut même sans actions spéciales ni trouble du côté de la mère, lorsque dans des circonstances semblables il gardera bientôt le repos, il est évident que la sollicitation à ces mouvements ne peut être déjà que le sentiment de son existence (voy. t. I, p. 156), que celui de la vitalité de ses organes locomoteurs en corrélation avec le cerveau par les nerfs, et que le *besoin d'exercice* ou de mettre en jeu la force acquise que fait apprécier cette corrélation (voy. t. I, p. 143).

L'embryon, dès cette époque, a donc déjà le sentiment de son état ou de soi-même ou *cœnesthésie* (Burdach, voy. t. I, p. 156), bien que d'une manière moins entière que plus tard. Il a le penchant ou sentiment de conservation personnelle ou *instinct primitif* de Cabanis (voy. p. 631-632) qui part uniquement des sensations, surtout internes, propres à l'individu ; il a par conséquent les *déterminations volontaires* qui correspondent à ce penchant. « Mais comme le sentiment de soi-même et de la détermination de soi-même sont les caractères essentiels de l'*âme* (voy. p. 619 et suivantes), on ne peut méconnaître en lui l'existence d'une âme » (Burdach). Mais quand commence la vie morale et intellectuelle du fœtus? Nous ne reconnaissons la vie morale et intellectuelle dans un être différent de nous, continue Burdach, que par ses actions; car c'est par les mouvements que se manifestent les pensées de l'homme même le plus sage. Or, les mouvements des membres sont très évidents vers le milieu de la vie intra-utérine, et l'organe immédiat de la vie morale, le cerveau et la moelle épinière, commencent à l'époque actuelle à offrir ces éléments anatomiques avec leurs caractères de structure définitive : « Nous pouvons donc penser que l'organe de l'âme commence à entrer en fonction lorsqu'il a atteint un certain degré de maturité, de développement matériel, de consistance de ses fibres et de diversité de sa structure. » Les mouvements sont aussi sous la dépendance d'un certain développement des muscles et des nerfs; ils ne sont qu'un reflet du sentiment comme la cœnesthésie (voy. t. I, p. 156) qui existe à un certain degré déjà; ils ne sont que des réactions par lesquelles l'activité cérébrale se manifeste, mais sans qu'il y ait encore analyse ni comparaison des sensations générales qui la suscitent. Pas plus que pour tout autre appareil l'organe de l'âme ne se développe matériellement, pour qu'ensuite son action commence tout à coup à s'exercer. La genèse et le développement des éléments anatomiques sont eux-mêmes une manifestation de la vie, et la fonction n'est point une chose étrangère qui vienne se surajouter (Burdach); elle se manifeste simultanément en ce qu'elle a de spécial, avec le développement de ce que présentent de spécial aussi l'élément, le tissu, l'appareil. Mais les instincts restent encore bornés à celui-ci, et nulle faculté intellectuelle soit relative à l'observation, à la méditation ou à l'expression, n'existe encore.

Le toucher, le goût, l'odorat, ni la vision, n'entrent en jeu dans la vie intra-utérine, car nulle des conditions extérieures nécessaires à la sensation, nul des agents convenables ne se rencontre dans l'utérus. Il faut en excepter peut-être le sens du goût dans les cas où accidentellement on a vu du liquide amniotique être dégluti; mais les accouchements prématurés montrent que ce n'est guère qu'à partir du 8ᵉ mois de la grossesse que les enfants exécutent des mouvements de déglutition ou d'expulsion qui témoignent d'une sensation gustative perçue. La vision semble susceptible de s'exercer à partir de la fin du 7ᵉ mois, ou du commencement du 8ᵉ, mais sans appréciation, c'est-à-dire sans analyse, ni comparaison de cette sensation. Dans les accouchements à 7 mois, les enfants n'ouvrent pas les yeux, ce n'est qu'à partir du 8ᵉ mois qu'ils le font; dans le 9ᵉ mois, ils ne suivent pas encore par des mouvements de tête ou des yeux les objets lumineux.

La production de cris à partir du 7e mois dans les cas d'accouchements prématurés, et l'état anatomique de l'oreille interne à cet âge, semblent indiquer que le fœtus peut entendre dès cette époque, et percevoir les impressions reçues, sans que probablement il puisse encore les analyser et les comparer ainsi que nous venons de le dire. Il n'est pas impossible; suivant la remarque de Cabanis, que dès cette époque de la vie intra-utérine, il puisse percevoir ainsi des bruits du dehors transmis par les solides et les liquides de l'économie, ou les bruits de borborygmes. En affirmant, dit Cabanis, qu'à la naissance de l'enfant les bruits extérieurs lui font éprouver des sensations entièrement nouvelles, on s'appuie de notions physiologiques incomplètes, et l'on s'expose à mal commencer l'histoire analytique des sensations, des idées et des penchants.

Tel est à peu près l'état idéologique du fœtus au moment qu'il arrive à la lumière. Ce n'est que rarement qu'il est sorti, et encore partiellement, de l'état de sommeil, c'est-à dire de repos de ceux des organes de la vie animale assez développés pour manifester leur activité propre.

### II. — *Périodes de l'évolution ou âges durant la vie extra-utérine, ou vie indépendante.*

La vie indépendante, préparée par la vie embryonnaire, commence à la naissance, c'est-à-dire lorsque l'être est sorti de ses enveloppes, et s'est détaché du placenta par section ou rupture du cordon. Elle consiste en une suite non interrompue de mutations progressives, conduisant à un but : c'est ce qu'on nomme le *cours de la vie*, qui implique pourtant quelquefois une alternative de rétrogradations, dites *révolutions*.

La vie indépendante comprend deux grandes divisions : la *période de non-maturité*, et celle de *maturité*, qui offrent un antagonisme bien marqué.

#### *De la vie indépendante non à maturité.*

Elle embrasse l'*enfance* et la *jeunesse*. Elle a pour caractères généraux la prépondérance de l'assimilation et du développement au point de vue végétatif, la prédominance des relations du dehors au dedans, ou de la réceptivité pour les impressions au point de vue de la vie animale, mais dans un cercle plus étroit que dans la période de maturité.

### § I. — *Évolution ou manifestation de la vitalité durant l'âge appelé enfance.*

Cette période de la vie indépendante embrasse les sept premières années de la vie. L'enfant ne présente les caractères de l'espèce que dans ses traits les plus généraux. De ce qu'il acquiert dans cet âge, il conserve peu de choses pendant le reste de sa vie. L'enfance se subdivise en *première et seconde enfance.*

#### 1° *De la première enfance.*

Elle comprend les neuf ou dix premiers mois de la vie.

*a. Vie végétative.* — Elle commence à la première *inspiration*, c'est-à-dire par une contraction involontaire de muscles volontaires sous l'influence simultanée d'un *besoin*, ou *sensation interne*, et de la *sensation générale externe* de contact d'*un gaz*. Souvent on les remplace par quelque impression plus énergique de froid ou de chaud, de douleur par pincement, de brûlure ou de chatouillement lorsque quelque cause accidentelle, comme l'asphyxie ou l'insensibilité à cette impression par suite de sa répétition et de son exagération, a mis l'encéphale du nouvel être dans l'impossibilité de percevoir les deux premières, qui sont simultanées ou à peu près.

L'enfant est vulgairement dit mort-né, lorsque cette première inspiration n'a pas lieu, bien qu'il se puisse faire que le médecin reconnaisse par l'auscultation les battements du cœur encore pendant plusieurs heures.

La cause de la première inspiration est la même que celle de la seconde et de toutes celles qui lui succèdent ; c'est le *besoin de respirer* (voy. p. 189), *sensation interne spéciale* comme tous les *besoins naturels* dont l'impression est causée dans le cœur et le poumon par un état du sang qui s'est chargé de certains principes, Cette impression perçue par les centres, y détermine une réaction sur certains muscles thoraciques dits respirateurs. Ce qui démontre que telle est la cause de la première inspiration, ce sont les mouvements d'inspiration qui se manifestent chez le fœtus encore dans la matrice lorsqu'on vient à comprimer le cordon placentaire et empêcher l'échange des matériaux entre le sang fœtal et le sang maternel.

Il y a seulement dans le cas de la respiration, translation de la fonction d'un appareil à un autre, ce qui caractérise la fin d'une période et le commencement d'une autre. Seulement cette translation n'est pas aussi brusque ni aussi subite que souvent on le pense.

En effet, le placenta, par oblitération graduelle d'un certain nombre de ses villosités, est devenu peu à peu inapte à remplir sa fonction. La circulation s'y est restreinte, et par suite aussi l'échange des principes immédiats, ce qui est une des causes de l'accouchement, comme aussi un signe de maturité, car en même temps les poumons se sont développés au point d'être entièrement aptes à remplacer cet échange en ce qui concerne les principes gazeux ; il en résulte que plus l'époque de la naissance précède celle de la maturité fœtale, plus aussi la respiration est incomplète, et l'une des causes de mort des fœtus fort éloignés de ce terme, c'est l'impuissance où ils sont de respirer d'une manière énergique et soutenue. Cette diminution graduelle de l'échange des principes par le placenta, est une des causes qui font que l'enfant peut, au sortir de l'utérus, rester plus longtemps sans respirer sans que mort s'en suive, qu'il ne le fera par la suite ; parce que il s'est habitué à un échange peu considérable.

En même temps que commence la respiration, il survient des changements dans tous les appareils, très manifestes surtout dans les glandes, et dans l'appareil urinaire encore plus.

Le fait essentiel à signaler, c'est que les matériaux destinés à l'accroissement comme ceux ayant déjà servi, entraient et sortaient par le placenta à l'aide d'un simple échange endosmotique simultané, que ces principes fussent des solides ou des gaz, les uns et les autres étant en dissolution dans les sangs maternel et fœtal. Or, dès la première inspiration l'on voit aussitôt un départ se faire dans ces actes : les uns, relatifs aux principes gazeux qui entrent et qui sortent, restent purement endosmotiques et s'opèrent dans les poumons par échange entre l'oxygène atmosphérique qui entre et l'acide carbonique qui s'échappe du sang qui le tenait en dissolution. Les autres actes sont relatifs aux principes destinés à satisfaire à l'assimilation et qui pénètrent du dehors au dedans, principes tant liquides que solides, mais dissous. Ces actes s'opèrent par l'intestin à dater de ce moment et c'est un besoin (la faim et la soif) encore non ressenti qui s'ajoute à celui de respirer, précédé toutefois en général par le besoin de défécation. Les derniers actes enfin, relatifs aux principes dissous dans les liquides qui ont déjà servi, principes provenants de la désassimilation, s'échappent à partir de ce moment d'une manière à peu près exclusive par le rein, et deviennent l'occasion de la manifestation régulière du besoin d'uriner.

Tous ces appareils sont déjà suffisamment développés à cet âge pour satisfaire à une vie indépendante et pour entrer subitement en action, au moins en ce qui concerne les poumons et l'intestin, puisque le rein et le foie ont commencé à agir peu à peu antérieurement à cette époque (voy. p. 707). Mais les appareils de la vie animale sont encore trop peu avancés pour pouvoir satisfaire aux besoins correspondants des divers appareils de la vie de nutrition, celui de digestion en particulier. Aussi, pendant tout cet âge et même le suivant, le nouvel être reste à cet égard sous la dépendance de ses parents, et en particulier : 1° eu égard à la nourriture qui ne peut encore être que liquide, spéciale et fournie par la mère, ce qui constitue l'allaitement ; 2° eu égard aux déjections en tant que résidu des aliments (défécation), ou provenant de la désassimilation (urine); 3° eu égard au maintien de la température et en ce qui concerne la protection contre les autres agents physiques ou mécaniques nuisibles, ou pouvant l'être relativement à lui.

Dans cette période, l'enfant s'accroît de 16 à 21 centimètres, c'est-à-dire que de 48 à 54 centimètres, il atteint 64 à 70 centimètres ; de 3 à 4 kilogrammes il atteint jusqu'à 9 kilogram. Le poids a diminué dans les premiers jours, mais reprend après la première semaine. La largeur des épaules s'élève de 14 à 18 centimètres ; la circonférence de la poitrine de 32 à 45 centimètres; celle du ventre de 27 à 43 centimètres, et la largeur des hanches de 10 à 18 centimètres. Quant aux membres, l'accroissement est bien plus prononcé dans ceux du bassin que dans les supérieurs.

*b. Vie animale dans la première enfance.* — L'unité qui existe entre tous les appareils de l'organisme par l'intermédiaire des nerfs périphériques, tant de la vie animale que sympathiques, qui les rattachent à l'encéphale, s'est manifestée déjà dans l'âge fœtal. Le sentiment de l'unité de la vie dans tous les points de l'organisme, ou cœnesthésie (appelée quelquefois à tort *sensibilité générale*, ou sentiment de l'unité du *moi*), s'est déjà manifesté à peu près dès cette époque (p. 709).

*Sensations internes spéciales ou besoins et sensibilité générale.* — Or, nous avons vu successivement, outre la contractilité avec innervation par actions réflexes, se montrer le besoin d'échange de matériaux avec la mère ou peut-être les *angoisses circulatoires* (p. 708), le *besoin d'exercice* des muscles, le *besoin d'uriner* probablement (p. 707), ainsi que la sensibilité tactile générale. Nous venons de voir s'y ajouter d'abord le besoin de respirer proprement dit, ou d'échange des principes gazeux, puis ceux de défécation et de prendre des aliments, liquides au moins. Confuses d'abord, mais impérieuses, leur répétition avec alternatives de repos et d'exercice, tendent à les rendre de plus en plus nettes, mais les laissent prédominer de beaucoup comme causes du sentiment de l'unité de la vie ; ce n'est que plus tard que cet exercice viendra les modifier plus ou moins, selon les individus.

Aussi ces divers besoins sont-ils la cause habituelle des cris et des mouvements à cet âge.

*Organes des sens.* — Il est d'observation qu'après la naissance le premier des organes des sens dont l'activité dirige ou stimule la pensée du nouveau-né est celui de l'ouïe. Dès le septième jour on voit des enfants être sensibles à une voix intense ou à un bruit de cause physique (Gerdy, *Physiologie des sensations*, 1846, p. 258). Dès l'âge d'un mois à un mois et demi, les enfants se montrent sensibles au chant, ce qui indique un perfectionnement dans l'appareil en même temps qu'une perception distincte et la comparaison des divers degrés de la sensation.

Du trentième au quarantième jour l'enfant distingue les couleurs, sourit ou tend les bras vers celles qui sont éclatantes ou cesse de crier lorsqu'on lui montre certaines d'entre elles ; vers cette époque aussi, il sourit à sa mère et aux personnes qu'il voit habituellement.

Ce n'est que vers la fin du premier mois que l'enfant manifeste, par les mouvements des lèvres et de la langue, de la répugnance pour les choses de goût très prononcé, salées ou amères ; tandis qu'il accepte le sucre, le lait, etc.

On ne connaît pas d'une manière aussi précise le degré de développement de l'odorat à partir de la naissance, bien que chez les autres mammifères, ceux qui naissent aveugles en particulier, il soit certain qu'il s'exerce dès le principe et guide les jeunes dans la recherche du mamelon. Quoi qu'il en soit, il est certain, d'après l'observation des aveugles-nés, qu'ils distinguent l'odeur des aliments avant le neuvième mois après l'accouchement, et que dès la cinquième semaine, on a vu des enfants repousser la mamelle imprégnée d'une odeur un peu forte, comme celle de la sueur.

Dès les premiers jours, la sensibilité générale de la peau est assez développée, pour qu'il manifeste par ses mouvements de la préférence pour l'eau tiède, pour les linges chauds. Il se tait ou s'agite lorsqu'on lui fait éprouver certains mouvements. Mais le sens du toucher ne semble manifestement développé d'abord qu'aux lèvres, et ce n'est qu'au bout de quelques semaines que l'enfant montre qu'il établit une différence entre le toucher exercé sur les seins de sa nourrice et celui d'autres corps solides ou liquides.

*Facultés morales et intellectuelles.* — Nous avons vu que dès la fin de la vie intra-utérine l'instinct de la conservation personnelle existe déjà chez le fœtus ; il ne manifeste guère dans la première enfance par ses cris ou ses mouvements, comme lui étant agréables ou désagréables, que les sensations qui se rapportent à l'ordre d'idées que suscite ce sentiment, comme celles de froid ou de chaud, de faim ou de soif, de mouvements bienveillants ou malveillants, même dès le troisième mois. Pourtant l'instinct d'attachement se manifeste incontestablement dans cet âge et de très bonne heure même, relativement à l'époque à laquelle apparaîtront la plupart des autres affections. On voit en effet, dès l'âge de trois mois et même avant, l'enfant manifester par des cris de joie ou des mouvements sa préférence pour certaines personnes, autres que sa nourrice, vers laquelle il se peut qu'il ne soit porté d'abord que par l'instinct nutritif.

Ce que nous avons dit plus haut de l'époque où le petit enfant distingue certains objets, certains sons, et le manifeste par ses cris et ses mouvements, indique le développement simultané chez lui des facultés de contemplation au moins synthétique, de méditation comparative et d'expression tant par la mimique que par la voix.

L'enfant à la mamelle entre dans ce domaine intellectuel sans s'y avancer bien loin ; il connaît plutôt ce que ces choses ont de commun entre elles et leurs contours ; mais les idées qui en résultent n'acquièrent pas de précision, parce qu'il n'analyse pas encore tous les caractères, ni une grande clarté, parce qu'il ne compare que l'ensemble des objets sans pouvoir les coordonner, puisqu'il n'en connaît que l'existence et non la nature. D'après cela on voit que lorsque l'enfant a reconnu les objets comme présents, il en vient à embrasser aussi leurs rapports mutuels, et à lier ainsi des idées de manière à en former une ébauche de jugement. Il juge par analogie, par induction ; c'est surtout d'après la stimulation de l'instinct nutritif que cette faculté se déploie d'abord.

L'enfant s'est accoutumé à voir, puis à sentir et à goûter le sein maternel ; ayant reconnu ces caractères en cette chose, s'il en découvre quelques-uns dans une autre chose, il suppose l'existence des autres caractères qui pourtant peuvent manquer, ce qu'il ignore faute d'analyse ; c'est ainsi qu'il cherche dès cet âge à mettre dans sa bouche tous les objets qui flattent sa vue, parce qu'il suppose qu'ils seront aussi agréables à sentir et à goûter.

Dès cet âge, quant l'enfant a connu une chose, il la reconnaît, c'est-à-dire que dès qu'elle affecte de nouveau ses sens, elle éveille en lui les mêmes sentiments et les mêmes idées de l'ensemble de ses qualités, ce qui caractérise la *mémoire*, et il le manifeste dès le troisième mois par les mêmes gestes, les mêmes cris. Mais faute d'analyse il est encore souvent trompé.

La reproduction spontanée des idées qu'il a eues déjà ou peut-être la production spontanée d'idées qu'il n'a jamais eues (*imagination*) peut se manifester en lui ; c'est ainsi que dès le quatrième mois on voit l'enfant qui dort exécuter des mouvements de succion sans rien avoir entre ses lèvres, ou donner par des mouvements des signes semblables à ceux qu'il manifestait dans la joie ou le chagrin.

*Fonctions de locomotion et de phonation.* — Les mouvements locomoteurs à cet âge sont très faibles, les muscles étant encore pâles, mous, les tendons un peu rosés et s'insérant sur des saillies encore cartilagineuses. Les mouvements des bras et des jambes sont encore sans but. Ceux des mâchoires, des paupières et du tronc, se meuvent d'une manière rhythmique, par action reflexe ou sous l'influence des sensations externes et des besoins suscités par ces divers appareils, mais sans grande force. L'on ne voit pas encore la volonté intervenir pour suspendre ou modifier l'action de l'intestin, de la vessie, ou résister au besoin de respirer dans un but déterminé.

Les membres se fléchissent et s'étendent aisément, les bras plus aisément que les jambes. Les doigts s'écartent et se rapprochent, s'ouvrent et se ferment alternativement, les orteils se fléchissent et s'étendent déjà peu après la naissance. Ces mouvements ne servent encore qu'à l'expression du bien-être ou du mal-être. Vers le deuxième mois il étend les bras vers les choses qui lui plaisent, au troisième mois il les saisit, mais sans persistance; ce n'est que vers le quatrième mois qu'après les avoir saisis il les garde et les porte à sa bouche, mais sans précision. C'est vers la fin seulement de cet âge qu'il montre les objets avec ses mains.

Il ne peut se tenir debout dans cet âge; dans les premières semaines, il se tient toujours couché, les membres inférieurs fléchis. A la fin du premier mois il redresse la tête; à quatre mois un peu soutenu il peut rester assis; à six mois il peut rester assis sans soutien. L'enfant ne marche pas encore, fait qui tient uniquement à la faiblesse des courbures de la colonne vertébrale, au peu de développement de ses apophyses, de tout le bassin et des membres inférieurs, tandis que le ventre est encore saillant. Mais à partir du quatrième mois, si on le soutient, il exécute déjà des mouvements de locomotion des jambes. C'est vers la fin de cet âge qu'il commence à se traîner seul sur ses bras et ses genoux ou seulement sur ses cuisses, seul mode de locomotion que permette alors le développement.

L'homme est de tous les animaux le plus mal partagé en ce qui concerne les mouvements au moment de la naissance. Jusqu'au troisième mois l'enfant ne fait encore que crier; ces cris sont plus ou moins énergiques selon le degré de force musculaire et d'énergie nerveuse de l'enfant; dès les premiers cris le visage rougit, les paupières se gonflent, et il se forme trois ou quatre rides au front, perpendiculaires à la racine du nez. Ces cris n'expriment d'abord que le bien-être ou le malaise, mais dès le troisième mois, il jette des cris avec intention et remarque qu'on vient à son aide; dès cette époque aussi les cris d'un autre enfant l'entraînent aussi à crier.

C'est au troisième mois seulement que l'enfant commence à pleurer, c'est-à-dire à prendre une expression spéciale de la face due au clignotement des paupières, plissement du front, précédés d'abaissement des coins de la bouche et suivis d'écoulement des larmes. Dès le second mois il essaie de rire, il sourit au troisième, mais ce n'est qu'au quatrième qu'il rit avec production de bruit et pousse des cris de joie. Vers cette même époque, il exerce spontanément sa voix dans les moments de calme du réveil, bien qu'il n'émette que des sons confus, ou des cris d'exclamation à la vue de certains objets, ou lorsque sa nourrice lui fait entendre certains sons de la voix, auxquels il répond réellement par ses cris. Vers le huitième mois, il commence à prononcer certains mots simples, tels que papa, dada. Dès cette époque, et même avant, il observe et cherche à imiter le mouvement des lèvres ou les sons qu'il entend.

### 2° *Seconde enfance, ou enfance proprement dite.*

Elle s'étend de la fin de la première jusqu'à la fin de la huitième année, c'est l'âge des dents de lait. On la subdivise quelquefois en trois périodes secondaires, dont la première s'étend jusqu'à la troisième année, la seconde jusqu'à la sixième et la dernière jusqu'à la huitième.

*a. Vie végétative.* — Cet âge est remarquable par l'énergie avec laquelle s'opère l'assimilation et par l'uniformité du développement de la plupart des systèmes organiques. Aussi les maladies générales ou diathésiques, et ayant ensuite des conséquences qui se font sentir pendant toute la vie, y sont-elles d'une apparition facile lorsque les conditions de l'assimilation sont insuffisantes, soit par suite de la mauvaise qualité ou de l'insuffisance des aliments, soit par suite de quelque trouble intestinal.

La digestion, la respiration, la circulation et l'urination, s'opèrent aussi avec une grande rapidité et une grande énergie; la bile devient plus amère et plus foncée, l'urine prend une réaction acide pendant la plus grande partie de la journée, et commence à contenir de l'urée, tandis qu'avant elle était surtout alcaline. Toutes les sécrétions relatives aux fonctions précédentes et celle de la sueur deviennent généralement très actives.

A partir du sixième mois, époque à laquelle dans l'âge précédent apparaissent les premières dents, la digestion peut s'opérer sur des aliments autres que le lait, comme accessoires d'abord et ramenés à l'état liquide comme les féculents. A partir de l'âge présent, du neuvième au dixième mois, l'enfant peut sans souffrir être privé du lait maternel, et digérer exclusivement du lait d'animaux accompagné d'autres aliments liquides ou pulpeux, additionnés bientôt d'aliments réellement solides d'une part alternant avec des boissons, mode d'alimentation qui est celui qui se continuera toujours, jusqu'à la dernière vieillesse du moins.

Dans la deuxième période de la seconde enfance, on voit, chez l'enfant du sexe masculin en particulier, les organes génitaux externes prendre un certain développement, et l'érection commencer à se montrer d'abord imparfaite avec une demi-rigidité, puis bien caractérisée.

L'accroissement de la taille de l'enfant augmente d'environ 8 centimètres pendant la seconde année de la vie extra-utérine, c'est-à-dire que de 67 à 75 centimètres elle s'élève à 75 ou 82 cent.; sa taille prend 5 centimètres de plus dans la troisième année; à la fin de la quatrième année il atteint 94 centimètres environ; 1 mètre ou à peu près vers la fin de la cinquième; 1 mètre 8 centimètres au plus à la fin de la sixième; 1 mètre 12 ou 13 centimètres à sept ans. De sept à huit ans l'accroissement fait quelquefois une pause, pour reprendre dans le commencement de la première jeunesse. Les filles ont, dans cette période, 1 centimètre seulement de moins en moyenne que les garçons.

Le poids augmente d'environ 10 kilogrammes dans la seconde enfance; il est en moyenne de 20 à 21 kilogrammes chez les garçons à sept ans, et de 18 à 19 chez les filles du même âge, différence plus considérable que celle qui se rapporte à la taille, parce que la circonférence des diverses parties du tronc reste moindre chez les filles que chez les garçons, dont le corps est moins élancé que chez celles-ci.

Parmi les phénomènes généraux de l'accroissement, que malgré leur intérêt notre plan nous force d'omettre, il en est un qu'il nous est impossible pourtant de passer sous silence, c'est celui de la dentition qui se rattache principalement à cet âge, bien qu'il se rattache à la première enfance et lie la seconde à la jeunesse.

*De la dentition.* — A l'accroissement se rattachent les phénomènes de la dentition qui, malgré leur haut intérêt, ont été plus étudiés peut-être par les médecins que par les physiologistes, ainsi que le prouve ce qui suit, que nous extrayons des leçons de M. Trousseau.

L'enfant a vingt dents, l'adolescent vingt-huit, l'homme trente-deux. L'évolution des vingt dents de l'enfant n'est complète que du trentième au trente-sixième mois ; mais ce ne sont que des dents de passage, puisqu'à l'âge de sept ans il commence à les perdre, à les échanger contre d'autres plus durables. A treize ou quatorze ans, ce travail est physiologiquement accompli.

L'enfant vient au monde avec deux maxillaires non armés, et ce n'est que vers le huitième mois qu'apparaissent ordinairement les premières dents de lait. Mais il arrive assez souvent qu'un enfant ait des dents à quatre mois, tandis qu'un autre n'en a point encore à un an ; aussi convient-il de ne pas fixer de limites. Généralement les deux incisives médianes inférieures apparaissent les premières : j'appréhende, dit M. Trousseau, une orageuse dentition toutes les fois que je vois un enfant débuter par ses dents supérieures. Ces deux premières dents sortent ensemble à vingt-quatre, quarante-huit heures, quatre jours et quelquefois huit jours d'intervalle, mais *ensemble*, et celles-là seulement se présentent ainsi. Six semaines ou deux mois après, les deux incisives médianes supérieures font leur évolution non plus ensemble, mais distancées l'une de l'autre de huit, quinze ou trente jours. Le travail de la dentition se fait donc très vite pour les deux premières dents, et plus lentement pour les autres.

Maintenant deux autres dents vont sortir, les deux incisives latérales supérieures, et cela, très peu de temps, un mois ou deux après les incisives médianes supérieures. C'est vers un an que l'enfant a ses six dents, et tandis qu'il a commencé par deux inférieures, il a continué par quatre supérieures.

Les dents des enfants sortent par *groupes : dentes in infantibus catervatim erumpunt.* Premier groupe, deux incisives médianes inférieures vers huit mois; deuxième groupe, deux incisives médianes supérieures vers dix mois; troisième groupe, deux incisives supérieures latérales à un an à peu près; quatrième groupe, deux incisives inférieures latérales et les quatre premières molaires (six dents dans ce groupe, de quatorze à dix-huit mois) ; cinquième groupe, quatre canines, de dix-huit à vingt-quatre mois ; sixième groupe, quatre secondes et dernières molaires, de trente à trente-six mois.

Les canines sortent après que l'enfant a complété ses douze dents, et quand il a de dix-huit à vingt-quatre mois; leur évolution dure de deux à trois mois. Les seize dents sont alors alignées sans intervalle. Il se fait ensuite un temps d'arrêt de six mois, de dix mois même, et à l'âge de trois ans, lorsque l'enfant a percé son dernier groupe, ses quatre secondes dents molaires, le travail de la dentition est terminé.

Ce n'est pas sans intention qu'il faut diviser par groupes l'éruption des dents; c'est un point fort important à connaître, à cause du sevrage. Un fait important aussi, c'est qu'aussitôt après qu'un groupe de dents est sorti, l'enfant s'arrête et se repose. On doit profiter alors de cet intervalle pour sevrer, car le moment est propice. On sèvre les enfants indifféremment quand ils ont deux, sept, neuf, onze, quatorze dents; on n'y regarde pas, mais à tort, car on est exposé à voir survenir l'affection dite choléra infantile. On ne doit autoriser la mère à sevrer son enfant que lorsqu'il aura six, douze ou seize dents. En bonne pratique, il ne faut jamais sevrer après l'évolution des deux premières dents; le sujet est trop jeune : il n'a ordinairement que huit mois. Ce n'est même qu'avec des ménagements que l'on peut en venir là après la sortie du troisième groupe; mais enfin, si l'on est vivement sollicité par les parents, on peut y consentir, car on a devant soi un mois ou six semaines de répit et de calme avant le travail du quatrième groupe. Mais il ne faut perdre jamais de vue que l'enfant n'a que six dents, qu'il n'est âgé que d'un an, et que l'alimentation étrangère ne réussira pas toujours très bien.

L'instant le plus favorable au sevrage est sans contredit l'intervalle qui sépare le quatrième du cinquième groupe. En effet, l'enfant est muni de douze dents, huit incisives et quatre molaires, et il a devant lui un temps de repos assez long, deux mois environ, pendant lesquels il n'y a point d'accidents à redouter du côté de l'intestin; et puis, lorsque les canines viennent à apparaître (et c'est le groupe dont l'évolution présente le plus de danger), il est habitué à son nouveau régime, et bien préparé à la crise qu'il va traverser. Il faut donc savoir attendre, pour sevrer, après le quatrième groupe. Lorsque la santé de la mère ou de la nourrice, ou des intérêts de famille obligeront à autoriser un sevrage prématuré, il faut veiller toujours à ce qu'il y ait six dents; autrement, si l'on n'a pas à déférer à des considérations de cette nature, il ne faut sevrer qu'après en avoir compté douze.

Les choses ne se passent pas toujours aussi régulièrement. Vous ne serez pas sans voir des enfants percer des molaires avant les incisives, ou les incisives supérieures avant les incisives inférieures; car bien que la dentition s'opère d'ordinaire ainsi que nous venons de le décrire, il n'en est pas moins vrai qu'elle présente très fréquemment des irrégularités qui ne laissent pas que d'embarrasser très fort le médecin, dont tous les efforts tendent à rencontrer un intervalle de repos. Il faut alors examiner l'état des gencives, et sevrer aussitôt après la complète évolution d'une dent; elle sera probablement suivie d'un certain temps de calme pendant lequel vous aurez les coudées franches.

Parmi les accidents qui signalent la dentition, les plus importants, les plus graves et les plus tenaces ont leur siége dans le canal alimentaire. Quelques jours à l'avance l'enfant est inquiet, dort peu, pousse des cris violents, suce ses doigts, serre le mamelon de sa nourrice, refuse de manger s'il prend une nourriture supplémentaire, et quelquefois même de teter; ses gencives sont rouges, et il existe une élévation très notable au point où les dents vont percer; il tousse, la voix s'altère, la membrane muqueuse buccale s'irrite; mais du moment où l'enfant a deux dents, ses gencives s'enflammeront par voisinage, et les dents sorties auront la sertissure gingivale très rouge et très tuméfiée. Pour les premières dents, leur sortie n'entraîne pas d'accidents du côté des gencives. Au contraire, elles se gonflent et rougissent à propos de l'évolution du second groupe et des suivants.

Chez presque tous les enfants, le travail de la dentition s'accompagne de diarrhée. Modérée quelquefois, à peine se compose-t-elle de trois ou de quatre garderobes; mais elle est assez souvent intense, de couleur verdâtre, ressemblant à un hachis de feuilles d'herbes ou à des grumeaux de lait caillé renfermant des matières glaireuses et même sanguinolentes. Dans certains cas enfin, il se manifeste un ténesme notable avec chute du rectum. Ces accidents, qui précèdent de quelques jours la sortie de la dent, persistent souvent et durent alors jusqu'à ce que le groupe entier soit percé.

Pendant la saison d'été, les accidents de la dentition portent sur l'intestin, très rarement sur les voies respiratoires. Les dérangements intestinaux, la fièvre, le catarrhe péripneumonique et les autres manifestations pathologiques du côté des poumons formeront cortége pendant l'hiver.

*Développement de la vie animale.* — Dans cette période les fonctions des appareils des sens continuent à se développer, et leur éducation se fait; c'est dans la dernière période de cet âge que se rencontrent même les conditions les plus favorables pour les perfectionner par un exercice répété et convenablement dirigé.

L'égoïsme l'emporte encore sur les instincts sociaux proprement dits. Nous avons vu, dans la première période, à l'instinct de conservation ou égoïsme fondamental s'ajouter déjà l'attachement, de telle sorte que la morale se personnifie chez l'enfant sous la forme de ses parents. En effet, il a goûté les premières joies de la vie sur le sein maternel, les soins de sa mère lui ont continuellement procuré des sensations agréables et il a pris pour elle un *attachement* qui devient de plus en plus intime et qui est le premier sentiment puissant recevant le nom d'amour que ressente le nouvel être. A cet instinct succède celui de *vénération* pour son père dans lequel il reconnaît alors la sévérité et le pouvoir à côté de la bienveillance, en sorte qu'il a pour lui de l'estime plutôt que de l'attachement; or c'est ce dernier qui lui inspire la douceur dans les actes, l'estime et la soumission.

Le développement de l'*instinct militaire* ou *destructeur* est on ne peut plus prononcé à cet âge, chez les garçons surtout, et se montre de très bonne heure. Chez les filles, c'est au contraire l'*instinct constructeur* qui se montre en même temps que l'ébauche de l'*instinct maternel*, comme chez les garçons l'ébauche de l'*instinct sexuel*. Aussi les garçons détruisent, démolissent, jouent au soldat, actions dans lesquelles le *courage* physique et la force musculaire s'expriment le mieux; il n'aime pas ce qui est tranquille, et déjà, pourtant, il est entraîné vers les petites filles qui rangent, conservent, construisent, repoussent ce qui est grossier, comme celles-ci sont portées à s'imaginer être mères, jouent à la poupée, aiment à les soigner, à les veiller, tandis que le garçon ne les tolère que comme moyens de jeux et instruments de sa volonté. Les uns et les autres aiment à faire part de ce qu'ils font, la petite fille pour en tirer *vanité* et recevoir des éloges, le garçon plus encore pour s'*enorgueillir* et s'en servir comme moyen de domination.

L'instinct de la sociabilité, qui a pour fondement la bonté ou sentiment de sympathie, et pour stimulant les instincts précédents, comme la parole et les organes des sens pour moyens, se développe avec les autres instincts moraux, et même d'une manière très prononcée dans cet âge : il veut plaire et être aimé, et aime ou aimera qui l'aime; acteur, il veut des spectateurs et sympathise avec qui s'unit à lui.

A l'esprit d'observation synthétique des êtres et à leur comparaison déjà nées dans la première enfance, et se développant de plus en plus, s'ajoute dès la cinquième année, l'attention aux événements, et l'esprit d'analyse se manifeste en même temps que la faculté de les lier les uns aux autres par la pensée. L'*entendement* acquiert ainsi plus de spontanéité, par l'ordre et la liaison des idées ou images. Il s'élève déjà par abstraction du particulier au général, bien qu'il s'arrête encore surtout à l'observation concrète ou des êtres; c'est ainsi qu'à quatre ou cinq ans l'enfant a des idées de nombre, mais en tant seulement qu'il les rattache à des objets.

Ce qui étonne dans cet âge, c'est le grand et rapide développement que prend la faculté d'expression en ce qui concerne l'intelligence de la langue et l'acquisition de son propre fonds pour parler. Cette faculté dépasse même les précédentes, lorsque par exemple l'enfant, avant de distinguer l'individu de l'espèce, emploie les noms propres à titre de noms communs ou de genres en donnant le nom du chien de la maison à tous les chiens qu'il voit. Il apprend le langage mimique par les gestes qui accompagnent les mots ; il apprend à connaître les mots analytiques ou indicateurs des qualités des choses d'après les sensations que ces qualités produisent en lui. Mais il apprend aussi les mots dont la signification n'est point représentée immédiatement d'une manière sensible; et ne peut être saisie qu'à l'aide d'autres mots représentant des pensées et donnant l'explication des premiers. Souvent il se désigne d'abord par son propre nom, ce qui est la manière la plus simple et la plus nette de distinguer soi-même de tout autre.

C'est dans cette période que la mémoire, soutenue par la faculté d'expression et par la phonation, achève de se développer à mesure que les idées deviennent plus claires et surtout à mesure que se développe la faculté de coordonner les choses. Aussi est-ce vers le milieu de cet âge que pour la première fois se montrent des souvenirs qui durent toute la vie.

De la comparaison établie entre l'image concrète ou particulière présente à l'esprit de vue ou de mémoire et une autre idée plus générale, abstraite, naît le *jugement*. C'est par le développement des plus hautes facultés de l'esprit et par la répétition facile de leur activité soutenue, que l'enfant voit apparaître la matière du jugement vers le milieu de cet âge, bien qu'il le fonde encore pendant longtemps sur l'impression que font les choses, sans embrasser par l'analyse leur totalité, ni comparer les motifs et systématiser les suites.

Comme conséquence de cet état de l'esprit, on voit le caractère bien plus sous la domination des instincts que sous celui de la raison, et il en sera encore longtemps ainsi ; les actes sont vifs ou lents, selon les sentiments qui poussent l'enfant, et sans uniformité. Dès que ces mouvements ont acquis de la vigueur et de la facilité, il devient *entreprenant*, courageux même, mais sans *prudence* parce qu'il n'analyse pas les effets. Il manque surtout de *persévérance*, ce qui (joint au besoin d'activité des organes des sens et locomoteurs, et au besoin d'acquérir des nouvelles idées, ou besoin d'exercice des organes pensants), caractérise la curiosité et la mobilité du caractère.

La seconde enfance diffère beaucoup de la première par la plus grande liberté de locomotion et de la phonation. Cet accroissement dépend en partie du développement progressif des muscles et des os, en partie et surtout du développement du cerveau et de son activité. Le besoin d'exercice lui fait faire de continuels progrès, et les mouvements prennent de plus en plus une tendance bien déterminée ; ceci joint à ce que l'enfant remplace la succion par la mastication, fait que sa séparation d'avec le corps maternel devient de plus en plus tranchée.

*Développement de la locomotion.* — C'est au commencement de cet âge que l'enfant apprend à marcher. Vers la fin de la première année il cherche à se tenir debout; mais d'abord les genoux fléchissent à cause de la faiblesse et du défaut d'exercice des muscles extenseurs, du peu de développement de la rotule, de sorte que l'enfant tombe assis.

Ce n'est qu'en se tenant par les mains à un corps solide, qu'il apprend à rester debout. Il cherche bientôt à changer de place autrement qu'en se traînant ou en tendant les bras vers le lieu où il désirerait être porté; mais il ne le fait encore qu'en cheminant obliquement le long des corps qui peuvent le soutenir et en portant encore les pieds en dedans, parce que les muscles de la face interne de la jambe l'emportent encore, comme pendant la vie fœtale, sur ceux de la face externe. Le premier mouvement libre de l'enfant, qui a lieu au commencement de la deuxième année, consiste à courir, ou plutôt à se précipiter et non point encore à marcher, comme il a crié et chanté avant de parler. Aussi, tombe-t-il facilement en avant, faute de corrélation suffisante entre le développement des muscles du dos et du bassin, et les extenseurs de la cuisse et de la jambe. C'est à la fin de la deuxième année ou au commencement de la troisième, qu'il apprend à marcher, époque à laquelle les rotules commencent à s'ossifier, et les muscles à devenir par l'exercice solidaires dans leur développement. L'instinct de conservation d'une part, la prudence de l'autre, interviennent dans cet acte et ils jouent un rôle pour coordonner les mouvements, rôle qui distingue la marche posée de celle qui est seulement soumise aux conditions mécaniques de son accomplissement, comme sa première locomotion et celle de l'homme ivre. Cependant il lui arrive souvent de faire de faux pas lorsque cette attention vient à manquer, ou parce qu'il n'a pas encore appris à observer les distances, analyser les effets de lumière, actes intellectuels qui tous interviennent dans la coordination des mouvements et en sont la cause essentielle.

*Développement de la faculté de parler.* — Dès le commencement de la seconde enfance, la cavité orale s'est agrandie, la langue acquiert de la mobilité par la mastication et l'ossification de l'hyoïde lui sert d'un point d'appui solide, fixe ou mobile, suivant le besoin ; mais surtout les dents tiennent les mâchoires écartées, et au lieu de laisser les lèvres s'allonger en forme de trompe pour la succion, elles en font une paroi tendue et mobile, qui avec les dents de devant permet les interruptions variées du courant d'air, caractérisant l'articulation des sons. Mais cette articulation est le fruit de l'exercice des organes phonateurs sous l'impulsion et sous l'empire de la faculté d'expression, qui établit une liaison entre une idée indéterminée et des sons également indéterminés.

Tant qu'il n'y avait que sensation, il n'y avait que voix inarticulée, tandis que la parole est provoquée surtout par les instincts sociaux en général, et en particulier par celui de sympathie avec les animaux de même genre ou autres êtres vivants qui porte à manifester au dehors la vie ou activité intérieure. Les instincts personnels, au contraire, provoquent l'expression mimique, et sont par-dessus tout, la cause intime de nos diverses attitudes, ainsi qu'on le voit jusques et surtout dans l'état de maladie. Ainsi la parole émane de l'intérieur, et le larynx n'en est que l'instrument physique extérieur et le premier mot sort souvent sous l'influence de l'affection d'une manière involontaire, c'est-à-dire sans intervention de l'observation ni de la méditation ; le sentiment fait apparaître le mot qui s'était formé à l'intérieur.

L'enfant commence par des *mots* à une seule syllabe et passe aux disyllabiques par ceux dans lesquels la première de celles-là se répète. Les premiers sont des substantifs désignant des objets, des êtres ; viennent ensuite les verbes, exprimant une action physique et à l'infinitif qui indique la continuité de l'action. Il prononce d'abord souvent les mêmes mots ou des mots nouveaux par plaisir de parler ; l'expérience seule lui enseigne leur valeur selon les résultats qui en sont la conséquence, ou à s'en servir pour exprimer nettement ce qu'il désire. Ce sont les mouvements des lèvres qui interviennent ici les premiers, tandis que le voile du palais et la base de la langue contribuent surtout aux cris ; le *b*, le *p*, le *v*, l'*m*, la plus douce des consonnes labiales, interviennent les premiers ; aux mots labiaux succèdent ceux qui exigent l'usage du bout de la langue, comme le *d*, le *t*, l'*n*, etc.

Vers la fin de la deuxième année ou au commencement de la troisième, l'enfant prononce des phrases, c'est-à dire que de l'expression d'une image ou idée, il passe à la peinture d'un événement, par liaison d'un sujet avec un attribut. C'est dans le cours de la troisième année qu'il commence à tenir des discours, c'est-à-dire qu'il exprime une ou plusieurs séries de pensées, par une succession de phrases ; mais des sons inintelligibles prennent encore la place des mots que l'exercice ou l'éducation ne lui ont pas fait acquérir encore, ou que le développement de ses organes ne lui permet pas d'articuler, ou parce que dans la succession de ses pensées il y a de véritables lacunes. C'est à l'âge de 4 ou 5 ans que les conjonctions et les pronoms lui sont suscités par un plus grand développement de la faculté d'analyser et d'abstraire, ce qui achève de développer en lui l'usage de la parole.

## § II. — *De la jeunesse.*

La jeunesse est cette période de l'accroissement qui s'étend depuis l'âge de 8 ou 9 ans, jusqu'à celui de 19 à 20 chez les femmes, de 23 à 24 chez les hommes. Elle se divise elle-même en *première jeunesse*, qui s'étend jusqu'à 12, 14 ou 16 ans, c'est-à-dire jusqu'à l'époque où la fonction de génération se manifeste, et en *adolescence* ou *seconde jeunesse* qui de cette époque s'étend jusqu'à l'âge adulte.

Cette période de la vie est celle où toutes les facultés apparues dans l'enfance achèvent de se développer, sans qu'il en naisse à proprement parler, à l'exception pourtant des fonctions de génération ; car nous avons vu l'instinct sexuel et l'instinct maternel apparaître déjà antérieurement. C'est donc par suite l'âge de l'éducation, c'est-à-dire celui dans lequel on peut donner au développement telle ou telle direction déterminée pendant qu'il s'opère. Une déplorable erreur, commise par les physiologistes et par le public, fait établir une confusion presque constante entre la propriété de naître, tant en ce qui concerne les objets que les réalités phénoménales, avec celle de se développer. Il en est résulté qu'on a presque toujours cru qu'en disant que l'éducation développe les facultés, cela signifiait qu'elle les crée, qu'elle les fait naître. Or, il importe de remarquer à ce sujet que l'éducation ne fait rien naître et ne crée aucune faculté: elle ne fait que développer celles qui sont nées et à la condition qu'elles existent déjà. L'éducation ne doit donc commencer qu'après la naissance des organes et même après le premier développement naturel des facultés cérébrales et extérieures de l'homme comme des animaux. Autrement, au lieu d'un être chez lequel il y a harmonie des diverses fonctions, on ne fait que créer des anomalies, parce que le développement exagéré que l'on donne aux premières facultés apparues et encore faibles, empêche la naissance des autres, ou se fait à leurs dépens, ce qui les atrophie.

### 1° *Première jeunesse.*

L'enfant n'avait jusqu'à cette époque montré que le développement du caractère propre à l'espèce humaine, mais dans la première jeunesse il se montre comme être social, *garçon* ou *fille*; cette manifestation a lieu de meilleure heure chez celle-ci que chez le premier, et la première jeunesse cesse plus tôt également chez elle, c'est-à-dire vers 12 ou 14 ans.

*a. Vie végétative.* — L'accroissement cesse dans cet âge d'être aussi rapide et aussi uniforme que dans la seconde enfance. La taille, qui à 8 ans était en moyenne de 1$^m$,20 environ chez les garçons, de 1$^m$,18 à 1$^m$,19 chez les filles, est à 14 ans, de 1$^m$,53 chez les garçons, de 1$^m$,49 chez les filles, et à 16 ans, de 1$^m$,63, chez les garçons, et de 1$^m$,58 chez les filles. Le poids, qui était à 8 ans de 22 à 23 kilogrammes chez les garçons, de 21 à 22 kilogrammes chez les filles, est à 14 ans de 41 à 43 kilogrammes chez les garçons, de 39 à 40 kilogrammes chez les filles, et à 16 ans, il est de 53 kilogrammes environ chez les premiers, de 47 kilogrammes chez les dernières.

La graisse diminue un peu sous la peau, les formes deviennent moins arrondies dans le sexe mâle, et même chez les filles à l'égard des membres, tandis que leur poitrine s'élargit légèrement et le bassin notablement en même temps que les hanches s'arrondissent déjà un peu. La cuisse, qui était un peu plus courte que la jambe, devient plus longue.

*Deuxième dentition.* — La mâchoire inférieure s'élargit et sa branche montante devient verticale. L'artère dentaire inférieure qui donne des branches aux dents de lait de la mâchoire inférieure, qui dès la septième année s'était notablement rétrécie et quelquefois même avait cessé d'être perméable, disparaît, et son canal osseux se rétrécit graduellement de manière à disparaître pendant la neuvième année. Les nerfs correspondants s'atrophient aussi, et la pointe des racines dentaires se résorbe peu à peu, plus ou moins suivant les sujets.

Une dent nouvelle, la 3$^e$ molaire, qui est la plus grosse de toutes, marque le début de la seconde dentition en perçant vers l'âge de 7 ou 8 ans; l'incisive interne, puis l'externe, tombent, et sont remplacées de 8 à 9 ans, la 2$^e$ molaire à 10, et la canine à 11; enfin, la seconde dentition se termine à l'âge de 12 ans environ, par l'apparition d'une deuxième dent nouvelle, la 4$^e$ molaire; ce qui porte le nombre des dents de 20 à 28. Les petites pointes des nouvelles incisives disparaissent vers la douzième année, et le bord de celles-ci devient droit et tranchant.

*b. Vie animale.* — Les organes des sens se développent régulièrement encore, mais peu. L'équivalence des instincts égoïstes d'une part, sociaux de l'autre, se prononce, ou bien c'est la prédominance des uns sur les autres qui se manifeste. Comme au courage s'ajoute déjà la fermeté, la persévérance, sans prudence encore, le caractère se prononce comme bon ou mauvais, et commence à pouvoir être jugé. Le garçon se fait remarquer par son égoïsme, la violence de ses désirs ; l'orgueil prend un développement notable, et le remplit du sentiment de lui-même ; il n'estime que la force ; en même temps il manque dans ses jeux de sensibilité et de délicatesse ; il est timide envers les adultes, parce que la vue de leur supériorité le gêne. La jeune fille obéit davantage aux sentiments de bonté, de vénération et d'attachement ; elle est même plus persévérante à cette époque que l'homme, elle a plus de goût, de délicatesse, de sensibilité. La sexualité qui s'éveille fait que selon l'éducation, la pudeur acquiert déjà de l'empire sur elles, leur donne de la réserve, ce qui paraît faiblesse honteuse de leur part à la brutalité masculine de cet âge, où pourtant les garçons s'éloignent des filles, les fuient, si ce n'est pour les railler ou les tourmenter afin de montrer leur force.

L'intelligence se développe notablement, surtout vers le milieu de cette période ; la tendance à imiter autrui et la mémoire étant très prononcées et bien dirigées, deviennent un puissant moyen d'éducation. L'esprit de saillie diminue plutôt qu'il n'augmente à mesure que celui d'analyse fait des progrès ; c'est dans cet âge, en effet, que la faculté d'abstraire se prononce notablement par l'aptitude à concevoir les nombres et leurs rapports. L'esprit de système surtout se développe souvent outre mesure, relativement aux autres facultés, chez les garçons principalement, tandis que chez les filles, c'est plutôt l'esprit d'observation pratique qui se prononce.

C'est dans cet âge aussi que les mouvements des membres et du larynx deviennent à la fois énergiques, aisés et se soumettent facilement à la volonté.

### 2° *De l'adolescence, seconde jeunesse ou jeunesse proprement dite.*

Elle s'étend depuis le moment où la faculté procréatrice apparaît jusqu'à la fin de l'accroissement.

Au début de cette période, l'accroissement marche la plupart du temps d'une manière rapide ; dans les cas surtout où il a précédemment éprouvé quelque retard, il fait une espèce de saut et allonge le corps de plusieurs centimètres. Il est au contraire des circonstances dans lesquelles l'accroissement cesse à l'apparition de la faculté procréatrice et reste toujours tel, surtout chez les hommes, tandis que les femmes dans cette condition grandissent quelquefois pendant ou après leur première grossesse. Le bassin et la poitrine se développent remarquablement chez les femmes, tandis que chez les hommes ce sont les épaules, les muscles des bras, des cuisses et des jambes qui se prononcent, de manière à diminuer le volume relatif des articulations.

La dernière molaire, ou dent de sagesse, perce généralement vers 23 à 24 ans, tandis que l'émail disparaît déjà aux surfaces triturantes et laisse voir la substance dentaire propre jaunâtre; de très petits points brunâtres se montrent vers le sommet de la canine, à la pointe externe des premières molaires, supérieure d'abord, puis inférieure.

La faculté procréatrice (puberté), ou première maturation et chute d'un ovule (ovulation) chez les filles, et la première éjaculation de sperme pouvu de spermatozoïdes chez les mâles, se montrent; cette faculté se développe rapidement sans arriver à parfaite maturité. Les organes génitaux, qui jusque-là n'avaient fait que se nourrir, commencent à sécréter. Ils deviennent plus volumineux et plus excitables. La connexion qui existe entre tout appareil quelconque et le cerveau d'une part, le reste de l'économie d'autre part, devient plus intime et bien plus prononcée. Chez la femme les plis du vagin se multiplient, le mont de Vénus se dessine, il y croît des poils qui d'abord courts et rares, s'allongent et se frisent peu à peu. Les grandes lèvres deviennent alors plus rouges et plus pleines; les hanches s'arrondissent, la mamelle grossit, l'auréole prend une teinte rouge brun, et le mamelon devient un peu saillant. Alors survient la première menstruation.

Chez les garçons, les testicules deviennent plus pesants, plus fermes et produisent des spermatozoïdes; le scrotum brunit et devient plus contractile; les corps caverneux sont plus gros, le gland est plus sensible, plus long et plus épais, le prépuce plus ample.

Le larynx, qui avait peu grandi, acquiert rapidement plus de volume, ainsi que la thyréoïde. Il résulte de là que le cou devient plus gros, le cartilage thyréoïde plus saillant, la glotte plus étendue. La voix de perçante se fait rauque et enrouée par moments, puis grave et plus uniforme.

L'égoïsme qui dominait chez les garçons, diminue à cette époque sous l'influence de l'instinct sexuel, ou sinon ne diminuera jamais; le chagrin se montre parce que l'adolescent reconnaît que plus de maturité trouble la paix antérieure assurée par les parents; parce qu'il sent la nécessité de pourvoir à soi, et parce que la continuité supposée des sensations agréables ne se réalise pas. Chez la jeune fille se prononce un désir avide des choses surnaturelles, désir dont s'empare habilement le fanatisme religieux. Cela n'empêche pourtant pas la jeune fille de sentir vivement, de croire aisément, faute d'esprit d'analyse des événements, d'être facile à séduire par conséquent, parce que des idées de sexualité s'associent obstinément et incessamment aux images qu'elle se crée d'un monde étranger à celui où elle vit et pur de tous besoins matériels autres que l'amour. L'excès de ces idées conduit les jeunes filles à surexciter l'instinct de conservation personnelle, puis ainsi à se complaire dans la souffrance, l'affliction, le rêve de malheurs; elle se tourmente elle-même, mais non sans ostentation, et c'est alors qu'on rencontre les exemples de convulsions simulées, d'ensorcellement, de faculté d'avaler des épingles ou de supporter la faim, la soif, et toutes les impostures qui ont leur source dans le désir d'exciter de l'intérêt et de faire sensation. Mais, dans les cas ordinaires, l'adolescence développe en elle l'esprit d'observation, elle juge avec tact les caractères et les événements, jamais elle ne manque aux convenances; tandis que chez le jeune homme, c'est le sentiment de la force et de l'ambition qui débordent, mais l'esprit d'analyse des événements s'accompagne chez lui du développement de la prudence. Il veut paraître intéressant près des femmes par son courage, sa fermeté, et néanmoins il est timide et maladroit par trop de circonspection. Quelle que soit la tendance de l'éducation, la jeune fille est dominée par le désir de plaire, et quelle que soit sa moralité, quelque facile qu'il soit de blesser sa pudeur, elle cherche à appeler l'attention des hommes et à piquer leur sensualité. Aussi fait-elle ressortir ce qu'elle croit être sa beauté particulière, et voile plus qu'elle ne cache le sein comme étant l'organe qui marque le but auquel elle aspire en silence.

### § III. — *De l'âge adulte ou âge mûr ou âge moyen.*

Cette période de la vie s'étend depuis la vingtième année jusque vers la cinquantième. A cet âge, l'individu présente en lui, plus qu'à toute autre époque, la réunion des forces propres à l'espèce. Aussi, quand on veut classer des êtres, il faut les considérer à leur âge adulte.

Voici les caractères propres à cet âge :

1° La taille n'augmente plus que d'environ $4^{mm},5$. La largeur croît encore vers les épaules et dans le bassin surtout chez les femmes;

la forme svelte de la jeunesse disparaît peu à peu ; les traits de la face changent insensiblement, la graisse s'accumule dans le ventre.

C'est à cet âge que la stature de l'homme atteint la moyenne qu'elle conserve ensuite toujours, sauf une légère diminution dans la vieillesse. Cette stature est, chez les individus dits de *taille moyenne*, de $1^{m},72$. Nous ajouterons ici les résultats de quelques expériences faites par M. Robin sur le volume cubique et la densité du corps de l'homme, sujets sur lesquels aucun traité ne donne de renseignements ou au moins n'en donne de précis.

Dans une baignoire de capacité connue et exactement pleine jusqu'au niveau d'un orifice percé dans sa paroi, on recueillait l'eau qui se déversait pendant qu'un individu s'y placerait lentement, jusqu'à ce que la tête fût couverte par le liquide. La température de l'eau était de 30° centigrades au commencement de chaque expérience, de 28 à la fin ; il faudrait pour rendre les chiffres suivants tout à fait exacts, tenir compte de ce fait dans le calcul, comme aussi de la densité précise de l'eau, etc. Bien que cela n'ait pas été fait, la différence qui en résulterait n'est pas assez considérable pour ôter leur intérêt à ces résultats.

Un homme de vingt-neuf ans, de constitution ordinaire, plutôt un peu maigre que tendant à l'obésité, bras médiocres, membres inférieurs forts, haut de $1^{m},72$ et pesant $64^{kil},250$, déplaçait $63^{lit},500$ d'eau. Ces nombres donnent pour densité du corps $\frac{64\,250}{63\,500}=1,011$. Pour un garçon de bains, âgé de quarante-trois ans, dont la taille était de $1^{m},75$, plutôt obèse que robuste, et qui pesait 78 kilogrammes, l'eau déplacée s'élevait à $75^{lit},20$ ; ce qui donne pour la densité moyenne $\frac{76\,000}{75\,000}=1,010$. En se plongeant dans l'eau la poitrine distendue après une inspiration moyenne, la quantité d'eau déplacée s'élevait de 40 à 50 centilitres. Chez les femmes la masse cubique du corps est relativement un peu plus grande que chez l'homme de 1 demi-litre au plus. Cela tient probablement à ce que les seins forment une masse plus considérable que celle des organes génitaux mâles, et peut-être aussi à ce que la masse du bassin chez la femme est relativement plus grande que celle des épaules chez l'homme, toutes proportions gardées par rapport à la taille. Une femme de vingt ans, de bonne constitution, bien conformée, posant comme modèle dans les ateliers de peinture, n'ayant jamais eu d'enfants, haute de $1^{m},58$, pesant $46^{kil},450$, déplaçait 46 litres d'eau ; ce qui donne pour la densité du corps $\frac{46\,450}{46\,000}=1,009$.

On peut, d'après cela, juger approximativement que la masse du corps de l'homme adulte varie à peu près entre 62000 et 69000 centimètres cubes ; c'est-à-dire que le corps d'un adulte occupe le même espace que 62 à 69 litres d'eau ou 64 à 65 en moyenne; ou, si l'on veut, qu'il entrerait dans un vase cubique dont la cavité aurait 40 à 42 centimètres d'arête ou de côté. Ces nombres donnent de 9600 à 10584 centimètres carrés pour la surface extérieure du corps, au lieu de 12,000 à 15,000 qu'indiquent approximativement les traités de physique.

2° La digestion, quoique plus lente, est plus énergique; aussi l'homme supporte plus facilement la privation d'aliments et les excès de table.

3° La respiration ayant toute la plénitude de son énergie, les ganglions bronchiques et les poumons prennent une teinte plus foncée.

4° Le système sanguin devient prédominant sur le système lymphatique dont les glandes diminuent de volume et pâlissent. Le ventricule pulmonaire augmente de capacité proportionnellement au ventricule aortique. Les veines se dilatent, les vaisseaux capillaires diminuent de volume.

5° La peau devient plus ferme et plus colorée, l'absorption est moins active, le froid et le chaud sont plus faciles à supporter.

6° La transpiration des organes génitaux prend une odeur spécifique plus forte. Le mont de Vénus devient plus élevé et plus large, ses poils plus roides, plus frisés, plus foncés en couleur; et ils s'étendent, chez la femme, sur les grandes lèvres; chez l'homme sur le scrotum et le périnée. La menstruation prend un type plus fixe, les seins se développent, les mamelons sont plus gros et plus larges; l'auréole, qui était rosée chez les blondes et jaunâtre chez les brunes, devient, dans le premier cas, d'un rouge sale, et dans le second, d'un brun plus foncé; la sécrétion sébacée y augmente en même temps. Chez l'homme la barbe croît et les aisselles, le devant du sternum, les jambes et les bras se couvrent de poils. L'instinct de la génération est porté à son plus haut degré.

7° Les muscles sont plus forts, plus fermes, plus riches en musculine; les os augmentent de solidité et de volume, leurs saillies et leurs dépressions se prononcent davantage; la moelle devient plus abondante. Les diverses parties se soudent, les sinus frontaux se développent. La ligne jaune des dents incisives s'élargit de plus en plus, l'ivoire mis à nu, s'use et la couronne devient plus courte, de sorte qu'après l'âge de trente ans, les dents sont à peu près aussi usées que celles de lait au moment de leur chute.

8 Le cerveau ne fait plus alors qu'un trente-cinquième du poids du corps. La sensibilité est moins vive, du sable se dépose dans la glande pinéale et celui de sa surface prend une couleur plus jaunâtre.

9° Le sommeil est plus court, plus léger, les sens arrivent au point le plus culminant, le jugement est plus juste, le goût plus formé, la démarche a plus d'aplomb et de calme, la force musculaire est capable des plus grands efforts, la dextérité nécessaire dans les arts est arrivée à son plus haut degré.

10° Les facultés intellectuelles font de continuels progrès, les sens et la raison un antagonisme plus prononcé, de sorte que la conscience de soi-même arrive à une parfaite évidence et que l'homme acquiert un véritable pouvoir de se diriger d'après ses propres impulsions. C'est alors que commence le sérieux de la vie, toute l'énergie est tournée vers la réalité, l'intelligence et la raison se développent et refrènent l'imagination ; la femme a du goût pour tout ce qui porte un cachet d'utilité et d'harmonie. L'homme devient alors plus prudent, plus circonspect, plus tenace.

### § IV. — *De l'âge avancé, âge de retour.*

Cette période commence vers la cinquantième année chez la femme et la cinquante-cinquième année chez l'homme. C'est alors que la faculté procréatrice est éteinte déjà ou s'éteint chez la femme et commence à diminuer chez l'homme. Les forces musculaires perdent de leur énergie. La digestion commence à languir.

Il résulte de là un besoin d'aliments plus épicés et de boissons plus actives, qui mène souvent à la gourmandise ou même à la gloutonnerie. L'individu tombe dans un état pléthorique, le pouls est plus lent, le sang stagne dans le bas-ventre, la graisse s'accumule dans les épiploons. Les femelles ont de la tendance à revêtir quelques caractères du mâle.

A cet âge, l'homme cherche à acquérir de l'influence et du pouvoir hors de lui.

### § V. — *De la vieillesse.*

Cette période s'étend depuis soixante-dix ans jusqu'à la mort. La vieillesse présente les caractères suivants :

1° La masse du corps diminue. Les os, les muscles, les organes génitaux perdent surtout de leur volume. Les glandes vasculaires sanguines s'atrophient : les dents et les poils tombent. Suivant Quetelet, le poids du corps diminue à partir de la cinquantième année chez l'homme et de la soixantième chez la femme et jusqu'à l'âge de quatre-vingt-dix ans, il se réduit chez le premier à 70 kilogrammes, chez la seconde, à 60 kilogrammes.

2° Plusieurs parties se réunissent et se confondent. Ce phénomène a surtout lieu pour les os qui ne se sont pas unis par des surfaces articulaires. On l'observe aussi dans les gencives au-dessous des alvéoles devenues vides.

3° Il s'opère une décoloration. Les couleurs perdent de leur vivacité, de leurs nuances, le pigment de l'iris, de la choroïde, disparaît. Le blanc de l'œil passe au gris, les nerfs et les membranes synoviales deviennent grisâtres, les os et les dents jaunes, la graisse orangée, les muscles d'un rouge brun, les parties transparentes (cornée, cristallin) prennent de l'opacité.

4° La digestion s'affaiblit de plus en plus, les dents s'altèrent ou tombent, la mastication perd de sa force; la déglutition est difficile, lente; les sécrétions salivaires sont moins abondantes; l'appétit, vif encore, ne tarde pas à diminuer. Les sécrétions intestinales sont peu abondantes et l'absorption est peu active; le sang se forme avec lenteur; aussi les hémorrhagies chez les vieillards sont-elles plus dangereuses. Les évacuations alvines sont rares.

5° Les reins sont plus fermes, l'urine plus épaisse, plus dense, plus âcre, d'une odeur plus forte. La vessie est petite, plus épaisse, moins contractile. Quelquefois le sphincter vésical se relâche.

6° Le cœur s'atrophie, ses parois sont plus molles, ses battements plus fréquents, quoique l'on soutienne généralement le contraire. La circulation est moins rapide, moins régulière, la chaleur diminue, le tissu cellulaire s'atrophie, la peau est sèche, rugueuse, flasque et molle, les capillaires sont presque vides de sang, la nutrition languit, les fonctions se consolident moins vite et la prédisposition à la gangrène est très grande, la graisse accumulée dans les divers organes tend à disparaître; les organes génitaux se fléchissent et se dessèchent. Le cerveau devient ordinairement plus compacte; cependant Kœnig l'a trouvé plutôt un peu ramolli que raffermi à la surface. On prétend que cet organe diminue aussi de volume. Portal dit que la cavité crânienne est moins remplie; Desmoulins contredit cette assertion en se fondant sur ce que la capacité du crâne diminue elle-même. Quelquefois les lobes postérieurs du cerveau surtout semblent s'affaisser; il n'est pas rare, en effet, qu'on remarque à la partie postérieure des os pariétaux une dépression parallèle aux deux côtés de la suture sagittale. Desmoulins dit que la moelle épinière devient plus sèche et se resserre sur elle-même.

Les nerfs deviennent plus grêles et plus secs; les trous du crâne et de la colonne vertébrale qui leur livrent passage se rapetissent, c'est ce qu'on observe en particulier dans les trous sacrés; aussi arrive-t-il souvent de trouver les nerfs sciatiques flétris. Sœmmerring assure que les nerfs sous-orbitaires et maxillaires sont à moitié plus grêles qu'auparavant, et les lèvres sont les parties où l'on peut le mieux se convaincre du changement qu'ils subissent sous le rapport du volume et de la fermeté. Les nerfs dentaires disparaissent, et les ouvertures osseuses par lesquelles ils passent s'oblitèrent. Lorsqu'une artère s'efface, ses nerfs se détruisent aussi. Il s'efface incontestablement aussi un grand nombre d'extrémités périphériques des nerfs, notamment à la peau et aux organes génitaux.

7° Les fonctions exercées par les sens fléchissent. C'est la vue qui commence à faiblir la première, puis c'est l'ouïe, le toucher, le goût et l'odorat.

8° L'appareil de la locomotion subit aussi des modifications profondes, les os s'amincissent, ils perdent de leur poids, de leur volume et de leur solidité par atrophie de leur substance; mais s'ils sont plus fragiles, cela ne tient pas à un changement dans leur composition chimique qui est toujours la même, ainsi que cela résulte des recherches de M. le professeur Nélaton et de M. Sappey.

Les cartilages deviennent plus durs, plus secs, quelques-uns se laissent envahir par des phosphates et des carbonates calcaires; les ligaments perdent de leur souplesse et les synoviales deviennent moins souples, plus sèches, tandis que les cartilages d'encroûtement s'amincissent d'une manière considérable. Les muscles prennent une couleur plus foncée, perdent de leur volume; les tendons augmentent de longueur et s'ossifient quelquefois; la colonne vertébrale est moins longue que chez l'adulte, et elle se courbe en avant à mesure que les muscles perdent de leur tonicité et de leur énergie. Tenon pense que le crâne diminue dans tous ses diamètres.

La partie inférieure de la face se raccourcit par la perte des dents et du rebord alvéolaire; comme la mâchoire inférieure a perdu tout son bord alvéolaire, elle forme un plus grand arc que la supérieure, de manière que sa partie antérieure ne correspond plus à celle de cette dernière, que le menton fait une forte saillie en avant et qu'à partir de son extrémité la mâchoire se dirige obliquement de bas en haut et d'avant en arrière. Il suit de là que les coins de la bouche se trouvent placés plus bas que le milieu des lèvres, celles-ci s'enfoncent en dedans, parce que les dents ne les soutiennent plus, le bout du nez fait, au-dessous de la lèvre supérieure, la même saillie que le menton au-dessous de l'inférieure, et devient un peu pendant. Comme les deux mâchoires sont plus rapprochées l'une de l'autre, les joues deviennent flasques et plissées. Les angles de la mâchoire inférieure et les os des pommettes font plus de saillie; les tempes sont affaissées par la diminution de la turgescence et du volume des muscles crotaphites ; les yeux ont perdu une partie de leur feu et de leur éclat, parce que la conjonctive a pris une teinte sale et rougeâtre, et ils sont plus creux, parce que les orbites renferment moins de graisse, et que les paupières sont moins turgescentes. Ces dernières présentent aussi, surtout dans l'angle externe de l'œil, des rides, qui sont les premières à se manifester, et constituent ce qu'on appelle la patte d'oie. Les sinus frontaux sont devenus plus amples encore, de manière que le front fait une saillie plus considérable à sa partie inférieure, et qu'il fuit davantage en arrière ; du reste, il se charge de rides, et comme la limite des cheveux se recule vers le vertex, il semble avoir acquis plus de hauteur, surtout quand on le compare à la partie inférieure de la face, qui s'est beaucoup raccourcie. Le jeu des muscles du visage a perdu de son expression et de sa vivacité, d'autant plus que la chute des dents et la diminution des mâchoires ont rendu les faisceaux musculaires moins tendus.

L'élévation du menton fait que la peau et les muscles de la face antérieure du cou sont tendus et produisent des plis longitudinaux, le larynx devient plus proéminent, la voix est plus faible, rauque ; les membres sont roides, peu solides.

8° Le vieillard s'endort facilement, se réveille avec lenteur, son sommeil est peu profond et peu réparateur, ses sens s'émoussent, l'activité extérieure diminue, le goût du calme et du repos augmente, son intelligence se conserve le plus souvent, mais parfois perd de son énergie.

Quelquefois le vieillard semble revêtir certains des caractères d'un âge moins avancé au point de vue de l'intelligence qui souvent diminue d'activité et même au point de vue physique : ainsi les femmes ont vu reparaître leurs règles, et les auteurs racontent avoir vu des individus à l'âge de quatre-vingt-dix ans, recouvrer des dents nouvelles et des cheveux.

### *Durée de la vie.*

Les phases que nous venons de parcourir peuvent avoir, chacune en particulier, une durée variable, et cette durée n'est proportionnelle à quelqu'une de ces parties et leur ensemble que chez certains animaux. Si, chez les mammifères on a pu dire avec quelque raison que la *durée totale de la vie* était en rapport avec celle de l'enfance, cette règle, déjà sujette à des irrégularités assez fortes, ne serait pas applicable aux autres animaux. On ne peut guère non plus établir de rapports constants entre la durée de la vie et la complexité de l'organisation : bien que, en général, les animaux à organisation complexe, à individualisation et centralisation plus intenses, vivent plus que les autres. Mêmes incertitudes relativement à la taille, quoique en général les grands animaux vivent plus que les petits. D'ailleurs, c'est une chose fort difficile à établir que cette durée chez les animaux sauvages. Contentons-nous donc de donner, à ce sujet, quelques aperçus comparatifs.—Les deux extrêmes de l'échelle animale pourraient, jusqu'à un certain point, nous offrir aussi les deux extrêmes sous le rapport qui nous occupe : en effet, c'est certainement une des plus courtes existences vivantes que celle des *infusoires* qui, dans une matière en fermentation, se produisent par milliers. Les plus complexes d'entre eux ont aussi une vie plus durable et plus variée ; il en est même qui sont susceptibles de la perdre et de la reprendre à diverses reprises. Le *rotifère* a joui, sous ce rapport, d'une grande célébrité, grâce aux remarques de Spallanzani et d'autres ; desséché dans le sable ou la vase où il prend naissance, il semble mort, et peut être conservé des années entières, puis reprendre son activité quand cette vase est humectée, délayée dans de l'eau nouvelle. Mais Moren, de Blainville et Doyère ont bien constaté qu'il ne recouvre point la vie quand il est desséché à nu ou à une température égale à celle qui coagule l'albumine.

Nul doute que les *polypes* à polypiers, considérés en masse, ne jouissent d'une longue existence ; mais il est peu probable que chaque individu, pris en particulier, soit dans le même cas : la formation même des récifs et des îles que leur amas constitue prouve que la portion vivante est bientôt étouffée par la portion calcaire ; c'est une famille qui se perpétue, mais dont les nouveaux rejetons concourent par leur développement à faire périr leurs ascendants.

Certains *mollusques* peuvent vivre jusqu'à trois à quatre ans. Parmi les *articulés* la durée de la vie paraît être un peu plus longue.

Dans les *poissons* on a vu la vie se prolonger jusqu'à cent cinquante et deux cents ans, comme chez les carpes. On a vu des serpents vivre quarante à cinquante ans, et même plus. Quelques oiseaux se font remarquer aussi par leur longévité On sait, par exemple, que le corbeau, le perroquet, la cigogne, peuvent dépasser quelquefois moitié de la durée de la vie humaine

De nombreuses variations se remarquent parmi les *mammifères* eu égard à la longévité. Et quoique, en général, les plus grands vivent plus longtemps que les petits, il n'y a point de proportion exacte à établir sous ce rapport, surtout si on les compare à l'homme chez lequel le terme de la vie peut être approximativement fixé à quatre-vingts ans : puisque le cheval et le bœuf ne vivent que vingt à vingt-cinq ans, le chameau de quarante à cinquante, l'éléphant de cent vingt à deux cents tout au plus; tandis que le chien, le chat peuvent aller jusqu'à quinze ans environ: qu'un ours a vécu, dit-on, quarante-sept ans dans les fossés de Berne où il était né. (Dugès.)

Peut-être la règle serait plus exacte en mettant à part l'homme, sur lequel la civilisation a plus d'influence que sur les autres mammifères; mais il est impossible de ne pas tenir compte de ce qui a lieu sous cette condition, vu la difficulté d'observer les animaux libres. De là, en effet, l'incertitude où nous sommes sur l'âge auquel parvient la baleine: car c'est d'une manière tout à fait conjecturale que Buffon a pensé qu'elle pouvait parcourir plus de dix siècles. Il n'avait pas même ici, pour en juger, le moyen de faire une juste application de la règle assez vraie, du reste, qu'il a établie pour les mammifères en général, savoir: que la durée de leur vie est proportionnelle au temps qu'ils mettent à prendre leur complet développement. (Dugès.)

La *durée moyenne* de la vie humaine tend plutôt à s'accroître qu'à décroître.

D'après Ulpien, qui écrivait sous Alexandre Sévère, et d'après les dénombrements de l'empire romain, depuis Servius Tullius jusqu'à 1000 ans plus tard, elle était fixée à trente ans. (*Mémoires de l'Académie royale de médecine*. Paris, 1828, t. I, p. 51.)

A Paris, d'après les recherches de Villermé, la mortalité relative était: au XIV<sup>e</sup> siècle, de 1,17; au XVII<sup>e</sup> siècle, de 1,26; au XIX<sup>e</sup> siècle, d'après Benoiston de Châteauneuf, elle est de 1,39.

De 18 ans 5 mois que la vie moyenne était à Genève au XVI<sup>e</sup> siècle, elle s'était élevée, en 1826, à 38 ans 10 mois.

Enfin, Charles Lejoncourt, faisant des calculs sur des bases plus larges, a établi que la moyenne générale de la vie s'est successivement élevée de 22 à 29, de 29 à 36; elle est actuellement en France de 36 ans et demi (p. 746-747).

La *durée ordinaire* chez tous les peuples est de 70 à 80 ans. Elle est toujours la même, d'après Lejoncourt, quoique Haller prétende qu'elle a augmenté.

La vie peut cependant se prolonger au delà de ses limites ordinaires, et chose étonnante, le nombre de centenaires est plus élevé de nos jours dans une seule des grandes puissances de l'Europe qu'il ne l'était encore dans l'Italie entière l'an 74 après J.-C. A cette époque, on a compté 65 centenaires. Lejoncourt porte aujourd'hui ce nombre à 170. En Angleterre, il y a 1 centenaire sur 3,100 individus; en Russie, 1 centenaire sur 245.

*Influences du milieu sur la vie.* — « L'idée de vie ne suppose pas seulement, dit M. Robin (*Du microscope et des injections*, p. 120) celle d'un être organisé de manière à comporter les phénomènes qui constituent l'état vital ; elle suppose encore l'idée non moins indispensable de l'ensemble total des circonstances ou agents extérieurs physiques et chimiques, propres à fournir à l'être organisé les principes immédiats ou matériaux nécessaires à la nutrition et à la manifestation des autres propriétés de ses éléments anatomiques. C'est à cet ensemble de conditions que l'on donne le nom de *milieu*.

» L'idée de vie ou de corps vivant et celle du milieu sont deux idées inséparables l'une de l'autre ; il n'y a pas vie possible sans un milieu convenable à l'accomplissement des phénomènes propres aux corps organisés. »

Le milieu a une telle influence sur la vie que, dans certains cas, il suffit pour la faire reparaître alors qu'elle semblait éteinte. Ainsi sont les vibrions, les rotifères, etc.

La vie peut être subordonnée dans sa durée et dans ses manifestations à une foule de causes extérieures. Ainsi, Malpighi nous apprend que pendant l'été les papillons vivent moins de temps que pendant le commencement de l'hiver. Beaucoup d'insectes, au contraire, périssent par le froid. Bien des accidents résultent, pour les animaux sauvages, de leur vie libre et aventureuse : les uns se noient, les autres se blessent et périssent, malgré la ténacité de leur vie. Quelques-uns périssent par l'ingestion d'aliments vénéneux. Cependant ce cas est rare, car l'instinct de ces animaux les fait s'abstenir pour la plupart des substances malfaisantes ; et, d'ailleurs, il est beaucoup d'aliments délétères pour l'homme qui ne le sont point pour une foule d'animaux. Quant à l'homme, moins sujet à ces nombreuses causes qui peuvent faire cesser sa vie, on voit les *maladies* amener chez lui des troubles assez fréquents. C'est l'étude de ces maladies qui fait l'objet de la *pathologie*.

Les *saisons* ont une grande influence sur la vie. Le printemps ramène une activité générale dans toute la nature, et la chaleur de l'été contribue généralement à entretenir ces changements.

Cependant la chaleur excessive engourdit, par exemple, les caïmans et les boas sous les tropiques, d'après Humboldt ; mais, dans nos climats, c'est pendant l'hiver que les reptiles tombent dans la torpeur et que certains mammifères passent à une sorte de sommeil particulier, sommeil hybernal, dont nous traiterons ailleurs (Dugès).

Les *alternatives d'apparition et de disparition du soleil* modifient aussi l'activité vitale. Le plus grand nombre dort la nuit et s'éveille le jour, c'est-à-dire qu'il subit l'influence de la lumière, de la chaleur, excitants bien propres à tenir leurs sens et par suite tous leurs organes en action. Mais, de même que l'été de la zone torride jette dans la stupeur quelques reptiles, de même les excitants diurnes fatiguent certaines espèces appartenant à des classes très différentes ; aussi dorment-elles pendant le jour et préfèrent-elles la nuit pour pourvoir à leurs besoins ou se livrer à leurs ébats.

## ARTICLE II. — Mort. — Mortalité.

*Définition.* — La mort est la cessation graduelle des actes divers que présente tout corps organisé, actes dont le plus simple et le plus général est celui de nutrition.

Si de ces actes, celui-ci cesse le premier, tous les autres cessent aussitôt ; si, comme c'est l'ordinaire, les autres actes, plus complexes, cessent les premiers, il n'y a mort définitive que lorsque cesse la nutrition. Alors seulement cesse la vie. Il y a encore vie tant que dure la nutrition ; il n'y a que vie végétative et pas de vie animale ; mais il y a encore un acte d'ordre vital. Tout corps qui ne manifeste pas l'activité nutritive est dit corps mort, s'il est organisé, et corps brut, s'il ne l'est pas (Ch. Robin).

« Ce résultat général de l'organisation, dit Ch. Robin, la *mort* ou *mortalité*, tant naturelle qu'accidentelle, n'est pas encore bien étudié. Son histoire, en effet, ne pouvait pas être faite tant que celle de la vitalité ne l'était pas, non-seulement d'une manière générale, mais encore dans les trois modes décrits par M. Aug. Comte : car il est bien évident que l'étude de la mort repose sur celle de la vie, et que les phénomènes généraux de l'un reproduisent ceux de l'autre. Au tableau de la mort par le poumon et le cœur, donné par Bichat, il faut ajouter, pour la *mort végétative*, la mort par les appareils digestif et urinaire. Ce sont les plus importants, les deux extrêmes ; les intermédiaires seuls ont été étudiés. Qui dit qu'un jour, une fois bien connus, les différents modes de mort ne pourront être retardés ? Quant à ceux qui correspondent à l'animalité et à la sociabilité, quoique étant aussi peu connus que les autres, on peut déjà trouver leur étude ébauchée dans Gall et Bichat. » (*Tableaux d'anatomie*, 1850.)

La manière dont ce passage de l'état de vie à l'état de mort s'établit n'est jamais instantanée. Les deux vies végétative et animale ne s'éteignent pas d'une manière identique. Tantôt la mort générale commence par l'une, tantôt par l'autre ; mais c'est toujours la vie végétative qui persiste le plus longtemps. La mort peut être naturelle ou accidentelle.

### § I. — *De la mort naturelle.*

On l'a appelée aussi *sénile*, mais cette expression est peu juste, parce qu'elle ferait croire que nous devons tous mourir vieux. La vie animale, d'après Bichat, cesse la première dans la mort naturelle. « Voyez, dit-il, l'homme qui s'éteint à la suite d'une longue vieillesse, il meurt en détail ; ses fonctions extérieures finissent les unes après les autres, tous ses sens se ferment successivement, les causes ordinaires des sensations passent sur eux sans les affecter. » Les sens de la vue, de l'ouïe, de l'odorat, du tact, du goût s'éteignent les uns après les autres ; bientôt le cerveau cesse de fonctionner, la voix et la locomotion se perdent peu à peu, et cependant la vie végétale existe encore « L'idée de notre heure suprême, dit Bichat, n'est pénible que parce qu'elle termine notre vie animale, que parce qu'elle fait cesser toutes les fonctions qui nous mettent en rapport avec ce qui nous entoure. C'est la privation de ces fonctions qui sème l'épouvante et l'effroi sur le bord de notre tombe. »

Dans la mort naturelle, la vie organique ne cesse que parce que chacune des fonctions s'est successivement éteinte. Les forces abandonnent peu à peu les organes, la nutrition ne se fait plus, soit que la fonction de composition, ou la digestion, ait été détruite, soit que la fonction de décomposition, ou l'urination, ait été suspendue par une cause ou une autre; ou bien encore quand les fonctions intermédiaires, la circulation et la respiration, sont abolies. Que la série des phénomènes morbides ait commencé par l'une ou l'autre de ces fonctions, c'est toujours la nutrition qui s'arrête, et toujours c'est le cœur qui finit le dernier ; il est, comme on dit, l'*ultimum moriens*.

### § II. — *De la mort accidentelle.*

C'est celle qui, amenée par des circonstances particulières, frappe l'individu plus tôt que ne le comporte le caractère de l'espèce.

Les *causes* qui peuvent la produire sont *extérieures* ou *intérieures*. Les premières sont : 1° Les blessures ; 2° la privation ou la variation du milieu ; 3° les poisons : 4° le froid ou la chaleur trop intenses. Les secondes sont dues à des lésions des organes ou au développement des tumeurs dans nos tissus. La mort accidentelle peut survenir tantôt d'une manière lente, tantôt d'une manière rapide.

1° *De la mort accidentelle lente.* — Si la mort survient après plusieurs mois ou plusieurs années, les phénomènes se passent à peu près comme dans la mort sénile; mais, en général, le point de départ a lieu dans la vie végétative qui, encore assez puissante pour se suffire à elle-même, ne peut plus entretenir la vie animale. Cette dernière donc se trouve anéantie la première. Si la mort survient, au contraire, au bout de quelques jours de maladie, c'est presque toujours une lésion grave des organes centraux qui amène la mort. Quand le cœur, le poumon, l'intestin ou les reins sont profondément altérés, on s'explique facilement la mort; mais on ne pourrait pas le faire aussi bien dans d'autres cas. Ainsi, pourquoi meurt-on si rapidement dans la péritonite? Ici la douleur est si vive que le cerveau ne peut plus fonctionner, et alors la vie animale cesse la première et la vie végétative disparaît ensuite peu à peu. Aussi, dans ce cas, le cadavre a conservé une plus ou moins grande quantité de graisse. Les sécrétions, les absorptions persistent encore pendant plus d'une heure après la mort d'une manière manifeste. C'est même ce qui établit une différence entre ce genre de mort et celui qui arrive aux vieillards, chez lesquels les actions organiques commencent à cesser même de leur vivant. Dans ces cas, on a encore réellement constaté la croissance des cheveux et de la barbe plusieurs heures après le dernier soupir (six à vingt heures); enfin la rigidité survient lentement, mais dure beaucoup plus longtemps.

2° *De la mort accidentelle subite.* — Ici la mort commence tantôt par la vie végétative, tantôt par la vie animale. Elle commence par la première dans les asphyxies, les ruptures des vaisseaux, et par la seconde dans les lésions profondes du cerveau. Les fonctions digestives et d'urination ne peuvent pas la produire, parce que leur action est lente.

A. *De la mort subite par défaut d'action du poumon.* — D'après Bichat, il y a absence : 1° de phénomènes mécaniques de la respiration ; 2° de phénomènes chimiques ; 3° d'action cérébrale faute de sang rouge qui excite le cerveau ; 4° de vie animale, de sensation, de locomotion et de voix ; 5° de circulation générale ; 6° de circulation capillaire, de sécrétion, d'absorption, d'exhalation ; 7° de digestion.

Quand ce sont les phénomènes chimiques qui sont interrompus les premiers, la mort arrive différemment. A la cessation des phénomènes chimiques succèdent : 1° celle de l'action cérébrale ; 2° de la vie animale, locomotion, voix, etc., et par conséquent les phénomènes mécaniques de la respiration ; 3° celle du cœur ; 4° celle de la circulation capillaire ; 5° de la chaleur animale, qui est le résultat de toutes les fonctions et qui n'abandonne le corps que lorsque tout a cessé d'y être en activité.

B. *De la mort subite par défaut d'action du cœur.* — Les morts subites par défaut d'action du cœur comprennent celles qui résultent : 1° des plaies et des ruptures de cet organe ; 2° d'anévrysmes terminés par ruptures ; 3° de l'introduction de l'air dans le système sanguin.

Une connexion étroite lie le cœur avec le cerveau, et la circulation avec l'acte cérébral. Quand l'action du cœur diminue tout à coup considérablement, l'action du cerveau diminue aussi d'une manière égale. L'action du cerveau n'étant plus entretenue par l'afflux du sang en assez grande quantité, il y a à l'instant cessation de toute innervation cérébrale, de la sensibilité, des fonctions de relation, de la voix, des mouvements volontaires et de ceux du diaphragme. Les phénomènes mécaniques de la respiration sont interrompus, et cette interruption des phénomènes mécaniques amène celle des phénomènes chimiques. Aussi dès que chez les suppliciés le couteau a tranché les artères vertébrales puis les carotides, et par suite interrompu l'afflux du sang au cerveau, il y a cessation brusque de toute pensée, de tout sentiment, de toute perception des impressions venues du dehors. Il n'y a de conservé encore pour quelques instants que les propriétés individuelles, si l'on peut ainsi dire, de divers tissus, mais sans solidarité des unes avec les autres comme dans l'exercice régulier des fonctions.

Mais quand c'est une portion du système circulatoire à sang noir, comme l'oreillette ou le ventricule droits, ou l'artère pulmonaire, dont les usages se trouvent arrêtés les premiers, le sang n'arrivant plus au poumon, les phénomènes chimiques de la respiration cessent, et c'est consécutivement, lorsque le cerveau ne reçoit plus de sang, n'excite plus les muscles intercostaux et le diaphragme, que les phénomènes mécaniques cessent à leur tour. Ici la cessation des fonctions est prompte. L'individu perd subitement tout sentiment et tout mouvement, la respiration s'arrête, et presque instantanément il tombe privé de vie.

C. *De la mort subite par défaut d'action du cerveau.* — Ici l'individu tombe sans sentiment ni mouvement, la respiration se trouble, devient difficile, imparfaite et cesse ; enfin, en dernier lieu, le cœur s'arrête. Selon que l'innervation a été plus ou moins promptement anéantie, ces divers phénomènes se sont succédé avec plus ou moins de rapidité.

Dans tous les cas de mort subite, que les phénomènes aient commencé par la cessation de la vie végétative ou de la vie animale, la vie végétale persiste encore longtemps.

D'après Gerdy, le supplicié dont la tête vient de rouler sur l'échafaud ne serait point encore mort. Et la preuve, c'est que pendant douze ou quinze heures on y excite des contractions par l'électricité, on ranime en apparence d'horribles passions dans cette tête de cadavre séparée de son corps, et des mouvements dans les membres, le cœur et les intestins, comme l'ont prouvé les expériences de Nysten, pour faire suite à celles de Bichat sur la vie et la mort, et celles d'André Ure, citées dans le journal de Férussac.

Mais il importe de noter qu'il faut bien distinguer la mort générale, telle qu'elle est entendue de tous, de la mort ou cessation des propriétés des éléments anatomiques et des tissus qui peut persister longtemps encore après la cessation des fonctions cérébrales ou respiratoires, de la circulation, etc. Aussi, comme nous venons de le voir (p. 744), n'y a-t-il plus possibilité de ressentir de la douleur aussitôt que le couteau tranche les vaisseaux du cou.

La mort n'étant entière et réelle que lorsque tous les phénomènes de la vie et leur principe sont éteints, on conçoit qu'il est bien difficile et probablement impossible qu'elle soit instantanée en réalité; je crois même, dit Gerdy, qu'elle ne l'est jamais qu'en apparence. Ainsi, dans le cas qui approche le plus de la mort instantanée, dans la mort par écrasement sous une avalanche de neiges qui renverse et met en pièces arbres, maisons, bêtes et gens, sous un éboulement de terres ou de maisons, etc., les os du crâne, de la poitrine et des membres peuvent être cassés, broyés en grande partie, mais il restera toujours quelques parties où la circulation capillaire continuera, quelques portions de peau où les poils rasés pourront pousser, comme le fait la barbe après le dernier soupir, quelques chairs palpitantes, quelques muscles susceptibles de se contracter jusqu'au refroidissement de la mort, comme ils le font dans une jambe amputée sous une simple irritation mécanique ou physique, telle que celle de l'air froid. Il suit de là que la mort est un phénomène complexe qui ne s'accomplit jamais que par l'extinction *successive* de tous les actes propres aux diverses parties de l'organisme, fonctions d'abord, et successivement les usages des organes, propriétés des tissus, puis celle des éléments anatomiques.

Brown-Séquard a fait des expériences chez les suppliciés qui prouvent que la vie y existe encore pendant un temps assez long. M. Gosselin a lui-même découvert que l'épithélium vibratile de la trachée jouissait encore de la propriété de se mouvoir au sixième jour après la décapitation. Tous ces faits prouvent que la vie végétative tend à durer plus longtemps, et l'on conçoit que si l'on pouvait séparer dans un animal la vie végétative de la vie animale, on lui donnerait une existence plus longue.

### § III. — *Des signes de la mort réelle et de la mort apparente.*

La question de savoir s'il existe un signe certain de mort a surtout occupé les médecins vers la fin du siècle dernier et a été résolue d'une manière affirmative par Louis, Bichat et Nysten.

Cette question devait vivement intéresser les médecins, car la pensée des souffrances et des tortures de ceux qu'on a pu enterrer vivants est tellement affreuse qu'elle remplit l'âme d'une profonde douleur.

Il y a quatre signes certains de mort : 1° *rigidité cadavérique* ; 2° *absence de contraction musculaire* ; 3° *altération avec passage à l'état crénelé des globules rouges du sang ;* 4° *putréfaction.*

Il existe encore d'autres signes moins importants, et qui sont : 1° l'*absence de la respiration* ; 2° l'*absence de la circulation ;* 3° le *refroidissement ;* 4° l'*absence du sentiment ;* 5° la *perte des facultés intellectuelles ;* 6° la *face cadavéreuse ;* 7° la *formation d'une toile glaireuse très fine sur la cornée transparente ;* 8° le *défaut de redressement de la mâchoire quand elle a été abaissée avec force ;* 9° la *perte de transparence de la main ;* 10° le *relâchement du sphincter de l'anus ;* 11° l'*obscurcissement* et l'*affaissement des yeux ;* 12° la *vacuité des carotides.* (Voy Bouchut, *Sur les signes de la mort,* 1849, 1 vol. gr. in-18, et Josat, *De la mort et de ses caractères,* 1854, 1 vol. in-8°.)

La *mort apparente* est cet état dans lequel les fonctions sont suspendues ou affaiblies au point de faire croire à la mort, mais sans que les propriétés vitales ou d'ordre organique des tissus aient disparu.

Dans cet état, la vie échappe aux sens des personnes peu attentives. Dans la mort apparente, il y a suspension de la vie animale, mais sans interruption de la vie organique ou végétale ; la vie est réduite au premier degré que nous avons établi.

*De la mortalité et de la population en France.* — Sur un million d'enfants qu'on suppose nés au même instant, il en reste de vivants après 1 an, 2 ans, 3 ans, etc., jusqu'à 110 ans où il n'en existe plus ; par exemple, à 20 ans il n'en reste que 502,216, ou un peu plus de la moitié, et à 45 ans 334,072, ou un peu plus du tiers. On voit que presque un quart des enfants meurent dans la première année, et qu'un tiers ne parviennent pas à l'âge de deux ans. La petite vérole a une grande part à cette mortalité effrayante ; mais le bienfait de la vaccine finira par délivrer l'humanité de ce fléau destructeur.

Ainsi, de 30,000 enfants qui naissent à peu près chaque année à Paris, il n'y en a que la moitié qui parviennent à l'âge de 20 ans, et seulement un tiers qui atteignent l'âge de 45 ans. Un peu plus du quart atteint 55 ans. En 1853, l'*Annuaire du bureau des longitudes* évalue la durée de la vie moyenne à 36 ans 4/10. La table de Duvillard ne donne que 28 ans 3/4 pour la durée de la vie moyenne avant la révolution. Voilà donc une augmentation de 8 ans qui doit provenir de l'introduction de la vaccine, de l'aisance qui s'est répandue jusque dans les classes les moins fortunées et de la meilleure hygiène qui en résulte. Elle indique dans la loi de la mortalité un changement favorable qu'un grand nombre de faits ont déjà rendu sensible depuis bien des années, non-seulement en France, mais encore dans une grande partie de l'Europe.

La mortalité varie suivant les âges. La plus grande mortalité est celle du premier trimestre de la première année, elle diminue beaucoup pendant le second, elle subit une diminution moindre pendant le troisième, et durant le quatrième elle baisse moins encore, ou même s'accroît un peu.

La mortalité est moins grande d'année en année, de manière que la proportion annuelle des morts aux vivants est la suivante :

| | |
|---|---|
| 1re Année. | 1 : 4. |
| 2e — | 1 : 8 9. |
| 3e — | 1 : 10-16. |
| 4e — | 1 : 20. |
| 5e — | 1 : 30-40. |
| 6e — | 1 : 30 50. |
| 7e — | 1 : 60-70. |
| 8e — | 1 : 700. |

La mortalité a son maximum à 11 ans en France, à 12 ans dans les Pays-Bas. A partir de cette époque, elle augmente un peu, ce qui paraît tenir au développement de la puberté. A cette époque il meurt plus de filles que de garçons, tandis qu'auparavant c'était l'inverse.

## SECTION III.

### Loi de la propagation.

La propagation est la conservation des espèces et des races dans le temps, et leur extension dans l'espace par multiplication des individus existants.

Ainsi qu'on le voit, de même que l'accroissement a pour condition d'existence la propriété de développement, la propagation repose sur la propriété de naissance dont sont doués les éléments anatomiques, et que manifeste la fonction de reproduction. De même qu'à la rénovation matérielle se lie la production de chaleur, de même aussi à la propagation se rattache l'*hérédité*, résultat consécutif, mais non secondaire du précédent.

On compte 1 mort, ou enfant né non vivant, pour 10 enfants nés viables dans les villes, ou pour 20 environ hors des villes ; il y a 12 mort-nés du sexe masculin pour 10 du sexe féminin. On supposait autrefois que le rapport des naissances masculines aux naissances féminines était égal à 22/21, ce qui diffère sensiblement de 17/16 ; mais ce dernier rapport est le plus digne de confiance, parce qu'il est conclu de plus de 14 millions et demi de naissances des deux sexes ; nombre bien supérieur à ceux qu'on avait employés jusqu'ici à la détermination de cet élément.

Pour savoir si le climat influe sur le rapport dont il est question, on a considéré séparément une trentaine de départements, les plus méridionaux de la France. Les naissances dans ces départements, depuis 1817 jusqu'à 1843, ont été de 13,477,489 garçons, et de 12,680,776 filles : le rapport du premier nombre au second est celui de 17 à 16, comme pour la France entière ; et, en le calculant en particulier pour chacune des quinze années, on trouve aussi qu'il n'a pas beaucoup varié, ses limites extrêmes étant 14/13 et 18/17. Ce résultat porte à conclure que la supériorité des naissances des garçons sur celles des filles ne dépend pas du climat d'une manière sensible. Les naissances des enfants naturels des deux sexes paraissent s'écarter du rapport de 17 à 16. Depuis 1817 jusqu'à 1843, ces naissances, dans toute la France, ont été de 956,856 garçons et 919,504 filles ; le rapport du premier nombre au second diffère peu de celui de 25 à 24, ce qui semblerait indiquer que, dans cette classe d'enfants, les naissances des filles se rapprochent plus de celles des garçons que dans le cas ordinaire. Les naissances des garçons sont à celles des filles comme 16 est à 15 pour les enfants légitimes, et comme les nombres 25 à 24 pour les enfants naturels. Quand il naît 1 enfant naturel, il en naît 13 légitimes, ce qui revient à peu près à 10 enfants naturels pour 130 enfants légitimes. Les décès masculins surpassent les décès féminins ; les premiers étant représentés par 60, les autres le sont par 59, ce qui fait qu'à l'âge moyen de la vie, il y a plus de femmes que d'hommes. On compte 1 mariage pour 128 habitants, et pour 4 naissances 1/12$^{e}$ ; on compte 3,8 ou presque 4 enfants légitimes par mariage. On compte 1 décès par 40 habitants, et pour 1,23 ou 1 naissance 1/4. On compte 1 naissance sur 33,4 habitants, et pour 0,83 décès ; ce qui revient à 10 naissances pour 8 décès. Quant à l'accroissement de la population, on voit que les garçons y ont une plus grande part que les filles : les garçons y contribuent pour 1/351[e], et les filles seulement pour 1/165[e]. Si l'accroissement total, qui est de 1/200[e], se maintenait le même, la population augmenterait de 1 dixième en 19 ans, de 2 dixièmes en 37 ans, de 3 dixièmes en 53 ans, de 4 dixièmes en 67 ans, de moitié en 81 ans, et il faudrait 139 ans pour qu'elle devînt double de ce qu'elle est maintenant. Puisque l'on compte 1 naissance pour 33,4 habitants, et 1 décès pour 40, on aura : rapport de la population aux naissances, 33,4; aux décès 40. C'est par ces nombres que l'on doit en général multiplier les naissances et les décès pour reproduire la population.

La population des hommes tend peu à peu à égaler celle des femmes ; l'égalité aura lieu dans quelques années, si la diminution du rapport se maintient, et si l'on peut admettre, d'après les recensements, que le rapport était à peu près 1,04 vers l'année 1830.

## De l'hérédité.

On donne le nom d'*hérédité* au phénomène biologique qui fait que, outre le type de l'espèce, les ascendants transmettent aux descendants des particularités d'organisation et d'aptitude. L'hérédité rentre dans l'ordre des actes qui, en physiologie, ont reçu le nom de *résultats*. Comme tous les actes de cet ordre, elle se rattache spécialement à quelqu'un des actes élémentaires de l'organisme, étudiés à l'autre extrémité de la physiologie ; de même que la *calorification* se rattache particulièrement à la rénovation organique, l'hérédité se rattache spécialement à la fonction de reproduction Elle est liée, en particulier, à ce fait : que les éléments anatomiques ont la propriété de donner naissance directement à des éléments semblables à eux, ou de déterminer dans leur voisinage la génération d'éléments de même espèce. Pour se rendre compte des phénomènes d'hérédité, il faut savoir, en outre, que les substances organiques jouissent de la propriété de transmettre, par simple contact avec des substances d'une autre espèce, l'état moléculaire particulier que quelque circonstance extérieure a produit chez elles. Or, il est certains états généraux de l'organisme, certaines aptitudes, qui ne résident évidemment pas seulement dans un simple arrangement passager des tissus ou des humeurs, mais qui ont, au contraire, développé une modification moléculaire particulière dans tous les points de l'organisme. D'après la propriété qu'ont les substances organiques de transmettre d'une manière lente, mais continue, leur état moléculaire propre aux substances avec lesquelles elles sont en contact, il est évident que toutes les parties qui naîtront par suite du développement de cette première molécule génératrice seront modifiées en bien ou en mal, selon l'état qu'elle avait elle-même. On comprend donc comment les spermatozoïdes ou cellules embryonnaires mâles pourront transmettre à la cellule embryonnaire femelle ou au blastoderme, dont ils déterminent la naissance aux dépens du vitellus qu'ils ont fécondé, les états particuliers dont eux-mêmes sont affectés, et qui sont propres au mâle dont ils proviennent : d'où la transmission héréditaire ; transmission modifiée plus ou moins par l'état qui était propre aux spermatozoïdes, ainsi qu'à l'organisme entier de la femelle. On comprend, en outre, que si les aptitudes peuvent se transmettre ainsi, les affections pathologiques, qui auront modifié l'organisme jusque dans ses plus intimes éléments, agiront de même. Sans la connaissance des conditions de formation et d'existence des substances organiques, et des propriétés dont elles jouissent au contact les unes des autres, nous ne pouvions comprendre la nutrition, et la transmission héréditaire ne trouvait pas d'explication rationnelle. Les exemples sont perpétuels de la ressemblance des produits avec les producteurs, tant dans la conformation physique que dans la position morale. Et non-seulement les particularités innées sont transmises héréditairement, mais les particularités acquises le sont aussi. C'est là-dessus que les éleveurs de bestiaux ont fondé la création de races domestiques douées de qualités spéciales. En vertu d'une loi empirique que M. Lucas, auteur d'un ouvrage important *sur l'hérédité* (Paris, 1847), a nommée *innéité*, il arrive que partout, à chaque instant, dans le sein de chaque famille, il naît des individus signalés par des caractères physiques, moraux et intellectuels, tout à fait exceptionnels. Les éleveurs ont profité de cette loi pour mettre à part les sujets qui leur paraissaient pourvus des qualités qu'ils désiraient ; puis, profitant de l'*hérédité*, ils ont fixé ces qualités dans les produits, et, ne permettant au fur et à mesure que les alliances entre consanguins, ils ont fini par établir une race, une variété qui subsiste ; et elle subsiste tant que les soins de l'homme préviennent l'invasion du sang étranger, prête à disparaître et à se fondre dans le type général dès que les soins ne seront plus donnés.

L'hérédité présente à considérer plusieurs points.

1° *Hérédité de la conformation extérieure.* — Elle peut être générale dans la tête, le tronc, les membres, les ongles même et les poils ; mais il n'en est aucune partie qui en porte une plus vive ni une plus habituelle empreinte que le visage ; elle s'y étend aux formes particulières des traits et les grave à l'image des types originels. La régularité, l'irrégularité, les signes distinctifs, la laideur, la beauté, l'agrément des figures, sont héréditaires. La ressemblance peut aller jusqu'à faire illusion sur l'identité. Il est assez fréquent que cette répétition héréditaire des traits n'apparaisse point toujours dès les premières périodes de l'existence, mais plus tard et lorsque les enfants touchent à l'âge où les traits des parents offraient le même caractère. Les ressemblances peuvent aussi n'exister qu'un instant et ne faire, pour ainsi dire, que glisser sur les visages. Il est même donné d'observer quelquefois dans ces ressemblances des métamorphoses de l'image d'un auteur dans l'image de l'autre; les ressemblances de conformation du fils avec la mère, de la fille avec le père, peuvent s'effacer, après l'adolescence, et être remplacées par celles du fils avec le père, de la fille avec la mère.

L'hérédité de la *taille* est un fait reconnu de toute antiquité, et cela est vrai, non-seulement du corps en totalité, mais encore de ses parties. Les éleveurs ont tiré un parti merveilleux de cette particularité; ils sont arrivés à transporter d'une race à une autre ou d'un individu à ses divers produits, telle ou telle proportion de membre ou de partie. Il leur a suffi de préciser d'abord le caractère qu'ils désirent transmettre; de faire élection ensuite de mâles et de femelles présentant ce caractère l'un et l'autre au plus haut degré, et, à défaut d'individus étrangers, d'allier les rares produits où ils se propagent, avec les pères ou mères, avec les frères ou sœurs, procédé que les Anglais nomment *breeding in and in*. C'est la propagation suivie dans le même sang. Le docteur Dannecy a répété ces mêmes expériences sur les lapins, les pigeons, les souris, et même les végétaux. John Sebright est arrivé au même résultat sur des chiens, des poules et des pigeons. De là, l'importance dans l'espèce humaine, de bien apprécier les vices de conformation du bassin, de ne pas tenir simplement compte des proportions du bassin de la femme que l'on examine, mais des dimensions de la tête et des épaules de l'homme qu'elle peut ou qu'elle doit épouser, précaution que l'on ne prend pour ainsi dire jamais, bien qu'elle soit la plus essentielle à prendre par le médecin comme par la famille.

Les couleurs des espèces se reproduisent avec la même fidélité que se répètent leurs formes. Le croisement des noirs et des blancs en témoigne constamment. Les exemples en abondent dans le métissage des variétés blanches et des variétés noires des animaux; mais il arrive aussi que le croisement n'a pas lieu et que la couleur d'un des parents seulement est représentée dans le produit.

2° *Hérédité de la structure interne.* — Rien de plus positif que l'hérédité de la forme, du volume et des anomalies du *système osseux*; celle des proportions en tout sens, du crâne, du thorax, du bassin, de la colonne vertébrale (Piorry), des moindres os du squelette, est d'une observation quotidienne et vulgaire; on a constaté jusqu'à celle du nombre en plus ou en moins de vertèbres et des dents.

L'hérédité régit de même les proportions du *système nerveux;* elle est manifeste dans les dimensions générales du cerveau, son principal organe (Gall); elle est même très souvent sensible dans le volume, et jusque dans la forme des circonvolutions, et l'observation que Gall en avait faite lui avait donné l'idée d'interpréter par elle la propagation des facultés mentales.

L'*appareil circulatoire*, l'*appareil digestif*, le *système musculaire* suivent, sous tous ces rapports, les lois de transmission des autres systèmes internes de l'organisme; le développement, l'étendue, la configuration, la capacité, les disproportions les plus particulières des appareils spéciaux qui leur appartiennent, se transportent des pères et des mères aux produits.

Il existe des familles où le cœur et le calibre des principaux vaisseaux sont naturellement très considérables; d'autres chez lesquels ils sont relativement petits; d'autres où, comme l'avait constaté Corvisart, ils présentent les mêmes vices de conformation.

3° *De l'hérédité des caractères propres aux éléments fluides de l'organisation.* — L'action héréditaire peut s'exercer sur les caractères de la *proportion* et sur les caractères de la *composition* des différents fluides.

Quant à la *proportion*, l'hérédité existe, et dans les quantités absolues des liquides, et dans leurs quantités relatives. Le sang est plus abondant dans certaines familles qu'il ne l'est dans d'autres, et cette surabondance tient à l'hérédité de la disproportion du système sanguin dans les premiers auteurs, aux descendants desquels elle communique une prédisposition à toutes les maladies dont cette disproportion peut être le principe : des apoplexies, des hémorrhagies, des inflammations proviennent en effet de cette surabondance héréditaire du sang.

La prépondérance peut se porter sur la bile. Les bilieux, écrivait le père de la médecine, engendrent les bilieux; il en est de même de la lymphe, qui alors produit le tempérament lymphatique.

La transmission héréditaire se présente aussi dans les proportions absolues des liquides de l'organisation ou de leur quantité en plus ou en moins, relativement à eux-mêmes et par suite à la vie. Telle est l'hérédité de celles en plus du sang que l'on nomme *pléthore*, et de celles en moins que l'on nomme *anémie*.

Quant aux caractères de la *composition* des différents fluides, l'hérédité agit manifestement sur tous ceux qu'ils présentent. On cite beaucoup de cas où le sang était tellement altéré que la plus légère cause amenait des hémorrhagies très graves.

4° *Hérédité des modes de développement.*—Il existe des familles qui ont des époques fixes pour leur développement : tantôt c'est à la deuxième dentition ou à la puberté; tantôt c'est par secousses en quelque sorte partielles, mais soutenues vers ces époques, ou par secousses brusques et qui portent de bonne heure la taille où elle doit arriver; crises de la croissance dont le moment d'explosion, indépendamment de ses dangers immédiats, mérite toute l'attention des médecins par rapport aux affections chroniques dont il peut être le point de départ héréditaire. Il est beaucoup de familles où la croissance est précoce.

5° *Hérédité des modes de la reproduction.* — Des familles sont remarquables par leur fécondité, et cette fécondité se propage chez elles, tantôt de la part du père et tantôt de la part de la mère, aux produits. Ce qui est digne de remarque, c'est que la faculté de donner plus ou moins de lait est transmissible ainsi que la fécondité de la part des deux auteurs.

6° *Hérédité des idiosyncrasies.* — Il est positif qu'il y a des familles qui ne sont pas sujettes à la petite vérole. Fodéré avait un exemple sous les yeux : c'était celui de sa femme et de sa famille; le père de sa femme, mort à quatre-vingt-onze ans, après une longue pratique, ne contracta jamais la petite vérole et tenta en vain de la donner à sa fille par l'inoculation et en la faisant jouer avec des variolés; son père et son aïeul avaient été de même. Les enfants de Fodéré ne jouirent pas de cette immunité.

7° *Hérédité de la durée de la vie.* — Il n'est pas permis de la révoquer en doute. Dans certaines familles, une mort précoce est si ordinaire qu'il n'y a qu'un très petit nombre d'individus qui puissent s'y soustraire à force de précautions. Dans la famille de Turgot on ne dépassait guère l'âge de cinquante ans, et l'homme qui en a fait la célébrité, voyant approcher cette époque fatale, malgré toute l'apparence d'une bonne santé et d'une grande vigueur de tempérament, fit observer un jour qu'il était temps pour lui de mettre ordre à ses affaires, et d'achever un travail qu'il avait commencé, parce que l'âge de durée de la vie dans sa famille était près de finir. Il mourut, en effet, à cinquante-trois ans.

L'action de l'hérédité n'est pas moins énergique sur la durée de la vie à période ordinaire; l'expectative la mieux fondée d'une longue vie est celle qui repose sur la descendance d'une famille où l'on est parvenu à un âge avancé. Rush dit n'avoir pas connu d'octogénaire dans la famille duquel il n'y eût des exemples fréquents de longévité.

8° *Hérédité des anomalies du type spécifique de l'organisation.* — Les anomalies par arrêt de développement comme l'albinisme, le bec-de-lièvre, les vices de développement de la colonne vertébrale, sont aussi transmissibles. L'hérédité des anomalies par excès de dévoleppement est aussi héréditaire: le mélanisme, la multiplicité des mamelles ou des testicules, l'existence d'une queue chez des individus de l'espèce humaine, l'hypospadias, les doigts surnuméraires, sont autant d'affections héréditaires. Il en est de même de la *polydactylie* et de *l'ectrodactylie* ou absence congénitale du nombre normal des doigts. L'hérédité s'exerce sur les monstruosités proprement dites, soit unitaires, soit doubles. Ces faits sont très intéressants, parce qu'ils prouvent évidemment que le type individuel est transmissible par la voie séminale; et dès lors on peut conclure avec sûreté à des phénomènes moins apparents.

9° *De l'hérédité dans la procréation de la nature morale.* — Il n'est aucun de nos sens qui échappe à cette loi d'hérédité. L'hérédité propre aux sentiments se constate facilement par des observations nombreuses. Quant à la part qui vient de la famille, il n'est pas moins nettement démontré par de nombreuses observations, que cette transmission a lieu. C'est parce que ce fait est bien connu, que les éleveurs de chevaux ont soin de bien constater le caractère des étalons et des juments employés à la reproduction. Ces faits sont très importants en vue de l'homme, car ils tendent à dégager la preuve expérimentale à son égard, d'une série d'objections dont on a poussé l'abus jusqu'à l'absurde. Telle est l'explication des ressemblances morales, du type individuel dans le sein des familles, par l'identité de l'éducation. par l'empire de l'exemple, la force de l'habitude, et l'influence de toutes les causes extérieures, etc. On suppose assez communément, dit Girou de Buzareingues, et J.-J. Rousseau ne s'est pas préservé de cette erreur, que les enfants naissent sans penchants, et qu'un même système d'éducation peut convenir à tous; il est cependant vrai que nous naissons avec les habitudes comme avec le tempérament de ceux à qui nous devons la vie.

On n'a que trop d'exemples de la transmission du défaut d'intelligence, et tout le monde sait assez qu'il y a des familles entières qui sont affligées de grande faiblesse d'imagination, transmise par leurs parents. On remarque souvent que certaines facultés dominent dans des familles. Pour moi, je regarde comme une des plus grandes preuves de l'hérédité mentale un fait que le contact entre les peuples civilisés et les peuples barbares a mis en lumière : c'est l'impossibilité où les peuples barbares sont d'arriver au niveau des peuples civilisés, de plein saut et sans passer par l'hérédité.

Reste enfin l'hérédité par rapport à la locomotion et à la voix. Ici les chevaux fournissent des exemples authentiques : on sait avec quelle exactitude les descendances des chevaux de sang sont enregistrées, et les bons coureurs transmettent leurs qualités à leurs produits.

*Influence des individus dans l'hérédité.*

Les personnes dont la génération réfléchit dans l'enfant les formes et les sentiments, sont : 1° les auteurs *immédiats*, ou le père et la mère ; 2° les collatéraux ; 3° les auteurs *médiats*, ou les ascendants du père et de la mère ; 4° les conjoints antérieurs.

De chacune de ces représentations dérive une forme spéciale de l'hérédité. La première est pour nous l'*hérédité directe ;* la seconde, l'*hérédité indirecte ;* la troisième, l'*hérédité en retour ;* la quatrième, l'*hérédité d'influence.*

1° *Hérédité directe.* — Il est facile de la constater pour le père et pour la mère ; tantôt l'un, tantôt l'autre prédomine dans les produits, et les théories qui ont prétendu éliminer l'un au profit de l'autre ne se sanctionnent pas devant les faits.

2° *Hérédité indirecte.* — Mais ni le type du père, ni le type de la mère n'apparaissent toujours dans le type du produit. Il est des circonstances où un caractère nouveau s'engendre dans la famille, où l'être n'a rien ou n'a presque rien des traits d'aucun parent. Il est d'autres circonstances où la ressemblance au père et à la mère manque, mais où la ressemblance avec d'autres parents vient en prendre la place. On observe, en effet, entre des parents fort éloignés, et tout à fait en dehors de la ligne directe, entre les oncles et les neveux, les nièces et les tantes, les cousins, les cousines, les arrière-neveux même et les arrière-cousins, des rapports saisissants de conformation, de figure, d'inclinations, de passions, de caractère, de facultés et même de monstruosités et de maladies.

3° *Hérédité en retour.* — Quelquefois, dit Burdach, l'hérédité transmet seulement la prédisposition à une qualité qui n'apparaît elle-même que dans la génération suivante : cette qualité manque donc pendant une génération durant laquelle sa prédisposition demeure latente et se montre de nouveau à la génération qui suit, de manière que les enfants ressemblent non à leurs parents, mais à leurs grands parents. C'est cette condition, connue sous le nom d'*atavisme*, qui ramène des enfants blancs chez des mulâtres ou même chez des nègres qui ont des blancs dans leurs auteurs.

4° *Hérédité d'influence.* — Cette espèce d'hérédité est vraiment remarquable. Si une femme se marie étant veuve, il peut arriver que les enfants nés de ce second mariage reproduisent des traits et des caractères du premier mari mort avant la conception. Le croisement de diverses espèces d'animaux a permis de constater ce curieux phénomène. Home rapporte qu'un âne moucheté d'Afrique, autrement *couagga*, fut, en 1815, accouplé une seule fois avec une jument d'origine anglaise; de cet accouplement naquit un mulet marqué de taches comme son père. Dans le cours des années 1817, 1818, et 1823, cette même jument fut fécondée par trois étalons arabes, et quoiqu'elle n'eût jamais, depuis 1816, revu le couagga, elle n'en donna pas moins chaque fois un poulain brun tacheté comme lui et dont les taches même étaient plus marquées que celles du premier mulet. Ceci est un des cas les plus curieux à savoir, la représentation des conjoints antérieurs dans la nature physique et morale du produit : c'est-à-dire que si une femme devient veuve et se remarie, il peut arriver que les enfants du second mariage reproduisent des traits et des caractères du premier mari, mort avant la conception. Le croisement de diverses espèces d'animaux a permis de constater ce phénomène, qui, dès lors, a pu être aperçu dans l'espèce humaine. Une jument de pur sang qui aura été saillie par un étalon vulgaire ou un âne n'est plus apte à mettre au jour, même avec un étalon de pur sang, des produits de pur sang aussi ; les poulains pourront avoir quelque chose de l'étalon vulgaire ou du mulet. Le résultat donné par les faits est que l'influence du père et celle de la mère se partagent également dans les produits; mais, s'il arrive, comme il arrive en effet, que l'une des influences prédomine, cela tient à des conditions particulières de l'un ou de l'autre parent. Dans les races croisées, le nombre intervient avec prépondérance, c'est-à-dire que la race représentée par le plus grand nombre doit dominer d'abord et bientôt absorber la race représentée par le petit nombre.

Quelle est la part du père ? quelle est celle de la mère ? quelle est celui des deux qui a la prépondérance ? Le croisement des animaux, surtout celui du chien et de la louve, a été étudié sous ce point de vue, et il a été constaté qu'il n'y avait rien de précis à cet égard; que tantôt l'un, tantôt l'autre transmettait ses qualités au produit de leur union. Y a-t-il croisement d'influence, c'est-à-dire le père est-il représenté dans la fille, et la mère dans le fils? Il faut déduire d'abord ce qui a rapport à la sexualité, et alors voit-on la ressemblance ou physique, ou morale, suivre électivement le type du facteur dont le sexe est semblable à celui du produit ? Voit-on la ressemblance, ou physique, ou morale, suivre électivement le type de facteur dont le sexe est l'opposé de celui du produit ? A ces questions, voici ce que les faits répondent : 1° Le transport par *différence* et le transport par *identité* de sexe sont dans l'hérédité d'une très grande fréquence ; 2° la fréquence relative de l'une et de l'autre marche de l'hérédité, dans l'état de la science, reste indéterminée.

Après avoir démontré que le père et la mère interviennent dans la représentation du produit, M. Lucas admet qu'il y a tantôt élection, c'est-à-dire que l'un des parents imprime son cachet sur telle ou telle partie ; tantôt mélange, c'est-à-dire que le mélange, quelque part qu'il se porte, est toujours une agrégation simple et sans transformation des représentations de l'un et de l'autre facteur ; tantôt enfin combinaison, c'est-à-dire qu'il y a composition de natures dissemblantes en une nouvelle nature.

Le *nombre* et le *climat* exercent leur influence dans l'hérédité. Dans le premier cas, toutes les autres chances étant supposées égales entre deux races croisées, quel que soit le sexe qui les personnifie dans la génération, la race représentée par le plus grand nombre doit dominer d'abord et bientôt absorber la race représentée par le plus petit nombre. Dans le second cas, toutes les autres chances étant supposées les mêmes, non pas entre deux espèces, ni entre deux variétés premières d'une même espèce, mais entre deux races croisées, et, quel que soit le sexe qui les personnifie dans la génération, la race, à nombre égal, qui garde l'avantage de lutter sur le sol dont elle est le produit, qui représente, en un mot le climat indigène, doit d'abord dominer et bientôt absorber la race qui représente le climat exotique. Ainsi, supposez des nègres, hommes ou femmes, venant dans une nation blanche et s'alliant, ou des blancs, hommes ou femmes, allant dans une nation noire, et s'alliant, au bout d'un certain temps toutes les races du nègre ou du blanc auront disparu. Le climat exerce donc une influence analogue à celle du nombre et tend à ramener les étrangers au type indigène.

Maintenant examinons quelle est la part des auteurs dans le *sexe du produit*. Sans entrer dans toutes les théories qui ont été émises sur ce point, nous dirons, avec M. Lucas, que le sexe est transmis par l'auteur correspondant, et ce qui détermine cette élection, c'est la prépondérance actuelle de la sexualité de l'un sur la sexualité de l'autre.

### *Modifications des individus transmises par hérédité.*

Les diverses espèces soumises à toutes sortes d'influences, comme le *climat*, la *nourriture*, la *domestication*, la *civilisation*, varient constamment, et dans cette variation intervient la loi d'*innéité*, ou l'activité spontanée du divers dans la production de l'être. Il faut distinguer plusieurs cas : 1° Toutes les espèces n'ont pas la même aptitude à subir l'influence immédiate des causes et des agents de modification ; il y a des espèces qui ne peuvent jamais arriver à la domestication ; 2° toutes les espèces ne varient pas également sous l'empire des mêmes causes ; 3° toutes les espèces susceptibles de varier n'éprouvent pas le même effet sous l'influence de la même cause.

Toutes ces modifications ainsi acquises sont susceptibles d'être transmises par l'hérédité. Dans l'espèce humaine un contraste s'observe entre le naturel des enfants nés de peuples civilisés, et le naturel des enfants nés de peuplades et de tribus barbares. Tandis que les premiers se plient instinctivement aux mœurs et aux usages de la société, les jeunes sauvages, à de rares exceptions près, se prêtent mal au joug de la civilisation, ou n'en prennent que le dehors et se sentent malheureux d'y être assujettis. Il n'est rien, sous ce rapport, de plus démonstratif que le fait rapporté par le savant docteur M. Roulin. La première fois qu'on mène au bois, en Amérique, les descendants de chiens dressés de longue date, à la périlleuse chasse du pécari, ils savent, comme leurs pères, et sans nulle instruction, la tactique à suivre. Les chiens d'autres races qui ne la savent point, si vigoureux qu'ils soient, sont d'abord dévorés. Nous ne suivrons pas M. Lucas dans l'exposé de l'hérédité morbide, nous sortirions de notre sujet.

Quelle est la *durée* des caractères transmis par l'hérédité ? L'hérédité lutte constamment contre quatre forces : 1° L'*innéité*, qui, à chaque production, substitue, dans le produit, aux caractères de l'un et l'autre générateur, de nouveaux caractères ; 2° la *dualité* des auteurs qui concourent à la représentation, où chacun a sa part et dont chacun réduit nécessairement ainsi la part de l'autre ; 3° la *diversité totale ou partielle des circonstances* de la reproduction de l'être, le temps, le climat, les lieux, l'âge, l'état physique ou moral des parents à chaque nouveau produit ; 4° l'*action du grand nombre sur le petit nombre*. Il résulte, d'après Benoiston de Châteauneuf, que, sous l'influence de toutes ces causes, la durée des familles nobles en France est, pour les plus vivaces, à peine de trois siècles. Or il n'existe pas une seule famille où la succession d'aucun des caractères du type individuel atteigne à cette limite. D'après Ulloa Twis et autres, il suffit d'ordinaire de trois ou quatre générations ainsi méthodiquement croisées, soit pour blanchir un nègre, soit pour noircir un blanc. Les Indous, si scrupuleux sur la pureté des races, font acquérir ou perdre la pureté de la caste en sept générations, et regardant à ce degré la consanguinité réelle comme éteinte, ne font pas remonter plus haut l'interdiction du mariage entre parents.

On a essayé d'évaluer, dans un milieu général et non fermé, la durée de la transmission des caractères héréditaires ; M. Lucas l'évalue à six générations. L'*hérédité des maladies* n'est qu'un cas particulier de l'hérédité générale. Le traitement résulte des notions acquises sur cette dernière. Ce traitement est prophylactique ou curatif. Le prophylactique ne peut être efficace qu'en faisant agir l'hérédité sur elle-même, c'est-à-dire en choisissant la nature des parents, la nature du temps ou de l'époque de la vie, la nature du lieu, la nature de l'état où l'être se reproduit ; le curatif doit soumettre l'enfant à des conditions inverses de celles qui ont causé la maladie du père et de la mère. Dans la *sociologie* l'hérédité joue un rôle considérable, elle peut être appelée *hérédité sociale*. Quand on passe à la considération de l'humanité, on s'aperçoit que l'hérédité intervient dans l'évolution de la civilisation. Sans elle, l'histoire manquerait d'une de ses causes essentielles. Ce qui se gagne par les œuvres de natures meilleures, plus actives, plus perçantes (*innéité*), finit par se consolider dans les autres à l'aide du travail héréditaire ; et, grâce à ce travail, les peuples civilisés prennent des aptitudes, des goûts, des penchants qui, d'une part, les préservent des retours vers la barbarie (retours auxquels les individus succombent parfois), et, d'autre part, offrent une base solide à un nouveau développement d'aptitudes plus puissantes, de goûts plus délicats et de penchants mieux réglés.

## CHAPITRE II.

### DE L'ANIMALITÉ.

On désigne sous le nom d'animalité les phénomènes généraux qui résultent de la manifestation des propriétés et des fonctions dites de la vie animale, chez les êtres organisés qui sont doués de cet ordre d'activité.

L'obligation de se nourrir de corps vivants suppose d'une part la faculté de les discerner, et de l'autre, le pouvoir de les saisir. Ainsi la sensibilité et la contractilité deviennent les conditions nécessaires de l'existence animale. Par-là l'être vivant, jusqu'alors entièrement solitaire, ouvre naturellement des rapports avec tout ce qui l'entoure. Mais entre l'innervation et la contractilité, se trouve la pensée tantôt passive dans la perception, tantôt active par réaction sur le milieu extérieur.

La continuité des actes végétatifs exclut toute satisfaction proprement dite, puisque tout plaisir exige une comparaison que la continuité rend alors impossible. C'est en vertu de son intermittence d'action que la propriété d'innervation, soit passive (impression et perception), soit active (réflexion), caractéristique de l'animalité, comporte la possibilité d'apprécier son exercice par comparaison, et par suite inspire le besoin de le répéter, sous le triple rapport des sensations, de la pensée et de l'action musculaire.

Or, cet exercice répété, réglé surtout par les conditions de l'alimentation, conduit à un autre *résultat*, qui ne peut davantage appartenir à des actes continus. C'est la faculté caractérisée par l'habitude de sentir, de penser et d'agir, qui se lie à la loi générale statique de la persistance universelle ou inertie, qui chez les animaux est modifiée par l'intermittence des actes, ou exercice temporaire avec intervalles de repos.

L'habitude, jointe à l'exercice dirigé dans tel ou tel sens, conduit lui-même au perfectionnement individuel des sensations, des volitions et des mouvements. C'est ainsi que la vie de relation se place au-dessus de celle de nutrition, moins susceptible de perfectionnement, et conduit à la sociabilité.

Nous avons donc à examiner ces trois lois de l'animalité, dans autant de sections différentes indiquées par le tableau précédent (p. ). Si l'on excepte ce qui regarde la production d'électricité, nous empruntons encore ce chapitre et le suivant à un manuscrit que M. Robin ne destinait pas à la publicité, mais qu'il nous a permis de mettre à profit pour traiter ce sujet indispensable pour tout médecin, mais difficile, ce qui sans doute en a éloigné jusqu'à présent la plupart des physiologistes.

## SECTION I.

### Loi d'exercice ou d'intermittence d'action et de repos.

Le besoin alternatif d'activité et de repos est non moins essentiel à la vie animale que ne l'est dans la vie organique celui de la rénovation matérielle. Il appartient à tous les organes de la vie animale tant de la vie de relation proprement dite qu'encéphaliques. C'est de la satisfaction régulière de ce besoin que dépend le plaisir proprement dit, tandis que la santé personnelle se rapporte surtout à l'action continue et régulière des actes de rénovation nutritive et de développement. Dans la société, la production et la propriété matérielles se rapportent surtout aux besoins continus de la vie organique, tandis que les nécessités intermittentes de l'action des organes de la vie animale se satisfont à peu de frais.

Bichat, auquel on doit d'avoir établi cette loi, fait remarquer qu'au lieu des simples rémittences d'action qui s'observent dans les sécrétions et excrétions, phénomènes les moins continus de la vie végétative, il y a dans les actes de la vie animale des intermittences complètes et de véritables alternatives d'activité et de repos : 1° Chaque organe sensible, fatigué par de longues sensations, devient momentanément impropre à en percevoir de nouvelles. L'oreille n'est point excitée par les sons, l'œil se ferme à la lumière, les saveurs n'excitent plus la langue, les odeurs la pituitaire, le toucher devient obtus par la seule raison d'un exercice un peu prolongé de la sensibilité spéciale.

2° Fatigué par l'exercice continu de la méditation, etc., le cerveau a besoin d'un repos proportionné à la durée d'activité qui a précédé, repos durant lequel la rénovation continue de sa substance rétablit ses propriétés sans lesquelles il ne pourrait redevenir actif.

3° Tout muscle qui s'est fortement contracté ne se prête à de nouvelles contractions qu'après être resté pendant un certain temps dans le relâchement : de là les intermittences nécessaires de la locomotion et de la voix. Par cela même qu'il s'est *exercé*, tout tissu de la vie animale est modifié, placé dans un état nouveau dit de *fatigue*, dans lequel ses actes diminuent d'énergie ou cessent, tant que la rénovation de la substance n'a pas rétabli les choses dans leur état primitif.

L'intermittence des actes de la vie animale est tantôt partielle, tantôt générale. Elle est partielle, quant un des modes de la sensibilité, de la pensée ou de la contractilité ayant été longtemps en exercice, les autres restent inactifs. Alors le tissu ou l'organe siége de cet ordre d'actes se repose ; il dort tandis que tous les autres veillent. Tel est le fait qui entraîne cette indépendance les unes par rapport aux autres des fonctions de la vie animale ; indépendance telle que l'une peut disparaître sans que les autres en souffrent. Dans les fonctions de la vie organique, au contraire, la continuité des actes élémentaires auxquelles elles satisfont fait que les unes sont sous la dépendance immédiate des autres, et que celles de la vie animale dépendent elles-mêmes de l'état de celles de la vie organique comme le montre l'influence de tous les troubles digestifs, circulatoires, urinaires, sur les fonctions sensorielles, intellectuelles et motrices. Au contraire, les sens étant fermés aux sensations, l'action du cerveau peut subsister ; la réflexion, la mémoire, peuvent se manifester; la locomotion et la voix peuvent se continuer aussi. Les précédentes étant interrompues, les sens reçoivent également les impressions externes; tandis que toutes ces fonctions ou plusieurs peuvent avoir disparu sans que les acte végétatifs soient notablement troublés. Cette indépendance d'action des diverses parties du corps spéciales aux animaux, fait que l'animal peut ainsi fatiguer isolément telle ou telle partie, de manière à permettre réciproquement le repos de telle autre, et la réparation des forces qu'entraîne la rénovation matérielle continue et la tendance au retour à l'état normal qui est la conséquence de la propriété de développement. Au besoin de repos vers lequel conduit impérieusement l'exercice, se rattache le *sommeil* ainsi que l'a fait remarquer Bichat, avec une supériorité de vues des plus frappantes; car le sommeil général n'est que le repos ou sommeil de tous les organes en particulier, du cerveau principalement ou du moins de la plupart de ses parties.

A son tour le repos prolongé au delà de certaines limites entraîne non moins impérieusement le besoin d'exercice, qui active la rénovation matérielle nécessaire à toute existence organique. Celui-ci porte le nom d'*ennui* lorsqu'il s'agit du besoin d'activité des facultés intellectuelles; mais il peut également se manifester d'une manière aussi énergique lorsqu'il s'agit du besoin d'exercice des organes des sens ou des muscles. Enfin à l'exercice musculaire se rattache chez la plupart des animaux la *production d'électricité*, comme à la rénovation matérielle la production de chaleur. Seulement, pour suivre l'usage habituel, nous y rattacherons l'étude de la *fonction d'électricité* ou d'*électrogénie* chez les poissons pourvus d'un *appareil* électrique.

## ARTICLE I. — Du sommeil.

*Définition.* — Le sommeil est le repos, ou cessation momentanée de l'activité propre et spéciale aux systèmes doués de propriétés de la vie animale. Rien de plus inexact que de dire que le sommeil est l'image de la mort, puisque la mort est la cessation de la nutrition et des autres actes élémentaires de la vie végétative (voy. t. I, p. 23 et suiv.), tandis que dans le sommeil il y a simplement suspension de la mise en jeu des propriétés de la vie animale, avec manifestation plus complète que dans la veille de l'assimilation et du développement. Si donc les tissus doués de propriétés de la vie animale sont dans un état passif pendant le sommeil au point de vue de l'inaction des propriétés qu'eux seuls possèdent, on observe aussi que dans aucune autre condition ils ne sont actifs avec un aussi grand degré d'énergie au point de vue de la nutrition. C'est durant le sommeil en un mot que leurs propriétés végétatives offrent le plus grand degré d'activité, et c'est sous ce rapport qu'on a dit avec raison que le sommeil n'est point un état passif et d'inaction absolue de l'encéphale, etc. Il n'est par conséquent pas étonnant que les métaphysiciens qui ignoraient la physiologie et que les physiologistes qui ont méconnu l'importance de fait et de méthode que présente la distinction entre la vie végétative et la vie animale, aient considéré le sommeil comme un phénomène inexplicable. Ceux qui ne le rattachèrent pas comme Bichat et Cabanis à la loi d'intermittence d'action de la vie animale, qui suppose connus à fond les phénomènes végétatifs, sont en effet dans l'impossibilité de comprendre les premiers éléments de la nature de ce phénomène. Ainsi, suivant l'expression de Burdach, l'essence du sommeil n'est point une négation. Nous venons de voir qu'elle consiste en une inaction plus ou moins complète des systèmes doués de propriétés de la vie animale avec prédominance durant ce temps là des actes de la vie végétative, tels que nutrition, développement et reproduction des éléments anatomiques dans ces mêmes systèmes. Cette cessation des actes de la vie animale peut, ainsi que nous le verrons, porter sur un certain nombre ou sur la totalité des appareils, ce qui est déjà la source d'un nombre considérable de variétés dans l'*habitus* extérieur de ceux qui dorment; et elle peut, en outre, pour chacun d'eux, être plus ou moins complète ou profonde, suivant l'expression reçue.

En disant qu'il y a cessation des actes de la vie animale, nous n'entendons point dire que c'est à cela seul que se borne le sommeil, car il y aurait peu de différence essentielle entre lui et la veille; car l'inaction morale ou intellectuelle, l'état qui consiste à fermer les yeux et à rester parfaitement tranquille, sans faire le moindre mouvement, sans manifester aucune énergie spontanée, serait le sommeil. Or, on peut être épuisé au physique et au moral sans cependant éprouver le besoin de dormir; les efforts outrés des muscles et de l'encéphale empêchent de se livrer au sommeil, tandis qu'on peut dormir sans ressentir la moindre fatigue, comme lorsqu'on assiste à un discours ennuyeux. C'est que pour qu'il y ait sommeil, il faut qu'il y ait en même temps que cessation ou diminution d'activité des actions de la vie animale, et principalement de la pensée, il faut, disons-nous, qu'il y ait prédominance de la vie végétative sur l'animalité, de la nutrition sur la pensée, etc. Aussi voit-on que toujours il y a modification dans la circulation générale quant à la rapidité des contractions du cœur et surtout modification dans la circulation de l'œil et du cerveau lorsque le sommeil se fait sentir ou commence. D'autre part, tous les agents somnifères ou ceux qui éloignent le sommeil sont de ceux qui agissent sur la circulation et qui par là modifient le mode d'afflux des matériaux nutritifs.

*Du besoin de sommeil.* — Aucune des fonctions animales ne pouvant être mise en jeu d'une manière continue, après quelque temps d'exercice, il survient une sensation interne, un besoin qui invite au repos de tous les actes de la vie animale, à peu près, ce qui est le sommeil. D'abord peu prononcé, ce besoin devient de plus en plus impérieux; mais si l'on n'y satisfait point, il finit par disparaître pour reparaître au bout d'un certain temps avec une intensité plus grande encore : c'est alors qu'on ne peut s'empêcher de se livrer au sommeil. On a vu des personnes qui avaient été privées de sommeil par les tortures du bourreau, s'endormir au milieu de ces mêmes souffrances.

Ce besoin survient chez l'homme, après que la veille a continué quinze ou dix-huit heures environ ; ce temps varie du reste suivant le genre d'exercice.

*Du mode suivant lequel le sommeil s'établit.* — Le sommeil se déclare successivement dans les divers organes. Ce sont d'abord les *actions musculaires volontaires* qui s'engourdissent : les yeux ne peuvent se maintenir ouverts, les bras tombent sur les côtés du corps, la station cesse d'être possible; c'est alors que l'homme se couche afin que la station soit passive. La voix et la parole deviennent, par degrés, faibles, confuses, balbutiantes, impossibles. Les muscles de la respiration continuent encore à agir. Les sens s'affaiblissent peu à peu et se suppriment. D'abord, c'est la vue, puis le goût, ensuite l'odorat et l'ouïe, enfin le tact. On voit disparaître aussi toutes les sensations internes quand il en existe; la faim, la soif, la douleur, etc., sont dans ce cas. Enfin les actes intellectuels et affectifs qui, dès le principe, ont manifesté la langueur qui frappe tous les organes, disparaissent eux-mêmes. D'abord l'influence de la volonté sur tous les actes qu'elle régit s'affaiblit et devient nulle; alors, pendant quelque temps, les idées sont formées encore, mais confuses; à la fin elles cessent d'êtres produites. Dès lors, plus de perception, plus de moi; l'animal est immobile, insensible, il n'y a plus en lui que l'être vivant, le sommeil est établi.

Mais pendant que se suspendent ainsi les fonctions animales, que deviennent les fonctions végétales? Il faut sous ce rapport distinguer deux périodes dans le sommeil. Dans la première ou *vespérale*, les fonctions végétales ont une activité plus grande ;

mais dans la seconde ou *matutinale*, ces fonctions se fatiguent à leur tour et leur activité diminue, d'où la lenteur du pouls, le froid des extrémités, etc.

*Durée du sommeil.* — Elle est de cinq à huit heures. Dans cet espace de temps la suspension des fonctions animales est d'autant plus complète, que le sommeil s'est établi plus vite et qu'on est plus près du moment où il a commencé.

Généralement, le sommeil est plus long chez les enfants et chez les habitants des pays chauds. L'habitude a prise sur le sommeil comme sur tout autre acte organique ; il revient, en général, périodiquement à la même heure ; il est même d'autant plus réparateur et s'établit d'autant plus facilement qu'il est plus régulièrement périodique. Non-seulement l'habitude étend son pouvoir sur les époques de ses retours, mais encore aux circonstances de son invasion et de sa durée : le meunier ne peut s'endormir qu'au bruit de son moulin ; l'enfant, qu'au mouvement de son berceau ou au chant de sa nourrice, etc., et ils se réveillent lorsque ces causes cessent. Le sommeil s'établit d'autant mieux qu'il y a absence de tout excitant, soit extérieur, comme la lumière, le bruit, soit intérieur, douleurs, passions, travers de l'esprit, etc. Aussi est-ce avec la nuit, époque où se taisent les excitants du dehors, que coïncide le temps du sommeil.

*Du réveil.* — Les diverses fonctions animales n'ont pas besoin d'un repos également long pour recouvrer leur aptitude à agir. Les plus faciles à exciter dans le sommeil sont les facultés intellectuelles et affectives, et de là la fréquence des rêves. Ensuite, ce sont le tact et l'ouïe, la vue, les actions musculaires, qui sont le plus difficilement arrachées au sommeil. On voit, d'après cela, que ce sont les fonctions endormies les dernières qui s'éveillent le plus facilement. C'est ainsi que s'établit le passage du sommeil à la veille.

Mais de même qu'un assoupissement précède généralement le sommeil complet, de même le réveil incomplet précède la veille entière ; et pour hâter celle-ci, on excite les organes qui sont trop lents à reprendre leurs usages. On se frotte les yeux, bientôt il survient des pandiculations qui rappellent l'influx nerveux dans les muscles, des soupirs et des bâillements qui excitent les muscles de la respiration. Lors du réveil s'effectuent aussi généralement les diverses excrétions du moucher, du cracher, de l'urine, des selles.

*Cause du sommeil.* — La cause du sommeil est un état intérieur, c'est-à-dire relatif au point où se trouve la rénovation organique ou nutritive, base du maintien de l'existence de toute substance organisée. On comprend dès-lors comment cet état peut être amené par des circonstances extérieures opposées, de telle sorte que les principes immédiats accidentels ou médicaments venus du dehors et dits soporifiques ne le sont toujours que d'une manière relative, et ne le sont pas à proprement parler par eux-mêmes. Leur action, en effet, dépend toujours à un certain point de la disposition présente de l'organisme, et, selon la manière dont elle est assimilée momentanément ou modifie la nutrition, elle détermine ou le sommeil ou l'état opposé. La pratique de l'art médical offre tous les jours des exemples de ce genre sur ces actions opposées du même médicament, actions presque toujours mal interprétées, faute de notions de physiologie.

Quand l'activité animale a duré un certain temps, elle cesse faute de pouvoir continuer, ou du moins à peu près, par besoin de réparation moléculaire ou nutritive des éléments anatomiques. Mais l'habitude joue ici un grand rôle comme dans tout ce qui concerne la vie animale, car l'oisif qui a passé sa journée sans rien faire n'éprouve pas moins l'envie de dormir que celui qui a exercé ses forces, mais son sommeil a un autre caractère ; on est pris d'envie de dormir lorsque l'heure habituelle vient à sonner, mais cette heure écoulée, le besoin cesse ou diminue. Le sommeil manque toutes les fois que les conditions nécessaires à la rénovation organique ou nutritive viennent à manquer ; c'est ce que montrent l'état d'anémie et la plupart des maladies générales et diverses autres, dans lesquelles le sommeil n'est point normal, calme, *réparateur*. Aussi le retour du sommeil dans les maladies est-il toujours d'un pronostic favorable.

La satisfaction de l'activité intellectuelle, lorsqu'elle coïncide avec l'influence physique de la chute du jour, est une des causes principales du sommeil dans l'état de santé ; ici se présentent de nombreuses variétés individuelles selon l'état ordinaire de la pensée. L'animal tourmenté par la faim, le rut, etc., dort peu ou point ; mais il cède au sommeil après s'être rassasié, plutôt parce qu'il n'éprouve plus de besoins qui puissent le tenir éveillé que par suite des influences physiques sur la circulation et la respiration invoquées par Morgagni et Haller. Dans la manie, où l'activité intellectuelle est désordonnée par excès, des semaines se passent sans sommeil malgré des efforts musculaires intenses et non interrompus.

Comme conséquence de ce qui précède, on voit que parmi les causes du sommeil on compte l'absence d'excitations des sens, de celles du moins qui peuvent susciter l'activité cérébrale. Car celles qui diminuent celle-ci, comme un discours ou un chant monotone, le murmure uniforme du vent ou de la voix, portent irrésistiblement au sommeil. D'autre part, les impressions qui amènent en nous la tranquillité et la satisfaction intellectuelle, portent également au sommeil. C'est ainsi que le meunier s'endort au bruit de son moulin, et se réveille lorsque cette impression cesse; que les personnes qui ont l'habitude de dormir avec une lampe allumée dans l'appartement, ne peuvent dormir si elle ne l'est pas encore, et s'éveillent lorsqu'elle s'éteint.

Les substances qui accroissent l'activité nutritive du cerveau ou vie cérébrale végétative, la plupart du temps en augmentant l'afflux du sang vers cet organe, amènent le sommeil, tantôt directement, tantôt après avoir exalté l'action qui lui est propre.

L'action des liqueurs alcooliques ou à base d'essence offre un grand nombre de variétés individuelles à cet égard; mais ces diverses formes ne sont qu'autant de degrés d'un seul et même effet, qui varie également chez un même individu, selon les conditions indiquées plus haut dans lesquelles il se trouve.

La *veille* est l'état de l'économie animale dans lequel les impressions venues soit du dehors soit du dedans, sont perçues puis contrôlées par la pensée, et où il est possible à l'animal d'agir volontairement. C'est cet état qui cesse dans le sommeil ; mais les actes de nutrition et de développement, ou actes principaux de la vie végétative, sont continus chez les animaux comme chez les plantes. Il suit de là, dit Bichat, que par sa nature la vie organique dure beaucoup plus que la vie animale. En effet, la somme des périodes d'intermittence de celle-ci est presque à celle de ses temps d'activité, dans la proportion de la moitié; en sorte que sous ce rapport nous vivons au dedans presque le double de ce que nous existons au dehors.

La cause *du réveil* est, au fond, le retour des éléments anatomiques doués de propriétés de la vie animale à leur état de parfait équilibre entre l'assimilation et la désassimilation nutritive, de nutrition parfaite en un mot. Aussi, lorsqu'on est arraché violemment au sommeil, on se sent moins dispos et moins vigoureux intellectuellement et physiquement ; la production de chaleur qui dépend de la rénovation organique est moindre, et l'on éprouve des frissons qui ne disparaissent que par un exercice forcé ou par l'usage des boissons spiritueuses qui ont une influence marquée sur la circulation et sur la rénovation matérielle. L'habitude intervient ici également et souvent on a beau se coucher plus tôt ou plus tard qu'à l'ordinaire, qu'on ne s'éveille pas moins à la même heure. Vient ensuite comme cause puissante du réveil l'accumulation des matières excrémentitielles, puis les impressions auditives, les impressions olfactives lorsque la cause s'en présente, etc.

*Effets du sommeil.* — Le sommeil répare les forces perdues, non point à proprement parler par le fait du repos, mais par suite de la prédominance de l'assimilation sur la désassimilation qui rétablit l'état moléculaire normal des éléments anatomiques, la constitution intime de la substance organisée, telle quelle était avant la fatigue. La nutrition pendant le sommeil n'est point troublée par le mode spécial d'activité de chaque tissu, et au contraire a pris le dessus sur celui-ci, en sorte qu'elle s'opère alors de manière à conserver plus qu'à détruire, à développer plus qu'à amoindrir. La nutrition a pris le dessus sur la vie animale, au point d'empêcher au fond les manifestations de celle-ci. Lors du réveil la pensée comme les mouvements sont *lourds*, jusqu'à ce que l'état de la circulation soit tel que l'afflux des matériaux nutritifs se trouve modifié de manière à amener de nouveau la prédominance des actes animaux sur la nutrition.

C'est par suite de ces particularités que trop peu de sommeil cause la lassitude, puis l'amaigrissement, les caractères de la vieillesse prématurée; que son absence totale prolongée cause la fièvre, trouble la pensée, modifie l'état du sang de manière à prédisposer aux maladies générales ou cachectiques.

Si, au contraire, le sommeil dure trop longtemps survient l'obésité, la paresse ou habitude de l'absence d'exercice des facultés animales, dont les plus élevées s'émoussent et s'affaiblissent les premières, à savoir les facultés morales et intellectuelles. Puis les organes des sens perdent de leur sensibilité, les mouvements de leur précision, toujours faute d'un exercice mis convenablement en rapport avec l'état de la nutrition des organes. Mais c'est par-dessus tout pour l'encéphale que cette alternative prononcée, sinon complète, entre l'exercice de ses actes propres et du repos avec prédominance de la nutrition, est nécessaire pour que celle-ci s'accomplisse convenablement. C'est lui surtout qui réclame le sommeil pour se nourrir de manière à se réparer ; aussi, c'est surtout sur lui que se manifestent les effets de cette prédominance de la nutrition réparatrice qui caractérise le sommeil et en fait un acte réparateur bien plus qu'un repos. De là cette pureté de sentiments, cette manière simple et naturelle dont nous envisageons les choses dans le travail de création et cette netteté dans l'arrêt des résolutions qui caractérise l'ensemble des pensées poursuivies le matin peu après le réveil ; ce qui est un des effets les plus importants du sommeil de nuit. Aussi voit-on qu'indépendamment des excitations artificielles de la société, c'est le soir que survient la prédominance des mauvais sur les bons instincts ; que le travail intellectuel du soir est habituel aux critiques, aux commentateurs et à ceux qui épiloguent plus qu'ils ne créent ; qu'il porte à cet ordre d'idées et à la critique ceux mêmes qui se préoccupent plus de ce qui est que de ce qui a pu être dit. C'est communément aussi l'ordre d'*idées* que poursuivent de préférence ceux qui dorment peu ou travaillent la nuit plutôt que le matin et le jour. En fait de parti à prendre les pensées du soir laissent dans l'indécision, sauf pour l'ordre d'idées négatives qui précèdent. Une quantité de sommeil en rapport convenable, non-seulement avec la constitution individuelle, mais aussi avec la somme d'exercice intellectuel ou physique, est nécessaire encore à tous ceux chez lesquels l'intelligence dirige incessamment l'œil et la main ; car sans cela ils perdent leur précision habituelle et se prennent de tremblement, etc. Tels sont surtout les graveurs, les peintres, les sculpteurs, les anatomistes, les chirurgiens, etc.

### Du sommeil partiel.

Le sommeil le plus complet, dit Bichat, est celui dans lequel toute la vie animale, savoir : 1° les sensations, y compris la perception ; 2° le jugement ; 3° la locomotion et la voix, sont suspendus. Le moins parfait n'occupe qu'un organe isolé ou du moins un petit nombre d'organes. Le sommeil général est l'ensemble des sommeils particuliers. Il dérive de cette loi de la vie animale qui entraîne constamment dans ses actes des temps d'intermittence aux périodes d'activité, loi qui distingue d'une manière spéciale la vie animale d'avec la vie végétative. Aussi le sommeil n'a-t-il jamais sur celle-ci qu'une influence indirecte, tandis qu'il porte tout entier sur la première (Bichat). Mais entre ces deux extrêmes du sommeil général et du sommeil partiel, de nombreux intermédiaires se rencontrent.

Tantôt les sensations et la perception, la locomotion et la voix sont seules suspendues tandis que les facultés morales et intellectuelles restent en exercice, ce qui constitue les *songes* ; tantôt les sensations étant suspendues, la voix et la locomotion ensemble ou une seule de ces fonctions se continue en même temps qu'une ou plusieurs facultés cérébrales, ce qui constitue les *rêves*. Ces états intellectuels ne sont donc point des choses sans rapport avec les lois connues de la physiologie, car les songes et les rêves ne sont autre chose qu'une portion de la vie animale échappée au repos dans lequel l'autre est plongée (Bichat). Le délire et les rêves n'ont par conséquent pas plus d'analogie que l'état d'altération d'un organe et le trouble maladif de ses usages ne ressemble à l'état naturel et régulier des fonctions. Cette comparaison, si souvent reproduite depuis Cullen, indique une égale ignorance de la nature de ces deux phénomènes. Dans le délire, en effet, aucun organe de la vie animale ne repose, ne cesse d'agir, ne se prête à une réparation des forces par continuité régulière de la nutrition prédominant d'une manière momentanée sur les actes de la vie animale ayant cessé, au moins en partie, comme cela a lieu dans le sommeil. Dans le délire, au contraire, souvent les sensations, les facultés intellectuelles, la locomotion et la voix sont en jeu et déploient une activité anormale, par suite d'un état pathologique ou accidentel du tissu cérébral ou du sang qui lui arrive. Il n'y a d'autre analogie entre le délire et le sommeil que celle-ci; c'est que *lorsque l'état morbide est peu prononcé*, il arrive quelquefois que les appareils des sens peuvent ne pas être en jeu dans le délire, ou qu'étant impressionnés, comme le toucher par exemple, la perception n'a pas lieu davantage que dans le sommeil ordinaire ou accompagné de songes intellectuels. Mais à part cette circonstance, accessoire dans ce cas, tout est différent. L'état morbide cause du délire, diffère de la cause des rêves; celle-ci est une absence de repos dans quelque organe cérébral isolé, une continuation ou reprise prématurée d'action; mais ce n'est pas comme dans le délire une excitation pathologique due à une lésion des solides ou des liquides, soit permanente, soit passagère, telle que lorsqu'il y a simple congestion ou afflux surabondant congestif ou inflammatoire.

Les impressions exagérées ou affaiblies, les perceptions perverties (pseudesthésies), les interprétations ou jugements nullement en rapport avec la nature des perceptions, les paroles et les mouvements désordonnés et exagérés, avec ou sans suite, telles qu'elles sont dans le délire, ne ressemblent nullement à ceux des rêves dont la description est donnée plus loin. Enfin, et surtout, l'état d'épuisement qui succède au délire est aussi différent de l'état, le plus souvent sans fatigue, qui succède au sommeil avec rêves, que la cause du délire est différente de celle du sommeil. En un mot, le délire est la manifestation d'un état pathologique du système nerveux, direct ou indirect, par l'état du sang; il peut se manifester avec quelques différences, soit dans l'état de veille, soit dans l'état de sommeil partiel, bien que plus souvent dans ce dernier état; mais en tout cas, il doit être étudié séparément des rêves, dont il suppose la connaissance préalable, en rattachant constamment sa manifestation à l'état anatomo-pathologique correspondant qui l'amène. Car, tandis que dans le sommeil on observe comme phénomène essentiel, comparativement à l'état de veille, une suractivité régulière de la nutrition normale qui vient prédominer sur les actes propres du cerveau; on observe, au contraire, dans le délire une suractivité désordonnée de ceux-ci, due à un trouble de la nutrition provenant soit de l'inflammation, de la congestion de l'encéphale, ou d'un trouble survenu dans la proportion ou la nature des principes immédiats du sang. On comprend facilement dès lors combien dans le sommeil la vie cérébrale propre ou la pensée persistant encore ou venant à se manifester diffère de ce qu'elle est à l'état de veille, et diffère surtout de ce qu'elle est dans les conditions morbides qui caractérisent le délire. Il n'y a d'analogue que l'absence de contrôle de la pensée par l'examen de la réalité à l'aide des sens percevant normalement les impressions venues du dehors. Mais la cause, comme les effets, sont radicalement différents.

### A. — *Sommeil des sensations.*

Il faut distinguer celui des sensations spéciales et celui des sensations générales, dont chacun peut être complet ou incomplet, ce qui dans ce cas conduit au rêve.

*a.—Le sommeil des appareils des sens* porte particulièrement sur le repos de la partie cérébrale correspondante qui est le siége de la perception. Lorsqu'il est complet on voit les impressions continuer à avoir lieu sans être perçues, comme on l'observe pour l'ouïe. Les vibrations aériennes viennent l'impressionner comme à l'ordinaire, et pourtant ne sont point perçues comme dans l'état de veille; c'est ce qu'on voit tous les jours à l'égard du bruit des voitures, d'une pendule, etc., qui nous impressionne dans l'état de sommeil comme dans celui de veille, avec cette différence que dans un cas l'impression n'est pas perçue par suite du repos de la portion de l'encéphale correspondante, tandis qu'elle l'est pendant la veille. L'organe de la vue est lui-même dans ce cas, comme on le voit lorsqu'on entr'ouvre les paupières d'une personne atteinte d'un sommeil profond sans l'éveiller. Les autres sens se rapprochent bien plus encore de l'oreille à cet égard.

Si le sommeil est incomplet la perception a lieu d'une manière proportionnée à l'intensité du repos, et alors on voit se développer une série d'interprétations très variables d'un jour à l'autre pour la même sensation, selon l'état dans lequel on se trouve et selon les sensations ou les pensées qui nous ont poursuivi la veille ou antérieurement. A cet égard les cas qui se présentent sont infinis et rarement identiques même pour un seul homme. Tous les auteurs de physiologie en citent des exemples particuliers, qu'il est inutile de rappeler, chacun pouvant en observer de semblables tous les jours ou à peu près. Ce qu'il importe seulement de signaler, c'est que la perception d'une sensation ne se trouvant point alors contrôlée ou contre-balancée par l'examen de la réalité à l'aide des autres sens, elle est en général singulièrement exagérée comparativement à ce qui a lieu dans l'état de veille. Si alors le réveil ne survient pas, si les facultés intellectuelles entrent consécutivement en jeu, l'interprétation suit cette voie d'exagération, le faible roulement d'une voiture affecte autant qne le bruit du tonnerre, et est pris pour tel, etc.

Lorsqu'il y a lésion de quelqu'un de ces sens, soit blessure, soit inflammation, une douleur, même légère, est interprétée comme très violente, et *réveille* des idées pénibles d'objets ou d'événements déjà connus ou nouveaux, en rapport ordinairement, mais non toujours, avec ceux que nous fait connaître le sens qui est malade.

*b.* — Les parties du cerveau qui correspondent aux viscères végétatifs sont dans un état de sommeil continu, qui constitue un état de bien-être d'autant plus parfait qu'il est sinon plus profond, au moins plus uniforme. Ce sommeil des sensations générales ne cesse qu'au moment où surviennent les états organiques causes des *besoins*, des angoisses circulatoires, des sensations de fatigue, de lassitude ou de douleur (voy. t. I, p. 140 et suiv.). Or, dans la nuit, le repos de ces parties de l'encéphale peut être assez léger pour que ces sensations ne soient pas perçues. Dès lors les mouvements ni les idées correspondants n'ont lieu; il faut en excepter les cas où chez les enfants et même chez l'adulte, dans quelques conditions morbides, surviennent comme dans les actions réflexes, la contraction involontaire de la vessie et le relâchement de son sphincter, ou les effets analogues dans les muscles concourant à la défécation. Mais, depuis longtemps, Cabanis a fait connaître avec soin, qu'inversement aux parties percevantes en rapport avec les cinq organes des sens, celles qui correspondent aux viscères internes sont relativement les moins endormies pendant le repos nocturne. N'étant plus distraites par les impressions qui viennent des sens, les sensations internes sont alors plus vives.

Or les parties cérébrales qui perçoivent les sensations internes sont, comme nous l'avons dit (Ve PARTIE, *Section III*), en rapport immédiat avec les organes encéphaliques qui président aux idées instinctives. Proviennent-elles d'un état particulier des organes génitaux, la sensation est perçue par l'organe de l'instinct sexuel, au point que la réaction sur les organes contractiles correspondants survient bientôt et amène avec l'érection l'éjaculation chez l'homme, l'émission du liquide de la glande vulvo-vaginale chez la femme. Ici plus qu'ailleurs les idées instinctives et réfléchies correspondantes, lorsque leurs organes sont mis en jeu, n'étant point retenues par l'examen de la réalité, ni rattachées à une base objective à l'aide des sens, prennent un cachet d'intensité et de variété singulières par leur enchaînement rapide ou bizarre, qui n'a souvent point de rapport exact avec la réalité. Les rêves de ce genre sont trop nombreux pour qu'il soit utile de signaler autre chose que le lien organique de ces actes de sensibilité, de pensée et de contractions viscérales.

Les viscères digestifs, urinaires, respiratoires et circulatoires étant particulièrement en rapport avec l'instinct nutritif ou de conservation personnelle, on voit, selon la profondeur du repos de cet organe, les impressions venues de ces viscères donner lieu à des idées plus ou moins variées, mais presque toujours très vives et très pénibles, rarement agréables. C'est ainsi que la réplétion de l'intestin, sa vacuité, son état maladif, etc., donnent lieu à des idées de soif ou de faim, de mort, de blessure, etc. C'est ainsi qu'une gêne même légère de la circulation ou de la respiration par compression soit du cou, soit du côté gauche du thorax, est perçue comme douleur violente, donnant les idées les plus pénibles de menace de mort ou de blessure et surtout des cris ou des mouvements des membres et respiratoires en rapport avec ces idées. C'est cette variété de rêve qui porte le nom de *cauchemar*, surtout lorsque s'y joignent des idées d'êtres malfaisants, etc. Par cauchemar proprement dit, il ne faut pas entendre avec le vulgaire tout rêve pénible, mais seulement tout sommeil durant lequel les organes respiratoires ou circulatoires s'embarrassent, non sans angoisses pour le patient. Ordinairement le malaise qui en résulte détermine un réveil partiel ; dans d'autres parties de l'encéphale, il y a songe et songe pénible ; on veut échapper au danger et on ne le peut : on sent qu'on ne peut ni fuir, ni crier. Les exemples normaux, accidentels ou suite d'état pathologiques relatifs au sommeil et aux rêves des parties nerveuses qui correspondent aux viscères nutritifs et reproducteurs, sont plus fréquents encore que ceux qui se rapportent aux organes des sens. C'est encore le lien physiologique, guide de l'interprétation, qu'il suffisait de faire connaître.

Les rêves en rapport avec l'état soit naturel, soit morbide des viscères internes, peuvent quelquefois être consultés avec fruit par le médecin comme l'est quelquefois le délire.

Dans tous ces cas là du reste, le réveil n'est pas borné aux organes qui président aux instincts ; car, comme dans l'état de veille, l'activité de ceux-ci stimule bientôt l'activité des facultés intellectuelles par le phénomène de l'association des idées décrit plus loin ou même les parties qui président aux mouvements.

B. — *Sommeil des parties de l'encéphale présidant à la pensée.*

Il peut être complet ou incomplet ; nous avons vu que ce dernier état caractérise les *songes*; ceux-ci se distinguent des rêves proprement dits en ce qu'ils consistent particulièrement en un état d'activité spontanée des instincts de vanité, d'orgueil, des instincts sociaux, ou des facultés intellectuelles. Les rêves, au contraire, sont des idées suivies, en général, des mouvements et des paroles qui s'y rapportent, réveillées par des impressions signalées plus haut dont un sommeil incomplet a permis la perception. Ce sont encore des idées suites d'un sommeil incomplet des organes de l'intelligence, accompagnées des mouvements et des paroles qui distinguent essentiellement le rêve des songes.

*Des rêves et des songes.*—Les causes qui déterminent l'apparition des rêves sont diverses.

*a.* — Les rêves peuvent être spontanés, c'est-à-dire se manifester sans qu'une sensation quelconque en ait suscité la production.

Tel est le cas où se présente à l'esprit et où l'on poursuit pendant le sommeil une idée scientifique ou autre qui nous avait occupé la veille ou plus ou moins longtemps avant; si c'est une idée que l'on poursuivait peu avant le sommeil, il y a dans ce cas sommeil incomplet des organes de l'intelligence, qui entraînent alors par association d'idée, les uns l'action des autres. Si c'est une idée qu'on ait eue longtemps auparavant, il y a dans cette activité un phénomène analogue à celui qui se passe dans le souvenir (voy. plus loin, *Section II*).

La mise en action de certains organes présidant aux pensées, leur réveil pendant que les autres dorment, peut être dû à l'état dans lequel les place la présence dans le sang de certains principes tels que ceux de l'opium, des solanées vireuses, etc., sans qu'on puisse rapporter ce réveil partiel à des sensations déterminées par un état de l'estomac, etc.

De même que hors de la présence de l'objet qui a causé une sensation, l'on se souvient parfaitement et plus spécialement des *notions* fournies par les sens de la vue et de l'ouïe que de celles que nous fournissent les sens de l'odorat, du goût et du toucher, nos rêves se rapportent plus fréquemment aux idées que suscite en nous l'exercice des deux premiers de ces sens.

Pour les rêves qui se rapportent à des objets ou à des êtres que le sens de la vue nous fait constater, ce sont les idées que nous nous faisons ou nous sommes faites de ces êtres qui se reproduisent dans le rêve, ou ce sont des idées analogues qui naissent ; et ici elles naissent spontanément, car l'impression visuelle n'a pas lieu pendant le sommeil.

Mais sauf le cas de maladie dans lequel il y a hallucination, c'est-à-dire activité des parties percevantes, nous ne voyons pas réellement. Il n'y a pas perception dans le rêve, pas plus qu'il n'y a perception lorsque nous nous souvenons assez exactement de la forme et de la couleur d'un objet pour le dessiner de mémoire ; pas plus qu'il n'y a perception lorsque nous imaginons un être qui n'a jamais existé, assez exactement pour le figurer sans le voir. Ce sont les idées suscitées jadis par les impressions visuelles ou les idées analogues que nous avons, et à l'aide desquelles nous raisonnons plus ou moins exactement comme à l'état de veille. C'est à tort que quelques auteurs ont écrit que nous avions des perceptions visuelles dans les rêves.

La même remarque s'applique aux rêves dans lesquels nous avons des idées qui se rapportent à celles que font naître en nous habituellement les sons, harmoniques ou non.

Du reste les idées suscitées par l'un ou l'autre de ces sens peuvent se produire d'une manière très indépendante, comme cela arrive lorsque nous rêvons, que nous voyons un musicien jouant d'un instrument, un chasseur tirant un coup de fusil et que nous n'avons aucun rêve relatif au son, au point de nous étonner dans le rêve de ne rien entendre.

*b.* — Nous avons vu précédemment comment le sens de l'ouïe, ceux du goût, de l'odorat et du toucher, lorsqu'il n'y a pas sommeil complet des parties percevantes correspondantes, suscitent le réveil des pensées qui se rapportent à la sensation perçue, ainsi qu'au degré de précision de la perception, qui est relatif lui-même à l'état plus ou moins complet du sommeil des parties percevantes.

Nous avons vu aussi comment sont produits les rêves suscités par les sensations générales et internes.

Les rêves, longtemps considérés comme des actes surnaturels, comme des avertissements célestes, des annonces de l'avenir, sont le produit d'un travail cérébral non réglé par l'examen de la réalité à l'aide des organes des sens et des idées qu'ils suscitent. Si le plus souvent ces rêves sont bizarres, c'est que le sommeil ayant fait cesser toute spontanéité, les diverses idées qui sont formées sont associées comme au hasard et par conséquent avec d'étranges incohérences.

Quelquefois pendant le sommeil se reproduisent de véritables travaux intellectuels et que la volonté semble diriger. Il n'est personne qui, en dormant, n'ait travaillé les divers objets de ses études; Condillac dit qu'il a souvent mûri ainsi les diverses questions de la métaphysique. Souvent on résout alors tout à coup, avec promptitude, des difficultés de mémoire, de jugement, d'imagination, qu'on n'avait pu vaincre pendant la veille.

C'est que le sommeil n'a pas gagné les organes de la conception et de la méditation qui veillent pendant que les autres sont dans le repos, ou qui entrent en action spontanément avant que les autres se soient déjà réveillés. Cette action n'étant plus distraite par les impressions qui viennent des sens, s'opère avec une rapidité et une fécondité qui ne se retrouve plus pendant la veille. Les associations d'idées, les souvenirs (voy. plus loin, deuxième section), qui ont lieu dans la veille, se reproduisent de la même manière. Mais c'est là surtout que l'on voit la pensée agissant seule et sans retenue, conduire aux idées les plus bizarres, qui font dire d'un homme qu'il rêve lorsqu'il exprime sans réflexion ni retenue des choses incohérentes. Non fixées par l'amour de la réalité, non rattachées par l'observation à une base objective ou par les résultats antérieurs de l'observation, dont les organes sommeillent, les idées ne sont plus méthodiquement enchaînées par les résultats de l'observation qui régularisent les actes cérébraux en les reliant entre eux.

Les divers modes de la pensée s'échappent séparément si l'on peut ainsi parler; voilà pourquoi, dit Cabanis, telle idée en rappelle si facilement et si promptement beaucoup d'autres, pourquoi telle image en amène à sa suite un grand nombre qui lui semblent tout à fait étrangères. Voilà pourquoi aussi les idées de temps, d'espace, et autres idées purement subjectives et régularisées à l'état de veille seulement, par l'examen que nous faisons des objets extérieurs à nous, ne présentent plus dans le rêve de rapports avec la réalité que nous indique le cours des astres, de nos instruments ou la situation des objets qui nous entourent. Nous avons quelquefois en songe, ajoute Cabanis, des idées que nous n'avons jamais eues. On ne doit pas s'étonner alors que dans des temps d'ignorance, ou actuellement les esprits faibles ou crédules, aient attribué ces phénomènes singuliers à des causes surnaturelles. Franklin croyait avoir été plusieurs fois instruit en songe de l'issue des affaires qui l'occupaient dans le moment. C'est que sa tête forte et d'ailleurs entièrement libre de préjugés (Dixième mémoire, *Du Sommeil*, § V) ne faisait pas attention que, comme pour les choses bizarres ou irréalisables qui se présentent en foule à l'esprit dans la veille aussi bien que pendant le rêve, et dont il faut incessamment se garer, le cerveau peut continuer des réflexions sous forme de songe. Il peut ainsi arriver à des idées qu'il n'avait pas, cela sous forme de récit d'événements, ou d'une autre manière, selon les organes qui veillent isolément.

Mais ces choses n'arrivent que lorsqu'on a pris pour point de départ la réalité, et à ceux-là seulement qui l'ont poursuivie longtemps. C'est une suite d'un travail incessant qui frappe d'autant plus qu'elle est plus rare et occupe ainsi davantage, bien qu'elle se présente.

Il en est de même, lorsque préoccupés vivement à des courts ou très longs intervalles de personnes et de choses qui nous touchent de près, lorsque ayant l'habitude de penser à tout ce qui peut leur arriver, nous rêvons à une chose différente encore des précédentes, avec laquelle l'événement vient ensuite s'accorder. Il n'y a là rien de merveilleux, et rien autre chose à formuler que la conclusion de Bacon sur ce sujet : « Lorsque l'événement prédit est conforme à la prédiction, les hommes remarquent cette conformité ; mais dans le cas contraire, ils ne remarquent plus du tout le défaut d'accord : genre de méprise où ils tombent également par rapport aux songes et à tout autre genre de prédiction superstitieuse. » (*Essais de morale. — Sur les prophéties.*)

Les exemples de rêves et leur mode de production sont trop nombreux pour qu'ici encore il soit nécessaire de donner plus de détails physiologiques.

Leur variété se comprend aussi d'après ce qui précède, et surtout si l'on se porte au tableau des fonctions cérébrales, qui fait de suite comprendre combien est grand le nombre de combinaisons d'idées pouvant s'offrir par l'activité spontanée des diverses parties du cerveau qui entrent en jeu indépendamment de la régularisation que donne l'examen de la réalité.

Il suffit de remarquer que, sauf les excitations accidentelles ou morbides, les rêves ou réveils des pensées ont lieu rarement dans les premières heures du sommeil parce que alors le repos est complet. Mais à mesure que les organes cérébraux se délassent, ils entrent successivement en action, et alors par leur réveil font cesser le sommeil des organes extérieurs correspondants, fait qui se manifeste par des bâillements, clignements des paupières, pandiculations, etc. C'est pour cela qu'on rêve davantage lorsqu'on approche de l'heure habituelle du lever. De même que nous avons vu le sommeil imparfait des parties présidant à la perception déterminer le réveil de quelques-uns des organes des instincts ou de l'intelligence, et conduire ainsi aux rêves ; il est fréquent de voir l'activité spontanée de tel ou tel de ces divers organes cérébraux à l'état de sommeil incomplet, susciter l'action des parties percevantes indépendamment des organes extérieurs correspondants, et déterminer ainsi la perception d'images qui n'existent pas par un phénomène analogue aux hallucinations ; c'est-à-dire indépendamment de toute impression des nerfs de la sensibiltié spéciale ou générale.

### C. — *Sommeil des parties présidant aux mouvements.*

Il est plus souvent complet qu'imparfait, et les rêves, ou actions des parties correspondantes du cerveau pendant que les autres se reposent, sont plus rares.

Il est des songes dus à l'activité de l'instinct de conservation spontanée, ou suscités par une sensation interne générale qui peuvent donner lieu à une idée de crainte des plus vives, sans réveiller ou mettre en jeu l'activité des parties qui président aux mouvements. C'est ce que montrent les rêves dans lesquels, agité par la crainte, on ne peut exécuter les mouvements qu'on a pourtant l'intention de produire, ce qui augmente encore l'état pénible dans lequel on se trouve ou dans lequel on ne peut articuler des mots exprimant des idées dont pourtant on garde le souvenir.

Les cas dans lesquels les parties du cerveau présidant aux mouvements veillent ou dorment incomplétement durant le repos complet des autres, ne sont pas rares. Ce sont les cas dans lesquels on exécute des mouvements même violents, tandis que l'absence d'idée correspondante dont on ait le souvenir lors du réveil, indique un sommeil ou repos complet des organes de la pensée. D'autres fois, ce sont des paroles, ordinairement incohérentes alors, qui ont été prononcées sans que reste le souvenir d'idées correspondantes.

Il est des circonstances dans lesquelles des hommes peuvent être dans un repos ou sommeil, soit profond, soit seulement léger, tant des organes des sens que de l'intelligence, qui pourtant exécutent des mouvements ; tels sont ceux qui dorment à cheval, ou debout, voire même en marchant. Il y a ici maintien en activité des parties de l'encéphale présidant aux mouvements, tandis que les autres reposent.

Dans des cas de veille ou de sommeil incomplet des parties qui président aux contractions, tandis que les autres dorment, on voit se manifester des mouvements dont nous n'avons point conscience et ne conservons nulle mémoire, qui se rapprochent ainsi des mouvements par actions réflexes. Telles sont les circonstances dans lesquelles un homme endormi répond, d'une manière rarement cohérente, à des questions adressées. Il ne faut pas confondre ce cas avec les rêves de l'ordre de ceux indiqués dans la section précédente, dans lequel le dormeur fait rentrer les sensations tactiles ou auditives intercurrentes et répond d'une manière conséquente à ses perceptions ou aux idées qu'il poursuit, selon l'intensité des unes ou des autres. C'est aussi un rêve des parties présidant aux mouvements ou du sommeil incomplet, que celui dans lequel nous changeons de position en dormant, pour en chercher une plus commode, ou repoussons les objets qui nous touchent ou nous couvrent, sans que le souvenir d'une idée correspondante ni de l'acte lui-même nous reste. Le sommeil des autres parties du cerveau, avec veille de celles qui président aux mouvements volontaires, nous place alors à l'égard de celles-ci dans un état semblable à ce qui a lieu pour les actions réflexes qui président aux mouvements respiratoires. On sait que les parties qui président à ces actes ne dorment pas, ou ne le font que très légèrement dans les limites du faible ralentissement de la respiration qui accompagne le sommeil des sens, de la pensée et de la motricité volontaire.

*Du somnambulisme.* — Dans le somnambulisme naturel, on observe un sommeil de la sensibilité générale, quelquefois aussi du toucher, ou de l'odorat et du goût, soit ordinaire, soit plus profond que dans les conditions habituelles, mais avec *rêve* ou *activité des parties encéphaliques qui suscitent les mouvements;* avec conservation aussi de l'activité de l'ouïe, de la vue, d'une partie de la totalité des organes présidant aux idées instinctives et intellectuelles.

Toutefois, ce qui caractérise surtout cet état et en fait une forme particulière de rêve, c'est que : 1° Le repos ou sommeil de la partie du cerveau qui perçoit les impressions transmises par les trois premiers de ces sens, cesse dès qu'ils sont soumis à une impression étrangère à celles qui se rapporte aux idées que poursuit le somnambule ; tellement qu'il revient à lui lorsqu'il rencontre un obstacle imprévu, lorsqu'on le touche ou le retient en sens contraire du but qui dirige ses mouvements dans cette sorte de sommeil et aussi lorsqu'on lui fait goûter quelque corps ou lui fait sentir une odeur, étrangers au but qu'il se propose d'atteindre. Il en est, du reste, à peu près de même, lorsqu'on fait entendre un bruit ou fait apparaître une lumière intense et d'une manière inattendue.

2° Ce qui caractérise encore ce mode des rêves, c'est cet état des parties qui perçoivent les sensations (visuelles ou auditives surtout), qui fait que nous percevons tel ou tel ordre d'impressions seulement. C'est comme lorsque très actif à poursuivre un travail intellectuel, nous ne percevons pas un bruit ou un objet voisin, qui, une fois la tension de l'intelligence achevée, nous frappent et dont nous nous étonnons de n'avoir pas constaté plutôt l'existence, puisqu'elle était réelle et de durée antérieure à notre observation.

3° C'est enfin un état analogue au précédent d'activité de certaines des parties de l'intelligence (tandis que les autres dorment). Quant à la régularité des mouvements ou des paroles correspondantes aux idées poursuivies dans cette sorte de rêve, elle suit la régularité de ces dernières; mais encore elles diffèrent moins de celle des autres rêves que les phénomènes sensitifs et intellectuels précédents.

Toutefois l'état de veille ou de sommeil incomplet des parties présidant aux mouvements est ici des plus manifestes et rattache le somnambulisme au sujet dont il est question dans cette section.

Le *somnambulisme* est susceptible de mille degrés, depuis celui où, excité par un rêve, on tient des discours suivis, on se lève de son lit, jusqu'à celui dans lequel sont exécutés les mouvements les plus complexes et les plus délicats. On a, en effet, des exemples d'individus qui, pendant leur sommeil, voient, entendent, marchent, écrivent, peignent, font des vers, de la musique, prononcent divers discours, répondent avec justesse aux interrogations qui leur sont faites. Lorsque les actes auxquels se livre le somnambule sont accompagnés de danger, il n'en a pas conscience. C'est ainsi qu'il gravit sur des toits, qu'il traverse des endroits périlleux, ce qu'il ne ferait pas pendant la veille, uniquement à cause de la connaissance du danger. Il voit, il entend, mais il ne voit, il n'entend que ce qui se rapporte aux idées qui l'occupent. Ce qu'il y a de curieux, c'est que le somnambule perd toujours le souvenir de ce qu'il a fait, tandis que dans les rêves, le souvenir des pensées et des mouvements qu'on a voulu faire persiste; mais du reste, dans les rêves, les sens endormis n'étant pas là pour vérifier si les actes ont réellement été accomplis, le souvenir de leur réalité ne reste pas plus que dans le somnambulisme. C'est qu'en effet, dans le somnambulisme, le sommeil est profond pour la sensibilité générale, les instincts et même l'observation, comme l'action de marcher sans crainte sur le bord d'un toit, etc., le prouve, tandis que les sens, la méditation et les parties présidant aux mouvements sont actifs.

Les cas les plus simples du somnambulisme le lient plus nettement aux autres sortes de sommeils partiels ou rêves que ne le semble faire croire le tableau précédent. Tel est le somnambulisme que l'on observe chez les individus irritables, surtout les enfants, qui s'agitent dans le sommeil, s'assoient, appellent, crient, se laissent consoler, ouvrent les yeux en partie ou tout à fait, répondent même avec cohérence, reconnaissent et suivent la voix d'une personne de préférence à une autre, mais qui cependant, malgré leur aptitude à exercer des mouvements volontaires et à recevoir des impressions sensorielles, sont plus ou moins difficiles à réveiller complétement. Cet état est celui dans lequel un interlocuteur peut s'emparer de l'ordre d'idées poursuivies par le somnambule de manière à les diriger à peu près comme il veut. Il ressemble à celui d'un homme qui commence à s'éveiller ou à s'endormir, avec lequel on peut s'entretenir, mais qui ne donne que des réponses confuses ou incomplètes, qui mêle ce qui se passe autour de lui avec les idées qu'il poursuivait déjà en rêvant ou encore au moment de l'assoupissement.

### De l'hypnotisme.

Il peut se faire que le *somnambulisme arrive directement*, c'est-à-dire sans que l'individu passe par le sommeil; ou bien encore on peut mettre artificiellement une personne dans cet état particulier. C'est l'ensemble de tous les phénomènes qui se produisent alors que l'on a désigné sous le nom de *magnétisme animal*, mais d'après une hypothèse absolument en opposition avec la réalité; aussi l'expression *hypnotisme*, employée par Braid, est-elle préférable de tous points. Les faits suivants décrits par Braid et vérifiés par M. Robin sont les seuls positifs et se rattachent, comme on le verra plus loin, à la cause ordinaire des rêves.

Prenez un objet brillant (par exemple un porte-lancette) entre le pouce et les doigts indicateur et médian de la main gauche; tenez-le à une distance de 20 à 40 centimètres des yeux dans une position telle au-dessus du front, qu'il exerce le plus d'action sur les yeux et les paupières, et qu'il mette le patient en état d'avoir le regard fixé dessus. On fera entendre au patient qu'il doit tenir constamment les yeux fixés sur l'objet, et l'esprit uniquement attaché à l'idée de cet objet. On observera que les pupilles se contracteront d'abord; bientôt après elles se dilateront; et, après s'être ainsi considérablement dilatées et avoir pris un mouvement de fluctuation, si les doigts indicateur et médian de la main droite, étendus et un peu séparés, sont portés de l'objet vers les yeux, il est très probable que les paupières se fermeront involontairement avec une sorte de vibration. Après un intervalle de 10 ou 15 secondes, en soulevant doucement les bras et les jambes, on trouvera que le patient a une disposition à les garder, s'il a été fortement affecté, dans la situation où ils ont été mis. S'il n'en est pas ainsi, vous lui demanderez avec une voix douce de les garder dans l'extension; de la sorte, le pouls ne tardera pas à s'accélérer beaucoup, et les membres, au bout de quelque temps, deviendront rigides et complétement fixés. On trouvera aussi que alors, à part la vue, tous les sens spéciaux, y compris le sens de chaud et de froid, la sensibilité musculaire, et certaines facultés mentales, sont d'abord exaltés, comme il arrive dans les effets primaires du vin, de l'opium et de l'alcool. Toutefois, après un certain point, à cette exaltation succède une dépression beaucoup plus grande que la torpeur du sommeil naturel. Les sens spéciaux et les muscles peuvent passer instantanément les uns de la plus profonde torpeur, et les autres de la rigidité tonique à la condition opposée, extrême mobilité et sensibilité exaltée; il suffit de diriger un courant d'air sur l'organe ou les organes que nous désirons exciter, ou les muscles que nous désirons rendre souples, et qui avaient été dans une sorte de catalepsie. Par le seul repos, les sens rentreront promptement dans leur premier état. Le succès presque invariable obtenu par M. Braid à l'aide de ce procédé paraît en partie dû à la condition mentale du patient qui, d'ordinaire, est prédisposé à l'*hypnotisme* par l'attente qu'il sera produit certainement, et par l'assurance d'un homme à volonté ferme, déclarant qu'il est impossible d'y résister. Toutefois, quand l'état d'hypnotisme a été ainsi provoqué un certain nombre de fois, le sujet peut, d'ordinaire, s'endormir lui-même facilement, en regardant son doigt placé assez près des yeux pour causer une convergence sensible de leurs axes, ou même simplement en se tenant tranquille et fixant le regard sur un point éloigné. En tout cas, la fixité des yeux est la circonstance qui a le plus d'importance, quoique la soustraction des autres stimulants ait une influence décidée pour favoriser la production de l'effet. On le voit, l'hypnotisme est la description scientifique de ce qu'on a exploité sous le nom de magnétisme animal. Dans l'hypnotisme, les sens acquièrent quelquefois une acuité singulière. Il en est surtout ainsi de la *sensibilité musculaire* (appelée à tort *sens musculaire*; voy. t. I, p. 143), par laquelle tous nos mouvements volontaires sont réglés, et qui, exaltée, peut remplacer complétement la régularisation pour laquelle on emploie habituellement la vue. De plus, il y a une facilité extrême à diriger les pensées de l'*hypnotisé* par le principe de *suggestion*, soit à l'aide de paroles, soit surtout (ce qui est très remarquable) à l'aide d'impressions venant de la sensation d'activité musculaire. Ainsi, suivant les attitudes qu'on donne à l'hypnotisé, des idées et des sentiments naissent en lui conformes à ces attitudes.

D'autres fois, après les mouvements des mains à distance devant les yeux et la face (mouvements appelés des *passes* par les adeptes du prétendu fluide, qu'on nomme *magnétiseurs*), il peut se produire des effets très variables. L'un, sans éprouver le besoin du sommeil, accuse des sensations générales de chaud, plus rarement de froid ; il s'établit aux mains, aux aisselles, à la figure, une transpiration abondante ; le pouls devient plus fréquent, la respiration plus active, les douleurs nerveuses s'engourdissent et se calment, les paupières semblent légèrement pesantes, les membres comme enchaînés par la paresse. L'autre a des convulsions et des tremblements ; un autre s'endort d'un sommeil profond et comparable au sommeil naturel ; les autres tombent dans une sorte de somnolence douce, accompagnée de rêves, d'hallucinations qu'ils rectifient à leur réveil. Dans cette situation du corps et de l'esprit, il leur arrive souvent de percevoir vaguement ce qui se passe autour d'eux. Le magnétisme, comme art de faire dormir, existe chez les Toucoulaures ; comme art de soulager les malades par des passes magnétiques, sans arriver au somnambulisme, il est connu des marabouts de toutes les nations du Sénégal. Quant un Toucoulaure veut endormir un sujet, il ne lui fait aucune passe, mais il lui pose ses deux pouces derrière les oreilles, et lui tient ainsi la tête pendant quelque temps en le regardant fixement ; on voit aussitôt ses paupières s'appesantir et se fermer : il dort. Ce sommeil soulage beaucoup certains malades, mais il paraît qu'il n'arrive pas au degré du somnambulisme. Les Toucoulaures n'essaient jamais d'interroger la personne qu'ils magnétisent.

Si l'on veut considérer sérieusement les véritables guérisons opérées par les magnétiseurs, on verra qu'elles ont la même valeur que les guérisons de la médecine sympathique, et que l'on guérit avec le fluide magnétique comme Pyrrhus guérissait les maladies de la rate par des frictions opérées avec l'orteil de son pied droit, propriété qu'il partagea avec Vespasien. L'action curative des magnétiseurs est donc une pure illusion, et en cela on peut confronter ici deux catégories de thérapeutes qui ont les plus grandes affinités. Tandis que le magnétiseur guérit un fluide avec un autre fluide, nous avons les homœopathes qui guérissent l'idéal de la maladie avec l'idéal du remède. Rien d'ailleurs ne saurait excuser un système général de traitement qui entretient chez des personnes d'un esprit faible des croyances chimériques. Ainsi les procédés des magnétiseurs doivent être proscrits en thérapeutique comme étant à la fois inutiles et nuisibles. Le fluide magnétique administré de nos jours ne serait, dit-on, qu'une fraction très minime d'un fluide universel au moyen duquel s'établit (suivant la théorie des magnétiseurs) une influence mutuelle entre les corps célestes, la terre et les corps animés. En remontant au berceau des théories abstraites, on retrouve des entités semblables, qui, sous le même nom ou sous celui d'âme du monde, servent à relier obscurément les connaissances humaines, et surtout à contenter le désir de tout expliquer. La facilité que l'on a à tromper les esprits ne tient pas seulement à la propriété que nous avons de transporter au dehors nos émotions intérieures sous une influence suffisante quelconque; elle se fonde encore sur la profonde ignorance scientifique où la masse des individus est plongée. Dans le phénomène des tables tournantes, on croit que la table peut tourner sans muscles, sans nerfs; qu'elle peut parler sans organes de la voix. Mais tout cela n'est rien à côté des esprits frappeurs, au moyen desquels toute notion scientifique, même dans l'ordre des phénomènes mathématiques, se trouve ébranlée. Ce qui contribue encore, vis-à-vis d'un grand nombre de personnes, au succès, heureusement passager, de ces exhibitions fantastiques, c'est qu'il n'est pas rare de rencontrer, parmi les croyants et les propagateurs, des personnes instruites dans les sciences. Mais cela ne saurait prouver qu'une chose, c'est que le jugement et le bon sens sont indépendants des acquisitions littéraires et scientifiques. Flint, puis Schiff, ont en effet montré, en expérimentant sur les inventeurs de ces jongleries, que les bruits qu'ils produisaient étaient dus à un léger déplacement préalable de la rotule, du tibia sur le fémur, ou du tendon du long péronier latéral ramenés ensuite brusquement à leur situation première. Ce déplacement est déterminé à l'aide de contractions musculaires dont on prend facilement l'habitude. Se fondant sur des connaissances physiologiques, ils ont pu déjouer facilement la tromperie en faisant placer la jambe de manière à rendre la contraction impossible. Quant au fluide magnétique, ce n'est, comme on le voit, qu'une hypothèse dénuée de preuves. Comment, en effet, démontrer l'existence d'un objet invisible, impalpable, impondérable, n'occupant aucune place, et qui ne se prête à aucun genre d'observation directe? Tel est pourtant le prétendu fluide magnétique, qui n'a pas plus de réalité que les autres fluides (nerveux, *aura seminalis*, etc.), et n'a jamais été constaté. Enfin, tout l'intérêt que, suivant quelques auteurs, il y aurait pour la physiologie à étudier le magnétisme, repose sur notre ignorance habituelle touchant la physiologie du cerveau, et se réduit à constater qu'il est assez facile de placer tel ou tel individu d'abord, puis une assemblée en totalité ou en partie, dans un état intellectuel tel que les données plus ou moins vagues obtenues du premier sont interprétées par l'autre dans le sens qu'elle désire ou vers lequel on a dirigé son attention. C'est dans une telle disposition cérébrale que se trouve l'explication de tous les effets singuliers du magnétisme, abstraction faite des jongleries dont on l'a entouré, effets variables suivant les pratiques du magnétiseur, suivant la crédulité et la disposition cérébrale des assistants et des magnétisés. S'il s'agissait d'un agent aussi puissant qu'on le dit, personne ne pourrait s'y soustraire. Évite-t-on l'effet de la lumière, de la chaleur, du galvanisme? Non, sans doute; tandis que l'on ne magnétise pas qui l'on veut. Ceux qui résistent le mieux sont ceux qui ont le gros bon sens ou de vraies connaissances positives.

Les remarques précédentes, extraites pour la plupart d'un mémoire de M. Segond, sont entièrement confirmées par les observations de M. Robin fondées sur ses propres expériences.

L'hypnotisme ou somnambulisme artificiel se rapproche sous plusieurs rapports du somnambulisme naturel. C'est un état particulier des centres nerveux dans lequel la sensibilité générale surtout est modifiée. Variable, du reste, suivant les individus, il en est dans lesquels il ne diffère de l'hystérie que par moins d'intensité dans les convulsions et moins de perte de connaissance. Quelquefois il mène à une véritable attaque d'hystérie, après avoir déterminé tantôt de la loquacité, tantôt sur d'autres de la taciturnité et presque toujours des larmes sans cause bien prononcée. Quant aux facultés intellectuelles, elles sont manifestement dans cet état où l'individu est livré pendant les rêves au cours de ses idées seules se succédant de la manière la plus bizarre, sans contrôle des sens, pour en corriger les aberrations par examen de la réalité. Ce qui frappe le plus, physiologiquement, c'est une tendance, chez les sujets loquaces, à conserver une certaine suite dans les idées comme dans quelques rêves, de manière à faire une sorte de poëme ou de drame vraisemblable ou non, d'après un mot ou une phrase adressée au sujet hypnotisé, par telle ou telle personne plutôt que par toute autre quelquefois. C'est une tendance à suivre d'après ce mot les choses qu'on pense ou qu'on a pensées sur ce sujet, à suivre une série d'épisodes, à propos d'un individu jusqu'à sa mort ou à quelqu'autre événement, en accompagnant la narration des gestes qu'on suppose qu'il fait en même temps que ce que l'on dit de lui; en manifestant des sensations analogues à celles qu'on croit qu'il éprouve, comme lorsque dans un rêve on croit suivre quelqu'un et en partager les sensations; comme, par exemple, celles de vomissement, en parlant du mal de mer, etc.

Ce qui permet de se tromper de bonne foi, pour qui ignore la physiologie du cerveau et celle du sommeil, c'est que comme dans les rêves où l'on interprète, en se les assimilant, tous les bruits qui se passent autour de nous sans nous éveiller, on peut avec une certaine insistance diriger la pensée de l'hypnotisé vers l'ordre d'idées que l'on veut en lui adressant des phrases qui s'y rapportent. Mais il faut cependant une certaine insistance, car il revient souvent à la première chose qui l'occupait, après quelques mots sur la seconde. On peut donc, aux idées qui s'étaient présentées primitivement à l'esprit de l'hypnotisé et qu'il poursuit, intercaler plus ou moins facilement des idées nouvelles, de manière à détourner la pensée de sa première voie; mais dans la nouvelle il y a souvent des retours au premier ordre d'idées, bien qu'elles soient tout opposées aux secondes.

De l'aveu des personnes qui exploitent la crédulité publique sur cet ordre de choses, c'est par ce moyen qu'elles amènent les hypnotisées à parler dans le sens que désire le consultant sur la question posée ou sur l'objet touché, lorsque toutefois il y a hypnotisme. Je tiens, en effet, de personnes pouvant être hypnotisées et qui en étaient venues à s'en faire un moyen d'existence, que depuis qu'elles gagnent ainsi de l'argent elles ont toujours simulé l'hypnotisme, les discours vagues qu'il suscite et à plus forte raison tout ce qui concerne la divination des choses accomplies ou à venir.

C'est au fait de la description de choses possibles que commence l'intervention de l'absence de réflexions dans les interprétations. Si ce qui a été dit arrive, on en tient compte, comme de toutes les choses qu'on désire ou qu'on craint. Si le fait n'arrive pas on l'oublie, parce que rien ne tend à faire souvenir d'une chose dite au hasard et qu'on ne s'attendait pas à entendre dire ou qui intéresse peu. Si l'on note et fait attention à ce qui a été dit à cet égard, ainsi que je l'ai fait souvent, on verra que rien de ce qui a été annoncé comme devant arriver n'arrive, et que tout ce qu'on en dit tient à la tendance de l'esprit au merveilleux lorsque le savoir et l'habitude de l'observation ne le ramènent pas incessamment à l'examen de la réalité, sans prévention en faveur de l'extraordinaire.

## ARTICLE II. — De la production d'électricité.

On peut distinguer dans l'électro-physiologie trois ordres de phénomènes :

1° Ceux qui résultent d'une cause extérieure connue, comme la commotion due à l'étincelle, à la bouteille de Leyde, au courant de la pile, etc.; nous les appellerons, avec M. Pouillet, *phénomènes des courants extérieurs*.

Il importe de remarquer que dans cet ordre de phénomènes il ne s'agit pas d'une production d'électricité par l'animal sur lequel on expérimente, mais simplement des diverses manifestations et modifications des propriétés du tissu musculaire et du tissu nerveux soumis à l'influence de l'électricité extérieure. C'est donc en réalité dans l'étude des phénomènes de contractilité et des différents modes d'innervation que ce sujet devrait prendre place.

2° Ceux qui résultent d'une production d'électricité dans l'économie d'après des causes inconnues, et dans lesquels on peut constater cependant tous les caractères électriques. Ces sens appartiennent en propre au sujet de cette *section*.

3° Ceux que manifestent les poissons pourvus d'un appareil électrique et chez lesquels existe une véritable fonction correspondante dite *électrogénie* ou *fonction d'électrogénie*. Elle est même tellement importante que la moelle allongée ou la moelle spinale offrent une partie correspondante plus volumineuse que les espèces de poissons chez lesquels manque l'appareil. Nous n'avons point décrit la fonction correspondante avec les autres fonctions, parce que l'appareil manque chez l'homme ; mais c'est dans les fonctions de relation du dedans au dehors, près de celle de locomotion, qu'il doit en être question ; car les nerfs des appareils électriques proviennent des racines nerveuses antérieures, comme ceux des muscles.

### § I. — *Phénomènes des courants extérieurs.*

Volta est un des premiers qui aient examiné cette question et il se résume en ces propositions :

1° La contraction des muscles est presque certaine par le *courant direct*, c'est-à-dire par celui qui traverse les nerfs dans le sens de leur ramification, et elle n'a presque jamais lieu par le *courant inverse*, c'est-à-dire par celui qui, traversant les nerfs en sens contraire de leur ramification, se propage vers la colonne vertébrale.

2° La contraction qui se manifeste au premier instant du passage du courant cesse d'avoir lieu pendant que le courant continue avec la même intensité, et quelquefois elle se manifeste au moment où, le circuit étant rompu, le courant cesse de passer.

3° La grenouille galvanique devient toujours insensible au courant soit direct, soit inverse, qui l'a traversée pendant vingt-cinq ou trente minutes: mais elle reste très sensible au courant contraire, et elle peut aussi recouvrer sa sensibilité si, au lieu d'être soumise au courant contraire, elle est abandonnée au repos pendant quelques instants : de là le nom d'*alternatives voltaïques* donné à ce phénomène.

En 1800, Le Hot a reconnu que si le *courant direct* détermine la contraction au moment où elle s'établit, c'est au *courant inverse* qu'il appartient de la donner au moment où l'on supprime les communications pour rompre le circuit; qu'il en est de même de la saveur qui résulte d'un seul élément, c'est-à-dire qu'elle se manifeste à la *fermeture* du circuit si le courant va de la langue au métal, et lors de sa *rupture*, si le courant va au contraire du métal à la langue.

En 1816, Bellingeri, en confirmant les résultats relatifs aux contractions, y ajoute cette circonstance importante déjà entrevue par Pfaff, Crève, et quelques autres physiciens, savoir : que les contractions se produisent avec la même régularité et la même force lorsqu'au lieu de faire passer le courant direct du nerf au muscle et le courant inverse du muscle au nerf, on se borne à faire passer ces courants dans une certaine longueur du *nerf seul* après l'avoir isolé. S'il s'agit du courant direct, il se propage alors de l'extrémité du nerf la plus voisine de la colonne vertébrale à l'extrémité la plus voisine du muscle; s'il s'agit du courant inverse, son fil positif au contraire est mis en contact avec la portion du nerf la plus voisine du muscle et son fil négatif en contact avec la portion la plus rapprochée des vertèbres.

En 1817, Marianini prouve que le courant direct détermine une *contraction* au moment où il s'établit, et une *sensation* au moment où il cesse, et que le courant inverse produit dans un ordre inverse les phénomènes de contraction et de sensation; mais jusqu'à présent, les expériences des autres physiciens ne paraissent pas confirmer cette loi dans toute sa rigueur.

En 1829, Nobili a constaté que les grenouilles galvaniques douées d'une grande vigueur éprouvent des contractions à peu près égales au moment de la fermeture du circuit, soit que le courant soit direct ou inverse, et que c'est seulement quand elles ont été un peu affaiblies que la loi observée par Le Hot se manifeste avec régularité. Il a constaté un second fait fondamental : c'est qu'en agissant *sur les nerfs seuls et isolés*, au moyen de l'un ou l'autre courant direct ou inverse, pourvu qu'il ait une certaine intensité, on peut déterminer des *contractions tétaniques* ou un *tétanos électrique* analogue peut-être, quand à l'effet, au tétanos ordinaire, sous la seule condition d'établir et de rompre le circuit, coup sur coup, à des périodes assez rapprochées. D'où il résulte, comme il le dit : « que le courant continu tend à hébéter les nerfs, et le courant discontinu à les exciter. »

En 1844, Longet et Mateucci, en isolant la racine antérieure des nerfs rachidiens pour en soumettre la plus grande longueur possible au courant direct et au courant inverse, ont obtenu des résultats *exactement opposés* à ceux que donnent les nerfs mixtes, c'est-à-dire que dans la racine spinale antérieure, les contractions n'ont lieu qu'au commencement du courant inverse et à la rupture du courant direct.

En 1847, Mateucci donne pour conséquence de ses dernières recherches ce résultat digne d'attention, savoir : qu'en séparant les deux membres de la grenouille galvanique et en les disposant de telle sorte que le nerf de l'un soit traversé par le courant direct, et celui de l'autre par le courant inverse, fourni par une pile de Faraday de 15 à 20 éléments, le premier devient insensible, conformément à l'observation de Volta, après vingt-cinq ou trente minutes. Alors si l'on continue a faire passer encore le courant pendant quelques minutes, pour rompre ensuite le circuit, il arrive qu'au moment de la rupture, le membre qui était traversé par le courant inverse, au lieu d'être insensible, entre à l'instant dans une contraction tétanique qui est suspendue si l'on fait passer de nouveau le courant dans le même sens, mais qui persiste pendant plusieurs minutes si l'on maintient la rupture du circuit.

Telle est, dit M. Pouillet, auquel nous avons emprunté cet exposé, la série des résultats qui semblent les plus importants pour ce qui regarde l'action de l'électricité extérieure sur la nature organique. Nous ne voulons pas dire qu'ils sont tous incontestables, car il y en a qui paraissent contradictoires ; mais plusieurs reposent sur des expériences dont l'exactitude a été vérifiée par divers observateurs. Quant aux autres, des recherches ultérieures ne manqueront pas de les confirmer ou de les réduire à ce qu'ils ont d'essentiellement vrai.

L'électricité d'origine extérieure peut, comme on voit, soit stimuler l'action de nos tissus diminuée ou troublée pathologiquement, soit en amener la perturbation, la diminution ou la cessation. De ces notions physiologiques on a fait un grand nombre d'applications à la thérapeutique. On emploie suivant les besoins : 1° soit les courants interrompus qui réveillent par secousses ou brusquement l'action propre des muscles ou des nerfs ; suivant les cas, du reste, ces courants peuvent être modifiés de manière à produire des interruptions séparées par des intervalles de plusieurs secondes ou au contraire de durée fort courte. 2° On peut employer en outre les courants continus, directs ou induits, de manière à leur faire traverser un membre ou telle ou telle partie du corps. Influant alors sur la contractilité des parois des capillaires, ils modifient l'afflux des matériaux dans les organes traversés, de manière à produire des effets physiologiques lents, mais remarquables ; ils sont la conséquence du retour à la régularité normale, ou des changements divers apportés dans la nutrition des éléments de ce tissu et par suite dans l'état de ces derniers. Ces phénomènes, généralement négligés faute de connaître la nutrition dans les divers tissus, sont cependant des plus féconds en applications thérapeutiques pour les affections internes, les névralgies, etc.

## § II. — *Phénomènes des courants organiques.*

Les phénomènes dont il s'agit dans ce paragraphe ne traitent plus des modifications des propriétés des nerfs ou des muscles sous l'influence de l'électricité galvanique ou de celle d'induction, mais bien d'une production d'électricité par les tissus vivants comme *résultat* de leur activité spéciale ou de leur activité nutritive. Ainsi, par ce fait même qu'un muscle ou qu'un nerf, par exemple, entrent en action, ils dégagent une petite quantité d'électricité, qui se manifeste *sous forme* de courants. C'est un fait analogue à ceux dont nous avons parlé en disant que par ce fait seul qu'un tissu se nourrit, cette nutrition a pour résultat la production d'un peu de chaleur. Il importe donc de ne pas confondre les phénomènes traités dans le paragraphe précédent avec ceux dont il s'agit ici. Dans les premiers, l'action des tissus ou leurs modifications morbides ou dans un but thérapeutique étaient produite par l'application sur eux, soit de l'électricité voltaïque ou galvanique, soit de l'électricité par induction. Dans le second, la production d'électricité est un *résultat* de l'activité naturelle des tissus, de telle sorte qu'ils deviennent à leur tour une source d'électricité, qu'on peut les dire doués d'une *force électro-motrice* capable de produire des effets divers, faibles mais réels, tant sur les tissus d'autres animaux convenablement disposés, que sur les galvanomètres.

Dans ces phénomènes, Galvani soutenait l'électricité propre; Volta soutenait au contraire l'électricité d'origine étrangère au tissu : il fallait, pour décider cette question, que Nobili eût inventé son multiplicateur, qui a donné gain de cause à Galvani.

Avec cet instrument ce dernier physicien a constaté les faits généraux suivants :

1° La grenouille galvanique a un *courant propre* dirigé des *muscles aux nerfs* ou des *pieds à la tête*.

2° En disposant à la suite l'une de l'autre, dans le même ordre, plusieurs grenouilles galvaniques, on obtient une pile dont la tension va croissant avec le nombre des éléments, comme le démontrent les déviations croissantes du galvanomètre.

3° On constate la présence des faibles courants étrangers et leur direction en les faisant passer seulement par une portion libre du nerf de la grenouille ; les contractions qu'elle éprouve accusent le courant direct ou inverse, suivant qu'elles ont lieu à la rupture ou à la fermeture du circuit.

Plus tard, Matteucci, par un grand nombre d'expériences, est venu confirmer la doctrine de Galvani sur l'électricité propre.

Il a montré : 1° que dans tous les animaux à sang chaud et à sang froid, ou vivants ou récemment privés de la vie, il y a un courant *électrique musculaire* dirigé dans le muscle lui-même, *de son intérieur à sa surface*.

2° Que la *grenouille rhéoscopique* entre en contraction lorsque son nerf est mis en contact avec le muscle d'une autre grenouille ou avec celui d'un lapin, et que l'on détermine dans le muscle dont il s'agit une contraction prononcée, soit à l'aide d'un courant extérieur, soit par des actions mécaniques.

Dubois-Reymond a fait des recherches suivies que Pouillet dans son rapport à l'Institut résume ainsi :

1° Les nerfs, après leur section et pendant leur vitalité, c'est-à-dire pendant tout le temps qu'ils sont aptes à exciter des contractions musculaires ou à transmettre des impressions, donnent naissance à un courant qui est sensible au galvanomètre et qui, hors du nerf, est dirigé de la surface ou de la *section longitudinale* à la *section transversale*.

L'intensité de ce courant est dépendante de la position et de la distance des points par lesquels le nerf est introduit dans le circuit du galvanomètre : elle est *nulle* quand ces points sont symétriques par rapport à l'*équateur* du tronçon nerveux, considéré comme cylindre, c'est-à-dire au centre des sections transversales.

2° Les muscles de tous les animaux, pendant tout le temps qu'ils sont aptes à se contracter sous des influences quelconques, manifestent un courant analogue à celui des nerfs et soumis aux mêmes lois, tant pour la direction que pour l'intensité.

Sur quoi il faut remarquer que certains muscles, tels, par exemple, que le gastrocnémien et le triceps de la grenouille, offrent des sections *transversales naturelles* là où les faisceaux musculaires vont aboutir au tendon, les aponévroses musculaires n'étant alors que des revêtements de ces sections transversales naturelles.

3° En comparant les divers muscles entre eux, on observe que le courant est d'autant plus intense que le muscle est destiné à exercer une action mécanique plus grande, soit que cette action doive être volontaire ou involontaire : ainsi, les faisceaux du cœur, qui ne sont pas soumis à l'empire de la volonté, manifestent un courant énergique comme les muscles destinés à la vie de relation, qui sont tous faits pour obéir à la volonté ; tandis que les faisceaux musculaires des intestins montrent un courant très faible, comme n'ayant à exercer que de faibles actions mécaniques.

4° Lorsqu'on observe au galvanomètre le courant produit par le muscle gastrocnémien d'une grenouille, et que, par un moyen extérieur quelconque, électrique ou non électrique, on détermine dans le muscle des contractions répétées, on voit qu'à l'instant l'intensité du courant ordinaire et naturel auquel il avait donné naissance éprouve une diminution d'intensité des plus remarquables. Il en résulte que la contraction musculaire, quelle qu'en puisse être la cause, ne s'accomplit pas sans qu'il survienne un changement considérable dans la circulation électrique intérieure.

Ainsi les muscles sont une source d'électricité, sont *doués d'une force électro-motrice*. M. J. Regnault a montré (1854) que cette force est susceptible d'offrir des variations dont l'étude avait été négligée. Il a montré que pour tomber au même degré d'affaiblissement, le muscle de l'animal à température variable emploie cinq heures, tandis qu'il suffit de trois heures au muscle du mammifère. En outre, à partir de la plus grande intensité du courant jusqu'à son extinction, le temps nécessaire pour que la force électro-motrice perde une même fraction de sa valeur, subit des accroissements remarquables alternant avec des phases de diminution de plus en plus prononcées.

La grenouille rhéoscopique, mise en contact par son nerf, et sous les conditions requises, avec ce muscle tétanisé, éprouve elle-même des contractions correspondantes qui résultent de ces diminutions d'intensité. On la voit s'agiter convulsivement, si le muscle avec lequel son nerf est mis en contact est lui-même dans un état de convulsion ; et si, au contraire, les contractions de ce muscle sont espacées et successives, la grenouille rhéoscopique les compte en quelque sorte et les mesure par ses mouvements espacés et successifs, toujours correspondants.

5° Lorsqu'on observe au galvanomètre le courant produit par un tronçon nerveux qui n'entre, par exemple, dans le circuit que par la moitié de sa longueur, touchant d'un côté par sa section transversale, et de l'autre par les points de son équateur, et que l'on vient exercer des actions diverses sur l'extrémité de la moitié libre qui est en dehors du circuit, on voit qu'à l'instant le courant ordinaire et naturel, auquel il avait donné naissance, éprouve une diminution d'intensité analogue à celle qui se montre dans le muscle à l'instant de la contraction.

Les actions que l'on exerce sur l'extrémité libre du tronçon nerveux peuvent être, soit un courant direct ou inverse, soit une cautérisation, soit une intoxication, soit un froissement mécanique.

Il en résulte que les actions locales qui se transmettaient, soit au muscle, soit au centre nerveux, si le nerf n'était pas détaché de l'un et de l'autre, semblent efficaces pour modifier l'état électrique du nerf dans les portions même qui n'en sont pas directement affectées.

6° Après avoir coupé, à la hauteur du bassin, l'un des nerfs sciatiques d'une grenouille entière et vivante, on la dispose de telle sorte que, par chacune de ses extrémités inférieures, elle entre dans le circuit du galvanomètre et le ferme : aucun phénomène électrique n'apparaît. On fait absorber en haut l'azotate de strychnine, le tétanos se manifeste, et se manifeste seulement dans le membre inférieur dont le nerf n'a pas été coupé : à l'instant l'aiguille du galvanomètre accuse un courant qui est, en dehors, dirigé du membre contracté à celui qui ne l'est pas, et qui est, par conséquent, un *courant* direct dans le membre contracté.

Dubois-Reymond a encore trouvé un courant qui se manifeste dans le corps humain doué de toute la plénitude de la vie, au moment où l'on contracte les muscles du bras par la puissance de la volonté.

Deux expérimentateurs, Pfaff et Ahrens (1), au moyen d'un électromètre à feuilles d'or, ont étudié l'électricité sur l'homme et les influences qu'elle subit sous l'action des agents extérieurs. La personne sur laquelle ils opéraient se trouvait sur un isoloir ; le collecteur du condensateur, vissé sur l'électromètre, fut touché par cette personne et sa plaque supérieure mise en communication avec le sol. Voici quels furent les résultats :

1° D'ordinaire, l'électricité propre à l'homme en santé est *positive*.

2° Elle dépasse rarement en *intensité* celle que produit avec le zinc du cuivre qui communique avec le réservoir commun.

3° Les hommes irritables, d'un tempérament *sanguin*, ont plus d'électricité que les sujets lourds et d'un tempérament lymphatique.

4° La somme d'électricité est plus grande le *soir* qu'aux autres moments de la journée.

5° Les *boissons spiritueuses* augmentent la quantité d'électricité.

6° Les femmes ont, plus souvent que les hommes, une électricité négative, sans cependant qu'il y ait de règle précise à cet égard.

Gardini a trouvé de l'électricité négative au temps des *règles*.

(1) *Anales de chimie et de physique*, t. XXXV, p. 420.

7° En *hiver*, les corps très refroidis ne montrent aucune électricité, mais celle-ci apparaît peu à peu, à mesure que les corps s'échauffent.

8° Le corps tout nu et chacune de ses parties donnent lieu au même phénomène.

9° L'électricité semble se réduire à zéro pendant la durée des *maladies rhumatismales*, et reparaître lorsque la maladie diminue.

*Théorie de la production d'électricité.* — Nobili a indiqué que le courant propre pourrait bien avoir une *origine thermo-électrique* ; mais il ne l'a pas démontré, et il faut le dire, aucun physicien n'a essayé de le démontrer, tant les analogies semblent peu favorables à cette opinion.

Voici comment Pouillet résume son opinion sur la cause des courants organiques :

1° Cette cause est inconnue.

2° Il est probable que ces courants ne résultent pas d'une action chimique extérieure.

3° Il n'est pas démontré qu'ils résultent d'une action chimique intérieure ; c'est là une question à résoudre, et, suivant qu'elle recevra une solution positive ou négative, les conséquences ultérieures prendront des caractères très différents.

Les expériences de Bacomio, de M. Donné, et surtout de M. Pouillet, ont prouvé qu'il y a des courants électriques faibles dans les plantes ; que dans les fruits, par exemple, il y a un courant continu allant du pédoncule, qui présente une électricité positive, vers le sommet, lequel possède l'électricité négative ou *vice versâ*, selon l'espèce de fruit dont il s'agit (Donné). Ces faits semblent prouver que c'est dans les actions moléculaires nutritives qu'il faut chercher la cause de la production d'électricité chez les êtres vivants.

## § III. — *Fonction d'électrogénie ou phénomènes de l'appareil électrique des poissons.*

Les poissons qui ont des appareils électriques sont assez nombreux. Ce sont : les Torpilles (*Torpedo*, Dum.), poissons plagiostomes, et les Raies (*Raia*, C.), dont les premiers ont leur appareil placé sur les côtés de la tête et les autres sur les côtés de la queue (Ch. Robin) ; le *Mormyrus longipinnis* de Ruppert, parmi les malacoptérygiens abdominaux de la famille des Ésoces, qui porte le sien à la queue de chaque côté ; le *Malaptérure électrique* (*Malapterurus electricus*) parmi les malacoptérygiens abdominaux de la famille des Malaptérures, qui porte le sien sur les côtés de l'abdomen (c'est le poisson considéré pendant longtemps comme un silure sous le nom de *Silurus electricus;* mais on sait actuellement que les *siluriens* sont très différents des malaptérures, qu'ils appartiennent à l'ordre des ganoïdes, près des polyptères, des esturgeons, etc., et qu'il n'y a pas parmi eux de poisson électrique) ; le gymnote électrique (*Gymnotus electricus*, L.), de l'ordre des malacoptérygiens apodes, qui porte son appareil sur les côtés de la queue. Les appareils électriques sont composés de petits prismes ou disques d'une substance particulière, homogène, demi-transparente (*substance* et *tissu électriques*, Ch. Robin), disques disposés en piles verticales dans les torpilles, et en séries longitudinales chez les autres poissons. Ils sont séparés les uns des autres par des cloisons de tissu cellulaire dans lesquelles arrivent les vaisseaux et les nerfs. Ces derniers viennent des *racines antérieures* des paires nerveuses, de celles qui correspondent aux nerfs moteurs; leurs tubes se terminent à la surface des prismes ou disques par des extrémités libres très effilées, après s'être subdivisés chacun en branches très nombreuses. Ces nerfs se distribuent à l'une des faces du disque, laquelle ne reçoit pas de vaisseaux, et les capillaires à l'autre face, qui ne reçoit pas de tubes nerveux. Ces capillaires ne se ramifient pas dans la substance propre du disque, mais s'enfoncent en décrivant des flexuosités dans les excavations ou alvéoles creusées dans ces disques. L'ensemble de l'appareil est enveloppé d'une couche de tissu cellulaire, qui n'offre rien qui la distingue des enveloppes fibreuses ou celluleuses des muscles, etc. (Ch. Robin.)

La secousse que fait éprouver une torpille vivante que l'on prend entre les mains, est violente et douloureuse ; elle est perçue dans les poignets et dans les bras. Si l'on reste en contact avec ce poisson, plusieurs commotions se succèdent avec rapidité, et l'on est forcé de l'abandonner. Mais cette énergie d'action est de courte durée, l'animal fût-il plongé dans le milieu nécessaire à son existence.

On remarque, en général, des mouvements assez apparents dans la torpille au moment où elle donne la commotion ; ils sont cependant peu violents et quelquefois presque nuls, si l'on excepte une sorte de rétraction des globes oculaires. On peut démontrer expérimentalement que la décharge du poisson s'opère sans aucune variation de son volume total. Plusieurs physiciens ont pensé autrefois que la torpille a la propriété singulière de diriger la décharge dans un point déterminé lorsqu'elle est irritée ; cette opinion est erronée : la décharge est bien sous l'influence de la volonté du poisson, mais il ne peut lui imprimer telle ou telle direction. M. Becquerel père a prouvé que le dos de l'animal représente le pôle positif, tandis que le pôle négatif se trouve au ventre ou à la face ventrale de l'appareil ; telle avait été aussi l'opinion de Volta, opinion qu'aucune expérience ne justifiait à cette époque.

Matteucci a montré que les signes d'électricité se manifestent toujours au galvanomètre lors des premières décharges de la torpille, quels que soient les points du ventre et du dos qui servent à établir le courant ; mais lorsque l'animal s'affaiblit par une suite de décharges, les directions de l'aiguille ne sont plus sensibles que si l'on applique les fils du galvanomètre dans deux points correspondants situés, l'un à la partie ventrale, l'autre à la partie dorsale de l'organe électrique.

La déviation de l'aiguille du galvanomètre peut être obtenue non-seulement dans ce cas, mais encore lorsque les deux extrémités du fil sont mises en contact avec une même face de l'animal. Pour que l'effet devienne sensible, il faut que l'une des lames de platine repose près de la ligne médiane du poisson, tandis que l'autre est placée à sa périphérie : le courant indiqué par la déviation du galvanomètre est constamment dirigé du premier point au deuxième. Les différents modes d'expériences prouvent que le courant produit par la torpille a une direction *parfaitement déterminée et invariable*. Si l'on détermine une décharge de la torpille en l'irritant par un procédé quelconque, on trouve qu'elle aimante les aiguilles et les rend magnétiques. La position des pôles est d'ailleurs constamment la même, et s'accorde parfaitement avec le sens de la déviation que l'on obtient dans le galvanomètre et avec l'effet produit par une pile.

J. Davy est parvenu à produire, au moyen du même courant, de faibles effets chimiques. Ayant appliqué des fils d'or, l'un sur la face dorsale, l'autre sur la face ventrale de la torpille, il fit passer la décharge électrique à travers des solutions de nitrate d'argent, de sel commun, d'acétate de plomb, et observa que toutes ces solutions furent décomposées ; mais la dernière n'était modifiée que quand l'animal semblait employer toute son énergie après avoir été très irrité. Outre les effets électriques déjà indiqués, nous citerons encore la production de l'étincelle. Ce phénomène a été observé pour la première fois par MM. Matteucci et Linari.

*Influence des agents extérieurs.* — La température modifie d'une manière très remarquable les propriétés électriques de la torpille. Si l'on abaisse jusqu'à 0 degré le degré thermométrique de l'eau où elle vit, toute décharge cesse, bien qu'on cherche à irriter le poisson. Mais cet effet n'est que temporaire, et l'animal reprend toute son énergie à une température de 15 à 20 degrés.

Si l'on plonge la torpille dans de l'eau dont la température s'élève à plus de 30 degrés centigrades environ, elle meurt au bout de quelques instants; mais sa mort est précédée d'un grand nombre de décharges en général fort intenses. M. Matteucci a observé que chez les torpilles irritées et donnant des commotions, la circulation et les phénomènes respiratoires étaient singulièrement exagérés.

L'action des narcotiques, de l'opium, de la morphine, et celle des tétaniques, de la noix vomique, de la strychnine, ont été étudiées. Si ces matières sont employées à doses élevées, la mort de l'animal arrive peu de temps après l'administration du poison, mais elle est précédée de décharges d'une grande violence. Des proportions faibles des mêmes substances produisent une exagération considérable de la faculté de donner des commotions.

Si, dans ce dernier cas, on coupe transversalement la moelle épinière, les parties situées au-dessous de la section peuvent être impunément irritées, aucune commotion ne se fait sentir. Cette expérience démontre nettement que la décharge produite après une irritation extérieure dépend d'une action réflexe.

Les moyens mécaniques de déterminer la torpille à donner une commotion sont assez nombreux. On l'obtient avec facilité en comprimant l'organe dans un point qui correspond au passage des nerfs; en pressant les yeux, même légèrement; en faisant quelques frictions sur les branchies. Un point assez digne d'intérêt, c'est que le passage d'un courant électrique entre deux parties quelconques de l'animal est aussi une cause de décharges.

De tous ces faits, il résulte comme conséquence immédiate, qu'il existe des analogies impossibles à méconnaître entre les contractions musculaires et les décharges électriques données par la torpille.

*Action des causes internes.* — Si l'on extrait l'appareil électrique de l'animal, en ménageant autant que possible les troncs nerveux qui s'y rendent, on peut obtenir la production d'électricité pendant quelque temps, en déterminant une irritation dans ces derniers. On remarque dans ces circonstances tous les phénomènes que nous avons déjà signalés : contractions des grenouilles, déviation de l'aiguille du galvanomètre. Mais si l'on se borne à agir sur quelques filets isolés qui se rendent en des points déterminés de l'appareil électrique, la contraction des grenouilles se fait seulement dans ces parties. L'agent excitant, dont l'action sur l'organe présente le plus de durée, est un courant d'une pile électrique que l'on fait passer dans le nerf. Si l'on applique une ligature sur un filet nerveux dans un point compris entre l'organe électrique et l'axe cérébro-spinal, toute irritation portée au-dessus de la ligature cesse de retentir sur l'organe; il n'y a plus de secousse électrique. Les lobes olfactifs, les lobes optiques, le cervelet, peuvent être lésés impunément, sans modifier la faculté de donner des décharges. Mais il n'en est pas de même si l'on atteint la portion de la moelle allongée formant un lobe à part, connu sous le nom de lobe électrique. Aussitôt que l'on touche cette portion de l'axe cérébro-spinal, l'animal réagit en donnant des commotions. On observe que si l'irritant mécanique est porté d'un côté ou de l'autre, la décharge a lieu seulement dans l'organe correspondant. Mais si la blessure est profonde, toute manifestation électrique cesse, quel que soit le degré d'énergie de l'animal et malgré l'intensité des autres portions de l'organe nerveux central.

Les observations de M. Faraday sur le gymnote sont d'une haute importance. Ce physicien a remarqué que les parties antérieures de l'animal constituent le pôle positif, et les postérieures le pôle négatif; cet état électrique se retrouve encore entre deux points quelconques pris sur la longueur de l'animal. L'intensité des effets produits par la décharge varie suivant la forme que prend l'animal, et sa position par rapport au corps qui la reçoit. Lorsqu'il veut frapper sa proie il se courbe, en général, de manière à l'entourer.

On remarque que le gymnote touché avec les mains, ou avec un corps bon conducteur, donne plusieurs décharges successives; mais si le contact est opéré au moyen d'un mauvais conducteur, l'effet ne se produit qu'une ou deux fois. Il est probable que dans ce dernier cas la décharge étant ressentie par l'animal, celui-ci cesse d'en donner de nouvelles.

Ainsi l'électricité est développée par l'organe électrique sous l'influence de la volonté.

Toute action extérieure qui est portée sur le corps de la torpille vivante, et qui détermine la décharge, est transmise par les nerfs du point irrité au lobe électrique de la moelle allongée à partir duquel il y a réaction sur l'appareil.

Toute irritation portée sur ce quatrième lobe de l'encéphale ou lobe *électrique* et sur ses nerfs, ne produit d'autres phénomènes que la décharge électrique.

Toutes les circonstances qui modifient la fonction de l'organe électrique agissent également sur la contraction musculaire (Matteucci).

Dans l'état actuel de la science, il est impossible de donner une théorie satisfaisante de la cause du dégagement d'électricité dans cet appareil des poissons.

## SECTION II.

### De la loi d'habitude et d'imitation.

On étudie en statique une loi applicable à tous les phénomènes de l'univers, caractérisée par ce fait que : tout phénomène quelconque tend à persévérer ; elle est connue sous le nom de *loi de persistance des phénomènes* ou d'*inertie.*

Il résulte, de cette loi que, tant que les conditions de stabilité d'un corps agissant ne sont pas altérées par l'exercice même ou autre cause, l'exercice répété perfectionne le jeu des machines, au point d'avoir amené dans le langage vulgaire l'introduction de la phrase qui fait dire d'un instrument qu'*il marche tout seul.* La physique, dit Cabanis (10e *Mémoire*, § VI), nous offre dans les machines inanimées des exemples de l'accroissement de force et d'aptitude occasionné par le retour assidu des mêmes opérations Il cite les aimants artificiels qui sont susceptibles d'acquérir par la simple continuité d'action une force très supérieure à celle qu'ils avaient reçue d'abord. Nombre d'autres appareils dont l'action s'interrompt, reproduisent de mieux en mieux les effets assez réitérés : tels sont la plupart des intruments de musique et autres. Il est à remarquer que ce fait est d'autant plus prononcé qu'il entre davantage dans ces appareils non vivants des tissus solides tirés des êtres organisés.

Mais cette aptitude à la reproduction d'un phénomène déjà produit n'est qu'à l'état d'ébauche dans les corps bruts. Ce n'est qu'en biologie qu'on la voit se manifester avec son plein développement, parce que là seulement se trouvent les conditions indispensables, telles que la souplesse et la délicatesse des tissus, la facilité de leurs modifications.

*Définition.* — L'exercice ou mise en jeu des actes de la vie animale avec des intervalles de repos suffisants, conduit à les répéter plus facilement ; cette répétition d'actes déjà opérés est l'imitation de soi-même. On donne le nom d'*habitude* à l'aptitude de les suspendre ou de les répéter plus facilement qui résulte de cette intermittence d'activité.

Les modifications apportées dans les besoins ou dans le mode d'accomplissement de l'action sont le perfectionnement, ou l'inverse, selon la nature de ces modifications. Rien de plus important que de distinguer l'habitude des actes de la vie animale dans lesquels l'être est passif, comme les sensations, de l'habitude des actes dans lesquels il est actif, comme dans la pensée et la contraction. Ainsi : 1° habitude des sensations, 2° habitude de la pensée, 3° habitude de la contraction musculaire, sont trois choses aussi distinctes que l'exercice ou le repos de ces actes.

Dans le premier cas, elle facilite la perception, mais en même temps qu'elle rend la fatigue moins prompte à venir, elle émousse la perception ; c'est ce qu'a fait remarquer Bichat, auquel on doit aussi d'avoir saisi l'importance de la loi d'habitude. Dans les deux derniers cas, elle facilite et perfectionne la pensée et l'action musculaire, en même temps qu'elle rend la fatigue moins prompte à venir, ou conduit à exiger des intervalles de repos moins considérables.

On voit par là que ce fait général ou loi, l'habitude, bien que condition d'existence de celle de perfectionnement par une de ses faces, en est pourtant bien distincte, puisque dans un cas elle améliore et dans l'autre affaiblit l'action ; de telle sorte que dans l'habitude se trouve à la fois le point de départ du perfectionnement ou amélioration, et de la perversion ou abrutissement.

C'est encore à Bichat que l'on doit d'avoir établi les phénomènes dits d'habitude en loi de l'animalité, c'est-à-dire ne s'observant que dans les actes qui n'appartiennent qu'aux animaux et que ne manifestent pas ceux de la vie organique.

Ne sont soumis à l'habitude, c'est-à-dire ne sont susceptibles d'aptitude, 1° à prolonger ou raccourcir les intervalles de repos, 2° à répéter plus souvent ou plus longtemps leur activité, que les organes formés de tissus doués de propriétés de la vie animale. Les actes continus ou simplement rémittents, tels que la nutrition, la sécrétion, l'absorption, la respiration, la circulation, dit Bichat, ne sont point soumis à l'empire de l'habitude. L'excrétion des urines, des matières fécales, la faim, la soif, sont des actes qui appartiennent aux fonctions végétatives et pourtant peuvent être, par suite de leur intermittence, suspendus un temps plus ou moins long ou accomplis avec une certaine régularité analogue à celle que nous offre l'emploi journalier des sens et de l'intelligence. Mais ce fait tient à ce que la faim, la soif, les besoins d'uriner et de défécation sont des actes de sensibilité générale ou de la vie animale et intermittents ; par suite on peut jusqu'à un certain point les modifier, soit en les prolongeant à chaque fois, soit en les satisfaisant aussitôt selon les cas, propriété que possèdent au plus haut degré les sensations spéciales. Comme le remarque Bichat, ces phénomènes entraînent après eux divers mouvements essentiellement volontaires, et par conséquent du domaine de la vie animale, auxquels nous parvenons à donner une aptitude au repos ou à la répétition. Par les particularités précédentes, ces faits appartiennent à la vie animale, par l'impossibilité où nous sommes d'éviter ces sensations comme nous pouvons ne pas goûter, voir ou toucher tel corps. D'un autre côté, par l'impossibilité où nous sommes d'éviter ces mouvements au delà d'un certain temps, comme nous pouvons ne pas parler, ne pas marcher selon notre volonté, ces phénomènes se rapprochent des actes relatifs à la circulation, à la respiration, et autres de la vie végétative. C'est en cela que, comme le dit Bichat, ces phénomènes tiennent presque le milieu entre ceux des deux vies, se passent sur les organes placés aux limites de l'une et de l'autre et participent presque autant à l'animale qu'à l'organique.

### A. — Habitudes des sensations.

Elles concernent la sensibilité spéciale et la sensibilité générale; elles sont assez nombreuses, mais on en a étudié plutôt les résultats que les phénomènes propres eux-mêmes. Toute habitude est un phénomène physiologique, dont par conséquent on doit étudier l'origine, l'évolution et les modifications accidentelles.

*a.* — Les *habitudes relatives aux sens spéciaux* sont assez nombreuses. C'est à elles que se rapportent tous les *besoins artificiels* ou *nouveaux* qui se développent dans les sociétés.

Nous pouvons par l'exercice prendre l'habitude de voir plus facilement ou plus exactement certains objets très petits, de distinguer certaines couleurs. L'exercice nous habitue aussi à soutenir la vue de certaines couleurs ou lumières très vives qui nous fatiguent lorsque nous les apercevons pour la première fois.

Nous pouvons par l'exercice prendre l'habitude d'entendre et de percevoir des bruits, dont l'impression se faisant certainement dès le principe comme plus tard, n'était d'abord pas prise en considération; c'est ce dont fournit de nombreux exemples l'habitude de l'auscultation et celle de la percussion. Il en est de même de l'habitude d'entendre ou de faire la musique, tant sous le rapport de la perception des sons que sous celui de la perception du rhythme, indépendamment de l'appréciation agréable ou désagréable qui varie d'un individu à l'autre.

Le sens de l'odorat est susceptible de nous donner certaines habitudes. Ainsi nous pouvons, par l'exercice répété, nous habituer à certaines odeurs qui d'abord nous étaient désagréables, comme l'odeur du tabac, du musc, etc.; nous pouvons prendre l'habitude d'en percevoir que d'abord nous ne discernions pas. A cet égard, comme pour la vue et l'ouïe, certaines habitudes prises peuvent se perdre, c'est-à-dire que ce qu'un sens pouvait faire facilement par habitude, il cesse de le pouvoir exécuter faute d'exercice.

L'habitude de priser est un phénomène physiologique nouveau qui se rapporte au sens de l'odorat; elle se prend par l'exercice répété de la poudre de tabac et finit par devenir un *besoin*, lorsque faute de satisfaire à cette habitude il en résulte un malaise intellectuel ou un changement dans l'état de la circulation, etc., se manifestant par une douleur de tête, etc. Nous ne pouvons, dans un livre de ce genre, qu'indiquer cette habitude, bien que la physiologie en offre de l'intérêt au point de vue de la partie de la science qui nous occupe.

L'exercice du goût peut conduire à presque autant d'habitudes qu'il y a de sortes d'aliments sapides, tant solides que liquides. Il peut s'habituer à certaines saveurs au point que ceux qui étaient d'abord désagréables ou insipides finissent souvent par devenir agréables. Certaines de ces habitudes finissent par devenir des besoins irrésistibles. Telle est l'habitude de fumer qui se rapporte autant à l'odorat qu'au goût; telle est l'habitude de l'eau-de-vie et autres liqueurs; puis celle du café, indépendamment de l'utilité que celui-ci peut avoir comme excitant du cerveau. Les phénomènes qui se passent dans l'économie lorsqu'on commence à prendre cette habitude, ceux de la satisfaction, ceux qui caractérisent le *besoin de fumer*, sont autant de phénomènes physiologiques dont plusieurs restent encore à décrire.

On peut s'habituer à telle ou telle sensation que cause le contact d'un corps qui d'abord était désagréable, mais rarement il en résulte des besoins; on peut s'habituer dans de certaines limites au toucher de corps froids ou chauds, du sec ou de l'humide; on peut prendre l'habitude de se chauffer au point d'en faire un véritable besoin, comme on peut s'habituer au froid sans éprouver le besoin de se chauffer.

*b. — Habitudes relatives à la sensibilité générale.* — On peut s'habituer aux douleurs des diverses parties sensibles dans de certaines limites, plus ou moins selon leur caractère.

Par l'exercice et la répétition de la sensation de fatigue on parvient à en rendre les intervalles plus considérables et à la rendre elle-même moins vive, on prend en un mot l'habitude de ne pas se fatiguer ou de se fatiguer peu.

On peut, mais dans des limites très restreintes, s'habituer par l'exercice à retarder le besoin de respirer, à supporter cette sensation et celles dites *angoisses circulatoires* (voyez t. I, p. 155), comme le montre l'habitude que l'on peut prendre de plonger sous l'eau pendant plus ou moins longtemps.

On peut s'habituer à supporter plus ou moins facilement la sensation de la faim et celle de la soif, selon la manière dont on prend ses repas au point de vue de leurs intervalles, comme au point de vue de la quantité d'aliments. On peut au contraire prendre l'*habitude de boire* ou de *manger* beaucoup, et en faire un besoin artificiel ou nouveau, très tyrannique, sans qu'il y ait nécessité pour la conservation de la santé.

On peut en dire autant, mais dans des limites bien plus restreintes, de la sensation qui caractérise le besoin des rapprochements sexuels, qui devient d'autant moins vive et se manifeste à des intervalles d'autant plus éloignés qu'on résiste plus souvent à ce besoin. C'est ainsi que les hommes dont la profession exige le célibat ne cachent point que les désirs sexuels deviennent de moins en moins énergiques, et que la privation de rapprochements sexuels serait peu pénible pour eux si les révélations de la confession ne venaient les renouveler incessamment. D'autre part, il est constant que la répétition du coït émousse la vivacité de la sensation, tout en donnant l'habitude de le pratiquer et rendant la résistance au besoin, plus pénible que la privation même.

On peut prendre l'habitude de supporter plus ou moins longtemps les besoins d'excréter les urines et les matières fécales, ou par la satisfaction régulière de ces besoins, s'habituer à les ressentir d'une manière assez régulière, surtout le dernier.

## B. — De l'habitude de penser.

« Si l'on considère les habitudes morales dans un peuple tout entier, comme l'ont fait Hippocrate et Montesquieu, on trouvera sans peine qu'elles ne sont autre chose que la *série ordinaire* de ses affections ou de ses penchants, de ses idées ou de ses opinions, de ses déterminations ou des actes qui résultent et de ses opinions et de ses penchants. On voit encore avec la même évidence que ces habitudes ne peuvent se former autrement que celles des individus, c'est-à-dire qu'elles sont le produit nécessaire des impressions que ce peuple reçoit chaque jour, des idées ou des jugements que ces impressions font naître, des volontés instinctives ou raisonnées que ces mêmes impressions et ces jugements développent de concert. » (Cabanis, 9e *Mémoire*, § II ) Ainsi, les habitudes morales ne sont que l'ensemble des idées et des opinions, des volontés instinctives ou raisonnées et des actes qui résultent des unes et des autres dans la vie de chaque individu. (*Idem*, § III.)

Personne ne peut ignorer que la nature animale est singulièrement disposée à l'imitation. Tous les êtres sensibles imitent les mouvements sur lesquels leur observation a pu se fixer; ils s'imitent surtout eux-mêmes, c'est-à-dire qu'ils ont un penchant remarquable à répéter les actes qu'ils ont exécutés une fois; ils les répètent d'autant plus facilement et d'autant mieux qu'ils les ont exécutés plus souvent; enfin, ils les répètent aux mêmes heures et dans le même ordre de succession, par rapport à d'autres mouvements que certaines analogies ou la simple habitude a coordonnés avec ces actes dans leur souvenir. Cette tendance se montre plus évidemment encore dans les déterminations automatiques des animaux que dans celles où le raisonnement a quelque part. Les fonctions purement physiques, et dont la conservation de la vie dépend plus spécialement, commencent et finissent toutes à des époques et dans des intervalles de temps déterminés; et si les périodes ne sont pas les mêmes pour tous les individus, l'exactitude des retours, toujours conforme dans chaque cas particulier aux rapports établis entre le premier et le second acte qui constituent la fonction, entre le second et chacun des suivants, n'en démontre qu'avec plus d'évidence la généralité de la loi. Ainsi, quoique la faim, le besoin de sommeil, celui des différentes évacuations, etc., ne reviennent pas pour tous les individus aux mêmes heures, il est constant que, dans un genre de vie fixe et régulier, chacun d'eux les éprouve périodiquement. Cela se voit encore avec la même évidence dans le rhythme des fièvres d'accès, et dans la marche des maladies aiguës, où les forces qui restent à la nature sont suffisantes pour en assujettir le cours à de constantes lois. Et c'est, comme nous l'avons dit si souvent, sur ce penchant physique à l'imitation, sur cette puissance d'habitude, qu'est fondée toute celle de l'éducation, par conséquent la perfectibilité commune à toute nature sensible, et dont l'homme surtout, placé sur le globe à la tête de la classe entière des animaux, paraît éminemment doué.

Mais l'empire des habitudes ne se borne pas à ces profondes et ineffaçables empreintes, qu'elles laissent chez chaque individu; elles sont encore, du moins en partie, susceptibles d'être transmises par la voie de la génération. Une plus grande aptitude à mettre en jeu certains organes, à leur faire produire certains mouvements, à exécuter certaines fonctions; en un mot, des facultés particulières, développées à un plus haut degré, peuvent se propager de rare en race (1); et si les causes déterminantes de l'ha-

(1) Georges Leroy, dans ses lettres sur les animaux, observe que, quoique le chien n'arrête point naturellement, les excellentes chiennes d'arrêt font des petits qui, très souvent, arrêtent sans leçon préalable la première fois qu'on les met en présence du gibier.

bitude première ne discontinuent point d'agir pendant la durée de plusieurs générations successives, il se forme une nouvelle nature acquise, laquelle ne peut à son tour être changée qu'autant que ces mêmes causes cessent d'agir pendant longtemps, et surtout que des causes différentes viennent imprimer à l'économie animale une autre suite de déterminations. (Cabanis, 9ᵉ *Mémoire*, § III.)

Des impressions particulières, mais constantes et toujours les mêmes, sont donc capables de modifier les dispositions organiques et de rendre leurs modifications fixes dans les races.

La faculté d'imitation relative aux opérations du centre sensitif et pensant en particulier est absolument la même que celle qui se rapporte aux mouvements des parties musculaires extérieures, etc., prises tout à l'heure pour exemple. Seulement ce sont d'autres organes qui sont imités et d'autres qui les imitent; tout est semblable dans cette reproduction d'actes d'ailleurs si différents; tout dans les actes originaux eux-mêmes et dans le caractère des moyens par lesquels ils sont reproduits, tout est soumis encore aux mêmes principes et s'exécute suivant les mêmes lois. Que si l'on remonte plus haut on trouvera que *la faculté d'imiter autrui tient à celle de s'imiter soi-même :* c'est l'aptitude à reproduire, sans avoir besoin du même degré de force et d'attention, tous les mouvements que les divers organes ont exécutés une fois; aptitude toujours croissante avec la répétition des actes. Ce qui se passe dans l'action musculaire se passe aussi dans les autres fonctions de la vie animale; seulement ce sont d'autres organes, d'autres genres d'actes, et par conséquent ce sont aussi d'autres résultats. (Cabanis, 10ᵉ *Mémoire*, § VI.)

### *De la mémoire en général.*

*Définition.* — « Les actes intellectuels et affectifs peuvent s'exercer plus ou moins fortement, plus ou moins souvent sur le même objet, sur le même sujet, sur les mêmes choses ; et aussitôt que ces choses nous ont impressionné suffisamment, ces actes se reproduisent d'eux-mêmes, se représentent d'eux-mêmes à l'esprit, soit volontairement soit comme l'effet d'une habitude instinctive. Ce phénomène est la *mémoire.* » (Collineau, *Analyse physiologique de l'entendement humain*, 1843, p. 30). L'oubli est la cessation complète de l'activité correspondante qui a eu lieu et l'impossibilité temporaire ou permanente de susciter de nouveau ces idées. A la mémoire se rattachent les souvenirs et les réminiscences qui n'en sont que des modifications. Le souvenir est la reproduction spontanée, volontaire ou involontaire de la perception d'un fait et des idées qu'elle a suscitées, fait depuis longtemps accompli.

La *réminiscence* est un souvenir isolé, éventuel ou involontaire d'une chose quelquefois depuis longtemps oubliée. La mémoire est l'action cérébrale qui se continue ou se répète (en s'imitant), après être entrée en repos lorsque la cause qui la produisait a cessé d'agir et qui conduit au même résultat, aux mêmes idées que cette dernière.

La mémoire est dans le cerveau la disposition à continuer ou à répéter spontanément les mêmes actes, disposition que l'on observe dans tous les phénomènes de la nature, mais qui se manifeste avec plus d'évidence et avec des nuances particulières dans les êtres organisés. Toutes les parties sensibles des animaux sont susceptibles d'habitudes qui ont quelques rapports avec la mémoire, en ce qu'elles sont le *résultat* de la *répétition* plus ou moins fréquente du même exercice: et par exemple, le mouvement de la main qui se portant instinctivement sur un clavier, exécute des accords tandis que l'esprit s'occupe de tout autre chose, n'est que l'effet de l'habitude, de la mémoire, de la partie encéphalique douée de la motricité qui correspond aux nerfs musculaires de l'avant-bras et des doigts (Collineau). La mémoire n'est donc pas une faculté distincte, pas plus que dans les muscles la possibilité de répéter plus facilement par l'exercice, la contraction d'un muscle, la dixième fois que la première, n'est une faculté particulière de ce muscle.

Comme tout ce qui se rapporte à l'imitation de soi-même, la mémoire est un acte d'ordre inférieur, comparativement aux facultés intellectuelles elles-mêmes ou proprement dites. C'est le premier des modes d'agir du cerveau qu'on voie disparaître à mesure des progrès de l'âge, à moins d'un exercice incessant et malgré cela même.

Ainsi *la mémoire est l'habitude étudiée dans le cerveau;* c'est l'imitation de soi-même quant aux actes intellectuels; c'est l'habitude des organes encéphaliques de répéter une chose déjà faite, conduisant à la reproduction des idées déjà émises.

La répétition des choses déjà faites, pour l'encéphale comme pour les autres organes de la vie animale, est plus ou moins aisée suivant les individus; mais, comme pour les autres organes aussi, l'exercice fréquent rend la reproduction des actes de plus en plus facile et conduit à les rendre plus précis, plus complets, à les perfectionner en un mot.

Il importe toutefois de remarquer que la mémoire ne s'observe que chez les animaux où existent déjà les parties du cerveau qui sont le siége des facultés intellectuelles; que là où existe de l'intelligence unie à des instincts, et non-seulement des instincts, bien que pourtant presque toujours interviennent quelques sentiments dans ce phénomène. Dans la mémoire, en effet, on observe toujours une analyse et une comparaison de l'idée renouvelée aux idées qui l'ont précédée et qui lui succèdent, ou aux objets qui ont suscité la répétition.

Sous le nom de *mémoire* on confond communément deux choses fort différentes, que les philosophes et les savants ont eu raison de distinguer. C'est, d'une part, la *mémoire des mots* ou mémoire proprement dite du vulgaire et le *souvenir*; ce dernier est en effet la réminiscence ou mémoire intelligente et volontaire qui est en quelque sorte l'intelligence se souvenant, répétant les actes qu'elle a opérés, s'imitant ou cherchant à s'imiter.

La *mémoire des mots* est la répétition facile des sons qu'on a entendus une ou quelques fois, des termes qu'on a lus ; c'est l'imitation, par un travail borné à l'organe d'expression, de ce que les autres ont exprimé, sans que les organes de la conception intellectuelle interviennent. Ce travail est en quelque sorte mécanique et ne s'accompagne d'aucune pensée propre à celui qui parle et imite ainsi facilement ce qu'ont pensé et exprimé les autres. Après l'audition ou la lecture une fois ou à plusieurs reprises dans le même ordre, les idées des signes ou des sons restant seules, toute sensation qui s'y rapporte suffit pour faire reparaître ces idées et en déterminer l'expression orale ou écrite dans l'ordre où elles se sont succédé et où elles se lient. C'est ce qui s'appelle vulgairement *apprendre par cœur*.

En outre, cette mémoire et l'intelligence sont deux facultés qui se rencontrent très rarement ensemble chez le même individu, ainsi que l'a fait remarquer Huarte. Ceux qui ont beaucoup de mémoire ont généralement peu d'intelligence, en ce qui concerne l'esprit d'observation et celui de méditation, bien qu'ils aient, en général, une grande facilité d'expression, pour les choses même qu'ils ne comprennent pas. La facilité de répéter les pensées d'autrui empêche de faire des efforts pour en produire soi-même ; elle conduit ainsi à empêcher l'évolution des organes de la conception intellectuelle qui sans cela eussent pu par un exercice répété acquérir un développement normal. Pourtant avec un développement suffisant des organes de la conception intellectuelle et une assez grande habitude de les exercer, le nom de l'objet entraîne successivement leur activité qui a pour résultat l'idée de leurs qualités physiques et autres, et, suivant les personnes, le genre habituel d'exercice cérébral, ce sera l'idée de situation, de forme, de son, etc. Ce qui précède est comme on voit le *souvenir des signes* (Gerdy), ou répétition d'activité de leur organe (voy. p. 671).

La réminiscence, au contraire, dans le sens où la prennent Aristote et Huarte, sans être une faculté à part, est une opération qui, par l'association des pensées, ramène plus ou moins facilement l'image exacte du passé. On l'appelle vulgairement *mémoire* ou *souvenir* des idées ou mémoire des choses, et c'est un travail de l'intelligence pour reproduire l'image des objets qui ont été perçus ou le type des idées qu'ils ont suscitées ou qui ont été pensées. La réminiscence est un acte qui n'est point borné à l'organe d'expression, comme la mémoire mécanique des mots et nullement intellectuelle. Elle peut, au contraire, exister à l'exclusion de cette dernière, dont Aristote disait qu'elle accompagne rarement une grande intelligence et s'accorde très bien avec la médiocrité de l'esprit. La réminiscence, au contraire, dans le sens indiqué ci-dessus, suppose toujours une certaine force d'entendement et se compose, en définitive, principalement d'une association d'idées renouvelées plus ou moins facilement. Aussi dans ce cas peut-on manquer de mémoire pour une chose et n'en pas manquer pour une autre, et on peut tirer parti de ce fait pour reconnaître les aptitudes ou les vocations, selon que l'on retient facilement tel ou tel ordre d'idées et non toutes indifféremment. Cette remarque de Huarte justifie la distinction entre la mémoire et la réminiscence.

Le mode de mémoire dit *réminiscence* ou mémoire intelligente et non mécanique est donc toujours une opération complexe à laquelle concourent des organes cérébraux divers. Au contraire, lorsque ce pouvoir du cerveau d'agir indépendamment de l'objet et de la sensation présente, est très facile, la faculté d'expression est en général la seule mise en jeu, et elle l'est presque indépendamment de toute *conception*, c'est-à-dire de l'*entendement*. La réminiscence, plus difficile et plus lente, consiste en une action successive de toutes les facultés intellectuelles, exigeant quelquefois même une stimulation indirecte de la part de tel ou tel instinct, bien que ceux-ci ne concourent en rien d'une manière immédiate à cette opération ; et même le plus souvent, si cette stimulation est trop forte, si elle consiste en une *émotion* véritable, elle met le trouble dans cet ensemble et dans cette succession d'opérations intellectuelles. Un souvenir intérieur exige souvent la même élaboration intellectuelle qu'une découverte extérieure, par une suite d'inductions et de déductions fondées sur des relations mutuelles. Il n'y a de vraiment spontanée que la reproduction immédiate de chaque volition déjà opérée antérieurement. Or ce phénomène de la vie animale, pris en lui-même, n'est pas encore complétement ce qu'on nomme la mémoire, qui constitue toujours une opération intellectuelle complexe en ce que, outre le phénomène précédent, interviennent des pensées nouvelles, des inductions et des déductions ou des actes d'analyse et de synthèse nouveaux, qui se joignent à la simple répétition d'actes déjà opérés. Quant à la célèbre argumentation de Gall sur les mémoires particulières, elle est plus spécieuse que solide. Une analyse mieux approfondie vérifiera toujours que cette prétendue spécialité résulte des diversités de préparation et de situation, combinées avec la seule différence organique qui concerne l'énergie individuelle des fonctions. Il n'y a de vraiment spécial, soit pour la mémoire, soit pour l'imagination, que l'énergie de la faculté d'expression (voy. p. 657 et 665).

La mémoire devient pourtant, dit Huarte, par ses combinaisons avec les facultés de l'entendement, une des qualités qui distinguent l'homme de tous les êtres vivants. Jointe à l'intelligence et à l'imagination (voy. p. 653), elle nous permet d'établir en un même instant ou successivement une relation entre nous et les objets ou les phénomènes à la fois dans le temps et dans l'espace ; dans le temps qui a été, dans le temps qui sera et dans l'espace du présent. La mémoire répond au passé ; c'est par elle que nous nous souvenons de ce qui a été déjà, ou nous le rappelons, selon que nous exerçons la mémoire proprement dite, ou la réminiscence ; elle nous lie à ce qui a été dans un lieu quelconque et nous permet de l'utiliser en quelque sorte comme s'il était présent. L'intelligence nous lie à l'espace dans le présent ; elle saisit l'actuel fugitif et le comprend dans tout l'espace que peuvent embrasser nos fonctions de *relation du dehors au dedans*, et de nous aux objets environnants. L'imagination s'appuyant sur le passé, que reproduit la mémoire en l'animant pour ainsi dire, peut, jusqu'à un certain point, découvrir ou deviner l'avenir, par une activité intellectuelle qui ne fait que continuer celle qui nous lie au passé. L'imagination, dit Huarte, aide ainsi l'entendement dans la formation des conjectures et des hypothèses, qui, basées sur l'expérience du passé et l'observation du présent, peuvent aussi conduire, sinon à la précision, au moins à la certitude (1).

### *Des différents modes d'après lesquels se manifeste la mémoire.*

La répétition des actes des organes cérébraux, la reproduction d'une ou de plusieurs idées, est déterminée par les mêmes causes

(1) Guardia, *Essai sur l'ouvrage de* J. Huarte : *Examen des aptitudes diverses pour les sciences* (*Examen de ingenios para las ciencias*, 1580). Paris, 1855, in-8°, p. 178-179.

que celles qui amènent leur production, elle s'opère dans les mêmes conditions.

*a.* — Le *souvenir peut être spontané*, comme il y a des volitions spontanées. C'est ainsi qu'indépendamment de toute sensation ou de toute idée préalable qui se rapporte à une chose, nous voyons involontairement ou malgré la volonté même en surgir le souvenir; nous nous la rappelons *sans y penser*, selon l'expression reçue, ou lorsque nous n'y pensions plus, et surtout lorsque des impressions extérieures ne viennent plus déterminer un ordre d'actes intellectuels et étrangers à celui-ci. C'est ainsi que nous nous voyons quelquefois assiégés de souvenirs durant le sommeil ou dans ses intervalles, qui le jour ne pouvaient se présenter malgré tout le désir de les voir surgir. C'est que se présentent alors dans le cerveau des conditions telles que celles dans lesquelles il entre spontanément en action; mais c'est ici la répétition d'actes déjà accomplis qui se passent, accompagnés quelquefois d'idées nouvelles pourtant (voy. p. 615, *a.*).

De même que certains aliments, les boissons surtout, peuvent susciter une action cérébrale plus prompte et plus rapide relative à des idées que nous n'avons pas encore eues, nous voyons le même état intérieur faire surgir des souvenirs divers.

*b.* — La *reproduction des idées* a lieu plus souvent encore sous l'*influence des sensations* dont la perception entraîne la mise en jeu des mêmes parties qui étaient déjà entrées en action lors de sensations semblables ou analogues. Les idées qui se reproduisent alors font reconnaître la sensation présente comme la même que la sensation antérieurement perçue qui avait suscité le même travail intellectuel, les mêmes idées (voy. p. 615, *b.*).

Les idées causées une première fois par une sensation peuvent être renouvelées, rappelées par une autre sensation. C'est ainsi que la vue d'un objet ayant mis en jeu tels ou tels organes, qui avaient eu pour résultat la production d'idées tristes ou gaies, pénibles ou agréables, si nous entendons le nom de cet objet la perception de l'impression auditive met en jeu les mêmes organes, détermine en eux le même ordre d'activité, qui a pour résultat les mêmes idées. Les impressions de l'état des viscères végétatifs, aussi bien que les sensations spéciales, peuvent déterminer la répétition des actes intellectuels passés, le souvenir d'idées antérieures.

Dans tous les cas, le travail qui se produit alors est en rapport avec la nature de la perception qui le suscite, comme par exemple, on voit chez le vieillard la vue de la jeunesse rappeler en lui les idées de ce temps, le rajeunir, par la réaction que les actes intellectuels ont sur tous les autres actes de l'économie dans lesquels intervient l'influence du système nerveux, que le moral a sur le physique.

Les idées qui se reproduisent ainsi comme une suite d'images ou de tableaux (d'où le mot *idée*, εἶδος image), sous l'influence de la possibilité d'imiter ou de répéter des actes, inhérente aux tissus de la vie animale, sont dans tous les cas très différentes de celles qui se rapportent aux faits actuels. Il est en effet bien manifeste que quelque *présent* à l'esprit que soit le souvenir, l'idée d'un fait, d'un événement, d'un objet, ce n'est plus identiquement celle du fait lui-même. Aussi voit-on que c'est autre chose que de se souvenir ou d'éprouver ; autre chose est de souffrir ou de se rappeler la souffrance.

*c. — Souvenir par association des idées.* — En l'absence de l'objet qui a causé une sensation, il est d'autres moyens encore de reproduire ou rappeler les idées que cet objet a suscité. Le principal est l'association des idées. Qu'un souvenir ou une idée nouvelle soient spontanés, qu'une sensation soit nouvelle ou détermine un souvenir comme le font la vue d'un objet ou un nom, cette activité détermine aussitôt le jeu des organes voisins, ou amène à sa suite dans le même organe la répétition d'un travail antérieur et d'idées oubliées. C'est ainsi que la mémoire renouvelle une série de faits qui se rapportent directement à la même personne ou à la même chose. Mais de la même manière que les organes présidant aux instincts entraînent l'activité des organes intellectuels ou *vice versâ*, et conduisent ainsi à des idées fort différentes de celle qui en a été le point de départ, on peut voir un souvenir conduire au même résultat. Spontané ou provoqué, il conduit à la répétition d'idées relatives à des choses ou des personnes fort différentes, qui n'ont entre elles que des relations fort éloignées ; la mémoire d'une série de faits simplement collatéraux à la première ou aux premières idées est suscitée plus ou moins rapidement par un exercice un peu répété ; et même nous suscitons facilement l'idée qui contraste le plus avec la première, comme lorsque le souvenir d'un objet très grand nous rappelle celle de l'infiniment petit (voy. p. 616, *c.*).

C'est ainsi, encore, qu'un nom d'homme peut amener la reproduction successive des idées relatives à sa constitution propre, à tous les événements de sa vie ; puis ensuite ceux arrivés aux membres de sa famille, à ses amis, aux hommes qui ont eu des rapports avec lui dans cette série d'événements. Un nom de pays, ou celui de quelque chose qui s'y rapporte, réveillent ainsi une foule des idées que nous nous sommes faites sur lui d'après ce que nous en avons lu ou vu, etc.

L'étude des sciences, de l'anatomie en particulier, offre de nombreux exemples de cas dans lesquels l'idée suscitée par la vue d'un objet, comme un muscle, un nerf, examinés au point de vue de la forme, des rapports, etc., ayant complétement disparu, peut être rappelée par son nom seul, par la vue ou par la description de quelqu'un des organes en rapport avec lui.

*d.* — Cette répétition d'un travail cérébral ayant pour résultat l'idée que nous nous sommes faite déjà spontanément, ou d'après lecture ou d'après d'autres sensations, est plus ou moins prompte, plus ou moins facile. Le désir de l'opérer ne suffit pas toujours pour le susciter, et surtout le souvenir n'est pas toujours direct. Ce n'est souvent qu'après *réflexion* (voy. plus haut p. 617), ou nous rappelant une idée plus ou moins éloignée de celle que nous voulons susciter, que par un enchaînement ou association de souvenir nous arrivons à celui que nous voulons. Ce sont là les souvenirs *cherchés*, ou exigeant la réflexion. Veut-on se rappeler ce qu'on a fait la veille, on se rappelle d'abord les choses faites au lever, par exemple, qui sont présentes à l'esprit, et ces souvenirs conduisent à d'autres auxquels ils s'associent, jusqu'à ceux qui sont venus successivement pendant tout le jour.

*De l'oubli.* — Dès l'instant où une idée disparaît, est remplacée par une autre, que l'action d'un organe cérébral cesse ou qu'à un des modes d'activité de cet organe en succède un autre, il y a oubli. Seulement ce mot a une valeur relative, et nous ne disons que nous avons oublié une chose qu'autant que, par l'un quelconque des modes précédents, nous ne pouvons susciter le travail qui a pour résultat l'idée que nous nous en faisons. Nous disons que nous ne l'avons pas oubliée, lorsque bien que n'y pensant pas au moment où on nous en parle, nous répétons avec la plus grande facilité l'action qui nous donne de nouveau cette idée.

*De la facilité dans la mémoire.* — L'imitation d'un acte déjà accompli est dans toutes les actions de la vie animale d'autant plus facile, et d'autant plus identique avec lui-même, qu'il y a moins longtemps qu'il est accompli. C'est pourquoi les souvenirs ont d'autant plus de fraîcheur, de vivacité et d'exactitude, c'est-à-dire, c'est pourquoi les actes de la pensée sont d'autant plus semblables à eux-mêmes, que l'idée reproduite est moins ancienne, ou du moins a mis plus énergiquement en action une plus grande partie des organes de la pensée, comme c'est le cas pour les actions de l'enfance dont l'idée se reproduit dans la vieillesse avec facilité.

Quant la répétition de l'acte antérieurement opéré est difficile, moins précis, moins complet, ou ne porte que sur un certain nombre des organes simultanément ou successivement qui une première fois avaient eu pour résultat telle ou telle idée, on dit que le souvenir est confus, faible, vague, que la mémoire est mauvaise, imparfaite ; ce qui varie suivant les individus, suivant l'intensité du premier travail, son ancienneté, etc.

Tous les organes cérébraux ne s'imitent pas eux-mêmes, ne prennent pas des habitudes d'agir avec une égale facilité.

Ceux de tous qui après avoir agi conservent le plus longtemps le pouvoir d'entrer en action et avec le plus d'intensité ou de plénitude, soit spontanément, soit à l'occasion d'une sensation spéciale ou générale, intérieure ou extérieure, sont ceux qui président aux instincts. C'est, par conséquent, avec raison que Gerdy s'est exprimé ainsi : « Les souvenirs d'idées sont tout à la fois des souvenirs d'idées proprement dites, et des souvenirs d'émotions, de sentiments. Ce sont même les émotions et les sentiments qui laissent dans la mémoire les impressions les plus profondes et les plus durables ; ce sont eux probablement qui nous font retenir les idées proprement dites (voy p. 625).

« N'est-il pas probable, en effet, que si l'on pouvait retrancher des impressions que nos lectures font sur nous les émotions qui les accompagnent, nous en garderions des souvenirs beaucoup moins profonds. » (*Physiologie philosophique des sensations*, 1846, p. 401-402.)

*Du souvenir des diverses sortes d'idées.* — On donne quelquefois le nom de *souvenir des sensations* à la répétition des idées qu'elles ont suscitées. Mais il importe de savoir que ni l'impression, ni la transmission ne reparaissent sans l'objet extérieur qui les détermine, ou un état accidentel qui modifie semblablement les tissus qui en sont le siége. Sauf les cas d'altérations morbides causant l'état dit *hallucination* ou *pseudesthésie*, il n'y a pas non plus répétition de l'acte de perception, indépendamment de ce qui cause à l'extérieur une impression et sa transmission.

En un mot les *sensations* se passent dans les organes des sens, y compris leur organe encéphalique, et les souvenirs dans ceux de la pensée. Aussi n'y a-t-il que répétition des idées ou images que ces sensations ont suscitées, et celles-là s'oublient très vite, si, bien que perçues, elles n'ont pas mis en jeu divers organes intellectuels et moraux ; si, comme on dit, plus au figuré qu'au propre, elles n'ont pas été soumises à leur jugement. Aussi encore, comme il n'y a pas de sensation réelle dans ce souvenir, il diffère tellement de celle-là que personne ne s'y méprend et ne confond un souvenir avec la réalité. C'est aussi parce qu'il n'y a que reproduction des émotions et des idées suscitées par la sensation et non de celle-ci, en aucun de ses actes secondaires, que les idées nouvelles ou analogues qui s'associent au souvenir diffèrent tant de celles qui s'associaient à la pensée qui a déterminé la sensation. C'est aussi parce qu'il n'y a que reproduction des émotions et des idées que le souvenir diffère tant de l'hallucination, où s'opère un travail de perception indépendamment d'une impression (voy. p. 464 et 466).

De toutes les idées suscitées par les sensations, celles qui se rattachent aux impressions visuelles sont, comme l'observe Gerdy, celles de toutes dont le renouvellement est le plus fidèle, peut se répéter le plus longtemps, dont le souvenir est le plus vif, par conséquent. Leur reproduction se manifeste spontanément, plus souvent que les autres, dans les songes; comme les idées qui se repètent sont les mêmes que celles produites lors de l'impression causée par l'objet même vu pendant la veille, nous croyons avoir eu des *visions*, et nous donnons ce nom à cette sorte de souvenir; c'est-à-dire que nous croyons avoir perçu des objets, quoiqu'il n'en soit rien. Ces souvenirs ne sont pas reconnus pour tels dans le rêve, parce que, ainsi que nous l'avons dit, le sommeil des sens empêche que par l'observation de la réalité ces idées soient rattachées à une base objective, et laisse les organes intellectuels agir seuls et associer les uns aux autres tous les modes d'activité sans aucune règle. Mais dès le réveil, lorsque l'observation permet la comparaison entre ces souvenirs ou visions du sommeil, ils sont reconnus comme véritables rêves.

Chez un grand nombre de personnes les idées de ton et d'harmonie viennent immédiatement après les précédentes par la facilité avec laquelle elles sont reproduites après l'audition des sons qui les ont fait naître; tellement qu'il suffit quelquefois d'avoir entendu ceux-ci une ou deux fois pour que ces idées se reproduisent avec assez d'intensité pour permettre aussitôt de reproduire des sons ou des mouvements en rapport avec elles.

Mais chez une foule de personnes, comme le remarque aussi Gerdy, la perception des sons harmoniques détermine des idées qu'elles ont beaucoup de peine à répéter, ou même qu'elles ne peuvent renouveller sans l'entendre encore et renouveller ainsi les sensations. D'autres fois, les idées sont rappelées à notre souvenir, mais faute d'habitude des mouvements de l'appareil vocal ou des doigts appliqués à un instrument, il devient impossible de répéter l'air musical entendu.

Les idées suscitées par les sensations de l'odorat, du goût et du toucher, quelque vives qu'elles aient été, peuvent difficilement être renouvelées chez l'homme, ou ne le sont que d'une manière vague et incomplète. Il faut, pour qu'elles le soient, que la sensation se trouve répétée: alors ces idées se reproduisent consécutivement comme la première fois, et par comparaison, nous reconnaissons l'identité ou la différence, ce qui nous fait reconnaître que déjà ces idées s'étaient produites, que l'objet présent n'était pas inconnu.

### C. — Habitudes des mouvements.

Les habitudes des mouvements sont très nombreuses et se rapportent à presque tous les arts. Mais, indépendamment de celles-là dont la physiologie serait trop longue à faire, il suffit d'en signaler quelques-unes plus générales.

L'*habitude de marcher*, indépendamment de son influence sur la sensibilité musculaire, peut devenir un besoin assez impérieux qui se ressent autant dans le système musculaire que dans les parties de l'encéphale qui président à la locomotion. Cette habitude conduit à pouvoir prolonger de plus en plus l'activité musculaire, ou à la répéter plus souvent sans fatigue.

Outre l'habitude de marcher plus ou moins longtemps, plus ou moins souvent, ou *vice versâ*, l'homme peut acquérir d'autres habitudes relatives aux mouvements, qui ne sont pas naturelles chez lui, mais qui le sont chez divers animaux. Telle est l'*habitude de nager*, de *sauter*, celle de l'escrime, etc., etc.

Là, viennent se ranger les habitudes sans nombre, relatives aux mouvements qu'exigent les *arts de graver*, de *sculpter*, de composer en imprimerie et à tous les autres *arts manuels*, dont chacun entraîne la nécessité de s'habituer à tel ou tel ordre de mouvements des membres ou du corps, et cela indépendamment de toute habitude des facultés intellectuelles. On trouve, en effet, nombre d'exemples d'individus qui, malgré une grande habitude de tel de ces genres de mouvements, n'arrive pas aux mêmes résultats, aux mêmes progrès que telle autre personne, faute d'un développement d'habitudes correspondantes des facultés intellectuelles.

Ces faits incontestables et indispensables à signaler dans l'étude des habitudes ne contredisent point du reste les paroles suivantes de Cabanis : elles indiquent ce qu'on observe chez d'autres sujets, qui ont dans les recherches de ce genre plus attiré l'attention que ceux chez lesquels on observe le contraire. « Les premiers physiologistes, dit Cabanis (2e *Mémoire*, § III), avaient observé déjà que les habitudes du système musculaire, ou moteur, sont dans une espèce d'équilibre singulier avec celles du système nerveux ou sensitif. Une énergie extraordinaire, une ténacité quelquefois merveilleuse dans les mouvements, se trouve unie chez certains sujets à une manière de sentir, forte, profonde, en quelque sorte ineffaçable. Cette disposition, quand elle est constante et suffisamment prononcée, forme un tempérament à part, ou plutôt diverses nuances de tempérament, qui se rapprochent et se tiennent par ce point comme la persistance de toutes les habitudes. » Ce phénomène est, dans les habitudes, le résultat de cette disposition du cerveau qui fait que les mouvements sont subordonnés aux facultés morales et intellectuelles, plus ou moins modifiées elles-mêmes par les sensations, de telle sorte que l'énergie et la persistance des mouvements se proportionnent à la force et à la durée des sensations. (Cabanis.)

*Subordination des mouvements aux pensées.* — Cette association, cette subordination des mouvements aux facultés cérébrales tant instinctives qu'intellectuelles est telle, que nulle d'entre elles n'entre en action sans qu'il se produise un ordre de mouvements en rapport avec elle. Le cerveau, dit Gall, est en liaison par l'intermédiaire de la moelle épinière avec tous les muscles volontaires : par son activité il détermine le mouvement qu'ils doivent exécuter, la position que les parties du corps doivent adopter ; dès qu'il est en repos, les membres sont dans l'inaction. Chacun des organes cérébraux met à son unisson les muscles d'une manière à lui particulière et conforme à son siége. L'action de chaque organe se traduit ainsi au dehors par un jeu de pantomime particulier et décèle la nature du sentiment, de l'affection, de l'idée.

La répétition de l'exercice de ces facultés, et par suite des mouvements qui s'y rapportent, finit par conduire à l'habitude de ceux-ci et à la fixer, et c'est ainsi que chacun finit par acquérir une physionomie ou expression du visage, une *tenue* ou *habitude extérieure* en rapport avec l'ordre d'idées qu'il poursuit habituellement. Cette étude a été faite par Gall, d'une manière remarquable, pour chacune des principales facultés cérébrales (*Fonctions du cerveau*, 1823; tom. V, p. 436 à 481). Toutefois ces mouvements associés aux pensées sont en quelque sorte involontaires, et tiennent à la liaison anatomique des parties en un tout dans chaque organisme.

Ils n'appartiennent par conséquent pas à la mimique, au langage d'action, comme l'ont cru quelques auteurs, c'est-à-dire aux mouvements suscités par la faculté d'expression, dans un ordre déterminé et dans un but de communication avec d'autres êtres, de manière à transmettre tel ou tel ordre d'idées, ou en déterminant la production chez eux. Nous pouvons, il est vrai, les reproduire une fois que nous les avons vu faire, ou nous sommes aperçu que nous les exécutons dans telle ou telle circonstance; de manière à en tirer parti pour exprimer, ou faire naître chez les autres, les idées qui correspondent à ces mouvements. Mais ce n'est qu'alors que par le raisonnement nous en faisons un langage d'action, très usité surtout dans l'art de la mimique ou de la pantomime; car en eux-mêmes, lorsqu'ils s'accomplissent naturellement, ils sont très distincts des signes-mouvements (voy, p. 674).

Le principe de l'*association des idées*, tel qu'il a été décrit plus haut (p. 616, c.), caractérisé par ce fait que la production de l'une d'elles entraîne fatalement et involontairement telle ou telle autre idée, n'est point borné aux seules actions cérébrales qui concernent les idées. Ce principe de physiologie est lié anatomiquement au fait de l'union parfaite des divers organes cérébraux et à l'homogénéité de structure intime de l'encéphale. Or, d'après la même cause il s'étend : 1° des sensations aux idées, de telle sorte que telle sensation entraîne nécessairement et involontairement tel ou tel ordre d'idées; 2° des sensations aux mouvements, de telle sorte que l'une d'elles entraîne plus particulièrement tel ou tel ordre de mouvements; 3° enfin, il s'étend aussi des parties qui pensent à celles qui sont douées de la motricité, des idées aux mouvements; de telle sorte qu'il y a association de l'un de ces actes à l'autre, commerce des idées entre elles. Ainsi, le principe de l'association des actes cérébraux n'est point un principe isolé et borné aux idées seulement.

Il y a, en effet, une liaison aussi intime des parties de l'encéphale qui pensent avec celles qui suscitent les mouvements qu'entre celles-là et celles qui perçoivent; en un mot, le principe de l'association des idées s'applique dans la physiologie du cerveau, non-seulement à celles-ci, mais encore s'étend des idées aux mouvements, en raison de l'homogénéité de structure du cerveau. Cet enchaînement des idées aux mouvements peut même, par l'habitude, devenir aussi intime que celui des idées entre elles (voy. t. I, p. 173). C'est ce que prouvent les faits suivants dont la nature n'est singulière que pour ceux qui ignorent la physiologie du cerveau en général et en particulier les données physiologiques contenues dans ce paragraphe.

*a. — Association des mouvements aux sensations et habitudes qui en découlent.* — Si, dit Cabanis, les impressions perçues sont faibles, vagues, traînantes, les déterminations se forment avec lenteur et d'une manière incomplète. Si les impressions perçues sont intenses, les déterminations de la pensée et les mouvements prennent divers caractères nouveaux plus ou moins analogues avec elles, soit d'après les conditions naturelles de l'organisation, soit d'après l'habitude. On voit, par exemple, des hommes et des animaux dont les idées et les déterminations motrices ne semblent naître qu'après coup et manquent du degré d'énergie, d'assurance et d'harmonie que l'on observe chez d'autres. Mais il ne s'ensuit pas que les organes moteurs soient toujours alors dans un état de faiblesse réelle. C'est souvent un signe de manque d'exercice et d'habitude. Pour que les sensations soient une source de mouvements, il faut qu'elles s'exercent d'une manière régulière et habituelle.

On voit, au contraire, d'autres individus qui s'efforcent vainement de dominer certaines sensations, et qui manifestent dans leurs idées, dans leurs penchants et dans leurs mouvements une tournure exclusive et opiniâtre. Il en est d'autres qui agissent, sans pouvoir prendre le temps de composer les idées naissant ou qui pourraient naître des sensations, dont en conséquence les habitudes prennent un caractère de précipitation involontaire et persistant. Il ne s'ensuit pas nécessairement non plus que les organes en jeu aient alors une grande force réelle. Il n'y a pas de doute, ainsi que le montre l'expérience en rapport avec le principe précédent, que la motricité dans le cerveau soit entretenue par la répétition des sensations et des actes que celles-là suscitent. Mais pour que les sensations et les idées soient une cause d'amélioration des mouvements, il faut qu'elles s'exercent d'une manière régulière et naturelle. Ces impressions, trop vives et trop multipliées, altèrent, usent ou appauvrissent l'énergie motrice, et par suite la contraction musculaire.

Les hommes très sensibles, c'est-à-dire dont les organes des sens sont délicats ou les parties percevantes très susceptibles d'émotions, sont faibles en général ; non que les organes musculaires soient toujours faibles, mais parce que la partie de l'encéphale douée de la motricité, employée avec excès, se trouve affaiblie et usée, par la même cause qui, employée d'une façon régulière, devient cause d'augmentation de force. Chez ces hommes, les mouvements sont vifs et précipités, c'est-à-dire suivent rapidement la sensation et se succèdent de même les uns aux autres ; mais ils n'ont pas une énergie stable. La précipitation devient telle quelquefois qu'ils vivent dans un état continuel de mobilité ; chez les femmes même ou les enfants, on en voit dans l'impossibilité de voir un geste, d'entendre un bruit sans en être émus, ou de voir un geste ou une attitude sans le répéter, ainsi qu'on en a vu des exemples, en dehors de tout autre phénomène morbide. « Ici, comme on voit, la faculté d'imitation se trouve portée jusqu'au degré de la maladie, et quoique cette faculté soit la principale source de notre perfectionnement, il est aisé de sentir que lorsqu'elle passe certaines limites, elle rend incapable de réfléchir et même de former une volonté. » (Cabanis, 3e *Mémoire*, § III.)

L'association des mouvements aux sensations a été étudiée et appréciée d'une manière remarquable par M. Chevreul (*Revue des Deux Mondes*, 1833, et *De la Baguette divinatoire*, in-8, 1854). « La tendance au mouvement, dit l'éminent auteur, déterminée en nous par la vue d'un corps en mouvement, se retrouve dans plusieurs cas ; par exemple : 1° lorsque l'attention étant fixée sur un être ou sur un corps brut qui se meut dans l'espace, le corps du spectateur se dirige d'une manière plus ou moins prononcée vers la ligne du mouvement ; 2° lorsqu'un joueur de boule ou de billard suivant de l'œil la boule, porte son corps dans la direction qu'il désire voir suivre à ce mobile, comme s'il lui était encore possible de le diriger vers le but qu'il a voulu lui faire atteindre, il y a à la fois association du mouvement à la vue et aux idées ; 3° un cas de ce genre encore, c'est-à-dire d'association des sensations et des idées, est celui dans lequel en voyant un creux, nous nous jetons irrésistiblement du côté opposé avec promptitude. C'est d'après ces mêmes principes, qu'en voiture, la peur de verser ou la vue d'un précipice nous raidit dans la direction opposée à celle qui nous menace, et il en résulte des efforts d'autant plus pénibles que la frayeur est plus grande. »

C'est avec raison et grande sagacité que M. Chevreul rapporte au même principe *plusieurs phénomènes qu'on rapporte généralement à l'imitation.* Ainsi lorsque la vue ou l'ouïe portent nos idées sur une personne qui bâille, le mouvement musculaire du bâillement en est ordinairement la conséquence Il en est de même du rire, qui se rapproche encore plus que les phénomènes précédents des actes dus à l'habitude, qui est la tendance à la répétition des actes par le seul fait qu'on les a exécutés ; car le rire, faible d'abord, peut, s'il se prolonge, s'accélérer jusqu'à *entraîner* l'action des parties présidant aux mouvements d'autres parties du corps et causer le rire convulsif ou même des *convulsions*.

*b*. — *Association des mouvements aux idées*. — D'après les expériences qui l'ont guidé, M. Chevreul a étudié sous le nom de *principe du pendule explorateur*, le principe de l'*association des mouvements aux idées*, soit seules, soit réunies aux sensations, et avec une sagacité telle que nous ne saurions trop renvoyer à la lecture de son ouvrage (1854), surtout par les détails des faits remarquables qu'il renferme; car ces études pourraient servir de modèle à tout physiologiste. Ce principe consiste en ce que : une pensée qui se porte sur un phénomène du monde extérieur, sans préoccupation de l'action musculaire indispensable à la manifestation du phénomène, entraîne le développement en nous d'une action musculaire qui n'est pas le produit d'une volonté.

Les actes qui se passent en nous sont en effet tellement solidaires, tellement corrélatifs, que surtout dans les systèmes de tissus à éléments continus comme les nerfs, jamais une partie n'agit absolument seule : il y a simultanéité d'action des parties extérieures, et des parties intérieures continues avec elle, ou *vice versâ*. Cette simultanéité est telle qu'il suffit que nous pensions à une chose pour que (et par le seul fait même que nous y pensons) les mouvements en rapport avec cette idée s'accomplissent hors du siége de la pensée, par l'intermédiaire des parties motrices du cerveau et des nerfs moteurs. Ce fait est, comme nous l'avons dit, la condition d'existence de l'habitude des mouvements.

Ce principe a été établi d'après des expériences des plus ingénieuses, qui prouvent que :

1° *Penser* qu'un pendule (*pendule explorateur*) qu'on tient à la main peut se mouvoir, suffit pour qu'il se meuve, sans qu'on ait la conscience que l'organe musculaire lui imprime aucune impression. (Chevreul.)

2° Voir ce pendule osciller suffit pour que ses oscillations deviennent plus étendues par l'influence de la vue sur l'organe présidant à la contraction musculaire et toujours sans qu'on en ait la conscience. (Chevreul.)

Les baguettes qui tournent entre les mains de certaines personnes, les tables tournantes ou qui frappent, sont des faits de même ordre que ceux-là ainsi que l'a prouvé par expérience M. Chevreul. Ils n'ont paru singuliers et inexplicables qu'à ceux, en nombre immense, il est vrai, qui ignorent la physiologie du cerveau en général, et les faits d'*association* des mouvements *aux pensées* et *aux sensations*, pouvant se manifester isolément et plus encore tous deux réunis ou l'un après l'autre. C'est en quelque sorte de la mimique involontaire, comme les mouvements d'*habitude extérieure* signalés plus haut (page 816), associés involontairement à l'action de chaque faculté cérébrale. Des expériences nombreuses rapportées par M. Chevreul prouvent suffisamment que les mouvements des objets dont il vient d'être question sont dus à la cause ci-dessus indiquée, pour qu'il soit utile de renvoyer à cet ouvrage les personnes peu au fait de cet ordre de recherches.

Lorsque, continue M. Chevreul, l'harmonie de la pensée avec nos muscles existe, tout le monde sait avec quelle rapidité s'exécute un mouvement propre à prévenir l'effet d'une cause quelconque qui nous menace, telle qu'une chute ou un choc. De même que chaque faculté exige des essais préalables, un certain exercice de la part de l'enfant, il va sans dire que tout ce qui tient à assurer la marche, à prévenir les chutes et les chocs, est pareillement de l'habitude. Les efforts faits dans ce cas sont dans le rapport de l'intensité que nous attribuons à la cause dont nous voulons prévenir l'effet, ce qui ne veut pas dire que le rapport soit toujours exactement évalué. Dans un grand nombre de cas pourtant, nous évaluons d'une manière assez précise l'effort à produire pour qu'une pierre, etc., atteigne un but déterminé, pour que notre corps franchisse un fossé dont la largeur vient d'être évaluée à la simple vue. Évidemment de tels actes ne s'exécutent qu'après des exercices fréquents qui créent une habitude, et celle-ci une fois acquise ne se conserve qu'à la condition d'exercices répétés. (Chevreul.) On sent d'après cela l'influence que l'âge doit avoir sur tous les actes qui se rattachent à l'harmonie de la pensée avec les organes musculaires. La vue affaiblie n'aperçoit plus les objets qui nous menacent comme elle nous les signalait dans le jeune âge. Comparez la difficulté qu'éprouve le vieillard à se maintenir en équilibre sur le plan glissant où il marche, et la facilité avec laquelle le jeune homme prévient une chute imminente, lorsqu'ayant perdu l'équilibre, il le rétablit aussitôt en jetant la partie supérieure de son corps à l'opposé du côté vers lequel il penche, par suite de cette tendance au mouvement qui est associée à toute pensée comme celle-ci à une autre. Il y a du reste, à l'égard de cette association des mouvements aux pensées, des différences individuelles comme on en trouve entre les divers organes extérieurs ; c'est ce qui fait dire de certains hommes qu'ils sont naturellement adroits ou maladroits, suivant l'exactitude et la rapidité de l'évaluation de l'effort à produire pour répondre à une pensée. Il y en a de naturellement plus tranchées encore, pour divers mouvements, chez nombre d'espèces animales comparées entre elles et à l'homme. Pour que les mouvements de quelques organes de la main en particulier, suivent la rapidité de la pensée, s'associent parfaitement à elle et lui correspondent exactement, lorsque ces mouvements sont nombreux et variés et en succession continue, il faut de l'habitude. Or cette correspondance, fruit de l'habitude, une fois acquise, a besoin d'être entretenue par un exercice fréquent, et malgré cela il arrive un âge où les organes se modifiant, cette association diminue de précision, lorsque même elle ne disparaît pas.

La tendance au mouvement dans un sens déterminé, ou association des mouvements à la pensée, est la cause première de plusieurs phénomènes qui se rapprochent de l'imitation et qu'on y rapporte, bien qu'ils diffèrent sous quelques rapports. Tels sont les cas du bâillement et du rire involontaire signalés plus haut. Tels sont encore les cas dans lesquels le récit de certaines actions entraîne, soit celui qui parle, soit celui qui écoute, aux mêmes actions qui sont racontées ou reproduites par la mimique, par suite d'une tendance au mouvement qui détermine ainsi machinalement les acteurs ou les auditeurs à un acte auquel ils n'auraient jamais pensé sans cette circonstance étrangère. C'est ainsi, comme le remarque M. Chevreul, que repose sur une donnée physiologique le fait suivant. Une action, par exemple, interprétée par un acteur ou écrite, peut avoir, indépendamment d'un sens moral dont l'appréciation parfaite n'appartient qu'aux esprits cultivés, une influence moins élevée, mais plus accessible aux masses; elle provoque de la sorte des tendances aux mouvements en harmonie avec elle, et qui rentrant jusqu'à un certain point dans des effets mécaniques, peuvent, selon leur nature, avoir des conséquences plus ou moins graves pour l'individu, aussi bien que pour la société.

L'association des mouvements aux idées par suite de la continuité des tubes nerveux moteurs avec les éléments du cerveau, est le principe physiologique de ce qu'on entend par agir machinalement ou d'une manière automatique.

C'est d'après ce même principe que la *foi qu'on a en soi* d'être capable d'une certaine action est favorable à la réalisation de cette action, lors même qu'on se trompe sur la véritable cause d'où elle dépend (laquelle est purement organique): car cette foi établit une liaison, une association plus régulière entre les mouvements et les idées, tandis que l'hésitation interrompt et détruit cette association naturelle. « Par exemple, dit M. Chevreul, dans mes expériences sur le pendule explorateur, tant que je crus que les mouvements d'oscillations étaient déterminés ou arrêtés par des corps du monde extérieur placés au-dessous de lui, conformément à ce que M. Deleuze m'avait dit, ou, en d'autres termes, tant que j'eus *foi* en cette manière de voir, les expériences réussirent. Mais dès que la véritable cause du phénomène me fut connue, et qu'il me fut démontré que les mouvements du pendule étaient absolument indépendants des corps du monde extérieur, je cessai de les produire (*loc. cit.*, 1854, p. 248). »

La foi, ajoute M. Chevreul, telle que les magnétiseurs l'envisagent, n'est donc qu'un certain état d'activité intellectuelle qui nous prédispose à sentir, à apprécier et à faire d'une certaine manière. On voit comment par l'association des idées entre elles, puis de celles-ci avec les mouvements, elle nous prédispose à interpréter dans *tel sens* plutôt que dans tel autre.

Du moment où il est prouvé (et la preuve existe comme on l'a vu) que la pensée relative à un acte qui se manifeste au dehors, par un mouvement musculaire, est capable, sans l'intervention de la volonté, de faire naître ce mouvement, on conçoit que la perception par la vue ou par l'audition d'un phénomène que nous pouvons reproduire, aura sur nous une influence bien plus forte, comme cause d'imitation, que celle qu'on lui accorde si l'on n'y pense pas ou si l'on pense le contraire.

Ce qu'on désigne par les mots d'*esprit prévenu pour ou contre*, *de prédisposition de l'esprit*, n'est que la pensée agissant déjà dans un sens déterminé et entraînant l'action cérébrale dans une direction opposée ou favorable à celle que détermine l'impression qui survient alors.

La conséquence rigoureuse qui se déduit de cette association du mouvement à la pensée, est que tel effet qui se manifeste par le concours de la prédisposition, ne se manifestera pas quand la prédisposition n'existera pas, ou que la tendance au mouvement ou aux idées sera contraire par une prédisposition opposée.

C'est donc parce que nous ne sommes pas toujours dans le même état d'activité intellectuelle (*état psychique*) que nous ne recevons pas constamment la même impression d'une même chose, c'est ainsi que le rire ne se communique pas toujours du rieur à son voisin, que les mêmes émotions nous font agir parfois différemment, etc.

C'est cette association d'idées entre elles et aux mouvements qui nécessite d'une part, et qui de l'autre permet, la *prédisposition préalable* des esprits à recevoir les vérités de plus en plus difficiles à comprendre, en commençant par les plus accessibles aux esprits qu'il faut instruire, pour s'élever graduellement à celles qui le sont moins. C'est encore sur ce même fait physiologique que repose, dans les arts oratoire, théâtral, mercantile, etc., la possibilité de l'emploi des moyens divers dont le but définitif est de diriger les idées de telle ou telle manière, afin de produire sur l'homme tel mouvement ou telle idée plutôt que tels autres ; ce qui est, en définitive, le *prédisposer* à agir dans tel ou tel sens déterminé.

## SECTION III.

### Loi de perfectionnement.

Si l'on réfléchit à ce fait, que la matière organisée se renouvelle molécule à molécule, d'une manière continue, on reconnaîtra que les modifications qui lui sont apportées par des actions intermittentes disparaîtront si l'exercice n'est pas répété à des intervalles assez rapprochés, parce que dans ce renouvellement la matière organisée tend à reprendre toujours son état primitif.

Si, d'autre part, on remarque le développement continu que présente (voy. plus haut, p. 681-682) la matière organisée qui se renouvelle, on reconnaîtra comment les modifications apportées par l'exercice, comment des habitudes ou aptitudes acquises, peuvent être rendues assez stables et développées de plus en plus si l'exercice est renouvelé à des intervalles assez rapprochés, pour que, dans ce développement soumis au renouvellement continu, la matière organisée ne reprenne pas son état primitif.

Dans ce dernier fait se trouve la condition d'existence de la *loi de perfectionnement*, en bien comme en mal, dont tous les êtres sont susceptibles, loi bien distincte de la précédente. Dans le premier de ces faits au contraire, se trouve la condition de l'*abrutissement*, c'est-à-dire du retour graduel à un état de plus en plus éloigné de l'état de perfectionnement social, de plus en plus voisin de la brute et de la matière brute.

*Définition.* — Ainsi, le perfectionnement est l'ensemble des dispositions et des aptitudes nouvelles, acquises par l'habitude.

Si aux notions précédentes on ajoute que par l'hérédité se transmettent avec les dispositions anatomiques les aptitudes d'action correspondantes, on aura une idée complète de la loi du perfectionnement individuel et l'ébauche du progrès social. L'hérédité rend en effet ainsi naturelles les modifications d'abord artificielles, et les perfectionnements ou progrès réalisés chez l'individu d'après un exercice suffisamment habituel tendent ainsi à se perpétuer dans l'espèce par la génération. Quoique ce soit surtout chez l'homme que s'observent ces faits, il est on ne peut plus manifeste que les animaux en partagent avec lui la possibilité; c'est ce que montrent les modifications héréditaires des races produites accidentellement ou par l'éducation de quelques individus, lesquelles se conservent héréditairement tant que l'intervention de l'homme est maintenue.

Ainsi tout appareil animal se développe par l'exercice habituel, jet s'atrophie plus ou moins par l'inaction trop prolongée ; son usage s'en trouve de la sorte facilité ou amélioré. Or, l'application de ce perfectionnement à la fabrication des instruments et des changements physiques et chimiques que nous faisons subir aux corps terrestres, conduit à reconnaître que la notion du progrès matériel dépend nécessairement de la loi du perfectionnement physiologique. Car ce perfectionnement porte sur les organes des sens et sur les organes du mouvement, sur le moral et l'intelligence, sur les organes d'expression et d'exécution, sur plusieurs à la fois ou séparément, suivant la direction imprimée à notre activité journalière ,d'après les sentiments égoïstes ou sociaux qui nous guident, et constituent l'*éducation*. C'est l'ensemble des aptitudes et des dispositions acquises ainsi par l'habitude qui conduit au progrès social, et autorise à dire que : l'habitude est une seconde nature ; savoir la nature sociale, ajoutée à la nature animale ou la remplaçant plus ou moins.

Ainsi, après avoir étudié la physiologie des habitudes, il faut faire celle des résultats qu'elle entraîne souvent à sa suite.

### A. — Perfectionnement des sensations.

Dans ce qu'elles ont de passif, savoir en ce qui concerne l'impression et la transmission, les sensations tant spéciales que générales ne semblent pas se perfectionner ni se pervertir par l'habitude. C'est sur le côté actif de toute sensation, savoir la perception, que portent les changements en bien ou en mal déterminés par un exercice devenu habituel. C'est pour n'avoir pas distingué ces deux côtés de la question, qu'il existe tant de contraditions entre les auteurs qui ont abordé cet ordre de questions (Bichat, Cabanis, Gerdy, etc.), à l'aide d'observations exactes pourtant. Cela tient encore à ce qu'ils n'ont pas distingué les sensations spéciales des sensations générales (dites sentiments par quelques-uns).

Toutefois, en ce qui concerne l'impression et la transmission dans les sensations, tant spéciales que générales, il est certain qu'elles sont dues à une modification particulière passagère des éléments nerveux ; or, comme tandis qu'elles s'opèrent la rénovation matérielle et l'accroissement ont aussi lieu, comme ces phénomènes sont influencés eux-mêmes dans un sens ou dans l'autre par l'exercice ou le repos, on ne saurait nier toute influence de l'habitude sur les sensations. Mais cette influence a lieu seulement dans les limites des modifications anatomiques qu'entraîne l'exercice habituel ; car partout l'impression et la transmission suivent dans leur manifestation l'état anatomique normal ou morbide des éléments nerveux.

### *a. — Perfectionnement des sensations spéciales.*

Les sens n'acquièrent pas de prestesse, de sûreté, et ne se perfectionnent pas par l'exercice habituel; enfin, ils ne sont pas éducables (Gerdy). Cela est vrai pour la partie impressionnée et celle qui transmet, dans les limites de ce qui vient d'être signalé. Mais si personne n'a démontré que la peau des doigts fût plus développée chez les aveugles qui touchent plus que les autres hommes; que la langue ou sa muqueuse le fussent davantage chez les gourmets et les cuisiniers; que le nez ou la pituitaire le fussent également plus chez les parfumeurs; que l'œil fût plus volumineux chez le peintre, et l'oreille plus considérable chez le musicien, chez lequel ces organes sont très exercés, il est démontré que normalement l'énergie et la précision des mouvements se proportionnent, par l'habitude ou naturellement, à l'état intellectuel qui les suscite, et celui-ci aux sensations. Aussi les mouvements de la langue, du nez, chez les animaux, des doigts, des muscles de l'oreille moyenne et de l'œil, acquièrent selon chaque habitude de la prestesse, de la sûreté qui perfectionnent l'impression, le sens par conséquent; c'est là une partie de l'éducation des sens. Ce perfectionnement a son point de départ dans un état analogue du cerveau; mais il faut qu'il y ait rapport entre cet état et les muscles. Mais de plus, en ce qui concerne l'impression en elle-même, on peut dire qu'il est certain qu'il s'établit par l'exercice habituel, dans la partie qui en est le siége, un rapport parfait d'activité avec ce qui se passe dans la partie qui perçoit et dans celles qui ensuite réagissent en dehors. On peut dire qu'avec le perfectionnement de la perception se perfectionne la partie qui est impressionnée : car, puisque l'exercice exagéré de cette partie l'altère, on ne peut nier que l'exercice modéré ne le perfectionne aussi bien qu'il le fait pour toute autre partie vivante.

L'habitude de voir telle ou telle chose perfectionne la vision en conduisant à voir mieux la même chose, ou à en voir d'autres qui n'auraient pas été distinguées sans la première habitude.

Mais, réciproquement, l'habitude de voir une lumière vive peut émousser la vision.

Des exemples analogues peuvent être facilement trouvés pour chaque organe des sens.

### *b. — Du perfectionnement des sensations générales.*

*L'habitude émousse le sentiment*, a dit Bichat; le fait est vrai, si l'on entend par ce mot la sensibilité générale; il est vrai aussi, ainsi que nous le verrons pour les *sentiments* proprement dits. Cette expression n'a trouvé de contradicteurs que parce que Bichat ayant pris quelques exemples dans les pensées gaies ou pénibles que suscitent les sons ou les couleurs à côté de ceux qui concernent les sensations générales (t. I, p. 140), on a confondu dans cette expression l'un et l'autre ordre de sensations. Ce n'est du reste qu'en traitant des habitudes et du perfectionnement des facultés intellectuelles et morales que ce sujet doit être exposé, car, ainsi que Bichat l'a fait remarquer, il s'agit là des idées que la sensation suscite et non de la sensation elle-même.

L'habitude, en émoussant la *sensibilité générale*, ne perfectionne pas et ne prête pas à l'éducation de l'organe sensible, d'une manière aussi directe que lorsqu'il s'agit d'une *sensation spéciale*; mais les sentiments de peine ou de plaisir devenant moins vifs à la longue, ainsi que nous le verrons, permettent une action plus régulière de l'intelligence. Ce n'est qu'autant que l'exercice exagéré a altéré matériellement un tissu, que l'habitude exagère la sensation générale; c'est ce que produisent pour les sensations tactiles les frictions répétées de la peau dans la marche, celle des muqueuses dans le coït, etc.

L'habitude fait que chez les cuisiniers, les forgerons, les chimistes, la main peut toucher des corps chauds qu'une autre personne ne pourrait toucher et que primitivement ils touchaient à peine. L'habitude conduit les manœuvres, les piétons, les cavaliers, à ne pas souffrir des frottements qui dans le principe étaient douloureux et causaient de l'érythème ou des ampoules. Dans ces cas-là, il y a modification de l'épiderme, à mesure de l'exercice; c'est un exemple relatif à ce qui a été dit plus haut sur la subordination de chaque perfectionnement en particulier, comme de l'éducation en général, à la loi de rénovation organique et à celle d'accroissement.

C'est peut-être à une modification analogue, survenue dans les parties correspondantes impressionnées, autant qu'à celles qui perçoivent, que l'on doit de voir la sensation s'émousser dans les exemples suivants cités par Bichat. Tout corps étranger en contact pour la première fois avec une muqueuse y détermine une sensation pénible, douloureuse même, que chaque jour diminue et qui finit par devenir insensible ou indifférente. Les pessaires dans le vagin, les tampons dans le rectum, l'instrument destiné à lier un polype dans la matrice ou le nez, les sondes dans l'urèthre, dans l'œsophage ou la trachée-artère, les stylets, les sétons dans les voies lacrymales, présentent constamment ce phénomène. Les sensations générales dont l'organe cutané est le siége sont toutes assujetties à la même loi. Le passage subit du froid au chaud, du chaud au froid, entraîne toujours une sensation de resserrement, dite de saisissement, qui est incommode, qui s'affaiblit par la répétition habituelle de cette sensation ou par le maintien de cette température. De là les sensations variées qu'excite, suivant les habitudes individuelles comme suivant les constitutions, le changement de saisons, de climats, etc. Des phénomènes analogues sont le résultat de la perception successive des qualités humides ou sèches, molles ou dures, des corps en contact avec le nôtre.

Or, de même qu'avec des modifications survenues dans notre manière de percevoir et d'apprécier les sensations spéciales de couleur, saveur, odeur, etc., surviennent sans doute des modifications correspondantes au sein du tissu impressionnable et par la même cause (voy. p. 824); de même aussi l'examen des muqueuses, qui de très sensibles sont devenues indifférentes, porte à penser qu'elles se sont modifiées en même temps que la partie percevante. Et ce sont ces modifications : 1° dans la partie qui perçoit; 2° dans la manière dont elle stimule les autres parties cérébrales destinées à réagir; 3° dans celle qui est impressionnée, qui, dans le cas des impressions de chaud et de froid, de sec ou d'humide, de dur ou de mou, constituent l'amélioration de la santé. Or, cette amélioration est l'un des modes de perfectionnement de l'organisation que cause l'exercice en général; on en trouve l'analogue en ce qui concerne le retard ou la diminution de la sensation de fatigue, dans le cas de l'exercice musculaire habituel en particulier.

### B. — Perfectionnement des idées.

La faculté d'imitation qui caractérise toute nature sensible et notamment la nature humaine, est le principal moyen d'éducation, soit pour les individus, soit pour les sociétés. On la trouve en quelque sorte confondue à sa source avec les tendances sympathiques (voy. p. 646) sur lesquelles l'instinct social et presque tous les sentiments moraux sont fondés; cette tendance et cette faculté font également partie des propriétés essentielles à la matière vivante réunie en système. Ainsi les causes qui développent les facultés intellectuelles et morales sont indissolublement liées à celles qui produisent, conservent et mettent en jeu l'organisation, et c'est dans l'organisation même de la race humaine qu'est placé le principe de son perfectionnement. (Cabanis, X<sup>e</sup> *Mémoire*, § VIII.)

La répétition ou renouvellement des actes qui ont pour résultat les idées, et qui caractérise la mémoire, est, sous le rapport de la pensée, un des plus puissants moyens de perfectionnement. Cela tient à ce qu'elle renouvelle tout dans le temps, et à ce que, par l'association des idées, elle rappelle tout sous forme de tableaux, tant au point de vue des idées spontanées qu'au point de vue de celles que suscitent les sensations.

Les idées affectives que nous avons vues se reproduire le plus longtemps de la manière la plus frappante et la plus fixe, entretiennent et stimulent tour à tour par leur répétition nos notions intellectuelles et nos actions les plus complexes dans telle ou telle direction, selon l'ordre de pensées nouvelles que suscitent les sensations causées par les événements présents. C'est de la sorte que s'opère le perfectionnement incessant de nos idées à mesure de leur répétition.

Tout ce qui est rappelé, dès que la répétition de l'acte cérébral est suffisamment caractérisée, fait naître les émotions dites d'affection et de répulsion, de plaisir ou de déplaisir, amène le désir ou la répugnance et par suite la volonté, la comparaison et toutes les opérations intellectuelles du jugement. Il y a donc, comme conséquence de la mémoire, toute la suite des opérations affectives et intellectuelles que la répétition améliore, et la mémoire est ainsi la base d'un mode particulier de l'intelligence. Ce mode est celui qui rend possible l'accumulation des faits passés à côté des faits présents, et par là devient la condition de l'établissement de la loi de la filiation des faits : celle-ci est elle-même la base de la prévision ou prévoyance des faits à venir, qui est, dans l'ordre social, le plus grand progrès intellectuel dont la physiologie offre la source.

S'il n'y avait pas de mémoire, les actes intellectuels et les mouvements affectifs ne pourraient s'exercer que sur les objets présents et agissants ; il serait impossible de rien apprendre puisque tout serait à l'instant oublié. On ne pourrait alors communiquer les idées ni par le langage articulé, ni par des signes convenus, puisque aucune convention ne pourrait s'établir. Enfin la prévision raisonnée n'existerait pas, puisqu'elle se fonde autant sur le passé que sur le présent. Sans la mémoire il est possible de comparer, de réfléchir, de juger, d'exercer en un mot l'intelligence sur les objets présents ; mais ce sont les limites les plus étroites de la pensée, qui, en fait, ne s'y renferme jamais entièrement. L'imitation des idées déterminées par les objets permet, en l'absence de ceux-ci, de se livrer à de nouvelles réflexions, d'arriver à de nouveaux jugements dont ils sont le sujet, et de prévoir, en liant et rattachant ainsi le passé au présent. (Collineau )

C'est dans Bichat lui-même (*Recherches sur la vie et la mort*, première partie, art. V, § II) qu'il faut lire l'exposé des faits qui prouvent que la répétition des sensations émousse le sentiment, c'est-à-dire les émotions qu'elles font naître, et par suite, change les idées que celles-ci avaient suscitées. Rattachant déjà le souvenir à l'habitude ou imitation des idées, que nous avons eues antérieurement, Bichat montre comment il intervient dans ces changements. Mais cet affaiblissement des émotions, source de plaintes incessantes et d'inquiétudes pour les individus, est une source de perfectionnement des idées au point de vue social. Car ce sont, en effet, les sentiments égoïstes, quelque vifs et agréables qu'ils soient, qui s'émoussent par l'habitude des sensations qui s'y rapportent; mais il n'en est point ainsi pour les sentiments moraux ou altruistes. Or cet affaiblissement des émotions que causent les sensations précédemment indiquées, les rend moins personnelles et laisse plus de liberté pour les actes qui se rapporte aux autres instincts; il permet d'y penser plus qu'à soi. Voilà en quoi cette habitude devient un progrès ou perfectionnement.

Enfin, c'est dans Bichat encore (*loc. cit.*, § III) qu'il faut lire l'exposé des faits qui montrent comment *l'habitude perfectionne le jugement*. Le fait est dû, soit à ce que l'affaiblissement des émotions laisse aux organes intellectuels leur plénitude d'action, soit à ce que l'habitude de répéter un acte en rend l'exécution plus facile par le fait même de la répétition. Cette influence des émotions sur les actes intellectuels est trop caractérisée, et le fait de leur affaiblissement comme favorable aux seconds offre des exemples trop nombreux et trop manifestes pour qu'il soit nécessaire d'en citer ici.

### C. — Perfectionnement des mouvements.

Ceux des obstacles qui ne dépendent pas immédiatement des poids que la fibre musculaire est destinée à soulever ou à mouvoir ne peuvent manquer de s'affaiblir à chaque contraction nouvelle. Comme elle acquiert elle-même par cet exercice, pourvu que l'effort n'en soit point excessif ou prolongé trop longtemps, une vigueur qu'elle n'avait pas dans l'origine; comme d'autre part la contractilité ne persévère pas seulement avec le même degré d'énergie et de promptitude, mais qu'elle croît encore graduellement et proportionnellement elle-même par l'effet immédiat de cette répétition ménagée, et de ce perfectionnement des fonctions, il est clair que la force absolue et surtout la facilité des mouvements doivent augmenter à mesure qu'ils se réitèrent; en supposant toutefois qu'ils soient toujours exécutés de la manière dont ils l'ont été précédemment. (Cabanis, 10e *Mémoire*, § VI.)

Les efforts modérés dans leur durée et leur énergie augmentent nos forces avec nos muscles, et par suite la possibilité d'en prolonger l'activité. De là vient que l'habitude d'un exercice modéré et attentif des mouvements de marche, de natation, et autres énumérés précédemment en parlant des diverses habitudes, conduit à leur éducation ; elle les rend plus précis et nous donne de l'adresse, c'est-à-dire nous conduit à établir un rapport plus exact entre les déterminations de la volonté et les actions motrices cérébrales, puis entre celles-ci et la contraction musculaire.

Ainsi, outre que l'exercice modéré habituel fortifie la santé en activant la rénovation matérielle et favorisant l'accroissement, il perfectionne le rapport qui existe entre la contraction et les causes qui le déterminent. Ce rapport n'est pas d'une égale exactitude à droite et à gauche, naturellement il n'est pas très parfait ; il l'est plus ou moins chez les individus, et son imperfection caractérise la maladresse naturelle qui existe chez tout le monde pour chaque ordre de mouvements avant que l'exercice nous ait donné l'habitude de les exécuter.

Ce dernier ordre de faits distingue très nettement le perfectionnement et l'éducation des mouvements, des cas où leur énergie, leur durée et leur continuité sont augmentées dans nombre de maladies, soit que l'action des muscles ait été rendue habituelle, soit qu'elle ne se présente qu'accidentellement. Mais la précision du rapport entre les divers actes ci-dessus ne s'observe pas, il n'y a d'augmenté que la contraction, mais non perfectionnement du mouvement dans tel ou tel sens ; c'est ce qu'a pressenti Cabanis. A mesure que les sensations deviennent plus obscures, on voit souvent les forces musculaires augmenter et leur exercice acquérir un nouveau degré d'énergie. Les maniaques deviennent quelquefois presque insensibles aux *impressions du dehors*, et c'est alors qu'ils sont capables des plus violents efforts. Tous les hommes qui sentent habituellement moins que les autres, paraissent généralement avoir des forces musculaires plus considérables. Plusieurs bons observateurs, dit Cabanis, en ont conclu que ces forces sont en raison inverse de la sensibilité et réciproquement. Mais si chez les épileptiques et les maniaques l'augmentation de force coïncide avec l'affaissement ou la cessation des impressions extérieures, c'est qu'il y a là de puissantes impressions, bien que vagues et générales, qui, venues du dedans par le grand sympathique, s'appliquent directement au système cérébral. Si elles agissent encore après avoir fait cesser toute action intellectuelle, toute perception des sensations générales même, comme des sensations spéciales, c'est que les parties présidant à la motricité continuent à agir seules, ainsi que le montre ensuite l'état d'affaissement dans lequel elles persistent longtemps ensuite.

D'autre part, les efforts immodérés par leur durée, par leur continuité surtout, si cette immodération devient habituelle, loin de nous fortifier, nous affaiblissent. Tous les manœuvres qui se livrent à des mouvements exagérés et continuels n'acquièrent pas la vigueur que présentent ceux qui sont habituellement soumis à un travail modéré ; ou bien ils perdent cette vigueur acquise, et leurs mouvements perdent leur prestesse, leur précision, puis leur énergie. Ce phénomène est l'inverse du perfectionnement, mais se rattache directement à son étude.

Que les mouvements soient mis au service de l'expression mimique, orale ou écrite, ou de la locomotion seulement, ou de l'exécution de tel ou tel ordre d'acte technique suscité par l'intelligence, le résultat est le même.

Ainsi qu'on le voit, c'est plus particulièrement près des faits relatifs à la *loi de perfectionnement* que, dans l'ordre social, on doit venir puiser les renseignements physiologiques indispensables à toute théorie et à toute pratique de l'*éducation*. Sans ces données fondamentales et celles que fournissent les autres fonctions, les fonctions cérébrales en particulier, rien dans ce qu'on nomme *éducation*, ne mérite cette qualification, ainsi que le prouvent les résultats auxquels elle conduit.

## CHAPITRE III.

### DE LA SOCIABILITÉ.

*Définition.* — On donne, en physiologie, le nom de *sociabilité* à l'un des résultats généraux de l'organisation animale, caractérisé par ce fait, que certains animaux stimulés par les besoins de reproduction et de nutrition se réunissent en nombre plus ou moins grand, selon le degré de développement de leurs instincts altruistes, pour satisfaire plus facilement et plus complétement aux conditions de l'existence matérielle.

Or, on observe que ce résultat obtenu a pour conséquence immédiate un développement très étendu, dans l'espace et dans le temps, des facultés intellectuelles et morales ; leur amélioration devient bientôt le but de la réunion en société, chez l'homme du moins. Le point de départ originel ou primitif (satisfaction des besoins matériels) n'est bientôt plus considéré que comme un moyen qu'il est indispensable de posséder, mais qui n'est plus le but essentiel comme dans le principe. Le fait essentiel à connaître pour le physiologiste, c'est que la sociabilité est un résultat de l'organisation animale, de celle de l'homme surtout, et elle n'a pas d'autre cause. La sociabilité est une disposition innée qui porte les hommes et plusieurs autres animaux à vivre en société. Elle est aussi une des conditions essentielles de la domestication. Elle a, comme Gall l'a particulièrement démontré, son stimulant primitif dans les instincts égoïstes, et les conditions de son développement dans les qualités morales ou altruistes et intellectuelles. Ce n'est pas une faculté spéciale, mais un résultat de toutes ces facultés, de l'attachement surtout ; aussi Gall n'est jamais parvenu à lui découvrir une condition matérielle ou organe cérébral à part. Vivre isolément, par couples ou en sociétés nombreuses, est un résultat de l'organisation de telles et telles espèces d'animaux, de l homme en particulier. Il en résulte un développement variable, selon les individus, des facultés qui leur sont naturelles, de manière à conduire à des résultats, soit bons, soit mauvais, selon les facultés dont il s'agit. Toujours et partout l'homme a manifesté les mêmes penchants et les mêmes talents ; partout il en est résulté les mêmes vertus et les mêmes vices plus ou moins saillants, selon l'état de la société elle-même. Mais ce n'est point la vie sociale (qui est un résultat) qui a produit telle ou telle faculté, ainsi qu'on l'a supposé. Les seuls changements que l'on remarque dans les progrès de la sociabilité, c'est que les mêmes penchants, les mêmes facultés s'exercent sur des objets différents et produisent des résultats modifiés en conséquence. La sociabilité, en un mot, suit elle-même des lois dans son évolution. Elle présente chez chaque homme trois phases individuelles essentielles qui correspondent à trois phases successives dans la civilisation et dans la philosophie qui en est l'histoire : elle est progressivement *théologique*, *métaphysique* et *positive*. Dans la première phase, l'explication des choses est rattachée à des personnalités qui sont la cause des existences, des phénomènes et des événements. Dans la seconde, quand la critique a commencé à ébranler les notions spontanées ou théologiques, une classe d'entités intervient dans le système, et élimine çà et là et de plus en plus les êtres divins dont l'agence était admise en tout phénomène. Dans la troisième, on renonce à la recherche de l'absolu, c'est-à-dire des causes premières et des causes finales, désormais reconnues inaccessibles et bonnes seulement pour occuper l'enfance de l'esprit humain, et l'on s'applique uniquement à la recherche des lois et des conditions. C'est ainsi que la philosophie satisfait au besoin de la raison, qui est d'avoir une source de règles générales supérieures à elle, et régissant l'intelligence et la conduite, et elle remplit son office justement parce qu'elle est relative, s'accommodant, par le mode même de sa formation, à tous les degrés du développement humain.

Développer ce sujet serait sortir du cadre que nous nous sommes tracé, bien que pourtant il embrasse l'examen de plusieurs questions purement physiologiques.

*De la nature animale et de la nature sociale.* — Il importe pourtant au médecin de savoir qu'il existe dans l'homme *deux natures*, la nature animale et la nature sociale, mais nulle autre ; et en dehors de celles-ci, tout n'est qu'hypothèse et vaine création de l'esprit égaré loin du chemin de la réalité.

La nature sociale repose sur la nature animale, dont elle dépend, comme tout phénomène complexe dépend des conditions d'existence plus simples. Elle est autant au-dessus de l'*animalité* que celle-ci est au-dessus de la *végétalité ;* mais pour étudier et comprendre la *nature sociale*, il faut connaître les deux autres. Lorsqu'on dit de l'habitude qu'elle est une seconde nature, on entend par là dire la nature sociale ajoutée à la nature animale. La première se compose en effet : 1° de l'ensemble de celles des habitudes dues au mode d'agglomération des individus formant une société, qui se rapportent à la satisfaction des besoins, dits physiques ou relatifs aux fonctions de la vie végétative, aux organes des sens et de locomotion ; 2° des habitudes qui se rapportent à l'exercice des facultés morales et intellectuelles, ou vie morale et intellectuelle, personnifiée quelquefois sous le nom de monde moral.

Ainsi qu'on le voit, la nature sociale se compose de l'ensemble des manifestations individuelles d'un certain nombre des actes accomplis par l'homme et par quelques animaux associés à lui ; ces actes sont principalement de ceux qui se rapportent à la physiologie du cerveau, mais le fait important est qu'ils sont du domaine de la physiologie. Aussi la nature sociale ne saurait être connue que d'une manière incomplète et empirique, sans une connaissance déjà profonde de la physiologie.

Est qualité, dans un homme, ce qui sert à la société, ce qui appartient à la nature sociale, et dans l'examen de chaque existence ce qui doit être pris en considération, c'est ce par quoi un homme devient utile à la société. Cela presque toujours nuit en quelque chose à l'individu.

Devient défaut ou vice ce qui, dans les instincts inhérents à notre nature, appartient, en propre, à la satisfaction des besoins que nous partageons avec les animaux, et concerne directement la conservation personnelle ; c'est par cela que l'homme est utile à lui-même, et presque toujours nuit en quelque chose aux autres. La physiologie a cet avantage immense, de montrer qu'à cet égard nul ne diffère beaucoup des autres, et que la supériorité des individus dépend surtout du degré de développement que chacun peut, par son association avec d'autres individus, faire acquérir de supériorité d'énergie aux instincts sociaux par rapport aux autres.

Le but des sociétés peut être déterminé naturellement, lorsqu'on connaît complétement les instincts qui poussent les animaux à se réunir. Le but est : 1° de satisfaire tous les besoins physiques de la manière la plus complète et la plus en harmonie possible avec les fatalités de l'organisation variable d'un individu à l'autre ; 2° de subordonner le plus possible les mauvais instincts, ou instincts égoïstes, aux bons ou altruistes : ce qui constitue ce qu'on doit entendre par développement de la morale, but le plus élevé que puisse se proposer l'homme, et pour lequel les facultés intellectuelles ne sont que des instruments.

Il y a, dans la poursuite de ce but, un conflit constant entre la brutalité des besoins animaux individuels et la délicatesse des besoins moraux et intellectuels, entre la ténacité, la persistance des instincts égoïstes, et la loyauté des instincts moraux. C'est sur le contraste et l'opposition de ces deux natures, animale et sociale, égoïste et morale, que reposent la plupart des compositions poétiques dites romans et épopées ; c'est sur leur association dans de justes proportions que tendent les efforts sociaux, toujours gênés par les difficultés de la vie individuelle.

On peut juger du reste, de tout ce qu'on peut attendre de ces efforts ; en réfléchissant que de toutes les études la moins familière à ceux qui font ces efforts, et la moins exigée d'eux, c'est la connaissance de la nature animale de l'homme, sur laquelle pourtant repose le développement de la vie sociale, et sans laquelle celle-ci n'est connue que d'une manière empirique et irrationnelle.

Il importe, en outre, de signaler que, parmi les idées pour la production desquelles on a été porté souvent à admettre chez l'homme des facultés intellectuelles distinctes, parce qu'elles ne s'observent pas chez les animaux, il en est plusieurs qui sont des idées sociales. On entend par là, des idées qui ne se manifestent que graduellement chez les individus en société, par une réunion d'efforts communs, transmis de l'un à l'autre à l'aide des sens et des facultés d'expressions, mais qui ne sauraient se produire chez des individus isolés. Elles dérivent primitivement de la comparaison et de la systématisation par méditation déductive, opérées par un individu d'abord, soit des actes physiques et des pensées instinctives, soit des notions intellectuelles des autres individus. Ces idées, transmises ainsi de l'un à l'autre, et des ascendants aux descendants, vont en se modifiant et en s'étendant graduellement à un plus grand nombre d'objets, au point que leur origine première finit par devenir insaisissable à ceux auxquels les ascendants les transmettent pour la première fois. C'est alors qu'elles sont considérées souvent comme d'origine surnaturelle et nullement terrestre. Elles sont pourtant essentiellement de création humaine; mais cependant elles ne sont point naturelles, c'est-à-dire inhérentes à l'activité fonctionnelle ordinaire de notre organisation; ce sont celles précisément qui sont dues aux hommes, mais à plusieurs réunis en société. Elles ont un fond commun, comme les signes ou langues qui les expriment; c'est ce qu'il y a de commun dans les facultés instinctives et intellectuelles des hommes en tant qu'animaux; mais étant de création humaine successive, elles varient naturellement d'un état social à l'autre, suivant les milieux, la durée plus ou moins ancienne de la réunion en société, etc. Leur étude touche à celle de la physiologie du cerveau, parce qu'elle repose sur la connaissance des facultés élémentaires de celui-ci, à l'association d'activité desquelles elles sont dues; mais leur étude directe appartient en propre à la science sociale, puisque leur création date de celle des associations humaines, puisque leur développement et leur pleine manifestation chez les individus suivent celui des sociétés.

Les idées ou notions sociales dont il est question ici sont, par exemple, celles du bien ou du bon, du beau et du vrai, celles du juste et de l'injuste, etc., qui, étant de création humaine, varient naturellement d'un lieu à un autre suivant les sociétés qui les ont créées; c'est-à-dire que, d'un état social à l'autre, ce qui est mal dans l'un est bien ou n'offre plus le même degré de répulsion dans le second, et ainsi des autres. Ces idées étant dues à la combinaison par plusieurs individus successivement d'un nombre de plus en plus grand et varié d'idées suscitées par les instincts sociaux dans un cas, égoïstes dans le cas opposé, c'est en vain qu'on chercherait pour elles un organe dans le cerveau, comme on en peut déterminer au moins approximativement pour les facultés instinctives et intellectuelles. Celles-ci se retrouvent chez tous les individus qui naissent, mais plus ou moins prononcées selon la constitution organique de chacun, sans qu'il soit besoin d'enseignement traditionnel à cet égard. Les idées sociales, de bon, de beau, etc., au contraire, qui reconnaissent les autres comme condition d'existence, sont actuellement pour chacun transmises de génération en génération par la tradition orale et l'écriture, soit dès le bas âge, soit successivement ; elles se modifient avec le temps dans chacun de nous, selon les changements apportés par l'éducation et l'âge à l'exercice de nos facultés élémentaires.

---

# ADDENDA.

Page 438, après A. — *Trajet des rayons lumineux au travers des milieux de l'œil*, ajouter : *Phénomènes physiques de la vision*. — Par tous les points d'un objet éclairé sont réfléchis autant de faisceaux de lumière, qui de chacun de ces points comme sommet arrivent sous forme de cône sur la face antérieure de la cornée, et celle-ci représente la base de chacun de ces cônes. Le nombre des cônes lumineux ayant tous la même base est d'autant plus grand que l'objet offre une surface éclairée plus étendue.

Quelques-uns des rayons du cône lumineux sont réfléchis par la cornée, mais la plupart pénètrent dans ce *premier milieu transparent* de l'œil, qui est plus dense que l'air qu'ils ont traversé et réfracte plus fortement la lumière (pouvoir réfringent de l'air, 0,000589 ; de l'eau, 0,785 ; de la cornée, 1,339, d'après Chossat). Passant d'un milieu moins dense dans un milieu plus dense, les rayons lumineux intermédiaires à la circonférence de la base et à l'axe du cône lumineux sont brisés par la cornée. Ils éprouvent une *première réfraction* qui les rapproche de la perpendiculaire au plan qui est supposé tangent à la surface courbe de la cornée, au point même de l'incidence de chaque rayon.

En se rapprochant de la perpendiculaire, à la surface d'incidence, les rayons se rapprochent aussi dans tous les cas du rayon médian qui suit la marche directe de l'axe fictif du cône lumineux,

Dans le cas où nous fixons un objet, cette première réfraction rapproche en même temps ces rayons de l'axe de l'œil passant à la fois par le centre de la cornée et par celui du cristallin pour aller tomber sur la rétine. Quant aux objets que nous ne fixons pas et placés sur les côtés de celui qui est dans l'axe optique, leurs rayons se rapprochent de l'axe du cône lumineux et non de l'axe optique, et l'image qu'ils vont former se peint sur quelqu'un des points latéraux de la rétine.

La cornée est une lame courbe, à surface antérieure convexe, à surface postérieure concave, parallèle à la première, l'épaisseur de cette membrane étant à peu près égale partout. Or, derrière la cornée les rayons lumineux trouvent un *second milieu*, l'humeur aqueuse qui leur fait éprouver une *seconde réfraction*. Mais ce milieu est moins dense que le précédent et jouit d'un pouvoir réfringent moins fort (1,338). Passant d'un milieu plus dense dans un qui l'est moins, les rayons lumineux sont brisés en sens inverse de la réfraction qu'ils viennent de subir ; ils s'écartent de l'axe du cône lumineux et de l'axe de l'œil pour les objets que nous fixons.

Seulement comme la différence entre le pouvoir réfringent de la cornée et celui de l'humeur aqueuse est, comme on peut le voir, très-peu considérable, la divergence par rapport à l'axe du cône est presque nulle. Par conséquent, les rayons lumineux continuent à converger relativement à l'air dans lequel le corps est plongé pour former un deuxième cône, à base adossée à celle du cône lumineux extérieur à la cornée. Ainsi, les milieux précédents réfractent la lumière, tant en vertu de leur convexité qu'en vertu de la différence de densité entre eux et l'air. Ils arrivent, de la sorte, jusqu'à la surface antérieure du cristallin. Seulement, chemin faisant, les rayons les plus extérieurs du cône lumineux sont arrêtés par l'iris, diaphragme opaque. Or, ces rayons étaient bien plus convergents que les plus voisins de son axe, et tendaient à former un foyer sur un point de cet axe bien avant ces derniers, qui seuls traversent la pupille et la chambre postérieure pour arriver à la lentille biconvexe que représente le cristallin.

Le cristallin est un *troisième milieu* un peu plus dense que l'humeur aqueuse (pouvoir réfringent de la capsule, 1,339 ; de la couche antérieure ou de Morgagni, 1,338 ; des couches moyennes, 1,395 ; du centre, 1,420). Les rayons lumineux subissent une *troisième réfraction* en pénétrant sa face antérieure et les rayons du cône lumineux se rapprochent de la perpendiculaire au plan tangent à la surface d'incidence. Cette réfraction les rapproche ainsi du rayon qui suit l'axe du cône et de l'axe qui passe par le centre optique. Ce fait a lieu tant à cause de la convexité de cette face, qu'en raison de la différence de densité entre l'humeur aqueuse et le cristallin.

Au sortir de la face postérieure du cristallin, les rayons du cône lumineux trouvent un *quatrième milieu*, représenté à la fois par la *capsule postérieure* et le *corps vitré*, dont le pouvoir réfringent *est le même* (1,339). Ils y subissent une *quatrième réfraction*. Mais comme ils passent d'un milieu plus dense dans un milieu un peu moins dense, ils s'éloignent de la perpendiculaire au plan tangent à la surface courbe de sortie. Seulement, comme cette couche est convexe en sens inverse de celle de la face antérieure de la lentille, cette perpendiculaire est dirigée en sens opposé: d'où il résulte qu'en s'éloignant de cette perpendiculaire, ils se rapprochent de l'axe optique passant par le centre du cristallin, ils tendent ainsi de plus en plus à aller se réunir de nouveau chacun en un seul point ou foyer, condition indispensable pour qu'une image nette se produise. Ce foyer est d'autant plus éloigné derrière la lentille, que l'objet est plus proche de sa face antérieure et *vice versâ*. Pour que la vision soit distincte, il faut que le foyer tombe sur la rétine; et c'est là que commencent les phénomènes physiologiques de la vision.

C'est dans les paragraphes suivants que sont décrits ces phénomènes physiologiques; mais ici nous ne traitons encore que de ceux d'ordre physique. On voit d'abord que les diverses parties transparentes de l'œil diffèrent très peu sous le rapport de la puissance réfringente; en sorte que la principale réfraction qui fait converger les rayons dans l'œil se passe au moment où la lumière pénètre de l'air extérieur dans la cornée. Ce serait donc une erreur grossière que de penser que le cristallin est la principale cause de la convergence des rayons au fond de l'œil. Cela ne saurait être, puisque sa densité et son pouvoir réfringent diffèrent très peu des milieux entre lesquels il se trouve, savoir l'humeur aqueuse en avant et l'humeur vitrée en arrière. Plus loin nous verrons comment il se fait que, les rayons s'entrecroisant au centre du cristallin, ceux de la partie inférieure de l'objet vont se peindre en haut et ceux de la partie inférieure en bas, ce qui donne lieu à une image renversée.

FIN DU TOME SECOND ET DERNIER.

# TABLE DES MATIÈRES

DU TOME SECOND.

## CINQUIÈME PARTIE.

## SIXIÈME PARTIE.

FIN DE LA TABLE DES MATIÈRES.

# TABLE ALPHABÉTIQUE

## DES MATIÈRES CONTENUES DANS CET OUVRAGE.

### A

B

## F

J



L



M

## N

## O



## P

## R

## T

## U



## V

Z



FIN DE LA TABLE ALPHABÉTIQUE DES MATIÈRES.

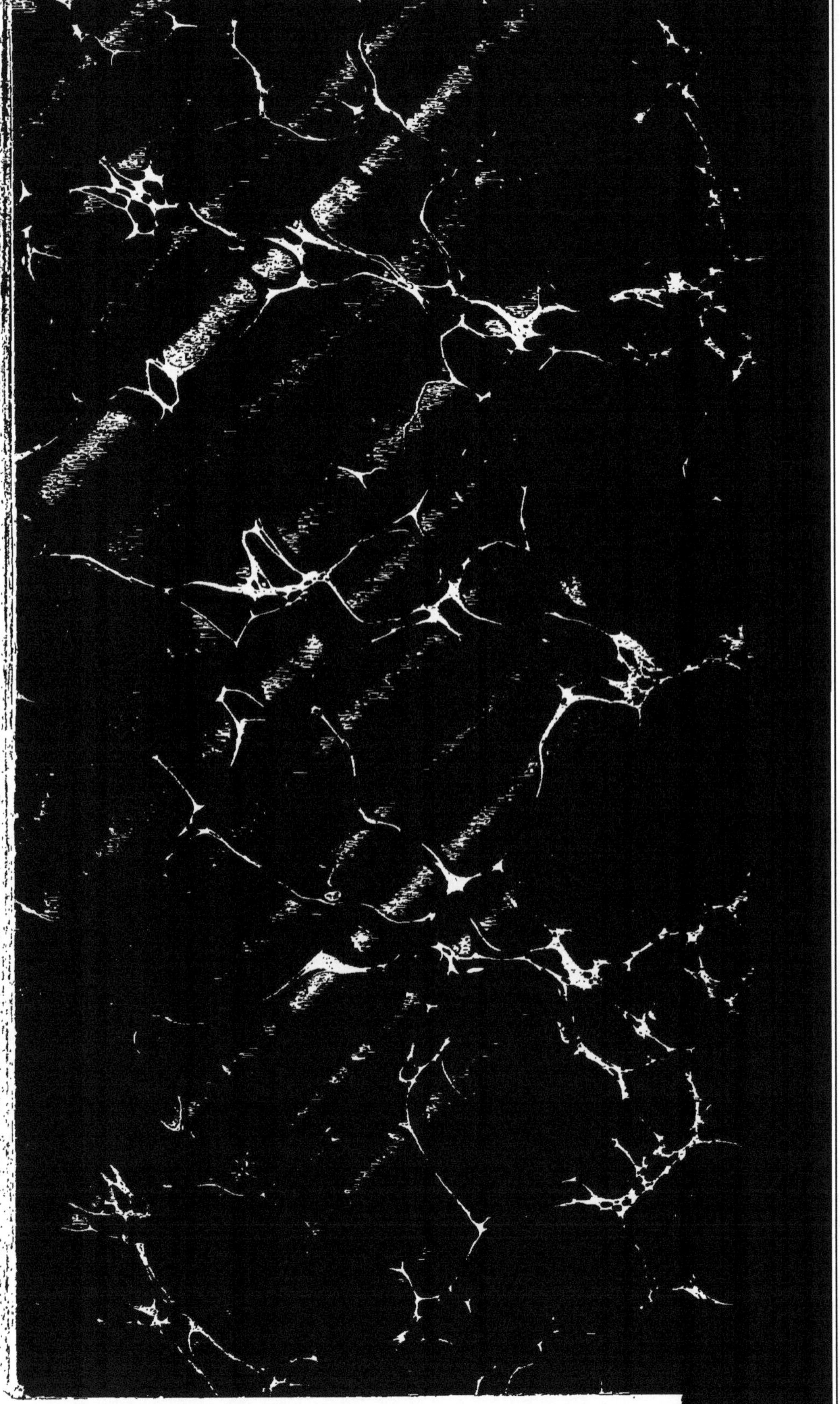

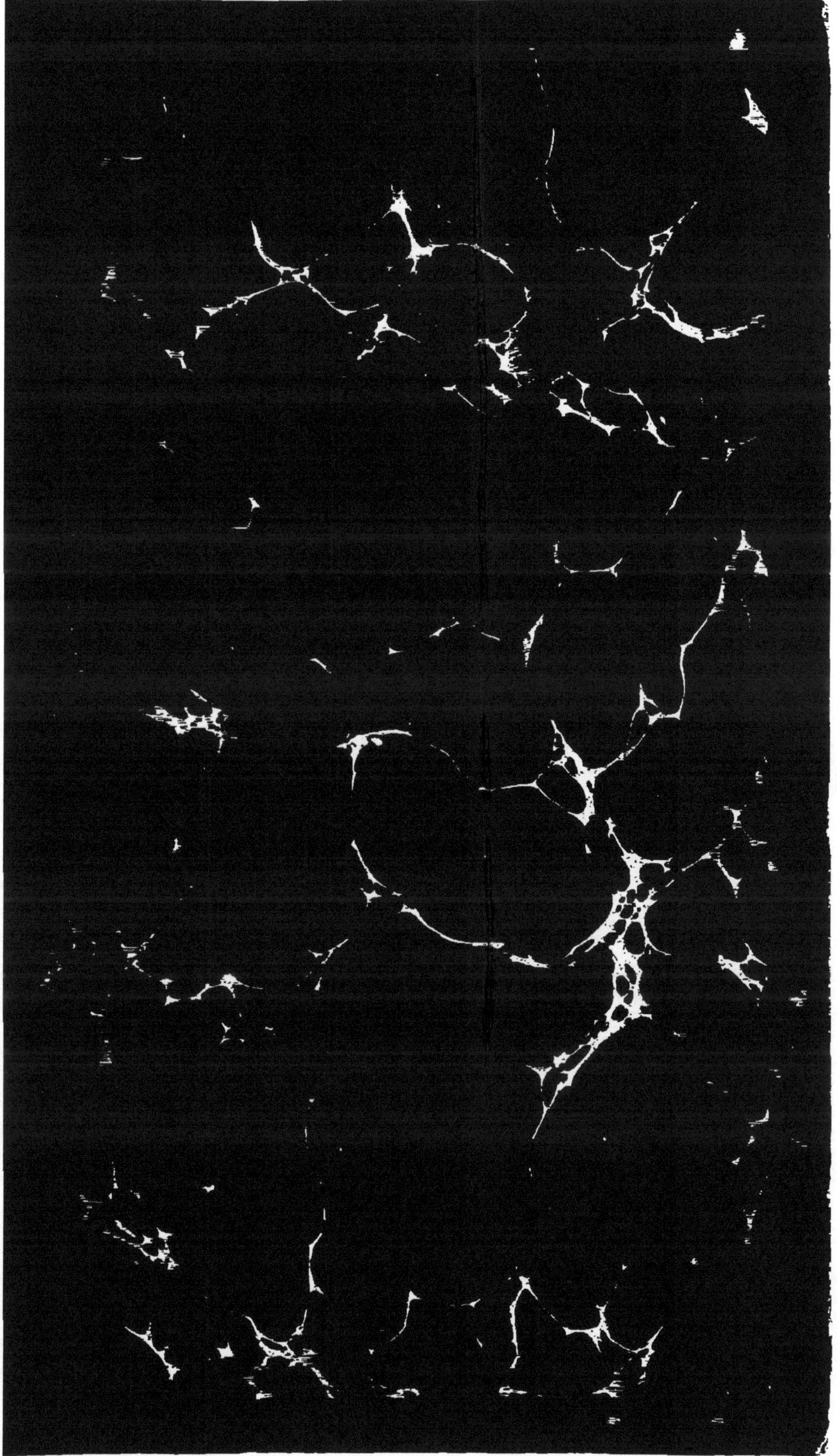

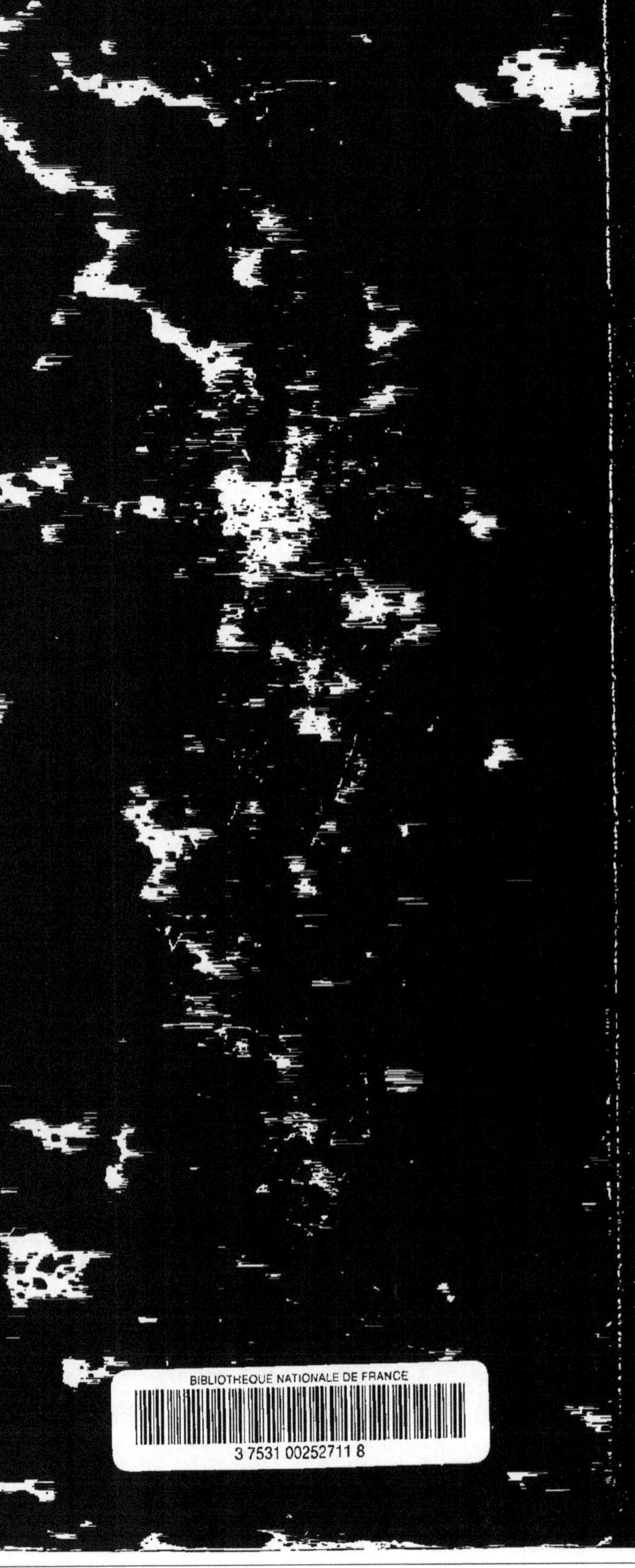